AF136507

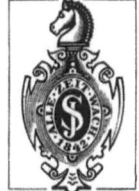

Identifikation

Herausgegeben von

Horst Hunger und Dieter Leopold

*Mit 212 Abbildungen in Einzeldarstellungen
und 141 Tabellen*

Springer-Verlag
Berlin Heidelberg New York 1978

MR Prof. Dr. sc. med. Horst Hunger

Lehrstuhl für Gerichtliche Medizin der Medizinischen Akademie Erfurt

MR Doz. Dr. sc. med. Dieter Leopold

Oberarzt am Institut für Gerichtliche Medizin und Kriminalistik des
Bereiches Medizin der Karl-Marx-Universität Leipzig

Die Originalausgabe erschien im Verlag Johann Ambrosius Barth, Leipzig
Vertrieb ausschließlich für die DDR und die sozialistischen Länder

Lizenzausgabe für alle übrigen Länder
im Springer-Verlag Berlin Heidelberg New York

ISBN-13: 978-3-642-66995-8   e-ISBN-13: 978-3-642-66994-1
DOI: 10.1007/978-3-642-66994-1

Alle Rechte vorbehalten
Copyright 1978 by Johann Ambrosius Barth, Leipzig
Softcover reprint of the hardcover 1st edition 1978

Verlagslizenz Nr. 285/125/8/78
Gesamtherstellung: VEB Druckerei Thomas Müntzer, 582 Bad Langensalza
LSV 2815 · Bestell-Nr. 793 540 1
Einband- und Umschlaggestaltung: Wolfgang Lenk, Leipzig

Autorenverzeichnis

Dr. med.
HAMMER, H.-J.

Oberarzt am Institut für Gerichtliche Medizin und Kriminalistik des Bereiches Medizin der Karl-Marx-Universität Leipzig

Prof. Dr. sc. med.
HARSÁNYI, L.

Direktor des Instituts für Gerichtliche Medizin der Medizinischen Universität Pécs

MR Prof. Dr. sc. med.
HUNGER, H.

Lehrstuhl für Gerichtliche Medizin der Medizinischen Akademie Erfurt

Doz. Dr. sc. med.
KÓSA, F.

Oberarzt am Institut für Gerichtliche Medizin der Universität Szeged

MR Doz. Dr. sc. med.
LEOPOLD, D.

Oberarzt am Institut für Gerichtliche Medizin und Kriminalistik des Bereiches Medizin der Karl-Marx-Universität Leipzig

Prof. Dr. sc. med.
LEUTERT, G.

Prosektor am Anatomischen Institut des Bereiches Medizin der Karl-Marx-Universität Leipzig

Prof. Dr. med. et Dr. jur.
MILČINSKI, J.

Direktor des Instituts für Gerichtliche Medizin der Universität Ljubljana

Doz. Dr. sc. med.
ROTHER, P.

Oberarzt am Anatomischen Institut des Bereiches Medizin der Karl-Marx-Universität Leipzig

Dr. med.
ROTTSTOCK, F.

Oberarzt und Leiter der Abt. Allgemeine Stomatologie des Bereiches Medizin der Humboldt-Universität Berlin

Doz. Dr. rer. nat.
VAHLE, H.

Direktor des Organisations- und Rechenzentrums der Karl-Marx-Universität Leipzig

Dr. med. dent.   Wissenschaftliche Assistentin der Poliklinik für
WINTERFELD, R.-I.   Konservierende Stomatologie des Bereiches
                                    Medizin der Humboldt-Universität Berlin

Dr. rer. nat.   Wissenschaftlicher Assistent am Institut für
WUNDERLICH, G.   Gerichtliche Medizin und Kriminalistik des
                                    Bereiches Medizin der Karl-Marx-Universität
                                    Leipzig

Prof. Dr. sc. med.   Direktor der Poliklinik für Konservierende
ZUHRT, R.   Stomatologie des Bereiches Medizin der Hum-
                                    boldt-Universität Berlin

Geleitwort

Das Gebiet der Identifikation hat in den letzten Jahren zunehmend an Bedeutung gewonnen, weil bei folgenschweren Unfällen die Identifizierung einer großen Zahl von Opfern in einem verhältnismäßig kurzen Zeitraum erforderlich ist. Dies macht die Anwendung modernster Untersuchungsmethoden notwendig. Es ist vom fachlichen Gesichtspunkt aus sehr zu begrüßen, daß die Autoren des Buches sich der Mühe unterzogen haben, die in der Literatur sehr verstreut vorhandenen Mitteilungen über solche Untersuchungsmethoden in einer zusammenfassenden Darstellung niederzulegen. Für den praktischen Gebrauch ist es von besonderem Vorteil, daß alle Mitarbeiter dieses Werkes über große Erfahrungen verfügen und sich durch eigene Forschungsarbeiten auf dem Gebiet der Identifikation ausgezeichnet haben. Es ist ihnen deshalb möglich gewesen, neben einer Darlegung der Untersuchungsmethoden auch ihren jeweiligen Wert einzuschätzen und Hinweise für die Übertragung wissenschaftlicher Ergebnisse in die Praxis zu geben. Als besonderer Vorzug dieses Buches muß hervorgehoben werden, daß neben Gerichtsmedizinern auch Wissenschaftler anderer Fachgebiete einzelne Abschnitte bearbeitet haben und nicht nur aus der Sicht ihres Faches wertvolle Hinweise für die praktische Anwendung geben, sondern auch wichtige Anregungen für weitere Forschungsaufgaben.

Ich bin überzeugt, daß dieses Werk von allen mit dem Problem der Identifikation befaßten Personen begrüßt und eine wertvolle Unterstützung ihrer eigenen Arbeit sein wird.

Die Ergänzung durch umfangreiche Tabellenwerke und Abbildungen erhöhen den Gebrauchswert und bieten eine gute Gewähr dafür, daß das Buch eine so gute Aufnahme finden wird, wie ich es den Herausgebern und Autoren von Herzen wünsche.

OMR Prof. Dr. sc. med. W. Dürwald
Direktor des Instituts für
Gerichtliche Medizin und Kriminalistik der KMU Leipzig
Vorsitzender der Gesellschaft für gerichtliche Medizin der DDR

Vorwort

Die gerichtliche Medizin hat ebenso wie andere Fachgebiete der Medizin in den letzten Jahrzehnten eine stürmische wissenschaftliche Weiterentwicklung genommen. Gleichzeitig ist es durch die Anforderungen aus der Gesetzgebung und der Rechtspraxis zur Herausbildung von Spezialgebieten innerhalb unseres Faches wie z. B. der forensischen Serologie gekommen. Diese Spezialzweige der gerichtlichen Medizin werden nur noch von wenigen Fachwissenschaftlern in hinreichendem Maße beherrscht. Nach unserer Ansicht gilt dies auch für die diesem Buch zu Grunde liegenden Fragen der Identifikation. Deswegen haben wir uns — ausgehend von den praktischen und wissenschaftlichen Erfahrungen der Arbeitsgruppe „Identifikation" des Leipziger Institutes — entschlossen, in Zusammenarbeit mit Experten des In- und Auslandes vorliegendes Buch herauszugeben.

Anliegen des Buches ist es, Gerichtsmediziner und forensisch interessierte Ärzte und Zahnärzte sowie Wissenschaftler anderer Fachdisziplinen in ihrer praktischen Tätigkeit bei Untersuchungen zu unterstützen. Gleichzeitig haben wir versucht, einen Überblick zum Stand der wissenschaftlichen Erkenntnisse zu vermitteln und hoffen, damit eine Anregung für weitere Forschungen auf diesem Spezialgebiet gegeben zu haben. Nicht zuletzt ist es Aufgabe dieses Buches, den Justiz- und Sicherheitsorganen bei den oft komplizierten Fragen der Identifikation, mit denen sie sich mit uns gemeinsam beschäftigen, Hinweise zu geben und sie über die Sicherheit der Aussagen des forensischen Mediziners auf diesem Gebiet zu orientieren.

Unserem sehr verehrten Lehrer, Herrn OMR Professor Dr. sc. med. W. DÜRWALD, danken wir für seine ständige Unterstützung und Förderung dieses Projektes.

Des weiteren gilt unser herzlicher Dank den Mitverfassern, dem Verlag für sein Entgegenkommen und stete Beratung, Herrn Professor Dr. F. SCHAAF (Direktor der Universitätsbibliothek Leipzig) und nicht zuletzt allen unseren Mitarbeiterinnen im Institut, die sich den Schreibarbeiten und der Ordnung der Unterlagen mit viel Geduld und Zeitaufwand gewidmet haben.

Für Hinweise und Anregungen wären wir unseren Lesern zu Dank verpflichtet.

Leipzig, Dezember 1976

H. HUNGER und D. LEOPOLD

Inhaltsverzeichnis

Forensische Untersuchungen bei zivilen Katastrophen

Medizinische und anthropologische Gesichtspunkte zur Identifikation Lebender

Identifikation Unbekannter
durch Untersuchungen an der Leiche

1. Allgemeines

Die Identifikation Unbekannter gehört in der gerichtlichen Medizin zu den schwierigen Aufgaben der Praxis (DÜRWALD 1966). Die moderne Technik hat entscheidend in das Leben der Menschen eingegriffen, die Daseinsformen auf allen Gebieten umgestaltet und neue Gefahren gebracht. Im öffentlichen Verkehr, am Arbeitsplatz sowie in der Wohnumgebung können sich schwere Unfälle oder zivile Katastrophen ereignen, die viele Menschen tödlich verletzen und mitunter auch zerstückeln können. Die Identifizierung von Leichen oder Teilen derselben wird den Gerichtsmedizinern übertragen (GRÜNER und HELMER 1975), wenn die Anwendung bisher bekannter Hauptverfahren der Personenerkennung — früher Bertillonage, heute Daktyloskopie und Bildvergleich — durch die eingetretenen traumatischen oder thermischen Veränderungen stark erschwert oder gar nicht möglich ist bzw. der Nachweis äußerer körperlicher Merkmale spezielle Kenntnisse erfordert. Umgebungsfaktoren — Klima, Witterung, Milieu (Wasser, Erde, Luft), Tierfraß — beeinflussen den abgestorbenen menschlichen Organismus zusätzlich. Die Knochen halten sich im Gegensatz zu den anderen Bestandteilen des menschlichen Körpers sehr lange, so daß ihre sachkundige Untersuchung wertvolle Ergebnisse erbringen kann (s. Kap. Untersuchungen des menschlichen Skeletts).

Die Agnoszierung der Unbekannten ist eine der vordringlichsten Aufgaben bei der Aufklärung folgenschwerer Unfälle, da sich nach der Feststellung der Person aus den anschließenden Ermittlungen mitunter wichtige Folgerungen auf die Umstände, nicht selten auch auf die Todesursache ergeben (HOLZER 1964).

Die Beurteilung spezieller Merkmale erlaubt die Individualdiagnose. Bei dem Vergleich der an einem Unbekannten nachgewiesenen angeborenen oder erworbenen Merkmale des Körpers und der Besonderheiten seiner Kleidung — einschließlich der aufgefundenen persönlichen Gegenstände — mit genauen Daten aus der Vermißtenanzeige, Krankheitsvorgeschichte und Zahnarztkartei ist vielfach die Agnoszierung möglich. Die Kriminalpolizei ist bemüht, diese Angaben — mehr oder weniger vollständig — bei der Bearbeitung vermißter Personen zusammenzutragen und auf geeigneten Formblättern festzuhalten (z. B. KP 3 bzw. KP 44 und 45 der Deutschen Volkspolizei, SCHÄFER 1975), wobei ein bestimmtes Schema — Beschreibung bleibender Merkmale nach einheitlicher, spezieller Nomenklatur — eingehalten wird (KUBITZKIJ 1959). Am Leipziger Gerichtsmedizinischen Institut haben wir zur genauen Befunddokumentation der Untersuchung Unbekannter eigene Identitätskarten erarbeitet (LEOPOLD und DÜRWALD 1974, LEOPOLD 1975), die Angehörigen von Ermittlungsorganen und Fachkollegen rasche Vergleiche mit den polizeilichen Unterlagen ermöglichen und darüber hinaus eine schnelle Übersicht noch zu klärender Fälle bieten (s. Kap. 18). Die Zusammenarbeit zwischen Kriminalpolizei und Gerichtsmedizinern sollte bereits am Fundort einer unbekannten Leiche beginnen

(GRÜNER und HELMER 1975), was in Leipzig durch den gerichtsärztlichen Bereitschaftsdienst seit Jahren realisiert ist.

Eine direkte Feststellung der Individualität gelingt mitunter durch Daktyloskopie, Zahnstatus oder Röntgenidentifikation (s. auch HARTMANN und STEINER 1965, KERLEY 1972), in neuester Zeit wird zusätzlich nach Ansicht führender Serologen (PROKOP und GÖHLER 1975) das HLA-System in dieser Hinsicht eine erhebliche Bedeutung gewinnen.

1.1. Äußere Merkmale

Als Hinweis für die Identifizierung dienen angeborene oder erworbene stabile Merkmale und variable Besonderheiten des menschlichen Körpers, die mehreren Personen gemeinsam und durch äußere Besichtigung einer Leiche oder an Teilen derselben erkennbar sind. Dazu gehören Narben, Tätowierungen, Mißbildungen, Muttermale, Prothesen, Folgen beruflicher Einflüsse, spezieller Gewohnheiten oder Krankheiten. Zur erfolgreichen Agnoszierung sollten möglichst zahlreiche Merkmale herangezogen werden.

Gesicht

Das *Gesicht* eines Menschen ist individuell geprägt. Es spielt im alltäglichen Kontakt mit den Mitmenschen eine große Rolle und stellt das persönlichste Unterscheidungsmerkmal dar, durch welches Personen wiedererkannt und in Erinnerung gerufen werden. Das Gesichtsbild entsteht durch das Zusammenwirken verschiedener anatomischer Bauelemente (Knochen- und Knorpelgerüst sowie Weichteile), die postmortalen Veränderungen unterliegen, vor allem Flüssigkeits- und Turgorverlust; Einflüsse durch die sicheren Todeszeichen treten hinzu. Die Altersbestimmung durch Falten-, Furchen- und Runzelbildung der Ge-

sichtshaut (LEYH 1934, HIRTH 1958, NADESHNIN 1926) an Leichen muß daher meist entfallen. Sie ist bestenfalls an Frischtoten möglich, ebenso wie die Einschätzung der altersbedingten Verlagerung des Wangenfettpolsters nach unten — ab 30. Lebensjahr (MÜLLER 1922) — und die Zunahme des äußeren Mundbodenpolsters (WEIL und KNAK 1959). Insbesondere bei ausgeprägter Fäulnis kann die Physiognomie an der Leiche nicht mehr beurteilt werden. Die Irisfarbe aller Leichen tendiert in relativ kurzer Zeit zur grünlich-bräunlichen Schattierung, so daß Fehlbeurteilungen möglich sind (POLSON und GEE 1973). Die individuelle Färbung der Regenbogenhaut ist, besonders bei Wasserleichen, wegen Trübung und blutiger Imbibition der Hornhaut frühzeitig nicht mehr beurteilbar. Vitale Trübungen durch Altersstar (Katarakt) oder Pupillenveränderungen durch Operationen am Auge stellen stabile Merkmale dar. Glasaugen werden manchmal erst durch Betasten erfaßt.

Wenn durch Gewalteinwirkungen oder Fäulnis die Leiche stark entstellt ist, kann durch sorgfältige Leichentoilette das Gesicht wieder lebensähnlich hergerichtet und fotografiert werden. Ein Paßbild, das die wichtigsten Kopfmerkmale festhält (weitere Einzelheiten der Personenbeschreibung s. Kap. 19), kann überall schnell hergestellt und bei kriminalpolizeilichen Ermittlungen sehr erfolgreich eingesetzt werden. Die Befragung von Zeugen anhand eines Lichtbildes soll bis zu 10% fehlerhafte Ergebnisse erbringen (MUELLER 1953). Nach eigener Erfahrung treten Fehldeutungen bei veralteten Fotos auf, da sich der Schädel und damit das Gesicht eines Menschen zumindest bis zum 50. Lebensjahr verändert (LEOPOLD 1968, 1971). Bei Bartträgern ist es gegebenenfalls zweckmäßig, auch Fotos nach Entfernen des Bartes anzufertigen, da dieses Kennzeichen vielleicht den

Freunden und Bekannten noch nicht bekannt ist (wie ein eigener Fall bei der Untersuchung der Opfer eines folgenschweren Unfalls zeigte).

Die an und für sich sexualdifferente Kopfbehaarung wird heute durch Mode und Kosmetik so beeinflußt, daß sie keine absoluten Rückschlüsse auf das Geschlecht zuläßt. Das Ergrauen — «Frühergrauen» ist vom vegetativen System abhängig (GOMER 1953) — und der Haarverlust erfolgen unregelmäßig, so daß diese Merkmale für die Altersschätzung nur mit größter Vorsicht zu verwenden sind. Die männliche Bartbehaarung wird vom 45. Lebensjahr an durch das Herauswachsen stark borstiger Haare aus dem äußeren Gehörgang ergänzt (MÜLLER 1922), was HOPPE (1969) erst im 50. bis 60. Lebensjahr beobachtet haben will, wobei eine zunehmende Behaarung der Augenbrauen auftritt. Mitunter haftet den Kopfhaaren ein eigentümlicher Geruch an, der durch längeren Aufenthalt in einer bestimmten Umgebung (zu Lebzeiten durch den Beruf; bei den Leichen durch Lagerung an einem bestimmten Ort) hervorgerufen sein kann.

Die Schambehaarung entwickelt sich im 13. bis 14. Lebensjahr. Beim Erwachsenen ist sie geschlechtsdifferent; in der Adrenopause erfolgt ein Wechsel zum femininen Typ (ab 65 Jahre bereits 80%, GROSS 1953).

BERTILLON entwickelte eine sehr gute anthropologische Personenbeschreibung. Er wies bereits darauf hin, daß persönliche Kennzeichen wie folgt zu beschreiben sind: Benennung, Aussehen, Größe, Richtung des Verlaufs, Ort des Vorkommens (1895). Über Einzelheiten des heute üblichen Signalements s. Kap. 19.

Tätowierung

Am häufigsten werden Unterarme aus den verschiedensten Gründen tätowiert.

Die Dauer des Nachweises eines solchen körperlichen Merkmals hängt von der Einstichtiefe, der Körperseite und dem angewandten Farbstoff ab. Rote, grüne oder blaue Farben können nach 10 Jahren abblassen oder verschwunden sein, so daß der Nachweis nur noch durch Farbpigmente in den regionalen Lymphknoten gelingt (POLSON und GEE 1973). Abbildungen an bedeckten Hautpartien halten sich länger als an freiliegenden, ebenso Tätowierungen mit Kohlepartikeln. Nach gerichtsärztlicher Erfahrung gibt es kaum eine Körperpartie, die nicht tätowiert vorgefunden wurde. Anzahl, Farbe, Art der Darstellung und Lage sind selbst Anverwandten nicht immer genau bekannt. Eintätowierte Initialen sollen bei Männern in 61% der Fälle, bei Frauen nur in 9% die eigenen sein (BRITTAIN 1949).

Gewaltsames Löschen durch Wegätzen hinterläßt eine Narbe, die mit der beseitigten Zeichnung in ihrer Ausdehnung nahezu übereinstimmt und einem Zustand nach Verbrennung ähnelt.

Narben

Die Untersuchung der Haut einer Leiche nach besonderen Kennzeichen setzt gutes Licht (Tageslicht) und gesäuberte Haut voraus. Narben haben, gut erkennbar, eine größere Bedeutung als Tätowierungen. PRIETZ und BARANOWSKI führen in ihrer Anleitung zur Personenbeschreibung 23 der häufig vorkommenden Operationsnarben auf (1970). Sind derartige Hautveränderungen nicht eindeutig zu erkennen, so sollten die verdächtigen Bezirke mikroskopisch untersucht werden. Der Nachweis von elastischen Fasern erlaubt eine Differenzierung, da diese bei Abheilung nach vitalen Verletzungen nicht regenerieren. Bei Fäulnis können durch Hautquellung Narben sehr schwer erkennbar, ja übersehen oder durch Druck einmal vorgetäuscht werden. Die inneren Obduktionsbefunde, z. B. Fehlen der Appendix, der Gallenblase oder des Uterus, weisen dann erst auf überstandene Operationen hin. Fäulnis läßt auch frühere Wundränder junger Narben, vor allem an Wasserleichen, wieder auseinandertreten. Das Alter der Narben läßt sich mitunter ebenfalls histologisch klären. SEREBRENNIKOV führte ausgedehnte Studien zur gerichtsmedizinischen Untersuchung von Hautnarben durch (1962), unter besonderer Berücksichtigung der Charakteristika für Entstehung und Alter.

Narben an Impfstellen (Pockennarben) sowie an verletzten Körperteilen (Mensur) (MERKEL und WALCHER 1951), Unfall, Suizid oder Kriegsfolgen (HOLZER 1964), stellen wichtige Anhaltspunkte zur Identität dar. Striae gravidarum geben Hinweise auf stattgehabte Geburt(en). Frische rosa bis rotviolette Schwangerschaftsstreifen treten in den letzten 3 Monaten bei etwa 90% aller Graviden auf und sind besonders am Unterbauch, an den Hüften und auch an der Brust zu sehen. Pyknika sind bevorzugt. Auf eine bestehende Schwangerschaft machen auch verstärkte Pigmentierungen an den Brustwarzen, am Warzenhof und in der Umgebung aufmerksam.

Bei Suizidenten werden mitunter abgeheilte Probierschnittverletzungen an den Innenseiten der Handgelenke aufgefunden, sie gestatten Rückschlüsse auf eine bestimmte Person.

Bei der äußeren Besichtigung der Leiche eines 24jährigen Mannes wurden am rechten Unterarm 10 übereinanderliegende, parallel verlaufende glatte Narben gefunden.

Verwertbare Körpermerkmale sind außerdem Pigmentflecken aller Art (Naevi) — behaart oder unbehaart — sowie Muttermale (Angiome), die früher bei Kindesverwechslungen als kennzeichnendes Merkmal eine Rolle spielten.

HOLZER gelang an der hochgradig faulen Wasserleiche einer Frau die Identifizierung einwandfrei und rasch durch 3 Warzen an bestimmten Stellen im Gesicht, die nach Beschreibung der Angehörigen mit den forensischen Befunden und Lichtbildaufnahmen übereinstimmten (1964).

Der Nachweis alter Frakturen, besonders röntgenologisch geführt, kann weitere Merkmale aufzeigen (GRÜNER 1961, HOLCZABEK 1955, MACKERLE 1959) und die schrittweise Identifizierung unterstützen.

1.2. Körperliche Besonderheiten

Farbe und Beschaffenheit des Fingernagel- und Zehennagellacks bzw. des Lippenstifts sowie mehr oder weniger starke Gelbfärbung der Innenseiten der Endglieder des 2. und 3. Fingers (Raucher) weisen auf bestimmte Gewohnheiten eines Menschen hin.

Die IR-Spektrographie eines Nagellacks half am Leipziger Institut die Identifizierung einer zunächst unbekannten weiblichen Leiche weiter voranzubringen (WEHRAN 1967). Hände von Bierbrauern, Fotografen, Hutmachern und Laboranten können Verfärbungen verschiedenster Art aufweisen. Auf die Hyperpigmentation der Landarbeiter und Seeleute, die besonders am Handrücken deutlich wird, sei verwiesen. Durch berufsbedingte Einflüsse entstehen mitunter Ekzeme oder Knoten an den Fingern (bei Melkern). Handschwielen lassen jedoch keine bindenden Schlüsse auf die Links- oder Rechtshändigkeit einer Person oder bestimmte Berufe zu, da heute viele Menschen auch in der Freizeit häufig aktiv körperlich arbeiten. Handrücken alter Personen zeigen mitunter eine fleckförmige Pigmentierung (BÜRGER 1956). Pigmentverschiebungen kommen dagegen auch an anderen Körperteilen vor. Durch mechanische oder chemische Einflüsse

treten Nagelveränderungen bei den verschiedensten Berufen auf: Dunkelfärbung
bei Fotografen, Hutmachern und Silber-
arbeitern. Häufige Entzündungen bei
Fleischern, Konditoren, Pelz- und Woll-
arbeitern; Usuren bei Porzellandrehern
(BÜRGER 1956). Davon sind Abkauungen
als Folge persönlicher Gewohnheiten zu
unterscheiden.

Durch Arsen- oder Thalliumvergiftung
entstehen sogenannte MEESsche Nagel-
querbänder. Infolge der fortschreitenden
Technisierung treten charakteristische be-
rufliche Stigmata an der Haut immer
mehr in den Hintergrund.

Prothesen lassen sich im allgemeinen
an einer unbekannten Leiche, sofern sie
einen ganzen oder Teilersatz von Gliedmaßen darstellen, leicht feststellen. Das
gleiche gilt für Zahnprothesen; Glasaugen
müssen gesucht werden.

Eine Kunststoffkapsel über dem
Kunstafter (Anus praeter naturalis)
eines Patienten weist mitunter auf eine
bestimmte Person hin.

Zu den persönlichen Eigenschaften eines
Menschen gehört auch seine *Blutformel*,
von der heute bei den meisten Menschen
das ABO- und Rh-System als Folge ärztlicher Behandlung oder prophylaktischer
Untersuchungen exponierter Berufsgrup-
pen hinreichend bekannt ist. In der DDR
läßt sie sich durch Überprüfung von Aus-
weispapieren oder aus dem sogenannten
Nothilfepaß auffinden. MOHARREM gelang
die Bestimmung der Gruppensubstanzen
an formalinfixiertem Organmaterial
(1934), was HEROLD am Leipziger Institut
sogar an einem Jahr gelagerten Gewebs-
stücken bestätigte (1966). HARSÁNYI und
GERENCSER (1970) konnten die *A BO-Blut-
gruppen* an histologischen Präparaten
weder mit der Elutions- (POZZATO und
MOLLA 1959) noch mit der Mischzelltechnik
eindeutig bestimmen, was SLAVIK und ME-
LUZIN (1972) an HE-, VAN GIESON- oder
elasticagefärbten Präperaten von Milz,

Niere, Herz, Lungen und Leber gelang (Elutionsverfahren an Paraffin-
schnitten).

Bei Funden von Knochen oder deren
Fragmenten kann mittels Blutgruppen-
bestimmung geprüft werden, ob diese zu
einer gesuchten Person passen oder nicht.
Entgegen den Untersuchungen von THIE-
ME und OTTEN (1957), die an pleistozänen
Proben unspezifische Ergebnisse erhielten
(durch anorganisches Material im zerfal-
lenden Knochen (Absorptionen)), gelang
YADA, OKANE und SANO (1966) sowie
KIRST und LANDES (1971, 1973) zweifels-
frei die ABO-Bestimmung an kleinsten
Knochenpartikeln (etwa 7 mg frischer ge-
hämmerter Spongiosa ausreichend) durch
Adsorptions - Elutionstechnik. SCHEIBE,
GIBB und BEYER (1962) bestimmten vor-
her im Absorptionsversuch mit wässrigen
Kochextrakten frischer Tibiakompakta-
stückchen A, B und AB — nach ihrer
Hypothese nur bei Sekretoren.

Wie YADA et al. (1966a) sowie KIRST
und Mitarb. (1971) berichteten, gelingt
der Nachweis der ABO-Gruppensubstanz
mit Hilfe des Absprengungstestes auch an
Finger- und Zehennägeln. LENGYEL und
NEMESKÉRI (1964) benutzten die Fluoreszenz-Antikörper-Methode zur Blutgruppenbestimmung an Knochen, die
Fehler bei Gebrauch von Knochenmehl-
produkten vermeidet. HEIFER und SA-
DIGH (1969) wiesen in 119 Versuchen mit
Zähnen von 38 Personen die Blutgrup-
penantigene des ABO-Systems nach,
MACKERLE und LOYKA (1971) an 40 Zähnen (davon 82,5% richtig), was SCHMECHTA
(1976) mit gleicher Methode (Absorption-
Elution) bei 31 Proben im Doppelblind-
versuch mit 81%iger Sicherheit ebenfalls
gelang, unabhängig von der Ausscheiderfähigkeit. Fehler treten durch ungenügen-
des Waschen der entsprechenden Ansätze,
unspezifische Adsorptionen oder vorhandene Bakterien auf; zahlreiche Bakterien reagieren blutgruppenaktiv (s. PRO-

KOP und UHLENBRUCK 1966). In diesem
Zusammenhang sei an die Mitteilung von
KRÄMER, SONDERMEIER und FLATOW
(1962) sowie von PROKOP (1950) über
Fehlerquellen beim Hemmtest (z. B. durch
Zahnpasta, Roggenmehl, Waschmittel)
erinnert. Der sichere Nachweis der Gruppenantigene A und B hat in den sehr
fäulnisresistenten Körperhartsubstanzen
für die Identifizierung Bedeutung. Die
Blutgruppe hat bisher kaum wesentlich
zur Erkennung eines Toten beigetragen
(PEITSCH 1970), wohl aber bei Massenunglücken Zweifel über die Zugehörigkeit eines versprengten Körperteils beseitigt. Serumgruppensysteme können Bedeutung für die Identität einer verdächtigen Person erlangen, was LEOPOLD und
MÜLLER durch Nachweis verschiedener
Faktoren des Gm-Systems an einem Tat-
werkzeug bei einem Mordfall bewiesen
(1966). KIRST und LANDES (1973) gelang
die Gm-Bestimmung am kompakten Knochen. Die Resultate sollen durch Doppel-
bestimmung und Mitführung bekannter
Proben gesichert werden.

Leichenteile, aus deren äußerer Betrachtung allein keine Sexualdiagnose
möglich ist, gewinnen durch Geschlechtsbestimmung im Rahmen der Identifizierung von Opfern und Tätern krimina-
listisches Interesse.

Die Leukozytenantigene des Menschen
haben nicht nur klinische, sondern auch
forensische Bedeutung. Die Merkmale
dieses Histokompatibilitätssystems kommen an allen Zellen des Organismus vor,
einzelne lassen sich nur an Leukozyten
oder Lymphozyten bestimmen. Der Poly-
morphismus dieses Systems ist sehr groß
und wird von keinem anderen menschlichen Erbmerkmalsystem erreicht (MAYR
1975). Sollte in Zukunft die Bestimmung
der Antigene in jedem Krankenhausla-
bor möglich werden, dann könnte die Individualdiagnose mit Hilfe der Leukozytenantigene erfolgen.

2*

Körpergröße und Konstitution

Zu den spezifischen Körpereigenschaften
gehören die Größe und der Konstitutionstyp. Die *Körpergröße* läßt sich an der
Leiche annähernd genau bestimmen, es
treten allerdings eher Fehler gegenüber
der Lebendmessung auf (durch Meßungenauigkeiten und postmortale Einflüsse). Die postmortalen Werte sind um
2 cm (MANOUVRIER 1892/1893, TELKKÄ
1950) bis 2,5 cm größer (TROTTER und
GLESER 1952). PEARSON (1899) empfiehlt
bei Körpergrößenbestimmungen an Leichen für Frauen 2,0 cm und bei Männern
1,2 cm abzuziehen, um Vergleichswerte
für Lebende zu erhalten. Über die an
der Bevölkerung des Bezirkes Leipzig
ermittelten Körpergrößen informiert
Kap. 22.3.; sie entsprechen den Werten
von KNUSSMANN (1968), die an einem
wesentlich größeren Material gewonnen
wurden.

Benutzt ein forensisch tätiger Gutachter Tabellen über Körpergrößen einer
bestimmten Population, so muß er deren
Entstehungsjahr berücksichtigen, da die
Akzeleration in Europa zu einer erheblichen Größenzunahme führte. Zwischen
1918 und 1953 nahmen die weiblichen
Schüler in Leipzig 12,3 cm, die männlichen im Durchschnitt 11,2 cm zu (KOCH
1953), das ist mehr als in einem Jahrgang
seit 1928. Bei Schulbeginn sind die Kinder
heute im Durchschnitt 5 bis 10 cm länger
als zu Beginn des 20. Jahrhunderts. Dieser Vorsprung ist zum großen Teil bereits
in den ersten beiden Lebensjahren erworben (LENZ und KELLNER 1965); die Akzeleration ist bereits an den Neugeborenen
nachweisbar (FELDMANN, RUPEK und
TENHAEFF 1972, MATYS 1954, PIETSCH
1969, SÄLZLER 1964). Die Steigerung
der Körpergröße in den letzten 100
Jahren — sowohl Stadt — als auch
Landbevölkerung — kann in verschiedenen Teilen der Welt eindeutig nachgewie-

sen werden (KENNTNER 1963), sie beträgt
für Erwachsene etwa 10 cm. Die Akzeleration führte ebenfalls zur Steigerung des
Körpergewichts (KNUSSMANN 1968, MAR-
CUSSON 1960) und zur Änderung der Körperform (BÜCHI 1950). Akzelerierte Kinder weisen vermehrt den Hochschlank-
wuchs mit horizontaler Verkleinerung des
Hirnschädels auf (JÜRGENS 1960). Wie
Untersuchungen zur sozialen Verteilung
von Körperhöhe und -gewicht ergaben,
bestehen zwischen Kindern einzelner So-
zialgruppen in Stadt und Land keine
Unterschiede (SÄLZLER 1964; WALTER,
FRITZ und WELCKER 1975). In der 2. Hälfte des 2. Lebensjahrzehnts wächst der
Jugendliche heute weniger als in früheren
Jahren, da das Wachstum eher zum Abschluß gelangt (GÜNTHER 1951), bei Mädchen im allgemeinen im 16. Lebensjahr
(LENZ und KELLNER 1965), bei Männern
1$^{1}/_{2}$ Jahre später (GÜNTHER 1952). Die Körpergröße ist beim weiblichen Geschlecht
um durchschnittlich 10 bis 12 cm niedriger als die des männlichen (SALLER 1954;
s. auch MARCUSSON 1960; ROTHER, HUN-
GER, VAHLE und ROTHER 1973). Frauen
sind im Verhältnis zur Körpergröße von
der Jugendzeit an schwerer als die Männer. Die höchsten Gewichtszahlen liegen
im Alter, wobei in der unteren Körper-
hälfte eine deutlich stärkere Zunahme
des Oberschenkelumfangs bei adipösen
Frauen nachweisbar ist (RIES 1967).

Die nach KRETSCHMER (1955) benann-
ten, allgemein bekannten 3 *Körperbautypen* lassen sich auch an der Leiche bestimmen. HÖHNE (1947) erarbeitete mit
6 Merkmalen (Rumpfproportionen, Ober-
flächenrelief, Extremitäten, Kopf, Gesicht und Behaarung) eine Schnell- bzw.
Reihendiagnose der Konstitutionsformen,
die bei allen Völkern zu finden sind. In
der Praxis zeigen die Konstitutionstypen
eine große Variabilität, die Altersabhängigkeit des Habitus ist bekannt.

Leptosome treten zahlreicher in jüngeren,

Pykniker mehr in mittleren und älteren Jahrzehnten auf. Athleten lassen sich im allgemeinen
nur zwischen dem 2. und 4. Dezennium bestimmen,
vom 50. Lebensjahr an werden sie kaum
noch unverändert festgestellt. Durch Involu-
tionsvorgänge vermischen sie sich mit den
Pyknikern (KRETSCHMER 1955).

Manchmal wird im Rahmen der Identifikation die Feststellung der *Händigkeit*
des Unbekannten gefordert. Das läßt sich
durch Umfangmaße, größere Dimensionen am Oberarm und Handgelenk der
bevorzugten Körperseite, meist auch am
Ober- und Unterschenkel sowie an der
entsprechenden Thoraxhälfte (gemessen
wird bei Frauen der kleinere und bei Männern der große Brustumfang), Bestimmung der Fingernagelbreite sowie der
Ausbildung des dorsalen Handvenennet-
zes (bei Leichen mitunter erst durch
Farbstoffinjektion oder Präperation zu
beurteilen) ermitteln (RIEMANN 1959).
Der Tascheninhalt der Bekleidung eines
zu identifizierenden Toten kann manchmal Anhaltspunkte für die Händigkeit
geben.

1.3. Persönliche Gegenstände und Bekleidung

Zu den Eigentümlichkeiten einer bestimmten Person gehören ihre Kleidung,
der Schmuck, die persönlichen Gegenstände (z.B. Uhr, Brille, Perücke, Ta-
schenmesser usw.) und die Anwendung
kosmetischer Präparate. An *Ober-* und
Unterkleidung (s. auch MEIER, 1971) lassen sich außer Farbe, Musterung, Etiket-
tierung, Stoffart, Schnitt auch die Konfektionsgröße und mitunter Besonderheiten bestimmen. An den Textilien geben
Wäschezeichen, Monogramme, Knöpfe,
Flickstellen, Fabrikmarken und Tascheninhalt, soweit vorhanden, Hinweise auf
eine gesuchte oder zu beurteilende Person. Das Anlegen einer Kleiderkarte, das
meist durch die Kriminalpolizei erfolgt,

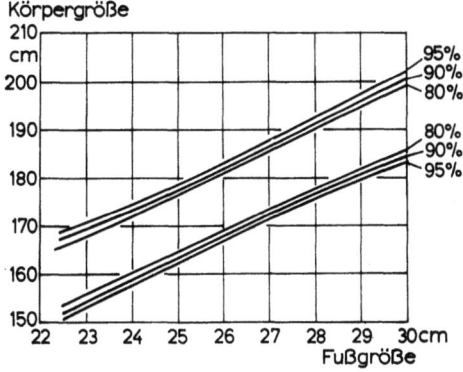

Abb. 1 Beziehung zwischen Körper- und Fußgröße (nach REINHARD und ZINK, 1969)

ist bei der Untersuchung der Opfer folgenschwerer Unfälle unerläßlich.

Die genaue Untersuchung der Handschuhe und Schuhsohlen eines Düsenjägerpiloten erlaubt die Rekonstruktion der Körperhaltung während der Flugendphase vor dem Absturz (REHBERG 1966).

Es kommt vor, daß Insassen eines Alters- oder Pflegeheimes Wäsche eines anderen Menschen tragen oder jemand kurz vor seinem Verschwinden sich so neu einkleidet, daß auch die nächsten Angehörigen die Bekleidung nicht erkennen (HOLZER 1964). Wie die eigene Erfahrung bei der Untersuchung folgenschwerer Unfälle zeigt, vermögen selbst Ehepartner — außer der Oberbekleidung und der Armbanduhr — die Unterwäsche, Schuhe, den Schmuck und andere persönliche Gegenstände (z. B. Gepäck, Schlüssel) der Opfer selten genau zu beschreiben.

Bei der Untersuchung der Kleidung läßt sich die Körpergröße annähernd aus Taillenumfang, Sakko- und Hosenseitenlänge bestimmen (BURGER 1960).

Die Sakkolänge (gemessen vom Kragenansatz bis zum Gesäßspalt) entspricht der halben Körpergröße minus 9 cm, die Hosenseitenlänge = 5/8 Körpergröße — 6 bis 1 cm (BURGER 1960). Bei Männern ergibt sich die Körperlänge = (Taillenlänge −1) mal 4 oder = (Sakkolänge +9 cm) mal 2. Bei Frauen errechnet sich die

Körpergröße durch folgende Formel: (Jackenlänge + 10−12 cm) mal 2 (BURGER 1960).

Die Textilindustrie hat die konfektionierte Damen- und Herrenbekleidung normiert, so daß bei bekannter Kleidungsgröße aus Tabellen, unter Berücksichtigung der Körperform, auf die Körpergröße geschlossen werden kann (Tab. 1—3). Die Größenbezeichnung eines Oberbekleidungsstückes soll nach BURGER (1960) dem Brustumfang entsprechen; das trifft aber in der DDR nur für die Damenoberbekleidung (kleiner Brustumfang) bis zur Größe 94 zu (s. Tab. 1a). Bei den anderen Konfektionsgrößen (ab m50/g50) drücken diese Angaben — ebenso wie bei der Herrenoberbekleidung (Normalfigur; s. Tab. 2a) — nur den halben kleinen Brustumfang aus. Bei Knaben- und Mädchenbekleidung verwendet die Industrie (in beiden deutschen Staaten) die Körpergröße zur Kennzeichnung (s. Tab. 3 und 4).

Aus der Schuhgröße kann die Fußlänge berechnet werden:

$$\text{Fußlänge} = \frac{\text{Schuhgröße}}{3} \times 2.$$

Ist an einem inkriminierenden Schuh die Größenbezeichnung nicht mehr vorhanden, so wird die innere Länge des Schuhs von der Spitze bis zur Ferse gemessen.

Die eigentliche Fußlänge ergibt sich als Differenz dieses Maßes abzüglich 10 mm bei normalen Schuhformen (bei spitzen Ausführungen werden 18 bis 20 mm abgerechnet, BURGER 1960). Die Differenz zwischen Fuß- und Schuhgröße beträgt im Mittel $3,0 \pm 0,8$ cm (REINHARDT und ZINK 1969). Über die üblichen Schuhgrößen informieren die Tabellen 5, 6.

Die Fußlänge korreliert eng mit der Körpergröße ($r = 0,62$ für schwedische Männer, DAHLBERG und LANDER 1948/49; in Kanada $r = 0,68$ bei Männern bzw. 0,74 bei Frauen; HELMUTH 1974). LANGER (1872) gab dafür die Formel an: Fußlänge mal 9,72 = Körpergröße. Obwohl dieser Autor nur ein Skelett untersuchte und den Fuß mit «Ausschluß der Zehen» vermaß, wurde

Tabelle 1a   Beziehungen zwischen Körpermaßen und Konfektionsgröße bei Damenoberbekleidung (Kleider, Kostüme, Mäntel, Röcke, Hosen)

Normalfigur

1 — m-Größen — Körperhöhe 155—164 cm

2 — Kl. Brustumfang cm	76	82	88	94	100	106	112	112	116
3 — Gr. Brustumfang cm	84	90	96	102	110	116	122	130	138
4 — Taillenumfang cm	58	66	74	82	88	96	104	110	116
5 — Gesäßumfang cm	90	96	102	108	114	120	126	132	140
Konfektionsgröße	m 76	m 82	m 88	m 94	m 50	m 53	m 56	m 59	m 62

1 — g-Größen — Körperhöhe 165—174 cm

2 — Kl. Brustumfang cm	82	88	94	100	106	112	112
3 — Gr. Brustumfang cm	90	96	102	110	116	122	130
4 — Taillenumfang cm	64	72	80	86	94	102	110
5 — Gesäßumfang cm	96	102	108	114	120	126	132
Konfektionsgröße	g 82	g 88	g 94	g 50	g 53	g 56	g 59

1 — k-Größen — Körperhöhe 145—154 cm

2 — Kl. Brustumfang cm	82	88	94
3 — Gr. Brustumfang cm	90	96	102
4 — Taillenumfang cm	68	76	84
5 — Gesäßumfang cm	96	102	108
Konfektionsgröße	k 82	k 88	k 94

Starke Hüften

Körperhöhe 155—164 cm

2 — Kl. Brustumfang cm	94	100	106	112
3 — Gr. Brustumfang cm	104	112	118	124
4 — Taillenumfang cm	84	92	100	108
5 — Gesäßumfang cm	114	120	126	132
Konfektionsgröße	m 94—1	m 50—1	m 53—1	m 56—1

Körperhöhe 165—174 cm

2 — Kl. Brustumfang cm	94	100	106
3 — Gr. Brustumfang cm	104	112	118
4 — Taillenumfang cm	82	90	98
5 — Gesäßumfang cm	114	120	126
Konfektionsgröße	g 94—1	g 50—1	g 53—1

Tabelle 1b   bei Blusen, Schürzen und Badebekleidung

2 — Kl. Brustumfang cm	76	82	88	94	100	106	112	118
3 — Gr. Brustumfang cm	84	90	96	102	110	116	122	130
4 — Taillenumfang cm	60	68	76	82	90	98	104	110
5 — Gesäßumfang cm	90	96	102	108	114	120	126	132
Konfektionsgröße	76	82	88	94	50	53	56	59

Tabelle 1c   Konfektionsgröße der Damenunterkleider

	Größe	40	42	44	46	48	50	52	54
Unterkleidlänge in cm:	Dederon	93	93	93	93	101	101	101	101
	Viskoseseide	96	96	96	96	104	104	104	104

Tabelle 1d   Konfektionsgröße bei Damenober- und untertrikotagen

Größe	38—40	40—42	42—44	44—46	46—48	48—50	50—52	52—54
entspricht der Konfektionsgröße	76	82	88	94	50	53	56	58

Tabelle 2   Beziehungen zwischen Körpermaßen und Konfektionsgröße bei Herrenbekleidung
a   Herrenoberbekleidung

1 = Körperhöhe cm	160	164	168	172	176	180	182	184	188
2 = Oberweite cm	80	84	88	92	96	100	104	108	112
3 = Bundweite cm	72	76	80	84	88	92	96	100	106
4 = Gesäßumfang cm	86	90	96	100	104	108	112	116	120
5 = Schrittlänge cm	70	72	74	76	78	80	81	82	84
Konfektionsgröße	40 J	42 J	44	46	48	50	52	54	56

Fortsetzung der Tabelle 2a

Schlanke Figuren				Untersetzte Figuren			Bauch- größen	
176	180	184	188	166	168	170	170	172
90	94	98	102	96	100	104	102	108
80	84	88	92	90	94	96	104	108
98	102	106	110	106	110	114	110	114
81	83	85	87	73	74	75	74	75
90	94	98	102	24	25	26	51	53

Tabelle 2b   Herrenober- und Untertrikotagen

Untertrikotagen	3	4	5	6	7	8
entspricht Konfektionsgröße	40	42—44	46—48	50	52	54

Obertrikotagen, Trainingsbekleidung und Badehosen	3	4	5	6	7	8
entspricht Konfektionsgröße	40	42	44—46	48—50	52	54

Tabelle 3 Beziehungen zwischen Körpermaßen und Konfektionsgröße bei Kinderkleidung
   a   Mädchenbekleidung

1 = Körperhöhe cm	79—84	84—89	90—95	96—101	102—107	108—113	114—119
2 = Brustumfang cm	49—55	52—56	54—58	55—60	57—62	59—64	61—66
Konfektionsgröße	82	86	92	98	104	110	116

120—125	126—131	132—137	138—143	144—149	150—155	156—161	162—167
63—68	65—70	67—72	69—74	74—80	78—84	82—88	86—92
122	128	134	140	146	152	158	164

Tabelle 3 b   Knabenbekleidung

1 = Körperhöhe cm	79—84	84—89	90—95	96—101	102—107	108—113	114—119
2 = Brustumfang cm	49—55	52—56	54—58	55—60	57—62	59—64	61—66
Konfektionsgröße	82	86	92	98	104	110	116

120—125	126—131	132—137	138—143	144—149	150—155	156—161	162—167
63—68	65—70	67—72	69—74	72—78	75—81	78—84	81—87
122	128	134	140	146	152	158	164

Tabelle 3c   Kinder-Ober- und Untertrikotagen

1 = Körperhöhe cm	84—89	90—95	96—101	102—107	114—119
entspricht Alter, etwa Jahre	1—2	2—4	3—5	4—6	5—8
Konfektionsgröße	86	92	98	104	116

Fortsetzung der Tabelle 3c

126—131	128—134	150—155	162—167
7—11	9—13	11—14	ab 13
128	140	152	164

Tabelle 4   Beziehungen zwischen Körperhöhe und Konfektionsgröße bei Kleinstkindern

1 = Körperhöhe cm	bis 54	bis 60	bis 66	bis 72	bis 78	bis 84
Alter: Monate	1—2	2—4	5—7	8—11	10—16	15—24
Größe	52	58	64	70	76	82

Tabelle 5   Bestimmung der Schuhgröße von Damen-, Herren- und Kinderschuhen nach der Fußlänge

cm	22 · 23 · 24 · 25 · 26 · 27 · 28 · 29 · 30 · 31

Franz. Stich*	33 34 35 36 37 38 39 40 41 42 43 44 45 46 47

Engl. Size**	1 · 2 · 3 · 4 · 5 · 6 · 7 · 8 · 9 · 10 · 11 · 12

Kinderschuhe

cm	12 · 13 · 14 · 15 · 16 · 17 · 18 · 19 · 20 · 21 · 22 · 23 · 24

Franz. Stich*	18 19 20 21 22 23 24 25 26 27 28 29 30 31 32 33 34 35 36

Die Punkte zwischen den einzelnen Schuhgrößen geben die halben Größen an.
* Stich = sogenannte deutsche Größe. ** Size = sogenannte englische Größe.

Tabelle 6   Bestimmung der Schuhgröße nach der Größe von Damen- und Herrenstrümpfen
a   Damenstrümpfe

Strumpfgröße	8$^1/_2$	9	9$^1/_2$	10	10$^1/_2$
Schuhgröße cm	23,5—24	24,5—25	25,5	26—27	27,5

Damenstrumpfhose „Esda-se"
Die Größenangabe m 82/94 entspricht den Konfektionsgrößen k 82, m 82, k 88, k 94, m 94 und k 50
Die Größenangabe m 88/50 entspricht den Konfektionsgrößen g 82, m 88, g 88, g 94 und m 50

b   Herrenstrümpfe

Strumpfgröße	26	27	28	29	30
Schuhgröße cm	26	26,5—27,5	28	28,5—29,5	30

c   Silastikstrümpfe

Strumpfgröße	25/26	27/28	29/31
Schuhgröße cm	25/26	26,5—28	28,5—31

diese Formel häufig in gerichtsmedizinischen Lehrbüchern zitiert. Bereits BERTILLON (1895) gab als Faktor einen weitaus geringeren Wert — 6,08 bis 7,17 — an. CLAUSNITZER (1959) berichtigte die LANGERsche Zahl (für Männer 6,9, bei Frauen 7,0), SEELIG (1951) gibt als Faktor 6 bis 7 an. Die Fußlänge entspricht bei Männern 15%, bei Frauen 14,5% der Körpergröße (HELMUTH 1974). REINHARDT und ZINK (1969) weisen mit Recht darauf hin, daß bei jeder dieser Berechnungen der festgelegten Fußgröße ein Körpergrößenintervall entspricht (Abb. 1).

Die bei der äußeren Besichtigung einer unbekannten Leiche nachgewiesenen angeborenen oder erworbenen körperlichen Merkmale können durch die Erfassung pathologischer Befunde ergänzt werden (HABERDA 1923, HOLZER 1964, 1967). Dazu gehören krankhafte Veränderungen an Geweben, Organen, Nägeln, Störungen der Entwicklung oder des Stoffwechsels.

2. Pathologische Befunde

*Anomalien, Mißbildungen, krank-
hafte Veränderungen*

An den Händen sind folgende *Anomalien*
bekannt: die Abweichung von der Fünf-
strahligkeit der Finger (Polydaktylie)
führt zur Verdopplung eines Fingers (am
bekanntesten ist die Verdopplung des
Daumens, BÜRGER 1956). Mitunter treten
Störungen in der Längendifferenzierung
der Phalangen auf. Bisweilen wird ein
Segment verkürzt angelegt. Die angeborene Kürze des Daumenendgliedes ist
ein Schönheitsfehler, der von operativ
bedingten Veränderungen zu differenzieren ist. Mitunter sind 2 oder mehrere Finger in einer gemeinsamen Weichteilhülle
eingelagert (Syndaktylie). Weitere Störungen der Ausbildung der Finger treten
durch Krankheiten, z.B. Trommelschle-
gelfinger, oder Hormonstörungen auf.

Zu den *Mißbildungen* zählen Hasen-
scharten, Wolfsrachen, Mikrokranie (Verkleinerung, die sich vorwiegend auf den
Gehirnschädel beschränkt), Hydrocepha-
lus internus (Wasserkopf; s. auch HACKL
1959). An pathologischen Knochenverän-
derungen sind außer Tumoren und Exo-
stosen Stufen ehemaliger Bruchstellen
nach Unfällen und Pseudarthrosen bekannt. Ankylosen sind an Leichen mit
ausgeprägter Totenstarre schwer festzustellen. *Krankheitsbedingte Veränderungen* der Fingerstellung (chronische Poly-
arthritis mit Beugekontraktur der
Hand- nnd Interphalangialgelenke sowie
Streckkontraktur der Fingergrundgelen-
ke) sind Angehörigen oder Hausbewoh-
nern meist bekannt, so daß an der Leiche

gezielt danach gesucht werden kann. Folgen von Herzerkrankungen (an den Klappen, Gefäßen oder an der Muskulatur),
überstandene Magen- oder Zwölffinger-
darmgeschwüre, abgeheilte Tuberkulose
oder Rippenfellentzündung, das Vorhandensein von Gallensteinen oder gutarti-
gen Geschwülsten an der Gebärmutter
(Myome), Systemerkrankungen (Leukä-
mie und M. HODGKIN), Stoffwechselstö-
rungen (Diabetes mellitus), Hüftgelenks-
verrenkungen, Schenkelhalsverbiegung
(Coxa vara), Akromegalie (krankhaftes
Größenwachstum von Teilen des Gesichtes oder der Gliedmaßen), Wirbelsäulen-
verbiegung (Skoliose), Kyphose (stärkere
Verkrümmung eines Wirbelsäulenab-
schnittes) oder Muskelatrophien lassen
sich bei der Sektion überprüfen. Krankhafte Organbefunde erleichtern die Identifikation bei Opfern folgenschwerer Unfälle,
die vielfach zerstückelt und somit sehr
schwer zu identifizieren sind (HOLZER
1964). Hinweise auf Anomalien wie Trich-
terbrust, X- oder O-Bein, Klumpfuß, an-
gewachsene Ohrläppchen, Fehlstellung der
Zähne sind aus der Beschreibung von Anverwandten oder Fremden in Vermißten-
anzeigen eher zu erwarten.

Eine pathologisch-histologische Untersuchung ist auch nach eingetretener Fäulnis nicht aussichtslos. Aus den aufgeführ-
ten pathologischen Befunden kann kein
eindeutiger Identitätsbeweis abgeleitet
werden, sofern das Merkmal nicht ein
höchst ungewöhnliches Vorkommnis bei
einem Individuum darstellt und zu Lebzeiten bekannt war. Die einzelnen Stufen
der Identifikation müssen daher mitunter

noch durch eine weitere, die Superprojektion (GRÜNER und REINHARDT 1959, LEOPOLD 1968, 1971), bis zur eindeutigen Klärung eines Falles ergänzt werden (s. Kap. 13.). Bei Auffinden einzelner Leichenteile und Knochen muß auch, besonders z.B. in Universitätsstädten oder deren Randgebieten, daran gedacht werden, daß solche Stücke von Studenten der Medizin oder Biologie beseitigt worden sein können.

Chemische und histologische Untersuchungen des Magen-Darm-Inhalts geben Aufschlüsse über die letzte Mahlzeit vor dem Tode. Toxikologisch-chemische Analysen der Körperflüssigkeiten und lebenswichtiger innerer Organe ergänzen die Beurteilung pathologischer Befunde durch den Nachweis der Einnahme von Medikamenten (HOLCZABEK 1961), Alkohol oder Drogen (bei Süchtigen).

Einem pathologischen Befund kommt, wenn die Erkrankung des Gesuchten bekannt ist, große Beweiskraft zu. Bei hochgradig veränderten, exhumierten oder verbrannten menschlichen Überresten wird dieses spezifische Merkmal zum einzigen Indiz (PEITSCH 1970).

3. Leichenbrand

3.1. Allgemeine Untersuchungen

Die Identifikation menschlicher Brand-
reste kann wohl als schwierigste Form der
Personenerkennung angesehen werden.
Mitunter gelingt noch die Anlage einer
Kleiderkarte der sorgfältig präparierten
und gesäuberten Kleidungsreste. In Abhängigkeit von den herrschenden Temperaturen sind die Schmuckstücke aus Edel-
metallen noch vorhanden oder teilweise
geschmolzen, durch zusätzliche Traumen
auch erheblich deformiert. Die Agnoszierung eines Individuums muß sich auf die
Untersuchung der erhaltenen Knochen
und die Beurteilung des Zahnstatus stützen, dem dabei besondere Bedeutung zukommt.

An verbrannten Knochen werden gleiche Messungen ausgeführt wie an unbe-
schädigten. VAN VARK (1974, 1975) beschrieb 53 Knochen- und 25 Körpermaße,
die an Brandleichen zur multivariaten
statistischen Analyse, insbesondere zur
Geschlechtsbestimmung, herangezogen
werden können. Mitunter steht nur noch
ein Knochen zur aussagefähigen Beurteilung zur Verfügung (z. B. das Schulterblatt).

Zu Vergleichszwecken teilte der genannte
Autor die Meßresultate von 136 männlichen und
115 weiblichen verbrannten Individuen aus
Stockholm und 66 männlichen sowie 62 weiblichen aus Amsterdam mit (1975).

Zur Geschlechts- und Altersbestimmung verbrannter Leichen sind mehr als bisher röntgenologische Untersuchungen durchzuführen.
SCHOLLMEYER (1963) fand an einer hochgradig
verkohlten Leiche, die aus dem Schutt einer
eingeäscherten Fabrik geborgen wurde, nach

Mazeration des Schädels des unbekannten Mannes eine alte Oberkieferverletzung (Abb 2a).
Sie führte in Verbindung mit dem Zahnstatus (Mitwirkung des Stomatologen) zur
Identifikation des Vermißten. Die Ermittlungen wiesen auf den Fabrikbesitzer hin,
der nach einer Granatsplitterverletzung (Abb.
2b) eine Oberkiefervollprothese trug (Abb. 2c).
Der behandelnde Zahnarzt erkannte an dem
vorgelegten Unterkiefer (Abb. 2d) seine Gold-
arbeit wieder (Krone des $\overline{6|}$), die die starke Hitze
unbeschadet überstanden hatte. HAARHOFF und
REH (1975) identifizierten einen unbekannten
männlichen Brandtorso u. a. durch die Kiefer-
höhlen.

Thermische Einwirkungen führen zur
Änderung der Knochenzusammensetzung
der Mineralphase, der physikalischen
Eigenschaften sowie der Knochenstruktur. AMPRINO (1958) und ROSATE (1963)
fanden mit zunehmender Expositions-
temperatur einen deutlichen Abfall der
mechanischen Festigkeit des Knochens.
Das Minimum lag bei 400° Celsius, danach stieg die Festigkeit wieder an und
erreichte bei 800 °C den doppelt so hohen
Betrag des Ausgangswertes. HERRMANN
(1976) bestätigte diese Untersuchungen
im wesentlichen. Diese Festigkeitszunah-
me beruht auf einem Sintervorgang, dem
das Knochenmineral unter Einfluß von
Temperaturen oberhalb von 700 °C unterliegt. Oberhalb des kritischen Tempera-
turbereichs verändert sich der lamelläre
Aufbau des Knochens; die Verschmelzung der Mineralkristalle bedingt einen
Volumenverlust. Bereits oberhalb 600 °C
setzt der CO_2-Verlust ein, bei weiterer
Erwärmung wird das Kristallwasser abgegeben und in einer Umwandlungsreak-
tion tritt Pyrophosphat auf, das sich auf

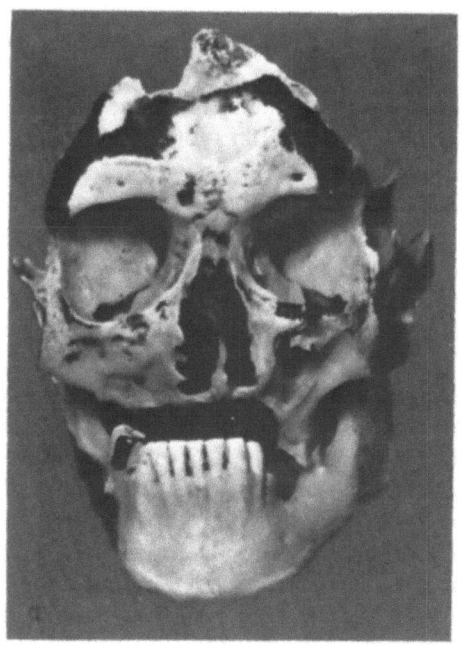

Abb 2. *a* Schädel des Vermißten;

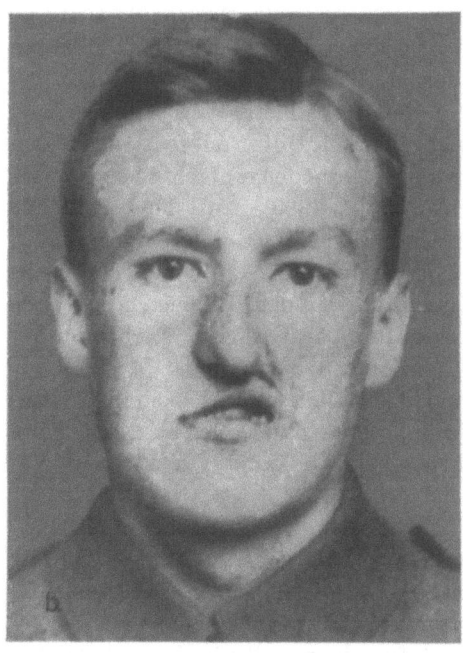

Abb. 2 *b* Porträt eines Mannes mit Narbe an der Oberlippe durch Splitterverletzung

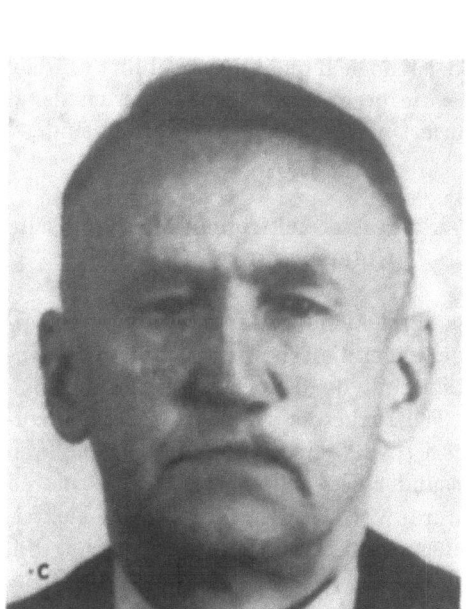

Abb. 2 *c* Vergleichsbild des Vermißten, kurz vor dem Tode aufgenommen

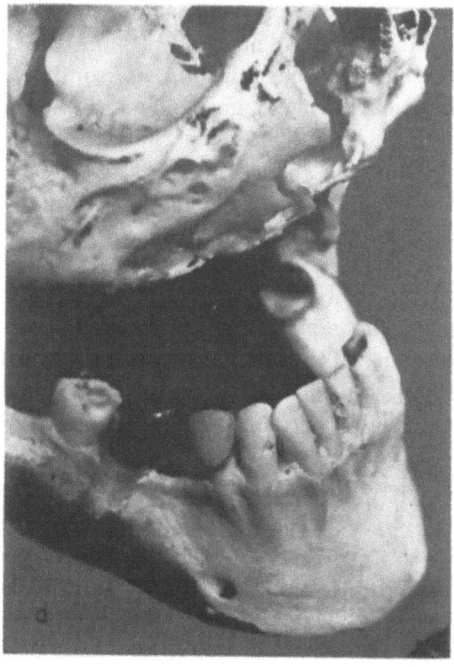

Abb. 2 *d* Kiefer einer Brandleiche (unbekannter Mann), Unterkiefer mit Goldkrone ($\overline{6}$]), Oberkiefer zahnlos

etwa 800 °C mit Hydroxylapatit zu
Whitlockit verbindet. Dieses Trikalzium-
phosphat ist ein charakteristischer Be-
standteil im Mineral verbrannter Knochen, der mit Hilfe röntgenstrukturana-
lytischer Methoden einfach nachzuweisen
ist (POSNER 1969). Aus dem Auftreten
dieser Verbindung allein darf jedoch
nicht ausnahmslos auf eine thermische
Einwirkung auf den Knochen geschlossen
werden, da bei Normaltemperaturen unter geeigneten Bedingungen, d. h. Anwesenheit von Magnesium, ebenfalls Trikal-
ziumphosphat im unverbrannten Knochen entstehen kann (HAYEK und NE-
WESLY 1958).

Die Fusion der Knochenmineralkri-
stalle (oberhalb von 700 bis 800 °C) führt
zur charakteristischen Schrumpfung des
wärmeexponierten Knochens. Diese beträgt für einen vollständig verbrannten
Knochen durchschnittlich 10% in allen
Ebenen (HERRMANN 1976; MERKEL und
WALCHER 1951), sowohl bei erwachsenen
als auch fetalen Knochen (MÜLLER 1921).
Die Knochenschrumpfung ist somit im
allgemeinen relativ gering, jedoch ist für
die Berechnung der Körperhöhe, in Übereinstimmung mit PROKOP (1975) und
HERRMANN (1976), von der Verwendung
allgemeiner Schrumpfungsfaktoren, die
z.B. SEIN (1939) zu ermitteln suchte
(zit. nach HERRMANN), abzuraten. Die
gegenwärtig zuverlässigste Methode erar-
beiteten MALINOWSKI und PORAWSKI
(1969), Einzelheiten können im Original
nachgelesen werden. Die genannten Autoren fanden an einer Serie Krematoriums-
brände geschlechtsdifferente Brandge-
wichte, für Frauen 1539,4 g, bei Männern
2003,7 g. Obwohl HERRMANN durch Vergleichsuntersuchungen in Berlin (West)
das Gewicht von 393 Krematoriumsbrän-
den bestimmte und das sexualdifferente
signifikante Verhalten bestätigte, ist dieser Befund für Identifizierungszwecke ungeeignet. Die Variationsbreite schwankte

bei beiden Geschlechtern erheblich (jeweils zwischen 970 und 2620 g Asche), der
Unterschied zwischen den Gewichtsmit-
telwerten (bei Frauen 1711,3 g, bei Männern 1841,6 g) von 130 g ist relativ
gering (anders zusammengesetztes Stich-
probenmaterial als bei MALINOWSKI).

Die makroskopische Beurteilung von
Brandknochen oder thermisch veränder-
ten Zähnen erlaubt nur bedingte Rück-
schlüsse. Die Farbe verändert sich bei
Temperaturanstieg, sie ist am Anfang
gelblich, später braun bzw. grauschwarz.
Bei 600°C erhellt sich der Farbton, die
Hartsubstanzen werden fast weiß (HAR-
SÁNYI 1976, HERRMANN 1976). Der Grad
der Zerstörung bei Hitzeeinwirkung ist an
den Zähnen nicht nur von der Höhe und
Dauer der einwirkenden Temperatur,
sondern auch von den vorhandenen
Weichteilen, die die Zähne bedecken, abhängig (RÖTZSCHER und REIMANN 1975).
Milchzähne sind flammenfester als die
Zähne des bleibenden Gebisses. Serologische Untersuchungen können bei nahezu vollständiger Verbrennung der Zähne
oder Knochen nicht durchgeführt werden,
da die organischen Komponenten denaturiert bzw. ausgebrannt worden sind.

3.2. Rasterelektronenmikroskopische Untersuchungen (REM)

Rasterelektronenmikroskopische Untersuchungen liefern Hinweise für die Identifizierung der Knochen oder Zähne.

Teilstücke der Diaphyse gesunder Humeri sowie von Incisivi und Prämolaren
gesunder Erwachsener (Alter 35 bis 45
Jahre) von 20 Leichen, die im elektrischen Ascheofen Temperaturen von 100
bis 1300 °C ausgesetzt waren — die Wär-
mebehandlung dauerte 55 min — wurden
mit einem JEM 100 B Elektronenmikro-
skop in Budapest untersucht. 200 °C ver-
ursachten nur eine Farbdifferenz der Ma-

Abb. 3 bis 8   REM-Bilder der Knochen- und Zahnteile von Brandleichen (HARSÁNYI) (Vergr. 1100 (1), 3300 (2) oder 11000fach (3))

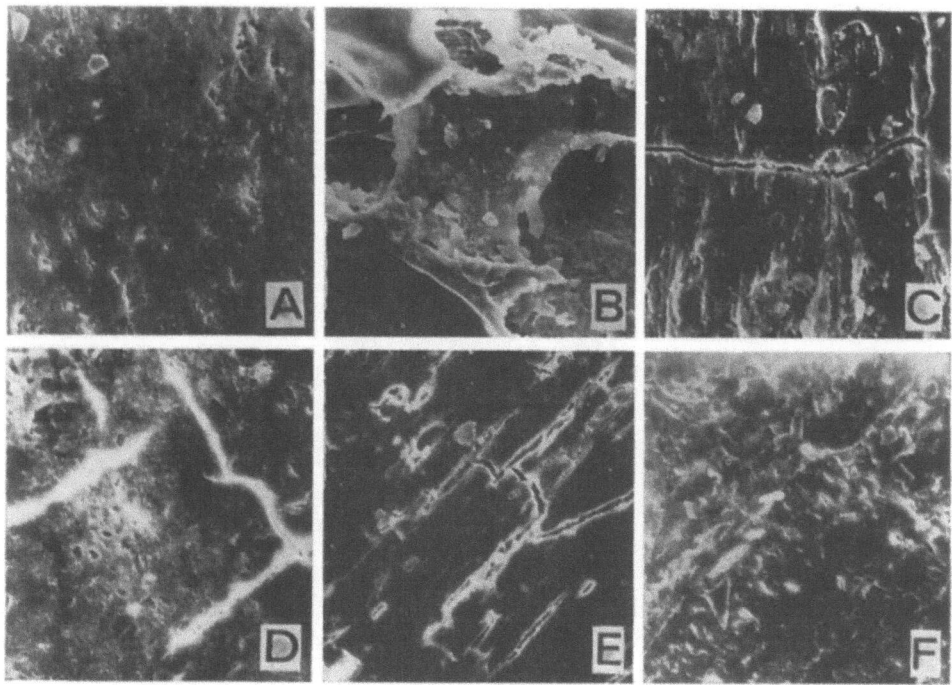

Abb. 3   Diaphysenkompakta, facies periostalis (Vergr. 320×). *A* Kontrolle an unverbrannten Knochen; *B* 300 °C; *C* 400 °C; *D* 500 °C; *E* 600 °C; *F* 700 °C;

terialien, beide Untersuchungsmaterialien (Knochen und Zähne) der verschiedenen Personen zeigten völlig identische Veränderungen. Die wichtigsten Befunde sind in den Abbildungen (3 bis 8) festgehalten. Als Kontrolle dient die REM-Untersuchung eines Teils der Diaphyse des gesunden Humerus, besonders der periostalen Oberfläche (s. Abb. 3a). Bei der Einwirkung von 300 °C beginnt der Wasserverlust, die Lamina fundamentalis externa erhöht sich in Form der Blasen unterschiedlicher Größe, die später platzen (s. Abb. 3b). Die entweichenden Wasserdämpfe erheben am Zahn die Zementsubstanz ebenfalls blasenförmig, die Dentinoberflächen liegen durch Zerreißen der Blasenwände frei (s. Abb. 8a). Bei Einwirkung von 400 °C treten größere Spalten auf der Oberfläche der Knochen (s. Abb. 3c) sowie kleinere an der Ober-

fläche der Zähne auf (s. Abb. 8b); große Spaltbildungen läßt der Schmelz erkennen. Die Dentinkanälchen sind in Längsrichtung geöffnet (s. Abb. 6b). Bei 500 °C zeigt der Knochen größere, teilweise retikuläre Spaltungen auf der Oberfläche, Reste der Blasen sind in Form kleiner Vertiefungen zu sehen (s. Abb. 3d). Im Schmelzbereich der Zähne zeigen sich zweigförmige Spaltungen (s. Abb. 5a). Bei der weiteren Erwärmung auf 600 °C traten retikuläre Längs- und Querspalten von unregelmäßigem Verlauf am Knochen auf. Das Dentin zeigte charakteristische Veränderungen: die etwa $0{,}5\,\mu$ dicke peritubuläre Zone beginnt sich von der intertubulären Dentinsubstanz zu separieren (s. Abb. 6d). Bei 700 °C erscheinen am Knochen feine Spalten (s. Abb. 3f), am Schmelz eine feinkörnige Oberfläche ohne Schmelzen von Salzen (s. Abb. 5b). Am

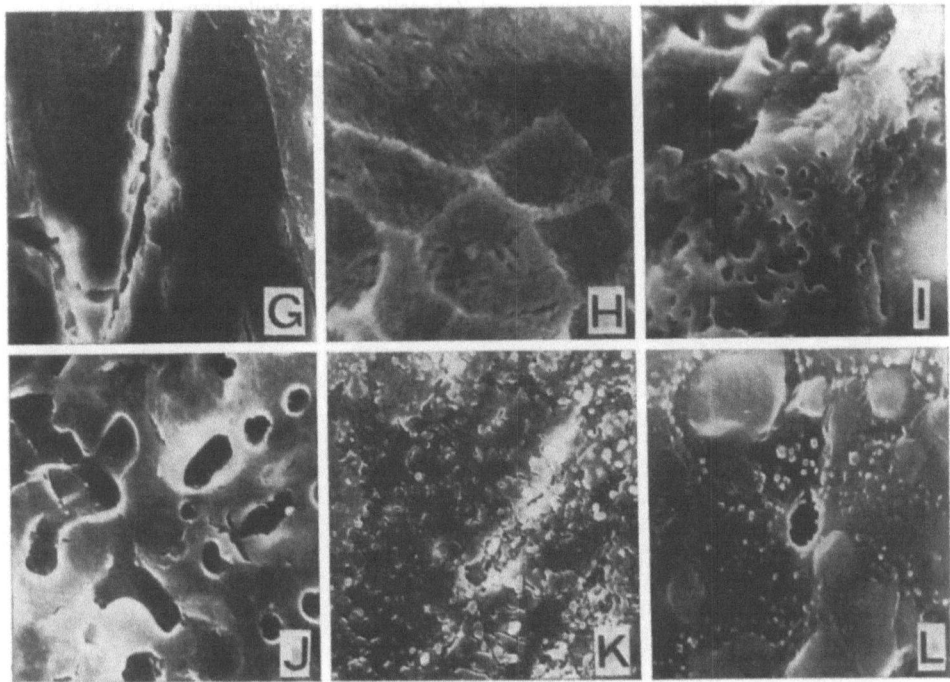

G 800 °C (1); H 900 °C (2); I 1000 °C(2); J 1000 °C (3); K 1100 °C (1); L 1300 °C (3)

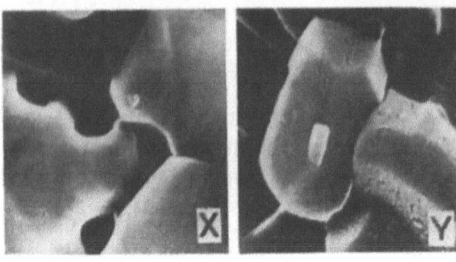

Abb. 4 x Diaphysenkompakta, fac. periostalis (14000×), Mordfall; y Längsbruch der Diaphysenkompakta (4000×)

Abb. 5 Zähne, Substantia adamantina. a 500 °C (1); b 700 °C (1); c 900 °C (2); d 1000 °C (2)

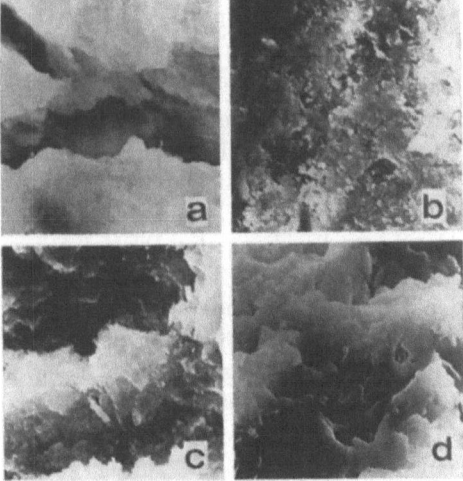

Dentin hat sich die hypermineralisierte peritubuläre Zone von der wesentlich vertieften, feinkörnigen intertubulären Substanz noch besser abgetrennt (s. Abb. 6e). Bei 800 °C dringen die Spalten breit und tief in den Knochen ein, die lamelläre Schmelzung der anorganischen Substanz wird vermutet (s. Abb. 3g). An den Zähnen weist das intertubuläre Dentin zusammenfließende Kristalle auf, es ist völlig geschmolzen (s. Abb. 6f). Bei 900 °C treten am Knochen zusammenschmelzende Kristalle, die voneinander nicht zu unterscheiden sind, auf. Mit Kristallen

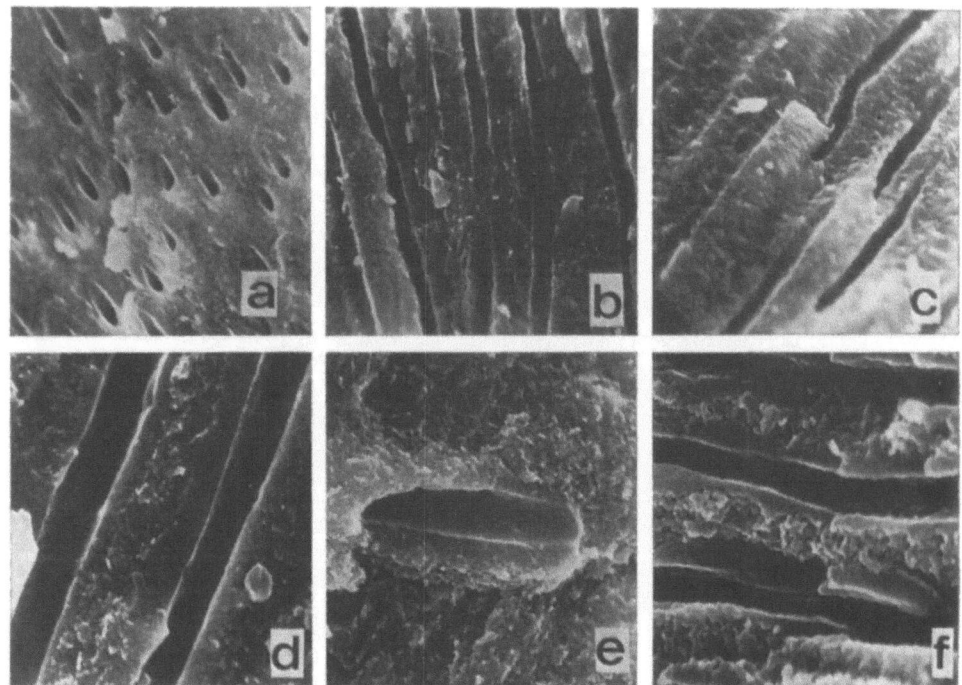

Abb. 6 Zähne, Substantia eburnea. *a* 300 °C (2); *b* 400 °C (2); *c* 500 °C (2); *d* 600 °C (3); *e* 700 °C (13000×); *f* 800 °C (3)

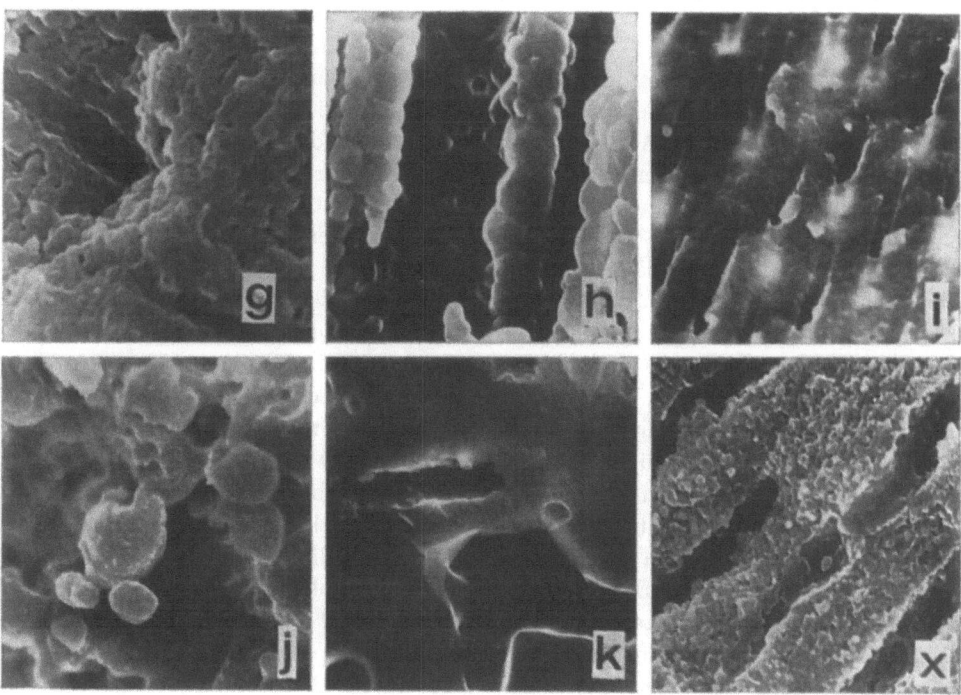

Abb. 7 Zähne, Substantia eburnea. *g* 900 °C (3); *h* 1000 °C (3); *i* 1100 °C (2); *j* 1200 °C (2); *k* 1300 °C (3); *x* gleiches Material aus dem Urnenfriedhof Issendorf (Nr. 441) Vergr. 9000fach

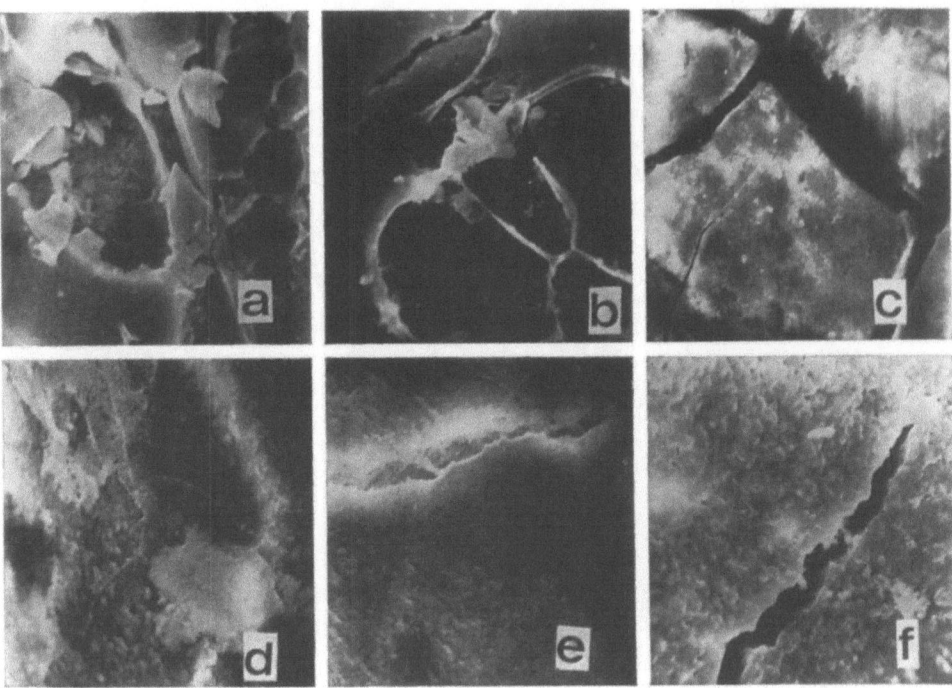

Abb. 8 Zähne, Substantia ossea. *a* 300 °C (1); *b* 400 °C (1); *c* 500 °C (550×); *d* 700 °C (1);
e 900 °C (1); *f* 1000 °C (1)

ausgefüllte Grate zergliedern die Oberfläche, wo bei niedrigeren Temperaturen
Spaltbildungen verliefen (s. Abb. 3 h). Der
Zahnschmelz ist geschmolzen, seine feinen Lamellen sind zusammengeflossen
(s. Abb. 5 c). Der Zement bedeckt das
Dentin in Form von lamellär-geschmolzenen Schichten (s. Abb. 8 e). Bei 1000 °C
demonstriert die Knochenoberfläche mehr
oder weniger große ovale Öffnungen,
glasartig zusammenfließend (s. Abb. 3 i
und j). Das Dentin besteht aus perlschnurartig verknüpften Kügelchen, die
Kanäle sind noch zu erkennen (s. Abb. 7 h).
Bei 1100 °C behält das Dentin noch immer seine Struktur, die von den Kanälchen determiniert ist (s. Abb. 7 i), obwohl
seine ganze Substanz aus Lamellen von
zusammenfließenden anorganischen Salzkristallen besteht. Am Knochen separieren sich die sekundären Kristalle auf
der Oberfläche bis zu einem gewissen

Grad, abgerundete Öffnungen sind zwischen den Kristallen zu sehen (s. Abb. 3 k).
Bei 1200 und 1300 °C treten keine wesentlichen strukturellen Unterschiede in
den REM-Untersuchungen auf. Die Struktur von den Zahngeweben ist völlig
aufgelöst, so daß an den Resten nicht
einmal gesagt werden kann, ob das Untersuchungsmaterial von einem Zahnrest
stammt.

Die rasterelektronenmikroskopische
Methode ist nach diesen grundlegenden
Arbeiten (HARSÁNYI 1975) sehr gut für
die Untersuchung von verbrannten Knochen- und Zahnresten einsetzbar. Die gewonnenen Bilder zeigen charakteristische morphologische Veränderungen in
Abhängigkeit von der Höhe der einwirkenden Temperatur, die sich relativ genau durch Beurteilung der periostalen
Oberfläche, des Zahnschmelzes, des Dentins und der Zementsubstanz — erst

nach Untersuchung mehrerer Präperate — festlegen läßt.

Die Hartsubstanzen von Knochen und Zähnen schmelzen bei Temperaturerhöhung über 700 °C und kristallisieren bei nachfolgender Abkühlung. Diese sekundären Kristalle behalten die charakteristische Apatitform, die aber 40 bis 50mal größer ist als jene, die original in den Knochen- und Zahngeweben vorkommen. Das Dentin ist das relativ widerstandsfähigste organische menschliche Gewebe gegenüber der Einwirkung hoher Temperaturen. Die charakteristische tubuläre Struktur bleibt noch in einem erkennbaren Zustand bei einer Erwärmung von über 1100 °C für eine Stunde erhalten. Erst bei 1200° und höheren Temperaturen tritt die Dekomposition der Mikrostruktur von Zähnen und Knochen in so hohem Maße auf, daß selbst mit der REM-Methode die Herkunft des Untersuchungsmaterials nicht mehr eindeutig geklärt werden kann.

Die REM-Untersuchungen haben für die forensische und anthropologische Praxis Bedeutung. Die Ergebnisse können wichtige Umstände bei Verbrechen, bei der Rekonstruktion eines Unfalls oder Hinweise für anthropologische Forschungen darstellen.

Es gelang damit, den Mord an einem Kesselheizer aufzuklären, der von dem Arbeitskollegen in den Masutkessel geworfen wurde. Die aufgefundenen Knochenstücke (höchstens 5 cm lang) zeigten Temperatureinwirkungen von 1000 bis 1100 °C; Abb. 4x u. y. Die Untersuchung von Knochen- und Zahnresten (Abb. 7x) aus einem großen Urnenfeld bestätigte die Vermutungen der Anthropologen, daß die Verbrennungstemperaturen 800 bis 900 °C betrugen.

Die Nachweismöglichkeit von Spuren scharfer Gewalt ist auch am verbrannten Knochen günstig (HERRMANN 1976); die Unterscheidung vitaler stumpfer Verletzungen von postmortalen kann schwierig zu erbringen sein (SCHOLLMEYER 1976).

4. Haare, einschließlich Geschlechts- und Blutgruppenbestimmung

4.1. Aufbau des menschlichen Haares

Es werden 3 Hauptarten von Haaren unterschieden:

Wollhaare: Dies sind bis zu etwa 14 mm lange, feine, markstranglose Härchen, die im Gesicht, am Rumpf und an den Gliedmaßen vorkommen.

Kurz- oder Borstenhaare: In diese Gruppe werden die Augenbrauenhaare, die Wimpern sowie die Haare des Naseneingangs und des äußeren Gehörgangs eingeordnet.

Langhaare: Dazu gehören die Kopfhaare, die Barthaare, die Haare der Ach-selhöhle und der Brust sowie die Schamhaare.

Am Haar unterscheidet man den Haarschaft (freier Teil des Haares) und den Haarbalg, der die Haarwurzel umschließt. Letztere endet mit der Haarzwiebel, diese ist hohl und nimmt die Haarpapille auf. Über den mikroskopischen Aufbau des Haares orientiert Abbildung 9. Die wesentlichsten Haarmerkmale, die für die mikroskopische Beurteilung in der forensischen Praxis Bedeutung haben, sind das Oberhäutchen (Kutikula), die Rindenschicht und der Markstrang. Rasterelektronenmikroskopische Untersuchungen haben ergeben, daß die

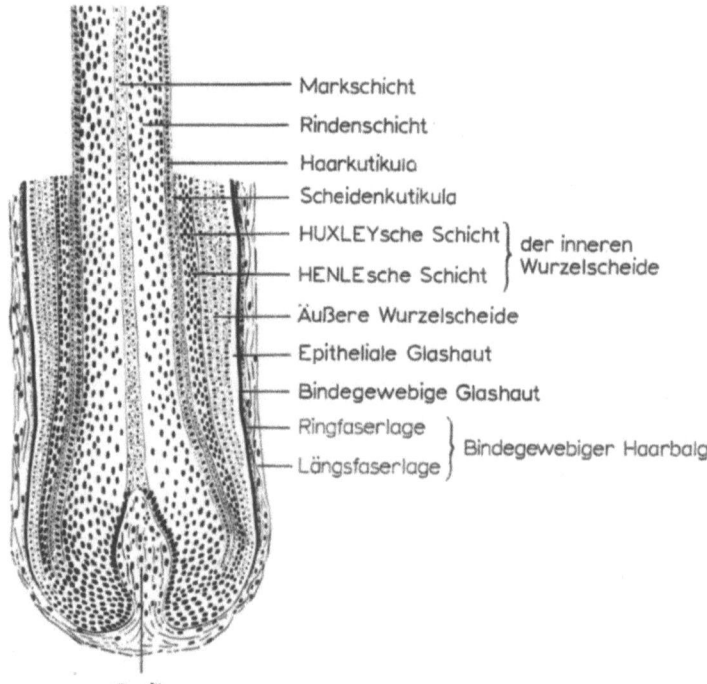

Markschicht

Rindenschicht

Haarkutikula

Scheidenkutikula

HUXLEYsche Schicht ⎫
HENLEsche Schicht ⎬ der inneren Wurzelscheide

Äußere Wurzelscheide

Epitheliale Glashaut

Bindegewebige Glashaut

Ringfaserlage ⎫
Längsfaserlage ⎬ Bindegewebiger Haarbalg

Papille

Abb. 9 Mikroskopischer Aufbau des Haares (Längsschnitt)

Rindenschicht aus sogenannten Filatinkabeln besteht. Diese vereinigen sich zu Kabelsträngen und Kabelstrangbündeln, wobei letztere durch Übertritt einzelner Kabelstränge miteinander verbunden sind (KUCZERA 1975).

4.2. Technik der Haaruntersuchung

Die Haarproben sind gut beschriftet in Glasröhrchen oder Briefumschlägen zu sichern. Als erstes erfolgt die makroskopische Untersuchung der Haare. Dabei werden die Haarlänge, die Haarform und die Haarfarbe bestimmt. Zur mikroskopischen Untersuchung werden die Haare am besten mit kleinen Plastilinakügelchen auf Objektträgern fixiert. Sollte sich die Feststellung der Haardicke erforderlich machen, so erfolgt die Messung mit dem ZEISSschen Lanameter oder einem Okularmikrometer. Die Kutikulazeichnung des Haares ist im Durchlicht des Mikroskopes meist schwer oder gar nicht zu erkennen. Es müssen daher Abdrücke von der Haarkutikula hergestellt werden. Dazu sind verschiedene Methoden entwickelt worden.

Bei der Methode nach SCHAIDT (1954) wird das Haar mit etwas Eisessig benetzt, auf einen Objektträger gelegt und ein Stück unbelichteter ausfixierter Kleinbildfilm mit der Schichtseite nach oben aufgepreßt. Auf den Film kommt erneut etwas Eisessig, auf den ein weiterer Objektträger aufgedrückt wird. Der obere Objektträger wird anschließend abgenommen, ebenso der Film mit dem Abdruck von der Kutikula, der sich jetzt unter dem Mikroskop gut darstellt. JORDAN (1976) benutzt zur Herstellung von Kutikulaabdrücken thermoplastisches Trägermaterial, und zwar Mirathen-Folie (Hersteller VEB Orbitaplast), die durch Infrarotstrahlung erhitzt und zusätzlich

mit Gewichten belastet wird. Auch Gölzathen-Folie N (VEB Gölzaplast) kann nach JORDAN, FRITZ und ZINYTZ (1975) verwendet werden. Dabei wird das Haar auf die 0,08 mm starke Folie gelegt und auf dem Heiztisch eines Mikroskopes auf 105 Grad für 2 Minuten erhitzt. Nach Abkühlung wird durch Biegen der Folie das unversehrte Haar leicht entfernt, der Kutikulaabdruck läßt sich auf der Folie gut mikroskopieren. NISTLER (1975) legt das Haar auf eine Zelluloidplatte und pinselt es mit Azeton ein. Das Azeton erweicht die obere Zelluloidschicht, das Haar wird nach Trocknung wieder abgezogen. Auch dadurch werden gut verwertbare Kutikulaabdrücke gewonnen.

Mikroskopisch werden weiterhin die Spitzen- und Wurzelbeschaffenheit, die Pigmentierung und die Farbe des Einzelhaares bestimmt, ebenso das Vorhandensein oder das Fehlen des Markstranges. Wie bei der Kutikula kann auch die Beurteilung des Markstranges Schwierigkeiten bereiten. Dazu empfiehlt es sich, das Haar mit Immersionsöl zu benetzen, mit einem Deckgläschen zu bedecken und anschließend zu mikroskopieren; auch die Pigmentierung stellt sich jetzt besser dar. JORDAN, FRITZ und ZINYTZ (1975) empfahlen zur Darstellung der Markstruktur als Einbettungsmedium ein Polystyrol-Xylol-Gemisch.

4.3. Zur Identifizierung geeignete Haarmerkmale

Es werden die *Haarformen* schlicht, flachwellig, weitwellig, engwellig, lockig und kraushaarig unterschieden (Abb. 10). Die Haarform ist besonders bei Frauen durch kosmetische Veränderungen einem Wandel unterworfen.

Die *Haarfarbe* hängt vom Pigmentgehalt, von der Verteilung des Pigments in der Rindenschicht des Haares sowie unter

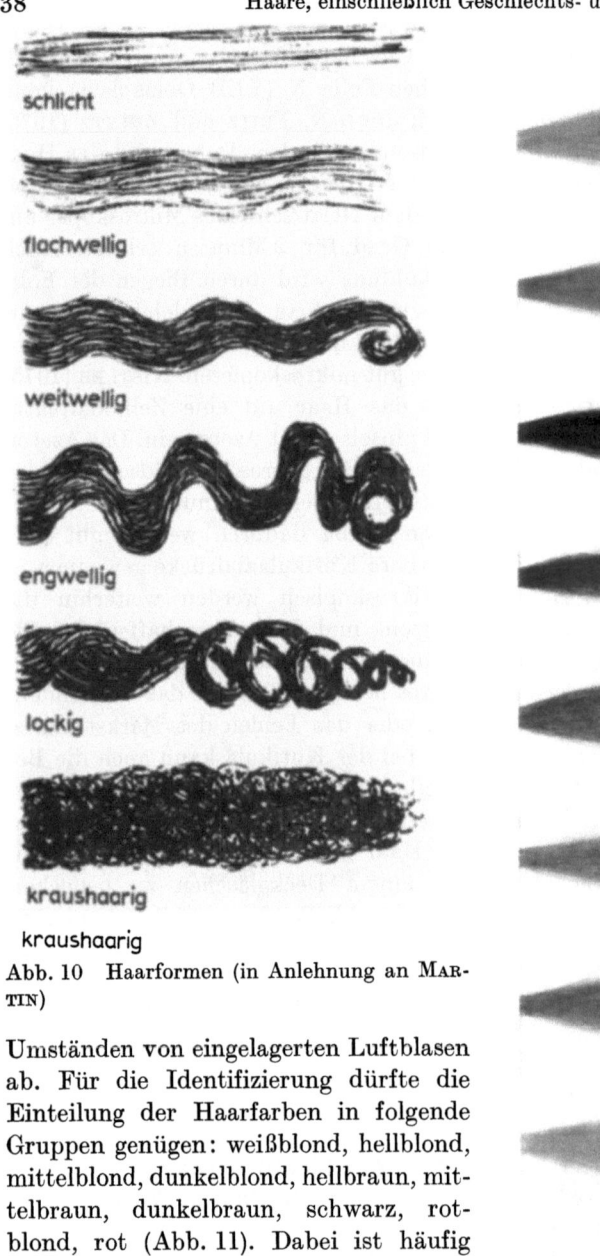

schlicht

flachwellig

weitwellig

engwellig

lockig

kraushaarig

kraushaarig

Abb. 10　Haarformen (in Anlehnung an MAR-
TIN)

Umständen von eingelagerten Luftblasen
ab. Für die Identifizierung dürfte die
Einteilung der Haarfarben in folgende
Gruppen genügen: weißblond, hellblond,
mittelblond, dunkelblond, hellbraun, mittelbraun, dunkelbraun, schwarz, rotblond, rot (Abb. 11). Dabei ist häufig
schon die Differenzierung in diese genannten Haargruppen insbesondere bei
den Stufen blond und braun schwierig
und teilweise subjektiv gefärbt, zumal
Vergleichsproben meist nicht zur Verfügung stehen werden. Das Ergrauen des
Haares ist bedingt durch den Pigmentver-
lust und durch Lufteinlagerung. Es ist
häufig schwierig, von der Farbe bzw.

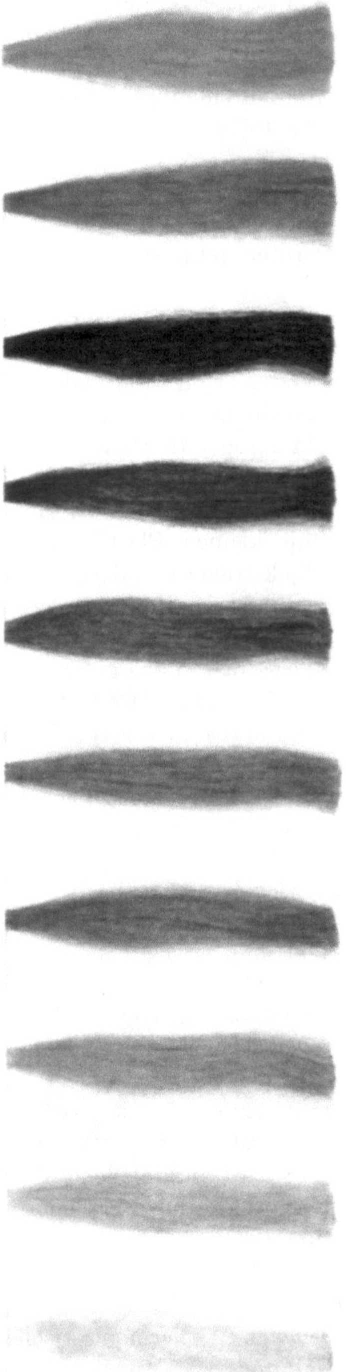

Abb. 11　Haarfarben (modifiziert nach der Haarfarbentafel von FISCHER und SALLER)

Pigmentierung einzelner Haare auf die Haarfarbe des Individuums zu schließen, da bei ein und demselben Menschen Einzelhaare eine unterschiedliche Farbe und Pigmentierung haben können. Erst aus einer Vielzahl von Haaren ergibt sich der Gesamtfarbeindruck. Die Intensität der Haarfarbe nimmt nach MAYER (1938) in der Reihe Achselhaare, Barthaare, Kopfhaare, Brauenhaare und Schamhaare zu. Schamhaare sind häufiger als Kopfhaare rotstichig. Bei Kindern und bis in das Erwachsenenalter hinein kann ein erhebliches Nachdunkeln der Haare erfolgen. Durch Sonneneinfluß, Baden im Salzwasser, Einfetten der Haare und Arbeiten in chemischen Betrieben wird die Haarfarbe unter Umständen ebenfalls verändert, bei Frauen soll die Gravidität einen vorübergehenden Einfluß auf die Haarfarbe haben. Auch die kosmetischen Haarfärbungen müssen selbstverständlich beachtet werden. Bei längerem Zurückliegen der kosmetischen Haarfärbung zeigt der wurzelwärtige Haaranteil wieder die Naturhaarfarbe. Zum Nachweis der Haarfärbung werden die zu untersuchenden Haare zur Hälfte in ein Schälchen gelegt und mit 10%iger Kalilauge versetzt. Nach etwa 5 Minuten wird eine Messerspitze Natriumdithionit zugesetzt. Danach kommt es zur Entfärbung bzw. zur Aufhellung des künstlich gefärbten Haares (BERG und SCHAIDT 1954). Blondierung von Haaren weist man mit der Diazoreaktion nach. Dabei werden die Haare 10 bis 15 Minuten in eine sodaalkalische Lösung von Diazobenzolsulfosäure gelegt. Bei positiver Reaktion verfärbt sich das Haar rot. Es ist aber zu beachten, daß die Diazoreaktion an mechanisch geschädigten Haaren an den Stellen der Beschädigung auch positiv ausfällt.

Unter Umständen läßt die *Form der Haarspitzen* einen groben zeitlichen Rückschluß auf den zuletzt durchgeführten Haarschnitt zu. So besitzen frischgeschnittene Haare eine gerade oder schräge scharfkantig abgetrennte Spitze. Nach etwa 3 Tagen rundet sich die Spitze ab, zuerst in den seitlichen Anteilen, deutlich dann nach etwa 3 Wochen. Lange Zeit nicht geschnittene Haare haben eine feine, schmal auslaufende Spitze. Pinselförmig aufgefaserte Haarenden entstehen durch Reiben der Haare an der Kleidung oder durch häufiges Bürsten der Haare, auch bei bestimmten Haarerkrankungen werden derartige Veränderungen gefunden.

4.4. Altersbestimmung an Haaren

Ein sicherer Schluß aus den Haarmerkmalen auf das Alter des Haarträgers ist nicht möglich. Neugeborene haben relativ dünne Haare, ebenso in der Regel Kleinkinder. Danach steigt die Haardicke an (im Durchschnitt liegt sie bei Kopfhaaren bei etwa 0,08 mm), um nach dem dritten Lebensjahrzehnt wieder etwas abzunehmen (CRAMER 1973). Viele Ausnahmen sind hiervon aber möglich. Auch das Ergrauen der Haare läßt nur ungefähre Altersrückschlüsse zu. Das Ergrauen beginnt nach BERG jenseits des 45. Lebensjahres, wobei Einzelhaare viel früher grau werden können. Nach ZAHN (1973) liegt der Beginn des Ergrauens im Durchschnitt bei 34,2 Jahren. Eine große Schwankungsbreite nach oben und unten ist aber zu berücksichtigen. Meist beginnt das Grauwerden der Haare in der Schläfen- und Bartpartie, während Achsel- und Schamhaare im allgemeinen zuletzt ergrauen. Aus dem Grad des Haarausfalls (überwiegend bei Männern) läßt sich bekanntlich ebenfalls keine genaue Altersbestimmung ableiten. Bedingt verwertbar ist noch das verstärkte Haarwachstum im höheren Lebensalter an den Ohren, an den Naseneingängen sowie im

Bereich der Augenbrauen. Bei Frauen kann es nach dem Klimakterium zu einer stärkeren Terminalbehaarung, insbesondere auch zum Bartwuchs kommen. Nach den histologischen Untersuchungen von ZAHN (1973) verschmälert und verkürzt sich der Haarfollikel in der Phase des 30. bis 50. Lebensjahres bei Abflachung der Epidermis als Zeichen regressiver Veränderungen.

Es ist versucht worden, mit Hilfe der Neutronenaktivierungsanalyse eine *Individualdiagnose* an Haarspuren durchzuführen. Durch die Neutronenaktivierungsanalyse gelingt es, die anorganischen Spurenelemente eines Einzelhaares zerstörungsfrei und quantitativ zu bestimmen. Ihre Bedeutung wird in der Literatur jedoch unterschiedlich beurteilt, da mehrere Störfaktoren zu beachten sind. So werden verschiedene Gammaspektren bei ausgerissenen und ausgekämmten Haaren derselben Person gefunden. Dies kann auch der Fall sein, wenn die Haare von unterschiedlichen Stellen des Kopfes stammen. Auch bei Menschen mit gleichen Lebensgewohnheiten oder gleichem Arbeitsmilieu werden häufig dieselben Spurenelemente mit nur unbedeutenden quantitativen Unterschieden festgestellt. Durch Waschvorgänge können außerdem exogene Spurenelemente in das Haar gelangen. Nach BERG (1977, s. auch dort weitere Literatur) besitzt die Neutronenaktivierungsanalyse bei Haaruntersuchungen unter Berücksichtigung der Umwelteinflüsse, der methodischen und physiologischen Faktoren dann eine große Aussagekraft, wenn 12 oder mehr Spurenelemente bestimmt werden.

4.5. Geschlechtsbestimmung an Haaren

Die Geschlechtsbestimmung an Haaren ist erst in den letzten Jahren erfolgreich gelungen, so daß sie jetzt in der Praxis anwendbar ist. Die bereits 1930 von KOSJAKOFF angegebene Methode zur Schwefelgehaltsbestimmung aus Haaren (Männerhaare sollen danach einen höheren Schwefelgehalt haben) hat den Nachprüfungen nicht standgehalten.

Bestimmung des BARRschen Sexchromatins (Abb. 12, 13)

BARR und BERTRAM fanden 1949 in Nervenzellkernen von Katzen ein basophil anfärbbares, etwa 1 µ großes Körperchen im Zellkern, welches bei Katern fehlte. Durch weitere Untersuchungen, insbesondere autoradiographischen Untersuchungen (OHNO und WEILER 1961 sowie OHNO und MAKINO 1961) konnte nachgewiesen werden, daß sich das BARRsche Sexchromatin nur von einem X-Chromosom herleitet. Es unterscheidet sich in funktioneller Hinsicht grundlegend von dem zweiten X-Chromosom des normalen weiblichen wie auch von dem einzelnen X-Chromosom des normalen männlichen Chromosomensatzes und befindet sich im Zustand weitgehender genetischer Inaktivität (SCHMID 1963, LYON 1962). Durch weitere Untersuchungen wurde festgestellt, daß sich das BARRsche Sexchromatin in allen kernhaltigen Geweben der Frau nachweisen läßt. SOHVAL, GAINES und GABRILOVE (1955) stellten bei der Untersuchung von Hautschnitten fest, daß sich die Kerne der Haarwurzelscheiden besonders gut zur Geschlechtsdiagnose eignen. Diese Anregung wurde von anderen Untersuchern aufgegriffen und die Technik zur Darstellung des BARRschen Sexchromatins an den Haarwurzelzellen weiblicher Personen vervollkommnet. FRANKENBERG (1959) färbte die Haarwurzeln nach FEULGEN, bettete die so behandelten Haare in Zelluloid ein und schnitt die Haare mit dem Mikrotom. MONTANARI et al. (1966) fixierten die

Haarwurzeln in Formalin und Quecksilberchlorid, betteten diese in Paraffin ein und färbten mit Indigokarmin-Pikrinsäure. Zur Herstellung verwertbarer Präparate mußten möglichst dünne Schnitte von 1 bis 2 μ gewonnen werden. SCHMID (1967) sowie FREI-SULZER und CASTAGNOLI (1967) verzichteten auf ein Einbetten der Haarwurzeln und präparierten die mit frisch filtrierter Orzeinsäure vorgefärbten und in Essigsäure aufgequollenen äußeren Haarwurzelscheiden unter dem Präpariermikroskop ab. Sie erwärmten das mit Orzeinsäure bedeckte und eingedeckte Präparat für etwa 5 Minuten auf 60 Grad, saugten das überschüssige Orzein ab und dichteten das Präparat mit Hilfe eines Deckglases und Deckglaskitt ab. DEGE (1972) gab eine geringe Modifizierung der Methode von SCHMID (1967) an. Wie die Untersuchungen von LEOPOLD und HAMMER (1971) zeigten, sind aber alle die obengenannten Methoden technisch sehr schwierig. Beim Einbetten und Schneiden mit dem Mikrotom gelingt es häufig nicht, die Zellen so gut vereinzelt darzustellen, um die Zellkerne sicher auszuwerten. Dies trifft ebenfalls auf die von SCHMID (1967) u. a. angegebene Präparationsmethode nach Färbung mit Orzein zu. Auch hier kommt es sehr häufig zum Überlagern der Zellkerne. Bereits SCHLEYER (1957) wies darauf hin, daß das Sexchromatin einer Zelle evtl. durch den Nukleolus eines darunter gelegenen Kerns vorgetäuscht werden kann. Die obengenannten Methoden sind also mit Fehlerquellen behaftet und daher nur bedingt verwertbar. Um auch an einem Einzelhaar die Geschlechtsdiagnose exakt stellen zu können, wurde vorgeschlagen (HAMMER 1974), die Haarwurzeln nach Färbung nach FEULGEN oder mit Orzein in Metakrylat ähnlich wie für die Elektronenmikroskopie einzubetten und mit einem Ultramikrotom zu schneiden. Dadurch wurden genügend dünne Schnitte von

einer einzigen Haarwurzel erzielt, die sich gut auswerten ließen. Allerdings ist diese Methode sehr aufwendig, insbesondere auch in zeitlicher Hinsicht.

Eine wesentlich verbesserte Methode zur Darstellung des Sexchromatins an Haarwurzeln gaben STRAUCH und RADAM (1971) an. Die Haarwurzeln wurden etwa 1 Minute in 50%iger Essigsäure aufgequollen und das Zellmaterial auf einen Objektträger ausgestrichen. Anschließend wurde essigsaures Orzein aufgetropft, das Präparat mit einem Deckglas eingedeckt und 4 bis 5 Minuten über einer Bunsenflamme auf etwa 60 Grad erwärmt. Danach wurde der Farbstoffüberschuß mit Filterpapier abgesaugt. Das essigsaure Orzein, welches dazu verwendet wurde, setzt sich wie folgt zusammen: 50 ml Essigsäure, 30 ml Aqua dest., 20 ml Glyzerin und 1 g Orzein. Dieser Ansatz wurde kurz auf Siedetemperatur gebracht und die Farblösung filtriert. MENZER und WISSEL (1972b), die ebenfalls Zellausstriche herstellten, verwenden als Farblösung zur Darstellung der BARR-Körperchen Azur-Eosin oder Thionin. HAMMER und FRANKE (1974) untersuchten in Anlehnung an die Methode von STRAUCH und RADAM (1971) 75 Frauen und weibliche Leichen sowie 50 Männer und männliche Leichen. Es wurde festgestellt, daß sich die angegebene Methode sehr gut für die Praxis eignet. Zur Verbesserung der Methode tropfte man aber die frisch bereitete Orzeinlösung direkt aus dem Filtriertrichter auf das Präparat, um die Auswertung der BARR-Körperchen durch Farbstoffkristallbildung nicht zu stören. Auch das Erwärmen des eingedeckten Präparats über der Bunsenflamme auf etwa 60 Grad bewährte sich nicht, da trotz größter Vorsicht die Farblösung unter dem Deckgläschen häufig zu kochen begann. Die Folge davon waren zerstörte Zellkerne und verstärkte Farbstoffniederschläge, so daß diese Präparate

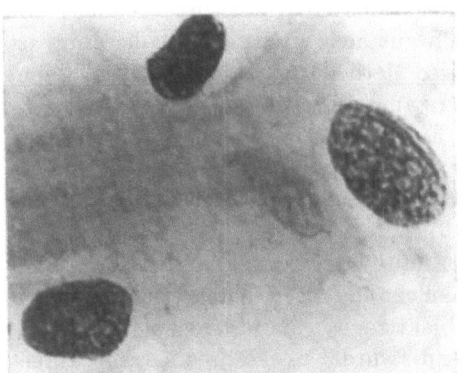

Abb. 12   Zellkerne einer Frauenhaarwurzel ohne BARRsches Sexchromatin

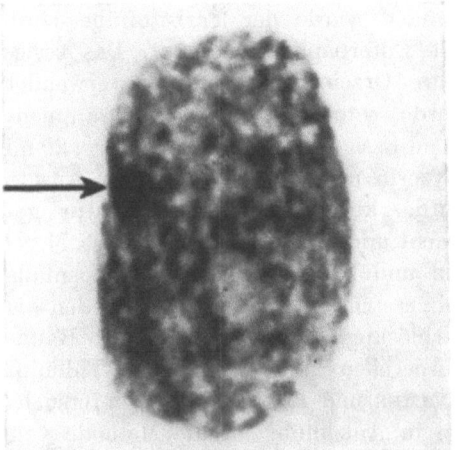

Bbb. 13   Zellkern einer Frauenhaarwurzel mit BARRschem Sexchromatin

nicht sicher ausgewertet werden konnten· Die Präparate wurden deshalb auf einer auf 60 Grad eingestellten Wärmeplatte für 7 Minuten erwärmt. Dadurch ließen sich die hergestellten Präparate gut verwerten. Um eine sichere Geschlechtsbestimmung durchführen zu können, sollen pro Präparat 100 Zellkerne ausgezählt werden. Bei Frauen finden sich in 30 bis 70% der ausgezählten Zellen BARR-Körperchen, während bei Männern ähnliche Gebilde nur bis zu 3% zu erwarten sind. MENZER und WISSEL (1972 b) stellten die Diagnose «weiblich» bei über 8% BARR-Körper. Die Prozentzahl der gefun-

denen BARR-Körper ist vom Alter der Haarträgerin unabhängig (HAMMER und FRANKE 1974). Die gleichen Untersucher fanden an den ausgerissenen Haaren weiblicher Leichen weniger Sexchromatin als bei Haaren von lebenden Frauen (bei Leichen im Durchschnitt 27,2%, bei Lebenden zu 41,5%). Über die Möglichkeiten der Bestimmung des BARRschen Sexchromatins an länger gelagerten Haarspuren sind die Angaben unterschiedlich. Tovo und BERNARDI (1958) gelang an bis zu 3 Wochen alten Haaren der Sexchromatinnachweis. DEGE (1972) fand Sexchromatin nur an Haaren, die bis zu 4 Tagen an der Luft gelagert wurden. Bei längeren Liegezeiten gelang keine zufriedenstellende Darstellung des Sexchromatins mehr. MENZER und WISSEL (1972b) betonen dagegen, daß es unbedeutend sei, ob das Haar vor einer Woche oder vor einem Jahr ausgerissen wurde, stellten aber auch eine altersbedingte Abnahme diagnostizierbarer BARR-Körperchen fest. HAMMER und FRANKE (1974) fanden eine ständige Abnahme des Sexchromatins in Abhängigkeit von der Lagerzeit der Haare. Bereits nach 2 Wochen war es sehr schwierig, noch BARR-Körperchen nachzuweisen. An 8 Haarproben, die 1 bis $4^{1}/_{2}$ Jahre bei Zimmertemperatur gelagert wurden, konnten keine BARR-Körperchen mehr gefunden werden. Allerdings ist die Anzahl der von diesen Autoren untersuchten, lange gelagerten Haarproben zu gering, um sichere Schlüsse daraus zu ziehen. An fixierter Haut, Periost und Knorpelgewebe konnten DIXON und TORR (1974) Sexchromatin noch 5 bis 7 Jahre nach dem Tode nachweisen, in den Zellkernen unfixierter Haut wurde es bis zum 15. Tage und bis zum 23. Tage bei Lagerung im Wasser festgestellt. JENTZSCH und FÜNFHAUSEN (1974) fanden Sexchromatin in den Kernen der Epidermis der Fußhaut und Nagelmatrix bei Aufbewahrung in stehendem Wasser bis zum

10. Tag, in Luft bis zum 14. Tag und im fließenden Wasser bis zum 30. Tag. MICHAILOV (1974) bestimmte die BARR-Körperchen an verschiedenen inneren Organen unter unterschiedlichen Lagerungsbedingungen. Zur Untersuchung gelangten Niere, Leber, die Schleimhaut der Trachea und Pankreas. Dabei wurde von ihm festgestellt, daß Sexchromatin in der Niere am längsten nachweisbar war (bis 22 Tage bei einer Lagertemperatur von 0 Grad Celsius). SAGRJADSKAJA (1973) berichtete, daß BARRsche Körperchen im luftgetrockneten Gewebe bis 3 Jahre, in feuchtem Milieu bis 14 Tage (meist 3 bis 5 Tage) und im eingefrorenen Gewebe bis 40 Tage (meist 20 Tage) nachweisbar sind.

Fluoreszenzmikroskopischer Nachweis des Y-Chromosoms (Abb. 14, 15)

Die Feststellung des männlichen Geschlechts durch Untersuchung des BARR-schen Sexchromatins ist immer eine Ausschlußdiagnose. 1970 wurde von CASPERSON u. a. sowie PEARSON u. a. mitgeteilt, daß eine spezifische Anfärbung des Y-Chromosoms mit Hilfe von Fluoreszenzfarbstoffen der Quinacrinegruppe möglich ist. Diese Methode wurde von SCHWINGER (1971) auch auf die Untersuchungen von Haaren übertragen und von den anderen Autoren bestätigt (z. B. RADAM und STRAUCH 1971, MENZER und WISSEL 1972 a). Zur Darstellung des Y-Chromosoms an Haarwurzelzellen werden die Wurzeln für etwa 2 bis 3 Minuten in 25%iger Essigsäure fixiert und die Haarwurzelscheide anschließend über einen fettfreien Objektträger ausgezogen, so daß sich genügend Zellen ablösen. Die Präparate werden anschließend für etwa 2 bis 3 Minuten in 0,5%iger wäßriger Atebrinlösung angefärbt, für etwa 5 Minuten in Leitungswasser gespült und anschließend eingebettet. Zur Darstellung des Y-Chromosoms können verschiedene Farbstoffe verwendet werden: Quinacrine dihydrochlorid (Atebrin), Quinacrine hydrochlorid oder Quinacrine mustard dihydrochlorid. Letzteres kann in wesentlich geringerer Konzentration ($\ll 0,5\%$ig) verwendet werden als Atebrin und soll unter der UV-Bestrahlung etwas stabiler sein. Verschiedene Autoren differenzierten die Präparate in Natriumzitratpuffer mit einem pH-Wert, der zwischen 4 und 7 schwankt. Nach den Untersuchungen von RADAM und STRAUCH (1971), MENZER und WISSEL (1972 a) sowie nach den eigenen Erfahrungen genügt es jedoch, die Haarwurzelausstriche nach dem Färben und Wässern in 20%iger wäßriger Glyzerinlösung einzudecken und die Präparate luftdicht abzuschließen. Zur fluoreszenzmikroskopischen Untersuchung dient als UV-Strahlungsquelle eine Quecksilberhöchstdrucklampe HBO 200 mit zwei hintereinander geschalteten Erregerfiltern BG 12/2, als Sperrfilter wird das Orangefilter OG 1 verwendet. Mikroskopiert wird unter Verwendung von fluoreszenzfreier Ölimmersion bei 1000- bis 2000facher Vergrößerung. Wiederum müssen 100 Zellkerne ausgezählt werden. Bei Männern weisen mindestens 30% aller Zellkerne ein sogenanntes Fluoreszenzkörperchen auf. Das Fluoreszenzkörperchen kann auch manchmal zweigeteilt sein, ohne daß es sich dabei um einen abnormen Y-Chromosomensatz handeln muß. SCHWINGER (1975) empfahl zur Verbesserung der Methodik die Interferenzfilterkombination Fl 435 und 440, wobei nach seinen Erfahrungen die Auflichtfluoreszenz bessere Ergebnisse erzielt als die Durchlichtfluoreszenzmikroskopie. Nach dem gleichen Autor läßt sich auch das BARRsche Körperchen der Frauen mit der Fluoreszenzfärbung darstellen. Danach liegt das BARR-Körperchen randständig, ist von einem Hof schwächerer Chromatinbröckel umgeben, im Unter-

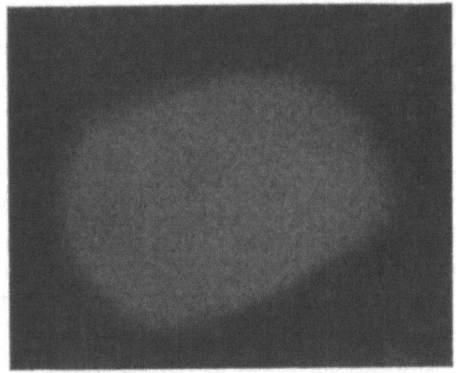

Abb 14   Zellkern   einer   Männerhaarwurzel
ohne Y-Fluoreszenzkörperchen

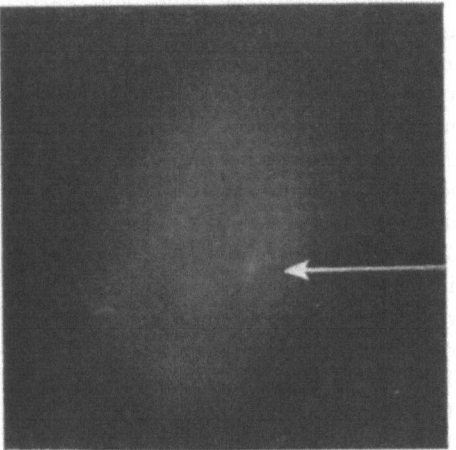

Abb. 15   Zellkern einer Männerhaarwurzel mit
Y-Fluoreszenzkörperchen

schied zum Y-Chromosom ist es größer, unschärfer begrenzt und fluoresziert
schwächer. Auch Doppelfärbung ist möglich, wenn zuerst mit Atebrin gefärbt,
das Präparat gründlich mit Wasser aus-
gewaschen wird und anschließend die
Färbung zur Darstellung der BARR-Körperchen erfolgt (KINZL und GIEBE 1976).
Die Darstellung des Y-Chromosoms mit
der fluoreszenzmikroskopischen Methode
gelingt auch nach entsprechenden Modifi-
kationen an Haut, Muskel, Leber, Milz,
Nieren und Gefäßepithelzellen, weiterhin

an Blutspuren, Knorpel, Periost und
Knochenmark (u. a. HERBICH et al. 1972,
KOVACS et al. 1972, BRINKMANN et al.
1973, BERGHAUS et al. 1973, SCHAIDT et
al. 1973, RADAM et al. 1971, PORSTMANN
1975). MENZER und WISSEL (1972 a) fanden nicht nur an Haarzellen, daß ein Zusammenhang zwischen Spurenalter und
der fluoreszenzmikroskopischen Nachweisbarkeit des Y-Chromosoms besteht.
So konnten sie an bis zu 8 Wochen alten
Wurzelscheiden noch Y-Chromosomen
nachweisen, wobei aber der nachgewiesene
Prozentsatz an Y-Chromosomen nur
noch etwa 25% betrug. Nach den Untersuchungen von TRÖGER und LIEBHARDT
(1974) kann auch an einem mehr als 30
Tage alten bis maximal 150 Tage alten
Haar die Diagnose männlich gestellt werden, ein sicherer Nachweis gelingt an
Haarwurzelzellen jedoch nur bis zu einem
Spurenalter von 5 Tagen.

Auch bei längerer Liegezeit der Haare
und ebenso von Leichenteilen sollte also
der Versuch unternommen werden, noch
eine Geschlechtsbestimmung mit Hilfe
der angeführten Methoden durchzuführen.

Geschlechtsbestimmung mittels Infrarotspektroskopie

PETROSJAN, KIBIZOV und CHOROV veröffentlichten eine Methode zur Geschlechtsbestimmung an menschlichen
Haaren mit Hilfe der Infrarotspektro-
skopie. Danach gelingt es zu 80%, die Geschlechtszugehörigkeit zu bestimmen. Als
den für das Geschlechtsmerkmal charakteristischen Parameter wird der Quotient
aus den optischen Dichten der Banden
der Methylen- und der Methylgruppen
im Infrarotspektrum ermittelt. Männliche Haare besitzen danach einen Parameter unter 0,85, weibliche über 0,85.
Die Anwendung dieser Methode wird bei
Personen ab 14 Jahren empfohlen (1972).

4.6. Blutgruppenbestimmung aus menschlichen Haaren und Körpergeweben

KREFFT (1953) berichtete als erster, Gruppensubstanzen an wäßrigen Auszügen pulverisierter Kopfhaare (mindestens 100 mg) durch einen Isoagglutinations-Hemmtest nachgewiesen zu haben. Seine Feststellungen sind später mehrfach widerlegt worden. SCHEIBE und PROKOP gelang der Nachweis ebenfalls nicht (1958), BIRJUKOWA (1960) will dagegen mit geringen Mengen Haarpulver (10 bis 20 mg) im Absorptionsversuch den Gruppennachweis geführt haben. VOGT, GIBB und EDER (1965) arbeiteten nach gleicher Vorschrift und erhielten keine zuverlässigen Ergebnisse. ATSCHERKAN (1966) behandelte Haarproben (10 bis 50 mg) nach der üblichen Reinigung mit Ultraschall und erzielte im modifizierten Absorptionstest gute Resultate. Sie erhielt allerdings im Blindversuch an den von uns zugeschickten Haaren andere, abweichende Befunde. Wir konnten selbst an den mit Ultraschall vorbehandelten 30 Haarproben nur 2mal eine Übereinstimmung mit der tatsächlich vorliegenden Blutgruppe nachweisen (1968). GRÜNEWALD widerlegte bereits 1962, daß durch diese physikalische Vorbehandlung positive Resultate zu erreichen sind, die THOMA (1954) an Finger- und Zehennägeln sowie an Haaren gefunden haben wollte.

Bei den Absorptionsversuchen treten *Fehlermöglichkeiten* durch scheinbar spezifische Bindungen an staubartigen Materialteilchen (s. auch KIRST, 1968) oder andere Verunreinigungen — Haarpulver, Schweiß, Bakterien — auf. Die Mischzellenmethode hat sich an den bisherigen Versuchen nicht bewährt (SCHEIBE und PROKOP 1958; KIRST 1968), bei Modifikation erzielten SCHAIDT und SPECHT (1969) in 91,5% der Fälle richtige Blutgruppen.

Der Aufbau des menschlichen Haares (s. Abb. 9) zeigt, daß an dem Oberhäutchen (Haarkutikula), gebildet aus einer Schicht verhornter, kernloser Deckzellen, die den Haarschaft dachziegelartig umhüllen, keine Blutgruppensubstanzen nachweisbar sein dürften. Dagegen besteht die Rinde aus vielen Lagen kernhaltiger Spindelzellen mit deutlich erkennbaren Interzellularbrücken. Der Markstrang setzt sich aus meist rundlichen, doppelreihigen, kernhaltigen Epithelzellen zusammen. Die Blutgruppenbestimmung am Haar kann daher erst nach optimaler Auflockerung unter Zerstörung der Struktur erfolgreich sein. Der *mechanischen Vorbereitung* der Untersuchungsproben kommt die größte Bedeutung zu, wie die guten serologischen Ergebnisse von HEIFER (1968; 96% richtige Bestimmungen), KIRST (1968) oder YADA (1966, 1968) — praktisch 100%ige Resultate — beweisen. YADA (1974) und andere Untersucher verwenden zur Aufbereitung der Haare eine spezielle Walze, SCHAIDT und SPECHT (1969) sowie BOETTCHER und KAY (1973) eine hydraulische Presse, GRAMER und TAUSCH (1973) einen Mörser mit Schwingmühle. HEIFER fasert die Haare mit einer Lanzette auf, KIRST anfänglich mittels feiner Nadel. Die früheren Literaturempfehlungen, menschliche Haare zur Auflockerung mit einem Pistill auf einer Glasplatte, in einem Mörser oder mittels Hammer auf einem Amboß zu beklopfen, hat sich auch bei eigenen Untersuchungen nicht bewährt. Die Vorbehandlung mit flüssigem Stickstoff oder Ultraschall führte am Leipziger Institut nicht zu überzeugenden Resultaten (HAMMER und LEOPOLD 1968).

Der jeweiligen Haarstärke kommt ebenfalls Bedeutung zu, da sich ein kräftiges Haar besser aufschließen läßt als ein dünnes und nach KIRST (1968) über mehr Antigenplätze verfügt, was besonders für die Untersuchung von Einzelhaaren wichtig ist.

Methodik

Absorptions-Elutionsverfahren nach YADA, modifiziert von KIRST (Berlin):

Haare sorgfältig in Äther zur Beseitigung von anhaftenden Schmutzteilen, Schweiß- und Fettspuren bis 24 Stunden auswaschen, anschließend trocknen. Danach erfolgt die mechanische Bearbeitung der inkriminierenden Proben, die am besten durch feinkörniges Sandpapier aufzurauhen sind. Die Haare werden dann in etwa 0,3 cm lange Stücke zerschnitten und auf zwei Glasröhrchen verteilt, darin mit 0,2 ml Anti-A- bzw. Anti-B-Serum (Titer 1:256) versetzt. Diese Ansätze 6 Stunden bei Raumtemperatur stehen lassen, danach 5 bis 7mal in eiskalter physiologischer Kochsalzlösung waschen. Zum Nachweis, daß alle nicht-gebundenen Antikörper nach dem Waschen entfernt sind, wird das letzte Waschwasser mit Aufschwemmung der jeweiligen homologen Test-Erythrozyten mikroskopisch auf Agglutination untersucht (s. auch HEIFER 1968).

Zur Absprengung der gebundenen Isoagglutinine Haarteile mit je drei Tropfen 1%iger NaCl-Lösung versetzten und im Wasserbad bei 56 °C für 15 Minuten inkubieren; danach am besten die Haare entfernen. Zur Elutionsflüssigkeit kommt je ein Tropfen einer 2%igen A_1- bzw. B-Blutkörperchen-Aufschwemmung unter Zusatz von 1%iger Rinderalbuminlösung. YADA (1974) verwendet 0,2%ige Suspension papainisierter roter Blutkörperchen, läßt die Mischung 5 Minuten stehen und zentrifugiert sie anschließend für 1 bis 2 Minuten bei 1000 Umdrehungen. Das Ablesen erfolgt nach einer Reaktionsdauer von 10 bis 60 Minuten nach YADA (1966) und HEIFER (1968) mit einer Lupe, KIRST (1968) beurteilt die Befunde ma-

kroskopisch, während GRAMER und TAUSCH (1973) sowie SCHAIDT und SPECHT (1969) eine mikroskopische Beurteilung vornehmen. Die meisten Untersucher schließen auf das Vorhandensein der Blutgruppe 0, wenn in bei den Untersuchungsröhrchen keine Agglutination eintritt.

Nach unseren eigenen Erfahrungen sollte, in Übereinstimmung mit der Empfehlung von HEIFER, für die forensische Begutachtung immer ein Kontrollversuch mit Haaren einer bekannten Blutgruppe mit angesetzt werden und bei Einzelhaaruntersuchung eine Zweitbestimmung erfolgen.

Die Blutgruppenbestimmung aus menschlichen Haaren ist unabhängig von der Ausscheiderfähigkeit des zugehörigen Trägers möglich, außerdem wird die serologische Reaktion nicht durch kosmetische Haarveränderung beeinflußt. Wir untersuchten selbst mit Erfolg nur Kopf- und Schamhaare, während die Arbeitsgruppe um YADA (1966) von richtigen Blutgruppenbestimmungen an Achsel-, Beinhaaren, Augenbrauen, Wimpern, Haaren des Naseneingangs, formalinfixiertem Material sowie bei Kopf- bzw. Schamhaaren von Mumien und fettwachsbehafteten Leichen berichtete.

Bei den Blutkörperchenaufschwemmungen erwies sich die 1%ige Lösung am günstigsten; konzentrierte Test-Erythrozyten, z.B. 5% nach SCHAIDT und SPECHT (1969), bringen die Gefahr der Pseudoagglutination. Die genannten Autoren erhielten allerdings durch Zugabe von Bromelin gute Resultate, was GRAMER und TAUSCH (1973) bestätigen. Letztere heben mit Recht hervor, daß die Ansätze zwischen den einzelnen Waschvorgängen — nach YADA und Mitarb. bis zu 12mal — im Eiswasser verbleiben sollen, um der vorzeitigen Elution vorzubeugen. Falsche Ergebnisse erzielten sie bei der Elution im Wasserbad bei 56 °C oder im Brutschrank.

Die häufigsten Fehldiagnosen treten bei Trägern der Blutgruppe 0 auf. BOETTCHER und KAY (1973) erzielten gute Resultate der ABO-Blutgruppenbestimmung mit radioaktiven Antikörpern und Extrakten von Dolichos biflorus, Phytagglutine von Ulex europaeus sind ungeeignet. Bei Trägern der Blutgruppe A_2 konnten sie das A-Antigen nicht nachweisen. PARKITNA-CEGLA (1975) erzielte unter Verwendung von Extrakten aus Ulex europaeus an Kopfhaaren (von 90 Lebenden und 10 Leichen) in 90% der Fälle richtige, bei 6,6% zweifelhafte Gruppenbestimmungen. SCHWENZER und MIELKE (1971) wollen nach längerer Haarreinigung mit Äther das Antigen A besser erfaßt haben.

Nach YADA ist die Blutgruppenbestimmung nicht nur am Einzelhaar, sondern auch an 0,5 cm langen Haarstücken möglich (1974). Nach unseren Erfahrungen, die mit den Ergebnissen anderer Untersucher aus Gerichtsmedizinischen Institutionen der DDR übereinstimmen (Diskussion auf der 4. Tagung der Gesellschaft für gerichtliche Medizin der DDR am 2. 10. 1973 in Magdeburg) gelingt das bisher einwandfrei an längeren Haarproben. Nur sehr erfahrene Gutachter, die in der Routine immer eindeutige Resultate bei diesen indirekten Blutgruppenbestimmungen erhalten und Einzelhaare stets richtig beurteilten, sollten sich an derartige Aufträge mit sehr kurzen Proben heranwagen.

Die spurenkundliche Untersuchung inkriminierender Haare kann durch Geschlechts- und Blutgruppenbestimmung für die forensische und kriminalistische Praxis erhebliche Bedeutung erlangen und im Einzelfall mit zur Aufklärung strafbarer Handlungen beitragen.

Das gleiche gilt sinngemäß für die Untersuchungen menschlicher Körperflüssigkeit (Blut, Speichel, Sperma, Urin, Kot). Die Nachweismethoden sind in der neueren gerichtsmedizinischen Literatur angegeben. Eingehende Ausführungen dazu liegen vor (s. PROKOP und GÖHLER 1975), der Interessierte wird darauf verwiesen. Die Bestimmung von Enzympolymorphismen im Sperma könnte zukünftig auch für die Identifikation bedeutungsvoll sein.

Untersuchungen des menschlichen Skeletts

5. Liegezeitbestimmung an Skelettfunden im Erdboden

5.1. Allgemeines

In jüngster Zeit wird der Gerichtsmediziner infolge der lebhaften Bautätigkeit immer häufiger zur Begutachtung von Skeletten, Schädeln oder auch nur Knochenfragmenten herangezogen. Neben Feststellung von Lebensalter, Größe und Geschlecht, dem Nachweis eventuell vorhandener individueller Merkmale, krankhafter Besonderheiten und Spuren von Gewalteinwirkungen interessiert die Justiz- und Sicherheitsorgane in erster Linie die Liegezeit. Da die Strafverfolgung bei einem Verbrechen, ausgenommen Verbrechen gegen den Frieden, die Menschlichkeit und die Menschenrechte sowie Kriegsverbrechen (§ 84 StGB), spätestens nach 25 Jahren verjährt, wird der Sachverständige zuerst oft nur mit der Frage nach der Liegezeit der Skelettfunde konfrontiert. Den Angehörigen der Ermittlungsorgane ist es dabei oft unverständlich, daß ihre Frage nicht sofort beantwortet werden kann und auch im schriftlichen Gutachten größere Zeiträume der möglichen Liegezeit diskutiert werden müssen. Aus unseren praktischen Erfahrungen heraus müssen wir ebenso wie BERG und SPECHT (1958) dazu feststellen, daß die Bestimmung der Liegezeit von Skeletten oder Teilen im Erdgrab eine außerordentlich schwierige Aufgabe ist. Konstante Gesetzmäßigkeiten, nach denen sich die Abbauveränderungen von Knochen bei der Lagerung im Erdboden vollziehen, gibt es nämlich nicht. Eine erfolgreiche Tätigkeit auf diesem Spezialgebiet der forensischen Osteologie ist weitgehend von den Kenntnissen und der Erfahrung des Gutachters abhängig.

Bereits ZITTMANN (1706) berichtete über ein Obergutachten der Leipziger Fakultät von 1692 über den Knochenfund eines Kindes, da sich in den vorangegangenen drei Gutachten erhebliche Widersprüche in bezug auf das Lebensalter und die Liegezeit ergeben hatten. DANIEL (1776) teilte mit, daß mehrere Skelettfunde gutachtlich mit einem kurz zuvor verübten Mord in Beziehung gebracht worden waren. Später stellte sich heraus, daß die Skelettreste aus den Kämpfen des Dreißigjährigen Krieges stammten, also weit über 100 Jahre alt waren. SCHUBERT (1845) schreibt über Knochenfunde, die zunächst auf ein Alter von 20 Jahren geschätzt wurden, wobei sich aber später einwandfrei eine Liegedauer von 200 Jahren ergab. Wie schwierig Liegezeitbestimmungen an relativ gut erhaltenen Skeletten auch heute noch sein können, mußten wir u. a. bei der Begutachtung von Massengräbern in Torgau aus der napoleonischen Zeit feststellen, wobei hier durch noch teilweise vorhandene Lederzeugreste und Uniformknöpfe und -schnallen eine genauere Festlegung der Liegezeit möglich war. Weitere Erfahrungen konnten wir an Knochenfunden aus prähistorischen Bestattungen in unserem Einzugsgebiet machen, wobei Begleitfunde (bandkeramische Scherben bzw. Gefäße, Schuhleistenkeil usw.) dieser Kulturschicht die archäologische Datierung erleichterten.

Ebenso wie BERG (1962) haben wir festgestellt, daß auch heutzutage noch nicht genügend gesicherte Kenntnisse und Erfahrungen für die praktische gerichtsärztliche Tätigkeit bei Begutachtungen der Liegezeit vorhanden sind und öfter Fehlurteile auf diesem Gebiet der forensischen Osteologie vorkommen. Aus diesem Grunde haben wir an einem größeren datierten Knochenmaterial verschiedenartige Prüfungsmethoden angewandt, über deren Brauchbarkeit nachfolgend berichtet wird. Gleichzeitig wurde versucht, die Dekompositionsaktivität der jeweiligen Böden mit zu berücksichtigen.

5.2. Einfluß des Bodens auf die Dekomposition der Knochen

Der bis zur Skelettierung einer Leiche verstreichende Zeitraum variiert nach den Lagerungsbedingungen. Im Hinblick auf die bereits erwähnte Abhängigkeit der Leichenzersetzung und -zerstörung bis zur Skelettierung erscheinen einige Ausführungen über den Begriff des Bodens, die Bodenphysik, -chemie und -biologie notwendig, um die komplizierten Vorgänge zu verdeutlichen.

Für den Begriff *Boden* sind im Laufe der Zeit mehrere Definitionen gegeben worden. Nach BLANCK (1939) und RAMANN (1905) ist der Boden die belebte oberste Verwitterungsschicht, das klimabedingte petro- und biogene Umwandlungsprodukt der festen Erdrinde. Er besteht aus zerkleinerten, zum Teil chemisch veränderten Gesteins- und Mineralbruchstücken, vermischt mit einer mehr oder minder großen Menge sich zersetzender oder schon zersetzter organischer Bestandteile. Bei der organischen Komponente ist hierbei zwischen den Bodenorganismen (pflanzliche und tierische) und dem Humus zu differenzieren.

Bei vollständiger Ausbildung läßt sich der Boden auf Grund sichtbarer Merkmale (z. B.

Farbe, Struktur) und chemischer Eigenschaften (z. B. Kalkgehalt, Kolloid- und Basenanteil) in drei übereinanderliegende Bodenhorizonte (Schichten) gliedern. Diese Horizonte werden mit großen Buchstaben bezeichnet. Mit A benennt man allgemein den obersten humushaltigen Horizont (Oberboden), mit C das unveränderte Ausgangsgestein (Untergrund), während der Buchstabe B die Zone zwischen A- und C-Horizont (Unterboden) kennzeichnet. Die Horizonte bilden zusammengenommen das Bodenprofil.

Nach der Art der Gemengteile, ihrer Korngröße und dem Gehalt an abschlämmbarer Substanz unterscheidet man verschiedene Bodenarten, wie Sand-, Lehm-, Ton-, Kalk-, Mergel- und Humusboden. Die meisten Böden bestehen aus Mischungen verschiedener Korngrößenfraktionen. Die Bezeichnung der Bodenart erfolgt nach der dominierenden Fraktion (Substantiv), die zurücktretenden Fraktionen werden als Adjektive vorgestellt, z. B. sandiger Lehm, lehmiger Sand, lehmiger Ton u. a.

Sandboden enthält weniger als 20%, Lehmboden 20 bis 50%, Tonboden über 50% abschlämmbare Teilchen, Kalkboden über 40% Kalziumkarbonat, Mergelboden besteht aus einem Gemenge von Sand, Lehm, Ton und etwa 5% Kalziumkarbonat. Humusboden zeichnet sich durch überdurchschnittlichen Gehalt an organischen Zersetzungsprodukten aus.

Diese kurzgefaßten Ausführungen sind die Grundlage für die interessierenden Probleme der Dekompositionsaktivität der verschiedenen Böden. Nach SCHEFFER und SCHACHTSCHABEL (1952) ist der Boden keine tote Materie, sondern ein in Anlehnung an medizinische Begriffe wohlorganisierter, tätiger Körper. Fassen wir die Mikroorganismen des Bodens nämlich nicht als Bewohner, sondern als integrierende Bestandteile des Bodens auf, so können wir sie als die lebenden tätigen Zellen des Bodens betrachten. Die Masse der groben Mineralkörner ist dagegen das Stützgewebe, das Skelett des Bodens (LAATSCH 1957). Ein Tierkörper nimmt organische Nahrung zu sich, um sie zum Teil als Energiequelle auszunutzen, zum Teil zu Baustoffen seines Körpers umzuformen. Als Nahrung des Bodens können wir die pflanzlichen und tierischen Reste ansehen, die in ihn hineingelangen. Sie werden ebenfalls zum Teil als Energiequelle von den lebenden Zellen des Bodens genutzt, zum Teil auch zu Baustoffen des Bodens umgeformt (Humus). Die Böden sind also danach wie die Pflanzen und Tiere dynamische Systeme. Sie nehmen Energien von außen auf, formen sie in ihrem Körper um und sind im Zusammenhang mit dieser Energieumformung bestimmten gesetzmäßigen Veränderungen unterworfen. Die Bedingungen, welche die Zersetzung und Verwesung der organischen Abfallreste bestimmen, sind in den verschiedenen Böden unterschiedlich. Die Verwesung, eine Zersetzung von organischen Stoffen durch Bakterien und Pilze in Anwesenheit von Sauerstoff, ist ja im wesentlichen das Produkt des Lebensprozesses derselben. Also werden alle die Entwicklung dieser Mikroorganismen fördernden Umstände auch die Verwesung vorantreiben, alle dafür ungünstigen Bedingungen sie hemmen. Nach RAMANN (1905) bezeichnet man den Einfluß der Bodeneigenschaften auf die Mineralisation der organischen Substanz als *Tätigkeit* des Bodens. Er unterscheidet zwischen tätigen Böden, bei denen die Zersetzung organischer Substanzen rasch, und untätigen Böden, bei denen sie nur langsam eintritt. Zu den untätigen oder trägen Böden rechnet RAMANN (1905) z. B. die Tonböden, hier geht eine Zersetzung sehr langsam vor sich. Wenig tätige Böden sind z. B. nährstoffarme, schwere Böden und sauer reagierende Sandböden in feuchter Lage (Heideboden). Zu den tätigen Böden gehört die Mehrzahl der Bodenarten; es herrscht hier eine mittlere Schnelligkeit der Verwesung. Als zehrende, auch hitzige Böden, in denen die Zerstörung organischer Substanzen rasch verläuft, bezeichnet RAMANN (1905) die sich leicht erwärmenden besseren Sandböden sowie viele Kalkböden. Des weiteren weist er auf die Beeinflußbarkeit der Bo-

dentätigkeit durch das Klima hin, so kann z. B. ein Boden, der im Tiefland zu den mäßig tätigen gehört, im Hochland oder in nördlicher Lage zu den untätigen gerechnet werden.

Die Hauptfaktoren des *Klimas* sind die Niederschläge und die Temperatur. Bekanntlich kann das Klima in ein arides und ein humides Klima unterteilt werden. Humid ist ein Gebiet, in dem die Niederschläge die Verdunstung übertreffen, arid, wenn mehr verdunsten kann, als Niederschläge fallen. Nun steht die Bodenbildung mit den klimatischen Verhältnissen in einem so engen Zusammenhang, daß man auch die Böden nach dem auf sie wirkenden Klima in aride und humide Böden unterteilen kann. Zum ariden Bodentyp gehören z. B. der Wüstenboden, zum humiden u. a. Brauneiden, Roterden, Podsolböden sowie Hochgebirgsböden. Chemische und biologische Vorgänge sind temperaturabhängig, ihr Ablauf im Boden wird daher vom *Temperaturgang* in den verschiedenen Bodenschichten beeinflußt. Das biologische Geschehen vollzieht sich in einem bestimmten Temperaturbereich, der einen unteren und einen oberen Schwellenwert sowie ein meist gegen den letzteren verschobenes Optimum aufweist. Die Optimaltemperatur für viele Bodenorganismen liegt zwischen 25 und 30 °C (FRANZ 1960). Bei höheren Wärmegraden erlischt das Leben und an die Stelle der Lebensprozesse treten rein chemische Reaktionen; die meisten chemischen Prozesse erfahren nach der RGT-Regel von VAN T'HOFF mit steigender Temperatur eine Beschleunigung. Nach RAESTRUP (1926) soll die Bodentemperatur mit einer der wichtigsten Faktoren bei der Zerstörung der Leiche im Erdgrab sein. Auch BERG (1964) weist auf den Einfluß der Temperatur hin; Dauerkälte erhält nicht nur Knochen, sondern auch die Weichteile über Jahrtausende. Von besonderem Interesse sind natürlich für unsere Untersuchungen die Temperaturen und die Temperaturschwankungen in der Grabtiefe (1,70 m bzw. bei Kindergräbern 1,40 m). SCHUBERT (1939) hat in umfangreichen Messungen den jährlichen Verlauf der Bodentemperaturen bis zu 5 m Tiefe ermittelt. In Mitteleuropa (Potsdam) bewegen sich die Temperaturen in der angegebenen Tiefe (1,70 m) im allgemeinen zwischen 3 und 12 °C. Die Temperaturschwankungen haben ungefähr den Verlauf einer Sinuskurve und sind gegenüber Schwankungen der Außentemperatur abgeschwächt und verzögert. Die Zersetzungsvorgänge an der Leiche bzw. an den Knochen werden unter Berücksichtigung der von SCHUBERT (1939) ermittelten Werte von der Bodentemperatur in den Monaten Januar bis März am wenigsten, von Juli bis September am meisten begünstigt. In gefrorenen Böden ist die Verwesung so gut wie aufgehoben; als Faustregel darf man daher annehmen, daß die Verwesung der herrschenden Temperatur annähernd parallel geht.

Die nächsten Faktoren, Bodenwasser bzw. *Bodenfeuchtigkeit* und *Bodenluft*, stehen miteinander in doppelter Hinsicht im Gleichgewicht. Auf der einen Seite teilen sie sich in das Hohlraumvolumen des Bodens in der Weise, daß ein großer Teil der Hohlräume entweder von Wasser oder von Luft erfüllt sein kann, wonach der Luftgehalt des Bodens in dem Maße zunimmt, wie sein Wassergehalt sinkt und umgekehrt. Auf der anderen Seite finden zwischen Bodenluft und Bodenwasser Substanzaustauschvorgänge statt (FRANZ 1960). Das dem Boden vorwiegend in Form von Niederschlägen zugeführte Wasser läuft teils auf der Oberfläche ab (Oberflächenwasser), teils wird es vom Boden festgehalten (Haftwasser). Andererseits kann es auch als Sicker- oder Senkwasser in tiefere Bodenschichten eindringen, bis es sich über wasserundurchlässi-

gen Schichten als Grundwasser staut oder seitwärts abfließt. Die Bodenfeuchtigkeit wirkt sowohl im Übermaß als auch im Mangel ungünstig auf die Zersetzung organischer Substanz ein. Wie bereits ausgeführt, ist ein Zuviel an Bodenfeuchte stets mit einem Zuwenig an Sauerstoff verbunden, so daß die Verwesung als Oxidationsvorgang gehemmt wird. Nach RAMANN (1905) ist ein Gehalt von 6 bis 8% Sauerstoff genügend, um eine energische Zersetzung zu ermöglichen. Auf diese Tatsache ist u. a. von WALCHER (1931), PETTENKOFER (1865), REINHARD (1881) und W. MÜLLER (1913), sowie in den einschlägigen Lehrbüchern hingewiesen worden. Besonders die beiden letzteren Autoren haben interessante Beobachtungen über Dekompositionsvorgänge an exhumierten Friedhofsleichen veröffentlicht. Übereinstimmend stellten sie fest, daß lehmreiches und tonreiches Bodenmaterial sowie die konstante Anwesenheit von Grundwasser eine normale postmortale Dekomposition verhindern und in hohem Maße zu Fettwachsbildung disponieren. Die Anlage eines Friedhofs sollte daher immer so erfolgen, daß das Grundwasser von der Bodenoberfläche mindestens einen mittleren Abstand von 3 m hat. Steigt nämlich das Grundwasser, z.B. in der Nähe eines Flußhochwassers, so steigt kapillar auch die Bodenfeuchte oberhalb des Grundwassers (R. MÜLLER 1949). Die Bodenfeuchtigkeit ist ebenso wie die Bodentemperatur von den Bodeneigenschaften, der Vegetation, von klimatischen und geographischen Verhältnissen abhängig. Nach MITSCHERLICH (1950) ist sie in den Monaten Februar, März und April am größten.

Die Erfahrungen der zitierten Autoren, daß es bei Leichenlagerung im Bereich des Grundwasserhorizontes oder der darüber liegenden sogenannten Vollkapillärschicht in Massen- und Einzelgräbern bei schlecht wasserdurchlässigen

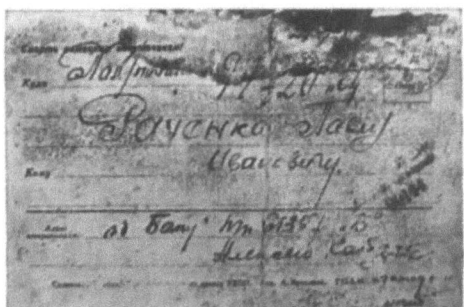

Abb. 16   Adresse eines sowjetischen Feldpost-
briefs

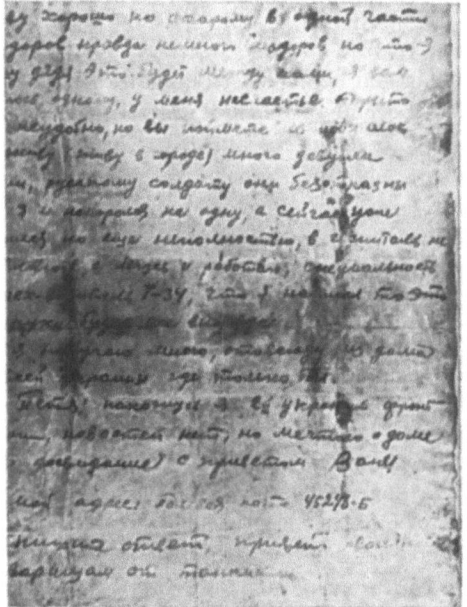

Abb. 17   Gut erhaltener sowjetischer Feld-
postbrief (Liegezeit 16 Jahre)

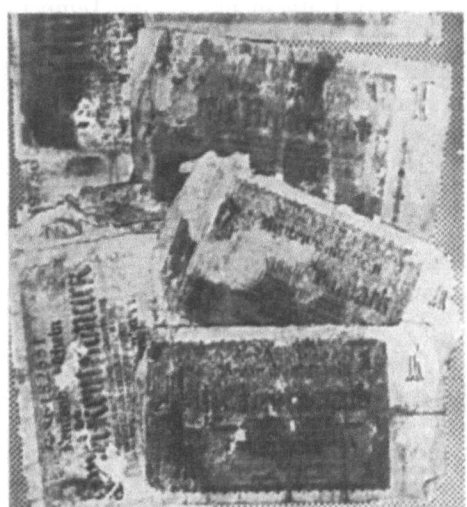

Abb. 18   Geldscheine (Reichsmark) — Liegezeit 16 Jahre

Lehm- und Tonböden zur Fettwachsbildung kommt, konnten wir bestätigen.
Nach BERG (1975) ist die Bezeichnung
Fettwachs im Wortsinne falsch, da das
Umwandlungsprodukt kein Wachs und
kaum Fett enthält. Als bessere Bezeichnung wird «Leichenlipid» vorgeschlagen,
der Vorgang sollte als «Fettsäurekonser-
vierung», «postmortale Fetthärtung» oder
«Fetttransformation» bezeichnet werden.
Bei Exhumierungen von 85 in den letzten
Kriegstagen getöteten Kriegsgefangenen,
die bis zu einer Tiefe von 1,20 m in einem
laubholzbestandenen Waldstück (feuchter Lehmboden mit tonigem Untergrund,
hoher Grundwasserstand) in der Nähe von
Bautzen vergraben waren, konnten wir
feststellen, daß es bei fast allen Leichen
zu einer mehr oder minder starken Lei-
chenlipidbildung und damit zu einer guten
Konservierung gekommen war. Die Form-
erhaltung beschränkte sich vorwiegend
auf den Rumpf, die distalen Anteile der
Gliedmaßen waren skelettiert. Es war
so möglich, nach einer Liegedauer von
16 Jahren mit Hilfe von erhaltenen Feld-
postbriefen bei vereinzelten der getöteten
Soldaten noch eine namentliche Identifikation durchzuführen (Abb. 16 — 18).
Gleichzeitig konnte auf Grund der noch
erhaltenen Uniformstücke sowie weiterer
Asservate (Koppelzeug, Orden usw.) die
Zugehörigkeit der getöteten Soldaten zu
Einheiten der kurz vor Kriegsende vor
Bautzen kämpfenden Roten Armee fest-
gestellt werden. Bei einem Teil der
Kriegsgefangenen, die sämtlich durch
Kopfschuß getötet worden waren, han-
delte es sich entsprechend der aufgefun-
denen polnischen Kokarden um in den

Reihen der Sowjetarmee kämpfende Polen. Unsere bei diesen Exhumierungen getroffenen Feststellungen konnten durch die nachfolgenden Ermittlungen bestätigt werden. Dabei wurde ein neues Massengrab in der Nähe einer dem ersten Fundort benachbarten Ortschaft in einem ebenfalls laubholzbestandenen Waldstück entdeckt. In einer Tiefe von etwa 70 cm wurden 7 menschliche Skelette freigelegt, die in 2 Lagen übereinander vorgefunden wurden. Alle Skelette waren von Weichteilen, Knorpel und Bändern völlig entblößt, Fettwachsbildung war in keinem Fall nachzuweisen. Bei der Bodenart handelte es sich in diesem Fall um lehmigen Sand. Da sich bei den Nachforschungen ergab, daß diese Gruppe von Soldaten etwa zum gleichen Zeitpunkt wie die anderen getötet worden waren, ist der unterschiedliche Dekompositionsgrad der Leichen an den beiden Fundorten allein auf die Bodentätigkeit zurückzuführen.

Die Zusammensetzung der Bodenluft ist nach SCHEFFER und SCHACHTSCHABEL (1952) der atmosphärischen Luft ähnlich, jedoch führen die biologischen Bodenprozesse und die Umsetzungen der organischen Substanzen zur Bildung und Anreicherung von CO_2 in der Bodenluft. Da die Mikroorganismen und die im Boden lebenden Tiere zur Durchführung ihrer Lebensprozesse viel Sauerstoff benötigen, ist es verständlich, daß der Sauerstoffgehalt der Bodenluft starken Schwankungen unterworfen sein muß, wenn nicht ein ständiger Gasaustausch stattfindet. Sobald der Gasaustausch zwischen Bodenluft und Atmosphäre («Bodenatmung») erschwert wird, sammeln sich erhebliche Mengen von Kohlendioxyd an, die 5 bis 10% der Bodenluft ausmachen können. CO_2-Anreicherung ist mit O_2-Mangel der Bodenluft verbunden; in solchen Böden kann es dann zu anaeroben Umsetzungen der organischen Substanzen kommen.

Bei der Zersetzung organischer Stoffe im Boden, den Vorgängen der *Fäulnis* und *Verwesung*, beteiligt sich eine große Menge von Bodenorganismen. Bei dieser Zersetzung ist eine scharfe Grenze zwischen Verwesung und Fäulnis nicht zu ziehen; anfangs dürfte jedoch fast immer die Fäulnis überwiegen, während mit zunehmender Austrocknung die Verwesung in den Vordergrund tritt. Die Fäulnis tierischer Stoffe (Aas) und die menschlicher Leichname wird durch die ständig im Darmkanal befindlichen Bakterien eingeleitet, die Schnelligkeit des Fäulnisvorgangs hängt weitgehend von den Temperaturverhältnissen ab. Ziemlich gleichzeitig mit dem Beginn der bakteriellen Zersetzung von innen heraus kommt es zur Einwirkung der *Fliegen* von außen. Die Eier werden auf der Außenseite des Leichnams abgelegt, die Larven bohren sich dann in das Innere ein. Bemerkenswert ist, daß die Fliegenlarven durch ihre Tätigkeit die bakteriellen Vorgänge zurückdrängen. Nach KÜHNELT (1950) geschieht dies einerseits durch die bakterizide Wirkung eines Hautsekrets der Larven, andererseits dadurch, daß sie von Bakterien verflüssigte Stoffe aufsaugen. Die Fäulnisprodukte werden auch noch von verschiedenen *anderen Tieren* (Protozoen, Nematoden, Käfern) aufgenommen, die durch den Geruch herbeigelockt werden oder latent im Boden als Zysten oder sonstige Dauerstadien vorhanden sind. Größere Aaskäfer finden sich an solchen Stellen des Aases, wo durch ammoniakalische Gärung Schwarzfärbung eingetreten ist. Ein Teil der Käfer ist selbst an der Verarbeitung des Aases beteiligt, jedoch ernähren sich auch viele der regelmäßig auftretenden Käfer von den massenhaft vorhandenen Fliegenlarven. Die Verwesung tierischer Reste wird hauptsächlich durch *Bakterien* veranlaßt; weiterhin sind auch Insekten, besonders Käfer, beteiligt. Diese sind besonders dann zu finden, wenn das Aas in das Stadium der Buttersäuregärung übergegangen ist. Für die Verteilung der Tierwelt im Boden ist die Verteilung des Humus als der wesentlichsten Nahrungsgrundlage der Bodenlebewelt ausschlaggebend. Andere Faktoren wie Porenvolumen, Temperatur, Feuchtigkeit und Bodenluft greifen natürlich auch, aber mehr sekundär und differenzierend, ein. Auf den sogenannten Oberboden (A-Horizont) ist die bei weitem überwiegende Zahl der Bodentiere beschränkt. Einige Bodentiere stoßen jedoch auch in tiefere, meist nahrungsärmere Schichten (Unterboden — B-Horizont) vor, entweder aktiv grabend (Regenwürmer) oder in Gängen abgestorbener Wurzeln. In den Untergrund (C-Horizont) dringen Bodentiere nur ganz ausnahmsweise ein, z. B. um zum Grundwasserspiegel zu gelangen. Eine größere Anzahl von Bodentieren kann man aber nach DUNGER (1964) dort im Untergrund entdecken, wo künstlich in ihm Nahrungsstoffe eingelagert sind (z. B «Friedhofsfauna»). Durch verschiedene Friedhofsuntersuchungen ist seit längerem bekannt, daß Leichen in der üblichen Bestattungstiefe auch von Aasfressern aufgesucht werden. So berichtet u. a. MEGNIN (1888) über die Gräberfauna, auch bei W. MÜLLER (1913) sind Angaben über eine Käferbesiedlung von Friedhofsleichen, die eine stärkere Fettwachsbildung aufweisen, zu finden. MOTTER (1898) untersuchte 150 Leichen eines Friedhofs in Washington in 1,5 m Tiefe und fand vor allem Milben, Collembolen (Springschwänze), Phoriden (Buckelfliegen) und bestimmte Staphyliniden (Kurzflügelkäfer). Spezielle Untersuchungen von Leichen auf das Vorkommen von Phoriden führte SCHMITZ (1928) durch. Danach ist es in Mitteleuropa fast ausschließlich Conicera tibialis, die regelmäßig und oft in großen Mengen an menschlichen Leichen auftritt. LUND

(1964) behandelte bei seinen Versuchen die Frage, in welchem Maße tote animalische Stoffe, die sich im Bodeninneren befinden, noch von Aastieren besiedelt werden. Die Versuche wurden in verschiedenen Biotopen (Feld, Wald), verschiedenen Bodenarten (Lehm, Sand) und verschiedenen Tiefenbereichen zu ganz verschiedenen Jahreszeiten durchgeführt. Es ergaben sich in der Geschwindigkeit und Art und Weise der Zersetzung zwischen den Tiefenbereichen, den Biotopen, den Bodenarten und den Jahreszeiten charakteristische Unterschiede. Nach der Tiefe zu herrschen Phoriden der Gattung Conicera und Metopina vor, sowie Staphyliniden der Gattung Atheta. Die Anzahl der das Aas besiedelnden Arten war in Wald und Feld ziemlich gleich, dagegen war die Menge an Aastieren auf dem Feld doppelt so hoch wie im Wald. Im Sandboden fand LUND (1964) in den tieferen Schichten des Bodens kaum eine Besiedlung, während im Lehmboden relativ viele Aastiere erschienen. Wie zu erwarten, gab es jahreszeitliche Unterschiede in der Besiedlungsstärke; im Spätsommer war die Individuenentfaltung fast doppelt so groß wie im Frühjahr. Jahreszeitlich bedingt war weiterhin die im Frühjahr viel langsamer eintretende Besiedlung des Aases als im Sommer. Interessanterweise konnten wir bei unseren Untersuchungen neben den genannten Bodentieren der «Friedhofsfauna» sogar in den Markhöhlen von Oberschenkelknochen bestimmte Bodentiere bzw. Bruchstücke derselben feststellen (Abb. 19 — 21). Ausführliche Angaben über Morphologie, Systematik, Vorkommen und Lebensweise der uns interessierenden Organismenwelt des Bodens können dem Buch «Bodenbiologie» von G. MÜLLER (1965) entnommen werden.

Weiterhin nehmen auf die Tätigkeit des Bodens u. a. natürlich auch die *Reaktions-*, *Sorptions-* und *Redoxeigenschaften,*

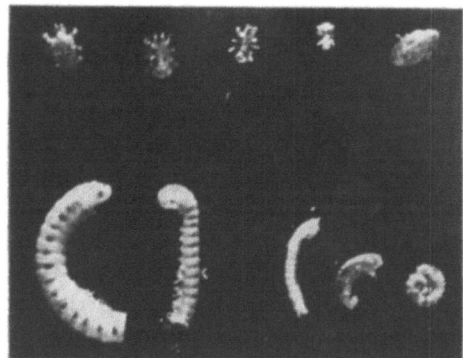

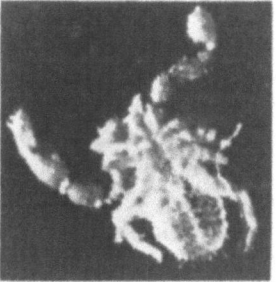

Abb. 21
Afterskorpion
(Pseudo-
scorpiones)

Abb. 19   obere Reihe: Bodenmilben (Acari),
untere Reihe: Bruchstücke von Tausendfüßern
(Diplopoden)

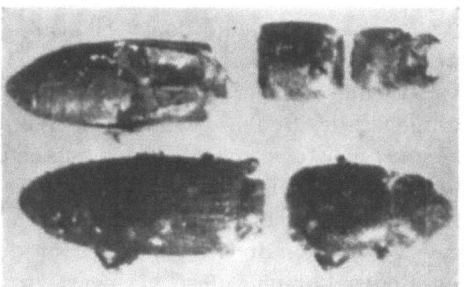

Abb. 20   Bruchstücke zweier nicht näher bestimmbarer Käfer

die untereinander und auch mit dem biologischen Geschehen im Boden in enger
Wechselbeziehung stehen, Einfluß. Unter
Bodenreaktion versteht man die mit den
austauschbaren Wasserstoffionen der Bo-
denkolloide im dynamischen Gleichgewicht befindliche Wasserstoffionenkonzentration der Bodenlösung. Die Bodenreaktion wird bekanntlich mit dem pH-
Wert gekennzeichnet, wobei der pH-Wert
7 die neutrale Reaktion angibt. Bei einem
pH-Wert kleiner als 7 spricht man von
einer sauren, ist er dagegen größer als 7,
von einer alkalischen Bodenreaktion. Die
Reaktion der Böden liegt im allgemeinen
zwischen pH 3,5 und 11, bei humidem
Klima meist im sauren, bei aridem im alkalischen Bereich. Verständlich ist, entsprechend der eingangs erwähnten An-
schauung über den Boden als ein dynami-
sches System, daß die physikalischen,

chemischen und biologischen Faktoren
des Bodens auch auf dessen Reaktion
Einfluß nehmen. Dies zeigt sich z.B. in
den unterschiedlichen pH-Werten gleicher Klimagebiete, wobei auch auf klein-
stem Raum pH-Unterschiede möglich
sind. Die Wasserstoffionenkonzentration
der Bodenlösung wird durch biologische
Vorgänge, die Stoffwechselprodukte der
Organismen (CO_2), beeinflußt. Aber auch
die Bodenreaktion übt ihrerseits eine beachtliche Wirkung auf das biologische Geschehen im Boden aus. Nach G. MÜLLER
(1965) gedeihen Pilze besonders gut auf
schwach sauren bis mäßig sauren Sub-
straten und Bakterien und Aktinomyze-
ten im allgemeinen besonders gut auf
einem neutralen bis schwach alkalischen
Nährmedium. An eine neutrale Bodenreaktion sind auch die eiweiß- und zellulo-
sezersetzenden *Bodenbakterien* gebunden.
Auch bei den Bodentieren können wir,
obgleich die Toleranz gegenüber Reak-
tionsschwankungen meist beträchtlich
ist, eine gewisse Abhängigkeit von der
Wasserstoffionenkonzentration der Bodenlösung feststellen. So ist z.B. bekannt,
daß stark saure Standorte, so die Hoch-
moore, fast immer sehr arm an Bodentieren sind, stark und sehr stark alkalische Böden allerdings ebenfalls. Bei sehr
stark sauren Böden (z.B. Hochmoortorf)
kommt es infolge der Einwirkung von
Humin- und Gerbsäuren durch Unter-
bindung der bakteriellen Zersetzung zu
gewissen Konservierungen der Haut und
oft auch der inneren Organe (Moorlei-

chen), im Gegensatz dazu aber auch zu der Zerstörung der Knochen durch Herauslösen des Kalziumphosphates (GABRIEL 1930). Weiterhin ist es eine Erfahrungstatsache, daß stärker saure, karbonatfreie Böden zu einer sehr schnellen Knochendekomposition neigen, ganze Skelette sind innerhalb eines Zeitraums von 50 bis 100 Jahren geschwunden. Übereinstimmend mit BERG (1964) nehmen wir an, daß der Bodenreaktion sowie dem Gehalt an austauschbarem Kalzium eine sehr wesentliche Rolle bei den Dekompositionsvorgängen der Knochen zukommen. Man kann sagen, daß alle karbonatreichen, basischen bis neutralen Böden im morphologischen Sinne gut konservieren; allerdings kommt es hierbei nicht selten zu Stoffeinwanderungen aus dem Boden im Sinne von Sekundärmineralisation (Petrifikation) bei Schwinden der kollagenen Grundsubstanz im Laufe von 2 bis 3 Jahrtausenden. Ein weiteres mit der Bodenreaktion im Zusammenhang stehendes Merkmal ist die Pufferung. Man versteht darunter die Eigenschaft des Bodens, bei Zusatz von H- oder OH-Ionen einer Reaktionsverschiebung entgegenzuwirken. Von den anorganischen Bodenbestandteilen besitzen die Gemische aus schwachen Säuren und deren Salzen, von den organischen Bodenbestandteilen die Huminsäuren eine beachtliche Pufferungsfähigkeit. Allgemein kann man feststellen, daß Böden, die mit Kalk und Phosphor gut versorgt sind und einen hohen Ton- und Humusgehalt aufweisen, auch gute Puffereigenschaften besitzen.

Das Vermögen der Bodenteilchen, an ihren Grenzflächen verschiedene Stoffe festzuhalten bzw. anzulagern, wird im allgemeinen als deren Sorptionsfähigkeit bezeichnet. Es sind dabei die mechanische, die physikalische, die chemische und die biologische Sorption zu unterscheiden.

Die Redoxeigenschaften, d. h. die Reduktions- und Oxydationseigenschaften der Böden sind weitgehend für Art und Charakter der chemischen und biologischen Prozesse eines Standortes und damit auch für die Tätigkeit des Bodens maßgebend. So werden bei einer guten Sauerstoffversorgung eines Bodens und hohem pH-Wert Oxydationsvorgänge vorherrschen, beim Abbau organischer Substanz wird z. B. Ammoniak in Nitrit und Nitrat umgebildet. Bei Abwesenheit von Sauerstoff kommt es dagegen zu Reduktionsvorgängen; für solche Bedingungen sind Fäulnis- und Vertorfungsprozesse charakteristisch. Zur Bezeichnung der Oxydations- und Reduktionsverhältnisse hat man den rH-Wert eingeführt. Dieser Wert ist umso größer, je höher der Sauerstoffgehalt des Bodens ist. Hohe rH-Werte sind meistens im oberflächennahen Bodenbereich zu finden, hier ist ein stürmischer Verlauf der Oxydationsprozesse vorhanden. Je tiefer man jedoch in den Boden kommt, umso geringer wird der Sauerstoffgehalt der Bodenluft und Bodenlösung. In tieferen Lagen können dann Reduktionsprozesse überwiegen. Die Tiefenlage der Redox-Grenze ist in den verschiedenen Böden unterschiedlich, sie verändert sich auch in ein und demselben Boden in Abhängigkeit von Feuchtigkeit, Temperatur, pH-Wert und anderen Faktoren (G. MÜLLER 1965).

In den vorausgegangenen Ausführungen wurde der Einfluß verschiedener Faktoren auf die Tätigkeit des Bodens, d. h. auf seine Dekompositionsaktivität untersucht und gedeutet. Über der Untersuchung der Einzelfaktoren darf jedoch nicht vergessen werden, daß ihr Einfluß auf die Tätigkeit des Bodens komplexer Natur ist.

Während in den bisherigen Darlegungen die Tätigkeit der Böden auf Grund ihrer physikalischen, chemischen und biologischen Beschaffenheit und unter dem Einfluß natürlicher Faktoren wie Klima,

Niederschlagsmengen usw. erläutert wurde, muß im folgenden abschließend noch kurz die *Einwirkung des Menschen* auf den Boden erwähnt werden. Die Kulturmaßnahmen, die im Zuge der Bewirtschaftung der Böden durchgeführt werden, stellen einen mehr oder weniger tiefen Eingriff dar, der die biophysikalischen und biochemischen Verhältnisse des Bodens ändert und damit zugleich Einfluß auf die gesamte Biodynamik des Bodens nimmt. Gesicherte Kenntnisse, inwieweit derartige menschliche Einflüsse in Oberflächennähe die Tätigkeit des Bodens verändern, sind nicht vorhanden. Anhand der gemachten Darlegungen erscheint es unseres Erachtens jedoch notwendig, die Möglichkeit der Beeinflussung der Dekompositionsaktivität des Bodens durch den Menschen mit in Betracht zu ziehen.

Einen weiteren Faktor menschlicher Einwirkung auf den Boden stellt beispielsweise der Bergbau dar, wobei in der DDR die Braunkohlenförderung an erster Stelle steht. Die bergbaulichen Maßnahmen können durch die Absenkung des Grundwassers zur Austrocknung von Bodenschichten führen und somit ebenfalls zu Veränderungen der Dekompositionsaktivität beitragen. Über Verschmutzungen bzw. Veränderungen der Bodenschichten durch Oberflächenwasser, Müllhalden usw. im Verlaufe von Jahren berichten OEHLER (1963) sowie DITTMER (1954); auch Rauchgase (SO_3) und Staub können die Bodenbeschaffenheit beeinflussen. Das SO_3 der Rauchgase verbindet sich mit dem Wasserdampf im Gasstrom und dem der Luft zu Schwefelsäure, beim Niederschlag kommt es zur Rauchsäureschädigung des Bodens (SPENGLER und MICHALCZYK 1964, MELDAU 1956). Auch bei kalkhaltigen Stäuben wird die ständige Zufuhr von stark basischem Sediment zum Boden bedeutungsvoll; so ergaben sich bei Ermittlungen über die Bodenbeeinflussung in der Umgebung eines Zementwerkes bei Sandböden in Annäherung an die Staubquelle zunehmende pH-Werte (FORTMANN 1957). Diese beliebig zu erweiternden Beispiele lassen erkennen, daß es bei einer Liegezeitbestimmung notwendig werden kann, auch die örtlichen, die Tätigkeit des Bodens beeinflussenden Ursachen industrieller, bergbau- und bautechnischer Art zu beachten. Bei der Betrachtung der Faktoren menschlicher Einwirkung auf den Boden ist allerdings hervorzuheben, daß dieselben mit zunehmender Liegetiefe im allgemeinen an Intensität abnehmen.

Für eine erfolgreiche Begutachtung der Liegezeit von Skelettfunden erscheint es uns unerläßlich, daß der Sachverständige neben allgemeinen Kenntnissen über die Bodeneigenschaften, wie in diesem Kapitel kurz dargestellt, spezielle Erfahrungen mit der Dekompositionsaktivität der verschiedenen Bodenarten seines Einzugsgebietes besitzt. Empfehlenswert ist es, wenn der Gutachter selbst die Exhumierung vornimmt bzw. vor der Bergung der Skeletteile durch die Ermittlungsbehörden zugezogen wird, um die von Fall zu Fall unterschiedlichen Bedingungen an Ort und Stelle selbst in Augenschein nehmen zu können. Wie in der Verbrechensaufklärung bei einem Mord spielt auch bei den komplizierten Fragen der Begutachtung der Liegezeit von Skeletten die Tatortuntersuchung eine ausschlaggebende Rolle und sollte dem Sachverständigen überlassen bleiben. Nur dann werden folgenschwere Irrtümer bei der Festlegung der Liegezeit im Erdboden, die uns aus der Gutachtenpraxis bekannt sind, vermieden werden. Gewisse Hinweise auf die jeweilige Bodenart sollten unabhängig von dieser Forderung zusätzlich aus den vorhandenen geologischen Karten und ihren Erläuterungen entnommen werden und können dem Gutachter von Nutzen sein.

5.3. Ursprünglicher Zustand des Knochengewebes als weiterer Einfluß auf die Liegezeitbestimmung

Die folgenden Ausführungen über die *Biochemie* der Knochenbildung und die *Morphologie* des Knochens sollen einerseits dem Sachverständigen als eine gewisse Grundlage für die durchzuführenden experimentellen Untersuchungen dienen. Andererseits soll durch die Darstellung der Vorgänge beim Knochenaufbau und der Knochenbildung erläutert werden, daß der Knochen nicht nur physiologischerweise im Laufe des Lebens Veränderungen unterworfen ist, sondern daß auch unter Umständen durch krankhafte Prozesse bei diesen Vorgängen erhebliche Strukturveränderungen am Knochengewebe hervorgerufen werden können. Einer der Parameter, von denen die Liegezeitbestimmung mit abhängig ist, dürfte demnach das Lebensalter des verstorbenen Individuums als ein Charakteristikum für den jeweiligen physiologischen Umbauzustand des Knochens sein. Möglicherweise können in manchen Fällen auch krankheitsbedingte Strukturveränderungen des Knochens mit Ursache für einen außergewöhnlich langsam oder schnell verlaufenden Dekompositionsprozeß sein.

Das Knochengewebe gehört in die Gruppe der Stützgewebe und ist das höchst differenzierte dieser Art. Die Festigkeit des Knochens gegen Druck, Zug, Biegung und Torsion resultiert aus der besonderen Bauweise seiner durch Kalksalze gehärteten Interzellularsubstanz. Der Knochen besteht aus drei wesentlichen Bestandteilen: den Zellen, dem organischen Stroma und dem Mineral. Damit sich normales Knochengewebe bildenkann, muß ein folgerichtiges Zusammenwirken dieser drei Grundelemente stattfinden. Bei einem qualitativen oder quantitativen Mangel im Aufbau des einen oder anderen kann es zur Bildung eines abnormen Knochens kommen. Bei der Analyse eines frischen fettfreien Knochens finden sich 8 bis 20% Wasser, 30 bis 38% organische Bestandteile und 50 bis 54% Mineralien (RAPOPORT 1973, ROBINSON 1962). Die Relation der Gewichte von Kalzium: Phosphat beträgt 2,2:1 (MITCHELL und Mitarb. 1945) und die von Phosphat: Karbonat etwa 3:1 (FOLLIS 1952).

Das ganze Leben hindurch kommt es nun zur Neubildung und zum Abbau von Knochengewebe. Nach der zur Zeit herrschenden Ansicht wird angenommen, daß die Osteoblasten eine «Conditio sine qua non» für die Synthese der organischen Matrix und damit für die Knochenbildung darstellen (FLEISCH 1966). Sie scheiden die Zwischensubstanz aus und werden in das Knochengewebe eingebettet; in diesem Stadium werden sie dann Osteozyten genannt. Der Knochenabbau erfolgt durch Osteoklasten; die Zytogenese sowohl der Osteoblasten wie der Osteoklasten ist noch unklar, wobei man annimmt, daß sie aus dem Mesenchym stammen und daß es sich nur um verschiedene Funktionszustände ein und derselben Zellen handelt. Mit Ausnahme der Haut, der Generationsorgane und Blutbildungsstätten dürfte es beim Menschen wohl kein Gewebe geben, in dem dauernd soviel Bewegung herrscht wie gerade im Knochen. Der physiologische Umbau ist in der Jugend am stärksten, hier überwiegt der Anbau den Abbau, beim Erwachsenen halten sich beide Vorgänge die Waage, während im Greisenalter der Anbau geringer ist als der Abbau. Histologische Untersuchungen und Messungen an über 1600 Knochen mit Kompakta-Spongiosa-Struktur von DOMINOK (1965) bestätigen diese Ergebnisse. Als Folge der vielfältigen Prozesse, die sich im Laufe des Lebens in allen Knochen abspielen, ist die jeweilige vom Alter abhängige Knochenarchitektur anzusehen. Ebenfalls altersabhängig ist der Wassergehalt. Mit zunehmendem Lebensalter vermindert er sich erheblich: im Femur z.B. von 35% auf 12% (WIDDOWSON und DICKERSON 1964). Ein wesentlicher Glykogenanteil wird nur im wachsenden Organismus angetroffen, und das Phosphat-Karbonat-Verhältnis verschiebt sich im Alter zugunsten der Karbonate (KRAMER und SHEAR 1928). Aus diesen Veränderungen resultiert eine kontinuierliche Abnahme der Elastizität des alternden Skeletts und eine ständige Zunahme der Kalzium-Phosphat-Relation (IRVING 1964).

Das Grundelement der Knochenstruktur ist das *organische Stroma*, das aus den Fasern (95%) und der Grundsubstanz (5%) besteht. Die Fasern, von der Dicke bis zu einigen μ, bilden das fibröse Stroma und setzen sich ihrerseits wieder aus Fibrillen von 600 bis 800 Å Breite zusammen. Vom chemischen Standpunkt aus gesehen, besteht das fibröse Stroma hauptsächlich aus Kollagen, einem Protein, das sich im wesentlichen aus Glyzin, Prolin, Hydroxyprolin und Hydroxylysin zusammensetzt (EASTOE 1956). Die Synthese des Kollagens wird sowohl vom Hormonsystem (ASBOE 1963), besonders von Kortison, und auch von gewissen Vitaminen, wie z.B. Askorbinsäure, beeinflußt (ROBERTSON und Mitarb. 1959). Durch das Kollagen, das vorwiegend eine mechanische Funktion besitzt, erhält der Knochen seine elastischen Eigenschaften, gleichzeitig dient es als Gerüst für die Auf- bzw. Einlagerung der Knochensalze. Die Kollagenfibrillen liegen in einer amorphen Grundsubstanz, die aus mehr oder weniger polymerisierten Kolloiden, insbesondere den Mukopolysacchariden, besteht. Letztere werden aus Hexosamin, Glukuronsäure und einem Sulfatrest, verbunden mit einem nicht kollagenartigen Protein gebildet

(ROBINSON und WATSON 1952). Auch die Synthese der Mukopolysaccharide, die intrazellulär geschieht, ist von verschiedenen Hormonen abhängig (ASBOE 1963), eine Störung im Stoffwechsel dieser Hormone kann zu einer pathologischen Veränderung in der Bildung der Grundsubstanz führen; ebenso beeinflussen gewisse Vitamine, besonders Askorbinsäure, die Bildung der Mukopolysaccharide (SLACK 1958). Über die Funktion der Grundsubstanz im Knochen ist momentan wenig bekannt. Es wird vermutet, daß die Mukoproteine bei der Ablagerung von Kalziumphosphat in den mineralisierenden Geweben eine Rolle spielen (FLEISCH 1966).

Das *Knochenmineral* besteht aus kleinen Kristallen, die hauptsächlich aus einem Kalziumphosphat zusammengesetzt sind, das die kristallographischen Eigenschaften von Hydroxylapatit $[3 \, Ca_3(PO_4)_2 \cdot Ca(OH)_2]$ aufweist (CARLSTRÖM und ENGSTRÖM 1956). Die unterschiedlich großen Kristalle zeigen wahrscheinlich die Form hexagonaler Platten, sie besitzen ungefähr eine Größe von 400/200/50 Å (ROBINSON 1952 und 1962). Sie sind ihrerseits wieder aus sogenannten Zelleinheiten der Größenordnung $9,4 \times 9,4 \times 6,9$ Å (IRVING 1964, SIMPSON 1965) zusammengesetzt (Abb. 22). In bezug auf ihren Stoffwechsel zeigen die Kristalle, wie Untersuchungen mit Kalziumisotopen ergeben haben, eine Dreischichtung: Wassermantel, Kristalloberfläche und Kristallinneres (LINDQUIST 1959, LACROIX 1962). Die im Inneren liegende Region — cristal interior — hat eine langsame Austauschrate, d. h. hier erfolgt der Umbau nur durch Osteogenese bzw. Osteolyse mit Hilfe des Osteoblasten-Osteoklasten-Mechanismus. Im Gegensatz dazu besitzt die äußere Schicht — cristal surface — eines derartigen Kristalls neben dem beschriebenen Umbaumechanismus noch die Möglichkeit, Kal-

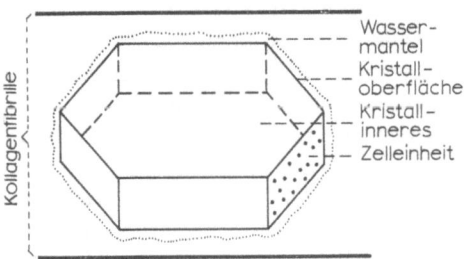

Abb. 22 Schematische Darstellung eines Apatitkristalles

zium und Fremdionen zu adsorbieren. Diese Mineralien können schnell wieder an die Extrazellulärflüssigkeit abgegeben werden. Schließlich wird jedes Kristall von einem Wassermantel — hydration shell — umgeben, der von der Extrazellulärflüssigkeit durch die in Form eines Gel vorliegenden Mukopolysaccharide getrennt ist und der ebenfalls Fremdionen anzureichern vermag. Weiterhin können gewisse Kalzium-, Phosphat- oder Hydroxylionen der Knochenkristalle durch andere Ionen ersetzt werden, eine Erscheinung, die heteroionischer Austausch genannt wird (NEUMANN und NEUMANN 1958). So können z. B. Wasserstoff, Strontium, Barium, Blei, Magnesium, Natrium usw. an die Stelle des Kalzium treten, Karbonat eventuell den Platz von Phosphat und Fluor den von Hydroxyl einnehmen. Von einem isoionischen Austausch spricht man, wenn ein Phosphat ein Phosphat, ein Kalzium ein Kalzium oder Hydroxyl ein Hydroxyl austauscht.

Wie aus den obigen Ausführungen hervorgeht, kann es durch den Mineralaustausch an der Oberfläche der Apatitkristalle zu beträchtlichen Mineralverschiebungen kommen. Grobmorphologische Veränderungen, die zu einer Ab- bzw. Zunahme der Knochendichte führen, sind im Röntgenbild teilweise erst nach Wochen erkennbar. Die Abnahme der Knochendichte macht sich röntgenologisch erst dann bemerkbar, wenn der Kalkverlust mindestens 30% beträgt

(BABAIANTZ 1948). Die morphologischen Auswirkungen dieses Zustands am Skelett äußern sich in Osteoporose, Osteomalazie und Osteodystrophie. Bei der Osteoporose kommt es durch einen Mangel an Proteinbausteinen für die Grundsubstanz (BARTELHEIMER und SCHMITT-ROHDE 1956, JESSERER 1956) zur Reduzierung von Knochengewebe, wobei der Mineraleinbau in die vorhandene Grundsubstanz aber normal ist. Das Resultat ist ein Zuwenig an Knochengewebe in der Flächeneinheit. Anders sind die Verhältnisse beim Rachitis-Osteomalazie-Typ. Hier ist der Mineraleinbau gestört, während die Bildung der organischen Knochenmatrix normal ist, sie liegt im Normbereich oder darüber. Die Störung des Mineraleinbaus wird wahrscheinlich durch abnorme Stoffwechselvorgänge, die eine normale Kalkablagerung behindern, hervorgerufen (SCHMORL 1909, JESSERER 1956, BARTELHEIMER 1957). Die Osteodystrophie ist durch eine vermehrte Knochenresorption charakterisiert, hierbei kommt es zum herdförmigen Schwund von Knochengewebe, und zwar sowohl der organischen Matrix als auch der Mineralsalze. Die dazwischenliegenden Knochenteile können normal strukturiert oder sklerotisch verdichtet sein (TEMPLETON und Mitarb. 1962, UEHLINGER 1964).

Eine Zunahme der Knochendichte führt zur Osteosklerose. Entweder kann hier der Knochenabbau durch eine Funktionsschwäche der zahlenmäßig ausreichend vorhandenen Osteoklasten gestört oder durch einen Mangel an diesen verzögert sein. Bei vermehrter Beanspruchung des Knochens kann es auch zu einer verstärkten Tätigkeit der Osteoblasten kommen, was bei ausreichendem Mineralangebot zu einer Sklerosierung dieser Skeletteile führt.

In der Arbeit von GROSSMANN und GROSSMANN (1966) ist der Versuch gemacht, die sich am Skelett abspielenden

Prozesse in vier Grundtypen einzuordnen. Hierbei handelt es sich um die Bildung des Wachstumsknorpels, den Knochenaufbau, den Knochenabbau und die Mineralisation, wobei jeweils eine gesteigerte und verminderte Funktion unterschieden wird.

Eingehende Erläuterungen der verschiedenen Krankheitsbilder sind in den Standardlehrbüchern, u. a. bei SCHINZ (1965) sowie WEINMANN und SICKER (1955) zu finden. Ausgezeichnete experimentelle Untersuchungen und klinische Beobachtungen am Knochengewebe beinhaltet z. B. auch die Monographie von KOLÁŘ, BABICKÝ und VRABEC (1965).

Die an Hand grundlegender Arbeiten auf dem Gebiet der Morphologie des Knochens, der Physiologie und Biochemie der Knochenbildung sowie der Knochenerkrankungen gewonnenen Erkenntnisse dürften zu der Annahme berechtigen, daß der von Fall zu Fall unterschiedliche Zustand der Knochenstruktur als ein weiterer Unsicherheitsfaktor die Liegezeitbestimmung beeinflussen kann.

5.4. Methoden zur Liegezeitbestimmung menschlicher Knochen

Schon MENDE weist in seinem 1829 erschienenen Handbuch der gerichtlichen Medizin auf die Problematik der Liegezeitbestimmung menschlicher Knochen hin. Als brauchbare Hinweise für eine Beurteilung der Liegezeit erwähnt er die Beschaffenheit der Knochen im Hinblick auf ihren *Feuchtigkeits-* und *Fettgehalt* und das Vorhandensein von *Mark* in den Markhöhlen sowie von Knorpel und Weichteilen. Nach seinen Erfahrungen dürften derartig beschaffene Knochen nicht «älter» als 5 bis 10 Jahre sein, bei festen feuchtfettigen Knochen ohne Weichteilreste und Knochenmark dürfte eine

Liegezeit von etwa 10 bis 15 Jahren in Betracht kommen. Mürbe und bröcklige Knochen, bei denen sich die glatte oberste Schicht bereits hin und wieder abgelöst hat, deuten auf eine Liegezeit von einem Jahrhundert und mehr hin. Diese Erfahrungssätze, die sich im folgenden bei allen Autoren des 19. und 20. Jahrhunderts wiederfinden, sind die makromorphologische Grundlage für die Liegezeitbestimmung.

Besonders erwähnenswert sind die Untersuchungen von ORFILA und LESUEUR (1835), die ihre Beobachtungen bei Exhumierungen, Umbettungen und Versuchen mit Leichenteilen in einem «Handbuch zum Gebrauch bei gerichtlichen Ausgrabungen und Aufhebungen» zusammenfaßten.

FRIEDREICH (1853) gibt für Knochen, die von Weichteilen vollkommen frei, aber doch noch fest und feuchtfettig sind und an denen der Knorpel noch nicht vollkommen ausgetrocknet ist, eine Liegezeit von 10 bis 15 Jahren an. Am spätesten sollen die Enden der langen Röhrenknochen austrocknen, nach FRIEDREICH (1853) in Übereinstimmung mit MENDE (1829) erst nach einer Liegezeit von 25 bis 30 Jahren. Weitere Beobachtungen, die sich vorwiegend mit den Zersetzungsvorgängen in den Gräbern und Grüften der Friedhöfe beschäftigen, sind von REINHARD (1881) mitgeteilt worden.

WIBEL (1869) und FREMY (1853) versuchten durch quantitative *chemische Analysen* an frischen und fossilen Knochen festzustellen, ob und wie eine Veränderung in ihrer chemischen Zusammensetzung während einer langen Lagerung im Erdboden erfolgt. Hierbei kamen sie zu dem Schluß, daß die organische Substanz im Laufe der Lagerungszeit sehr stark abnimmt, während die anorganische zunimmt.

Ausführlich beschäftigt sich TOLDT (1882) mit Anhaltspunkten an Knochen

für die Bestimmung der Liegezeit. Auch
er hebt hervor, daß die Begutachtungen
bei Liegezeitbestimmungen «meist nur
aus der Analogie mit den Erfahrungen
aus der Praxis gestützt werden können».
Bei der Beschreibung der am Knochen
vorgehenden Dekompositionsvorgänge
geht TOLDT (1882) auch auf die allmähli-
che Abnahme des Gehalts an organischer
Substanz im Verlauf der Liegezeit sowie
auf die von MENDE (1829) aufgestellten
Erfahrungssätze ein und bestätigt sie im
wesentlichen. Nach seinen Beobachtungen
kann allerdings unter günstigen Bedingungen der Zerstörungsprozeß an den
Knochen viel rascher ablaufen, so daß
nach einer Liegezeit von 20 Jahren im
Erdgrab schon der größere Teil des Skelettes zugrunde gegangen ist und vorwiegend
nur noch Teile der großen Röhrenknochen vorhanden sind.

RICHTER (1905) gibt an, daß beim Vorhandensein von *Kleiderresten* (Baum-
wollgewebe) der Schluß zulässig ist, daß
die Leiche nicht länger als 4 bis 5 Jahre
begraben war. Wollstoffe sollen sich etwa
8 bis 10 Jahre, Seidenstoffe und Leder
20 Jahre und darüber halten. Danach
kann beim Fehlen von Weichteilen
und Kleiderresten die Liegezeit der Knochen auf mindestens 4 bis 5 Jahre geschätzt werden. Nach unseren Erfahrungen bei Exhumierungen ist es jedoch angebracht, bei der Anwendung
dieser Feststellungen Vorsicht walten
zu lassen. So konnten wir z. B. mehrfach
Reste von Kleidungsstoffen bedeutend
länger als 20 Jahre und in einem Fall —
wie einleitend erwähnt — Lederzeugreste sowie Knöpfe und Schnallen aus Metall nach etwa 150 Jahren noch nachweisen. Ebenso wie RICHTER (1905) stützen sich KRATTER (1912), HOFMANN-HA-
BERDA (1919) und weitere nachfolgend
zitierte Autoren bei Liegezeitbestimmungen im wesentlichen auf die Erfahrungen
von TOLDT (1882) und MENDE (1829).

WEIBEL (1912) prüfte das *spezifische
Gewicht* der nicht spongiösen Knochen,
indem er sie in Wasser legte. Angeblich
war die Porosität der von ihm untersuchten Knochen so groß, daß z. B. Ulna
und Radius in einem Falle auf dem Wasser schwammen und erst ganz langsam
einsanken.

Ausgezeichnete Beobachtungen über
postmortale Dekompositionsvorgänge
verdanken wir W. MÜLLER (1913) bei
den Ausgrabungen auf dem Friedhof
Hohe Promenade in Zürich. Er berichtet
u. a., daß nach seinen Erfahrungen neben
den Bodenverhältnissen der Knochen-
zerfall in hohem Grade auch vom Alter
und der Art der Knochen abhängt. So
können Knochen von Kindern schon
nach Monaten zerstört sein; spongiöse
Knochen, z. B. Wirbel, zerfallen rascher
als kompakte, wie beispielsweise Schädelknochen. Ebenso wie REINHARD
(1881) erörtert W. Müller (1913) die Faktoren, die eine normale Leichendekom-
position fördern und zeigt auch die Mo-
mente auf, die sie verhindern und einer
atypischen Form der Leichenverände-
rung Vorschub leisten.

Von BEUMER (1914) stammt der Hinweis auf Beziehungen zwischen dem
Liegealter und dem Gelingen der UHLEN-
HUTHschen *Präzipitinreaktion*. Er empfahl, durch Abfeilen der zu untersuchenden Knochen Knochenmehl herzustellen
und damit die Präzipitinreaktion durchzuführen. Nach seinen Erfahrungen muß
man umso mehr Knochenmehl mit physiologischer NaCl-Lösung extrahieren, je
länger der Tod zurückliegt. Bei Knochen,
die 40 Jahre an der Luft gelegen hatten,
mußten z. B. 20 g Feilmehl verwendet
werden, um einen positiven Ausfall der
Reaktion zu erzielen. BEUMER (1914)
konnte bei Knochen, die 50 bis 100 Jahre
in der Erde gelegen hatten, bei 10 g Knochenmehl und darüber ein zweifelhaftes,
bei der Verwendung von 20 g aber ein si-

cheres positives Resultat erreichen. Bei diesen Untersuchungen wurde ein Anti-Mensch-Serum mit einem Titer von 1:20000 benutzt.

Nach SONDEREGGER (1915) sollen Knochen, die 100 Jahre und länger erhalten sind, bei Berührung oder Schlag leicht in Bröckel zerfallen.

WALCHER (1931), der sich in mehreren Arbeiten ausführlich mit den Problemen der Leichenzersetzung beschäftigt hat, gibt in dem Kapitel «Gerichtsärztliche Untersuchungen von Skeletteilen» eine Übersicht, nach welchen Gesichtspunkten der Gutachter bei der Beurteilung der Liegedauer von Knochen vorgehen kann. Auch er erläutert im wesentlichen die bereits erwähnten, auf einer makromorphologischen Prüfung des Knochenmaterials beruhenden Methoden (MENDE 1829, TOLDT 1882).

Über die Anwendung von *ultravioletten Strahlen* bei der Untersuchung von Knochen feuerbestatteter und erdbestatteter Personen berichten ITO (1927) und v. LEDDEN-HULSEBOSCH (1926). Beide Autoren konnten feststellen, daß nur die Knochen erdbestatteter Leichen noch eine Fluoreszenz aufweisen.

Von GANGL (1936) wurden neben dem Versuch der Liegezeitbestimmung fossiler Knochenfunde auf chemischem Wege (Fettuntersuchungen) auch Beobachtungen dieser Funde in filtriertem Ultraviolettlicht durchgeführt. Derartige Untersuchungen wurden bei der Beurteilung fossiler Knochen bereits von FRANZ (1930) herangezogen, wobei man eine gelblich-bräunliche Fluoreszenz als beweisend für die Echtheit eines solchen Fundes ansah. Bei Versuchen an frischen Knochen stellte GANGL (1936) eine grellviolette Fluoreszenz der Kompakta fest, gleichzeitig aber auch nach Art und Herkunft der Knochen starke Intensitätsunterschiede. Dagegen zeigt sich bei der Untersuchung von fossilen Knochenfunden,

bei denen ja im wesentlichen nur mehr die Kompakta erhalten ist, eine gleichmäßige Fluoreszenz ohne wesentliche Intensitätsunterschiede, in der Mehrzahl dieser Fälle konnte GANGL (1936) in Übereinstimmung mit FRANZ (1930) eine stumpfe gelblich-bräunliche Färbung beobachten. Von WEINIG wurde diese Untersuchungsmethode 1950 wieder aufgegriffen, als er von NECKERMANN u. a. (1950) auch das Verhalten von Knochen mit unterschiedlicher Liegezeit gegenüber *UV-Licht* prüfen ließ. Dabei stellte NECKERMANN (1950) fest, daß seines Erachtens als Kriterien für eine Liegezeitbestimmung folgende Punkte herangezogen werden sollten:

1. Intensität und Helligkeit des Aufleuchtens (je stärker, desto kürzere Liegezeit);

2. blauvioletter Farbton (von 5 bis 20 Jahren leuchtend und an Stärke zunehmend, von da an mehr ins Graue und Stumpfe hinübergehend);

3. Ausbildung einer gelben Randzone (je stärker und breiter, desto längere Liegezeit);

4. allmählicher Umschlag ins Gelbbraune (nach 30 Jahren);

5. rotbrauner Farbton (bei Knochen mit sehr langer Liegezeit).

Die Prüfung der Ultraviolettfluoreszenz erfolgte an frischen Sägeschnitten, welche den ganzen Knochenquerschnitt erfaßten. In diesen Beobachtungen zeigt sich allerdings, wie auch bei den meisten nachfolgenden Untersuchungen, der Fehler der kleinen Zahl (insgesamt hatte NECKERMANN 1950 nur 11 Knochen zur Verfügung), so daß er selbst schreibt: «Diese Methode kann für die Todeszeitbestimmung eine größere Bedeutung erlangen, wenn sie an umfangreicherem Material überprüft worden ist.» Bei seiner Suche nach neuen Merkmalen an menschlichen Knochen, die für eine Liegezeitbestimmung geeignet sind, prüfte NECKER-

MANN (1950) an Knochenquerschnitten und Kompaktabruchflächen des weiteren die *Färbung* mit Indophenol, Scharlach R, Nilblausulfat, Kupferazetat und Hämatoxylin. Da nach dem Tod bekanntlich im Laufe der Zeit eine fettige Durchtränkung der gesamten Knochensubstanz eintritt, sollte auf färberischem Wege der Versuch der Darstellung von Neutralfetten bzw. Fettsäuren gemacht werden. Von den zur Anwendung gekommenen Farbstoffen waren Indophenol und Nilblausulfat am brauchbarsten. Aus der Tatsache, daß die Indophenolfärbung mit zunehmender Liegezeit abnimmt, während die Färbung mit Nilblausulfat zuzunehmen scheint, kann nach NECKERMANN unter Umständen ein Anhaltspunkt für die Liegezeitbestimmung gewonnen werden. Auf Grund weiterer Untersuchungen (halbquantitative Schätzungen) nach dem Verfahren von LASSAIGNE schloß NECKERMANN (1950), daß möglicherweise zwischen frischen, jahrzehntealten und hundertjährigen Knochen gesetzmäßige Unterschiede im Stickstoffgehalt bestehen könnten. Innerhalb der Zeitspanne von 5 bis 30 Jahren Liegezeit, die er untersuchte, ergaben sich jedoch solche Beziehungen nicht. In einer weiteren Arbeit aus dem WEINIGschen Institut beschäftigt sich KOSLOWSKY (1953) mit *mikroskopischen Untersuchungen* im gewöhnlichen und polarisierten Licht, im ultravioletten Licht sowie mit der Ninhydrinreaktion an in der Erde gelegenen Knochen. Diese Methoden sollten für eine genauere Liegezeitbestimmung herangezogen werden. Bei den mikroskopischen Befunden (ungefärbte Paraffinschnitte entkalkter Knochen) waren Zerstörungen bei einer Liegezeit von etwa 5 Jahren an den äußeren Generallamellen und etwas später (nach 6 bis 7 Jahren) an den inneren zu erkennen. Erst nach 25 bis 30 Jahren beginnen angeblich die Zerstörungen an den HAVERSschen Lamellen damit einzu-

setzen, daß die direkt um die HAVERSschen Kanälchen liegenden Lamellenplatten durchlöchert erscheinen. Zeitlich etwas später kann dies auch an den Schaltlamellen beobachtet werden, schließlich zerfallen die Lamellen vollkommen (Liegezeit von mehr als 100 Jahren). Weitere Untersuchungen unter dem Polarisationsmikroskop ergaben, daß Knochen noch solange Anisotropie aufweist, wie die HAVERSschen und Schaltlamellen in ihrer Struktur erhalten sind (20 bis 25 Jahre). Etwa mit einer Liegezeit von 20 bis 30 Jahren hört nach KOSLOWSKY (1953) die Doppelbrechung an den Lamellen auf, an denen Durchlöcherungen zu erkennen sind. Mit zunehmender Zerstörung der inneren Knochenstruktur erlischt die Anisotropie mehr und mehr, so daß der Knochen mit einem Alter von mehr als 100 Jahren isotrop erscheint. Die Beobachtungen von Knochenscheiben im ultravioletten Licht basieren auf den Erfahrungen von NECKERMANN (1950), wurden aber an einer etwas größeren Anzahl von Knochen (21) durchgeführt. Im wesentlichen bestätigt KOSLOWSKY (1953) die von NECKERMANN (1950) erhobenen Befunde, wonach der hell-weiß-bläuliche Farbton eines frischen Knochens (Liegezeit 1 bis 2 Jahre) bei einem 5 Jahre liegenden Knochen mehr ins Blauviolette übergeht und im Laufe der Liegezeit intensiver wird (sattes Blauviolett), welches bis zu ungefähr 20 Jahren anhält und später abstumpft. Bei Knochenscheiben, die im SOXHLETschen Extraktionsapparat entfettet worden waren, zeigte sich außer einem helleren Aufleuchten keine Änderung der Fluoreszenz. Damit könnte eine Erklärung für das relativ schwache Leuchten von frischen Knochen bzw. Skeletteilen aus der Dekompositionsphase der ersten Jahre gegeben sein. Dieser Befund scheint also vom Grad der Fettdurchtränkung abhängig, die möglicherweise abschwächenden Einfluß besitzt.

Die Ninhydrinreaktion (dieses Reagens hat die Eigenschaft, mit Eiweißkörpern und deren Abbauprodukten unter Blaufärbung zu reagieren) wurde mittels eines Zerstäubers an Knochensägeschnitten überprüft. Dabei ergaben sich folgende, nach Koslowsky (1953) als Kriterien für die Liegezeitbestimmung heranzuziehende Punkte:

— Die dunkelblaue Färbung der frischen Knochen wird mit zunehmender Liegezeit heller und geht schließlich ins Graue über.

— Knochen mit einer Lagerung von 9 Jahren im normalen Erdgrab färben sich mit Ninhydrin graublau an und behalten diesen Farbton bis zu einer Liegezeit von ungefähr 30 Jahren.

— Bei Knochen, die älter als 30 Jahre sind, erfolgt nunmehr eine grauviolette bis graue Färbung.

— Knochen, die länger als 100 Jahre in der Erde gelegen haben, weisen überhaupt keine Reaktion mit Ninhydrin mehr auf.

Diese Schlußfolgerungen von Koslowsky (1953) in bezug auf die Anwendung der Ninhydrinreaktion zur Liegezeitbestimmung an Knochen wurde auf Veranlassung von Weinig durch Spiegel (1954) überprüft. Bei allen ihren Versuchen färbten sich die Knochen zwischen 20 und 50 Jahren Liegezeit schneller als die jüngeren Datums, sämtliche Knochenscheiben bei Hitze schneller als bei Zimmertemperatur. Im Hinblick auf die Liegezeit stellte Spiegel (1954) fest, daß die Knochenscheiben mit relativ kurzer Liegezeit (1 bis 10 Jahre) einen dunkel gefärbten Außen- und Innenrand der Kompaktaschnittfläche besitzen und die übrige Schnittfläche unregelmäßig, meist blaß violett gefärbt ist und nadelspitzgroße ungefärbte Stellen aufweist. Die Knochen zwischen 20 und 50 Jahren haben einen schmalen ungefärbten Innen- und einen breiten ungefärbten Kompak-

ta-Außensaum. Die Schnittfläche ist teils dunkel-, jedoch auch manchmal hellviolett gefärbt. Bei Knochen zwischen 50 und 100 Jahren zeigten sich neben dem ungefärbten Außen- und Innensaum noch größere ungefärbte Stellen. Bei Knochen über 200 Jahren Liegezeit wurden keine Farbreaktionen mehr beobachtet. Insgesamt wurden zu diesen Untersuchungen 13 Knochen herangezogen, wobei die ungenaue Datierung des größten Teils dieser Knochen auffällt. Spiegel faßt die Ergebnisse wie folgt zusammen: «Auf Grund zahlreicher Versuche an Knochenschnittserien wurde der Versuch gemacht, die Länge der Liegezeit mit Hilfe der Ninhydrinfärbung zu erfassen. Die Ergebnisse waren nicht einheitlich und gestatten nur grobe Hinweise auf den Grad des Alterungsprozesses.»

Systematische Untersuchungen, die gleichzeitig neue Gesichtspunkte für den bei Liegezeitbestimmungen tätigen Gutachter brachten, haben erstmals Berg und Specht (1958) veröffentlicht. Vor allem betonen die Autoren, daß die Liegezeitbestimmungen an Knochen als Zeitschätzungen an biologischem Material stets wegen der Milieuabhängigkeit als problematisch zu gelten haben. Entsprechend dieser Tatsache empfehlen sie in dieser Arbeit, möglichst viele objektive Methoden bei der Bestimmung anzuwenden und vor allem die Prüfung der bodenkundlichen Beziehungen nicht zu vernachlässigen. Erstmals wurden durch Berg und Specht (1958) in einer zusammenhängenden Untersuchungsreihe 57 Oberschenkelknochen, die genau datiert waren und aus Grabauflassungen Münchener Friedhöfe stammten, begutachtet. Weitere Funde, u. a. auch prähistorische und historische Knochen, sowie frisch entnommene Knochen komplettierten das Material. Insgesamt standen den Autoren 102 zuverlässig datierte menschliche Skeletteile zur Verfügung.

Ihre Auswertung erfolgte entsprechend dem folgenden Schema:

I. Morphologische Methoden

Makroskopisch:
— Subjektive Einschätzung des Dekompositionsgrades
— Beobachtung der UV-Fluoreszenz unter der Analysen-Quarzlampe ⎫ am Querschnitt
— Prüfung der Anfärbbarkeit ⎰ Indophenol ⎱ der Knochensubstanz mit ⎱ Nilblau ⎰

Mikroskopisch:
— Prüfung des Strukturzerfalls am histologischen Schnitt mittels ⎰ Delafield-Färbung ⎰ Phasenkontrastverfahrens ⎱ polarisierten Lichts

II. Chemische Methoden

Bestimmung des Gesamtstickstoffs nach KJELDAHL;
Bestimmung des Gesamtfettes (Ätherextraktion im Soxhlet);
Eiweiß-Präzipitin-Reaktion;
Chemische, spektrographische und petrographische Untersuchung bodenkundlicher Beziehungen — Stoffaustausch Knochen ⇌ Erde.

III. Physikalische Methoden

Prüfung des Materialverhaltens gegenüber Ultraschall mit dem Impuls-Echo-Verfahren:
—Ultraschallgeschwindigkeit
(V_L = Longitudinalgeschwindigkeit)
— Schallwellenwiderstand
— Schallabsorption (Dämpfung)
Dichtebestimmung
Röntgenspektrogramm
Radiokarbonmethode.

Bei der subjektiven Einschätzung des Dekompositionsgrades bestätigen die Autoren etwa die eingangs beschriebenen Erfahrungssätze von MENDE (1829), TOLDT (1882) u. a. So verschwanden die letzten Weichteilreste am Knochen nach rund 10 Jahren Lagerung im Erdgrab, wobei porös-humöse Böden und oberflächliche Lagerung den Zerfall fördern, lehmigfeuchtes Erdreich ihn dagegen verzögert. Die übrigen makromorphologischen Methoden (Fettdurchtränkungsstadium, Schwere-, Härte-, Oberflächenusurenbestimmung) wurden von den Autoren vernachlässigt und im Gegensatz zu späteren Arbeiten nicht zur Beurteilung der die forensische Medizin interessierenden Liegezeiten herangezogen.

Bei der Prüfung der Ultraviolett-Fluoreszenz an frischen Sägeschnittflächen bestätigen BERG und SPECHT (1958) die eingangs erwähnte und in der Archäologie bekannte Tatsache (GANGL 1936, FRANZ 1930), daß die Fluoreszenz mit zunehmender Liegedauer abnimmt. Die Befunde NECKERMANNS (1950) und KOSLOWSKYS (1953) werden dagegen nur teilweise bestätigt. Weiterhin wurde bereits in der frühesten Phase der Knochendekomposition eine blauviolette Tönung der Fluoreszenz festgestellt, die eine langsame Abnahme bis etwa zu Liegezeiten von 500 bis 1000 Jahren erkennen ließ; die Autoren weisen auf eine «gewisse, schlecht qualifizierbare Irregularität» der Befunde hin.

Die Überprüfung der Anfärbbarkeit des Knochens mit Indophenol und Nilblau ergab eine Bestätigung der Befunde von NECKERMANN (1950) und KOSLOWSKY (1953), allerdings zeigten sich auch hier für die Knochen mit jüngerer Liegezeit Unregelmäßigkeiten. Mit diesen Färbemethoden kann nach BERG und SPECHT (1958) ungefähr die Dekompositionsphase zwischen 5 und 20 Jahren, andererseits diejenige von 100 bis 1000 und eine solche von weit über 1000 Jahren Liegezeit abgegrenzt werden.

Bei der *Entkalkung von Knochen* konnten die Autoren feststellen, daß ältere Knochen in der Regel viel schneller entkalkt werden als frischere. Die entkalkten Femurquerschnitte (Delafield-Hämatoxylin-Färbung) wurden einer mikromorphologischen Prüfung ihres Strukturzerfalls unterzogen, dessen Beginn im Bereich der Kompakta an den Knochen der Münchener Erdgräber nach einer etwa 10jährigen Phase festgestellt wurde, wobei allenfalls nur von einem Deutlicherwerden der Lakunen in den konzentrischen Lamellensystemen, einem zögernden Auftreten von Zusammenhangsverschiebungen innerhalb der Schaltlamellenfelder bzw. Versinterungserscheinungen an den äußeren Grundlamellen gesprochen werden kann. Bei bestimmten Knochen wurden Differenzen bei unterschiedlichen Liegezeiten zwischen 10 bis 50 Jahren gesehen, bei anderen hingegen, auch bei gleichen Lagerungsverhältnissen, vermißt. Die Autoren betonen, daß von einem gesetzmäßigen Strukturwandel innerhalb der ersten Jahrzehnte, im Gegensatz zu den zeitlichen Festlegungen von KOSLOWSKY (1953), kaum die Rede sein kann. Etwa vom 4. postmortalen Jahrzehnt an beobachteten sie die Entwicklung von luftgefüllten Zerfallswaben in den konzentrischen Lamellensystemen von den HAVERSschen Kanälen aus. Der Zersatz der fibrillären Grundsubstanz in den Speziallamellen der Osteone geht ungemein langsam vor sich, er äußert sich in einem fortschreitenden Undeutlicherwerden der charakteristischen Lamellenzeichnung zuungunsten einer Entwicklung radiär oder irregulär angeordneter Sinterlinien; nach Jahrhunderte währender Lagerung sieht der ganze Querschnitt verwaschen, oft wie gefältelt aus. Nach den Erfahrungen der Autoren beginnen die Veränderungen an den Knochen im Bereich der äußeren bzw. inneren Schichten der Kompakta, im zentralen Bereich wird dagegen meistens ein noch gut erhaltener Osteongürtel mit kaum veränderten optischen Eigenschaften angetroffen. In

einigen Fällen jedoch beobachteten die Autoren ein überraschend gutes Erhaltensein gerade der äußeren Kompaktaschicht unter dem Einfluß einer von peripher vordringenden Mineralisation. Wiederum ist also auch an diesen Befunden der Einfluß der Einbettungsmassen auf den Dekompositionsvorgang zu erkennen. So trägt die Lagerung von Knochen, z.B. in mangan- bzw. kalkhaltigen Schichten außerordentlich dazu bei, den Entkalkungsvorgang zu verhindern, so daß ein unverhältnismäßig guter makroskopischer Erhaltungszustand daraus resultiert, ohne daß eine eigentliche Petrifikation vorliegt.

BERG und SPECHT (1958) haben des weiteren die Versuche von NECKERMANN (1950), aus einer *Abnahme des Stickstoffgehalts* der Knochensubstanz Anhaltspunkte für den Dekompositionsgrad zu finden, überprüft. In quantitativen Stickstoffbestimmungen nach KJELDAHL ergaben sich innerhalb der ersten 50 Jahre Lagerung im Erdgrab praktisch keine Veränderungen des Stickstoffgehalts der Knochen. Die Gerüsteiweiße der Kompakta werden offenbar erst im Verlauf längerer Liegezeiträume allmählich zersetzt und eluiert. Über ähnliche Ergebnisse wird bei den *Fettbestimmungen* berichtet.

Die Kontrolle des Ausfalls der UHLENHUTHschen Eiweiß-Präzipitin-Reaktion an Knochen ergab ebenfalls nur gewisse Hinweise auf die Liegezeit des Knochens. Bei frischeren Knochen konnten stärkere schneller eintretende Reaktionen als bei älteren nachgewiesen werden. Über eine Liegezeit der Knochen im Erdgrab von etwa 40 Jahren erreichten BERG und SPECHT (1958) auch bei länger dauernder Extraktion (24 bis 72 Stunden mit NaCl bei 40 °C) keine Präzipitationen mehr. Auch eine Erhöhung der Menge des zu extrahierenden Knochenmehles (s. BEUMER 1914) führte zu keinem positiven Ausfall der Reaktion.

Erstmals wurde bei der Suche nach neuen, für eine Liegezeitbestimmung geeigneten Methoden von BERG und SPECHT (1958) die Anwendung von *Ultraschall* auf dem Gebiet der Knochenprüfung herangezogen. Das von ihnen verwendete Echoskop arbeitet nach dem Impulsechoverfahren, einer Methode der zerstörungsfreien Werkstoffprüfung. Die Autoren untersuchten an etwa 4 mm dicken, durch planparalleles Zuschleifen in geeignete Form gebrachten Kompaktastücken aus dem oberen Femurdrittel von Knochen aus grob vergleichbaren Lagerungsbedingungen (vorwiegend Erdbedeckung) die Ultraschallgeschwindigkeit. Die in tabellarischer Form zusammengestellten Meßergebnisse lassen erkennen, daß die Schallgeschwindigkeit mit zunehmender Liegedauer der Knochen, allerdings bezogen auf relativ große Zeiträume, kontinuierlich abnimmt. Von den an den isolierten Kompaktastücken bestimmten Dichtewerten haben die Autoren keine Rückschlüsse auf die Liegezeit ziehen können. Dagegen ließ sich weitgehende Parallelität zwischen morphologischem Zerfall und der Abnahme der Ultraschalleitfähigkeit erkennen, weshalb letztere als Ausdruck der dekompositionsbedingten Porositätszunahme gedeutet wurde. Die Verfasser glauben, daß der dekompositionsbedingte Feuchtigkeitsverlust unter den Ursachen der Abnahme der Schalleitfähigkeit im Knochen nur eine untergeordnete Rolle spielt, der Verlust verseifter Fette dagegen mit anschließender Ausbildung luftgefüllter Mikrozerfallslücken soll von bedeutenderem, wenn nicht entscheidendem Einfluß sein. Wie in dieser Arbeit erklären SPECHT und BERG (1958) auch in einer weiteren Veröffentlichung über das Ultraschall-Meßverfahren, daß die Meßergebnisse grundsätzlich nur unter Berücksichtigung der oft sehr speziellen Milieuverhältnisse zu werten seien. Analyse und Beurteilung der Milieuverhältnisse halten sie mit für eine der wichtigsten Voraussetzungen zur Lösung des Datierungsproblems.

Zur Unterstützung der morphologischen und physikalisch-chemischen Befundauswertung nahmen BERG und SPECHT (1958) die Anfertigung von *Röntgenspektrogrammen* aus einer Feilmehlprobe des zu beurteilenden Knochens vor. Angeblich wurde mit zunehmender Liegezeit der Knochen eine teilweise passagere Intensitätsabnahme der Beugungsringe im DEBYE-SCHERRER-Diagramm beobachtet.

Als Literaturhinweis für die Datierung prähistorischer, auch subfossiler Knochen wird abschließend von den Verfassern auf die Radiokarbonmethode verwiesen. Allerdings kommt nach ihren Ausführungen dieses Verfahren (Genauigkeit der LIBBY-Methode mit $\pm$ 200 Jahren) für forensische Zwecke freilich wenig in Betracht.

In einer Literaturübersicht über die Verfahren zur Liegezeitbestimmung an Knochen in der Gerichtsmedizin und Archäologie beschäftigt sich SCHMITZ u. a. (1957) auch mit der Radiokohlenstoffmethode, der einzigen Methode der Liegezeitbestimmung, die umweltunabhängige Aussagen ermöglicht. Die von LIBBY entdeckte ^{14}C-Methode beruht auf der Tatsache, daß der von Mensch und Tier eingeatmete atmosphärische Anteil dieses Kohlenstoffisotops einen bestimmten ^{14}C-Gehalt der Knochensubstanz bedingt, der sich nach dem Tod des Individuums entsprechend der Halbwertszeit von 5568 $\pm$ 45 Jahren kontinuierlich verändert. Wie BERG und SPECHT (1958) verweist auch SCHMITZ (1957) auf den Nachteil der zu hohen Fehlerquote dieser Methode für die forensische Osteologie. Die minimale Abnahme der spezifischen Aktivität des Radiokohlenstoffs innerhalb des Zeitraumes von 0 bis 100 Jahren ist auch heute mit größtem Aufwand an Meßgeräten noch nicht exakt registrier- und auswertbar. Aber auch bei der Datierung von fossilen Skeletteilen ergaben sich nach den in den vergangenen Jahren gesammelten Erfahrungen wesentliche Einschränkungen. Schon die von DE VRIES (1963) für die letzten 10000 Jahre nachgewiesenen säkulären Schwankungen der atmosphärischen Ausgangskonzentration, der als SUESS-Effekt bekannte Einfluß der Verbrennung ^{14}C-freien Heizmaterials bzw. umgekehrt der Atombombenversuche auf den Rezent-Standard, schließlich Unsicherheiten in der Festlegung der Halbwertszeit (vom US National Bureau of Standards jetzt auf 5760 Jahre festgelegt) haben in archäologischen Kreisen eine Diskussion über den Wert von ^{14}C-Datierungen ausgelöst. Durch die wahrscheinlichen Schwankungen des Ausgangsgehalts an Radiokohlenstoff ergeben sich jedoch nur bis zu einem Alter von 4000 bis 6000 Jahren nennenswerte Unsicherheiten (eine Änderung des ^{14}C-Gehalts der Atmosphäre von 10% ergäbe z.B. einen Datierungsfehler von 800 Jahren), bei höherem Alter, besonders für die Eiszeitforschung, spielen solche Abweichungen praktisch keine Rolle mehr (MÜLLER-BECK 1961, MÜNNICH 1960). In diesem Bereich stehen jedoch wieder andere Schwierigkeiten im Vordergrund; denn wenn auch durch den Dekompositionsprozeß kein Einfluß auf den Isotopengehalt organischer Relikte ausgeübt wird, so kann jedoch der Stoffaustausch zwischen Fossil und Einbettungsmaterie zu wesentlichen Verfälschungen des Ergebnisses führen. So ist beispielsweise bei einer Liegezeit von 55000 Jahren nur noch $1^0/_{00}$ des ursprünglichen ^{14}C vorhanden; um den ^{14}C-Gehalt wesentlich zu verfälschen, genügt hier also bereits die Eindiffusion von $1^0/_{00}$ kohlenstoffhaltiger Fremdsubstanz (MÜNNICH 1960). Eine methodische Forderung ist also in jedem Fall die Eliminierung organfremder Materie. Ein weiteres Hindernis für die Anwendung der ^{14}C-Methode ist durch die große Menge des erforderlichen Knochenmaterials gegeben, so müßte z.B. ein Schädel völlig zerstört werden, um seine Liegezeit zu bestimmen. Die ^{14}C-Methode liefert unter Berücksichtigung der erwähnten Schwierigkeiten heute milieuunabhängige Datierungen kohlenstoffhaltiger Substanzen mit einer Reichweite von 50000, allenfalls 70000 Jahren, als Fehlerbreite werden etwas unterschiedliche Werte, jedoch mindestens $\pm$ 100 Jahre angegeben (SUESS 1956, GROSS 1957, MÜNNICH 1960).

Einen Beitrag zur Liegezeitbestimmung von Skelettmaterial unter Berücksichtigung der Ultraschall-Meßmethode liefert ZIEGELMAYER (1963). Bei seinen Untersuchungen von 5 Knochen mit kurzer Lagerungszeit (zwischen 45 und 140 Jahren) sowie 5 Knochen mit längerer Lagerungszeit (1000 bis 1400 Jahre) stellt ZIEGELMAYER (1963) fest, daß das erwähnte Verfahren zur Liegezeitbestimmung unter Umständen zusätzliche Anhaltspunkte liefern kann, jedoch gleichzeitig die Berücksichtigung anderer Methoden morphologischer, chemischer oder physikalischer Art im Untersuchungsgang unbedingt erforderlich ist.

LOHMANN (1962) berichtet über Untersuchungen an 21 Femurknochen, von denen die Liegezeit (18 bis 70 Jahre), das Lebensalter, Geschlecht und in groben Zügen auch die Bodenbeschaffenheit der Gräber bekannt waren. Neben einer Beurteilung der Knochen nach makromorphologischen Gesichtspunkten wurde die Beobachtung der UV-Fluoreszenz an Knochenscheiben durchgeführt. Im wesentlichen bestätigt der Autor die Feststellungen der Voruntersucher, betont aber, daß so viele Unregelmäßigkeiten auftreten, daß die Befunde nur mit Vorsicht und auch nur in Verbindung mit

anderen Kriterien zur Anwendung herangezogen werden sollten. Gleiches gilt für
seine Beobachtungen bei Fettfärbungen
am Knochen mit Hilfe des Farbstoffs
Amidoschwarz; ebenso wie SPIEGEL
(1954) kam LOHMANN (1962) auf Grund
der uneinheitlichen Farbnuancierung nur
zu groben Hinweisen auf die Länge der
Liegezeit. Bei der Prüfung von histologischen Knochenschnitten im polarisierten Licht stellt der Autor übereinstimmend mit BERG und SPECHT (1958),
im Gegensatz zu den Befunden von KOS-
LOWSKY (1953), fest, daß die Streuungsbreite zwischen Anisotropie und begin-
nender Isotropie so groß ist, daß diese
Methode ebenfalls nur im Zusammenhang
mit anderen zur Beurteilung der Liegezeit herangezogen werden kann.

BERG (1962) blieb es überlassen, anhand eines größeren Skelettmaterials
(69 datierte Knochen aus Erdgräbern
Münchener Friedhöfe) für den in der forensischen Osteologie tätigen Gutachter
die *wichtigsten*, in der Praxis leicht erfaßbaren Merkmale zur Abgrenzung einer
Liegezeit unter 100 Jahren zusammen-
zufassen. Bei diesen Untersuchungen
achtete BERG (1962) nun auf die äußerlich anhaftenden Weichteile oder Fettwachsreste, auf Kleidungsreste, Usuren
der Knochenoberfläche, Fettwachs- oder
Mumifikationsrelikte des Knochenmarks
in den Höhlen der langen Röhrenknochen, Fettwachsrelikte in den Gefäß-

kanälen des Kompaktaquerschnitts, Ver-
wesungsgeruch, und weiterhin prüfte er
die Qualität der UV-Fluoreszenz sowie
die Härte und Schwere des Knochens.
Die Befunde etwas vereinfachend hat er
für die Bodenverhältnisse des ariden
Sand-Kies-Lehmbodens der Münchener
Schotterebene folgendes brauchbare Zeitschema aufgestellt (Tab. 7).

Auf Anregung von DÜRWALD führten
NEUENDORFF (1964) und HERBER (1967)
weitere Untersuchungen zur Liegezeitbestimmung von Knochen innerhalb der
wichtigen Periode der ersten 100 Jahre
durch. NEUENDORFF (1964) beschäftigte
sich mit der Feststellung und dem Vergleich des spezifischen Gewichts der Knochensubstanz an einem nur zum Teil genau datierten Knochenmaterial (89 Knochen). Das spezifische Gewicht, errechnet
aus Werten der Gewichts- und Volumen-
messung $\left(\dfrac{\text{Gewicht}}{\text{Volumen}}\right)$, wurde an ganzen
Röhrenknochen und an 10 cm langen
Röhrenknochenstücken bestimmt. Nach
den Erfahrungen von NEUENDORF (1964),
im Gegensatz zu BERG und SPECHT (1958),
die bei ihren Dichtebestimmungen an
isolierten Kompaktastücken keine chronologische Einordnung erzielten, konnten etwa gleichartige Werte bei der Aufgliederung des Materials in bestimmte
Liegezeitgruppen beobachtet werden (0
bis 3 Jahre, 16 bis 35 Jahre, 35 bis 50
Jahre und über 70 Jahre). Allerdings wur-

Tabelle 7   Zeitschema zur Liegezeitbestimmung (nach BERG 1962)

Liegezeit in Jahren	Fettdurch- tränkung	Weichteil- reste	Mark- höhlen- füllung	Fettwachs- relikte im Kompakta- querschnitt	UV-Fluoreszenz am frischen Sägeschnitt	Festigkeit
0—10	+	+	+	+	+	+
10—20	−	+	+	+	+	+
20—30	−	−	+	+	+	+
30—50	−	−	−	+	+	+
50—100	−	−	−	(+)	+	+
100—1000	−	−	−	−	(+)	(+)
über 1000	−	−	−	−	−	(+)

den auch bei dieser Methode, wie zu erwarten, stärkere Abweichungen (z. B. bei der Petrifikation des Knochens) festgestellt, so daß die Autorin darauf hinweist, «daß nur Knochen gleicher Art, gleicher Bestattung und von Fundstellen mit ähnlichen Bodenverhältnissen miteinander verglichen werden können.»

Von HERBER (1967) wurde an einem Teil unseres bei Friedhofsverlegungen geborgenen Materials (92 Knochen) das Verhalten der artspezifischen Knocheneiweißbestandteile in Abhängigkeit von der Liegezeit im Erdgrab überprüft. Die Untersuchungen wurden mit 4 verschiedenen Anti-Human-Seren mit Hilfe der UHLENHUTHschen Präzipitinreaktion und der Agargelpräzipitation nach OUCHTERLONY angestellt. Auch diese Überprüfungen an einem größeren Material bestätigten die bisher in der Literatur angeführten Befunde. Eindeutige Beziehungen zwischen dem Ausfall der Präzipitinreaktion und der Liegezeit der Knochen konnten nicht festgestellt werden. Während es ZIEGELMAYER (1965) mit Hilfe der Immunelektrophorese gelang, an Knochenmehlaufschwemmungen von über 1200 Jahre altem Skelettmaterial Proteinfraktionen nachzuweisen, brachten die Versuche von HERBER (1967) mit der Papier- und Agargelelektrophorese an einem kleineren Untersuchungsgut nicht verwertbare Ergebnisse.

Auch in einer weiteren Übersicht zur Liegezeitbestimmung von Skelettfunden als forensische und archäologische Aufgabe betont BERG (1964) erneut, daß für die Periode der ersten 50 Jahre die Beurteilung der makromorphologischen Gesichtspunkte (s. MENDE 1829, TOLDT 1882) im Vordergrund steht. Als weitere mögliche Prüfmethoden führt BERG (1964) u. a. die UV-Fluoreszenz und die Eiweißpräzipitinreaktion nach UHLENHUTH an. Bei der Bestimmung des Stickstoffgehalts zeigt sich eine unregelmäßige

Abnahme über 3 bis 10 Jahrtausende. Die Kohlenhydrate und Lipide verschwinden im histochemischen Bild innerhalb der ersten Lagerungsjahrzehnte, die Mukopolysaccharide scheinen sich dagegen im Verband mit Kollagen und Osteoalbuminoiden länger zu halten, bei 4000 Jahre alten Knochen fanden LENGYEL und NEMESKÉRI (1963) noch deutlich positive Werte. Neben der Anwendung der Ultraschallmethode für *subfossile* Funde erwähnt BERG (1964) den auf dem Stoffaustausch zwischen Erde und Knochen basierenden *Fluortest*. Wird durch das Grundwasser Fluor an die mineralische Knochensubstanz herangebracht, so findet ein Ionenaustausch statt und der Hydroxylapatit des Knochens wird allmählich in immer größerem Umfang zu Fluorapatit umgewandelt. Je länger also ein Knochen im Grundwasser lagert, umso größer müßte sein Gehalt an Fluorapatit sein. CARNOT hat schon 1892 versucht, eine Chronologie des Fluorgehalts von Knochen in verschiedenen geologischen Perioden aufzustellen. Für die relative Altersbestimmung anthropologischen Fundmaterials gewann der Fluortest durch seinen Wiederentdecker OAKLEY (1949) größere Bedeutung, neuere Untersuchungen dazu hat RICHTER (1958) vorgelegt.

Die von OAKLEY und RIXON (1958) entwickelte *Uranyl-Methode* beruht auf ähnlichen Vorgängen wie der Fluortest. Auch hier werden die im Grundwasser vorhandenen Uranyl-Ionen von der Knochensubstanz adsorbiert und in chemischer Bindung mit dem Rest-Apatit gespeichert. Im Vergleich mit Proben bekannten Alters wird das mit dem Geigerzähler gemessene Uran-Äquivalent von 1 g Knochenpulver zur annäherungsweisen Datierung herangezogen.

Der Vollständigkeit halber seien auch noch weitere Methoden zur Untersuchung von Fundmaterial älteren Datums genannt. So erwähnt ZIEGELMAYER (1965) unter den *geologischen Hilfsmitteln* die Schätzung von Sedimentfolgen in Seen, die Bändertonchronologie, den Vergleich von Verwitterungstiefen nacheiszeitlicher Sedimente mit denen älterer eiszeitlicher Sedimente sowie die Auswertung von Tiefenerosionen zwischen den Schotterablagerungen verschiedener Eiszeiten. Weiterhin gibt der Autor u. a. die *Paläotemperaturmessung, paläontologische Methoden*, also die Berücksichtigung der Fauna und Flora, die *pollenanalytische Methode* usw. an. Auf indirektem Wege, über die Schichtenfolge, lassen sich durch kombinierte Anwendungen solcher Methoden gewisse Aussagen über das relative Alter eines anthropologischen Fundes machen.

KNIGHT (1969) bezeichnet in seinen Untersuchungen einen *Stickstoffgehalt* von über 3,5 g% und die Nachweisbarkeit von mindestens 7 Aminosäuren einschließlich Prolin und Hydroxyprolin als Beweis für eine Liegezeit im Bereich forensischer Interessen. Weiterhin zu erwähnen sind die jüngsten Ergebnisse von URBAN (1974) über das postmortale Verhalten der Mukopolysaccharide und Lipide des Knochens. Sie stellt dabei fest, daß die Werte der Gesamt-Fettsäuren der Kompakta ein Maximum bei einer Liegezeit von 16 Jahren zeigen, der Anteil der ungesättigten Fettsäuren bereits innerhalb der ersten 50 Jahre der Liegezeit zugunsten der gesättigten abnimmt.

Nach BERG (1975) können diese Veränderungen im Fettsäuregehalt der Kompakta vielleicht mit für die forensische Altersbestimmung genutzt werden.

Die bereits erwähnten Untersuchungen von KNIGHT (1969) an forensisch relevanten Knochenfunden wurden in neuester Zeit von BONTE, JOHANSSON, GARBE und BERG (1976) überprüft und die Tatsache bestätigt, daß sich die Konzentrationen der gebundenen Aminosäuren des Knochens während der Lagerung signifikant

verringern. Sogar bei der Überprüfung von fossilen menschlichen Knochen konnten EVANS (1963) sowie EZRA und COOK (1957) proteingebundene Aminosäuren nachweisen. Nach verschiedenen Beobachtungen ist anzunehmen, daß der Eiweißzerfall in der organischen Knochenmatrix über Millionen von Jahren verläuft, erkennbar an der allmählichen Konzentrationsverringerung der proteingebundenen Aminosäuren, die zeitabhängig ist.

Die Autoren untersuchten Teile von 53 Skeletten mit Liegezeiten zwischen 5 und 2500 Jahren, die pulverisiert und einer sauren Hydrolyse unterzogen wurden. Die dadurch freiwerdenden vorwiegend kollagenogenen Aminosäuren wurden dünnschichtchromatographisch aufgetrennt und mit Isatin- und Ninhydrin-Reagenz nachgewiesen. Die Farbkomplexe von Alanin, Hydroxyprolin, Prolin, Tyrosin und Valin wurden densitometriert und mit Eichkurven verglichen. Nach den Feststellungen von BONTE und Mitarb. (1976) geschieht das Verschwinden des Knochen-Kollagens während der Lagerung so regelmäßig, daß aus der Menge des noch vorhandenen Kollagens, ausgedrückt durch die Konzentration der im Kollagen enthaltenen Aminosäuren, Rückschlüsse auf die Liegezeit des Knochens gezogen werden können. Allerdings ist eine einigermaßen exakte Zeitschätzung erst nach dem 5. Jahrzehnt der Liegezeit möglich, eine weitere Aufgliederung der früheren Liegezeit ist wegen der Streuung der Einzelwerte problematisch. Auch die von den Autoren vorgesehene weitere Absicherung durch Untersuchung größerer Zahlen von frischeren Knochen wird nach unseren Erfahrungen die Streuungsbreite eher noch erhöhen und kaum einigermaßen exakte Aussagen über den Liegezeitraum der ersten Jahrzehnte zulassen.

A. F. RUBESHANSKY (1971) benutzte

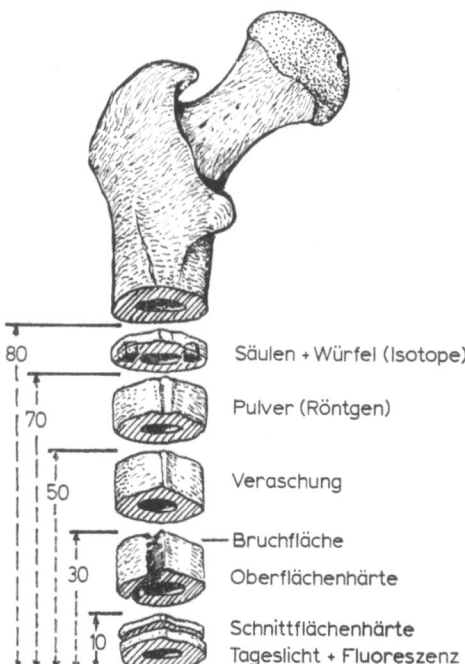

80 — Säulen + Würfel (Isotope)

70 — Pulver (Röntgen)

50 — Veraschung

— Bruchfläche

30 — Oberflächenhärte

— Schnittflächenhärte

10 — Tageslicht + Fluoreszenz

Abb. 23 Darstellung der Entnahmestellen des Knochenmaterials im oberen Drittel des proximalen Femurschaftes (Maßangabe in mm)

neben visuellen Verfahren und der mikroskopischen Untersuchung der Knochen zusätzlich die Emissionsspektralanalyse zur Datierung der Knochenfunde. Er stellte fest, daß eine bestimmte gesetzmäßige Tendenz der Anhäufung einzelner Mikroelemente in Knochengeweben während ihrer Lagerung im Erdboden bestehen soll. Die statistische Auswertung seiner Befunde hat angeblich gezeigt, daß das Alter des Knochengewebes der in einer Zeitspanne von 40 Jahren Verstorbenen nach dem Verhältnis einiger Elemente mit einer Wahrscheinlichkeit von ± 2 bis ± 4 Jahren zu bestimmen ist. In weiteren Versuchen stellte RUBESHANSKY (1971) fest, daß dem Knochen mit der Verlängerung der Lagerungszeit eine Verminderung des Albumins eigen sei (Färbung des Knochengewebealbumins mit Sublimat-Bromphenolblau-Reagens). Das Maß dieser Verminderung

ist aber bei gleicher Lagerungsdauer für die verschiedenen Böden unterschiedlich. Dieses Verfahren soll angeblich die Bestimmung der Beerdigungsdaten für die ersten 40 Jahre nach dem Tod mit einer Wahrscheinlichkeit von ± 2 Jahren erlauben. Als eine weitere Methode, die gute Ergebnisse zeigt, wird das Dekalzinieren von Knochengewebe mittels Anwendung von Ultraschall angegeben.

Unsere Untersuchungen (HUNGER 1967) wurden an 279 zuverlässig datierten, bei Friedhofsverlegungen gewonnenen menschlichen Skeletteilen (Oberschenkelknochen Abb. 23) vorgenommen. Eine Übersicht gibt Tabelle 8. Die verschiedenen Bodenarten haben wir an Hand geologischer Karten und der dazugehörigen Erläuterungen bestimmt und gleichzeitig von den einzelnen Friedhöfen und anderen Fundstätten ergänzend dazu pH-Wert, die Bestimmung von P_2O_5, K_2O und Mg in mg/100 g Boden sowie den Aktivkalk in % angegeben. Als Vergleichsmaterialien mit längerer Liegezeit standen 5 Knochenproben aus Torgau und 2 aus Altenburg zur Verfügung (Liegezeit etwa 150 Jahre). Eine Gruftbestattung aus Dresden mit einem Liegealter von 354 Jahren und ein weiterer 330 Jahre alter Knochenfund wurden aus Vergleichszwecken, obwohl es sich nicht wie in allen anderen Fällen um Erdbestattungen handelt, in die Untersuchungen einbezogen. Frische Vergleichsproben (87 Oberschenkelknochen) von Sektionsfällen ergänzen das Material.

Um zu einer Übersicht der beschriebenen Bodenarten der einzelnen Friedhöfe und Fundstätten zu kommen, werden der pH-Wert und die Bodenart in Tabelle 9 zusammengefaßt:

Bei den Friedhöfen Passendorf und Geiselröhlitz wurden je 2 Erdproben entnommen und untersucht, wobei die an erster Stelle stehende Zahl den pH-Wert von der Grabsohle aus einer Tiefe von

Tabelle 8   Zusammenstellung des exhumierten Knochenmaterials

Fundort	Bodenart	Liegezeit (Lz.) in Jahren							
		0—10	11—20	21—30	31—40	41—50	51—60	61—70	Insgesamt
1. Pa. Passendorf	Auemergel	15	32	23	3	0	0	1	74
2. Go. Gosda	kiesiger Sand	2	17	19	4	1	0	0	43
3. Kay. Kleinkayna	Löß-Schwarzerde	10	24	20	5	0	0	0	59
4. Kö. Königsaue	Löß	3	3	1	3	3	2	1	16
5. Gei. Geiselröhlitz	Löß	0	8	4	0	0	0	0	12
6. St. Stöntzsch	Lößlehm	6	16	12	4	4	3	1	46
7. Gö. Görnitz	Löß und Lößlehm	8	11	9	0	0	1	0	29
	Insgesamt	44	111	88	19	8	6	3	279

8. T. Torgau	1—5 Liegezeit etwa 150 Jahre	Geschiebelehm
9. Al. Altenburg	1 + 2 Liegezeit etwa 150 Jahre	Löß und Lößlehm
10. Dr. Dresden	1 + 2 Liegezeit 354 u. 330 Jahre	Gruftbestattung

Tabelle 9   Übersicht über pH-Werte und Bodenarten der einzelnen Friedhöfe bzw. Fundstätten

Friedhof bzw. Fundstätte	pH-Wert	Bodenart
1. Passendorf	7,5 7,4	Auemergel
2. Gosda	6,2	kiesiger Sand
3. Kleinkayna	7,4	Lößschwarzerde
4. Königsaue	7,6	Löß
5. Geiselröhlitz	7,4 7,4	Löß
6. Stöntzsch	7,4	Lößlehm
7. Görnitz	7,4	Löß und Lößlehm
8. Torgau	6,6 5,8	Geschiebelehm
9. Altenburg	6,8	Löß und Lößlehm

etwa 1,70 m und die an zweiter Stelle stehende dem von der Oberfläche entspricht. Bei der ersten Probe aus den Massengräbern aus der Zeit der Befreiungskriege in Torgau handelt es sich um eine Tiefe von 2,50 m in der Umgebung der Fundstätte, während der pH-Wert der zweiten Erdprobe die Bodenreaktion in unmittelbarer Knochennähe anzeigt. Nur bei dem Sandboden (Gosda) konnten wir schwach saure, bei den übrigen Friedhofsböden bei der Prüfung des pH-Wertes schwach alkalische Reaktionen beobachten. Der schwach saure kiesige Sandboden des Friedhofs Gosda ist als Beispiel für einen zehrenden Boden (RAMANN 1905) anzusehen, was im Verlauf unserer Untersuchungen bei der Überprüfung der noch zu erwähnenden einzelnen morphologischen Merkmale immer wieder festgestellt werden konnte. Der in unserem Einzugsgebiet überwiegende Löß und Lößlehm dagegen ist durch seine Fossilienführung bekannt. So wurden im Löß u. a. starke Röhrenknochen (wohl von Elephas), Zähne und Knochen von Rhinoceros tichorhinus Cuv. und im Lößlehm mehrere Kieferstücke von Equus caballus fossilis gefunden. Auch wir konnten den stark konservierenden Einfluß des Lößes und Lößlehms beobachten. Da der Löß wegen seiner Porosität eine hohe Durchlässigkeit, verbunden mit großer wasserhaltender Kraft, besitzt, kommt es überwiegend zur Fettwachsbildung und zu einer langsameren Zersetzung der organischen Substanz. Den ebenfalls bei unseren Untersuchungen festgestellten Auemergel des Friedhofs Passendorf möchten wir entsprechend der Klassifikation von RAMANN (1905) zu den tätigen Böden rechnen. Interessanterweise konnten wir, wie auch RUBESHANSKY (1962), das bei den Zersetzungsvorgängen im Erdgrab eluierte Phosphat im umgebenden Boden als P_2O_5 nachweisen. Bei den Friedhöfen Geiselröhlitz und Passendorf zeigt sich ebenso wie bei den Fundstätten Torgau in Knochennähe ein wesentlich höherer Wert an P_2O_5 als bei Vergleichsuntersuchungen von der Erdoberfläche der Friedhöfe bzw. der weiteren Umgebung der Fundstätte.

Entsprechend den Erfahrungen von MENDE (1829) und TOLDT (1882) sowie den Ausführungen von BERG (1962) wurden bestimmte, relativ einfach erfaßbare morphologische Merkmale auf ihre Brauchbarkeit bei der Beurteilung der Liegedauer von Skeletteilen unter 100 Jahren untersucht. Es handelt sich dabei um die Prüfung der *Knochenoberfläche* auf:

— Textilreste
— Weichteil- bzw. Mumifikationsreste
— Fettwachsreste
— Defekte
des *Markraumes* auf:
— Mumifikationsrückstände
— Fettwachsreste
der *Kompaktabruchfläche* auf:
— Fettwachsrückstände in den Gefäßkanälen
der *Kompaktaschnittfläche* auf:
— Fettdurchtränkung
— Farberscheinungen bei der Tageslichtbetrachtung
— Qualität der UV-Fluoreszenz.
Weitere Verfahren waren:
— Untersuchung der Knochen auf ihren Veraschungsrückstand
— Bestimmung der Oberflächen- und Schnittflächenhärte
— Röntgendiffraktometrische Untersuchungen
— Untersuchungen mit Radionukliden.

Überblickt man die Befunde in der Reihenfolge der geschilderten Merkmale, so ergibt sich, beginnend mit den *morphologischen Ergebnissen*, folgendes Bild:

Kleidungsreste fanden sich bei Friedhofsbestattungen vorwiegend bis zu einer Liegezeit von 30, auf dem Friedhof Stöntzsch bis zu 35 und auf dem Friedhof Königsaue bis zu 61 Liegejahren. Bei den Exhumierungen in Torgau waren nach 150jähriger Liegezeit ebenfalls noch gut erhaltene Textil- und Lederzeugreste vorhanden, in Altenburg dagegen nicht. Auch unter Berücksichtigung der gut konservierenden Bodenarten der Fundstätten Stöntzsch, Königsaue und Torgau (Löß, Lößlehm und Geschiebelehm) sind die beschriebenen unregelmäßigen Befunde für eine Liegezeitdiagnostik nicht verwertbar. Bei der Gruftbestattung Dresden sahen wir noch nach 354 Jahren Textilreste (Abb. 24, 25).

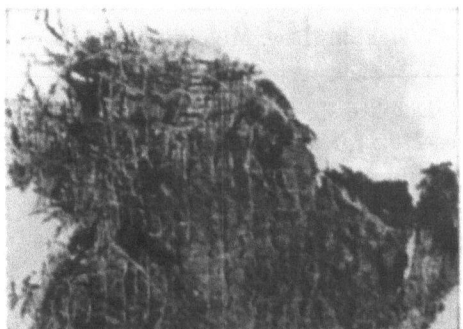

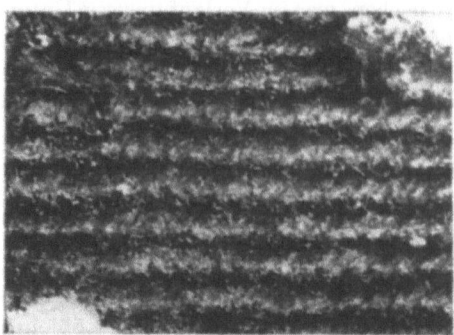

Abb. 24 Textilreste; Fundort Kleinkayna, Liegezeit 29 Jahre

Abb. 25 Textilreste; Fundort Königsaue, Liegezeit 61 Jahre

Abb. 26 Makroskopisch sichtbare Weichteilreste; Fundort Passendorf, Liegezeit 8 Jahre

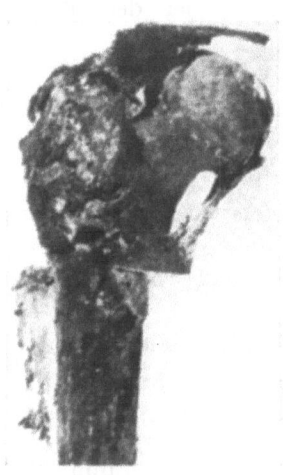 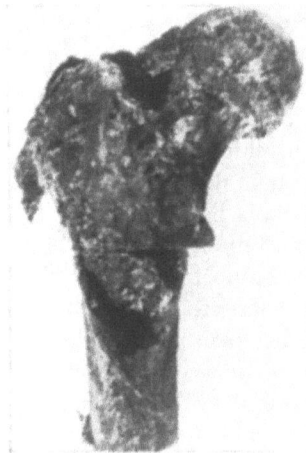

Abb. 27 Makroskopisch sichtbare Weichteilreste; Fundort Passendorf, Liegezeit 13 Jahre

Weichteilreste bzw. deren Mumifikationsrelikte wurden im allgemeinen bei allen untersuchten Knochen des ersten Liegejahrzehnts nachgewiesen, innerhalb des nächsten Liegejahrzehnts war dieser Befund noch bei 70 bis 90% und im dritten Jahrzehnt bei 60 bis 80% der untersuchten Knochen zu erheben. Nach einer Liegezeit von ungefähr 20 Jahren war eine eindeutige Differenzierung der Weichteilspuren am Knochen nur noch mikroskopisch möglich, eine Ausnahme macht der Friedhof Königsaue (Löß), durch dessen auffällig gut konservierende Bodeneigenschaften die Weichteilrelikte noch bis zum 40. und in einem Fall noch bis zum 61. Liegejahr makroskopisch zu erkennen waren. Im Bereich des Friedhofs

Gosda (kiesiger Sand) konnte infolge der größeren Dekompositionsaktivität des Bodens eine schnellere Zerstörung der am Knochen haftenden Weichteilreste innerhalb des zweiten und dritten Liegejahrzehnts beobachtet werden. Da wir aber ein völliges Fehlen von Weichteilrelikten in Ausnahmefällen bereits mit 8 bzw. 14 Jahren Liegezeit feststellten, kann ein negativer Befund nicht als Hinweis auf längere Liegezeit angesehen werden (Abb. 26, 27).

Fettwachsspuren an der *Knochenaußenfläche* waren im ersten Liegejahrzehnt bei allen beurteilten Knochen aus Löß- bzw. Lößlehmboden (Kleinkayna und Görnitz) sichtbar. Die vom Friedhof Passendorf geborgenen Knochen zeigten diesen Befund nur in 80% der Fälle. Im Verlauf

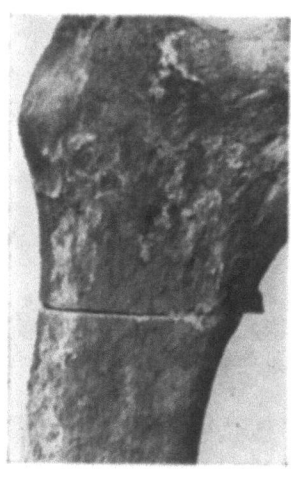

Abb. 28
Oxidähnliche
Fettwachsaus-
blühungen;
Fundort Görnitz,
Liegezeit
28 Jahre

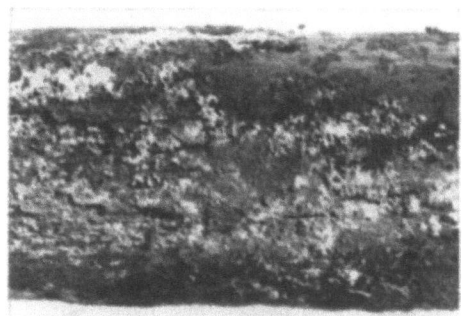

Abb. 29 Fettwachsreste sowie flächenhafte Rißbildungen; Fundort Königsaue, Liegezeit 61 Jahre

der nächsten Liegejahrzehnte war ein eindeutig schnellerer Abbau der Fettwachsspuren an der Knochenoberfläche bei Aufenthalt im Mergel- (Passendorf) und Sandboden (Gosda) zu erkennen, nach etwa 20jähriger Lagerung in diesem Milieu konnten die Fettwachsbestandteile vorwiegend nur noch mikroskopisch gesichert und identifiziert werden. Allerdings wurden auch hierzu Ausnahmen beobachtet. Die aus Löß und Lößlehm stammenden Knochen dagegen zeigten teilweise noch bis zu einer Liegezeit von 50 Jahren makroskopisch deutlich sichtbare Fettwachsspuren, wiederum fiel hierbei der Friedhof Königsaue mit extremen Befunden auf. Ein Fehlen dieses Merkmals erscheint ebenfalls bei der Liegezeitbeurteilung nicht verwertbar, da wir bereits nach 8 bzw. 9 Liegejahren von Fettwachsspuren völlig freie Knochenoberflächen gesehen haben. Mit allem Vorbehalt könnte man sowohl das Vorkommen von Weichteilresten als auch das von Fettwachsspuren an der Knochenoberfläche der Lagerungsperiode unter 50 Jahren zuordnen. Mit Hilfe der gewonnenen Erfahrungswerte bei den einzelnen Bodenarten könnte dann der Versuch einer weiteren Einengung der Zeitspanne, in der das zu bestimmende

Liegealter vermutet wird, gemacht werden (Abb. 28, 29).

Defektbildungen im Sinne von kleinen Rissen und nachfolgenden Abblätterungen der äußersten Kompaktaschichten wurden erstmals mit 9 Liegejahren in kiesigem Sandboden festgestellt (Gosda). Mit einer gewissen Regelmäßigkeit traten diese Befunde vorwiegend im zweiten Jahrzehnt der Lagerung im Erdgrab auf, natürlich in unterschiedlicher Ausprägung entsprechend den jeweiligen Milieuverhältnissen. Auch bei diesem Merkmal fiel die schon erwähnte Dekompositionsaktivität des Sandbodens (Gosda) auf, und so konnten wir im dritten Liegejahrzehnt bei 80% der untersuchten Knochen Risse und Abblätterungen im Oberflächenbereich wahrnehmen, die nach dem 30. Liegejahr flächenhaften Charakter annahmen. Allerdings wies das Material des Friedhofs Stöntzsch (Lößlehm) bis zum 30. Liegejahr ebenfalls in 80% der Fälle Defekte auf, in flächenhafter Ausprägung aber erst nach 50 Jahren Liegezeit wie bei dem Friedhof Königsaue. Da wiederum bei verschiedenen Knochen, u. a. nach 47- und 51jähriger Liegezeit, als Ausnahmen fast völlig unversehrte Oberflächen gefunden wurden, kann aus einem negativen

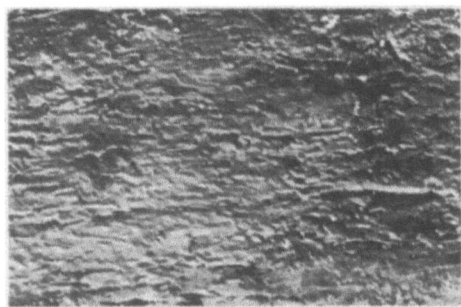

Abb. 30 Zahlreiche Rißbildungen an der Knochenoberfläche; Fundort Gosda, Liegezeit 9 Jahre

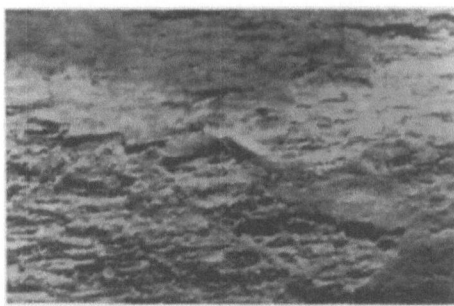

Abb. 31 Filigranähnlich angeordnete Riefung der Knochenoberfläche; Fundort Stöntzsch, Liegezeit 17 Jahre

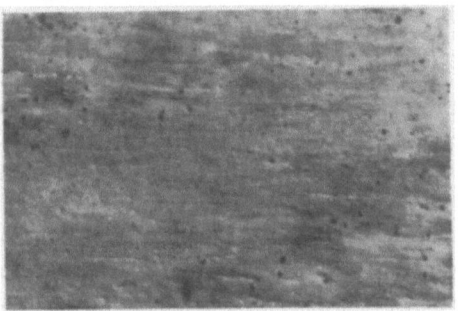

Abb. 32 Fast völlig unversehrte Knochenoberfläche; Fundort Königsaue, Liegezeit 51 Jahre

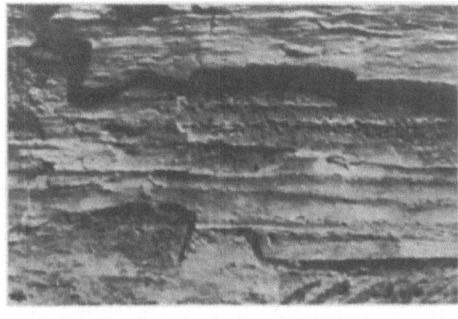

Abb. 33 Stufenförmig angeordnete Abblätterung der Kompakta; Fundort Torgau, Liegezeit 150 Jahre

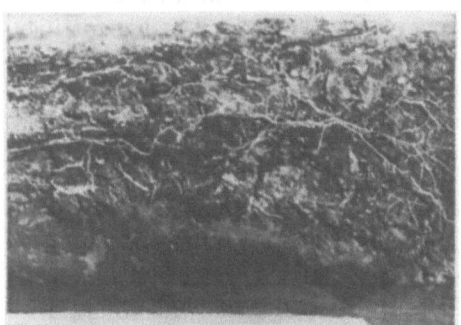

Abb. 34 In die Knochenoberfläche eingewachsene Wurzeln; Fundort Geiselröhlitz, Liegezeit 18 Jahre

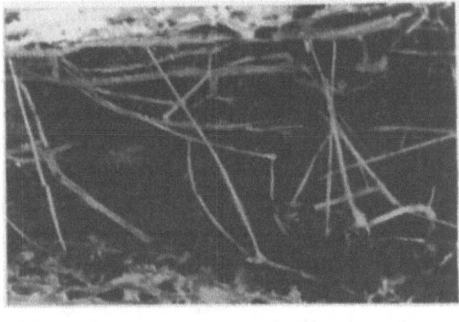

Abb. 35 In den Markraum eingewachsene Wurzeln; Fundort Gosda, Liegezeit 19 Jahre

Befund nicht auf eine kurze Liegezeit geschlossen werden. So wurden z. B. auch bei den aus der Fundstätte Altenburg stammenden Knochen mit 150jähriger Liegezeit, im Gegensatz zu den teilweise stärker rarefizierten Knochen aus

Torgau, weitgehend unversehrte Oberflächen beobachtet (Abb. 30 bis 35).

Mumifikationsrückstände des Knochenmarkes wurden in den *Markhöhlen* der von den Friedhöfen Stöntzsch und Königsaue (Lößlehm und Löß) stammen-

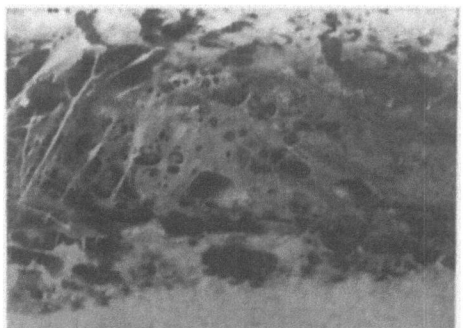

Abb. 36 Von Mumifikationsrelikten und Fettwachs freie Markhöhle; Fundort Königsaue, Liegezeit 15 Jahre

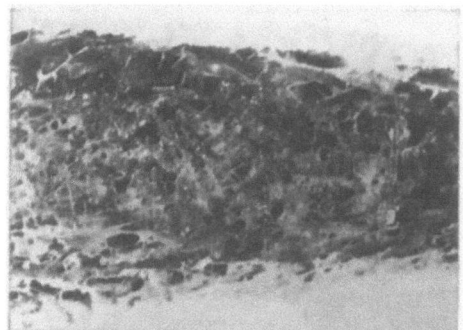

Abb. 37 Makroskopisch sichtbare Mumifikationsrelikte in der Markhöhle; Fundort Görnitz, Liegezeit 29 Jahre

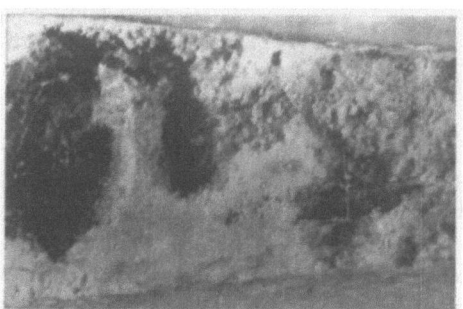

Abb. 38 Ausfüllung der Markhöhle mit Fettwachs; Fundort Görnitz, Liegezeit 6 Jahre

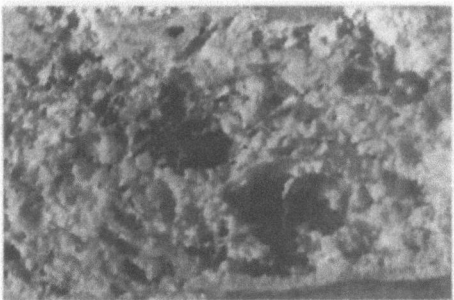

Abb. 39 Ausfüllung der Markhöhle mit Fettwachs; Fundort Passendorf; Liegezeit 30 Jahre

den Knochen makroskopisch noch bis zum 50. Liegejahr nachgewiesen. Die diesbezüglichen Befunde der übrigen von den verschiedenen Friedhöfen geborgenen Knochen lassen nur eine Verteilung bis zum dritten Liegejahrzehnt erkennen. Allerdings haben wir bereits von Mumifikationsrückständen freie Markhöhlen nach 6- bzw. 15jähriger Liegezeit gesehen, so daß der negative Befund wiederum keine Aussage zur Liegezeit zuläßt. Andererseits kann das Vorhandensein dieses Merkmals eine Einordnung des Knochens in die Lagerungsperiode unter 50 Jahre, natürlich unter Berücksichtigung aller weiteren Befunde, ermöglichen (Abb. 36, 37).

Fettwachsreste des Knochenmarkes *in den Markhöhlen* konnten makroskopisch wiederum bei den Knochen der Friedhöfe Stöntzsch und Königsaue am längsten beobachtet werden (bis zum 60. Liegejahr). Auch hierbei dürfte es sich um den besonders gut konservierenden Einfluß des Lößes und Lößlehms handeln, der bereits auch bei der Untersuchung anderer Merkmale immer wieder auffiel. Bei den übrigen Friedhofsknochen konnten wir makroskopisch das Vorkommen von Fettwachsrelikten in den Markhöhlen nur bis zum dritten Liegejahrzehnt feststellen. Die bezüglich des Liegealters jüngsten, von Fettwachs freien Knochen lagen 7 bzw. 9 Jahre. In Analogie zu den Ausführungen bei den Mumifikationsrückständen in der Markhöhle kann deshalb auch hier nur der positive Befund gewertet werden (Abb. 38, 39).

Fettwachsrelikte in den Gefäßkanälen der Kompakta wurden makroskopisch

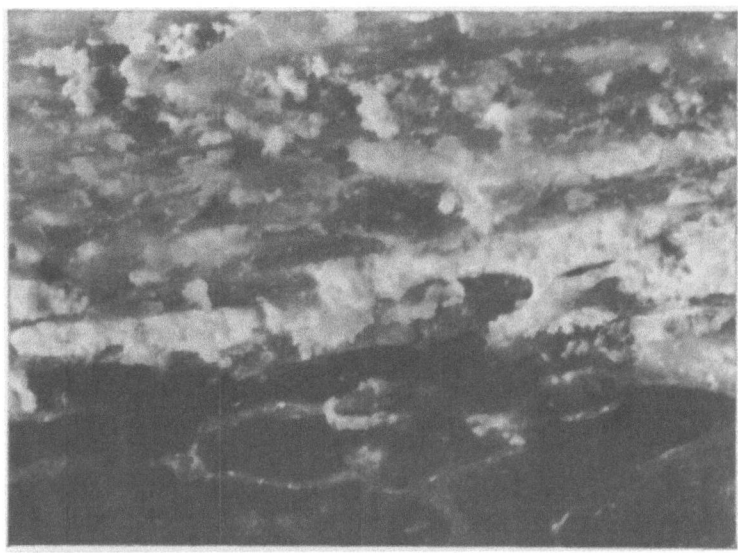

Abb. 40
Makroskopisch
sichtbare Fett-
wachsrückstände
in den Gefäßkanälen
der Kompakta;
Fundort Görnitz,
Liegezeit 10 Jahre

noch bis zum 60. Liegejahr (Friedhöfe Stöntzsch und Königsaue) gefunden. Positive Befunde überhaupt waren makroskopisch bei 273 Knochen unseres Materials zu erheben. 3 Knochen wiesen nach einer Liegezeit von 29, 37 und 70 (!) Jahren nur noch mikroskopisch erkennbare Fettwachsbestandteile in den Gefäßkanälen auf. Da unser Material für die Liegezeit über 60 Jahre im Erdgrab nur wenige Fälle bietet, können wir keine definitive Aussage darüber machen, ob Fettwachsrelikte jenseits dieses Zeitpunktes noch mikroskopisch nachzuweisen sind. Allerdings stützt die Beobachtung von noch eben erkennbaren Fettwachsspuren in den Gefäßkanälen der Kompakta von unseren 150 Jahre im Erdgrab gelegenen Knochen aus Altenburg und Torgau unsere Auffassung, daß dies der Fall sein dürfte. Bei lediglich 3 Knochen unseres Materials (Liegezeit 10, 18 und 43 Jahre) waren keine Fettwachsbestandteile mehr in den Gefäßkanälen der Kompaktabruchflächen zu sichern. Übereinstimmend mit den von BERG (1962) veröffentlichten Ergebnissen möchten wir feststellen, daß *diesem* Merkmal wohl innerhalb der gesamten morphologischen Un-

tersuchungsreihe die *größte Bedeutung* zukommt. Ein deutlicher makroskopischer Befund würde also für eine Liegezeit unter 60 Jahren, das makroskopische Fehlen für eine Liegezeit über 60 Jahre sprechen. Ein mikroskopischer Befund in den HAVERSschen Kanälen könnte mit einer gewissen Wahrscheinlichkeit den Liegezeitraum zwischen 60 und 150 Jahren charakterisieren. Die Anwendung dieser Ergebnisse für die Liegezeitbestimmung kann selbstverständlich nur unter der Voraussetzung annähernd vergleichbarer Lagerungsbedingungen erfolgen (Abb. 40).

Eine *völlige Fettdurchtränkung der Knochenschnittfläche* trat bei unserem Material frühestens mit 6 Liegejahren auf, ziemlich regelmäßig und stark dann im zweiten Liegejahrzehnt und entsprechend unterschiedlich ausgeprägt bei den einzelnen Friedhöfen bis maximal zum vierten Liegejahrzehnt. Etwa noch 10 Jahre länger konnten wir fleck- und ringförmige Spuren der Fettdurchtränkung auf der Knochenschnittfläche nachweisen. Da wir aber bereits wiederum an verschiedenen Knochen mit 10- bzw. 15jähriger Liegezeit fettfreie Schnittflächen fest-

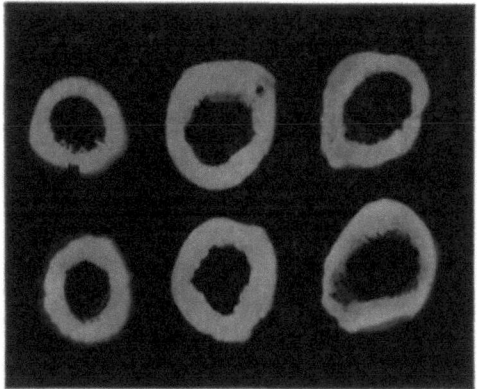

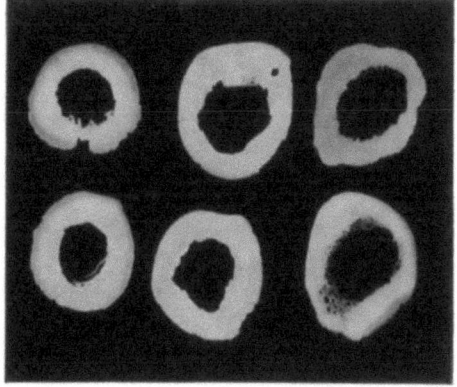

Abb. 41 Proben exhumierter Knochen unterschiedlicher Liegezeit; Aufnahme bei UV-Licht, obere Reihe: Fundorte Torgau, Liegezeit 150 Jahre; Altenburg, Liegezeit 150 Jahre; Dresden, Liegezeit 354 Jahre; untere Reihe: Torgau, Liegezeit 150 Jahre; Altenburg, Liegezeit 150 Jahre; Dresden, Liegezeit 330 Jahre

Abb. 42 Proben exhumierter Knochen unterschiedlicher Liegezeit; Aufnahme bei Tageslicht, obere Reihe: Fundorte Torgau, Liegezeit 150 Jahre; Altenburg, Liegezeit 150 Jahre; Dresden, Liegezeit 354 Jahre; untere Reihe: Torgau, Liegezeit 150 Jahre; Altenburg, Liegezeit 150 Jahre; Dresden, Liegezeit 330 Jahre

stellen mußten, kommt einem negativen Befund (Fehlen dieses Merkmals) keine Bedeutung für die Liegezeitdiagnostik zu. Eine völlige Fettdurchtränkung der Knochenschnittfläche spricht nach unseren Erfahrungen für einen Liegezeitraum unter 40 Jahren, wobei unter Umständen bei vergleichbaren Milieuverhältnissen eine weitere Einengung der Liegezeitspanne erfolgen kann.

Zum besseren Überblick über die bisher diskutierten morphologischen Befunde seien diese im folgenden nochmals in Form einer Tabelle zusammengefaßt (Tab. 10).

Die Farberscheinungen an der Knochenschnittfläche hängen weitgehend mit der Fettdurchtränkung des Knochens zusammen, mit der in den uns interessierenden Zeiträumen immer zu rechnen ist. Die vorwiegend beobachteten Farbtöne schwanken zwischen grau-gelblich bis gelblich-grünlich. Nach einer Liegezeit von 25 bis 30 Jahren wurden bei einzelnen Knochen beginnende grau-bräunliche oder gelblich-bräunliche Verfärbungen im Bereich des Innen- bzw. Außenrandes

festgestellt. Im weiteren Verlauf der Dekompositionsvorgänge in den folgenden Liegejahrzehnten kommt es dann zu deutlichen Ausbildungen einer braunen Randzone (s. Abb. 42). Unterschiedliche Farbspuren im Bereich der äußeren Randzone können bei längerer Liegezeit Ausdruck einer von peripher vordringenden Stoffeinwanderung aus dem Boden sein.

Bei der Prüfung der *Ultraviolett-Fluoreszenz an den Knochenschnittflächen* stellten wir im Gegensatz zu den von NECKERMANN (1950) formulierten Kriterien fest, daß bei der Mehrzahl der von uns untersuchten Knochen bis zum 7. Liegejahrzehnt im Erdboden eine wohl in der Intensität unterschiedliche, aber ansonsten vorwiegend bläulich-violette Fluoreszenz vorkommt. Ebenso wie BERG (1964) möchten wir daher beim Vorhandensein einer zusammenhängenden bläulich-violetten Fluoreszenz im Gesamtbereich der Kompakta nur den Hinweis auf eine Liegezeit unter 100 Jahren in der Erde ableiten. Eine nähere Datierung von Knochenfunden innerhalb des erwähnten Liegezeitraumes scheint uns nicht mög-

6*

Tabelle 10   Vorkommen morphologischer Befunde während der Lagerungsperiode unter 50 Jahren

Liegezeit in Jahren	Knochenoberfläche				Knochenschnittfläche	Markhöhle		Kompaktabruchfläche
	Kleidungsreste	Weichteilreste	Fettwachsreste	Defekte	Völlige Fettdurchtränkung	Mumifikationsrelikte	Fettwachsrelikte	Fettwachsrelikte
0—10	makroskopisch vorhanden	makroskopisch vorhanden	makroskopisch vorhanden	nicht vorhanden	nicht vorhanden teilw. ab 6 J.	makroskopisch vorhanden	makroskopisch voranden	makroskopisch vorhanden
11—20				beginnend mikro- und makroskopisch	regelmäßig und stark			
21—30	nur noch im Löß	nur noch im Löß und Lößlehm	nur noch im Löß und Lößlehm	mit gewisser Regelmäßigkeit vorhanden	nur noch im Löß und Lößlehm			
31—40	noch im Lößlehm					nur noch im Löß und Lößlehm	nur noch im Löß und Lößlehm	
41—50								nur noch im Löß und Lößlehm
51—60	und Löß vorhanden			vorwiegend flächenhaft ausgeprägt				
61—70								

lich. Nach wie vor aber bleibt die Brauchbarkeit der Methode zur Differenzierung von längere Liegezeiten aufweisenden Knochen gegenüber jüngeren Funden unbestritten. Diese Meinung deckt sich mit den Ergebnissen der von HARSÁNYI und LEISZTNER (1969) durchgeführten Untersuchungen des Fotolumineszenz-Emissionsspektrums an 12 unterschiedliche Liegezeiten aufweisenden Knochen. Die Autoren kommen zu der Schlußfolgerung, daß auch diese Methode innerhalb des uns interessierenden Liegezeitraumes keine genauere Datierung zuläßt (Abb. 41, 42).

Tabelle 11 Ergebnisse der Knochenveraschung

Herkunft	Bodenart	Anzahl	Liegezeit in Jahren	Lebensalter			Veraschung		
				$\bar{x}$	s	$s_{\bar{x}}$	$\bar{x}$	s	$s_{\bar{x}}$
1. Pa.	Auemergel	15	0—10	71	15	4	59,7	5,4	1,4
		32	11—20	66	17	3	62,2	2,0	0,4
		23	21—30	58	21	4	63,8	2,6	5,0
2. Go.	kiesiger Sand	15	11—20	68	17	4	62,8	3,2	0,8
		18	21—30	60	18	4	63,6	1,0	0,2
3. Kay.	Löß-	10	0—10	64	10	3	62,5	3,0	1,0
	schwarzerde	24	11—20	65	18	4	62,5	2,7	0,6
		20	21—30	64	14	3	63,3	1,2	0,3
		5	31—40	68	20	9	63,7	1,8	0,8
4. St.	Lößlehm	6	0—10	56	25	10	59,5	12,6	5,6
		16	11—20	63	12	4	60,1	7,6	2,2
		12	21—30	65	17	4	63,3	0,8	0,2
5. Gö.	Löß und	8	0—10	68	23	8	58,2	11,0	3,9
	Lößlehm	11	11—20	64	12	4	62,7	1,4	0,4
		9	21—30	67	10	3	63,4	1,2	0,4
6. Frische Knochen (männl.)	entf.	43	entf.	58	23	3	59,3	2,8	0,4
7. Frische Knochen (weibl.)	entf.	36	entf.	60	22	4	58,2	3,1	0,5
8. T.	Geschiebe- lehm	5	etwa 150	———			66,5	1,2	0,5
9. Al.	Löß und Lößlehm	2	etwa 150	———			67,8* 68,2*		
10. Dr.	Gruft- bestattung	2	354 u. 330	——— ———			66,8* 65,9*		

Die mit * versehenen Zahlen stellen keine Mittel- sondern Einzelwerte dar.

Untersuchung der Knochen auf ihren Veraschungsrückstand

Die Untersuchungen wurden wie folgt durchgeführt:

Etwa 20 g über Phosphorpentoxid 7 Tage lang im Exsikkator getrocknetes Knochenmaterial wurde auf einer Analysenwaage in Platinschalen eingewogen und in einem elektrischen Muffelofen bei 800 °C 2 Stunden lang verascht. Der Veraschungsrückstand wurde auf der Analysenwaage zurückgewogen und die erhaltenen Werte in Prozent angegeben. Über die Mittelwerte der bei der beschriebenen Untersuchungsmethode erzielten Ergebnisse, die nach jeweils ein Jahrzehnt umfassenden Liegezeitgruppen und Friedhöfen geordnet sind, unterrichtet Tabelle 11. Liegezeitklassen bis zu 4 Knochen wurden im Interesse der statistischen Sicherheit bei dieser Übersicht nicht berücksichtigt; aus diesem Grund entfallen die Knochen der Friedhöfe Geiselröhlitz und Königsaue in der Beurteilung.

Die bei der Untersuchung der Knochen auf ihren Veraschungsrückstand erhaltenen Ergebnisse (Mittelwerte) sind aus der Tabelle 11 ersichtlich. Die Überprüfung aller Einzelwerte mit Hilfe des Trendtests von Cox und STUART ergab einen positiven Trend bei den Friedhöfen Passendorf und Görnitz mit 10%, bei Stöntzsch sogar mit nur 1% Irrtumswahrscheinlichkeit (IW). Mit längerer Liegezeit im Erdgrab (über 150 Jahre) dürfte sich der Gehalt an flüchtigen Bestandteilen weiter verringern und sich damit der relative Gehalt an Ascherückständen erhöhen, was zugleich eine zunehmende Sicherheit des schon jetzt, innerhalb der Lagerungsperiode bis zu 30 Jahren, bei einigen Friedhöfen positiven Trends bedeuten würde. Diese Hypothese kann durch die von ZIEGELMAYER (1963) angegebenen Werte, die er bei der

Veraschung von 5 mehr als 1000 Jahre alten Knochenproben erhielt, gestützt werden. Im Mittel liegt der relative Gehalt an Ascherückständen etwa um 10% höher als bei den durch uns festgestellten Ergebnissen.

Bei der Veraschung von subfossilem Material (9 Oberschenkelknochen mit einem Liegealter von etwa 5000 Jahren) lag der relative Gehalt an Ascherückständen etwa um 17% höher als bei den Ergebnissen von Knochenproben mit einer Liegezeit bis zu 30 Jahren im Erdgrab.

Wir haben (HUNGER und Mitarb. 1971) diese Untersuchungsmethode für die Datierung sowohl von rezentem als auch subfossilem Material zusätzlich empfohlen.

KISZELY und DAVID (1969) berichteten über *derivatographische Untersuchungen* an 5 subfossilen Knochen zum Zwecke der Liegezeitbestimmung. Auf unsere Anregung hat ROCKEL (1978) versucht, mit Hilfe dieser relativ aufwendigen Untersuchungstechnik durch die weitere Differenzierung der gesamten flüchtigen Bestandteile Veränderungen in Abhängigkeit von der Liegezeit zu erfassen. Er benutzte dabei eine als «Derivatograph» bezeichnete komplexe thermische Analysevorrichtung, welche die Temperatur (T), Wärmegehalts- und Gewichtsänderung (DTA und TG) sowie die Geschwindigkeit der Gewichtsänderung (DTG) der Substanz mit nur einer Untersuchung gleichzeitig registriert. Insgesamt wurden 92 zuverlässig datierte Knochen (Pulver) untersucht, davon wurden 5 frische, ein 92 und drei 150 Jahre inhumierte sowie 6 subfossile Knochen als Vergleichsmaterial mitgeführt. Aus dem Verlauf der einzelnen Kurven der Abbildung 43 ist ersichtlich, daß sich die thermische Zersetzung des Knochens bis maximal 900 °C erstreckt und in zwei aufeinander folgenden, gut abgrenzbaren Prozessen

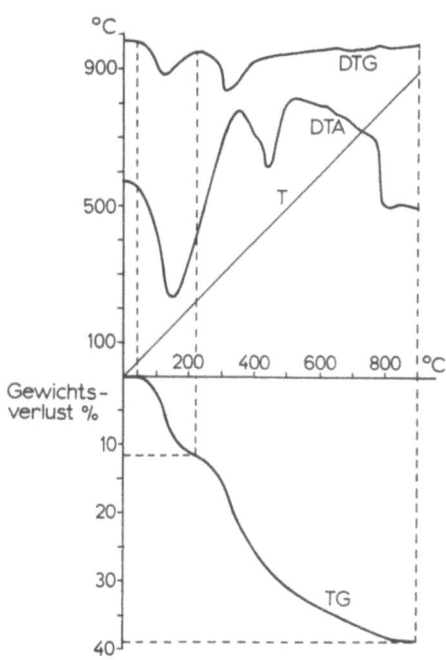

Abb. 43 Derivatogramm eines frischen Knochens (Femur)

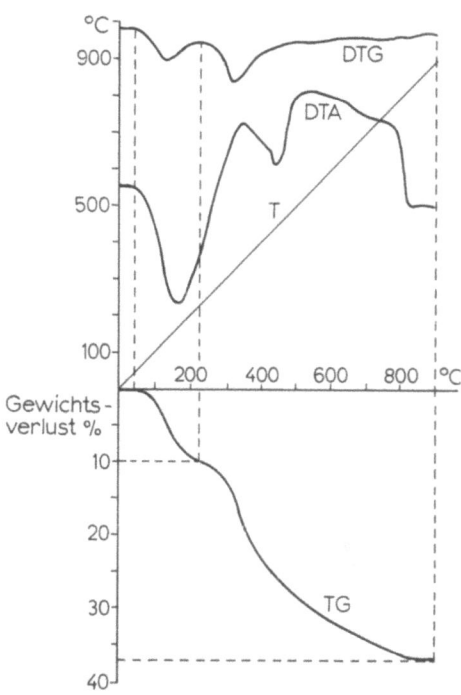

Abb. 44 Derivatogramm eines Knochens (Liegezeit 51 Jahre)

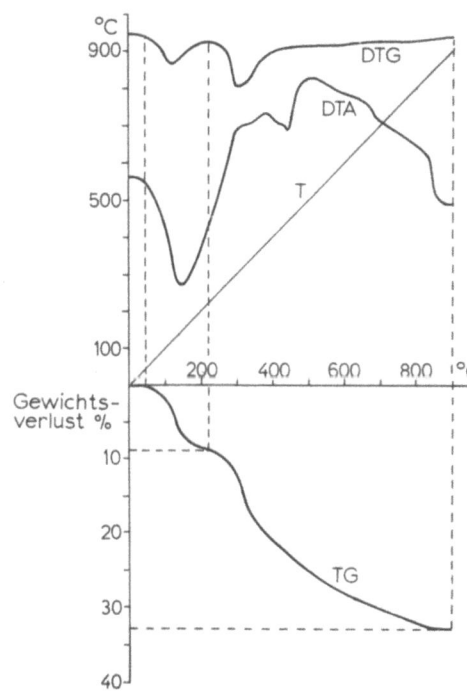

Abb. 45 Derivatogramm eines Knochens (Liegezeit 150 Jahre)

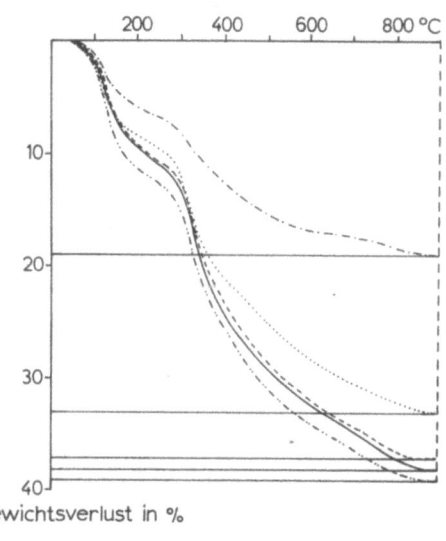

Gewichtsverlust in %

Abb. 46 Darstellung des TG-Kurvenverlaufs von fünf Knochen unterschiedlicher Liegezeit. — .. —frisch; ———— Liegezeit 20 Jahre; — — — Liegezeit 51 Jahre; ..... Liegezeit 150 Jahre; —. —. Liegezeit etwa 4000 Jahre

abläuft. Der erste Prozeß beginnt bei 40 °C, erreicht seine größte Geschwindigkeit um 120 °C und endet bei 220 °C. Auf der TG-Kurve geht er mit Gewichtsverlust einher und ist Ausdruck der Entfernung des im Knochen physikalisch gebundenen Wassers. Dieser Vorgang des Wasserentzugs wird auf der DTA-Kurve durch das bei 120 °C in endothermer Richtung liegende Maximum gekennzeichnet. Der sich anschließende zweite Prozeß hat seine maximale Geschwindigkeit um 310 °C und führt, bedingt durch die Verbrennung organischer Substanz (exothermer Effekt auf der DTA-Kurve) wiederum zu Gewichtsverlust (TG-Kurve). Bei etwa 900 °C stellte sich schließlich auf allen Kurven ein Gleichgewicht ein. Dieses wird auf der DTA-Kurve bereits bei 816 °C (Mittelwert aus allen Messungen) erreicht. Bei dieser Temperatur dürfte also die Knochenverbrennung vollständig sein.

Alle 92 untersuchten Knochenproben ergaben ein für Knochenmaterial charakteristisches Derivatogramm.

Während die Effekte im DTA- und DTG-Kurvenverlauf, wie die Abbildungen 44 und 45 zeigen, durchweg ähnlich sind und keine eindeutigen Beziehungen in Abhängigkeit von der Liegezeit erkennen lassen, kommen auf der TG-Kurve deutliche Unterschiede, bedingt durch die Verringerung der flüchtigen Bestandteile im Knochen mit zunehmender Inhumationszeit zum Ausdruck (Abb. 46). Wie bereits erwähnt, stützt sich die Aussage zur Liegezeitdauer bei den derivatographischen Untersuchungen im wesentlichen auf den thermogravimetrischen Teil der Analyse und stellt letztlich eine mit relativ großem Aufwand verbundene abgewandelte Form der von uns durchgeführten Methode der Knochenveraschung dar.

Trotz unterschiedlicher Versuchsbedingungen stimmen die Ergebnisse aus beiden Methoden in bezug auf den Veraschungsrückstand fast vollständig überein.

In den Tabellen 12 und 13 sind die Mittelwerte der Meßergebnisse nach jeweils 10 bzw. 25 Jahre umfassenden Liegezeitgruppen zusammengefaßt.

Überblickt man die von ROCKEL ermittelten Werte, so muß man feststellen, daß innerhalb des den Gerichtsmediziner interessierenden Liegezeitraumes keine sicheren Unterschiede erkennbar sind. Diese werden erst nach einer Liegezeit von 150 Jahren und länger signifikant; die derivatographische Untersuchung menschlicher Knochen zur Bestimmung der Liegezeit kann in Übereinstimmung mit KISZELY und DAVID (1969) dagegen für die Datierung subfossiler Knochen empfohlen werden. Nach wie vor halten wir aber an unserem Vorschlag, die einfache Methode der Knochenveraschung als Sicherheitsfaktor zur Liegezeitbestimmung rezenter und subfossiler Knochen einzusetzen, fest. Für den Gutachter wird der erhaltene Wert unter Berücksichtigung unserer Ergebnisse und der Milieuverhältnisse zumindest einen gewissen Hinweis auf die mögliche Liegezeit geben können und gröbere Irrtümer ausschließen helfen.

Bestimmung der Oberflächen- und Schnittflächenhärte der Knochen

Die Härtebestimmungen wurden mit dem HÖPPLER-Konsistometer (1951) vom VEB Prüfgerätewerk Medingen an Röhrenknochen (Femora) durchgeführt (Meßeinrichtung IV). Diese Meßeinrichtung dient zur Bestimmung des Kegelfließpunktes (Härte).

Der Fließpunkt F_p ist dann durch nachfolgende Gleichung gegeben:

$$F_p = \frac{G}{F} = \frac{4 \cdot G}{s^2 \cdot \pi}$$

Tabelle 12 Meßergebnisse der derivatographischen Untersuchungen (Liegezeitgruppen von 10 J.)

Lfd. Nr.	Herkunft	Anzahl	Liegezeit in Jahren	Geschlecht		Lebensalter in Jahren			1. Prozeß (H₂O-Verlust) in %			2. Prozeß (Substanzverlust von 220—900 °C) in %			Veraschungs-rückstand in %		
				♀	♂	$\bar{x}$	s	$s_{\bar{x}}$	$\bar{x}$	s	$s_{\bar{x}}$	$\bar{x}$	s	$s_{\bar{x}}$	$\bar{x}$	s	$s_{\bar{x}}$
1—5	frisch	5	—	1	4	37	32	14	12,1	0,6	0,3	28,2	1,3	0,6	59,6	1,7	0,8
6—15	G., Ha., Ka., St.	10	0—10	—	10	58	12	4	9,8	0,4	0,1	28,6	0,9	0,3	61,7	0,9	0,3
16—33	Ge., Ka., Kö., Of., St.	18	11—20	—	18	49	14	3	10,2	0,6	0,1	28,1	0,5	0,1	61,8	0,8	0,2
34—45	Ka., Pa., St., To.	12	21—30	—	12	61	15	4	9,8	0,3	0,1	27,9	0,5	0,1	62,3	0,5	0,2
46—52	Ka., Kö., St., Sw., To.,	7	31—40	1	6	72	9	3	10,1	0,4	0,2	27,6	0,2	0,1	62,3	0,3	0,1
53—59	St., To.	7	41—50	—	7	60	6	2	10,1	0,5	0,1	27,4	0,8	0,3	62,5	1,1	0,4
60—69	Gö., Kö., St., Sw., To.	10	51—60	6	4	59	14	4	9,8	0,4	0,1	27,6	0,9	0,3	62,6	0,9	0,3
70—74	Ha., Kö., St., Sw., To.	5	61—70	3	2	40	17	8	9,5	0,6	0,3	27,8	0,9	0,4	62,7	0,8	0,4

Fortsetzung von Tabelle 12

Lfd. Nr.	Herkunft	Anzahl	Liegezeit in Jahren	Geschlecht ♀	Geschlecht ♂	Lebensalter $\bar{x}$	Lebensalter s	Lebensalter $s_{\bar{x}}$	1. Prozeß $\bar{x}$	1. Prozeß s	1. Prozeß $s_{\bar{x}}$	2. Prozeß $\bar{x}$	2. Prozeß s	2. Prozeß $s_{\bar{x}}$	Verasch. $\bar{x}$	Verasch. s	Verasch. $s_{\bar{x}}$
75—82	Sw., To.	8	71—80	—	—	—	—	—	9,7	0,2	0,1	27,2	0,7	0,3	63,1	0,7	0,3
83	Na.	1	92	—	—	56	—	—	9,7	—	—	27,0	—	—	63,3	—	—
84—86	Al.	3	etwa 150	—	—	—	—	—	9,3	0,5	0,3	24,7	0,4	0,3	66,0	0,8	0,5
87—92	Qu., Dr.	6	4000—5000	—	—	—	—	—	6,7	0,8	0,3	12,7	1,9	0,8	80,6	2,4	1,0

Tabelle 13 Meßergebnisse der derivatographischen Untersuchungen (Liegezeitgruppen von 25 J.)

Lfd. Nr.	Herkunft	Anzahl	Liegezeit in Jahren	Geschlecht ♀	Geschlecht ♂	Lebensalter in Jahren $\bar{x}$	s	$s_{\bar{x}}$	1. Prozeß (H_2O-Verlust) in % $\bar{x}$	s	$s_{\bar{x}}$	2. Prozeß (Substanzverlust von 220—900 °C) in % $\bar{x}$	s	$s_{\bar{x}}$	Veraschungsrückstand in % $\bar{x}$	s	$s_{\bar{x}}$
6—37	Ge., Gö., Ha., Ka., Kö., Of., St.	32	0—25	—	32	54	14	2	10,0	0,6	0,1	28,2	0,7	0,1	61,8	0,8	0,1
38—59	Ka., Kö., Pa., St., Sw., To.	22	26—50	1	21	63	13	3	10,0	0,4	0,1	27,6	0,6	0,1	62,4	0,7	0,2
60—76	Gö., Ha., Kö., St., Sw., To.	17	51—75	10	7	54	16	4	9,7	0,4	0,1	27,7	0,9	0,2	62,6	0,8	0,2

Tabelle 14 Ergebnisse der Härtebestimmung

Fundort	Bodenart	Anzahl	Liegezeit in Jahren	Lebensalter			Oberflächenhärte			Querschnittshärte		
				$\bar{x}$	s	$s_{\bar{x}}$	$\bar{x}$	s	$s_{\bar{x}}$	$\bar{x}$	s	$s_{\bar{x}}$
1. Pa.	Auemergel	15	0—10	71	15	4	7980	1340	350	15320	2830	780
		32	11—20	66	17	3	8170	2190	380	14820	2250	400
		23	21—30	58	21	4	8020	2440	510	15570	1820	400
2. Go.	kiesiger Sand	15	11—20	68	17	4	8270	2100	540	10190	1320	330
		17	21—30	60	18	4	5500	2050	500	10400	2010	460
3. Kay.	Lößschwarzerde	10	0—10	64	10	3	9770	1960	620	13700	2470	780
		24	11—20	65	18	4	8160	2910	590	12760	1380	280
		20	21—30	64	14	3	7180	1610	360	13630	1440	320
		5	31—40	68	20	9	6360	910	410	13280	1750	780
4. St.	Lößlehm	6	0—10	56	25	10	8880	2320	950	11780	845	350
		16	11—20	63	12	4	8320	1790	520	11950	2030	590
		12	21—30	65	17	4	7240	2700	650	11710	1680	410
5. Gö.	Löß und Lößlehm	8	0—10	68	23	8	9220	1720	610	12030	1180	420
		11	11—20	64	12	4	7310	2440	740	12130	2170	650
		7	21—30	67	10	3	7130	1930	730	12810	2010	670
6. Frische Knochen (männl.)	entf.	29	entf.	58	23	3	8480	1250	230	13480	2380	660
7. Frische Knochen (weibl.)	entf.	entf.	entf.		entf.			entf.			entf.	
8. T.	Geschiebelehm	5	etwa 150		entf.		3380	2020	900	12900	870	440
9. Al.	Löß und Lößlehm	2	etwa 150		entf.		10080*			11200*		
							9300*			10400*		
10. Dr.	Gruftbestattung	2	354		entf.		1030*			10400*		
			330				880*			12400*		

Die mit * versehenen Zahlen stellen keine Mittel- sondern Einzelwerte dar.

F_p = Kegelfließpunkt in kp/cm²

G = Belastung in kp

F = Basisfläche des eingedrungenen Kegels in cm²

s = Eindringtiefe in cm

Die Messungen erfolgten bei Zimmertemperatur, einer Be- und Entlastungsdauer von je 1 Minute und wurden jeweils an 5 verschiedenen Stellen der Knochenoberfläche (stets am höchsten Punkt der Konvexität) und der Knochenschnittfläche (in Kompaktamitte) durchgeführt. Die so erzielten Ergebnisse wurden gemittelt und der Eindringtiefe dann jeweils die Spitzenkorrektur von 0,2 mm zugerechnet. Mit der bereits erwähnten Formel wurde dann der Kegelfließpunkt in kp/cm² bestimmt (Tab. 14).

Die statistische Überprüfung der bei der Messung der Oberflächen- und Schnittflächenhärte gewonnenen Werte ergab, wie erwartet, lediglich bei den in dem ausgesprochen dekompositionsaktiven Sandboden des Friedhofs Gosda lagernden Knochen bei der Bestimmung der *Oberflächenhärte* einen positiven Trend (1% IW). Die bei den Knochen des Friedhofs Gosda stärker und frühzeitiger als bei allen anderen Friedhöfen beobachteten Oberflächendefekte fielen ja bereits im Verlauf der morphologischen Untersuchungen auf. Unter Berücksichtigung der recht erheblichen Streuung unserer Mittelwerte bei der Oberflächenhärte innerhalb des Liegezeitraumes von 0 bis 30 Jahren im Erdgrab sowie der Mittelwerte der frischen Knochen halten wir diese Methode für unsere Bestimmungen (Liegezeit 0 bis 30 Jahre) für nicht geeignet. Sie könnte höchstens zusätzlich Anwendung finden, wenn es sich wie bei den Knochen aus Gosda um solche handelt, die aus sehr aktivem Boden stammen. Für eine Liegezeitbestimmung an länger lagernden Knochen (s. Torgau) dagegen kann diese Methode unter der Voraussetzung, daß der Abbau an den äußeren Grundlamellen der Röhrenknochen beginnt und nach innen fortschreitet (makroskopische bzw. mikroskopische Kontrolle), durchaus herangezogen werden. Sollte jedoch eine andere Abbauform (wie z.B. bei den Altenburger Knochen) vorherrschen, so kann es bei der Bestimmung der Oberflächenhärte leicht zu einem Ergebnis kommen, das dem Meßwert rezenter Knochen ähnelt. Die gleichzeitig erfolgte Ermittlung der *Schnittflächenhärte* der Knochen ergab, wie an den tabellarisch zusammengefaßten Mittelwerten und ihren Streuungen ersichtlich, keine für eine Liegezeitbestimmung verwertbaren Resultate.

Röntgendiffraktometrische Untersuchungen

Neben der Anwendung von Röntgenstrahlen zur Untersuchung des Aufbaus eines Körpers im makroskopischen oder mikroskopischen Bereich sind mit ihrer Hilfe auch Aussagen über die atomistische Konstitution der Stoffe, die sogenannte Feinstruktur, zu machen. Durch Beugungsversuche gelingt es, die gegenseitige räumliche und metrische Anordnung der Atome in Molekülen, Kristallen, Flüssigkeiten und Gasen zu bestimmen. Die an kristallisierten Substanzen entstehenden Röntgeninterferenzen gestatten es auch, die das Beugungsdiagramm erzeugenden Kristallarten zu identifizieren. Es ist so möglich, Röntgeninterferenzdiagramme zu erhalten, welche für jede Kristallart eine arteigene charakteristische Linienabfolge besitzen. Für die Klärung biologisch-medizinisch wichtiger Fragen hat das Verfahren von DEBYE-SCHERRER, das mit feinkristallinem Material («Pulververfahren») arbeitet, große Bedeutung erlangt (BEYER 1961). Als wichtigstes Resultat der röntgenographischen Pulveranalyse ist in der Medizin wohl der Beweis anzusehen, daß die anorganische Knochen- und Zahnsubstanz aus kristallisiertem Hydroxylapatit $Ca_{10}(PO_4)_6(OH)_2$ besteht. Grundlegende Untersuchungen wurden hierzu u. a. von DE JONG (1926), HENSCHEN, STRAUMANN und BUCHER (1932), STÜHLER (1938), KLEMENT (1938), BRANDENBERGER und SCHINZ (1946) sowie CARLSTRÖM und ENGSTRÖM (1956) durchgeführt.

An Hand der Pulverdiagramme können weiterhin auch Substanzveränderungen festgestellt werden. So gelingt es, die Umwandlung einer Substanzmodifikation in eine andere röntgenographisch einwandfrei nachzuweisen (z.B. Umwandlung einer der drei $CaCO_3$-Modifikationen in eine andere). Ebenso möglich ist es, die Bildung von Mischkristallen oder eine Veränderung deren Zusammensetzung zu verfolgen (z.B. teilweiser Ersatz von OH^- durch F^- in Apatiten). Desweiteren kann auf Grund der Beschaffenheit der Interferenzlinien (z.B. einer Aufspaltung derselben in Einzelinterferenzpunkte, einer Verbreiterung und Verwaschenheit der Linien, einer raschen Abnahme ihrer Intensität mit wachsendem Beugungswinkel) auf die Beschaffenheit der Einzelkristalle geschlossen werden (BEYER 1961). Grobkristalline Stoffe liefern so mit sinkender Kristallgröße immer feiner punktierte Interferenzlinien. Liegt die mittlere Kristallgröße bei 10^{-4} bis 10^{-5} cm, so liefert das Pulver scharf gezeichnete, kontinuierlich geschwärzte Linien und unterhalb von 10^{-5} cm nimmt die Breite der Linien mit dem Kleinerwerden der Körner zu. Beim Knochenapatit betragen die mittleren Abmessungen der Kristalle um 10^{-6} cm (EPPRECHT 1965). Es gelingt so eine Feststellung der Vergrößerung von Kristallen infolge Umkristallisation oder Rekristallisation oder die Ermittlung der Abnahme der Kristallgröße bei Zerfall oder Zertrümmerung der Kristalle.

In den Untersuchungen galt es nun zu überprüfen, ob durch eine Wechselwirkung der mineralischen Bestandteile des Knochens mit denen des umgebenden Milieus innerhalb einer bestimmten Liegezeit möglicherweise eine Änderung der Zusammensetzung des Hydroxylapatits wie auch der Korngröße und etwaiger Kristallstörungen erwartet werden kann. Diese Untersuchungen erfolgten mit Hilfe der röntgendiffraktometrischen Methode, die es gestattet, die erwähnten Änderungen der Korngröße der kristallinen Substanz zu erfassen. Das Ziel war festzustellen, ob sich bei im Erdreich liegenden Knochen tatsächlich eine Änderung der Korngröße im Laufe eines bestimmten, den Gerichtsmediziner interessierenden Zeitraumes vollzieht und röntgenographisch meßbar gemacht werden kann.

Die experimentellen Untersuchungen wurden mit einem Diffraktometer der Firma Philips, Eindhoven, durchgeführt. Ausführliche Beschreibungen dieses Diffraktometers liegen in der Literatur vor (KLUG und ALEXANDER 1954; PARRISH, HAMACHER und LOWITZSCH 1953). Es besteht aus Röntgenstrahlgenerator, dem Zählrohr-Interferenz-Goniometer, dem Zählrohr, Verstärker-Diskriminator-Einheit und dem Impulsdichtemesser bzw. einem Registrierschreiber.

Das Probenmaterial wurde aus Gräbern der verlegten Friedhöfe Passendorf (Bodenart: Auemergel) und Stöntzsch (Bodenart: Lößlehm) gewonnen. Es wurde darauf geachtet, daß die Knochen von Personen etwa gleichen Lebensalters und gleichen Geschlechts (männlich) stammten (Friedhof Passendorf: Liegezeit 9 bis 65 Jahre, Lebensalter 61 bis 77 Jahre; Friedhof Stöntzsch: Liegezeit 7 bis 52 Jahre, Lebensalter 58 bis 72 Jahre).

Da Pulver einfach und einwandfrei für diffraktometrische Messungen präpariert werden kann und es auf Grund seiner Herstellung eine Mittelung über den bearbeiteten Bezirk des Oberschenkel-

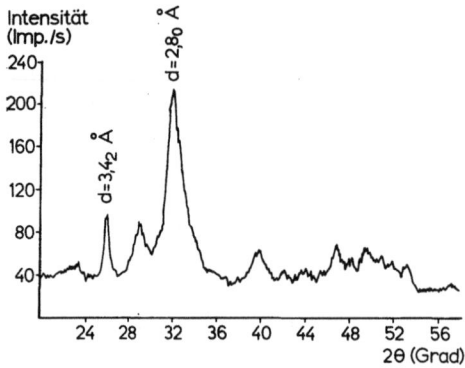

Abb. 47 Beugungsdiagramm eines Knochen-
pulvers. Aufnahmedaten: Cu-Kα-Strahlung
34 kV, 28 mA

knochens darstellt, wurde für die Ver-
suchsreihen bevorzugt Knochenpulver
verwendet (Abb. 47).

Über spezielle Fragen der Untersuchung, wie die Messung der Halbwerts-
breite (HB) der Linie $2\theta = 26°$, der
Auswertung geschriebener und punkt-
weise gemessener Linien kann der Interessierte bei HUNGER (1967) nachlesen.
Eine Veränderung der Korngröße der
mineralischen Bestandteile des Knochens
im Rahmen der uns interessierenden
Liegezeiten ist durch die röntgendiffraktometrische Methode offenbar nicht
nachweisbar. Dies schließt jedoch nicht
aus, daß unter Umständen bei längerer
Liegezeit (z.B. bei subfossilen Knochen)
Veränderungen der Halbwertsbreiten auftreten können, die außerhalb der hier
festgestellten Fehlergrenze liegen. Die
möglicherweise vorhandene Abhängigkeit
zwischen Linienbreite und Liegezeit (bis
zu 65 Jahren im Erdgrab) liegt jedenfalls innerhalb der durch Fehler begrenzten Genauigkeit. Die Fehler sind:
meßtechnisch bedingte Fehler (annähernd
1,5%), individuell bedingte Fehler durch
Unterschiede des Ausgangswertes der
Meßgröße, selbst bei gleichem Lebensalter (hervorgerufen durch Unterschiede
in der kristallinen Knochensubstanz)

und willkürlich bedingte Fehler durch
Unterschiede des umgebenden Milieus
(dieser Einfluß konnte nicht nachgewiesen werden, ist aber nicht auszuschließen).

Untersuchungen
mit Radionukliden

Bei unseren Untersuchungen mit radioaktiven Isotopen gingen wir von der
Überlegung aus, daß unter Umständen
die Radionuklide bei den unterschiedlich
lange im Erdreich liegenden Knochen
eine gewisse Markierung des Dekompo-
sitionszustands übernehmen könnten. Es
wurde nämlich bei Isotopenaustausch-
untersuchungen festgestellt (NEUMANN
und MULRYAN 1950), daß frischer Knochen
eine größere Menge von radioaktivem
Kalzium und Phosphor auswechselt als
Knochen, von dem die organische Substanz entfernt wurde. So zeigt beispielsweise auch der Zahnschmelz, der sehr
wenig organische Substanz besitzt, einen
sehr geringen Kalzium- und Phosphoraustausch (0,25%) im Vergleich zu ähnlichen Untersuchungen an frischen Knochen. Wenn man Knochenproben bis
zu 700° bzw. 900 °C erhitzte, ergab sich
ein Kalzium- und Phosphoraustausch,
der dem des Zahnschmelzes nahekam.
Dagegen betrug die Austauschrate bei
frischen Knochen ungefähr 30% und
bei aus der Epiphysengegend stammenden Knochenproben lag der Prozentsatz,
entsprechend dem Gehalt an organischer Substanz, zwischen 30% und 50%.
Mit anderen Worten bedeutet das nach
NEUMANN und MULRYAN (1950), daß
der Kalzium- und Phosphoraustausch
nicht gänzlich von der Oberfläche des
Hydroxylapatits abhängig ist, sie ist für
etwa 12% des Austausches nur verantwortlich. Alles, was über diesem Wert
liegt, stammt wahrscheinlich aus dem
Anteil der austauschbaren Kalzium- und

Phosphorionen in der organischen Substanz des Knochens. Da es nun gerade das Bindegewebsgerüst des Knochens ist, das im Laufe der Lagerung im Erdgrab zunächst eine unmerklich progrediente Zersetzung erfährt (Ausnahme: bestimmte Bodenart wie z.B. Hochmoortorf), galt es zu überprüfen, ob diese — wenn auch langsam — fortschreitende Zerstörung der organischen Knochensubstanz sich in einer Änderung des Phosphataustausches und damit der zu registrierenden Strahlenmeßwerte manifestiert.

Das Knochenmaterial stammt aus einer definierten Stelle des proximalen Femurschaftes aus der Kompaktamitte. Mit Hilfe parallel laufender Sägeblätter wurden würfelförmige Präparate (durchschnittliches Volumen von 50 ausgemessenen Würfeln = 6,25 mm³) hergestellt. Sie können bei der verwendeten Meßgeometrie als punktförmig betrachtet werden. Nach einwöchiger Entwässerung über Phosphorpentoxid im Exsikkator setzten wir die Präparate 0,2 cm³ radioaktiver Lösung (^{32}P und ^{131}J) aus. Um eine gute Benetzung zu erreichen, wurden die in der radioaktiven Lösung befindlichen Knochenwürfel 1 Stunde bei 70 Schwingungen/Minute geschüttelt. Nach Abschluß der festgelegten Einwirkungszeit der radioaktiven Lösung mußten die Proben zweimal je 15 Minuten in 1 cm³ bidestilliertem Wasser auf dem Schütteltisch gewaschen und anschließend unter dem IR-Strahler 30 Minuten getrocknet werden. Die Impulsmessung erfolgte mit einem Strahlenmeßgerät Typ VA-G-20, einem Glokkenzählrohr Typ VA-Z-320 (Fensterdicke 2,7 mg/cm², Zählrohrspannung 1300 V), Bleiabschirmkammer Typ VA-H-100. Um vergleichbare Meßwerte zu erhalten, wurde am Knochenwürfel eine markierte, die HAVERSschen Systeme eröffnende (horizontale) Schnittfläche gemessen.

Die in der Meßzeit erhaltene Impulsrate wurde abzüglich des Nulleffekts auf die Impulsrate der verwendeten Radionuklidlösung (Standardlösung) bezogen.

Da bei der Anfertigung der Knochenwürfel sich teilweise recht erhebliche Volumendifferenzen ergaben, stellten wir zusätzlich, infolge Materialmangels jedoch nur von einem Friedhof, säulenförmige Präparate her. Diese wurden mit Hilfe eines Kernbohrers ausgebohrt und durch parallel laufende Sägeblätter abgelenkt. Durch die Säulenform konnte eine größere Volumengenauigkeit erzielt werden (durchschnittliches Volumen von 50 gemessenen Präparaten = 35,50 mm³ ±5% Volumendifferenz).

In einer anderen Versuchsreihe (Autoradiographien) wurden Knochenscheiben verschiedener Liegezeiten an einer Schnittfläche mit der radioaktiven Lösung in Berührung gebracht. Die Einwirkungszeit für diese Proben betrug 30 Minuten. Anschließend spülten wir die Knochenscheiben mit bidestilliertem Wasser und trockneten sie unter dem IR-Strahler bei 30 bis 35 °C. Die so vorbereiteten Proben wurden mit autoradiographischem Film exponiert und Autoradiographien hergestellt.

Bei Vorversuchen mit Knochenwürfeln verschiedener Liegezeiten, die mit radioaktiver Lösung (^{32}P) versetzt wurden, konnten wir eine unterschiedliche Impulsrate beobachten. Bei frischem Knochen waren die höchsten Werte zu verzeichnen, mit zunehmender Liegezeit erfolgte ein kontinuierlicher Abfall der Meßwerte. Die Überprüfung dieser Ergebnisse in der Hauptversuchsreihe allerdings zeigte ein völlig anderes Bild (Tab. 15). Bei der Anwendung des Trendtestes ließ sich sogar der gegenläufige Trend bei den Einzelwerten der Friedhöfe Passendorf und Stöntzsch mit 1%iger Irrtumswahrscheinlichkeit sichern. Die unter-

Tabelle 15 Meßergebnisse der Untersuchungen mit Radionukliden

Fundort	Bodenart	Anzahl	Liegezeit in Jahren	Impulsmessung P — Knochenwürfel —			Impulsmessung J — Knochenwürfel —			Impulsmessung P — Knochensäulen —		
				$\bar{x}$	s	$s_{\bar{x}}$	$\bar{x}$	s	$s_{\bar{x}}$	$\bar{x}$	s	$s_{\bar{x}}$
1. Pa.	Auemergel	15 31 23	0—10 11—20 21—30	4810 5410 5960	1010 950 790	260 170 170	580 740 810	300 370 520	80 70 110	2200 2680 2990	960 620 640	300 140 180
2. Go.	kiesiger Sand	17 18	11—20 21—30	5356 5100	560 640	140 150	620 410	310 170	80 40	entf.		
3. Kay.	Lößschwarzerde	10 24 20	0—10 11—20 21—30	4460 5500 5080	690 1100 820	220 220 180	320 580 570	260 370 550	80 80 120	entf.		
4. St.	Lößlehm	6 16 12	0—10 11—20 21—30	3480 3420 5320	340 690 1580	140 170 460	610 590 160	520 250 290	210 60 90	entf.		
5. Gö.	Löß und Lößlehm	8 11 9	0—10 11—20 21—30	4290 4970 5820	550 810 720	190 240 240	400 840 730	250 840 340	90 250 110	entf.		
6. Frische Knochen (männl.)	entf.	43	entf.	4300	880	130	240	90	10	entf.		
7. Frische Knochen (weibl.)	entf.	38	entf.	4110	670	110	290	100	20	entf.		
8. T.	Geschiebelehm	5	etwa 150	5470	860	380	790	100	40	entf.		
9. Al.	Löß und Lößlehm	2	etwa 150	5120* 5520*			730* 770*			entf.		

Die mit * versehenen Zahlen stellen keine Mittel- sondern Einzelwerte dar.

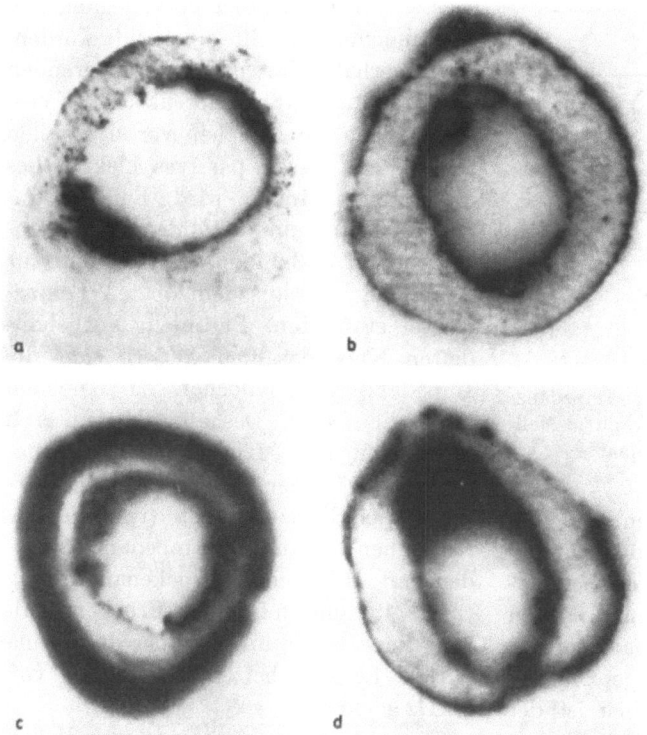

Abb. 48 Autoradiographie a Frischer Knochen 72 Jahre, Liegezeit 0 Jahre; b Stöntzsch, Liege-zeit 57 Jahre; c Torgau, Liegezeit 150 Jahre; d Dresden, Liegezeit 330 Jahre

schiedlichen Versuchsergebnisse sind un-ter Umständen auf die Nachweismöglich-keiten des radioaktiven Phosphors zu-rückzuführen. Die Zählrate der β-Strah-lung des Phosphors wird durch die Präparatebeschaffenheit beeinflußt und unbeeinflußbare Faktoren wie Dicke der Probe, Verteilung der Aktivität in der Probe können veränderte Selbst-absorptionswerte hervorrufen. Aber auch die Knochenstruktur, die bei sonst gleicher Versuchsbedingung (gleiche Lie-gezeiten) unterschiedlich sein kann, be-dingt unterschiedliche Absorptionsver-hältnisse der β-Strahlung. So kann die Zählrate erhöht oder erniedrigt werden, ohne daß sie von der Liegezeit beein-flußt ist. Auch diese Methode dürfte zur Datierung von Knochenfunden, zu-

mindest innerhalb der ersten Lage-rungsdezennien, nicht geeignet sein.

Bei den *Autoradiographien* stellten wir fest, daß im Gegensatz zu der dichten Kompaktainnenzone an den Randflächen bedeutend höhere Aktivitäten nach-gewiesen werden konnten. Im wesent-lichen ist dies auf die Veranderungen in den äußeren bzw. inneren Schichten der Kompakta im Laufe der Liegezeit — einen Vorgang, der keineswegs immer so verläuft, wenngleich diese Art des Zerfalls wohl die häufigste ist — zu-rückzuführen. Die dekompositionsbeding-te Porositätszunahme dieser Schichten bewirkt eine größere Kapillaraktivität und erleichtert das Eindringen der radio-aktiven Lösung. Selbstverständlich dürf-te auch gleichzeitig der Ionenaustausch

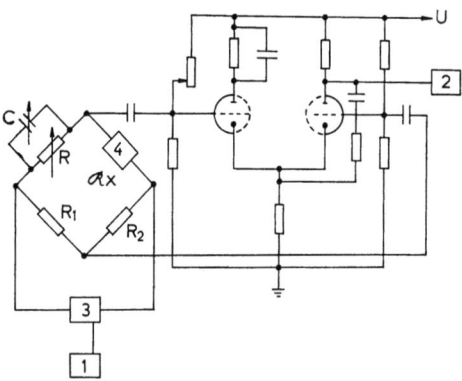

Abb. 49 Brückenanordnung zur Impedanz-messung. *1* Generator; *2* Oszillograph; *3* Meß-übertrager; *4* Meßzelle mit Meßobjekt

eine wesentliche Rolle spielen. Bei den rezenten Knochen sowie bei den kürzere Liegezeiten aufweisenden, auf der Schnitt-fläche noch fettdurchtränkten Knochen fiel auf, daß die Benetzbarkeit des Knochens mehr oder weniger herab-gesetzt war. Besonders deutlich ist der Nachweis der höheren Aktivitäten inner-halb der äußeren Dekompositionszone des Knochens T. 1 (Abb. 48c). Ähnlich wie bei der Anwendung der radioaktiven Isotope in der Technik bei der zer-störungsfreien Werkstoffprüfung läßt sich an diesem Beispiel in der photographi-schen Aufnahme die Abbauzone als ring-förmige Filmschwärzung erkennen. Da wir an unserem Material derartig stark ausgebildete Abbauzonen aber erst nach einer Liegezeit von etwa 150 Jahren beobachten konnten und sie vor allem mit weniger aufwendigen Methoden nach-weisen können (UV-Betrachtung), glau-ben wir, daß der Autoradiographie für die Bestimmung der uns interessier-enden Liegezeiten keine wesentliche prak-tische Bedeutung zukommt (s. Abb. 48).

In einer weiteren Untersuchungsreihe (HUNGER und Mitarb. 1968) wurde die *Impedanz*, der Wechselstromwiderstand, an einem Teil der Knochen der Fried-höfe Passendorf und Kleinkayna ge-

messen. Wie bei allen vorangegangenen Untersuchungen sollte überprüft werden, ob innerhalb der uns interessierenden Liegezeiten erfaßbare strukturelle Ver-änderungen am Knochen vor sich gehen und somit dessen passives elektrisches Verhalten verändert wird. Für die Im-pedanzbestimmung standen Knochen-säulchen ($d = 3,9$ mm, $h = 10,0$ mm) zur Verfügung, die aus dem oberen Femur-drittel stammten. Bei nicht vorbehan-delten Knochensäulen ändert sich die Impedanz von Knochen zu Knochen nur sehr wenig. Deshalb ging unseren Messungen eine Lagerung der Präpa-rate in wäßriger Kochsalzlösung ver-schiedener Konzentration (verschiedene Meßreihen) voraus. Die Impedanzen wur-den mit Hilfe einer Brückenanordnung (Abb. 49) und mit einer Brückenschal-tung nach Giebe und Zickner der Firma Ulrich, Leipzig, bei einer Frequenz von 5 kHz gemessen.

Unsere Untersuchungsergebnisse ließen erkennen, daß auch bei dieser Methode Zusammenhänge zwischen der Liege-zeit und dem Realteil der Impedanz nur bei sehr langen Liegezeiten zu er-warten sind und auch dieses Verfahren keine praktische Bedeutung für die gerichtsmedizinische Begutachtung er-langt.

Wie aus der Literatur und eigenen Untersuchungen ersichtlich ist, kommt den physikalischen und chemischen Me-thoden zur Erkennung des Dekompo-sitionsgrades innerhalb der den Gerichts-mediziner interessierenden Liegezeit we-sentlich geringere Bedeutung zu als den morphologischen Verfahren. Die mor-phologischen Befunde geben im Ver-gleich zu den Ergebnissen der oft kom-plizierten und arbeitsaufwendigen ex-akten Methoden *bessere Hinweise für die Datierung* des uns angehenden Mate-rials. Die von BERG (1962) und uns (1967) zusammengestellten Tabellen sind für die praktische Tätigkeit des Gerichtsmediziners, natürlich unter Berücksichtigung der Milieuverhältnisse, gut anwendbar. Weiterhin empfehlen wir dem Sachverständigen als zusätzliche einfach durchzuführende Kontrolluntersuchungen die Überprüfung der UV-Fluoreszenz und des Veraschungsrückstandes bei den zu beurteilenden Knochen.

Abschließend sei nochmals betont, daß es sich bei den als brauchbar angegebenen Untersuchungsmethoden um subjektive Beurteilungen handelt, die weitgehend vom Umfang der Erfahrungen des jeweiligen Gutachters auf diesem Gebiet abhängig sind und nur eine relativ chronologische Einordnung der Befunde gestatten.

6.   Unterscheidung von Menschen- und Tierknochen

Bei der Untersuchung von aufgefundenen Knochen oder Knochenstücken soll festgestellt werden, ob diese vom Menschen oder vom Tier stammen. Die Bestimmung erfolgt durch

1. vergleichend-anatomische,
2. histologische,
3. Präzipitations-,
4. immunelektrophoretische und
5. fluoreszenz-immunhistologische Verfahren.

6.1.   Vergleichend-anatomische Untersuchung

Die menschliche Herkunft der großen Knochen von Erwachsenen oder deren Stücke ist schon makroskopisch leicht zu erkennen. Trotzdem gibt es Fälle, in denen Knochen und andere Teile von Tierkadavern irrtümlicherweise als menschliche Leichenreste beurteilt werden und ein Verbrechen gegen Menschenleben angenommen wird. Derartige Irrtümer sind aus der älteren Fachliteratur bekannt, wie z. B. die von SCHRÖDER (1912) und KENYERES (1909) beschriebenen Fälle. Neuerlich wies PASCHKOVA (1962) auf die außerordentliche Ähnlichkeit von bestimmten menschlichen Skeletteilen mit Tierknochen hin. Es wurden Rückenwirbel und Rippen zum Sachverständigengutachten vorgelegt, die den entsprechenden Skeletteilen des Menschen sehr ähnlich schienen, sich jedoch bei der Untersuchung als Bärenknochen erwiesen.

Aus eigenen Erfahrungen nachfolgendes Beispiel (HARSÁNYI (1965)): Ein 34 Jahre alter Mann verschwand aus seinem Haus im Dorf B. am 28. April 1957. Seine Frau erzählte den Nachbarn, er sei aus dem Lande geflüchtet und nach Jugoslawien gegangen. Sie zeigte den Bekannten sogar Briefe und behauptete, daß diese von ihrem Mann kämen. Die Nachbarn aber schöpften Verdacht und das Gerücht ging im Dorfe um, Sz. F. sei von seiner Frau und ihrem Geliebten ermordet worden. Auf Grund dieses Verdachtes veranlaßte die Polizei Ausgrabungen im Keller seines Hauses. Es wurde ungefähr in ein Meter Tiefe zwischen verbrannten Resten von Rütt- und Maisstroh eine 10 cm dicke Ascheschicht, die sich über eine Fläche von ungefähr 45 × 90 cm erstreckte, im Kellerboden gefunden. Bei der Untersuchung wurden in der Asche außer verkohlten Pflanzenresten menschliche Skeletteile vorgefunden, und zwar Stücke des in kalziniertem Zustand befindlichen linken Felsenbeins, des linken Jochbeins, eines Lendenwirbels, des linken Oberarmbeins sowie des linken Kahnbeins. Schon die makroskopische Untersuchung ergab, daß die Knochen von einem Menschen stammten (Abb. 50), und das histologische Bild der geschliffenen Knochenfläche war beweiskräftig. Hinsichtlich Geschlecht, Alter, Todesursache und Zeit des Ablebens war aus dem vorliegenden Untersuchungsmaterial keine genaue Aussage möglich.

Die gerichtlichen Ermittlungen ergaben, daß Sz. F. von dem Geliebten seiner Frau mit einer Axt erschlagen, sein Leichnam im Einverständnis mit der Frau mehrere Tage lang im Haus verborgen gehalten und schließlich in dem großen Backofen des Hofes einen Tag lang verbrannt worden war. Nach der Verbrennung wurden dann die Überreste im Keller beerdigt.

Die Beurteilung der kleinen Hand- und Fußknochen bedarf ausführlicher vergleichend-anatomischer Untersuchungen. Die menschlichen Skeletteile sind allerdings sehr charakteristisch. In einem Zweifelsfall haben PARISOT und MUTEL

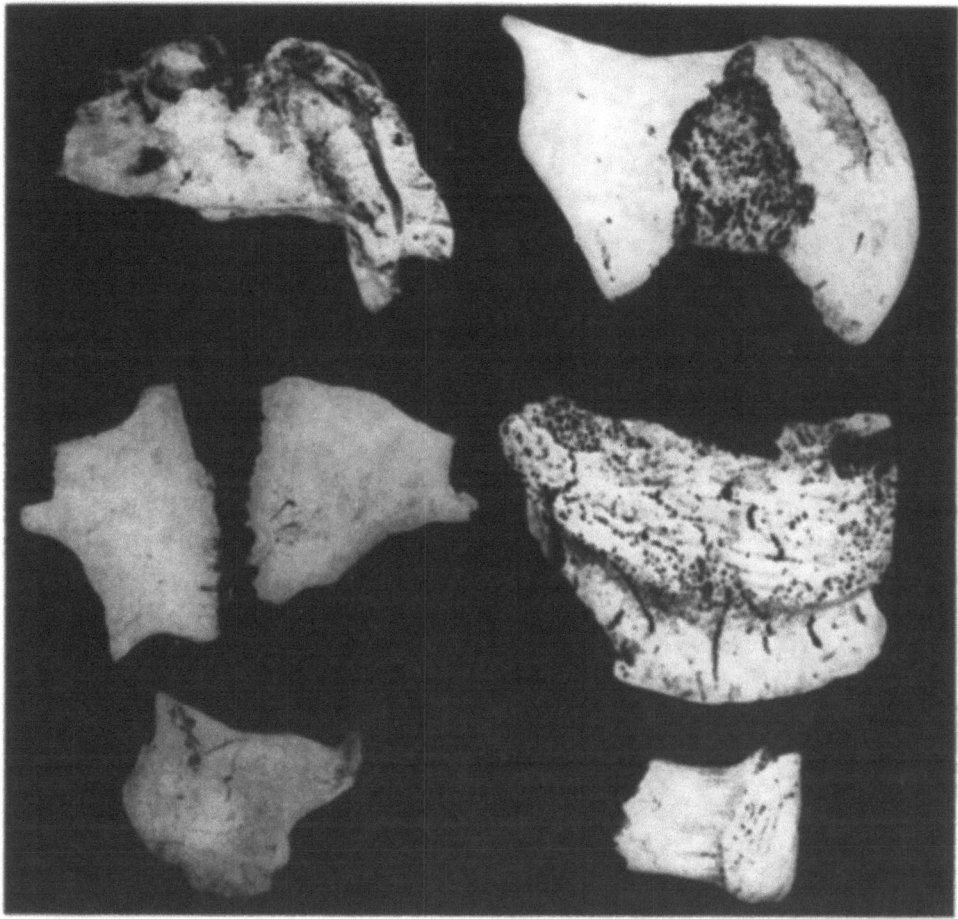

Abb. 50   In der Aschenschicht vorgefundene Skelettreste

(1929) die menschliche Herkunft eines einzigen Fingergliedes auf Grund der breiten und flachen Beschaffenheit der Tuberositas unguicularis ermittelt, wodurch die Abstammung des Knochens von einem Affen ausgeschlossen werden konnte.

Funde von Kleintierknochen erregten schon oft den Verdacht auf Abtreibung oder Kindesmord.

6.2.   Histologische Verfahren

Die menschliche Herkunft von Knochenstücken oder von nach dem Zerstückeln oder teilweisen Verbrennen der Leiche zurückgebliebenen kleinen Knochen kann mit makroskopischer Untersuchung nicht immer sicher bestimmt werden. Die Täter zerstückeln oder verbrennen die Leiche, um das Verbrechen zu verbergen. Manche Täter, besonders Geisteskranke, werden von einem krankhaften Trieb und Rachegefühl zur gänzlichen Vernichtung der Leiche des Opfers bewegt und neigen dazu, die Leiche in ganz kleine Stücke zu zerlegen. HARANGHY (1936) berichtete über einen an Schizophrenie leidenden jungen Mann, der seine Eltern in ungefähr 2700 Stücke, von Linsen- bis Gänseeigröße, zerschnitt. In ähnlichen Fällen, oder wenn nur kleine Knochenreste zur

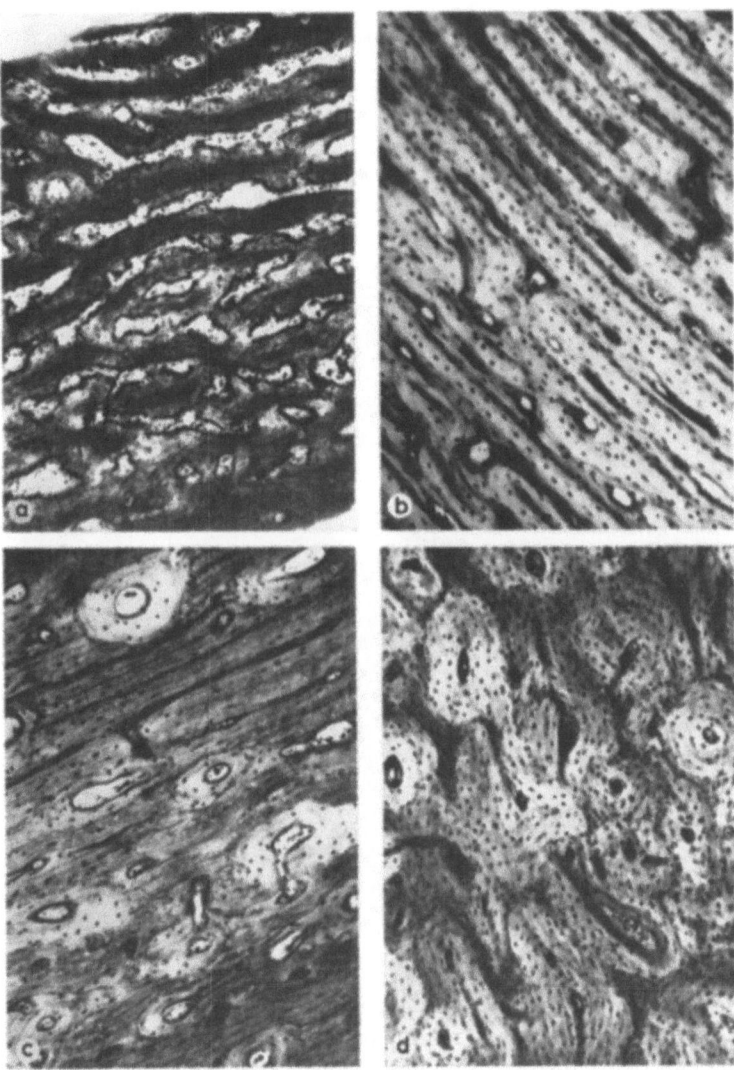

Abb. 51
Knochenaufbau und
Osteone bei ver-
schiedenen Tier-
arten. Subst. com-
pacta, Querschnitt;
Zelloidin-Paraffin-
einbettung, Häm.-
Eos. Färbung, Ver-
gr.: 1:120.
a Huhn; b Schwein;
c Schaf; d Katze

Untersuchung vorliegen, kann die von KE-
NYERES und HEGYI im Jahre 1903 beschriebene histologische Methode erfolgreich angewandt werden. Das Verfahren
beruht auf der Beobachtung, daß bei
Menschenknochen der mittlere Durchmesser der HAVERSschen Kanäle viel
größer ist als bei den verschiedenen Tierknochen (Abb. 51, 52). Viele Autoren, wie
BALTHAZARD und LEBRUN (1911), SCHRANZ
(1943), haben diese Angabe bestätigt,
andere dagegen (SCHRÖDER 1912, HEY

1924, GRADWOHL 1954) sind der Meinung, daß solche Aussagen mit Vorbehalt akzeptiert werden sollten. GRAD-
WOHL schlug vor, daß der histologische
Befund durch andere beweiskräftige Untersuchungen gestützt werden soll und
HEY wies darauf hin, daß verschiedene
pathologische Vorgänge, wie z.B. Ostitis
scleroticans, Rachitis, Osteomalazie, spezifische Entzündungen, Geschwülste usw.
die Knochenstruktur zu verändern vermögen. Obwohl HEYS Einwände korrekt

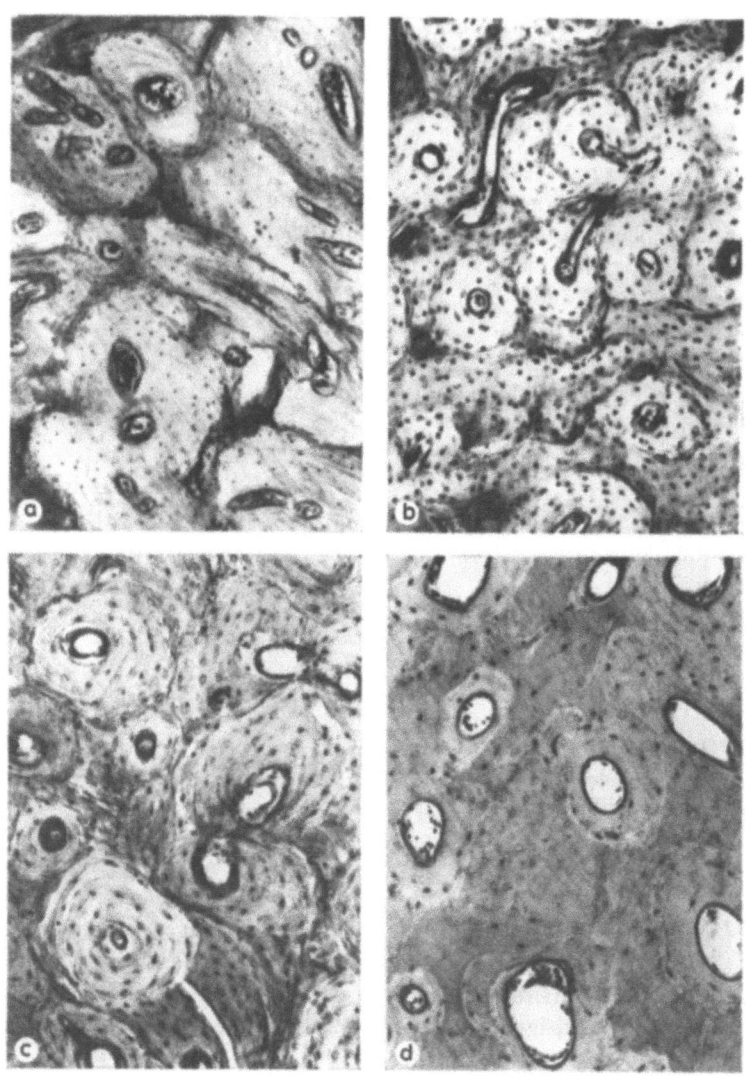

Abb. 52
Knochenaufbau und
Osteone bei ver-
schiedenen Tier-
arten und beim
Menschen. Subst.
compacta, Quer-
schnitt; Zelloidin-
Paraffineinbettung,
Häm.-Eos. Färbung,
Verg.: 1:120.
a Hund; *b* Rind;
c Pferd; *d* Mensch
40 J.

sind, hat er anscheinend nicht beachtet, daß derartige pathologische Prozesse mittels histologischer Untersuchung zu erkennen und dadurch die falschen Schlußfolgerungen zu vermeiden sind. Nach GIESE (1908) und KERNBACH (1925) ist das histologische Verfahren für Artdifferenzierung ungeeignet. KERNBACH behauptet, der mittlere Durchmesser der HAVERSschen Kanäle sei sowohl beim Menschen als auch beim Tier sehr veränderlich, sogar in den verschiedenen Teilen des gleichen Knochens. Er lehnt die Bestimmbarkeit der menschlichen Herkunft auf Grund histologischer Untersuchungen der HAVERSschen Kanäle und anderer struktureller Merkmale der Knochen vollkommen ab.

Die von KENYERES und HEGYI angeregten Forschungen wurden von MÁTYÁS und Mitarb. (1932, 1955) mit bedeutendem Erfolg fortgesetzt. Die Untersuchungen beruhen auf der Beachtung der phylo- und ontogenetischen strukturellen Merkmale der Knochen. Untersuchungen an Knochenteilen von Menschen verschiedenen Alters sowie von 65 verschiedenen Tierarten ergaben, daß die mikroskopische Struktur des kompakten menschlichen Knochengewebes sich so deutlich von dem entsprechenden tierischen Gewebe unterscheidet, daß jegliche Verwechslung unmöglich ist. Weder die ontogenetischen Veränderungen, noch die entwicklungs- bzw. regressionsabhängigen Unterschiede vermögen die artspezifischen Merkmale zu verwischen. Der strukturelle Grundtyp wird von dem Verlauf der Gefäße bestimmt.

Der fetale Oberschenkelknochen besteht im Querschnitt aus konzentrisch angeordneten Schichten, deren Kontinuität im Gebiet der Linea aspera (femoris) aufhört. Die Entwicklung der Osteonenstruktur beginnt erst nach der Geburt und allmählich entfaltet sich ein longitudinales Osteonensystem. Das ganze Leben hindurch, einschließlich der fetalen Periode, unterscheidet sich die mikroskopische Struktur der Menschenknochen deutlich von der gleich großer Tierknochen.

Die Angaben von Mátyás und Mitarb. wurden von Hinüber (1954), Förster und Goldbach (1954), Goldbach und Hinüber (1955) in jeder Einzelheit bestätigt. Obwohl diese Verfasser keine prinzipiell neuen Erkenntnisse zu den grundlegenden Beobachtungen von Mátyás beigetragen haben, ist ihnen eine systematische Beschreibung der strukturellen Merkmale von Menschen- und Tierknochen zu verdanken. Durch Untersuchungen an insgesamt 528 Röhrenknochen von Menschen und verschiedenen Säugetieren kamen sie zu nachstehender Klassifikation:

A. *Grobstruktur*:

   1. ungeschichteter Knochen

   2. mehrgeschichteter Knochen

   3. vielgeschichteter Knochen

B. *Blutgefäßnetz*:

I. Gefäßverlauf

   1. vorwiegend longitudinal

   2. vorwiegend zirkulär

   3. vorwiegend radiär

II. Gefäßquerschnittsbild

   1. gleichmäßig

   2. partiell gleichmäßig

   3. ungleichmäßig

C. Haverssche *Systeme*:

Osteontypen

   1. Linearosteone   a) lange

                     b) kurze

   2. Solitärosteone   a) rund und
                          konzentrisch

                     b) polygonal und
                          exzentrisch

                     c) oval

                     d) quadratisch bis
                          rechteckig

   3. Gyröse Osteone

   4. Gemeinschafts-
      osteone

   5. Reihenosteone   a) rund bis oval

                     b) quadratisch bis
                          rechteckig

Die Kompakta der menschlichen Röhrenknochen ist nicht geschichtet, die Gefäße sind vorwiegend längs gerichtet und dementsprechend ist die Struktur der solitären Osteone; die letzteren sind polygonal und der Haverssche Kanal befindet sich in einer exzentrischen Position.

Die Forschungsergebnisse von Gladüschew (1964) stimmen mit der Auffassung von Kenyeres und Hegyi überein. Über die Bestimmung des mittleren Durchmessers der Haversschen Kanäle hinaus sollen auch die strukturellen Eigenarten der Knochen beachtet werden. Die Anwendbarkeit der mikroskopischen Untersuchung wird in der internationalen Fachliteratur einstimmig anerkannt (Lochte 1914, Walcher 1950, Canuto 1927, Amprino und Bairati 1936, Ponsold 1967, Aw-

DEEW 1959, EIDLIN 1974, MUELLER 1953). Nach den Untersuchungen von RÄMSCH (1963) sind beim Menschen selten Kanälchen mit einem Durchmesser unter 40 µ, im Durchschnitt um 60 µ zu finden. Bei den von ihm untersuchten Haustieren ist der Durchmesser der HAVERSschen Kanälchen durchschnittlich deutlich geringer (Tab.16).

Für Untersuchungszwecke wird von der Kompakta des Röhrenknochens eine 5 bis 6 mm dicke Scheibe ausgesägt und nach Fixierung in 10 %iger Formalinlösung das Probestück dekalziniert. Zu diesem Zweck ist unseres Erachtens eine 3 bis 5% Zitrat enthaltende 20%ige neutralisierte wäßrige Lösung

von Äthylen-Diamin-Tetraessigsäure-Natrium (Komplexon III) sehr vorteilhaft. Die Dekalzinierung ist ein langwieriges Verfahren, das mehrere Tage, manchmal sogar 1 bis 2 Wochen andauert, aber das Gewebe schont. Das dekalzinierte Untersuchungsmaterial wird in Zelloidin-Paraffin oder in Paraffin eingebettet, 20 µ dicke Querschnitte werden hergestellt und nach Färbung mikroskopiert. Der mittlere Durchmesser der HAVERSschen Kanälchen wird möglichst aus 100 Messungen bestimmt. Die Kanäle sind in der Nähe der periostealen Oberfläche enger, gegen die Markhöhle zu werden sie weiter. Dementsprechend werden die Durchmesser von der Periost-

Tabelle 16 Vergleich der HAVERSschen Kanäle bei Menschen und verschiedenen Tierarten (RÄMSCH und ZERNDT 1963)

Art	Durchmesser in µ im Durchschnitt	Zahl je Gesichtsfeld im Durchschnitt	Besonderheiten der HAVERSschen Kanäle bei Übersichtsvergrößerung
Mensch, Neugeborener	54,3	2,3	mittelgroß bis sehr groß, sehr groß überwiegt, nach dem Zentrum an Größe zunehmend, rundliche bis ovale Formen
Mensch, 6 Monate alt	60,5	1,7	
Mensch, 12 Monate alt	71,6	1,6	
Mensch, 18 Monate alt	56,8	1,7	
Mensch, 41 Jahre alt	52,9	1,7	
Mensch, 70 Jahre alt	70,0	1,5	
Pferd	30,0	2,7	sehr klein bis groß, klein überwiegt, regelmäßige Formen
Rind	47,9	1,4	mittelgroß bis groß, mittelgroß überwiegt, unregelmäßige Formen
Ziege	21,2	2,4	mittelgroß bis groß, mittelgroß überwiegt, nach dem Zentrum kleiner werdend
Schaf	18,2	3,6	mittelgroß bis groß, mittelgroß überwiegt, unregelmäßige Anordnung
Schwein	32,8	2,1	mittelgroß bis groß, mittelgroß überwiegt, nach dem Zentrum kleiner werdend
Hund	21,2	3,0	sehr klein bis mittelgroß, sehr klein überwiegt, regelmäßige Formen
Kaninchen	12,6	8,0	sehr klein, rundlich bis oval
Katze	20,3	2,8	sehr klein bis mittelgroß, sehr klein überwiegt, unregelmäßige Anordnung
Huhn	14,0	7,0	sehr klein, rundlich
Gans	15,7	14,4	mittelgroß, unregelmäßige Formen
Affe*	30—40	—	mittelgroß bis groß

* nach MULLER und DEMAREZ (1934)

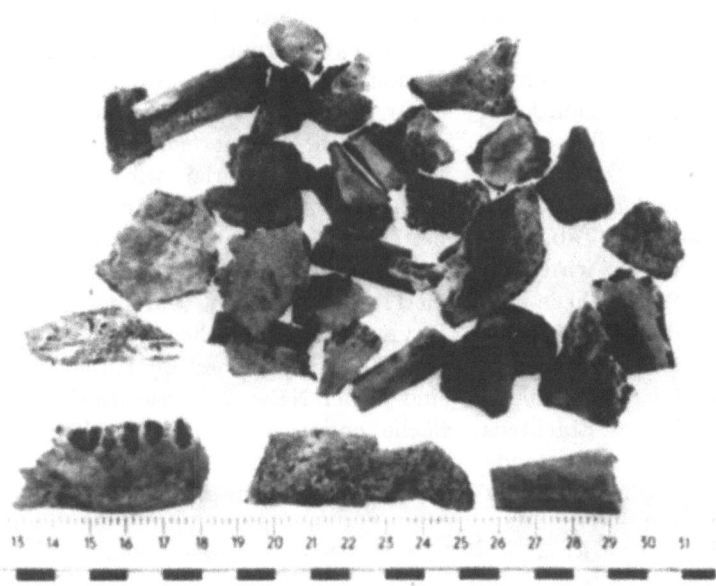

Abb. 53 Skelettreste

gegend ausgehend der Reihe nach bis zur Markhöhle hin bestimmt, damit der mittlere Wert den gesamten Bereich der Kanalweiten erfaßt. Bei Messungen an den quer-ovalen bzw. elliptischen Durchschnitten soll jeweils der geringste Durchmesser berücksichtigt werden. Aus zum Teil versengten, kalzinierten Knochenstücken können Schliffpräparate nur schwierig hergestellt werden, obwohl in solchen Fällen die mikroskopische Untersuchung alles entscheidet, da keine Serologie möglich ist. Trotz des großen Arbeitsaufwands sollte man alles tun, um ein geeignetes Schliffstück zu gewinnen. Wenn verbrannter Knochen untersucht werden muß, bekommt man bessere Resultate, wenn man Gelatineeinbettungspräparate herstellt und im auffallenden Licht mikroskopiert. Ist der Knochen unvollständig verbrannt oder schwarz, so verbrennt man ihn in einem Porzellantiegel, bis er dunkelgrau erscheint, um ihn dann in Gelatine einzubetten. BEUMER (1914) empfiehlt, die Präparate mit alkoholischer Methylenblau- oder Gentianaviolettlösung zu färben und dann vorsichtig abzuschleifen. STRELEZ (1971) untersuchte Asche und kleinste Knochenstücke und mit mikroskopischer Untersuchung der HAVERSschen Kanäle gelang es ihm, Geflügel-, Schaf-, Schweine- und Menschenknochen voneinander zu unterscheiden.

In dem nachstehend beschriebenen Fall wurde die histologische Untersuchung erfolgreich für die Artdifferenzierung angewandt (HARSÁNYI 1965).

Im Oktober 1956 hatte der junge Mann G. J. auf Anstiftung seiner Mutter seinen Vater erschlagen und die Leiche im Hof des Familiengrundstücks beerdigt. Dann erstatteten Mutter und Sohn bei den Behörden die Anzeige, daß der Mann aus dem Lande geflüchtet sei. Es wurden daher damals keine Nachforschungen angestellt. Im März 1962 gruben Mutter und Sohn den zum Teil verwesten Leichnam aus, und die Frau verbrannte einen Teil nach dem anderen im Backofen. Die Nachbarn schöpften

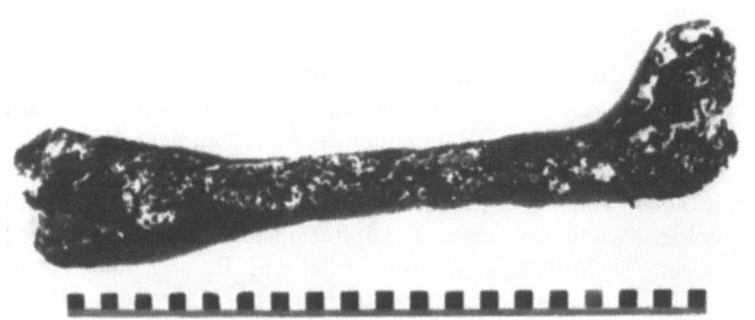

Abb. 54
Linker Ober-
schenkelknochen

Verdacht und erstatteten Anzeige bei den Behörden. Anläßlich der angestellten Nachforschungen im Hof und Garten des Familiengrundstücks fanden die Kriminalisten oberflächlich verstreute, mit Asche vermengte
Knochenstückchen (Abb. 53). Es wurden insgesamt 56, 1 bis 4 mm große, abgebrochene,
teilweise verkohlte Stückchen und viele noch
kleinere Splitter zur Untersuchung eingesandt.
Das Vorfinden eines charakteristischen Teils des
Canalis mandibulae ließ vermuten, daß es sich
um Menschenknochen handelte, doch konnte
dies mit bloßem Auge nicht eindeutig festgestellt werden. Die mikroskopische Untersuchung bestätigte dann, daß die Knochen von
einem Menschen stammten. In dieser Phase der
Ermittlungen gestanden die beiden Verdächtigten, die Untat begangen zu haben und teilten
mit, daß anläßlich der Ausgrabung der Leiche
im März 1962 sich ein „Schienbein" von den
übrigen Leichenteilen löste, und dieses hätten
sie am Beerdigungsort zurückgelassen. Ausgrabungen in dem von den Tätern gezeigten
Teil des Gartens brachten dann den 413 mm
langen, unversehrten Oberschenkelknochen eines
Mannes zum Vorschein (Abb. 54). Daneben
wurde ein Stück eines Hosenriemens aufgefunden. Die an dem Oberschenkelknochen haftenden Weichteilreste bildeten eine dunkle schwarz-
graue, torfartige Masse. Die Markhöhle war von
einer verseiften, nach Moder riechenden Substanz ausgefüllt, die sich fettig anfühlte. Der
Schenkelhalswinkel betrug 132°, der größte
vertikale Durchmesser des Kopfes war 47,2 mm,
und die Linea aspera war ausgeprägt. Das Aufsägen des Knochens in der frontalen Ebene ergab, daß sich der spongiöse Teil schon aufgelockert hatte und in den Gebieten des Collum
femoris medialis sowie des Trochanter major

eine Höhlenbildung ihren Anfang nahm. Unseres Erachtens stammte der vorgefundene
menschliche Oberschenkelknochen vom Leichnam eines etwa 157 bis 165 cm großen, ungefähr 50 bis 60 Jahre alten Mannes. Es wurde
als wahrscheinlich angenommen, daß der Tod
etwa 6 Jahre vor dem Auffinden des Oberschenkelknochens eintrat. Hinsichtlich der
Todesursache war keine Aussage möglich.

6.3.   Präzipitationsverfahren

TCHISTOVITCH entdeckte im Jahre 1899,
daß in dem Serum mit Aal-Eiweiß vor-
behandelter Tiere (Ziegen, Tauben, Hun-
de usw.) sich spezifische Präzipitine
entwickeln. UHLENHUTH (1901, 1948/49),
dem die Veröffentlichung von TCHISTO-
VITCH unbekannt war, berichtete im
Jahre 1901 über das von ihm crarbcitcte
Präzipitationsverfahren zur Bestimmung
der menschlichen bzw. tierischen Herkunft von Blutspuren. BEUMER bediente
sich des UHLENHUTHschen Verfahrens
schon im Jahre 1902 für die Unterscheidung von Menschen- und Tierknochen. Das Grundprinzip des Verfahrens ist eine Präzipitationsreaktion,
die zwischen dem im Knochengewebe
anwesenden artspezifischen Eiweiß und
dem entsprechenden Antiserum auftritt.
(In den diaphysealen Osteonen sind

50 bis 85% der organischen Knochensubstanz Knochenkollagen, 1,8 bis 2,4% Mukopolysaccharide, 5 bis 25% andere Proteinkomponenten, HERRING 1972.) Die von UHLENHUTH und BEUMER empfohlene Technik ist einfach. Bei frischen Knochen wird 0,5 g Knochenmehl, das durch Bearbeitung mit einer Feile gewonnen wird, in physiologischer Kochsalzlösung unter häufigem Schütteln 24 Stunden lang extrahiert. Der Extrakt ist nach Reinigung mittels Sedimentierung für die Präzipitationsreaktion geeignet. Die Probe führt man in UHLENHUTHschen Röhrchen oder in Kapillarröhrchen durch. Als Testserum dient ein Anti-Human-Protein-Serum von hohem Titerwert, mindestens 1:20000. Nach GONZALES (1928) dürfte ein präzipitierender Extrakt mit größerer Sicherheit gewonnen werden, wenn die 24stündige Extraktion in einer 4,5%igen Kochsalzlösung erfolgt, zu der 3 Tropfen einer 25%igen NaOH- Lösung zu je 10 ml zugesetzt werden.

Schon BEUMER stellte fest, daß bei der Untersuchung von älteren Knochen größere Mengen von Knochenmehl benötigt werden. Bei Knochen, die 10 Jahre unter der Erde gelegen hatten, brauchte man 6 bis 8 g Knochenmehl, bei 40jähriger Liegezeit oder noch älteren Knochen bis zu 20 g für die Herstellung des artspezifisches Protein enthaltenden Extraktes. BERG und SPECHT (1958) versuchten diesen Umstand auch zur Abschätzung der Liegezeit der Knochen zu verwerten. Nach STEFFENHAGEN und CLOUGH (1910) ist die serologische Probe nach vorangehender Hitzeeinwirkung nicht mehr durchzuführen. Eine trockene Hitze von ungefähr 130 bis 150 °C denaturiert die Eiweiße des Knochengewebes.

Ein anderes Verfahren ist die Diffusionsmethode nach OUCHTERLONY (1953, 1958) oder Elektropräzipitation nach PROKOP, SCHLESINGER und FALK

(1963) und MAREK, JAEGERMANN und TUROWSKA (1964). Im Agargel-Medium ist die Reaktion noch empfindlicher, die Feststellung der positiven Präzipitinreaktion ist eindeutiger und die Herstellung der Fotodokumentation leichter.

Die Mehrzahl der Verfasser erachtet die Präzipitationsreaktion als ein geeignetes Verfahren. Bislang haben nur SCHÜTZE (1903) und KERNBACH (1925) seine Verläßlichkeit bezweifelt. Nach KERNBACH sei die positive Reaktion nicht den aus dem Knochengewebe extrahierten Proteinen, sondern vielmehr den in der spongiösen Knochensubstanz befindlichen Blut- und Lymphgefäßen, dem Bindegewebe usw. zuzuschreiben. Seines Erachtens dürfte die Grundsubstanz der Knochen nicht artspezifische, sondern organspezifische Proteine enthalten. Diese beiden Eigenschaften sind nichts Gegensätzliches; im Knochengewebe gibt es art- und organspezifische Eiweißkomponenten. Heute ist bekannt, daß die immunologische Spezifität der Antigene nicht durch eine einzige Eigenschaft, sondern durch mehrere verschiedene, mosaikartige Antigendeterminanten bestimmt wird, die man als Epitope bezeichnet (JERNE 1960). So enthalten beispielsweise die menschlichen Gammaglobulinmoleküle mindestens 5 verschiedene Epitope.

Am 2. Januar 1959 erwürgte J. I. seine Frau und beerdigte die Tote im Holzschuppen, der im Hof des Familiengrundstücks stand. Nach ungefähr 2 Monaten grub er die Leiche aus und beerdigte sie oberflächlich in einem Wald, der ein paar hundert Meter vom Haus entfernt war. Nach einigen Tagen gruben Tiere den Schädel aus. J. I. fand den Schädel, trug ihn tiefer in den Wald hinein, zerschlug ihn mit einem Stein und verstreute die Knochenstücke. Nachforschungen wurden im März 1962 angestellt, als im angegebenen Teil des Waldes 4 kleine Stücke von einem Schädelknochen vorgefunden worden waren. Die Abstammung von einem Menschen schien bereits bei der makros-

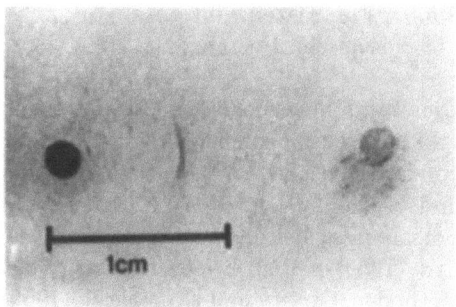

Abb. 55 Elektropräzipitation mit Knochenextrakt

kopischen Untersuchung höchstwahrscheinlich, und die mit dem Extrakt von 1 g Knochenmehl durchgeführte Präzipitationsprobe bekräftigte die Annahme (Abb. 55). Am 28. April 1962 wurde ein weibliches Stirnbein in einem fast unversehrten Zustand vorgefunden. Weitere Leichenteile kamen trotz der sorgfältigen Suche nicht zum Vorschein, also war hinsichtlich Identität und anderer Fragen keine Aussage möglich (HARSÁNYI 1965).

6.4. Immunelektrophoretische Verfahren

Der menschliche Organismus enthält etwa 400 g Serumprotein, von dem etwa 250 g im Blutserum und 150 g außerhalb der Gefäße aufzufinden sind (RAPOPORT 1969). BURCKHARD, HAVEZ und DAUTREVAUX (1966) stellten fest, daß Serumprotein auch im kompakten Knochengewebe des Kaninchenbeins enthalten ist. Nach vorangehender Dekalzinierung des Kompaktteils mit EDTA wurde bei verschiedenen pH-Werten ein Extrakt hergestellt, in dem mittels Agar-Gel-Elektrophorese 8 Fraktionen nachgewiesen werden konnten. Die Anwesenheit von Serumalbumin (1,3 bis 1,5 g% der organischen Matrix) wurde mittels Immunelektrophorese bestätigt, eine andere Fraktion glich dem Globulin, dafür wurde aber kein immunologischer Beweis erbracht. Die sonstigen Komponenten wanderten dem Serum-α_1-Glykoprotein, Sialoprotein bzw. Chondroitin-Sulfat entsprechend.

Auf Grund der Beobachtung, daß der Extrakt des Knochenmehls mit dem Anti-Human-Kaninchenserum eine spezifische Antigen-Antikörper-Reaktion ergab, erwarteten wir (HARSÁNYI und SANTORA 1974) ein ähnliches Ergebnis beim Nachweis von Serumprotein im Kompaktteil von menschlichen Knochen. Anstatt der Agar-Gel-Elektrophorese verließen wir uns auf die mehr versprechende Polyakrylamid-Gel-Elektrophorese und führten diese nach MAURERS (1971) technischer Beschreibung durch. Die molekülfiltrierende Beschaffenheit des Mediums sichert ein außergewöhnliches Auflösungsvermögen. Die Dekalzinierung wurde weggelassen: 2 g Knochenmehl vermengte man mit 2 ml physiologischer Kochsalzlösung und nach 24stündigem Schütteln bei Zimmertemperatur und 12stündigem Schütteln bei +4 °C wurde daraus ein Extrakt hergestellt, mit dem die Polyakrylamid-Gel-Elektrophorese durchgeführt wurde. Auf diese Weise ließen sich 11 Fraktionen im frischen Knochenmehl nachweisen. Mit einem von uns modifizierten, kombinierten Immunelektrophorese-Verfahren und unter Anwendung von polyvalentem Anti-Human-Serum konnte die Anwesenheit von Serumalbumin und Serumglobulin bestätigt werden. Das kombinierte Verfahren vereinigt die elektrophoretische Trennung der Proteine mit der zweidimensionalen Immunpräzipitation mittels Gel-Diffusion. Im Lauf der elektrophoretischen Trennung der Proteine in der Polyakrylamid-Substanz wird den getrennten Fraktionen mit Immunserum vermengter Agar von der entgegengesetzten Richtung auf dem Weg der Diffusion zugeführt. Dabei kann neben dem Verhalten der Proteine

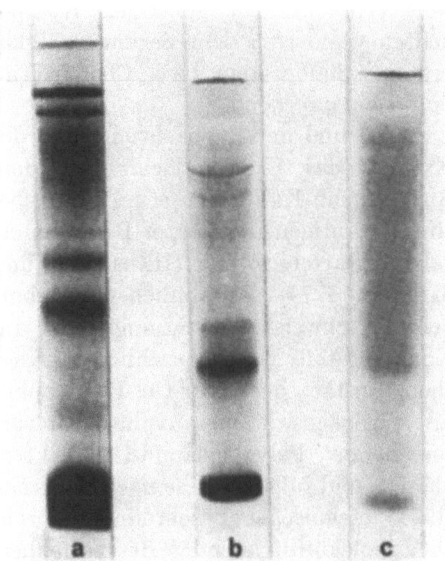

Abb. 56 Polyakrylamid-Gel-Elektrophorese. *a* Kontrolle (Blutplasma); *b* Knochenextrakt, rezent; *c* Knochenextrakt, Liegezeit 30 J..

6.5. Fluoreszenz-immunhisto-logische Verfahren

Die immunhistologischen Fluoreszenz-verfahren ermöglichen den Nachweis von Antigen und Antikörper in Geweben und Zellen. Seit den grundlegenden Forschungsarbeiten von COONS und KAPLAN (1950) gelten sie als routinemäßige Methoden. GLYNN und HOLBOROW (1959), COHEN, ZUELZER und EVANS (1960) sowie LENGYEL und NEMESKÉRI (1963) wandten sie für den Nachweis von Blutgruppensubstanzen in Geweben an. HARSÁNYI und SANTORA (1974) gebrauchen die mit Fluoreszein-Isothiozyanat markierten Immunseren zur Bestimmung der menschlichen Herkunft von Geweben, darunter auch von Knochen. Die Artbestimmung der Knochen erfolgt mit der direkten Methode: Das im Gewebe enthaltene Antigen wird mit einem markierten, antikörperhaltigen Immunserum nachgewiesen. Die Herstellung des Farbstoff-Antikörper-Konjugats erfolgt nach GOLDMAN (1968).

Aus dem Kompaktteil des zu untersuchenden Knochens wird 0,5 g Knochenmehl gewonnen und in einer Reibschale zu feinem Pulver zerrieben. Der Körnchendurchmesser soll ungefähr 60 bis 70 μ betragen. Bei fluoreszenz-mikroskopischer Untersuchung des mit physiologischer Kochsalzlösung vermengten, nativen Knochenmehls zeigen die im Knochengewebe enthaltenen Salze eine schwache, hellblaue Autofluoreszenz (BELCHIER 1936). Um die Beurteilung der spezifischen Reaktion nicht durch diese schwache Autofluoreszenz beeinträchtigen zu lassen, führten wir die Dekalzinierung durch: Das Knochenmehl wurde in etwa 6 bis 8 ml EDTA-Lösung bei pH 8 unter Schütteln 2 bis 3 Stunden lang behandelt. Dabei läßt sich die überwiegende Mehrzahl der anorganischen Salzkristalle entfernen und so verschwin-

im elektrischen Feld gleichzeitig auch ihre Antigenbeschaffenheit zur Identifizierung herangezogen werden. Demzufolge eignet sich das Verfahren auch zur Bestimmung der Knochenart. Nach KNIGHT (1971) dürfte die immunologische Aktivität von vergrabenen Knochen höchstens 5 (!) Jahre lang erhalten bleiben. Dieser Behauptung widerspricht die Tatsache, daß mit dem UHLENHUTHschen Verfahren sogar nach 30 bis 40 Jahren noch ein positives Ergebnis erzielt werden konnte, und wir selbst erhielten mit dem kombinierten Immunelektrophorese-Verfahren positive artspezifische sowie proteinspezifische Reaktionen mit Knochenresten aus dem zweiten Weltkrieg (Abb. 56). Es sei hierzu bemerkt, daß es uns durch das Polyakrylamid-Gel-Elektrophoreseverfahren sogar gelang, mehrere Proteinfraktionen in Knochenmehlextrakten aus historischem Ausgrabungsmaterial nachzuweisen (1974).

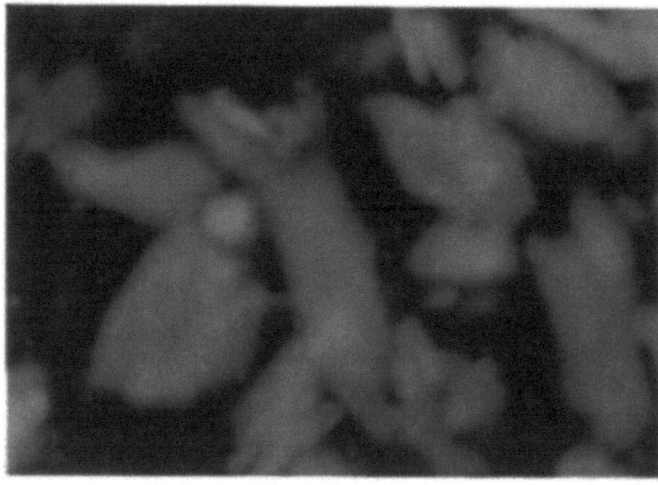

Abb. 57
Artspezifische, positive
FITZ immunhistologische
Reaktionen. Menschliches
Knochenmehl, UV Mikro-
aufnahme, Vergr.: 1:120

det auch die Autofluoreszenz oder aber vermindert sich in einem Maße, daß die Anwesenheit der Knochenkörnchen am dunklen Hintergrund des Kontrollpräparats nur noch vermutet werden kann. Die EDTA-Lösung wird mit einem auf pH 8 eingestellten Phosphat-Puffer mit dreimaliger Zentrifugierung für je 5 Minuten aus dem Untersuchungsmaterial entfernt und nachher wird etwa 0,1 g Knochenmehl mit 0,5 ml markiertem, polyvalenten Immunserum zusammengebracht und eine Stunde lang geschüttelt. Die spezifische Bindung erfolgt, wenn komplementäre Antigen- und Antikörper-Moleküle an der Oberfläche der Knochenkörnchen vorhanden sind. Das zentrifugierte Material wird 3 × 10 Minuten mit auf pH 8 eingestelltem Phosphat-Puffer gewaschen, dann als nasses Präparat ebenfalls in Phosphatpufferlösung im UV-Licht bei dunklem Hintergrund mikroskopisch untersucht. Die positive Reaktion, d.h. die Bindung des Farbstoffs, tritt als eine lebhafte, grünlich-gelbe Fluoreszenz in Erscheinung (Abb. 57).

Die Reaktion erfolgt auch in aus dekalzinierten Knochen hergestellten, gefrorenen histologischen Schnitten. Das

oben angeführte Verfahren ist jedoch vorteilhafter. Es ist schneller und die unebene Oberfläche der Knochenmehlkörnchen begünstigt die Antigen-Antikörper-Bindung gerade durch die Vergrößerung der Fläche. In der Literatur findet man noch andere Methoden für die Unterscheidung von Menschen- und Tierknochen, z.B. haben Depreux und Muller (1953) die Untersuchung mit Röntgenstrahlen empfohlen. Unseres Erachtens können die artspezifischen Besonderheiten des Knochenaufbaus aus Röntgenaufnahmen nicht klar genug entnommen werden. Eine derartige strukturelle Analyse benötigt Aufnahmen entweder vom ganzen Knochen oder von einem großen Teil desselben, und unter solchen Umständen dürfte die viel einfachere vergleichend-anatomische Methode vollkommen genügen. Wysotzkaia (1971) fand mit emissionsspektroskopischen Untersuchungen signifikante Unterschiede in den anorganischen Komponenten der Menschen- und Rinderknochen; diese Methode ist in die gerichtsmedizinische Praxis noch nicht eingeführt.

Zusammenfassend kann gesagt werden: Jede der angegebenen 5 Methoden eignet sich zur sicheren Bestimmung der menschlichen Herkunft eines Skelettfundes. Wenn wegen der kleinen Menge des Materials die Möglichkeit einer makroskopischen, vergleichend-anatomischen Untersuchung nicht gegeben ist, kann, um ein Fehlgutachten auszuschließen, folgende Arbeitsrichtung empfohlen werden:

a) Bei der Anwendung von histologischen, Präzipitations-, immunelektrophoretischen oder fluoreszenz-immunhistologischen Methoden soll als Kontrolle immer sicher menschliches und auch sicher nicht menschliches Knochenmaterial mitgeführt werden.

b) In diesen Fällen soll das Gutachten immer auf Grund übereinstimmender Resultate zweier, im Prinzip verschiedener Methoden erstattet werden.

c) Nach der Qualität des eingeschickten Materials können wir die bestgeeignete Methode wählen:

1. Wenn zerbröckelte, keine chemische- oder Hitzeeinwirkung aufweisende Röhrenknochen zur Verfügung stehen, eignet sich die kompakte Substanz sehr gut zur histologischen Untersuchung. Dabei lassen wir die Präzipitationsprobe auch nicht außer acht, da deren Resultat den histologischen Befund unterstützt und möglicherweise Hinweise auf die Liegezeit geben kann.

2. Bekommt man spongiöse, nur mit dünner kortikaler Schicht bedeckte Kno-chenteile, z.B. Stücke von einem Wirbelkörper oder Hüftknochen, sollte außer der Präzipitationsmethode die Immunelektrophorese oder die fluoreszenz-immunhistologische Methode angewandt werden.

In diesen Fällen kann man nämlich in der dünnen kortikalen Schicht und in den Lamellen der Spongiosa die Osteone und die HAVERSschen Kanäle nicht zuverlässig prüfen.

3. Bei einem verbrannten Fund kann man nur das Herstellen eines geschliffenen Präparats und dessen histologische Beurteilung versuchen. In diesem Fall ist zur Kontrolle keine andere Methode durchführbar.

4. Nicht verbrannte embryonale Skelettreste geben ein sehr gutes Resultat mit der Immunelektrophorese oder mit der Präzipitationsmethode.

5. Wenn nur wenig Material zur Verfügung steht, ist eine Teilung zu empfehlen. Mit einem Teil kann man die Präzipitationsprobe, mit dem anderen das fluoreszenz-immunhistologische Verfahren durchführen.

Bei entsprechender Erfahrung und präziser Anwendung der Methoden treten nur sehr selten Fälle auf — in erster Linie bei verbrannten Skelettresten — wo man bezüglich der menschlichen Herkunft der Skelettreste keine eindeutige Wertung im Gutachten vornehmen kann.

7. Geschlechtsbestimmung durch Untersuchung der einzelnen Knochen des Skeletts

7.1 Allgemeines

Bei der Untersuchung einer unbekannten Person gibt im allgemeinen die Art der Kleidung Aufschluß über das Geschlecht. Wenn die Weichteile und äußeren Geschlechtsorgane durch verschiedenste Einflüsse nicht mehr zu beurteilen sind, wird der Gerichtsarzt bei der Sektion nach dem Uterus und den Adnexen suchen, die erfahrungsgemäß der Fäulnis sehr lange widerstehen. Bleibende Merkmale stellen immer das Skelett und die Zähne dar.

Zusammenfassende Darstellungen über die Möglichkeit der Identifikation, insbesondere der Geschlechtsbestimmung an menschlichen Knochen, sind in der forensischen Literatur selten anzutreffen: Für den anglo-amerikanischen Bereich KROGMAN (1973), im sowjetischen Schrifttum PASCHKOVA (1963), in der französischen Literatur IORDANIDIS (1961, 1962) und im deutschen Sprachgebiet DÜRWALD (1966), DÜRWALD und HUNGER (1975), PEITSCH (1970) sowie GRÜNER und HELMER (1975). TOLDT (1882) wurde wenig beachtet. Spezielle Darstellungen, die nur Teilgebiete umfassen, stammen von ACSÁDI und NEMESKÉRI (1970), KUBIZKIJ (1959), MILČINSKI (1956), NAINIS (1972), STEWART (1970). HENTSCHEL (1963) stellte am Berliner Gerichtsmedizinischen Institut die wichtigsten Merkmale für ihre Geschlechts- und Alterszuordnung ohne Quellenangabe zusammen. BREUL (1974) erfaßte das zugängliche Schrifttum ohne Ergänzung durch eigene Untersuchungen.

Es fehlten bisher umfangreiche Überprüfungen an lebenden und verstorbenen Deutschen, vor allem aus der DDR, die statistisch aufbereitet sind und für die Begutachtung als Vergleich zur Verfügung stehen. Die meisten Angaben der vorher genannten Autoren beziehen sich auf die verschiedensten europäischen und außereuropäischen Nationalitäten bzw. Rassen. SCHRANZ (1933), KNUSSMANN (1968), KROGMAN (1973) und VLČEK (1971) haben darauf hingewiesen, daß die gewonnenen Resultate nicht ohne weiteres auf andere Bevölkerungsgruppen übertragen werden können, was BERTILLON (1895) schon bei seinen anthropologischen Messungen straffällig gewordener Personen in Wien und Paris aufgefallen war.

Der überwiegende Teil der geschlechtsdiagnostischen Verfahren beruhte bisher auf morphologisch-typognostischen Prinzipien, die trotz ständiger Bemühung um Objektivierung und Standardisierung deskriptiver Merkmale nicht frei von subjektiven Einflüssen sind. Sie setzen große Erfahrung des Gutachters in der Beschreibung und Beurteilung sowie kritische Einstellung voraus.

Anatomen und Anthropologen sind seit einiger Zeit bemüht, von der reinen morphologischen Beurteilung weg zu exakten Meßmethoden mit definierten Abnahmepunkten zu kommen, die vergleichbare objektive Resultate erbringen und durch statistische Analysen präzisere Aussagen zulassen. Diese Berechnungen dienen ebenfalls nur der Vorbe-

Tabelle 17 Diskriminanzanalyse an postkranialen Skelettabschnitten (THIEME und SCHULL 1957)

a Multiplikatoren für 4 Meßwertkombinationen (nach THIEME 1957)

Meßwertkombination	1	2	3	4
Femurlänge	0,07	1,00	1,00	1,98
Femurkopfdurchmesser	58,14	31,40	16,53	
Sitzbeinlänge	16,25	11,12	6,10	1,00
Schambeinlänge	−63,64	−34,47	−13,80	−1,39
Humeruslänge	2,68	2,45		
Epikondylarbreite des Humerus	27,68	16,24		
Länge der Klavikula	16,09			

b Grenzwerte für 4 Meßwertkombinationen (nach THIEME 1957)

Meßwertkombination	Grenzwerte (Frauen darunter)	Irrtumswahrscheinlichkeit (%)
1	4099	1,5
2	1953	2,5
3	665	3,1
4	68	6,5

·reitung der Identifizierung. Jeder ethnischen Gruppe kommen eigene Schätzformeln zu, in denen sich die eigenen, ganz besonderen Relationen ausdrücken, wie neuere Untersuchungen zeigen (BASS 1969, BIRKBY 1966, BREUL 1972, GILES 1970, KNUSSMANN 1968, THIEME und SCHULL 1957, TROTTER und GLESER 1952). Diese Verfahren können die durch makroskopisch-morphologische Betrachtung gewonnene Erfahrung bei der Begutachtung Unbekannter nicht ersetzen (ČERNY und Mitarb. 1967; GILES 1970, STEWART 1954), sondern nur präzisieren und objektivieren.

Die Feststellung des Geschlechts an menschlichen Knochen ist im allgemeinen bei Vorliegen nahezu vollständiger Skelette mit hinreichender Sicherheit möglich (ACSÁDI und NEMESKÉRI 1970; GRÜNER und HELMER 1975; KROGMAN 1973). Die Geschlechtsdiagnose gelingt umso leichter, je mehr Abschnitte des menschlichen Skeletts zur Verfügung stehen. Dabei eignen sich die einzelnen Knochen unterschiedlich gut: Die Festlegung des Geschlechts gelingt bei Vorhandensein von Schädel und Becken in 98% der Fälle, bei Schädel und Röhrenknochen zu 95%, bei Kalvarien zu 86,3%, am Kranium in 92% der Fälle, am Sternum mit 80%, an der Skapula mit 61,7% und am Femur mit 39,6% (IORDANIDIS 1962, KROGMAN 1973). Für das Becken, das viele Untersucher bei der Geschlechtsdiagnose an Knochen an erster Stelle nennen, geben WASHBURN (1948) 90% und KROGMAN (1973) 95% sichere Diagnosen an.

HANIHARA, KIMURA und MINIMIDATE (1964) legten das Geschlecht bei der Untersuchung von je 50 japanischen Skeletten mit einer Fehlerquote von 1% richtig fest, was durch Diagnosen im Blindversuch an einer Kontrollgruppe (50 Frauen und 49 Männer) bestätigt wurde. Sie haben folgende Messungen ausgeführt: Schädelhöhe, größte Schädellänge, größte Länge des (rechten oder linken) Femur, Länge der Cavitas glenoidalis scapulae dextrae, Ischium-Pubis-Index und gesamte Atlasbreite. ACSÁDI und NEMESKÉRI (1970) erzielten gute Resultate durch ein Punktesystem. Sie wählten von den bekannten geschlechtsspezifischen Merkmalen 22 aus (davon 12 vom Schädel) und legten eine Wertigkeitsskala unter Berücksichtigung der hypermaskulinen oder -femininen Knochen, geordnet nach deren Trennwert, fest. THIEME und SCHULL (1957) bestimmten mit 98%iger Sicherheit an postkranialen Merkmalen (Becken, Humerus sowie Klavikula; Tab. 17) das Geschlecht. Manche Autoren (z. B. PFITZNER 1899) gaben eine Geschlechterrelation an, d. h. den Mittelwert für die Frauen in Prozenten des Werts für die Männer. Wenn der Umfang des untersuchten Kollektivs groß genug ist, so erweisen sich die Geschlechtsunterschiede als signifikant (KNUSSMANN 1968). In den wenigsten Arbeiten wird jedoch der Sexualdimorphismus auf Signifikanz geprüft (BREUL 1974).

7.2.   Schädel

VERHAYEN (1718) stellte als erster Geschlechtsunterschiede am menschlichen Schädel heraus. 1788 erschien die erste medizinische Dissertation, die sich mit morphologischen Kriterien im Sexualdimorphismus am Kranium auseinandersetzte. ACKERMANN legte darin folgende Merkmale für einen Frauenschädel fest: Glattere Oberfläche, engere Hirnschalenlöcher, geringer entwickelte Muskelansätze, Augenbrauenbogen und Glabella. Senkrechte Stellung der Stirn, schmalere Schädelbasis, kleinerer Gesichtsschädel im Verhältnis zum Hirnschädel, nied-

rigeres Gaumengewölbe und mehr elliptisch in den Kiefer eingelassene Zahnfächer.

REBENTISCH (1893) wies nach, daß vor der Pubertät am Schädel kein Geschlechtsunterschied besteht. Er untersuchte 102 Schädel von Deutschen und nannte, gestützt auf die damalige Literatur, nach Überprüfung von über 50 *morphologischen Merkmalen* folgende, für die Geschlechtsdiagnose wichtige Kennzeichen: Größe, Glabella, Arcus superciliaris, Entwicklung des Hinterhauptes mit den Knochenvorsprüngen, Größe des Warzenfortsatzes, Scheitelbeinhöcker, Augenhöhlenöffnung, oberer Orbitalrand, Größe des Unterkiefers, Entwicklung der Muskelansätze und der Zähne sowie Länge des Kranium (s. auch KROGMANN 1973). Bei Frauen fehlt die Leiste über dem Meatus acusticus externus ganz (KUSSMANN 1968), nach KEEN (1950) nur bei 46%. Schädel mit allseitig ausgeprägten typischen Zeichen sind sehr selten, daher müssen im Einzelfall alle bekannten morphologischen Merkmale bei der Geschlechtsdiagnose geprüft werden. Eines allein hat keine ausschlaggebende Bedeutung, die genannten Kennzeichen haben abgestufte Wertigkeit und sind in einer von ULLRICH (1967) übernommenen Tabelle zusammengestellt (Tab. 18).

KROGMAN (1973) empfiehlt, die Geschlechtsbestimmung am Schädel auf das 20. bis 55. Lebensjahr zu beschränken, weil außerhalb dieser Zeitspanne Altersveränderungen (Pubertät, Senium) fälschlich als Geschlechtsunterschiede angesehen werden könnten. Lebensalter, Körpergröße, Rasse, individuelle Entwicklung und Umweltfaktoren haben Einfluß auf die Geschlechtsunterschiede an den Knochen und können Anlaß zu Fehldiagnosen sein (GRÜNER und HELMER 1975).

HUG (1939) erarbeitete den Sexual-

Tabelle 18   Geschlechtlicher Dimorphismus am Schädel des Erwachsenen (nach den 5 Stufen ihres diagnostischen Werts; nach HENKE 1974, VOIGT 1941, ULLRICH 1967, überarbeitet)

Schädelmaß	Mann	Frau
Stufe 5		
Arcus superciliaris	stark ausgebildet	schwach ausgebildet
Glabellaentwicklung	stärker	schwächer
Schädelgewicht	schwerer (∅ 720 g)	leichter (∅ 590 g)
Unterkiefergewicht	∅ 74 g	∅ 64 g
Kapazität	1450 ccm (150 ccm mehr)	1300 ccm
Stirnprofil	mehr fliehend, Wölbung gleichmäßiger	Unterstirn steiler
Hinterhauptsrelief	deutlicher, markierte Muskelleisten	geringer
Jochbogenbreite	größer	kleiner
Stufe 4		
Kalottendicke	okzipital größer als frontal	frontal stärker (ab 40 Jahre)
Innenraum	größer	kleiner
Foramen magnum	größer (absolut und relativ)	kleiner
Tubera frontalia	weniger ausgeprägt	stark ausgeprägt
Muskelleisten	kräftig	schwach
Proc. mastoideus	groß, voluminöser	klein
Stufe 3		
Gesichtsschädel	größer, mächtiger	kleiner, schmaler
Zahnbogen	kleiner, mehr gerundet	größer, mehr elliptisch
Augenhöhleneingang	eckig	mehr abgerundet
Augenhöhlenrand (oben)	dicker u. wulstiger	dünner u. schärfer
Größe der Zähne (bes. Molaren u. mittlere Inzisivi)	größer	kleiner
Unterkieferast	breiter, stärker, steiler	schmaler, flacher
Stufe 2		
Foramen magnum	länger	kürzer
Gehirnschädel	weniger gewölbt	stärker gewölbt, Umfang u. ∅ geringer
Gaumen	höher gewölbt, breiter, kräftiger	geringer gewölbt, schmaler
Jochbogenentwicklung	stärker u. größer	weniger kräftig entwickelt
Proc. styloidei	dick	dünner, zierlicher
Schädelbasis	länger (10 cm)	kürzer (9,4 cm)
Protub. mentalis	kräftig	schwächer
Mediansagittal-Bogen	größer	kleiner, übertrifft Basislänge
Orbitalhöhe	gering höher	kaum flacher
Orbitalbreite	deutlich breiter	schmaler
Stufe 1		
Occiput	starkes Relief	relativ größer
Tränengruben	tiefer	flacher
Augenhöhlendach	tiefer	flacher
Schläfengruben	tiefer, geräumiger	flacher

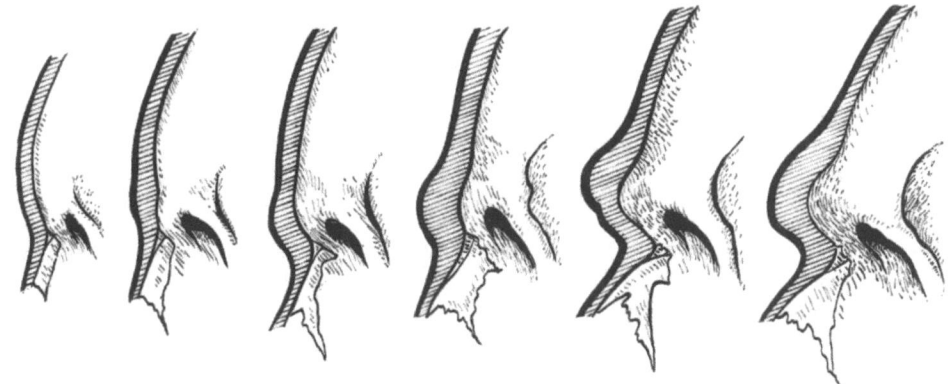

Abb. 58   Unterschiedliche Entwicklung der Glabella (in Anlehnung an GERASIMOV, 1955)

dimorphismus an Schädelmaßen. KEEN (1950) stützt sich bei der Geschlechtsdiagnose auf ein Kombinationsverfahren — 4 Schädelmaße (größte Länge, Jochbogenbreite, Tiefe der Infratemporalgrube und Länge des Processus mastoideus) und 3 morphologische Zeichen (Augenbrauenbogen, Okzipitalrelief und Oberrand des Meatus acusticus externus) — mit dem er das Geschlecht in 85% der Fälle eindeutig bestimmte.

Bei den morphologischen Diagnosen werden erfahrungsgemäß mehr männliche Schädel als weiblich bestimmt als umgekehrt (HUBER 1967), was auch SCHWIDETZKY (1969) bestätigt. STEWART (1951) vertraut als Grundlage der zuverlässigen Beurteilung auf die alleinige Inspektion des Schädels (80% richtige Diagnosen). In der Literatur schwanken die Angaben über richtige Festlegungen des Geschlechts zwischen 88% (CEBALLOS und HENTSCHLER 1958) und 92% (DUREAU 1873, BOROVANSKY 1936, GILES und ELLIOT 1963, KROGMAN 1973).

Bei der Festlegung des Geschlechts am knöchernen Schädel ist vielfach der erste Eindruck entscheidend: der männliche Schädel ist groß und kräftig, der weibliche im allgemeinen schmal und grazil. Nach dem 2. Lebensjahrzehnt tritt ein deutlicher Brauenwulst bei

Männern auf (Abb. 58), der bei weiblichen Personen fast nie gefunden wird (SCHINZ, BAENSCH, FRIEDL und UEHLINGER 1952). Dieses markante Merkmal läßt sich an Röntgenbildern deutlich demonstrieren (BÜRGER 1958), was durch eigene Untersuchungen an 368 Personen (Fernröntgenaufnahmen) bestätigt werden konnte (1968).

Die *Warzenfortsätze* sind beim männlichen Geschlecht deutlich größer und voluminöser als beim weiblichen. BROCA (1894) wies auf die großen individuellen Schwankungen der Höhe des Processus mastoideus hin. SCHULTZ (1917) fand bei seinen umfassenden kraniometrischen Untersuchungen Längendifferenzen der Warzenfortsätze bei Frauen und Männern verschiedener Nationalitäten (Ägypter, Australier, Chinesen, Grönländer). SCHMITT und SATERNUS (1970) überprüften dieses Merkmal an 44 weiblichen und 61 männlichen Schädeln (Alter 14 bis 93 Jahre) des Kölner Sektionsmaterials. Die Mittelwertsdifferenzen für die mediale und laterale Höhe dieses Knochenabschnitts zwischen männlichen und weiblichen Individuen, die denen von SCHULTZ (1917) entsprachen, sind statistisch nicht wesentlich ($P > 0,05$). Da sich die Verteilungskurven beider Geschlechter stark überlappen und die Größe innerhalb

Tabelle 19   Geschlechtsdifferenzen der Länge des Processus mastoideus (mm)

		Frauen				Männer		Autor (Jahr)
$\bar{x}$	s	Min.	Max.	$\bar{x}$	s	Min.	Max.	
25*	2,8			28	2,7			GILES und ELLIOT (1963)
26	4,0	19	−35	28	4,2	17−39		SCHMITT und SATERNUS (1970)
26,5**	3,1	19	−33	29,3	3,6	21−27		KEEN (1950)
26,4***	3,4	22	−34	30,7	3,8	22−37		HENKE (1971)
27,0**	3,0	23,4−32,3		30,0	4,2	23−39,8		Eigene Ergebnisse (1976) links
28,7*	2,8	25,2−32,5		32,5	4,6	25−42,7		rechts

*** (IW 0,1%) ** (IW 1%) * (IW 5%)

Tabelle 20   Mittelwerte verschiedener Schädelmaße bei den Konstitutionstypen

Maß	Konstitutionstyp	Anzahl n	Männer (mm)	Anzahl n	Frauen (mm)
Größte Schädel-	Athleten	34	198	—	—
länge	Pykniker	40	196	35	186
	Leptosome	36	189	103	185
	Sonstige	145	186	148	178
	Mittelwert	255	191	286	182
Größte Schädel-	Athleten	36	158	—	—
breite	Pykniker	42	158	32	152
	Leptosome	40	155	104	149
	Sonstige	145	154	174	146
	Mittelwert	263	156	309	148
Größte Mastoidal-	Athleten	36	138	—	—
breite	Pykniker	39	134	33	129
	Leptosome	38	133	103	127
	Sonstige	135	131	155	125
	Mittelwert	248	134	291	127
Unterkiefer-	Athleten	36	108	—	—
winkelbreite	Pykniker	43	103	34	97
	Leptosome	40	102	104	97
	Sonstige	144	105	169	94
	Mittelwert	263	105	307	96

beider Kollektive stark variierte, ist die Zuordnung einer unbekannten Person auf Grund dieses körperlichen Merkmals bezüglich des Geschlechts kaum möglich. SCHMITT und SATERNUS bestätigen dagegen den Geschlechtsdimorphismus der Gesamtgröße des Warzenfortsatzes (eindeutig signifikant), was den Literaturangaben (REBENTISCH 1893, KEEN 1950, GILES und ELLIOT 1963, MARTIN und SALLER 1957, KROGMAN 1973) und eigenen Untersuchungen entspricht (Tab. 19). Dieser Processus wird durch die an ihm ansetzenden Halsmuskeln geprägt. Die mittels Röntgendensitometrie erfolgte Untersuchung der Pneumatisation der Warzenfortsätze ergab weder Alters- noch Geschlechtsunterschiede (SATERNUS und SCHMITT 1970). Als Merkmal zur Agnoszierung einer Einzelperson ist aber die Pneumatisation des Mastoids durch die unterschiedliche, individual spezifische Ausformung der Cellulae durchaus geeignet. Der Abstand

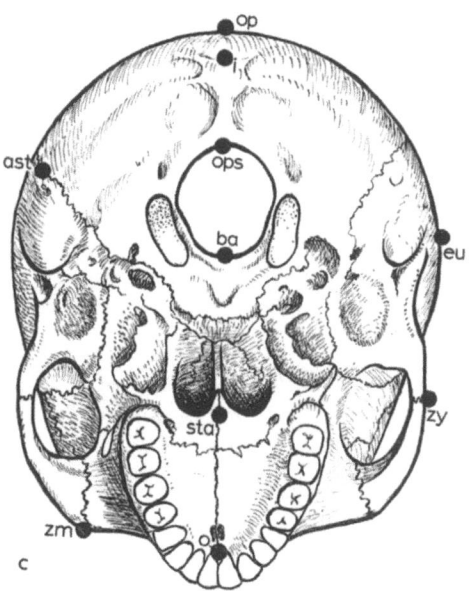

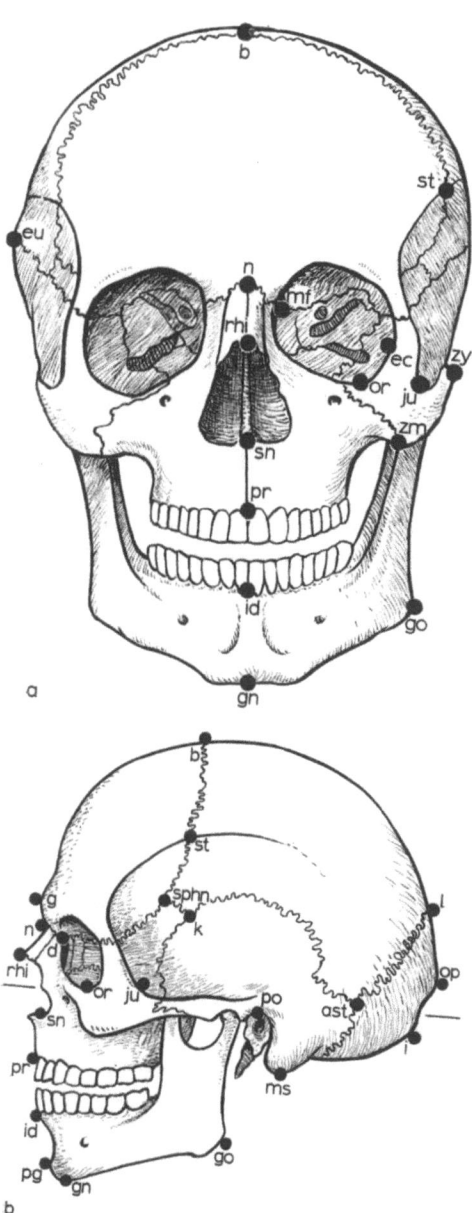

Abb. 59 a, b, c   Kennzeichnung der anthropologischen Meßpunkte (nach MARTIN in MARTIN u. SALLER 1957), von denen die wesentlichsten für die eigenen Messungen herangezogen wurden. a Schädel in der *Norma frontalis*: *eu* Euryon; *n* Nasale; *or* Orbitale; *sn* Subnasale; *mf* Maxillofrontale; *ec* Ektokonchion; *zy* Zygomatikum; *go* Gonion, *gn* Gnathion; *b* Schädel in der *Norma lateralis*: *g* Glabella; *i* Inion; *go* Gonion; *gn* Gnathion; *n* Nasale; *pg* Pogonion; *rhi* Rhinion; *sn* Subnasale; *op* Opisthokranion; *c*: Übersicht der Schädelbasis. *ba* Basion; *ops* Opisthion

beider Warzenfortsätze (Abb. 59) beträgt nach eigenen Untersuchungen bei den erwachsenen Männern durchschnittlich 13,4 cm, bei den Frauen 12,7 cm. Die ermittelten Geschlechtsunterschiede sind auch an den 3 bekannten Körperbautypen signifikant (Tab. 20; LEOPOLD 1968, 1976).

Durch Untersuchungen an 202 *Schädelkalotten* bestätigte sich die Feststellung anderer Untersucher (FRÉDÉRIC 1906, KROGMAN 1973, PARSONS und BOX 1905), daß die Schädelnähte bei den Frauen langsamer und geringfügiger obliterieren als bei den Männern. Im Ablauf der Schädelnahtverknöcherung besteht allerdings kein sicherer Geschlechtsdimorphismus (s. auch ERÄNKÖ und KIHLBERG 1955), was SCHMITT und TAMASKA (1970) durch Varianzanalyse der 3 großen Suturen der Kalotte eindeutig bewiesen; die gefundenen geringen Differenzen zwischen den Geschlechtern waren rein zufällig.

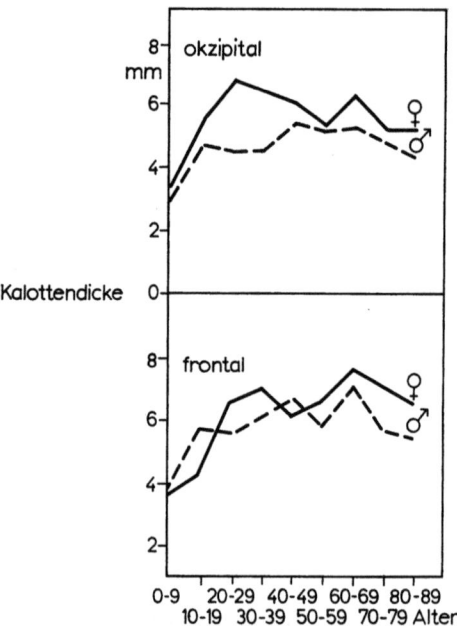

Abb. 60   Kalottendicken beider Geschlechter, frontal und okzipital

70% der von DOMINOK (1959) untersuchten 301 Schädeldächer waren bei den Frauen im Erwachsenenalter frontal stärker als okzipital, 63% seiner männlichen Kalotten dagegen okzipital stärker als frontal. Der Dickenunterschied betrug immer mehr als 0,2 mm. Die stärkere Nackenmuskulatur des Mannes kann für die größere Gesamtdicke der männlichen Kalotten okzipital verantwortlich sein. Wir wiesen durch eigene Untersuchung an 202 Schädeldächern statistisch gesicherte Geschlechtsunterschiede im Hinterhauptsbereich bei 20- bis 39 jährigen und 60- bis 69 jährigen Männern nach (Irrtumswahrscheinlichkeit (IW) 1%, LEOPOLD 1968, Abb. 60). Das Überwiegen der frontalen Stärke des Schädeldachs konnten RÄMSCH und HERRMANN (1963) bei den Frauen nur für das 4., 7. und 9. Lebensjahrzehnt beweisen, an dem eigenen Material zeigte sich das dickere Os frontale (statistisch gesichert, IW 1%) nur bei weiblichen Jugendlichen

und Greisen. Am Schädel der Frauen treten im Klimakterium hormonal gesteuerte Veränderungen am Stirnbein ein, die zu einer beträchtlichen Verdickung des Knochens, ausschließlich Zunahme der Diploë (DOMINOK 1959), führt. HENSCHEN (1949) fand unter 900 Sektionen von Frauen über 25 Jahre bei 332 (= 36,9%) Hyperostosis frontalis interna verschiedenartiger Ausprägung; 91% der schwereren Grade jenseits des 60. Lebensjahres. Das Häufigkeitsverhältnis von Männern zu Frauen betrug 1:100. Daraus geht hervor, daß dieses Knochenmerkmal, vor allem bei starker Ausprägung, an einem unbekannten Schädel mit hoher Wahrscheinlichkeit auf das weibliche Geschlecht hinweist.

Das Schädeldach ist aus inhomogenen Teilen zusammengesetzt. Nach den Untersuchungen von LIPPERT und HAGEMANN (1974) sind am Os parietale bei Männern die Partien um die Pfeilnaht dicker, bei Frauen die lateralen Abschnitte. Die oberen Abschnitte der Hinterhauptsschuppe sind nur beim Mann besonders fest (ebenso wie das Os frontale). Nach den Versuchen der genannten Autoren an je 15 weiblichen und männlichen Schädeln (37. bis 82. Lebensjahr) nahm die mittlere Schlagbruchfestigkeit der Kalotte mit zunehmendem Alter, im Gegensatz zu Männern, signifikant ab (1974; bei ♀ größere Mittelwerte der linken Seite).

Die linke Hirnschädelhälfte ist wenig dicker als die rechte; die Schädelwandung weist bei Frauen eine um ein Drittel bis ein Viertel geringere Stärke auf (MARTIN und SALLER 1957), was SCHUHMACHER und Mitarb. (1972) u.a. bestätigen. HACKL (1966) fand dagegen eine Rechtsverlagerung der Knochenmasse am Kranium (71% seiner Objekte, 16% zeigten eine stärkere linke Seitenwand und 13% Seitengleichheit). Nach unserer

Tabelle 21 Mittelwerte des Schädelgewichts (g) und der Schädelkapazität (cm³)

Schädelgewicht (g)

Männer	Frauen	Autor (Jahr)
Kranium		
731	555	KRAUSE (1957)
755	595	BARTELS (1897)
621	594	REBENTISCH (1893)
630	599	LOCHTE (1914)
569	512	IORDANIDIS (1961)
680	615	Eigene Unters. (1968)
(563—995)	(440—700)	KEEN (1950)
618	572	
Mandibula		
74	56	REBENTISCH (1893)
84	62	MARTIN u. SALLER (1957)
80	63	LOCHTE (1914)
92	71	BARTELS (1897)
74*	64	Eigene Unters. (1968)
(60—107)	(45—75)	
79,8*	60,6	KEEN (1950)

Schädelkapazität (cm³)

Männer	Frauen	Autor (Jahr)
Kalotte		
400	375	BURKHARDT (1949)
(380—500)	(200—500)	Eigene Unters. (getrocknet)
236	209	
(190—440)	(150—280)	
334	297	(frisch)
(210—450)	(175—440)	
Kapazität		
1483	1290	REBENTISCH (1893)
1500	1300	MARTIN u. SALLER (1957)
1400	1200	HACKL (1960)
(1300—1450)	(1150—1300)	
1460	1360	NEUERT (1931)
(1170—1750)	(1175—1470)	
1470	1360	IORDANIDIS (1961)
(1300—1570)	(1270—1450)	

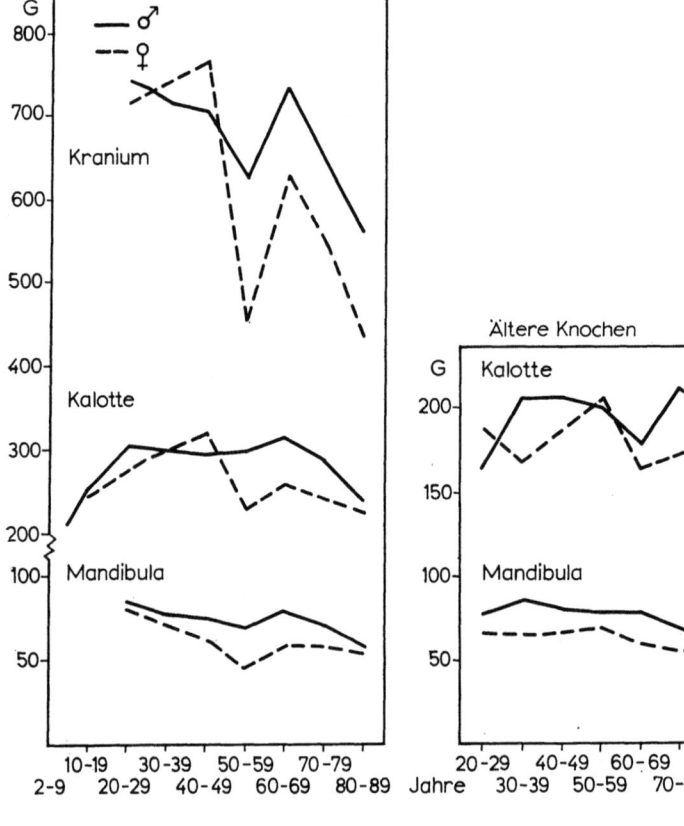

Abb. 61
Schädel-, Kalotten-
und Unterkiefer-
gewichte frischer so-
wie Knochen mit
längerer Liegezeit
(7 bis 23 J., Erd-
gräber)

Erfahrung variiert die Wandstärke des Neurokraniums beidseits individuell, teilweise im Zusammenhang mit der allgemeinen Knochenentwicklung (MARTIN und SALLER).

Der Sexualdimorphismus des Schädels läßt sich auch durch das *Gewicht* darstellen (Tab. 21). Nach den eigenen Messungen an 32 frischen, nicht mazerierten Schädeln (bei Zimmertemperatur bestimmt) und an 48 intakten älteren Schädeln (Vergleichsuntersuchungen an exhumierten Knochen) lag das Gewicht bei Männern über dem der Frauen (Abb. 61). Die Variationsbreite ist aber in Abhängigkeit von Alter, Geschlecht (vor allem bei Frauen) und Konstitution sehr groß; sie schwankte zwischen 440 (71 jähr. Frau) und 995 g (63 jähr. Mann). Diese Werte entsprechen den Untersuchungen von KEEN in Südafrika (1950).

IORDANIDIS (1961) bestimmte an Griechen auffallend niedrigere Werte im Vergleich zu den Messungen von KRAUSE (zit. nach MARTIN und SALLER 1957).

Ausgedehnte Untersuchungen von BURKHARDT (1949, 1952) an 785 weiblichen und 856 erwachsenen männlichen Personen (in München) zeigten bei den Frauen zwischen 18 und 50 Jahren ein höheres Gewicht der Schädelkalotten, aber keine Altersabhängigkeit. Im Alter trat ein Gewichtsverlust ein, was eigene Untersuchungen bestätigen. Durch Atrophie und Herabsetzen der Osteoblastentätigkeit tritt die Verminderung der Stärke des Schädeldachs hauptsächlich am Os temporale et parietale hervor. Wie DOMINOK (1965) demonstrierte, nimmt die Dicke der Lamina externa vom 50. Lebensjahr an ab, sie nähert sich der Lamina interna; die Diploëräume erweitern sich, wodurch die Kalotte dünner und leichter wird (MARTIN und SALLER 1957). Bei der vergleichenden Beurteilung von Schädeldachgewichten darf eine sektionstechnisch bedingte Fehlerquelle nicht unterschätzt werden. Die Stelle, an der üblicherweise das Kranium aufgesägt wird, ist einer gewissen Willkür der Sektionsgehilfen unterworfen. Es kommt dabei auf das Augenmaß an, so daß manche Schädel verhältnismäßig näher dem Scheitelpunkt durchschnitten werden als andere. Bei Durchschnittswerten aus größeren Kollektiven (z. B. BURKHARDT 1949) kann ein annähernder Ausgleich eintreten.

Ein Kalottengewicht von 500 g kommt jenseits des 3. Dezenniums beim weiblichen Geschlecht in allen Altersstufen häufiger vor als beim männlichen (BURKHARDT 1949).

Wir stimmen mit BREUL (1974) überein, daß das Gewicht der Kalotten zur Geschlechtsbestimmung allein nicht geeignet ist.

An insgesamt 80 Unterkiefern ermittelten wir ein durchschnittliches Gewicht für Frauen von 64 g, für Männer von 74 g. Diese Werte stimmen im wesentlichen mit denen von KEEN (1950), LOCHTE (1914) und REBENTISCH (1893) überein. Im hohen Alter nehmen die Mandibulagewichte deutlich ab (s. Abb. 61).

Das Schädelgewicht ist bei der Frau größer als das Gewicht ihrer beiden Femura, bei dem Mann ist es umgekehrt (MANOUVRIER 1882). Dieses Verhältnis vom Kranium- zum Femurgewicht gibt nach IORDANIDIS (1962) sowie MARTIN und SALLER (1957) ein wichtiges sexuelles Unterscheidungsmerkmal.

Der große horizontale Schädelumfang beträgt im Mittel am weiblichen Schädel 49 bis 51 cm (Schwankungsbreite 46,0 bis 53,8 cm), am männlichen Schädel 52 bis 54 cm (Variationsbreite 48,6 bis 57,0 cm, Tab. 22). Wir bestimmten am Sektionsmaterial für Frauen im Durchschnitt 50,8 cm und für Männer 53,3 cm (LEOPOLD 1968, BANKOLE und LEOPOLD 1977).

Die Angaben des großen horizontalen Kopfumfangs differieren bei beiden Geschlechtern zwischen den Feststellungen älterer Untersucher (Umfang der weiblichen Köpfe bis 50,4 cm) und jüngerer Autoren, nach MARTIN und SALLER (1957) für Frauen 53,5 cm und für Männer mindestens 55,9 cm. Die dadurch auftretenden Überschneidungen mindern den Wert dieses Merkmals stark (PEITSCH 1970). Nach unserer Auffassung hat die Akzeleration Einfluß auf die Kopfform der Menschen und somit auf die angegebenen Meßwerte.

Die Kraniometrie (Meßpunkte nach MARTIN in MARTIN und SALLER, s. Abb. 59) stellt den sexuellen Dimorphismus am Schädel objektiver dar. Alle Kopf- und Schädelmaße sind von Geburt an beim männlichen Geschlecht größer als beim weiblichen (MARTIN und SALLER), wobei dieser Unterschied bis zum Alter erhalten bleibt. Die in der Literatur vorhandenen Angaben der größten Schädellänge sind in der Tabelle 23 zusammengestellt. Die von IORDANIDIS (1961) an Schädeln von Griechen gewonnenen Maße liegen auffallend niedrig; es ist möglich, daß er nicht die maximale Länge bestimmte.

HUG (1939/40) überprüfte die Schädelmaße an der frühmittelalterlichen Bevölkerung. Er berücksichtigte die Kopfform. Für lange Schädel bestimmte er die größte Schädellänge mit 19 bis 20 cm, für Kurzschädel 16,9 bis 17,9 cm (deutsche Schädel). Eigene Untersuchungen erfolgten an Fernröntgenaufnahmen lebender Personen (Alter 16 bis 82 Jahre, 120 Frauen und 94 Männer) sowie an 154 Leichen im Alter von 1 bis 89 Jahren (52 Frauen und 102 Männer). Die statistische Aufbereitung der gewonnenen Meßwerte wurde am Rechenautomaten R 100 des VEB Fernmeldewerk Leipzig bzw. am R 300 des Organisations- und Rechenzentrums der Karl-Marx-Universität Leipzig durchgeführt.

Nach dem Schema von HÖHNE (1947 Tab. 24) bestimmten wir die Schädelmaße auch an den 3 bekannten KRET-

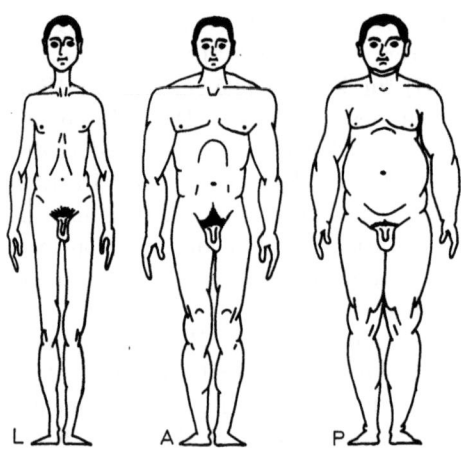

Abb. 62 Schematische Zeichnung der KRETSCH-
MERschen Konstitutionstypen. *L* Leptosomer
Habitus; *A* Athlet; *P* Pykniker

SCHMERschen Konstitutionstypen (1955,
Abb. 62). Statistisch gesicherte Geschlechtsunterschiede traten bei der größten Schädellänge an den Leptosomen
im 30. bis 49. Lebensjahr, bei den Pyknikern im 30. bis 79. Lebensjahr und
an den gemischten Körperbauformen
im 20. bis 49. Lebensjahr deutlich in
Erscheinung (IW 0,1 bis 1%). In Übereinstimmung mit KRETSCHMER (1955)
wiesen wir an den Athleten kranio-
metrisch die größten Werte nach, die
Leptosomen zeigten die geringsten Dimensionen (s. Tab. 20).

Der sexuelle Dimorphismus des Schädels ließ sich ebenfalls an der größten
Breite demonstrieren und bei den eigenen
Untersuchungen statistisch absichern (s.
Tab. 20). Die eigenen Werte stimmen
im wesentlichen mit den Ergebnissen
von REBENTISCH (1893) überein, bei den
Frauen nähern sie sich den Angaben
von MARTIN und SALLER (1957). Für
die Mehrzahl der Brachyzephalen ist
nicht die Kürze des Schädels, sondern
dessen starke Breitenentwicklung charakteristisch; während das Wesen des
Dolichozephalus hauptsächlich in seiner
geringen Breite und nicht in seiner absoluten großen Länge besteht (MARTIN
und SALLER 1957). Auf der anderen
Seite wird die Kopflänge mehr durch die
Körpergröße beeinflußt als die Breite.
Nicht alle Maße des Schädels wachsen
mit Zunahme der Körpergröße proportional, kleinere Menschen besitzen im
Durchschnitt einen verhältnismäßig größeren Kopf als größere Personen (WELK-
KER 1862). Mit steigender Größe des
Erwachsenen tritt der Querdurchmesser
des Schädels gegenüber dem Längsdurchmesser immer mehr zurück.

Die bei den eigenen Untersuchungen
Lebender gewonnenen Werte der Unterkieferwinkelbreite stimmen nahezu mit
den Angaben von GÜNTHER (1950) über

Tabelle 22   Horizontaler Schädelumfang Erwachsener beider Geschlechter (mm)

Anzahl	$\bar{x}$	s	VB	Anzahl	$\bar{x}$	s	VB	Autor (Jahr)
Frauen				*Männer*				
30	504		474−583	70	521		486−569	WELCKER (1862)
	508		482−532		528		502−552	HUG (1939)
656	513	20	−536	744	533	16	−556	HARTL und LUTHER (1953)
				598	561			BORMANN u. PAULY (1966)
262	476	15	476−500,5	366	540	15	516−560	PASCHKOVA (1963)
50	498	16	465−528	50	516**	14	479−542	KEEN (1950)
25	514		510−530	55	523		502−530	Eigene Untersuchungen (1968)
158	508	17	470−540	158	533***	19	490−570	BANKOLE u. LEOPOLD (1977)

Tabelle 23 Mittelwerte der größten Schädellänge (cm) (Literaturvergleich)

Maß	Anzahl	$\bar{x}$	VB	Autor, Population	Anzahl	$\bar{x}$	VB	Autor, Population
Männer					*Frauen*			
	70	18,0	16,8—19,4	WELCKER 1862 Deutsche	102	17,0		REBENTISCH 1893 Deutsche
	46	18,5	16,9—20,0	HUG 1939/40 Süddeutsche	30	17,6		WELCKER 1862 Deutsche
	102	18,2	17,6—18,8	REBENTISCH 1893 Deutsche	293	16,0	16,0—17,2	PASCHKOVA 1963 Moskau
	nn	17,8	16,3—19,6	RIED Bayern	182	17,5	15,7—19,3	STEWART 1948 USA (weiß)
	nn	18,0		HÄCKER Württemberger	50	17,9	16,5—19,2	KEEN 1950 Südafrika
	162	19,3***	18,0—20,8	Eigene Unters. Leipzig 1968	nn	16,9	16,1—17,1	RIED Bayern
	388	18,7	17,8—18,7	PASCHKOVA 1963 Moskau	36	17,5	15,9—19,0	HUG
	1179	18,4	15,8—21,0	STEWART 1948 USA (weiß)	238	18,4	16,8—18,8	Eigene Unters. Leipzig 1968
	50	18,5**	16,8—19,8	KEEN 1950 Südafrika				
	146	17,5		IORDANIDIS 1961 Griechen	154	16,9		IORDANIDIS Griechen
größte Kopflänge	958	19,3		SCHADE 1954 Deutsche	542	18,2		SCHADE 1954 Deutsche
					größte Kopflänge			

Tabelle 24   Konstitutionstypen — Nachweis am Kopf (HÖHNE 1947)

Typ	Kopf und Hals	Gesicht	Behaarung
pyknisch	relativ großer abgerundeter Kopf, flache Scheitelkontur, kurzer massiver Hals	weichplastisches gerötetes, breites Gesicht, schwache Profilbiegung	zartes Haupthaar, Neigung zu Glatzenbildung
athletisch	derber Hochkopf, freier, kräftiger Hals mit schrägem straffgespanntem Trapezius	derbes knochenplastisches Gesicht mit Betonung der Acren, steile Eiform	kräftiges Haupthaar
leptosom	relativ kleiner Kopf, langer dünner Hals	blasses schmales Gesicht, verkürzte Eiform, spitze schmale Nase	derbes Haupthaar

Werte der Leipziger Studenten überein, sie sind an den 3 Konstitutionstypen geschlechtsdifferent signifikant (IW 0,1 bis 1%; s. Tab. 20).

Der Unterkieferwinkel zeigt im Erwachsenenalter bei beiden Geschlechtern keinen wesentlichen Unterschied (GRELL 1969, KEEN 1950, VOIGT 1941). Im mittleren Erwachsenenalter (36 bis 50 Jahre) soll der Gonionwinkel bei Frauen 122°, bei Männern 125° getragen (BOROVANSKY 1936), GRELL bestimmte in Leipzig bei gleichen Altersstufen höhere Werte ($\female$ 129°, $\male$ 127,5°). Aus der Größe des Gonionwinkels (s. Übersicht 8) allein kann daher das Geschlecht eines Menschen nicht bestimmt werden. Mit der abnehmenden Zahl der Molaren vergrößert sich der Unterkieferwinkel. Einfluß auf die Ausbildung haben die Entwicklung der Muskulatur, die Kaumuskelreize, die Biegung des R. mandibulae sowie des Collum mandibulae nach rückwärts (BOROVANSKY; s. Übersicht 8). Die verschiedenen Breiten- und Höhenmaße des Unterkiefers (s. Tab. 25) demonstrieren die Möglichkeit der Geschlechtsdiagnostik. HENKE (1971) fand statistisch eindeutig signifikante Resultate (IW 0,001) mit geringer Veränderung der Absicherung bei der Asthöhe und -breite (0,02). Die eigenen Werte der Höhe des Corpus mandibulae wei-

chen deutlich von den Ergebnissen anderer Untersucher ab, das dürfte durch differentes Ausgangsmaterial (in Leipzig standen für diese Messungen nur 25 frische Knochen von Personen > 60 J. mit deutlichen Atrophien zur Verfügung) bedingt sein.

Das *Foramen magnum* ist beim männlichen Schädel absolut und relativ größer als beim weiblichen (MARTIN und SALLER 1957; Tab. 26). Eigene Messungen an 80 vollständig erhaltenen Schädeln (25 weibliche und 55 männliche) ergaben bei Männern 36,9 mm, bei Frauen 35 mm; der letztgenannte Wert liegt etwas über den von PASCHKOVA (1963) angegebenen Maßen. Signifikante Unterschiede der Breite des Foramen magnum bestanden am Leipziger Material nicht. Das Maß betrug bei Männern 30,6 mm, bei Frauen 29,3 mm (LEOPOLD 1968). Die von RÖTHIG (1971) an 560 männlichen und 265 weiblichen Schädeln bestimmten Breitenmaße stimmen mit den eigenen Werten nahezu überein.

BARTELS (1897) berechnete an Berliner Schädeln den Flächeninhalt des Foramen bei männlichen Krania mit 1209,5 mm² und bei weiblichen mit 1146,3 mm² (signifikante Unterschiede).

Die *Schädelbasis* (Tab. 27) zeigt bei den Männern kräftigere Kondylen und ist insgesamt länger (MARTIN und SALLER

Tabelle 25 Unterkiefermaße (mm) bei Erwachsenen beiderlei Geschlechts

Meßstrecke	*Frauen* $\bar{x}$	s	VB	*Männer* $\bar{x}$	s	VB	Autor (Jahr)
Länge der Mandibula gn — go	—		—	88,5	0,5	— 92,0	GÜNTHER (1950)
	78,0		70,0— 84,0	80,0	5,9	72,0— 86,0	TOLDT (1882)
	69,0	5,4	59,0— 75,0	68,9	nn	60,0— 80,0	Eigene Untersuchungen (1976)
Unterkieferwinkelbreite	85,0	nn	82,0— 88,0	94,0	0,6	86,0—102,0	TOLDT (1882)
	—		—	103,0	nn	nn	GÜNTHER (1950)
	101,0**	nn	100,0—104,0	107,0	5,0	106,0—113,0	SALLER (1954)
	97,0	4,4	91,0—113,0	101,6	6,5	99,0—122,0	JACOBI (1957)
	94,9***	6,9	77,5—105,0	104,1	1,0	93,0—115,5	HENKE (1971)
	92,0**	1,0	81,0—105,0	101,0	nn	85,0—115,0	VOIGT (1941)
	85,0	nn	85,0— 95,0	112,0	6,0	102,5—112,0	PASCHKOVA (1963)
	96,0**	4,0	84,0—106,0	105,0	4,9	91,0—118,0	Eigene Untersuchungen (1968)
Kondylenbreite	112,5**	5,4	104,5—122,0	122,5	2,1	116,0—131,0	HENKE (1971)
Astbreite	31,8**	2,2	27,2— 36,0	33,7	—	29,5— 36,0	HENKE (1971)
	29,0	—	21,0— 36,0	33,0	3,0	23,0— 42,0	REBENTISCH (1893)
Kinnhöhe	28,4***	2,1	25,0— 33,5	32,1		27,5— 33,5	HENKE (1971)
Höhe des Corpus mandibulae	26,9***	1,8	24,0— 31,5	29,9	3,1	26,5— 37,5	HENKE (1971)
	27,0	nn	27,0— 31,0	41,0	nn	33,5— 41,0	PASCHKOVA (1963)
	16,9**	1,3	11,0— 24,0	18,0	1,2	13,0— 26,0	Eigene Untersuchungen (1976)
Asthöhe	58,4***	2,9	54,0— 64,0	65,4	2,7	62,0— 67,5	HENKE (1971)
	60,0	—	51,0— 69,0	67,0	—	52,0— 81,0	REBENTISCH (1893)

signifikante Geschlechtsunterschiede: ** (IW = 1%) *** (IW = 0,1%)

Tabelle 26   Maße des Foramen magnum (mm)

Frauen		Männer		Autor (Jahr)
$\bar{x}$	VB	$\bar{x}$	VB	
Länge				
30	(30 −34)	41	(36 −41)	PASCHKOVA (1963)
35	(30 −40)	36*	(30 −44)	KEEN (1950)
35	(32 −37)	37	(32 −41)	Eig. Unters. (1968)
34,6		36		IORDANIDIS (1961)
35	(30 −42)	37*	(33 −44)	VOIGT (1941)
Breite				
25	(25 −28,5)	35	(30,5−35)	PASCHKOVA
29,6	(25,5−34)	31	(26 −38)	RÖTHIG (1971)
29,3	(27 −33)	30,6	(28 −37)	Eig. Unters. (1968)
30,8		31,2		IORDANIDIS (1961)
30,2	(25 −37)	31,5	(27 −35)	VOIGT

1957). Sie mißt bei Frauen durchschnittlich 90 bis 95 mm, bei männlichen Schädeln 97 bis 109 mm (nach MARTIN und SALLER entspricht der ♀ Mittelwert der Basislänge bei Süddeutschen 90,4% des ♂, in Leipzig 90,3%).

Die absolut geringeren Durchmesser, Umfänge und Bogen des weiblichen Gehirnschädels bedingen den schon während des Wachstums bemerkbaren sexuellen Unterschied in der äußeren Gehirnschädelformung, ferner auch den absolut geringeren Innenraum des weiblichen Schädels (MARTIN und SALLER 1957). REBENTISCH (1893) bestimmte an deutschen Schädeln die *Kapazität* für Frauen mit 1290 ccm, bei Männern mit 1483 ccm. WELCKER (1862) ermittelte in Leipzig an weiblichen Schädeln ein nahezu gleichgroßes Volumen, für Männer jedoch einen niedrigeren Wert (s. Tab. 21); der Unterschied kann methodisch bedingt sein.

Das *Gesichtsskelett* ist beim Mann mächtiger entfaltet und von absolut größeren Ausmaßen, was besonders in der Gesichtshöhe (s. Übersicht 5) zum Ausdruck kommt (MARTIN und SALLER). Die größte bizygomatische Gesichtsbreite liegt an weiblichen Schädeln zwischen 120 und 135 mm, bei männlichen zwischen 128 und 143 mm (MARTIN und SALLER 1957). Die von KEEN (1950) ermittelten Werte bewegen sich ebenfalls in diesem Bereich, seine Minimalwerte liegen allerdings ebenso wie bei IORDANIDIS (1961) deutlich darunter.

Nach den eigenen Untersuchungen bestehen signifikante Geschlechtsunterschiede bezüglich Breite und Höhe der *Orbita* (IW 1%). Die Breite der Augenhöhle ist nicht nur durchschnittlich, sondern auch bei den 3 klassischen Körperbautypen der Männer deutlich größer als bei den Frauen (Tab. 28). Innerhalb des Erwachsenenalters bleibt dieses Maß bei allen 3 Körperbautypen nahezu konstant. Signifikante Geschlechtsdifferenzen ließen sich innerhalb der untersuchten Erwachsenen auch an den Personen mit gemischten Körperbauformen nachweisen (LEOPOLD 1968, 1976).

IORDANIDIS (1961) bestimmte als Mittelwert des Größenindex Höhe/Breite des vorderen Augenhöhlenrandes für Frauen 90,07; bei Männern 88,03 (Messungen an 300 griechischen Schädeln). Signifikanzberechnungen fehlen; aus den Indizes läßt sich auf eine beträchtliche Überlappung schließen. SCHLEYER, IHM und BENSCH (1971) prüften, ob sich an

Tabelle 27 Schädelbasislänge (mm)

$\bar{x}$	s	Frauen Min. Max.	$\bar{x}$	s	Männer Min. Max.	Autor (Jahr)
95,1	4,3	—	100,6	4,1	—	GILES und ELLIOT (1963)
94,0		—	100,0		—	BARTELS (1897)
92,5	0,7	78—102	96,9*	0,7	86 —107	VOIGT (1941)
90,0	—	90—96	109,0	—	101 —109	PASCHKOVA (1963)
91,1	2,8	86—94,5	99,8**	3,9	93,5—107,5	Eigene Untersuch. (1976)
94,8	4,6	82—106	100,1**	4,1	90 —110	KEEN (1950)

Tabelle 28 Mittelwerte der Orbitamaße (mm)

Orbitahöhe	Leptosome	34,95	34,9
	Pykniker	35,2	32,4
	Athleten	33,6	—
	Sonstige	37,8	34,9
	Durchschnitt	35,5	34,1
Orbita-breite	Leptosome	38,2	37,5
	Pykniker	38,0	36,6
	Athleten	36,96	—
	Sonstige	36,9	35,7
	Durchschnitt	37,5	36,6

den Augenhöhlenumrissen ein Sexualdimorphismus nachweisen läßt. Sie werteten an 47 Röntgenaufnahmen männlicher und 53 weiblicher Patienten der Marburger HNO-Universitätsklinik die Orbitalrandkonturen durch geometrische Analyse aus. Eine Diskriminanzanalyse mit den FOURIER-Koeffizienten zeigte signifikante Unterschiede beider Geschlechter. Die mathematische Auswertung bestätigte, daß der Eindruck «mehr eckige Augenhöhlenkontur» beim Männerschädel und «mehr rundliche Kontur» bei der Frau richtig ist.

Die vordere Interorbitalbreite weist — unabhängig von Lebensalter und Körperbau — nach eigenen Untersuchungen ebenfalls einen signifikanten Geschlechtsdimorphismus auf (IW 0,1%, Tab. 29, LEOPOLD 1968, 1976, s. auch BARTELS 1897).

Durch eigene Untersuchungen an Fernröntgenaufnahmen Lebender konnte nachgewiesen werden, daß in der Höhe, Länge und Tiefe der *Nase* Geschlechtsunterschiede bestehen, die statistisch eindeutig gesichert sind (IW 0,1%, LEOPOLD 1968, 1976). Die Apertura piriformis nimmt bei beiden Geschlechtern in Höhe und Breite im Erwachsenenalter noch geringfügig zu, statistisch signifikante Geschlechtsunterschiede bestehen für die Breite aber nur im 40. bis 59. Lebensalter. Innerhalb der 3 bekannten Konstitutionstypen läßt sich der Sexualdimorphismus besonders an Pyknikern und Personen mit gemischten Körperbauformen demonstrieren, an den Leptosomen signifikant nur im 30. bis 39. Lebensjahr.

Die Breite des Unterkieferwinkels, der Nase, der Ohren, die morphologische Gesichtshöhe, Nasenhöhe und Ohrlänge zeigen die größten geschlechtsgebundenen Differenzen, die größer als die Geschlechtsunterschiede bei der Körpergröße sind (MARTIN und SALLER 1957), was an eigenen Untersuchungen, bis auf die Ohrenmaße und Breite der Nase, bestätigt wurde (LEOPOLD 1976). Wenn bei der Identifikation unbekannter Personen kraniometrische Tabellen älterer Autoren herangezogen werden, so ist zu prüfen, ob diese eine Aufgliederung in Altersklassen enthalten. Der menschliche Schädel vergrößert sich auch noch im Erwachsenenalter, was PFITZNER (1899) bereits an der Gesichtshöhe und -breite

Tabelle 29   Vergleich der Nasenmaße — einschließlich Apertura piriformis und vorderer Interorbitalbreite — bei den Körperbautypen in Abhängigkeit vom Geschlecht (mm)

Körperbautyp	$n\,\male$	$n\,\female$	$\bar{x}\,\male$	$\bar{x}\,\female$	$s\,\male$	$s\,\female$	IW [%]
Nasenlänge							
Leptosome	38	103	55,1	52,2	5,16	3,35	0,1
Pykniker	40	35	54,6	52,9	3,25	3,12	5
Sonstige	131	139	51,3	46,3	3,79	3,76	0,1
Durchschnitt (Lebende)	160	236	54,8	51,2	3,95	3,63	0,1
Nasenhöhe							
Leptosome	39	103	60,1	57,5	4,49	3,20	0,1
Pykniker	41	37	60,4	59,7	2,98	3,58	—
Sonstige	135	143	56,8	52,0	3,92	3,04	0,1
Durchschnitt (Lebende)	163	239	60,3	57,5	3,80	3,36	0,1
Nasentiefe							
Leptosome	38	103	34,1	31,5	3,29	2,22	0,1
Pykniker	41	37	34,6	31,6	2,17	1,75	0,1
Sonstige	131	141	30,1	27,7	2,68	2,28	0,1
Durchschnitt (Lebende)	161	238	34,7	31,2	2,75	2,26	0,1
Breite der Apertura piriformis							
Leptosome	35	98	36,0	34,8	4,01	2,99	—
Pykniker	32	31	35,1	36,2	3,60	3,74	—
Sonstige	109	100	34,8	32,9	2,75	2,14	5
Höhe der Apertura piriformis							
Leptosome	30	91	38,7	36,1	4,35	3,61	1
Pykniker	28	25	34,8	37,3	2,73	4,15	5
Sonstige	100	83	36,2	33,1	3,10	3,01	0,1
Interorbitalbreite (Mittelwerte in cm)							
Pykniker	25	19	26,80	26,60	2,54	1,96	—
Leptosome	32	77	27,30	25,40	3,08	2,32	0,1
Sonstige	114	80	27,10	25,90	2,33	2,18	0,1
Durchschnitt (Lebende)	122	146	27,30	25,93	2,30	2,17	0,1

sowie am Kopfumfang nachwies. Nach
GÜNTHER (1950) erreichen außerdem
Interorbitalbreite, Nase und auch Unterkiefer den Wachstumsabschluß erst im
hohen Alter. Er bezeichnete die Vergrößerung von Kopfumfang, Unterkie-
fermaßen, Interorbitalbreite, Nase, Ohren
nach Abschluß des körperlichen Längenwachstums als *physiologische Akromegalie*. Die eigenen Untersuchungen bestätigten die Feststellung von GÜNTHER
erneut.

LANGE (1966) stellte durch anthropologische Untersuchungen an 203 Eltern-
paaren mit 520 Kindern deutliche Ge-

schlechtsunterschiede an der physiognomischen Ohrlänge und -breite fest.
Bei Kindern und Erwachsenen (7 bis
60 Jahre) ist die Ohrmuschel bei den
Männern im Durchschnitt stets wesentlich länger und auch breiter als bei den
Frauen.

Einzelne Knochenmerkmale sind, auch
am Schädel, häufig getrennt untersucht, aber nach ihrer Bedeutung für die
Identifikation nicht klassifiziert worden
(WALCHER 1934). Den ersten Versuch
einer Quantifizierung der Merkmalsun-
terschiede unternahm PEARSON (1914),
doch fand sein Verfahren der morpho-

Tabelle 30   Diskriminanzanalyse am eigenen Schädelmaterial

Merkmale (mm)	1. Vergleich (1): alle Frauen Vergleich (2): alle Männer	2. alle Frauen bis 49 alle Männer bis 49	3. alle Frauen ab 50 J. alle Männer ab 50 J.
Koeffizient bzgl. Merkmal			
24 = größte Schädellänge	—	−0,015	0,061
25 = morphologische Gesichtshöhe	0,012	—	0,048
28 = größte Schädelbreite	0,032	0,052	0,040
30 = Unterkieferwinkelbreite	0,022	0,023	0,042
32 = Mastoidalbreite	0,072	0,076	0,040
33 = vordere Interorbitalbreite	—	0,056	—
36 = Orbitalbreite	—	—	—
Mittelwerte bzgl.			
(1)	17,26	17,92	32,49
(2)	18,35	19,32	34,05
Fehleranteil	20,1%	17,1%	17,0%

metrischen Geschlechtsbestimmung am postkranialen Skelett kaum Beachtung. Mit Hilfe statistischer Verfahren ist es in neuerer Zeit gelungen, sichere Aussagen zu erhalten. Die Kraniometrie stellt die Grundlage für die *Diskriminanzanalyse* zur Geschlechtsbestimmung dar (s. auch HUNGER, ROTHER et al. 1974). GILES und ELLIOT (1963), GILES (1970), HENKE (1971, 1974), THIEME und SCHULL (1957) und andere haben Diskriminanzfunktionen mit verschiedenen Variablen des menschlichen Skeletts erfolgreich angewandt. Der prozentuale Anteil falsch diagnostizierter Individuen bei der Bestimmung des Geschlechts durch Diskriminanzfunktionen für verschiedene Populationen schwankt zwischen 1,5 und 22% (HENKE 1974). Eine Ausnahme machte bisher die an japanischen Schädeln durchgeführte mathematische Trennung von HOWELLS (1966), die mit 3,5% Fehlbestimmungen ein optimales Ergebnis erzielte. GILES

und ELLIOT (1963) bestimmten an Schädeln von Amerikanern (Alter 25 bis 75 Jahre) das Geschlecht in 84 bis 88% der Fälle exakt. HENKE entwickelte Diskriminanzfunktionen mit 2 bis 6 Variablen; bereits auf der Basis von 2 Merkmalen ist eine Genauigkeit von 87,5% zu erreichen, die sicherste Diagnose erzielte er mit 3 Meßwertkombinationen (1974).

Die höchsten Anteile an der Trennfunktion für die Geschlechtsbestimmung haben die größte Schädellänge und die Jochbogenbreite (SCHWIDETZKY 1969).

VAHLE erarbeitete nach einem von AHRENS und LÄUTER (1974) angegebenen Verfahren an den von LEOPOLD (1968) ermittelten Maßen des Gesichts- und Gehirnschädels Lebender mit Hilfe eines EDV-Programms die jeweils optimale (elementare) Diskriminanzfunktion, die unter Berücksichtigung der jeweiligen Merkmale, das Geschlecht bestimmen hilft. Die Diskriminanzanalysen wurden

Tabelle 31   Diskriminanzanalysen an Unterkiefern (GILES 1964)

Maß (mm)	Diskriminanzanalysen		
	1	2	3
Kinnhöhe	+1,390	+22,206	+2,862
Winkelbreite	+1,000	+ 7,360	—
Maximale Astbreite	—	—	+1,483
Minimale Astbreite	—	—	−5.954
Breite des Corpus mandibulae	—	−30,265	—
Höhe des Ramus mandibulae	+2,304	+19,708	+5,172
Länge der Mandibula	—	+ 1,000	+2,540
♂ 95%-Wert	306,93	2081,52	558,74
Mittelwert ♂	302,25	2065,71	553,10
Trennwert	287,43	1960,05	524,79
Mittelwert ♀	272,60	1854,39	496,48
♀ 95%-Wert	256,99	1810,12	478,39

mit folgenden Grundgesamtheiten berechnet: 1. alle Frauen (178) und alle Männer (190), 2. alle Frauen bis 49 Jahre (126 Personen) und alle Männer bis 49 Jahre (148 Personen), 3. alle Frauen ab 50 Jahre (52 Personen) und alle Männer ab 50 Jahre (42 Personen). Es wurden alle in den jeweils beiden betrachteten Gesamtheiten vorhandenen Merkmale berücksichtigt. Die berechneten Koeffizienten sind für die jeweiligen Diskriminanzfunktionen in der Tabelle 30 angegeben. Der Fehleranteil schwankt, je nach den verwendeten Merkmalskombinationen, zwischen 17 und 20,1%, was den Literaturangaben entspricht (HENKE 1974). Die Diskrimination ist aber bisher nur an dem Material überprüft worden, aus dem die mathematischen Beziehungen abgeleitet sind.

GILES (1964) entwickelte in einer weiteren Studie 3 Diskriminanzfunktionen bei weißen Amerikanern für den *Unterkiefer*. Er legte 8 Maße zugrunde, mit denen die Geschlechtsbestimmung in 85% der Fälle eindeutig war. Die Diskriminanzfunktionen sind in der Tabelle 31 angeführt.

CREEL (1968) wies darauf hin, daß in den Publikationen mitunter die Standardabweichungen und häufiger die Korrelationen zwischen den untersuchten Merkmalen fehlen. Der Korrelationskoeffizient stellt aber einen Parameter dar, der an Bedeutung gewinnt, wenn 2 Populationen im Hinblick auf mehr als ein Merkmal verglichen werden sollen.

SALLER wies bei den Untersuchungen der Bevölkerung von Fehmarn nach (1930), daß zwischen der Kopfbreite und der Jochbogen- sowie Unterkieferwinkelbreite eine statistisch signifikante (W 99%) Korrelation besteht. CREEL fand an 10 Skelettserien geschlechtsdifferente Beziehungen zwischen der größten Schädellänge und verschiedenen Breitenmaßen des Kranium (Schädel,- Jochbogen- und Orbitabreite); die Wahrscheinlichkeit betrug 95 bis 99%.

Bei den eigenen Untersuchungen frischer Schädel (s. Übersichten 4a und 4b) bestätigten sich signifikante Korrelationen zwischen der größten Schädellänge (Meßpunkt 24) und der Schädelbreite ebenso wie zur Mastoidalbreite (Merkmal 32) nur bei den jüngeren Erwachsenen beider Geschlechter. Eindeutige geschlechtsdifferente mathematische Beziehungen (IW 1%) zeigten sich zwischen der größten Länge und der Unterkieferwinkelbreite im 4. Dezennium, zwischen Schädelbreite und Unterkieferwinkel- sowie Mastoidalbreite bei 30- bis 49jährigen

Personen (IW 5%). Die größte Breite des Kranium (Merkmal 28) korrelierte mit der Unterkieferwinkel- (Merkmal 30) und der Mastoidalbreite nur bei den Männern (s. Übersicht 4a).

Die statistische Berechnung der Regressionskoeffizienten ergab bei den bekannten Körperbautypen keine Abhängigkeit der Unterkieferwinkelbreite von der größten Schädelbreite.

Die Geschlechtsbestimmung nach den herkömmlichen morphognostischen Verfahren an einem Schädel einer unbekannten Person ist auch nach eigenen Erfahrungen in der forensischen Praxis möglich, die Kombination mit Kraniometrie verbessert jedoch die Resultate. Die bisher von erfahrenen Untersuchern noch geäußerten Vorbehalte gegenüber mathematisch-statistischen Verfahren (STEWART 1954) müssen überwunden werden (PEITSCH 1970), zumal in den meisten gerichtsmedizinischen Instituten umfangreiche Knochen-Vergleichssammlungen fehlen und darüber hinaus erfahrene Anthropologen mit Hilfe der multivariaten Diskriminanzanalyse hervorragende Ergebnisse erzielten. In Verbindung mit weiteren Methoden, z. B. Röntgenuntersuchung und Superprojektion, gelingt unter Berücksichtigung eigener Ergebnisse die Identifizierung Unbekannter eindeutig. Bei der Untersuchung inkriminierender Schädel hat sich die Zusammenarbeit zwischen Gerichtsmediziner und forensisch erfahrenem Stomatologen (s. ČERNY, FIALA und MACKERLE 1967; ZUHRT s. Kap. 14.) bewährt.

7.3. Becken

Das Os coxae gilt seit langem (GENOVESE 1959, DÜRWALD 1966, KROGMANN 1973) als der Skelettabschnitt mit der deutlichsten Geschlechtsspezifität. Das hat vor allem für Afrikaner Bedeutung, da bei ihnen die Merkmale des Schädels, insbesondere am Os frontale, parietale und occipitale, versagen (DE VILLIERS 1968). Die Untersuchung des knöchernen Beckens allein führt in 95% der Fälle zur richtigen Diagnose (KROGMAN 1973, PHENICE 1969, in Kombination mit Messungen NOVOTNY 1971, WASHBURN 1948). Die von KROGMAN erarbeitete Tabelle der morphologischen Einschätzung wurde in mehreren Lehrbüchern übernommen, sie enthält aber keine Wertigkeitsskala. GRADWOHL (1968), MARTIN und SALLER (1957) und andere schließen sich dieser Einteilung mit der Diagnose «typisch männlich» oder «typisch weiblich» an. Wir stimmen KROGMAN (1973) zu, daß diese Klassifizierung jedoch nur auf «ultrafeminine» oder «ultramaskuline» Becken zutrifft, da im Einzelfall nicht immer alle Merkmale vorhanden sind und eine Abstufung dieser «beschreibenden Methode» erfolgen muß. ACSÁDI und NEMESKÉRI (1970) beurteilen daher in der Reihenfolge ihrer Bedeutung den Schambeinwinkel, das Scham- und Sitzbein sowie die Incisura ischiadica major.

NOVOTNY (1971) stützt sich auf folgende Merkmale: 1. Sulcus praeauricularis; 2. Bogen der Vorderränder der Facies auricularis (ossis ilii) und Incisura ischiadica major; 3. Form des unteren Randes des ischiopubischen Astes; 4. Form der Incisura ischiadica major; 5. Form des R. superior ossis pubis; 6. Verengung des unteren Astes der Facies auricularis; 7. Tuberculum musculi piriformis; 8. Form der Spina ischiadica; 9. Form der Facies auricularis (entsprechend der Stufenleiter von GENOVESE 1959).

Das *weibliche Becken* zeichnet sich durch breitere und flachere Darmbeinschaufeln, breiteres Kreuzbein, breitere und niedrigere Symphyse, weiter voneinander entfernte Sitzhöcker, größeren Abstand der Tubercula pubica sowie kleines und dreieckiges Foramen obturatum aus. PHENICE (1969) stützt sich auf den grazilen R. ossis pubis inferior und die Form seines medialen Anteils (bei ♀ konkav, bei ♂ konvex) sowie auf den Ventralbogen (er entspringt vom Pecten ossis pubis und kommt nur bei Frauen vor).

Mädchen haben schon im Säuglingsalter ein breiteres Becken als Knaben. Danach erfolgt bei beiden Geschlechtern ein gleichsinniges Wachstum. Vom 10. Lebensjahr an wächst das weibliche Becken stärker in die Breite, so daß der Geschlechtsunterschied bei Beginn der Pubertät ausgeprägt ist (FISCHER und HAGMAYER 1969, KADANOFF 1967, STÜRZEBECHER 1959). Der Sexualdimorphismus am knöchernen Becken wird von der Geschlechtsreife und dem Gonadeneinfluß bestimmt. Bleibende Geschlechtsdifferenzen entwickeln sich im Bereich der unteren Beckenabschnitte schon mit 10 bis 12 Jahren, an den Darmbeinschaufeln erst mit 13 bis 14 Jahren (STÜRZEBECHER 1959).

Zu den traditionell untersuchten Merkmalen des Hüftbeins gehört der Schambeinwinkel. In der Literatur differieren die Winkelangaben teilweise sehr (BREUL 1974); die Unterschiede können auf unterschiedlicher Technik beruhen. Der Mittelwert für Frauen beträgt 74° (Schwankungsbreite 56 bis 100°), für Männer 60° (Variationsbreite 38 bis 77°; MARTIN und SALLER 1957). IORDANIDIS (1961) gibt als einziger die Standardabweichung des Mittelwerts an seinem griechischen Material an. Der Mittelwert lag bei seinen Untersuchungen an weiblichen Becken bei 69° (s 3°), bei Männern auffallend niedrig mit 61° (s 3°). Diese Resultate lassen sich sicher nicht auf die mitteleuropäische Bevölkerung übertragen. KROGMAN (1973) und NOVOTNY (1971) haben darauf hingewiesen, daß die zum Vergleich herangezogenen Werte der Knochenuntersuchungen am Becken nur für die gleiche Population gelten.

Nach den Untersuchungen von WASHBURN (1948) ist am Os coxae die Bestimmung der Länge des Schambeins der beste Indikator für das Geschlecht (Tab. 32). Das Os pubis ist bei den Frauen absolut und relativ länger als bei den Männern, beim negriden Rassenkreis kürzer als bei der weißen Bevölkerung. Als sehr verläßliches Merkmal gilt der *Index ischiopubicus* (Methodik von SCHULTZ 1930), der die Länge des Os pubis und des Os ischii in Beziehung setzt. Meßpunkte sind der Trennpunkt der 3 Hüftknochen in der Fossa acetabuli, der obere (vordere) Rand der Symphyse und der Punkt der Tuberositas ischiadica, an der sie von der Achse des Sitzbeins geschnitten wird (Abb. 63). Das typisch weibliche Kennzeichen entwikkelt sich kurz vor der Pubertät (GREULICH und THOMS 1944). WASHBURN (1948) ermittelte für weibliche Becken den Index mit 99,5 (Varianz 91 bis 115), für Männer 83,6 (73 bis 94). Bei seinen Untersuchungen an je 150 erwachsenen Personen beiderlei Geschlechts fielen nur 5 Männer und 1 Frau auf die Seite

Tabelle 32   Länge des Os ischii et Os pubis (WASHBURN 1948) bei beiden Geschlechtern (mm)

			Os pubis				Os ischii			
		Anzahl	$\bar{x}$	s	Min.	Max.	$\bar{x}$	s	Min.	Max.
Männer	Weiße	100	73,8	4,1	65	83	88,4	4,3	75	98
Frauen		100	77,9	4,4	69	95	78,3	3,8	69	93
Männer	Afroamerikaner	50	69,2	4,7	60	88	86,6	3,6	79	96
Frauen		50	73,5	4,4	63	86	77,5	4,4	67	86

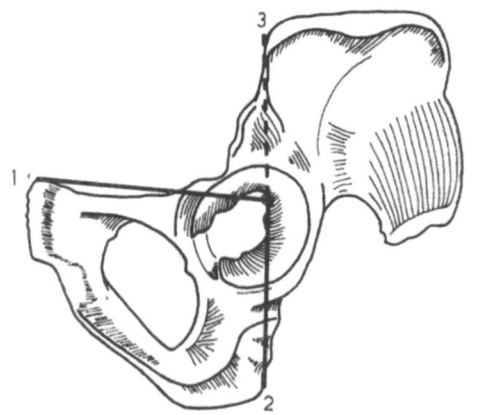

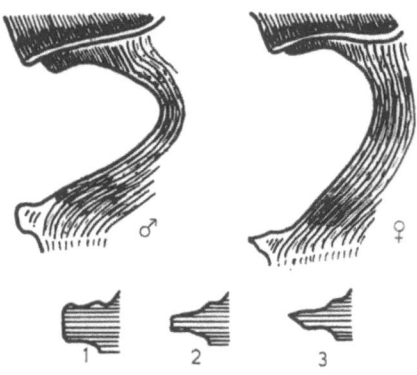

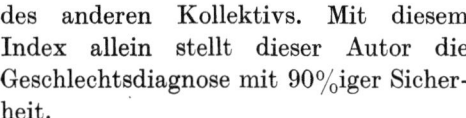

Abb. 63 Ischiopubic-Index (GENOVESE 1959); Meßstrecken an der linken Beckenhälfte. *1* Vorderer oberer Symphysenrand zur Fossa acetabuli (Fac. lunata); *2* Tuberositas ischiadica zur Fossa acetabuli; *3* Senkrechte von der Spina ilica anterior superior

Abb. 64 Form der Incisura ischiadica major (DERRY 1923/24). Typen der Spina ischiadica (CLAVELIN und DEROBERT 1946) *1* rechteckig; *2* dreieckig abgestumpft; *3* dreieckig spitz

des anderen Kollektivs. Mit diesem Index allein stellt dieser Autor die Geschlechtsdiagnose mit 90%iger Sicherheit.

Ein weiteres von diesen Größen unabhängiges Merkmal hob DERRY (1923/24) als erster hervor (Abb. 64). Die Incisura ischiadica major ist bei Frauen weiter, größer und flacher als bei Männern. Dieses Merkmal allein läßt in 75% der Fälle die Geschlechtsbestimmung am Becken zu (ACSÁDI und NEMESKÉRI 1970, WASHBURN 1948). Zusammen mit dem genannten Index ischiopubicus legte WASHBURN bei einer Serie von 300 Individuen das Geschlecht eindeutig fest. GENOVESE (1959) stützt sich bei der Geschlechtsdiagnose im wesentlichen auf 4 morphologische Merkmale: 1. Sulcus praeauricularis; 2. Angulus subpubicus; 3. Form der Incisura ischiadica major; 4. Schambeinkamm (Pecten ossis pubis) und 3 Maße: 1. kleinste untere Breite des Os ilium; 2. Höhe des Acetabulum; 3. Schambeinhöhe (das letzte Maß ist bei Frauen größer, die ersten beiden bei Männern).

Mit diesem Kombinationsverfahren legte er an unbekannten Serien in 95% der Fälle das Geschlecht richtig fest. REYNOLDS (1947) führte die Geschlechtsbestimmung an Röntgenaufnahmen von Kindern und Jugendlichen mit verschiedenen Abmessungen durch.

SAUTER und PRIVAT (1955) behaupten, daß der Index ischiopubicus nicht so zuverlässig sei wie der von ihnen entwickelte Index acetabuloischiadicus. Dieser Index gibt das Verhältnis der Breite der Incisura ischiadica major zur Breite des Os ischii an. Wird der von den genannten Autoren an einer mittelalterlichen Genfer Serie aufgestellte Trennwert von 125 beibehalten, so entstehen infolge großer Überlappungsbreiten der Werte Fehlbestimmungen bei weiblichen Becken in rund 54% der Fälle (SCHLEYER 1958). Auf Grund seiner Nachprüfungen an 28 weiblichen und 71 männlichen linken Beckenhälften erlauben nur Indexwerte unter 105 die Wahrscheinlichkeitsdiagnose „männlich", Werte über 105 die Diagnose „weiblich". Umfangreiche Überprüfungen stehen noch aus. Das Geschlecht der 99 von SAUTER und PRIVAT (1955) vermessenen Knochen der Genfer Serie war nicht bekannt und wurde von ihnen nach allgemeinen morphologischen Kriterien bestimmt. Sie schätzen selbst ein, daß die Größe des Materials für die getroffene Aussage zu klein sei, sie ließen außerdem 7 Knochen aus,

Tabelle 33 Beckenmaße (mm) HENTSCHEL (1963), überarbeitet von PROKOP (1966)

	Fräuen	Männer
Durchmesser im *Beckeneingang*		
Conjugata	118	113—115
Querdurchmesser	135	127—130
Schräger Durchmesser	124	120
Durchmesser im *Beckenraum*		
Gerader Durchmesser	126	114
Querdurchmesser	120	109
Durchmesser im *Beckenausgang*		
Gerader Durchmesser	90—110	75— 95
Querdurchmesser	110—136	82—115
Beckenhöhe	197	220
Höhe der Darmbein-schaufeln	91	220
Darmbeinbreite	156	164
Größte Beckenbreite	266	279
Breite der Spinae ischiadicae	99	81

da sie deren Geschlecht nicht eindeutig zu-ordnen konnten.

ROTHER überprüfte am Leipziger Anatomischen Institut den Index ischio-pubicus an 9 weiblichen (Alter 63 bis 96 Jahre) und 9 männlichen Hüftbeinen (Alter 17 bis 98 Jahre). Bei den weiblichen Knochen lagen die ermittelten Werte zwischen 107,5 und 119,7, bei den männlichen Becken zwischen 94,1 und 109,2; die letztgenannten Maße liegen im Streubereich der Werte von SCHLEYER (1958 — Mittelwert bei Männern 115 mit einer Variationsbreite von 81 bis 150, Mittelwert bei Frauen 146, Variationsbreite 92 bis 189).

Die *Spina ischiadica* des weiblichen Beckens gehört im allgemeinen dem Typ 1 nach CLAVELIN und DEROBERT (1946) an (dreieckig, spitz, 65% der Fälle), die des männlichen Beckens in erster Linie zum Typ 2 (dreieckig, abge-stumpft, rund 48% der Fälle) und teil-weise zum Typ 3 (rechteckig, rund 28%) (s. Abb. 64). IORDANIDIS (1961) be-stätigte diese Angaben. Da dieses Merk-mal des Beckens sehr leicht bei der Präparation oder Mazeration beschädigt wird (BREUL 1974), kommt in der Be-urteilung eine gewisse Unsicherheit auf.

Der sexuelle Dimorphismus des Os coxae zeigt sich ferner am Durchmesser des Beckeneingangs, -ausgangs, der Bek-kenweite sowie der Beckenhöhe (HENT-SCHEL 1963, Tab. 33).

PUTSCHAR (1931) wies als erster ma-kroanatomische Veränderungen an Bek-kenknochen als Folge von Schwanger-schaft und *Geburten* nach. Die Sym-physenfläche ist bei Frauen nur dann glatt, wenn sie nicht geboren haben. Bei den Multipara treten besonders deutlich an der Rückseite dieses Becken-abschnitts Vorsprünge und verschieden große Vertiefungen auf (STEWART 1970). Das von ACSÁDI und NEMESKÉRI (1970) aufgestellte 5-Stufenschema der Schwan-gerschafts- und Geburtsveränderungen am Schambein basiert auf den Ergebnis-sen von PUTSCHAR (1931) und STEWART (1957). Sie heben hervor, daß die den einzelnen Stufen zugewiesene Anzahl von Geburten durch umfangreichere Kon-trolluntersuchungen zu belegen sind. ULLRICH (1975) bestätigte im Rahmen anthropologischer Untersuchungen spät-slawischen Skelettmaterials geburtsbe-dingte Veränderungen des Beckengür-tels; am Leipziger gerichtsmedizinischen Institut erfolgen Vergleichsuntersuchun-gen (Sektionsmaterial).

Entsprechend einem größeren Femur-kopf mißt das männliche Acetabulum nach SAPPEY (zit. b. IORDANIDIS 1961) durchschnittlich 52 mm, das weibliche 46 mm. IORDANIDIS selbst fand im Mittel-wert nur eine unbedeutende Differenz, nämlich 49,4 mm für den vertikalen weiblichen Durchmesser und 51,3 mm für den männlichen, seine graphische Darstellung demonstriert jedoch das deutliche Überwiegen der großen Maße im männlichen Geschlecht. Geschlechtsunterschiede lassen sich auch am *Os sacrum* nachweisen. Der Kreuzbeinindex (Verhältnis von Breite mal 100 zur Länge des Kreuzbeins) beträgt bei Männern im Mittel 112, bei Frauen 116 (DUTRA 1944). Die vordere gerade Länge des Kreuzbeins mißt bei Frauen 101, bei Männern 105 mm (Europäer — SALLER 1959), die obere gerade Breite beträgt bei Frauen 116 mm, bei Männer 118 mm (SALLER 1959).

7.4. Wirbelsäule

Die *Wirbelkörper* sind beim männlichen Geschlecht in allen Altersgruppen signifikant breiter und länger als bei den Frauen (FISCHER und VOLCK 1970). Beim Mann ist der Atlas größer und schwerer als bei der Frau (NEISS 1964), der Geschlechtsunterschied tritt besonders in der Breite hervor. Der Mittelwert beträgt bei Frauen 72 mm (Variationsbreite 65 bis 76 mm), bei Männern 83 mm (74 bis 90 mm; SALLER 1959). Die größte Länge des Atlas mißt bei Männern 83 mm (Variationsbreite 74 bis 90 mm), bei Frauen 72 mm (65 bis 76 mm, HELMUTH und REMPE 1968). Die Ausmaße des Foramen vertebrale differieren nur wenig, sie sind allerdings bei Männern größer (31,2 mal 30,2 mm). Der wesentliche morphologische Unterschied an dem ersten Halswirbel liegt bei den Processus transversus vertebrae. Sie sind beim weiblichen Geschlecht nicht so hoch, ohne eine kleine Leiste und besitzen nur einhöckerige Enden, die Muskelansätze sind schwach ausgebildet. Demgegenüber wird die Apophyse im männlichen Geschlecht von oben nach unten flacher, besitzt eine schräge, von oben nach unten und von innen nach außen ziehende Leiste, die Muskelansätze sind stark entwickelt und die Enden sind zweihöckerig (HELMUTH und REMPE 1968). Die genannten Autoren untersuchten über 40 zweite Halswirbel von Skeletten des Gertrudenfriedhofs Kiel, sie nahmen 14 Maße ab und entwickelten eine *Diskriminanzanalyse* für den Sexualdimorphismus. Für die Unterscheidung der Geschlechter sind die ganze sagittale Länge des Axis, der größte Durchmesser von Facies zu Facies articularis superior und der sagittale Durchmesser der Korpusunterfläche besonders geeignet. Ihre Formel 3 besitzt die beste Trennfähigkeit, sie bezieht 7 Variable ein; bei der Verwertung von nur 2 Maßen des zweiten Halswirbels kann in 80% der Fälle die Geschlechtszugehörigkeit angegeben werden (Formel 4: Trennwert $= -22{,}5488$ log. $(x\,2) - 18{,}5326$ log. $(x\,14) + 101{,}416$; $(x\,2 =$ sagittale Länge des Axis, $x\,14 =$ sagittaler Durchmesser der Korpusunterfläche). Nach den Erfahrungen von HELMUTH und REMPE (1968) sollte der zweite Halswirbel bei der Bestimmung des Geschlechts an unbekannten Leichen nicht außer acht gelassen werden.

DSHAMOLOV (1976) stellte bei der Untersuchung von 725 weiblichen und 1140 männlichen skelettierten Lendenwirbeln von 372 Leichen (Lebensalter 20 bis 87 Jahre) fest, daß der geschlechtliche Dimorphismus am besten in den Breiten- und Sagittalmaßen des Wirbelkörpers, in der größten Entfernung zwischen den Enden der Gelenkfortsätze und im Gewicht dieser Wirbel zum Ausdruck kommt. Die Sicherheit der Geschlechtsdiagnose betrug bei der Anwendung nur einzelner Maße 72%, mit allen Messungen (insgesamt 15) 86%. Die Methodik der Messungen entspricht den Angaben von MARTIN und SALLER (1957).

Tabelle 34   Klavikulamaße — Geschlechtsdifferenzen (nach Dzhigora 1962)

Seite	Geschlecht	Anzahl	Länge (cm)				Tiefe der Krümmung (cm) sternal				brachial			
			$\bar{x}$	s	Min.	Max.	$\bar{x}$	s	Min.	Max.	$\bar{x}$	s	Min.	Max.
Rechts	m	100	15,4	0,8	12,9	18,2	1,9	0,3	1,4	2,7	1,9	0,3	1,4	2,7
Rechts	w	100	14,2	0,8	12,1	15,9	1,6	0,3	1,1	2,1	1,2	0,3	0,6	1,8
Links	m	100	15,7	0,8	13,8	18,5	1,8	0,3	0,9	2,6	1,3	0,3	0,4	2,0
Links	w	100	14,3	0,8	12,7	16,2	1,5	0,3	1,0	2,0	1,2	0,3	0,6	1,0
Rechts	m	34	16,2		13,1	17,0	Prokop und Vamosi (1968)							
Rechts	w	38	14,5		12,0	16,0								
n.n.	m	170	15,5		12,5	18,0	De Preux und Olivier (1954)							
n.n.	w	170	14,0		11,0	17,0								

7.5.   Knöcherner Thorax

Für das *Schlüsselbein* werden als wesentliche Geschlechtsmerkmale Gewicht, Länge (Prokop und Vamosi 1968) und die seitliche sternale Ausbuchtung angegeben (Dzhigora 1962). Dzhigora untersuchte an je 100 Frauen und Männern (Alter 25 bis 50 Jahre) die Schlüsselbeine beider Seiten. Die Länge der Klavikula ist rechts wie links größer als bei der Frau (Tab. 34). Depreux und Olivier (1954) sowie Prokop und Vamosi (1968) bestätigen diese Ergebnisse. Männer haben tiefere Krümmungen (brachial und sternal) als Frauen (Dzhigora 1962). Das Gewicht des Schlüsselbeins schwankt bei der Frau zwischen 5 und 25 g, beim Mann zwischen 10 und 45 g (Depreux und Olivier 1954), Prokop und Vamosi (1968) ermittelten an je 531 Schlüsselbeinen beider Geschlechter ein Gewicht bis zu 30 g bei 202 Frauen (= 89%) und von 41 bis 55 g bei 274 Männern (97%).

Das *Brustbein* wurde von zahlreichen Autoren untersucht. Es ist bei ♂ länger als bei ♀, das absolute Maß variiert jedoch in der Literatur sehr (Tab. 35). Die Empfehlung Ashleys (1956), daß alle männlichen Brustbeine größer als 149 mm sind, wurde zwar in mehrere Lehrbücher aufgenommen, widerspricht aber den Überprüfungen anderer Untersucher (s. auch Rother, Hunger, Liebert und Seidemann 1975). Strauch (1881) stellte fest, daß der Geschlechtsunterschied zur Hauptsache in der Länge des Corpus sterni begründet ist, was Dwight (1890), Martin und Saller (1957) sowie Witschel und Mangelsdorf (1971) bestätigen. Eine Korpuslänge > 110 mm spricht für ♂, < 85 mm für ♀ (Stieve und Hintzsche 1923; Laptev fand als Mittelwert bei ♀ 86 bis 97 mm, 1972). Runkel (1959) entdeckte als relativ zuverlässiges Unterscheidungsmerkmal der Geschlech-

Tabelle 35 Länge des Sternum — Angaben verschiedener Autoren (mm)

Autor	Jahr	m	w
ASHLEY	1956	> 149	< 149
DWIGHT	1889/90	164	141
KRAUSE	1841	162,5	150
STRAUCH	1881	200—230	185—210
PEITSCH	1972	> 155	
RUNKEL	1959	167	150
WITSCHEL	1971	156,1	135,7
LAPTEV	1972	161,5	133,5
ROTHER, HUNGER et al.	1975	159,6	142,1

ter die Dicke des Corpus sterni im 1. Segment — Mittelwert für Frauen 9,7 mm (s 0,5,) für Männer 11,3 mm (s 0,9); damit wurden 95% der Untersuchten richtig zugeordnet. Über 11 mm kamen keine weiblichen Brustbeine mehr vor und unter 9 mm keine männlichen. Die Untersuchungen von WITSCHEL und MANGELSDORF (1971) an 160 männlichen und 166 weiblichen Brustbeinen ergaben allerdings, daß 2% der weiblichen Knochen über 11 mm und sogar 46% der männlichen unter 9 mm lagen. Die auffallenden Dickenunterschiede können allerdings durch unterschiedliche Vorbereitung der Knochen hervorgerufen worden sein. RUNKEL (1959) untersuchte frische Knochen, WITSCHEL und Mitarb. (1971) dagegen mazerierte, luftgetrocknete Brustbeine. DÜRWALD (1966) gelang es, durch Addition von 5 Einzelmaßen — Gesamtlänge von Manubrium sterni und Korpus, Breite des Korpus im 1. und 2. Segment, Dicke des Manubrium sowie Dicke des Korpus im 1. Segment — zu einer Summenformel zu kommen, die eine einwandfreie Zuordnung der Brustbeine ohne Überschneidungen ermöglichen soll. Die Summe betrug bei weiblichen Knochen 192 bis 223 ($n = 44$), bei männlichen 226 bis 262 ($n = 58$). WITSCHEL und MANGELSDORF (1971) bestimmten mit

der genannten Summenformel als Mittelwert bei Männern 233,9, für Frauen 203,3. 11% der weiblichen Brustbeine lagen über dem Mittelwert, 20% der männlichen darunter. ROTHER, HUNGER und Mitarb. konnten von 28 untersuchten männlichen Brustbeinen 8 mittels Summenformel von DÜRWALD nicht eindeutig bestimmen. Sie führten eine *Diskriminanzanalyse* mit 2 Längen-, 2 Breiten- und 2 Dickenmaßen durch. Von den verwendeten Variablen ist die Gesamtlänge des Knochens (x_6) am besten zur Diskrimination geeignet, die Breite des Brustbeins im 1. Segment (x_2) am schlechtesten (x_1 = Brustbeinlänge ohne Schwertfortsatz, x_3 = Breite des Sternum im 3. Segment, x_4 = geringste Stärke des Manubrium sterni, x_5 = Stärke des Corpus sterni im 1. Segment). Die von ihnen aufgestellte Trennformel lautet: $X = 0,42x_1 - 1,05x_2 + 2,28x_3 + 5,94x_4 - 3,05x_5 + 1,47x_6$. Das Überschneidungsgebiet liegt in einem Größenbereich zwischen 42,1 und 43,6; darin lagen 2 von den 28 untersuchten Fällen (8% falsche Resultate).

Die Feststellung von STRAUCH (1881), daß sich die Geschlechter in der Breite des Sternum unterscheiden, bestätigen im wesentlichen WITSCHEL und MANGELSDORF (1971, signifikante Unterschiede des Korpus am 1. bis 3. Segment), ROTHER und Mitarb. (1975, gute Trennung im 3. Segment) sowie LAPTEV (1972, Breite des Manubrium sterni bei 316 Frauen > 50 mm (43 bis 66 mm), bei 518 Männern 67 mm (50 bis 86 mm)). RUNKEL (1959) fand an seinem Material (109 weibliche und 147 männliche Brustbeine) nur wenige männliche Knochen, die breiter als die weiblichen waren, allerdings keinen männlichen, der schmaler als ein weiblicher gemessen wurde. Obwohl das *Schulterblatt* einen der interessantesten Knochen des menschlichen Körpers darstellt, werden Mitteilungen

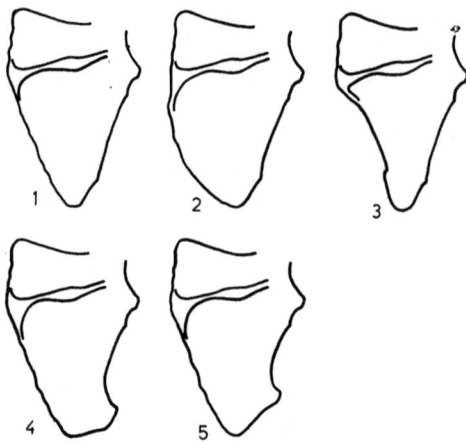

Abb. 65 Variationen des Angulus inferior bzw. des Margo medialis (Scapula dextra). *1* normal (keilförmig); *2* konvexer Margo med.; *3* konkaver Margo med.; *4* verbreiterter Angulus inf.; *5* ausgezogener Angulus inf.

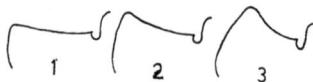

Abb. 66 Verlauf des Margo superior (scapulae). *1* flacher (horizontaler) Verlauf; *2* leichte Erhebung; *3* steiler Verlauf

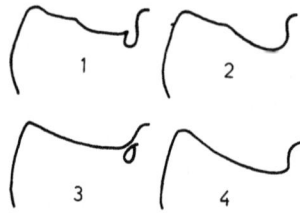

Abb. 67 Besondere Variationen des Margo superior (scapulae). *1* zusätzliche kleine Erhebung, tiefe Inzisur; *2* zusätzliche geringfügige Erhebung, die in eine weite schüsselförmige Inzisur übergeht; *3* fehlende Inzisur, unter dem Rand ein Foramen; *4* erhabener Angulus, der sich allmählich verjüngt, ohne Inzisur

über den Sexualdimorphismus offenbar noch zu wenig beachtet, da sie auch in neueren Lehrbüchern nicht zu finden sind. Die umfangreichsten Studien führte HRDLIČKA (1942) an 3060 Schulterblättern aus. Nach seinen Untersuchun-

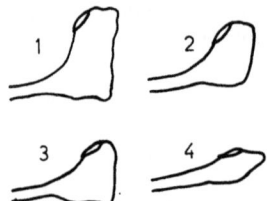

Abb. 68 Formen des Akromion. *1* rechteckig, sehr kräftig; *2* angedeutet quadratisch, grazil; *3* dreieckig; *4* keulenförmig (falziform)

gen an Skapulae von Deutschen haben Frauen häufiger den Typ 1 (DWIGHT 1887), Keilform mit geradem Margo medialis (61,5% seiner untersuchten 52 Knochen), Männer dagegen häufiger den Typ 3 (konvexer vertebraler Rand bei angedeuteter Keilform, 42,4% der untersuchten 225 männlichen Knochen). Formen mit zusätzlichen Rändern, auf die schon BROCA (1878) und DWIGHT (1880) aufmerksam machten, zeigen unterschiedliche Häufung bei beiden Geschlechtern; den Typ 4 (zusätzlicher Rand am Angulus inferior (scapulae)) wiesen 30,6% der überprüften Knochen (bei 1285 untersuchten weißen amerikanischen Männern 37,5%) und 21,2% der weiblichen Knochen (bei 511 weißen amerikanischen Frauen 28,4%) auf. Der Typ 5 wurde von diesem Autor häufiger bei Frauen gefunden (23% der Knochen von Deutschen), dagegen nur bei 9% der männlichen Knochen. Die Gestaltung des Schulterblatts hängt sehr von der Aktivität der vorhandenen Muskulatur ab. Durch eigene Untersuchungen an 328 rechten Schulterblättern konnte die typische Keilform (Typ 1) an 130 männlichen Schulterblättern ($n = 200$; $= 64,8\%$), an weiblichen Knochen 88 mal (von 128 Schulterblättern $= 69,1\%$) nachgewiesen werden. Sichere konvexe Schulterblätter (Abb. 65) zeigten nur 4 Männer ($= 1,8\%$) und 6 Frauen ($= 4,5\%$). Die typische konkave Form besaß nur eine Frau. Der Typ 4 zeigte sich in 56 Fällen bei den Männern ($= 27,9\%$) und bei 13

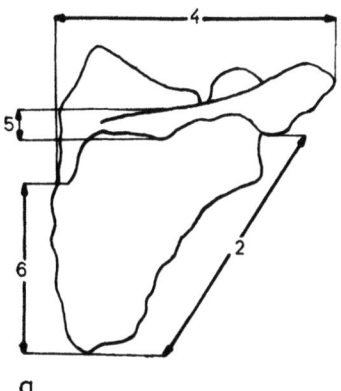

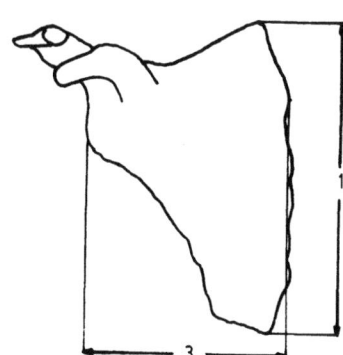

a

Abb. 69
a Schulterblattmaße
(in Anlehnung an
HRDLIČKA 1942).
1 größte Länge;
2 Länge vom Spina-
Ende bis Angulus
inferior; *3* größte
Breite; *4* Länge der
Spina scapulae;
5 Dicke der Spina;
6 Höhe der Skapula,
unterhalb der Spina
bis zum Angulus
inf. gemessen

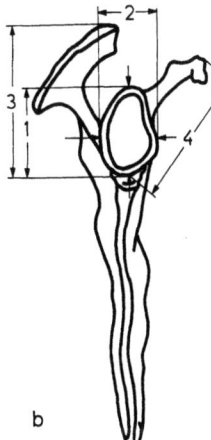

b

Abb. 69*b*
Seitenansicht der
rechten Skapula.
1 größte Höhe der
Cavitas glenoidalis;
2 größte Breite
dieser Cavitas;
3 Abstand des
höchsten Punktes
des Akromion zum
tiefsten Punkt der
Cavitas; *4* Abstand
des höchsten Punktes
des Processus cora-
coideus zum tiefsten
Punkt der Cavitas

Einen horizontal verlaufenden oberen Rand wiesen nur 10 der untersuchten männlichen Schulterblätter am Leipziger Sektionsmaterial auf (= 4,9%) und 2 der weiblichen Skapulae (= 1,8%). 48 der männlichen Schulterblätter (= 24%) und 51 der weiblichen (= 40%) zeigten eine mittlere Erhebung (2. Verlaufsform), dagegen 142 der männlichen (= 70,9%) einen steilen oberen Rand (Verlaufsform 3), der nur bei 75 weiblichen Schulterblättern (= 58,2%) zu verfolgen war.

Der Margo superior (scapulae) weist häufig weitere Variationen auf (Abb. 67): eine tiefe Inzisur zeigten 15 männliche und 4 weibliche Skapulae, die schüsselförmige dagegen nur wenige Knochen (3 ♀ + 4 ♂). Das Lig. transversum scapulae überbrückt den genannten Einschnitt und bildet daraus, bei Verknöcherung des Bandes, ein Foramen (8× bei ♀ und 12× bei ♂). Der obere Rand verjüngte sich allmählich an 20 Schulterblättern (8 ♀ + 12 ♂).

Das Akromion läßt sich nach den Erfahrungen von BAINBRIDGE und GENOVES TARAZAGA (1956) im wesentlichen in 3 verschiedene Formen einteilen (Abb. 68): 158 unserer männlichen Schulterblätter (= 78,8%) und 63 der weiblichen (= 49,1%) zeigten eine rechteckige Form. Nach den Angaben von HRDLIČKA (1942) wurde die dreieckige Form vorwiegend bei den Frauen nachgewiesen; an unserem Material 58mal (= 45,5%), dagegen nur an 34 männlichen Knochen (= 16,9%).

weiblichen Knochen (= 10%). In Übereinstimmung mit den Feststellungen von HRDLIČKA (1942) konnte der Typ 5 häufiger bei Frauen, nämlich in 20 Fällen (= 15,5%) und nur bei 10 Männern (= 5,5%) aufgefunden werden. Die geschlechtsdifferente Verteilung der von DWIGHT (1887) beschriebenen typischen Schulterblattformen bestätigte sich an unserem Material, wobei die typische Keilform zwar bei Frauen etwas häufiger vorkam, im Leipziger Raum bei den Männern aber häufiger als in den USA. Zwischen den rechten und linken Schulterblättern bestehen bei beiden Geschlechtern geringe Seitendifferenzen, die unerheblich sind (HRDLIČKA 1942).

Der Margo superior (scapulae) zeigt unterschiedliche Gestaltung (Abb. 66).

Tabelle 36   Maße der rechten Skapula (größte Länge und Breite)

Männer   *Frauen*

größte Länge (cm)

Land	Anzahl	$\bar{x}$	Anzahl	$\bar{x}$	Autor
Europäer	146	16,8	102	13,6	Livon 1879
Franzosen	78	15,9	68	14,1	Vallois 1928
Finnen	72	16,6	14	14,8	Kajava 1924
Deutsche	255	16,3	52	14,2	Hrdlička 1942
DDR	250	16,3	128	14,6	Eigene Untersuchungen 1976
Griechen	146	15,3	154	13,7	Jordanidis 1961
Engländer	77	15,8	54	14,0	Bainbridge und Tarazaga 1956
Iren	237	16,4	152	14,4 ⎫	
Italiener	120	15,9	32	14,0 ⎬	
USA-Weiße	478	16,1	209	14,3 ⎬	Hrdlička 1942
USA-Neger	126	15,98	46	14,2 ⎬	
Melanesier	9	15,1	9	12,9 ⎭	

Männer   *Frauen*

größte Breite (cm)

Land	Anzahl	$\bar{x}$	Anzahl	$\bar{x}$	Autor
Europäer	146	10,6	102	9,1	Livon 1879
Franzosen	78	10,4	68	9,3	Vallois 1928
Finnen	72	10,3	14	9,3	Kajava 1924
Deutsche	255	10,5	52	9,5	Hrdlička 1942
DDR	250	10,7	128	9,8	Eigene Untersuchungen 1976
Griechen	146	10,6	154	9,7	Jordanidis 1961
Engländer	77	10,5	54	9,6	Bainbridge und Tarazaga 1956
Iren	237	10,5	152	9,5 ⎫	
Italiener	120	10,4	32	9,3 ⎬	
USA-Weiße	478	10,5	209	9,5 ⎬	Hrdlička 1942
USA-Neger	126	10,7	46	9,5 ⎬	
Melanesier	9	10,1	9	8,7 ⎭	

USA-Weiße		171,5 cm		160,0 cm Körpergröße	
DDR		169,7 cm		160,0 cm Körpergröße	

Die Keulenform, die vorwiegend im Kindes-alter vorhanden ist, zeigten 8 der untersuchten männlichen Schulterblätter von Erwachsenen (= 4%) und 7 der weiblichen (= 5,5%).

Broca (1878) begann systematische Messun-gen an den Scapulae, sie wurden von Livon (1879) und vor allem von Vallois (1928, 1929) fortgesetzt. Hrdlička (1942) fußte auf diesen grundlegenden Arbeiten (Tab. 36).

Das männliche Schulterblatt ist abso-lut größer als das weibliche (Hrdlička 1942). Darüber hinaus bestehen Rassen-unterschiede, z. B. ist das Schulterblatt der Deutschen das breiteste, das der Iren am längsten. Die größte Schulterblatt-breite (Abb. 69) zeigte bei den eigenen Untersuchungen keine signifikante Ge-schlechtsdifferenz (Tab. 37 b). Das Durch-schnittsgewicht der mazerierten rechten Schulterblätter lag im Sektionsmaterial des Leipziger Instituts bei den Frauen (15 bis 89 Jahre alt) mit 43,2 g bzw. 45 g (nur Erwachsene) deutlich unter dem der Männer — 60,7 g bei den 15—90jährigen bzw. 63 g (bei den Erwachsenen). Dieser

Tabelle 37a   Maße mazerierter rechter Schulterblätter (Gewichte und Längen)

Anzahl	Alter (Jahre)	Körpergröße (cm) $\bar{x}$	$\bar{x}$ (g)	s	Min.	Max.	v (%)	$\bar{x}$ (cm)	s	Min.	Max.	v (%)
Frauen												
5	15—19	163,5	50,0	8,5	40	60	16,7	14,3	0,7	14,2	15,0	4,9
13	20—29	164,0	47,0	11,1	25	60	23,6	14,2	0,7	12,9	15,0	4,9
8	30—39	160,0	45,0	12,7	35	50	28,2	13,8	1,6	12,4	14,5	11,5
10	40—49	166,4	51,7	16,0	30	80	30,9	14,4	0,8	13,0	15,2	5,6
15	50—59	160,3	44,6	15,4	25	65	34,5	14,6	1,5	13,6	16,7	10,3
29	60—69	162,3	40,8	15,8	20	80	38,1	14,5	1,3	13,3	16,2	8,9
27	70—79	156,4	40,6	12,8	30	70	33,1	14,5	1,1	13,0	16,0	7,7
19	80—89	154,4	38,7	15,8	25	60	40,8	14,0	1,6	12,6	15,2	11,4
2	90—99	155,0	40,0		40			13,8		13,7	13,9	
Männer												
19	15—19	172,3	61,9	19,1	35	100	30,9	15,4	1,3	13,0	17,8	8,6
17	20—29	177,7	67,0	16,9	50	100	25,2	16,0	0,7	14,7	17,0	4,4
11	30—39	173,3	72,2	11,1	60	90	15,4	16,2	1,1	14,7	17,6	6,8
20	40—49	174,5	63,8	13,7	45	95	21,5	16,2	0,9	14,9	18,1	5,6
23	50—59	171,2	68,0	12,2	50	100	17,9	16,5	1,1	15,0	18,0	6,5
37	60—69	167,6	65,2	16,6	40	95	25,5	16,6	0,9	15,1	18,2	5,4
49	70—79	165,9	56,1	18,2	30	95	32,4	16,5	1,1	14,7	18,4	6,7
19	80—89	163,1	62,2	17,5	35	105	28,1	16,3	1,2	15,6	18,3	7,4
5	90—99	162,0	70,0	21,5	45	95	30,7	16,9	0,9	15,5	18,2	5,3

Tabelle 37b   Maße mazerierter rechter Schulterblätter (cm)

Anzahl	Alter (Jahre)	größte Breite					Spina-Länge					Länge b				
		x̄	s	Min.	Max.	v %	x̄	s	Min.	Max.	v %	x̄	s	Min.	Max.	v %
Frauen																
5	15—19	9,5	0,6	8,8	10,2	6,1	12,7	1,0	11,2	14,0	8,4	13,9	2,4	11,2	14,0	17,3
13	20—29	9,8	0,7	7,9	11,5	7,1	13,0	1,2	10,1	14,0	8,8	14,8	1,1	17,5	17,4	7,1
8	30—39	9,6	1,2	9,0	11,5	12,5	12,6	1,7	11,6	13,6	13,4	15,2	1,1	14,3	16,6	7,2
10	40—49	10,0	0,7	8,9	11,0	7,0	13,6	0,9	11,9	14,3	6,6	15,6	1,4	13,3	18,5	8,9
15	50—59	9,8	0,9	7,2	10,7	9,2	12,4	1,5	8,7	14,7	12,1	14,6	1,5	11,5	16,8	10,3
29	60—69	10,2	2,3	8,8	11,0	21,6	13,1	0,8	11,9	14,5	6,1	15,1	0,1	12,9	16,5	0,3
27	70—79	9,9	0,6	8,4	11,2	6,1	13,1	0,6	11,9	14,5	4,6	15,0	1,1	13,1	17,5	7,3
19	80—89	9,0	0,7	8,2	10,5	7,8	12,9	0,9	11,0	14,9	6,9	13,7	1,2	12,4	16,0	8,8
5	90—99	9,5	0,4	9,2	9,8	4,2	12,9	0,4	12,6	13,1	3,1	16,4	0,5	16,0	16,7	3,0
Männer																
19	15—19	10,2	0,8	8,1	11,6	7,8	13,4	1,3	10,6	15,8	9,7	16,1	1,7	12,6	19,0	10,6
17	20—29	10,5	0,6	9,5	11,6	5,7	13,4	1,1	12,4	15,6	8,2	17,1	0,9	15,4	18,5	5,3
11	30—39	10,9	0,9	9,1	12,0	8,2	14,6	1,1	13,1	16,7	7,5	17,2	0,7	16,3	18,5	4,1
20	40—49	10,7	0,6	9,6	11,5	5,6	14,3	0,9	13,0	15,7	6,3	16,9	1,3	15,0	19,6	7,7
23	50—59	11,1	0,7	10,1	11,8	6,3	14,6	0,9	13,0	15,7	6,2	16,5	1,2	14,0	18,7	7,6
37	60—69	10,9	0,7	9,4	12,1	6,7	14,6	0,8	12,9	15,9	5,4	17,1	0,9	15,2	19,1	5,3
49	70—79	10,5	0,7	9,0	13,5	6,7	14,3	1,0	12,7	16,4	7,0	16,6	1,2	15,0	19,2	7,2
19	80—89	10,7	0,7	9,3	11,7	6,5	14,0	1,2	12,9	16,0	8,6	16,4	1,1	14,9	18,3	6,7
5	90—99	10,3	0,1	9,8	10,5	0,9	14,2	0,3	13,1	14,7	2,1	16,9	1,2	15,7	18,4	7,1

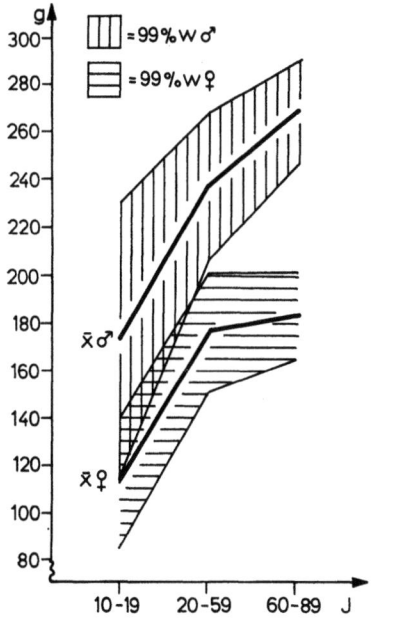

Abb. 70 Skapula-Frischgewichte beider Geschlechter mit dem Vertrauensbereich des Mittelwerts (99%)

Sexualdimorphismus ist deutlich signifikant (IW 0,1%), er ließ sich auch an den einzelnen Dezennien sowie an den 3 Körperbautypen demonstrieren (s. Tab. 37a, IW 0,1 bis 1%). Der statistisch gesicherte Geschlechtsunterschied tritt noch klarer an den Skapula-Frischgewichten hervor, sowohl bei Jugendlichen und Erwachsenen (s. Tab. 38 und Abb. 70), als auch wiederum bei den 3 Konstitutionstypen (s. Übersicht 11). Männliche Schulterblätter weisen im Erwachsenenalter so-

wie bei Athleten und Leptosomen in allen Dekaden, bei Pyknikern im Alter von 50 bis 89 Jahren signifikant größere Längen auf (IW 0,1 bis 1%). Der Mittelwertbeträgt bei weiblichen Athleten 14,6 cm ($s = 0,4$), an männlichen Athleten 16,6 cm ($s = 0,5$), er liegt bei weiblichen Leptosomen etwas darunter mit 13,9 cm ($s = 0,7$). Männliche Leptosome zeigten im Mittel 16,3 cm ($s = 0,6$) und männliche Pykniker 16,1 cm ($s = 0,7$). D● Mittelwert lag bei pyknischen Frauen zwischen den Maßen der anderen Konstitutionstypen, er betrug 14,0 ($s = 0,4$).

Die Spina scapulae läßt deutliche Rassenunterschiede erkennen (BAINBRIDGE und GENOVES TARAZAGA 1956), sie ist bei Männern wesentlich größer als bei Frauen (s. Tab. 39a). Der Mittelwert ließ sich wegen der Variabilität der Ausbildung dieses Knochenabschnitts statistisch nicht eindeutig geschlechtsspezifisch trennen, er wurde für Frauen mit 12,9 cm ($s = 0,7$) und für Männer mit 14,4 cm ($s = 0,9$) berechnet. Bei den 30 bis 39- sowie 50 bis 59jährigen liegt ein signifikanter Geschlechtsunterschied (IW 1%) vor.

Zwischen der Länge der Skapula und der Körpergröße der zugehörigen Person besteht eine signifikante einfache Korrelation ($r = 0,5$, IW 0,1%), d. h. zu großen Schulterblättern gehört ein großer Mensch. Darüber hinaus ließ sich für beide Geschlechter im Erwachsenenalter eine statistisch gesicherte Korrelation ($r = 0,5$

Tabelle 38   Skapulafrischgewichte (g)

Alter (Jahre)	n	$\bar{x}$	s	Min. Max.	v (%)	n	$\bar{x}$	s	Min. Max.	v (%)
Frauen						*Männer*				
10—19	10	112,8*	26,9	70—145	23,9	12	171,7	64,8	80—290	37,7
20—59	33	175,9***	53,1	85—300	30,2	52	238,0	71,0	100—410	35,4
60—89	60	183,0***	51,8	85—295	28,3	72	269,2	70,3	140—410	26,0
alle erwachsenen *Frauen*						alle erwachsenen *Männer*				
	93	180,5***	52,1	85—300	28,9	124	256,1	77,7	100—410	30,3

*** (IW = 0,1%)   * (IW = 5%)

Tabelle 39 a   Mittelwerte (mm) der Maße der Cavitas glenoidalis und der Spina scapulae (rechtes Schulterblatt)

Frauen	n	Frauen	Männer	n	Autor (Jahr)
Länge		33,6	39,0		DWIGHT (1887\88)
		33,6	39,0		SALLER (1959)
		34,5	36,8		IORDANIDIS (1961)
		35,5***	40,6		Eigene Untersuchungen (1976)
Breite	54	24,3***	29,7	77	BAINBRIDGE und GENOVES (1956)
		26,0	28,6		OLIVIER (1957)
	154	24,7	27,1	146	IORDANIDIS (1961)
	50	25,0	30,0	50	KOSCHELEW (1971)
	160	25,3***	30,4	160	Eigene Untersuchungen (1976)
	101	21,8***	28,1	100	Berechnet nach VAN VARK (1975)
Länge der Spina		12,8	14,1		OLIVIER (1957)
		12,1	14,5		KOSCHELEW (1971)
		12,4	14,2		BAINBRIDGE und GENOVES (1956)
		12,9*	14,4		Eigene Untersuchungen (1976)

IW 0,1%) und lineare Regression zwischen Körperhöhe und Gewicht des mazerierten Schulterblattes nachweisen (Regr.-Koeffizient 0,4, IW 0,1%). Weitere mathematische Überprüfungen an rund 300 Skapulae ergaben noch eine Regression zwischen dem Mazerationsgewicht und dem zugehörigen Körpergewicht, d. h. zu relativ schweren Schulterblättern gehört ein höheres Körpergewicht. Bei der Beurteilung dieses Maßes kann der Kriminalpolizei ein orientierender Hinweis auf die vermißte Person gegeben werden, zumal signifikante Korrelationen des Skapula-Frischgewichts und dem zugehörigen Träger an 20 bis 49jährigen Athleten sowie 20 bis 69jährigen Leptosomen beiderlei Geschlechts nachgewiesen werden konnten (*r* bei Frauen 0,5, IW 5%; *r* = 0,8 bei Männern, IW 5%). Der für eine Voridentifikation wichtige Hinweis sollte durch die Beurteilung des Femur ergänzt bzw. verdeutlicht werden.

Für den Sexualdimorphismus am Schulterblatt erarbeitete BEUTHIN (1975) weitere Kriterien. Er bestimmte Höhe und Breite der Facies articularis, den Abstand vom Akromion bis zum tiefsten Punkt der Cavitas glenoidalis sowie den Abstand vom Processus coracoideus bis zum tiefsten Punkt der Gelenkfläche (s. Abb. 69 b). Diese 4 Werte und die Summe von Meßstrecken auf der Sägeschnittfläche im Bereich gelenknaher Teile ergaben, analog der DÜRWALDschen Summenformel bei Brustbeinen, sexualdifferente Mittelwerte. An dem Dresdner Material betrug der Mittelwert bei 75 männlichen Skapulae 27 cm, bei 80 weiblichen 23,9 cm. Nur 2 weibliche Knochen lagen über 25 cm und 3 männliche darunter, so daß 25 cm als Grenzwert angesehen werden können. Das Resultat erschien dem Autor ausreichend signifikant zu sein für die Geschlechtsbestimmung am Schulterblatt; genaue statistische Daten sind nicht angegeben (1975).

Der Sägeschnitt wird zwischen Incisura scapulae, dem tiefsten Punkt des Tuberculum infraglenoidale und der schmalsten Stelle der Spina scapulae durchgeführt. Es entsteht eine «mercedessternartige» Figur.

Bei eigenen Untersuchungen zeigte sich, daß die Abmessung auf der Sägeschnittfläche Ungenauigkeiten erbringen kann. Hinzu kommt, daß die schmalste Stelle der Spina scapulae nicht immer genau festzulegen ist. Die großen individuellen Schwankungen dieses Knochen-

Tabelle 39b Maße der Cavitas glenoidalis (rechtes Schulterblatt), eigene Resultate (mm)

Höhe

Alter (Jahre)	Männer						Frauen					
	Anzahl	$\bar{x}$	s	Min.	Max.	v (%)	Anzahl	$\bar{x}$	s	Min.	Max.	v (%)
10—19	16	38,0	2,1	32	41	5,7	5	35,6	1,1	34	37	3,2
20—29	18	40,2	2,1	37	43	5,1	11	34,8	1,5	33	37	4,2
30—39	11	40,4	1,4	39	42	3,4	8	34,3	1,4	32	38	4,1
40—49	13	40,9	2,5	37	46	6,1	12	35,7	1,5	34	38	4,2
50—59	16	40,4	1,4	38	44	3,4	12	35,6	1,7	33	38	4,9
60—69	33	41,2	2,2	38	47	5,3	17	35,2	1,9	31	38	5,5
70—79	32	41,2	2,4	38	46	5,8	28	36,0	2,1	29	38	5,9
80—89	15	41,2	2,0	38	45	5,9	16	35,6	1,7	33	38	4,8
90—99	6	42,2	3,7	38	48	8,7	—	—	—	—	—	—
alle Männer / alle Frauen	160	40,6	2,3	32	48	5,8	109	35,5	1,8	29	38	5,1

Breite

Alter (Jahre)	Männer						Frauen					
	Anzahl	$\bar{x}$	s	Min.	Max.	v (%)	Anzahl	$\bar{x}$	s	Min.	Max.	v (%)
10—19	16	27,5	2,2	23	31	8,1	5	24,8	0,8	24	26	3,4
20—29	18	30,2	1,5	27	33	5,0	11	23,9	1,2	22	26	5,1
30—39	11	30,1	1,9	27	34	6,4	8	25,1	1,1	23	26	4,5
40—49	13	30,4	1,9	28	34	6,4	12	25,3	0,7	24	26	2,6
50—59	16	30,4	1,6	28	34	5,1	12	25,4	1,2	24	28	4,9
60—69	33	31,1	1,9	28	35	6,2	17	25,7	1,6	22	28	6,2
70—79	32	31,0	2,2	27	37	6,9	28	25,7	1,7	22	28	6,5
80—89	15	30,7	2,0	28	34	6,4	16	25,3	1,5	23	27	6,1
90—99	6	30,2	2,3	27	33	7,7	—	—	—	—	—	—
alle Männer / alle Frauen	160	30,4	3,8	23	37	7,1	109	25,3	1,5	22	28	5,8

abschnitts beeinflussen daher die Festlegung des Sägeschnitts. Unsere Messungen ergaben bei den männlichen Schulterblättern einen Mittelwert von 289 (Variationsbreite 252 bis 316) und bei den weiblichen Knochen 254 (VB 228 bis 278). Die von BEUTHIN (1975) vorgeschlagenen 4 Meßstrecken, die an jedem Schulterblatt leicht abzunehmen sind, erlauben nach eigenen Erfahrungen eine Differenzierung beider Geschlechter. Diese Methode erfordert keinen besonderen technischen Aufwand (z. B. Aufsägen); der Knochen bleibt für zusätzliche morphologische und metrische Beurteilungen sowie Röntgenuntersuchungen erhalten. Die Maße werden mittels Schublehre an den Knochen abgenommen, an der Cavitas glenoidalis (scapulae) zur Vermeidung von Meßungenauigkeiten Außenmaße. Vor der Abmessung wird der tiefste Punkt der Gelenkfläche festgelegt, so daß die anschließende Bestimmung rasch erfolgen kann. Die Resultate wurden, wie auch bei allen anderen Knochenmessungen, stets mehrfach kontrolliert. Eine Höhe der Gelenkfläche von 39 mm (DWIGHT 1887, OLIVIER 1957) bis 40 mm (eigene Ergebnisse) weist auf einen männlichen Knochen hin, der Mittelwert unserer weiblichen Schulterblätter lag bei 35 mm (Tab. 39b). Eine Breite ab 30 mm spricht für männlich, eine solche von 25 mm für weiblich. Unsere Meßwerte

entsprechen im wesentlichen den Angaben anderer Autoren (s. Tab. 39a). Der Sexualdimorphismus des Schulterblatts kommt somit auch an der Gelenkfläche zum Ausdruck.

Die Addition der 4 von BEUTHIN (1975) angegebenen Meßpunkte ergab als Summe den Mittelwert von 188 mm bei männlichen Knochen, bei weiblichen bestimmten wir den Mittelwert mit 165 mm. Der Grenzwert liegt bei 177 mm; darüber befand sich aus unserem Material nur 1 weibliches Schulterblatt, darunter allerdings 10 männliche (3 von älteren Jugendlichen). Die von uns angewandte Kombinationsmethode zeigte signifikante Geschlechtsdifferenzen (IW 0,1%) der Schulterblätter; jedes der 4 Einzelmaße ist ebenfalls statistisch eindeutig geschlechtsspezifisch gesichert (IW 0,1%) und sollte daher zukünftig in die forensischen Untersuchungen einbezogen werden.

7.6. Lange Extremitätenknochen

Nach GRÜNER und HELMER (1975) sind Geschlechtsbestimmungen am *Humerus* nur am Knochen Erwachsener möglich. Beim weiblichen Geschlecht ist dieser im allgemeinen schlanker, besitzt einen zarteren Bau und einen kleineren Kopf als Humeri männlicher Herkunft. ČERNY

Tabelle 40   Humerus-Mazerations- und -Frischgewichte (g) beider Geschlechter

Frauen		Männer		Autor (Jahr)
$\bar{x}$	Min. Max.	$\bar{x}$	Min. Max.	
83	(54—135)	134	(85—182)	SCHRANZ (1933)
90	(60—132)	145	(96—192)	VALLOIS (1957)
94	(60—140)	135	(75—210)	FERAK (1960)
86	(43—160)	140	(87—232)	ČERNY (1971)
79	(60—160)	146***	(70—260)	Eigene Untersuchungen
Frischgewichte				
202	(160—275)	293	(205—370)	SCHRANZ
239	(110—390)	324***	(170—475)	Eigene Untersuchungen

(1971), FERAK (1960) und VALLOIS (1957) stellten bei ihren Untersuchungen fest, daß das Gewicht die größere Unterscheidungsmöglichkeit bei der Beurteilung der Geschlechter bot. Nach den ausgedehnten Bestimmungen von SCHRANZ (1933) in Budapest spricht ein Frischgewicht des rechten Oberarmknochens unter 205 g bzw. das Mazerationsgewicht unter 85 g für das weibliche Geschlecht. Die eigenen Untersuchungen an über 300 Humeri bestätigen den Sexualdimorphismus. Die Variationsbreite der ermittelten Frischgewichte (Tab. 40) ist relativ groß, so daß mehrere Humeri in den Bereich der an männlichen Knochen festgestellten Gewichte fallen. Das entspricht der Überprüfung von FERAK (1960), der im wesentlichen ebenso wie wir die Angaben von SCHRANZ (1933) bestätigt, aber bei dem tschechischen Untersuchungsmaterial 28 Knochen fand (= 7,8%), die über dem genannten Grenzwert in die entgegengesetzte Seite fallen. Bei den eigenen Untersuchungen zeigten sich in allen Altersklassen signifikante Geschlechtsunterschiede (IW 0,1 %, s. Abb. 77).

Die größte Länge des rechten Humerus (Abb. 71) betrug an unserem Material bei Männern im Mittel 33 cm, bei Frauen 30,4 cm. Die am männlichen Geschlecht bestimmten Längen (Tab. 41) stimmen mit den Mittelwerten von ACSÁDI und NEMESKÉRI (1970), KROGMAN (1973), NAINIS (1972) sowie TROTTER und GLESER (1952) überein, Abweichungen zeigten sich an den Knochen des weiblichen Geschlechts. Wie wiederholt betont, müssen bei Knochenuntersuchungen regionale Unterschiede der Bevölkerungsgruppen berücksichtigt werden (Tab.42a). Längsmaße langer Gliedmaßenknochen erlauben keine sichere Beurteilung des Geschlechts, da eine Anzahl weiblicher Knochen Eigenschaften männlicher aufweist. Das Gewicht kann bei isoliert auf-

gefundenen Humeri einen Hinweis auf das Geschlecht des zugehörigen Organismus geben. ČERNY (1971) weist darauf hin, daß das geeignete Geschlechtsmerkmal am Oberarmknochen außer dem Gewicht der Kopfumfang sowie der *transversale* und *vertikale Durchmesser* des *Caput humeri* ist. HUNGER, ROTHER, KROPF und LIEBERT (1975) bestimmten an männlichen Knochen als Mittelwert des Transversaldurchmessers am Caput humeri 44,6 mm, bei Frauen 38,4 mm. Die Resultate stimmten mit den Werten von NAINIS (1972) überein. Die erstgenannten Autoren hatten mit folgenden 3 Humerusmaßen (Abb. 72) eine *Diskriminanzfunktion* aufgestellt: 1. Umfang des Caput humeri an der Knorpel-Knochengrenze (x_1), 2. Breitendurchmesser (x_2) und 3. Höhendurchmesser des Caput humeri (x_3). Sie war an den Maßen von 28 männlichen und 21 weiblichen linken Humeri des 3. bis 9. Dezenniums errechnet worden und lautet: $X = 0,24 x_1 + 1,40 x_2 + 0,35 x_3$. Von den 49 untersuchten Fällen befanden sich nur 3 im Überschneidungsgebiet, in etwa 6% der überprüften Knochen würde also die Formel keine Zuordnung unbekannter Humeri bzw. Skelette zum männlichen oder weiblichen Geschlecht erlauben. LEOPOLD hat die gleichen Maße an ausschließlich rechten Humeri abgenommen. Von 92 weiblichen und 106 männlichen Knochen wurden ebensolche Diskriminanzfunktionen aufgestellt. Die Berechnung ergab keine sehr gute Trennung, da vor allem die Werte des Umfangs (x_1) stark streuten. Nach der von ROTHER (1976) vorgenommenen Diskriminanzanalyse ist das Breitenmaß des Oberarmkopfes am besten zur Trennung und somit zur Geschlechtsdiagnostik geeignet, in der Tabelle 42b sind die am Leipziger Material ermittelten Werte angeführt. Die Längsdurchmesser weichen nur wenig von den Ergebnissen aus Litauen (NAINIS) ab,

Tabelle 41   Gewichte und Längsmaße mazerierter Humeri in Abhängigkeit von Alter und Geschlecht

Anzahl	Alter (Jahre)	Körpergröße $\bar{x}$ cm	$\bar{x}$ g	s	Min.	Max.	v %	$\bar{x}$ cm	s	Min.	Max.	v %
Frauen												
5	14—19	159,8	104,0	14,7	95	120	14,1	29,4	7,2	27,8	30,3	2,4
16	20—29	164,2	104,7	18,1	80	130	17,3	30,1	2,7	28,4	31,9	8,9
12	30—39	160,1	103,3	33,5	55	130	32,4	30,1	1,9	27,8	31,8	6,3
11	40—49	165,8	125,0	16,8	90	140	13,4	30,1	1,9	28,2	31,6	6,3
15	50—59	158,7	108,3	25,7	80	155	23,7	30,2	1,8	28,1	31,7	3,9
29	60—69	159,3	97,3	19,1	65	200	20,2	30,1	1,2	28,7	31,7	4,0
40	70—79	158,8	100,0	26,4	65	155	25,7	29,4	1,7	27,3	31,8	5,8
24	80—89	155,3	95,0	27,9	60	145	29,4	30,2	1,1	27,8	31,7	3,6
Männer												
14	14—19	173,3	153,6	34,4	110	195	24,2	32,5	1,7	29,7	34,5	5,3
18	20—29	177,2	166,4	32,4	135	220	18,5	33,3	2,4	29,3	37,4	7,2
11	30—39	173,5	190,0	17,9	170	225	9,4	33,3	1,4	31,2	35,4	4,2
23	40—49	173,1	161,0	29,0	130	210	18,0	33,1	9,3	31,7	34,5	2,8
28	50—59	171,8	173,2	19,1	135	230	11,0	33,2	1,3	30,6	35,7	3,4
33	60—69	166,5	166,1	30,6	120	235	18,4	32,4	1,9	30,2	38,0	5,8
63	70—79	165,6	162,1	41,2	80	265	25,4	32,9	1,9	30,6	38,0	5,8
14	80—89	165,3	150,4	43,0	70	235	28,6	32,7	1,95	30,2	35,2	5,9
5	90—99	162,3	149,0	64,1	85	225	43,0	33,0	1,96	30,7	36,2	5,8

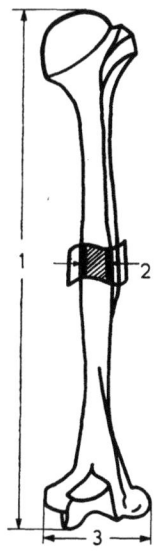

Abb. 71
Schematische Zeichnung
des Humerus.
1 größte Länge;
2 Durchmesser der Dia-
physe; *3* größter Durch-
messer der unteren
Epiphyse

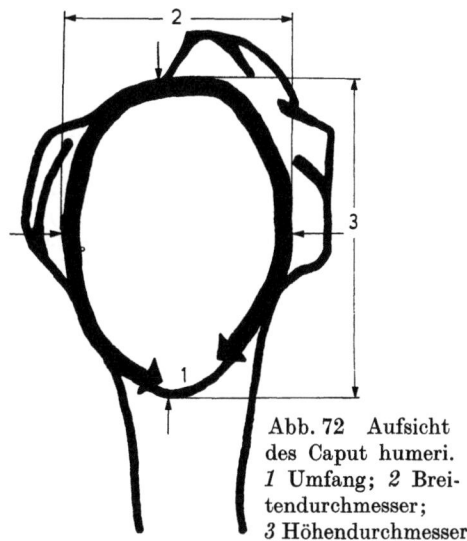

Abb. 72 Aufsicht
des Caput humeri.
1 Umfang; *2* Brei-
tendurchmesser;
3 Höhendurchmesser

dagegen deutlicher von denen an ungarischen Knochen bestimmten Werten.

Nach den Untersuchungen von SCHRANZ (1933) soll der größte Durchmesser des Humerus in der Diaphysenmitte ebenfalls einen Hinweis auf das Geschlecht geben; für Männer sprechen nach seinen Bestimmungen Werte zwischen 2,0 und 2,8 cm; nach NAINIS (1972) Maße über 1,4 cm; für das weibliche Geschlecht Werte von 1,8 bis unter 2,4 cm. Eigene Überprüfungen an 126 rechten männlichen Humeri erbrachten jedoch den Mittelwert von 1,99 cm, $s = 0,2$ (Variationsbreite 1,5 bis 2,6 cm). Bei den 91 weiblichen Knochen wurde der Mittelwert mit 1,7 cm bestimmt, $s = 0,2$ (1,4 bis 2,2 cm). Darüber hinaus haben wir die Breite der unteren Humerus-Epiphyse (s. Abb. 71) an unserem Material gemessen. Hier ließ sich ein deutlicherer Sexualdimorphismus nachweisen. Der berechnete Mittelwert beträgt bei männlichen Knochen 6,2 cm, $s = 0,4$ (Variationsbreite 5,0 bis 7,1 cm). Der Mittelwert entspricht den Angaben von MARTIN und SALLER (1957). Der Mittelwert weiblicher Knochen lag bei 5,5 cm, $s = 0,2$ (4,8 bis 5,8 cm). Die Resultate sind nahezu mit denen von

NAINIS (1972) identisch. Dieses bisher kaum beachtete Maß sollte bei der morphometrischen Beurteilung der Oberarmknochen zukünftig in die Begutachtung einbezogen werden. Messungen der Kompaktdicken an der oberen und unteren Epiphyse sowie in Schaftmitte erbrachten zwar im allgemeinen bei männlichen Knochen auch in Leipzig größere Werte, auf Grund der großen Variationsbreite an allen überprüften Humeri ließ sich jedoch kein signifikanter Geschlechtsunterschied demonstrieren.

HULTKRANZ fand das Foramen olecrani bei der europäischen Frau in 14,8% der Fälle, beim Mann in 4,7%. Am eigenen Untersuchungsmaterial zeigten 11 weibliche Knochen echte Foramina an der unteren Humerusepiphyse (10%) und 6 männliche Knochen (rund 5%). Bei je weiteren 13 Knochen beider Geschlechter war die Verbindung zwischen Fossa olecrani und Fossa coronoidea so hauchdünn, daß fast ein Foramen entstand. GODYCKI (zit. nach KROGMAN 1973) stellte bei seinen Untersuchungen fest, daß eine perforierte Fossa olecrani häufiger an weiblichen Humeri — meist an der linken

Tabelle 42a   Humeruslänge (rechts, Mittelwerte in cm)

Frauen		Männer		Autor (Jahr)
$\bar{x}$	Min. Max.	$\bar{x}$	Min. Max.	
28	nn	33	nn	ACSÁDI u. NEMESKÉRI (1970)
29,8	(26,3—34,6)	32,7	(28,7—37,0)	MARTIN u. SALLER (1957)
30	(27,5—32,5)	32,2	(30 —37)	SCHRANZ (1933)
31	(27,4—34,8)	33,6	(29,2—37,6)	NAINIS (1972)
30	(26,3—34,6)	32,7	(27—36,7)	ČERNY (1971)
30	(29,8—31,1)	33,6*	(33,2—34,3)	TROTTER u. GLESER (1952)
31,7	nn	33,6	nn	KROGMAN (1973)
30	(28 —32,5)	31,7	(29,3—33)	IORDANIDIS (1961)
30,4	(27,3—31,9)	33,5	(29,3—38,0)	Eigene Untersuchungen (1976)

* Soldaten

Körperseite — auftrat. Das Geschlechtsverhältnis dieser anatomischen Veränderung betrug ♂ : ♀ = 1 : 3,7. Dieses Merkmal ist nach eigenen Erfahrungen aber so variabel, daß damit an Oberarmknochen keine Differenzierung der Geschlechter möglich ist.

BREUL (1974) gibt in seiner Zusammenstellung keine Maße des Humerus an, er verweist auf die Morphologie. Die Muskelansätze sollen am männlichen Knochen deutlicher entwickelt, die Knochenleisten und -kanten schärfer sein. Bei der visuellen Beurteilung ist ČERNY (1971) zuzustimmen, daß die gesamte Massivität der Oberarmknochen für die Geschlechtsdiagnose geeigneter ist als die Muskelansatzentwicklung.

Nach den eigenen Untersuchungen erlaubt die Morphometrie, Humeri hinsichtlich ihrer Geschlechtszugehörigkeit zu unterscheiden, was die Diskriminanzanalyse von HUNGER, ROTHER und Mitarbeitern (1974, 1976) unterstreicht. Sexualdifferente Knochenlängen und Frischgewichte (IW 0,1 bis 1%) fanden sich am Leipziger Sektionsmaterial auch bei den 3 bekannten Körperbautypen (s. Übersicht 11).

Die äußeren Merkmale können bei der makroskopischen Beurteilung orientierende Hinweise geben, sind aber — für sich allein betrachtet — keine verbindliche

Grundlage für den Sexualdimorphismus, da einige weibliche Knochen Formenmerkmale des männlichen Geschlechts aufweisen.

HANSEN (1953/54) wies durch ausgedehnte Untersuchungen am *Femur* nach, daß der früher behauptete Geschlechtsunterschied in der Größe des Kollo-Diaphysenwinkels nicht aufrecht zu halten ist. Diese Feststellung wird von IORDANIDIS (1961), NAZARISCH-VILI (1952) und PEITSCH (1970) bestätigt.

Nach HANSEN geben im Erwachsenenalter (3. bis 7. Lebensjahrzehnt) der zarte Knochenbau, der kleinere Kopf und die dünnere Kompakta Hinweise auf das weibliche Geschlecht. GRÜNER und HELMER (1975) stützen sich ebenfalls auf morphologische Merkmale.

Nach älteren Untersuchungen besitzt das männliche *Femur* eine größere Länge als das weibliche, was durch neuere Messungen (NAINIS 1972) und eigene Befunde (Tab. 43a) bestätigt sowie statistisch abgesichert ist. Die unterschiedliche Länge dieser Röhrenknochen läßt den Einfluß eines rassischen Faktors vermuten (PEITSCH 1970), was vor allem an den kurzen Femora der Griechen auffällt. Bei den Befunderhebungen zur Identifikation sollten diese Überlegungen, insbesondere nach Flugzeugabstürzen in anderen Ländern, berücksichtigt werden.

Tabelle 42 b   Durchmesser des Caput humeri beider Seiten (mm)

Frauen		Männer		Autor (Jahr)
Mittelwert				
$\bar{x}$	s	$\bar{x}$	s	
Längsdurchmesser				
41,5		47,6		ROTHER, HUNGER et al.* (1976)
42,3	nn	45,5	nn	SCHRANZ (1933)
42,6	2,3	48,7	2,6	NAINIS (1972)
42,1	nn	45,6	nn	IORDANIDIS (1961)
44,4	2,6	49,5	2,2	ROTHER u. LEOPOLD
Transversal-Durchmesser				
35,5	nn	43,0	nn	SCHRANZ (1933)
38,9	1,8	44,5	2,0	NAINIS (1972)
38,4		44,5		ROTHER, HUNGER et al. * (1976)
40,6	2,8	45,7	2,5	ROTHER u. LEOPOLD

* linke Humeri

Tabelle 43 a   Femurmaße (cm) verschiedener Populationen

Maß	Anzahl	Geschlecht	$\bar{x}$	s	Population	Autor	Jahr
Länge	99	m	47,7	2,8	Afro-Am.	THIEME	1957
(cm)	101	w	43,9	2,5			
	146	m	44,1	1,3	Griechen	IORDANIDIS	1961
	154	w	41,6	1,4			
	355	m	45,2	2,4	Tschechen	ČERNY	1971
	264	w	41,6	2,3			
	nn	m	43,4		USA-Am.	KROGMAN	1973
		w	39,9				
	116	m	45,4	2,1	Litauer	NAINIS	1972
	107	w	42,1	2,2			
	141	m	46,9	2,4	Deutsche	Eigene Unters.	
	117	w	43,2	1,8	(DDR)		
Gewichte (g)							
Mazerations-G.	318	m	368,3	61,7	Tschechen	ČERNY	1971
	234	w	252,3	54,7			
	290	m	374,4	nn	Tschechen	FERAK	1960
	173	w	295,1				
	34(?)	m	380,7	nn	Franzosen	VALLOIS	1957
	28(?)	w	291,1				
Frischgew.	146	m	670,0	68,0	Griechen	IORDANIDIS	1961
	154	w	477,0	54,0			
	250	m	831,2	nn	Deutsche	KREMPIEN et al.	
	250	w	618,6		(BRD)		1976
	141	m	927,7	112,2	Deutsche	Eigene Unters.	
	117	w	703,8	93,7	(DDR)		

Tabelle 43b Frischgewicht und Länge des Femur bei den 3 Konstitutionstypen in Abhängigkeit von Alter und Geschlecht

Alter (Jahre)	Anzahl n	Körpergröße (cm) x̄	s	v(%)	Min.	Max.	Gewicht (g) x̄	s	v(%)	Min.	Max.	Länge (cm) x̄	s	v(%)	Min.	Max.
Athleten																
m 20—89	52	173,1***	6,1	3,5	155,0	188,0	995,3**	112,5	11,3	730,0	1190,0	47,9***	2,2	4,5	43,1	52,2
w 20—49	6	167,8	2,0	1,2	164,0	170,0	856,7	83,8	9,8	690,0	910,0	44,6	1,2	2,7	43,5	46,5
Leptosome																
m 20—89	61	167,9***	6,3	3,7	153,0	183,0	867,9***	106,2	12,2	630,0	1090,0	46,3***	2,2	4,8	40,2	52,5
w 20—89	65	157,6	7,0	4,5	142,0	174,0	666,9	92,3	13,8	500,0	900,0	42,7	2,2	5,2	38,1	48,0
Pykniker																
m 20—89	28	167,0***	7,8	4,7	148,0	185,0	933,0***	117,8	12,6	605,0	1160,0	46,4***	2,8	6,0	39,3	52,5
w 20—89	46	159,7	6,6	4,1	141,0	172,0	743,4	105,1	14,1	530,0	940,0	43,6	1,9	4,5	38,9	47,3

Wir müssen allerdings ČERNY (1971) zustimmen, daß am Oberschenkelknochen das Gewicht ein geeigneteres Merkmal zur Geschlechtsdifferenzierung darstellt als die Länge. Wie ausgedehnte Untersuchungen am Sektionsmaterial eines pathologischen Instituts zeigten (KREMPIEN, BAUMANN, MANEGOLD, WESCH u. GRISS 1976), sind die weiblichen Femora im Mittel 200 g leichter als die männlichen. Die eigenen Ergebnisse (s. Tab. 43 b) bestätigen das; das Gewicht ist altersabhängig. Die Pathologen fanden darüberhinaus eine enge Korrelation zwischen Körper- und Femurgewicht bei allen Normalgewichtigen. Eigene Berechnungen weisen auf die enge (signifikante) Korrelation und Regression (IW 5%) zwischen Körpergröße und Länge dieses Knochens bei den 3 bekannten Konstitutionstypen hin (s. Übersicht 12). Athleten, Pykniker und Leptosome beiderlei Geschlechts (20 bis 69 J.) zeigen ebenfalls eine gesicherte Korrelation zwischen Körpergröße und Knochengewicht.

Eine fehlerfreie Bestimmung des Geschlechts war FERAK (1960) an rezenten Oberschenkelknochen mit Hilfe des Gewichts nicht möglich, da 52 weibliche Knochen (von 173) in den Bereich der Gewichte männlicher Femora und 20 männliche Knochen (von 290) auf die weibliche Seite kamen. Bei derartigen Messungen ist daher Zurückhaltung geboten und eine zuverlässige Diagnose zur Identifikation nur in Verbindung mit anderen morphometrischen Bestimmungen möglich.

Bereits DWIGHT (1904) sowie PEARSON (1914) hoben hervor, daß die Durchmesser des Caput femoris und der Kondylen deutliche Geschlechtsunterschiede aufweisen. Ein Oberschenkelknochen kann nach den Ergebnissen von PEARSON für männlich gehalten werden, wenn der *vertikale Durchmesser* des Kopfes > 45,5 mm mißt (Mittelwert bei Männern links

46,8 mm, rechts 47 mm). Ein solcher Knochen gilt als weiblich, wenn dieses Maß $< 41,5$ mm ist (links 40,8 mm bzw. rechts 41,1 mm). Diese Werte gelten für Knochen ohne Knorpel. DWIGHT bestimmte an je 200 Knochen für Frauen 43,8 mm und für Männer 49,7 mm (einschl. Knorpel). PASCHKOVA (1963) übernahm die vom Londoner Skelettmaterial des 17. Jahrhunderts stammenden Resultate (PEARSON) in die Tabellen ihres Buches.

Dazu gehören die Angaben des schrägen Durchmessers des äußeren Kondylus — er beträgt bei Frauen rechts 55,8 mm und links 55,2 mm, bei Männern rechts 61,8 mm und links 61,0 mm — sowie die Kondylenbreite: ♀ 70,1 (re.) bzw. 69,9 mm (li.), ♂ 80,1 mm (re.) bzw. 79,4 mm (li.).

Eine Anwendung dieser Ergebnisse auf heutige Untersuchungen erscheint wegen der Akzeleration — außer der verschiedenen Population — fraglich. FISCHER (1970) hat auf Röntgenaufnahmen (je 30 pro Dekade im Alter von 20 bis 69 Jahren beider Geschlechter) die Kondylenbreite für Frauen mit 83,0 mm (re.) bzw. 82,9 mm (li.) und für Männer mit 92,7 mm (re.) bzw. 93,0 mm (li.) bestimmt. Darüberhinaus sind bei den Frauen die Knochen nach dem Mittelwert aller Altersgruppen um 10 bis 12% schmaler als beim Mann — am Schenkelhals (♀ 37 mm, ♂ 42 mm) und am Tibiakondylus (in Höhe der Mitte der proximalen Epiphyse: ♀ 76,7 mm, ♂ 85,4 mm, in Höhe der ehemaligen Epiphysenfuge ♀ 70,6 mm, ♂ 78,9 mm). Der proximale Oberschenkelschaft ist bei Frauen relativ breit (38,2 mm), das Ausmaß überschreitet sogar die Breite des Schenkelhalses. Bei den Männern hat FISCHER links 40,4 mm und rechts 40,6 mm gemessen. Die hüft- und kniegelenksnahen Knochenabschnitte verbreitern sich mit Ausnahme des Fibulaköpfchens im Alter nicht.

GODYCKI (1957) stellte ebenfalls Unter-suchungen am proximalen Ende des Femur, Humerus und auch an der Ulna an. KROGMAN (1973) hält diese Messungen am Caput femoris für die zuverlässigsten und brauchbarsten. STEEL (1962) gab zur Geschlechtsdifferenzierung eine *Diskriminanzfunktion* (gewonnen an rezentem Skelettmaterial) an: DF $= 0,1\, x_1 +$ $1,5189\, x_2 + 3,7731\, x_3$; x_1 entspricht der größten Femurlänge, x_2 der distalen Epikondylenbreite und x_3 dem vertikalen Durchmesser des Caput femoris. HENKE (1971) setzte diese Methode mit Erfolg ein. THIEME und SCHULL (1957) stellten bei der Überprüfung von 198 Skeletten von Afroamerikanern fest, daß das beste einzelne Unterscheidungsmerkmal für den Sexualdimorphismus postkranial der vertikale Durchmesser des Caput femoris darstellt. Die von beiden Autoren an 7 Variablen des Humerus, Femur, Bekkens und Schlüsselbeins erarbeitete Diskriminanzanalyse zeigt Tabelle 17 (statistische Sicherheit an unbekanntem Material 97%).

FERAK (1960) glaubte bei der Beurteilung von insgesamt 1847 langen Extremitätenknochen aus der Knochenkammer Hradek (Bezirk Mikulov, ČSSR), die Geschlechter am besten mit Hilfe des *Radius* differenzieren zu können. Er bestimmte für Männer ($n = 95$) ein Durchschnittsgewicht von 42,5 g ($s = 0,8$; Variationsbreite 25 bis 60 g), für Frauen den Mittelwert mit 28 g ($s = 0,7$; VB 15 bis 45 g).

Dieser Autor wies ebenfalls an der *Ulna* sexualdifferente Gewichte nach: der Mittelwert betrug bei den Frauen ($n = 49$) 35,6 g ($s = 0,9$; VB 25 bis 55 g) und bei den Männern ($n = 90$) 53,5 g ($s = 1,0$; VB 30 bis 75 g).

GARMUS (1974) schlug zur Geschlechtsbestimmung an den *Unterschenkelknochen* das Verfahren mit diagnostischen Koeffizienten vor (zit. nach PASCHKOVA und TOMILIN 1975). Der Autor untersuchte 109 weibliche und 138 männliche Leichen

(Alter 15 bis 91 Jahre; s. Übersicht 13). An der *Tibia* wählte er folgende Maße aus: Die Gesamtlänge, Gelenklänge, Breite der proximalen Epiphyse, Breite der distalen Epiphyse, den sagittalen Durchmesser des äußeren Gelenkkopfes, Umfang des Knochens in Höhe des Foramen nutricium, Durchmesser des Schienbeins auf dem Röntgenogramm und die Fläche des Diaphysenquerschnitts in der Mitte (nach dem Zersägen). Für die Geschlechtsdiagnose stehen nach diesem Verfahren sowohl die einzelnen Merkmale isoliert oder in Kombination zur Verfügung. Den Sexualdimorphismus der Tibia demonstrieren am besten folgende Kombinationen:

Gesamtlänge und	Breite der distalen Epiphyse oder Umfang in Höhe des Foramen nutricium oder Durchmesser des Knochens auf dem Röntgenbild
Gelenklänge und	Breite der proximalen Epiphyse oder Durchmesser auf dem Röntgenogramm
Breite der proximalen Epiphyse und	röntgenologischer Knochendurchmesser oder Fläche des Diaphysenquerschnitts.

Für die Geschlechtsbestimmung werden die im Einzelfall gemessenen Werte mit dem diagnostischen Koeffizienten (Übersicht 13) multipliziert. Ergibt sich dabei eine Summe = +128, so gehört der untersuchte Knochen zum Skelett einer Frau; beträgt dagegen der Gesamtwert = − 28, so gehört er zu einem Mann (IW 5%). Bei einem diagnostischen Koeffizienten von mehr als ±200 reduziert sich die Irrtumswahrscheinlichkeit auf 1% und bei ±300 auf 0,1% (GARMUS).

Die geschlechtsdifferente Ausprägung der *Fibula* widerspiegelt am besten die Kombination zweier Merkmale: die größte

Länge und Breite der proximalen Epiphyse (s. Übersicht 13).

FERAK (1960) wies am Wadenbein ebenfalls sexualdifferente Gewichte nach. Er ermittelte bei Frauen als Mittelwert 31 g ($s = 1,0$; Variationsbreite 20 bis 50 g), bei Männern 45 g ($s = 1,0$; VB 25 bis 80 g).

Dieser Autor unterstützte seine Geschlechtsdiagnose durch morphologische Kriterien (nach ČERNY, 1960).

HASSELWANDER (1903) machte als erster auf die Geschlechtsunterschiede bei der sekundären Ossifikation aufmerksam. Die einzelnen Individuen zeigen dabei eine große Variationsbreite.

7.7.   Fingerendphalangen

NEKLJUDOV (1967) konnte bei der röntgenologischen Untersuchung der Fingerendphalangen an je 100 Frauen und Männern eindeutige Geschlechtsdifferenzen an der Breite der Basis der Fingerendglieder nachweisen. Damit ließen sich 55% der untersuchten Männer und 46% der Frauen richtig zuordnen. Die Messungen von SCHWEITZER (1971) an der Aachener Bevölkerung (je 56 erwachsene Frauen und Männer über 25 Jahre) bestätigten den Sexualdimorphismus. In 81% seiner Fälle war das Breitenmaß der Basis des Zeigefingers links zur eindeutigen Geschlechtsdiagnose geeignet. LEOPOLD und SCHULZ (1975, 1976) führten an 271 lebenden Personen im Alter von 15 bis 79 Jahren an den Röntgenbildern beider Hände gleichartige Messungen durch (Abb. 73) und bestätigten die Resultate der beiden genannten Autoren. Die Mittelwerte der röntgenologischen Basismessung der Fingerendphalangen weichen allerdings von denen, die NEKLJUDOV (1967) und SCHWEITZER (1971) feststellten, ab (s. Kap. Röntgenidentifikation). Nach Eliminierung der

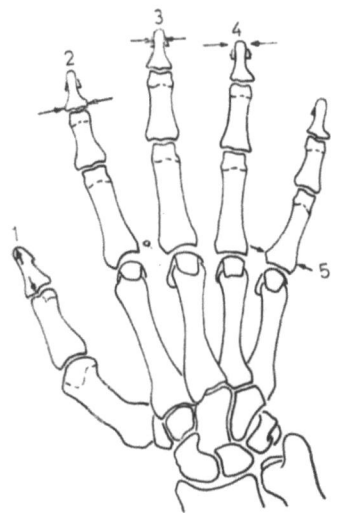

Abb. 73 Meßstrecken an den Fingerendphalangen (schematische Zeichnung der Röntgenaufnahme einer rechten Hand). *1* Länge; *2* Basisbreite; *3* geringste Breite; *4* Breite am Caput; *5* Basisbreite der Grundphalanx

Gruppe von mituntersuchten Jugendlichen ließ sich eine annähernde Übereinstimmung mit den Werten der Aachener Bevölkerung an der Basisbreite des 2., 4. und 5. Fingers der linken Hand bei Frauen im Alter von 50 bis 59 Jahren, bei Männern im Alter von 50 bis 79 Jahren, besonders am 5. Finger, nachweisen. Signifikante Geschlechtsdifferenzen zeigten sich auch bei der Bestimmung der Breite der Endphalanx an der schmalsten Stelle und am Köpfchen, ebenso bei der Basisbreite der Grundphalanx. PFITZNER (1893) fand an der Straßburger Bevölkerung größere Mittelwerte. Geographische Unterschiede der Ossifikation sind bekannt (BÜRGER 1956). Die Untersuchung der Fingerendglieder kann als Ergänzung bisher bekannter und bewährter Methoden der Identifizierung dienen.

Die Frau hat, bei gleicher Körpergröße, durchschnittlich eine kürzere Hand als der Mann. Die Länge schwankt aber innerhalb weiter Grenzen. BÜRGER (1958) wies bei der Untersuchung von 448 Frauen und 356 Männern nach, daß das Volumen der Männerhand bei allen Körpergrößen wesentlich größer als das der Frauenhand ist, was durch unterschiedliche Ausbildung der Handmuskulatur sowie des Knochenbaus zu erklären ist.

7.8. Ossifikation der Kehlkopfknorpel

Der *Kehlkopf* zeigt nach der Pubertät einen hohen Differenzierungsgrad. Die Ossifikation beginnt an den Knorpeln nach eigenen Untersuchungen bei den Frauen eher als beim Mann (LEOPOLD und v. JAGOW 1961). YOSHIKAWA (1958) will allerdings in Japan am weiblichen Geschlecht eine verspätete Verknöcherung der Kehlkopfknorpel beobachtet haben (s. Kap. Röntgenindentifikation). BYRDY und JELISKIEJEW (1971) bestätigen den Sexualdimorphismus des Larynx durch *Diskriminanzanalyse* mit 23 Merkmalen an 382 Personen (147 Frauen und 235 Männer). Alle ihre Maße (Abb. 74) besitzen eine statistisch signifikante Diskrimination; die beste Trennung zeigten 3 Merkmale: Plattenbreite des Schild- (x_8) und Ringknorpels (x_{16}) sowie die Kehlkopfhöhe (x_1). Aus diesen 3 Maßen bestimmten sie das Geschlecht mit folgender Gleichung: $X = x_8 + 0{,}45 x_1 - 0{,}55 x_{16}$ in 98,2% der Fälle richtig. Für Männer ergeben sich höhere Werte (49 bis 64) als für Frauen (47 bis 33); nur 6 Männer und 1 Frau überschritten die genannten Grenzen der Geschlechter am Kehlkopf (Fehlerquote 1,8%). Die Resultate überprüften sie mit gleichem Erfolg an 50 Kehlköpfen Erwachsener mit unbekanntem Geschlecht. Nach diesen Untersuchungen erlaubt die Diskriminanzanalyse der Kehlkopfknorpel eine eindeutige Zuordnung des Geschlechts, die der Untersuchung an anderen Knochen (Schädel, Brustbein u.a.) überlegen sein soll (SKIBINSKA 1964). Über die Mittelwerte einiger Larynxmerkmale informiert Tabelle 44.

7.9.   Ossifikation der Rippenknorpel

Die Verkalkung der *Rippenknorpel* verläuft symmetrisch nach bestimmten Gesetzmäßigkeiten, vor allem bei Männern. Bei ihnen dominiert in jedem Abschnitt des Erwachsenenalters die Form I: streifige Verkalkungen entlang der kranialen und kaudalen Knorpelränder, perichondral, in direkter Fortsetzung des knöchernen Rippenrandes, an die sich später die fein- oder grobkörnige Ossifikation der Zwischenschichten anschließt (FISCHER 1955). Bei Frauen überwiegt bis zum Anfang des 6. Dezenniums, jedoch ständig abnehmend, die Form 'III: verschiedene, parallel zum Knorpelrand gerichtete Kalkstreifen im mittleren Knorpeldrittel. Ferner können weitere, ebenso strukturierte Streifen in der Mitte des äußeren Drittels verlaufen. Vom 60. Lebensjahr an wird die Form II bei beiden Geschlechtern die häufigste: schollige oder rundliche, z.T. bandförmige Verkalkungen im mittleren Knorpeldrittel, enchondrale Verkalkung. 76% aller Ossifikationen der Rippenknorpel des weiblichen Geschlechts entsprechen mit ihren Mischtypen Form II und III, dagegen zeigen bei Männern 85% Form I. BÜRGER (1958) bestätigte im wesentlichen die Feststellungen von FISCHER

($n = 2200$ Personen), fand allerdings den Verkalkungstypus II und III bei über 98% aller Frauen.

Während beim weiblichen Geschlecht die Rippenknorpel gleichzeitig verknöchern, treten die Ossifikationen bei den Männern an der 1. Rippe deutlich früher auf als an den anderen: FALLMANN (1934) wies sie vom 15. Lebensjahr an nach, bei Frauen mit 18 Jahren (s. auch HEINRICH 1941); HEINRICH stellte die Verknöcherung der Knorpel der 1. Rippe bei Männern frühestens mit 19 Jahren fest. Die vollständige Verknöcherung des Intermediärstücks (BÜRGER) beobachtete FALLMANN (1934) bei Männern zwischen dem 35. und 40. Lebensjahr, bei Frauen jenseits des 45. Lebensjahres; an der 2. bis 10. Rippe bei Männern zwischen 65 und 70 Jahren (Beginn erst mit 21 Jahren), beim weiblichen Geschlecht mit 70 bis 75 Jahren.

7.10.   Senile Osteoporose

Fast jedes weibliche Skelett zeigt nach dem 60. Lebensjahr eine mehr oder minder ausgeprägte Knochenatrophie, die bei Männern später und gleichmäßiger auftritt (BÜRGER 1958). Die *senile Osteoporose* ist bei der Frau im Wirbel-

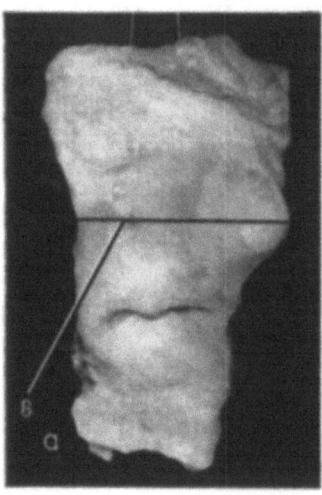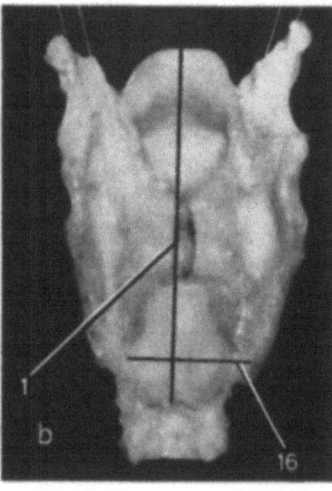

Abb. 74
Kehlkopfmessungen zur Geschlechtsdifferenzierung (BYRDY und JELISKIEJEW 1971). *a* Seitenansicht, *8* Plattenbreite des Schildknorpels; *b* Rückansicht, *1* Kehlkopfhöhe; *16* Breite des Ringknorpels

Tabelle 44 Mittelwerte (mm) einiger Kehlkopfmaße (BYRDY u. JELISIEJEW 1971)

Maß	$\bar{x}\,\male$	$\bar{x}\,\female$	t	Diskriminanz-koeffizient
Kehlkopfhöhe	72,3	59,1	17,9	0,81
größte Höhe der Schildknorpelplatte	27,7	21,1	16,7	0,69
hintere Höhe der Schildknorpelplatte	23,6	18,4	19,0	0,76
Breite der Schildknorpelplatte	39,5	28,9	28,2	0,89
Höhe der Ringknorpelplatte	23,5	19,5	20,4	0,68
Breite der Ringknorpelplatte	26,1	20,9	17,5	0,73
Ringknorpelumfang	93,2	74,5	23,0	0,84

säulenbereich intensiver als am übrigen Skelett.

Alter, Hormone und Konstitution bestimmen den Sexualdualismus des Skeletts (BÜRGER 1958). BARTLEY (1967) untersuchte bei 112 Autopsien medulläres Gewebe von Lumbalwirbeln und Rippen sowie die Kortikalis der Femura in der Mitte des Schaftes. Er wies signifikante geschlechtsspezifische Unterschiede der Atrophie an allen 3 Skelettabschnitten nach (IW 0,1%). Nach diesen Bestimmungen reduzierte sich die Kortikalis bei den Frauen im Alter von 71 bis 80 Jahren um 31%, bei den gleichaltrigen Männern nur um 10%. Alte Frauen haben daher häufiger Femurfrakturen, was den gerichtsärztlichen Erfahrungen entspricht. SCHMIDT (1977) wies am Sektionsmaterial des Leipziger Gerichtsmedizinischen Instituts (1974 und 1975) eindeutig nach, daß bei alten Menschen Oberschenkelfrakturen bei Frauen 3 mal so häufig sind ($n = 146$) wie bei Männern ($n = 46$). An dem Krankengut des Kreiskrankenhauses Wurzen (1970 bis 1975) trat das Überwiegen des weiblichen Geschlechts in den höheren Altersklassen bei den Frakturen nicht nur am Femur (76,6%), sondern auch an Humerus, Radius und Ulna hervor.

Die Osteoporose beginnt an Lenden-

wirbeln bei Frauen früher als bei den Männern. Mit 51 Jahren haben die weiblichen Wirbel bereits 30% ihres Maximalwerts (bezogen auf 20jährige) verloren; Wirbelsäulenkompressionsfrakturen kommen daher $1\frac{1}{2}$mal so häufig vor wie bei Männern (BARTLEY 1967). Nach den Untersuchungen von SCHMIDT (1977) zeigen ältere Frauen Frakturen der Brust- und Lendenwirbelsäule relativ häufiger als gleichaltrige Männer, der Unterschied ist signifikant (IW 5%).

An den Rippen tritt die Osteoporomalazie bei Frauen im 3. Dezennium auf (30%), bei Männern in gleicher Stärke erst im 6. Dezennium (BARTLEY 1967).

Nach früheren Untersuchungen prägte der Fettverteilungstyp bei den Geschlechtern weitgehend die *Gestalt* (BÜRGER 1958); der Mann zeichnet sich durch die größere Muskelmasse aus. Die Änderung der Lebensgewohnheiten sowie der Freizeitgestaltung beeinflussen die wesentlichen Körpergewichtskonstituenten (Fettgewebe, Muskulatur, Knochen).

7.11. Chemische Zusammensetzung der Knochen

Der Sexualdimorphismus des menschlichen Organismus äußert sich auch in der *chemischen Zusammensetzung* der

Organe und Gewebe sowie nosologisch in pathologisch-anatomischen Veränderungen (BÜRGER 1958). THUNBERG (1947) stellte fest, daß Knochen von Frauen eine höhere Zitratkonzentration aufweisen, gesteuert durch die Östrogenproduktion, als männliche Knochen. In rezentem Material betrug der relative Gehalt an Zitrat bei Frauen 1,11 g%, bei männlichen Knochen (Wirbel) 0,71 g%. LENGYEL (1964) bestimmte an ungarischem anatomischem Material beim männlichen Knochen (Durchschnittsalter 38 Jahre, $n = 317$) 0,74% und an weiblichen Knochen (Durchschnittsalter 37 Jahre, $n = 383$) 0,98%. Diese Konzentration hängt vom Lebensalter ab (LENGYEL 1964). Rückschlüsse auf das Geschlecht eines Knochenfragments durch chemische Untersuchung können daher ohne Altersbestimmung nicht gezogen werden (KISZELY 1974). Die chemischen Analysen erlauben an rezentem Knochenmaterial Aussagen über das Geschlecht nur bei Erwachsenen, da die nachgewiesenen Konzentrationen sich im Kindes- und Greisenalter nicht mehr signifikant unterscheiden. KISZELY (1974) bestimmte die Zitratkonzentration an Wirbelfragmenten, die morphologisch keine Geschlechtsdiagnose zuließen, polarographisch und gaschromatographisch; der Sexualdimorphismus konnte eindeutig bestätigt werden. Zur Untersuchung werden nur geringe Knochenmengen (Spongiosa) benötigt (0,1 bis 1,0 g; Einzelheiten der Bestimmungsmethode müssen im Original nachgelesen werden).

7.12. Empfehlungen zum Untersuchungsgang

Bei der Untersuchung der Knochen unbekannter Leichen oder Leichenteile stellt der Gerichtsarzt zuerst die Geschlechtsdiagnose, danach legt er nach morphologischen und metrischen Bestimmungen das Alter, evtl. auch die Rasse (Einzelheiten s. KROGMAN 1973 sowie MARTIN und SALLER 1957), fest. Zum Abschluß versucht er die Rekonstruktion der Körperhöhe; die Konstitution wird nach Möglichkeit berücksichtigt. Diese Reihenfolge ist erforderlich, da Altersveränderungen an weiblichen Knochen häufig frühzeitiger auftreten als an männlichen und die Berechnung der Körpergröße Geschlechts- sowie Altersbestimmung voraussetzt. Dieser Vorgang führt noch nicht zum Identitätsbeweis, aber zur Gruppenfestlegung der überprüften Person.

Die wichtigsten Methoden der Beurteilung zahlreicher Skelettabschnitte zur Geschlechtsdiagnostik sind, soweit möglich, am Leipziger Sektionsmaterial überprüft worden. Morphometrische Messungen und statistische Analysen des relativ großen Sektionsguts ergänzten bisher bekannte Übersichten.

Exakte Messungen bereichern die seit langem bekannten morphognostischen Verfahren, die sich im Einzelfall zwar noch immer bewähren, aber subjektive Beurteilungen nicht ausschließen und nur wenige vergleichbare Resultate liefern. In der forensischen Praxis sollten bei der Festlegung der Gruppenzugehörigkeit unbekannter Personen oder unkenntlicher Skelettabschnitte die modernen statistischen Verfahren der Anthropologie mehr als bisher als Grundlage der Begutachtung herangezogen werden. Nicht alle morphologischen Merkmale haben gleiche Wertigkeit (was HARSÁNYI und NEMESKÉRI 1964 nicht eindeutig, ASCÁDI und NEMESKÉRI 1970 besser berücksichtigten), ihre Allgemeingültigkeit wird durch Lagerungsbedingungen eingeschränkt. Wir stimmen HENKE (1971) zu, daß alle monosymptomatischen Verfahren Fehlschätzungen zeigen. Die Kritik (BASS 1969, BIRKBY 1966) an den als relativ sicher

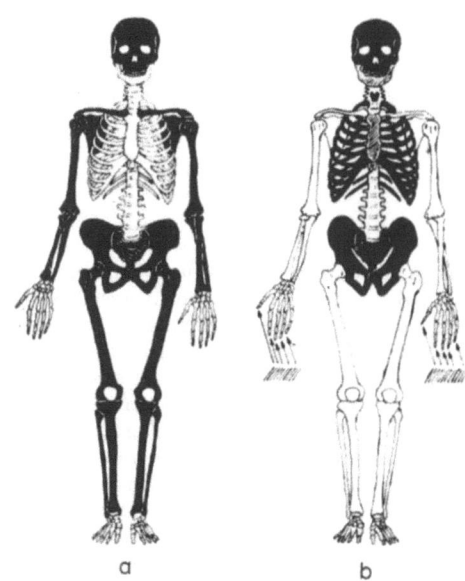

a   b

Abb. 75 Empfehlungen zur Geschlechtsbestimmung (morphologisch und/oder metrisch) bei osteologischen Untersuchungen.

a Kombination von Morphologie und Morphometrie am Skelett;

b nur Morphologie ■ (einschließlich Röntgen), nur Morphometrie ////

geltenden diskriminanzanalytischen Verfahren, die sich auf Alternativentscheidungen stützen, aber niemals 100%ig sicher sind (HOWELLS fand 1966 selbst bei 28 Variablen noch etwa 3% Irrtümer) und nicht überschätzt werden dürfen, gilt der Übertragbarkeit der Diskriminanzfunktionen auf andere Populationen (s. auch HENKE 1971). Durch unsere Erfahrungen sind wir bei der Untersuchung einzelner unbekannter Leichen bestrebt, morphologisch-typognostische Verfahren und morphometrische sinnvoll zu kombinieren (Abb. 75a). Die Einzelmerkmale der Skelettabschnitte werden dabei nach ihrer Wertigkeit, soweit bekannt, beurteilt und die Diskriminanzanalyse erfolgt (bei Einbeziehung mehrerer Variabler am Schädel, Unterkiefer, Brustbein, Hume-

rus, Becken) mit Hilfe solcher Funktionen, die an gleichen ethnischen Populationen geschlechtsbekannten Materials gewonnen wurden, oder bei denen eine Übertragung auf andere Nationen als zulässig überprüft ist. Die visuelle Bestimmung dient dabei als Kontrolle.

Müssen durch folgenschwere Unfälle zahlreiche Unbekannte identifiziert werden, so führen wir die Gruppenfestlegung der gesuchten Personen vorwiegend nach morphologischen Gesichtspunkten, unter Einbeziehung der Röntgenidentifikation und der anthropologischen Merkmalsdiagnostik, aus. Morphometrische Messungen ergänzen die vorläufigen Diagnosen.

Abbildung 75 demonstriert die bekannten Methoden zur Geschlechtsdiagnostik. Als Beispiel für den Untersuchungsgang sei der Schädel genannt:

Geschlechtsdiagnose

1. nach *deskriptiven* Kennzeichen: Beurteilung der Arcus superciliares, Glabella, Knochenleisten am Kranium, Schädel- und Mastoidalgröße, Form des oberen äußeren Orbitalrandes sowie des Okzipitalreliefs.

2. durch *Kraniometrie*: Bestimmung der Jochbogen-, Stirnbreite, Unterkiefermaße, Gesichtshöhe, größten Schädellänge, Länge des Foramen okzipitale magnum, Schädelbasislänge und der Orbitahöhe. Beurteilung nach den vorliegenden Tabellen (20, 23, 25-28).

3. mittels *Diskriminanzanalyse*

Eine stomatologische Geschlechtsbestimmung wird bei den derzeitigen Kenntnissen die Ausnahme bleiben.

Am postkranialen Skelett kann das von uns eingesetzte Kombinationsverfahren der Schulterblattmessung die Geschlechtsdiagnostik bei der Beurteilung einzelner Knochen (auch von Brandleichen) präzisieren und die Aussagefähigkeit (IORDANIDIS 1962) erhöhen.

8. Altersbestimmung am Skelett

8.1. Allgemeines

Bereits KANZLER (1854/55) schrieb, daß die Altersbestimmung am Skelett während der Wachstums- und Entwicklungsperiode gut möglich ist. Sobald aber das Wachstum abgeschlossen ist, treten Unsicherheiten auf, die erst überwunden seien, wenn die Kennzeichen des Greisenalters an den Knochen sichtbar werden. Der weitaus größte Teil der Identifizierungsfälle umfaßt aber gerade Menschen im mittleren und höheren Lebensalter (HANSEN 1953/54).

Das Problem der Lebensaltersschätzung zu identifizierender Personen hat eine Parallele in der Geologie, in der Problematik der Altersbestimmung erdgeschichtlicher Formationen. Für unsere Fragestellung der Identifikation gelten im Prinzip dieselben zwei Lösungswege, die dabei in der Geologie beschritten werden. Man spricht einmal von sogenannten Leitfossilien und meint damit ausgestorbene Pflanzen- oder Tierarten, die nur in einem bestimmten Erdalter existierten, da aber weit verbreitet waren und deshalb zur Kennzeichnung einer bestimmten erdgeschichtlichen Zeit dienen können: bei uns etwa die Muschelgattung Inoceramus, die im Jura auftrat und schon am Ende der Kreide wieder verschwand. Solch eine relative Altersbestimmung versagt aber im Präkambrium, d. h. in der ersten, 85% der Erdexistenz ausmachenden Zeitspanne, weil daraus keine Spuren organischen Lebens mehr erhalten sind. Deshalb muß man hier bei geochronologischen Untersuchungen Methoden der absoluten Altersbestimmung anwenden: z. B. das Kalium, das in den meisten Gesteinen vorkommt, liegt zu einem kleinen Prozentsatz als Isotop vor, welches mit einer bekannten Geschwindigkeit und Halbwertszeit in ein anderes Element namens Argon zerfällt. Sowohl das Kaliumisotop als auch das Argon lassen sich exakt bestimmen und aus der Relation zwischen beiden das Alter eines Gesteins errechnen. Dieselben beiden Wege stehen nun offen, wenn man das Lebensalter einer zu identifizierenden Person zu schätzen hat. Einmal muß man nach qualitativen Merkmalen suchen, die auf ein ganz bestimmtes Alter beschränkt sind, in dem Alter aber möglichst generell auftreten („Leitfossilien" wie z. B. Knochenkerne, gewisse Strukturen des Ovars), zum anderen muß man die Gesetzmäßigkeiten der Größen- bzw. Relationsänderungen von Strukturen und Substanzen im Alternsgang kennen, die sich quantitativ exakt erfassen und so auf das Alter schließen lassen.

MEYER (1867) bezeichnet den Alternswandel der Knochen als innere Metamorphose, welche dafür zu sorgen habe, daß jene während des gesamten Lebens «möglichst diensttauglich» seien. GRIMM (1939) unterscheidet «altersstabile» und «alterslabile» Merkmale, und NEMESKÉRI und Mitarb. (1960) sprechen von progressiven und regressiven Altersveränderungen des Skeletts, welche im allgemeinen in einer bestimmten zeitlichen Reihenfolge ablaufen, jedoch im Einzelfall hinsichtlich Ablaufgeschwindigkeit und Ausprägungsgrad von zahlreichen Faktoren beeinflußt werden. Deshalb besteht meist eine mehr oder weniger große Diskrepanz zwischen dem biologischen oder physiologischen (TANNER 1962) oder Leistungsalter (BÜRGER 1960), das vom Skelett ablesbar ist, und dem chronologischen oder kalendarischen Alter, das den Gerichtsmediziner bzw. Kriminalisten interessiert. Am häufigsten wurde, auch in neuerer Zeit, das «Skelettalter» als Indikator für das biologische Alter herangezogen (MEDVED und Mitarb. 1960, GARN und Mitarb. 1964, RIES 1972).

Die Anthropologen führten eine Graduierung des morphologischen Alters (NAINIS 1972) ein: 1. die Infantia erstreckt sich bis zum 12. bis 14. Lebensjahr; 2. die Juvenilitas reicht vom Ende des Durchbrechens der zweiten Molaren bis zur Beendigung des Wachstums und der körperlichen Reife (20. bis 25. Jahr); 3. die Adoleszentia oder Virilitas stellt eine morphologisch relativ stabile Zeitspanne dar und endet bei Männern um das 45., bei Frauen um das 40. Lebensjahr; 4. von da an bis zum Eintritt deutlicher seniler Prozesse (ungefähr um das 55. Jahr) spricht man von der Maturitas; 5. das Senium (die Senectus) als letzter Abschnitt zunehmender Involutionen schließt sich an. Um den Menschen in der Rückbildungsphase klassifizieren zu können, wurde von der Weltgesundheitsorganisation folgende Einteilung vorgeschlagen: alternder Mensch 45 bis 60 Jahre, älterer Mensch 60 bis 75 Jahre, alter Mensch 75 bis 90 Jahre, über 90 Jahre sehr alter Mensch. Da man bei der Altersbestimmung häufig nur zu einer ungefähren Charakterisierung mit obigen Begriffen gelangen kann, ist, wie wir glauben, die genauere Kenntnis des jeweiligen Begriffsinhalts in der geschilderten Weise erforderlich.

Wie wichtig es ist, vor die Schätzung des Alters die *Geschlechtsdiagnose* zu stellen, geht auch daraus hervor, daß die Biomorphose der Knochen sexualdifferent verläuft. Paradoxerweise altert das Skelett der Frau rascher als das des Mannes, während umgekehrt die mittlere Lebenserwartung der Frau einige Jahre über der des Mannes liegt (FROLKIS 1970) und auch die in dem Zusammenhang wichtigeren Systeme (z.B. Endokrinium, Herz-Kreislauf-System) bei der Frau später regressive Veränderungen als bei dem Mann aufweisen (ROTHER 1970). Nur NEMESKÉRI und Mitarb. (1960) betonen, keine Einflüsse des Ge-

schlechts auf die Altersumbildung am Skelett wahrgenommen zu haben. Dagegen betont NAINIS (1972), alle Forscher würden darin übereinstimmen, daß «die Alternswandlungen ... bei Frauen zeitiger sich abspielen und dieser Unterschied im späteren Leben 5 bis 10 Jahre betragen kann». Z.B. der Vorgang der Ausdehnung der Markhöhle in Richtung Humeruskopf hat im Senium bei Frauen gegenüber den Männern einen zeitlichen Vorlauf bis zu 10 Jahren (HANSEN 1953/54).

8.2.   Schädel

Das älteste, vor allem von Anthropologen benutzte Verfahren zur Diagnose des Alters beruht auf der Untersuchung des *Obliterationszustands* der Schädelnähte. Dabei kann man für die einzelnen Abschnitte der Hauptnähte die Obliterationsstufen nach MARTIN-SALLER (1957) ermitteln, die Obliterationskoeffizienten für Innen- und Außentafel aufstellen sowie Tabellen von TODD und LYON (1924/25) das ungefähre Alter entnehmen. Diese Methode liefert nur brauchbare Resultate, wenn das tatsächliche Alter zwischen 20 und 40 Jahren liegt. PEITSCH (1970) bezeichnet sie als forensisch unvertretbar, da sich die Wahrscheinlichkeit einer regulären gegenüber einer irregulären Nahtossifikation wie 60 bis 70 zu 30 bis 40 verhält. Besonders die inkompletten Nahtschlüsse («lapsed unions»), welche man noch bei alten, völlig gesunden Menschen findet, stellen das Verfahren in Frage. Es liefert für Fachleute, die sich mit Skelettidentifikationen befassen, heute nicht mehr als einen ungefähren Hinweis auf das Alter oder dient als letztes Hilfsmittel, wenn z.B. infolge Unvollständigkeit der Skelettreste bessere Methoden nicht anwendbar sind.

Aus den zahlreichen Untersuchungen

Tabelle 45 Beginn und Abschluß der Nahtobliteration
a endokranial

Naht mit ihren Abschnitten	Beginn der Obliteration ab Jahre	Abschluß
Sutura sagittalis		
Pars obelica (3. Teil)	15—17	35
Pars bregmatica (1. Teil)	23—27	43
Pars verticis (2. Teil)	20—22	45
Pars postica (oder P. lambdica; 4. Teil)	26—28	46
Sutura coronalis		
Pars bregmatica (1. Teil)	22—28	49
Pars complicata (2. Teil)	19—23	49
Pars temporalis (oder Pars pterica; 3. Teil)	23—27	56
Sutura lambdoidea		
Pars lambdica (oder P. lambdoidea; 1. Teil)	30—35	59—65
Pars media (2. Teil)	32—35	56
Pars asterica (3. Teil)	40—43	56

b ektokranial

Sutura sagittalis		
Pars obelica	16—18	36
Pars bregmatica	26—29	46
Pars verticis	16—19	46
Pars postica	23—28	43
Sutura coronalis		
Pars bregmatica	22—25	60
Pars complicata	21	65
Pars temporalis	32—38	68
Sutura lambdoidea		
Pars lambdica	36—41	68
Pars media	38—43	69
Pars asterica	43—48	68

über den Ablauf der Nahtverknöche-
rungen möchten wir die in neuerer Zeit
an einem großen Material gewonnenen
und gesicherten Ergebnisse von LEO-
POLD (1968) und SCHMITT und TAMASKA
(1970) erwähnen. LEOPOLD untersuchte
an 202 nicht mazerierten Schädelkalotten die Obliteration der drei Hauptnähte nach dem durch RIBBE (1885)
modifizierten Schema von BROCA (1868).

Er fügte den Obliterationsstufen eine
fünfte Stufe hinzu, die dann vorliegt,
wenn der ursprüngliche Nahtverlauf mit
bloßem Auge nicht mehr erkennbar ist.
Die Nahtverknöcherung begann an dem
Leipziger Material endokranial an der
Pars obelica zwischen dem 15. und
17. Lebensjahr, sie setzte sich im Verlaufe des 2. Lebensjahrzehntes an den
übrigen 3 Abschnitten der Pfeilnaht
fort und ergriff auch den 1. bis 3. Teil
der Kranznaht. Pars lambdica und Pars
media der Lambdanaht wurden im
3. Lebensjahrzehnt, Pars asterica sogar
erst mit 40 bis 49 Jahren betroffen (Tab. 45, 46, 47). Die vollständige
Nahtverknöcherung trat endokranial
zwischen dem 40. und 60. Lebensjahr
auf, an S 3 bereits mit 35 Jahren und
bei L 1 mitunter erst im 65. Jahr.
Ektokranial verzögerte sich der Prozeß
an der Lambdanaht deutlich, was den
Erfahrungen der Literatur entspricht.
Der Verlauf der Obliteration an den
einzelnen Nahtabschnitten des Schädeldachs wurde in Abhängigkeit vom Alter
sowie der Hauptnaht endokranial und
ektokranial von LEOPOLD graphisch dargestellt. Die 3 Hauptnähte obliterieren
in der Reihenfolge Sutura sagittalis,
Sutura coronalis und Sutura lambdoidea,
ektokranial verknöcherten S und C nicht
immer vollständig. Die Obliterations-
stufe 5 trat endokranial mitunter bereits im 5. Lebensjahrzehnt an der Sutura sagittalis und Sutura coronalis in
Erscheinung. Ausnahmen vorzeitiger und
späterer Nahtsynostosen traten bei beiden Geschlechtern in Erscheinung.

4% dieser untersuchten Kalotten be-
saßen noch eine persistierende Sutura
frontalis, die mitunter bis ins Greisenalter, bei einer Frau sogar im 82. Lebensjahr, noch teilweise offen war. An dem
Gesamtmaterial ließ sich eine gewisse
Abhängigkeit der Nahtobliteration von
der Schädelform bestätigen, die FRÉ-

Tabelle 46 Verknöcherung der Schädeldachnähte, ektokranial (α) und endokranial (i), in Prozentsätzen der Obliterationsstufen

Alter in Jahren		Sutura coronalis						Sutura lambdoidea						Sutura sagittalis					
		0	1	2	3	4	5	0	1	2	3	4	5	0	1	2	3	4	5
10—19	i	67,4	29,3	3,3	0	0	0	97,8	2,2	0	0	0	0	59,9	22,8	15,2	2,1	0	0
	α	85,9	14,1	0	0	0	0	96,8	3,2	0	0	0	0	67,4	15,2	16,3	1,1	0	0
20—29	i	13,2	50,0	29,4	7,4	0	0	79,4	16,2	4,4	0	0	0	20,7	45,6	27,9	5,8	0	0
	α	63,2	29,4	5,9	1,5	0	0	97,1	2,9	0	0	0	0	33,8	39,7	25,0	1,5	0	0
30—39	i	4,6	9,1	38,6	40,9	6,8	0	12,2	21,2	54,5	12,1	0	0	11,4	4,5	25,0	45,5	13,6	0
	α	45,8	33,3	16,7	4,2	0	0	50,0	41,7	8,3	0	0	0	18,8	22,9	29,2	20,8	8,3	0
40—49	i	0	1,9	26,9	36,5	32,7	1,9	5,2	17,9	17,9	46,2	12,8	0	1,7	0	25,0	30,8	38,5	3,9
	α	10,0	31,7	36,7	8,3	13,3	0	35,1	8,9	31,1	13,3	11,6	0	11,6	13,3	21,7	21,7	30,0	1,7
50—59	i	0	2,9	2,9	33,8	52,9	7,4	4,0	5,9	13,7	35,3	39,2	1,9	0	1,5	11,8	26,5	57,4	2,9
	α	2,5	23,5	47,0	16,1	10,3	0	13,7	21,6	31,4	31,4	1,9	0	5,8	8,8	26,5	22,1	29,4	7,4
60—69	i	0	0	0	4,8	89,5	5,6	0	0	1,1	26,9	71,0	1,1	0	0	0	10,5	86,3	3,2
	α	2,9	0	13,2	53,7	26,5	3,7	0	0	39,2	39,2	20,6	1,0	0	0	5,2	37,5	48,5	8,8
70—79	i	0	0	0	0,9	92,8	6,3	0	0	0	17,8	82,2	0	0	0	0	8,9	88,3	2,8
	α	0	0	18,1	37,9	44,0	0	0	0	21,8	39,1	31,1	0	0	0	8,6	37,1	84,9	3,4
80—89	i	0	0	0	2,1	69,7	28,1	0	0	0	8,3	87,5	4,2	0	0	0	8,3	70,8	20,8
	α	0	0	7,1	44,6	46,4	0	0	0	13,1	40,5	45,5	1,8	0	0	5,4	33,9	46,4	14,3

Tabelle 47   Mittlere Verknöcherungsgrade der Schädeldachnähte, ektokranial (*a*) und endokranial (*i*)

Alter in Jahren		Sutura coronalis			Sutura sagittalis				Sutura lambdoidea			Zahl der Schädel
		1	2	3	1	2	3	4	1	2	3	
10—19	a	0,3	0	0	0,5	0,5	1,0	0,3	0	0	0	23
	i	0,5	0,5	0	0,5	0,3	1,0	0,5	0	0	0	
20—29	a	0,8	0,8	0	0,8	1,0	1,8	0,8	0	0	0	21
	i	1,0	2,0	1,0	1,0	1,5	1,3	1,0	0,3	0,5	0	
30—39	a	1,3	1,3	0,5	1,3	1,5	2,5	1,8	0,5	0,8	0,5	16
	i	2,5	3,0	2,0	2,0	2,5	3,0	2,8	1,8	2,0	1,3	
40—49	a	2,8	2,3	1,5	2,3	2,5	3,0	2,5	1,5	1,8	1,0	
	i	3,3	3,0	3,0	3,0	3,3	3,0	3,3	2,3	2,8	2,0	17
50—59	a	2,5	2,3	1,8	2,8	2,8	3,0	3,0	1,8	2,0	1,5	21
	i	3,5	3,5	3,5	3,3	3,5	3,3	4,0	2,5	3,5	3,3	
60—69	a	3,5	3,3	3,0	3,5	3,5	3,8	4,0	2,8	2,8	2,8	39
	i	4,0	4,0	4,0	3,8	4,0	4,0	4,0	3,3	3,8	3,8	
70—79	a	3,8	3,3	3,0	3,3	3,3	3,5	3,5	3,0	3,0	3,0	33
	i	4,0	4,0	4,0	4,0	3,8	4,0	4,0	3,5	3,8	4,0	
80—89	a	3,8	3,5	3,3	4,0	3,5	3,8	3,5	3,0	3,5	3,3	32
	i	4,3	4,3	4,3	4,3	4,0	4,0	4,0	3,8	4,0	4,0	

DÉRIC (1905) und RIBBE (1885) fanden: die dolichozephalen Schädel verknöcherten relativ schneller in der Sutura coronalis und die brachyzephalen an der Sutura lambdoidea. Nach diesen Untersuchungen kann die Beurteilung der Nahtsynostosen am Schädeldach zur Altersschätzung eines isoliert aufgefundenen Schädels mit herangezogen werden. Sie erfolgt nach LEOPOLD im Alter von 20 bis 45 Jahren mit einer Sicherheit von ±5 Jahren und oberhalb des 60. Lebensjahres mit einer Sicherheit von ±10 Jahren. Dabei darf nur die Lamina interna überprüft werden, da die ektokraniale Nahtobliteration eine zu große Variabilität besitzt.

Die seitlichen Schädelnähte unterscheiden sich in ihrem Verhalten von denen des Schädeldachs. Der untere Abschnitt der Sutura occipitomastoidea obliteriert vom 26. Lebensjahr an, die Sutura squamosa beginnt nicht vor dem Ende des 4. Dezenniums und ist sehr selten vollständig obliteriert, zuletzt im vorderen Abschnitt. Die Sutura parietomastoidea verknöchert mit 80 Jahren (GRADWOHL 1954, TODD und LYON 1924). Die seitlichen Schädelnähte verknöchern vorwiegend im 5. bis 8. Lebensjahrzehnt.

Die Gruppe der akzessorischen Schädelnähte verhält sich ebenfalls anders als die der Kalotte. Die Sutura sphenofrontalis beginnt mit 22 Lebensjahren zu obliterieren, verknöchert zu etwa 3/4 ihrer Ausdehnung bis zum 30. Lebensjahr und weiter schließlich allmählich bis zum 65. Jahr. Die Nahtobliteration an der Sutura sphenoparietalis beginnt mit 29 Jahren, obliteriert stärker im 5. Lebensjahrzehnt und verknöchert dann im 7. Dezennium.

Wie beim Gehirnschädel erfolgt die Nahtsynostose auch am Gesichtsschädel beim weiblichen Geschlecht später und weniger häufig als am männlichen Kranium (LEOPOLD 1968). Das Material von SCHMITT und TAMASKA (1970) bestand aus Schädeln von 162 Individuen. Die Verfasser untersuchten entsprechend der Einteilung von BROCA (1868) die Verknöcherung der 3 großen Suturen des Schädeldachs. Die Berechnung von Vertrauensintervallen für die Altersschätzung aus dem Verknöcherungsgrad der Nähte ergab für die äußeren Schädelnähte bei 95%iger Sicherheit Schätzintervalle von ± 32 Jahren, bei 90%iger Sicherheit von ± 27 Jahren. Die Schätzung anhand der inneren Nähte bewegte sich in Intervallen von ± 25 Jahren für 95% und ± 21 Jahren für 90% Sicherheit.

Sowohl NEMESKÉRI et al. (1960) als auch LEOPOLD (1968) und SCHMITT und TAMASKA (1970) teilen unsere eingangs vertretene Auffassung, daß die Altersschätzung anhand der Schädelnahtossifikation sehr ungenau ist und nur im Zusammenhang mit anderen Kriterien zur Altersbestimmung herangezogen werden sollte.

Die alternsbedingten *Dickenänderungen der Kalotte* (DOMINOK 1959) bewegen sich in einer Größenordnung, welche ihre Verwertbarkeit erschwert: Die Diploë nimmt bis zum Lebensende an Dicke zu, die kompakten Tafeln jedoch nur in den ersten Lebensjahrzehnten, bleiben in den mittleren konstant und gehen in den letzten Jahren zurück, und zwar weniger als die Diploë zunimmt, so daß wahrscheinlich eine autonome Diploëverstärkung erfolgt.

RÄMSCH und HERRMANN (1963) bestätigten die Feststellungen von DOMINOK (1959), daß die Schädeldachdicke mit steigendem Lebensalter zunimmt. Auch die Untersuchungen von LEOPOLD (1968) an 202 Kalotten ergaben eine deutliche Zunahme der Stärke des Schädeldachs, vor allem bei Frauen, bis zum 6. Lebensjahrzehnt. Durch weitere Messungen an Fernröntgenaufnahmen von Schädeln Erwachsener ließ sich erkennen, daß die Schädeldachdicke im Bereich

des Os parietale mit zunehmendem Lebensalter signifikant ansteigt (Irrtumswahrscheinlichkeit 5%).

Die von HARTL und BURKHARDT (1952) im Alter festgestellte Gewichtsabnahme infolge Osteoporose des gesamten Schädels soll auch in einer allmählichen altersabhängigen Abnahme des spezifischen Gewichts der Kalotte zum Ausdruck kommen, wie die Autoren in einer tabellarischen Zusammenstellung nachzuweisen versuchen. LEOPOLD (1968) erzielte bei Gewichtsbestimmungen an Schädeln (32) und Kalotten (202) deutliche Gewichtsabnahmen bei beiden Geschlechtern erst ab dem 70. Lebensjahr.

Die vorliegenden Befunde halten wir nach unseren Erfahrungen nur für bedingt anwendbar; bei der Lebensaltersbestimmung an einem isoliert aufgefundenen Schädel können sie gewisse Hinweise geben.

Auch der *übrige Schädel* verrät über das Alter des betreffenden Menschen bei bloßer Betrachtung wenig. Man wird ihm bestenfalls ansehen können, ob er von einem Jugendlichen, einem Erwachsenen oder einem Greis stammt. Dazu helfen die Ausdehnung der Nasennebenhöhlen und das nach dem 25. Jahr deutlichere Hervortreten der Muskelansatzlinien, besonders der Lineae temporales, der Lineae nuchae sowie der Ursprungsmarken des M. masseter am Os zygomaticum. Die PACCHIONIschen Gruben, vor allem an der Innenfläche des Os parietale, werden mit den Jahren zahlreicher und tiefer, ebenso gräbt an der lateralen Schädelinnenfläche die A. meningea media tiefere Furchen (Sulci arteriosi) ein (TODD 1939, COBB 1952, KROGMAN 1962). Nach KERLEY (1970) zeigen die Ossa parietalia gelegentlich im Senium eine Eindellung («depression»). Ist dies Zeichen vorhanden, spreche es untrüglich für ein Alter über 60 Jahre.

Das in vielen Lehrbüchern der Anatomie beschriebene Altersmerkmal der Mandibula, der Winkel zwischen Korpus und Ramus mandibulae, ist nach unseren Erfahrungen nur mit Vorbehalt verwertbar:

Der Astwinkel zwischen dem Hinterrand des Astes und der Unterfläche des Körpers ist beim älteren Feten und beim Neugeborenen noch gestreckt (etwa 150°), nimmt aber mit der Ausbildung der Zähne ab bis auf 120 bis 130°. Bei starker Gebißentwicklung scheint der Winkel klein zu werden. Die Variationsbreite ist jedoch beim Erwachsenen sehr groß, so daß es Unterkiefer gibt, die den kindlichen Typ des Astwinkels bewahren (142°) und solche, die sich mit 90° den Werten bei Menschenaffen nähern. Wenn im Greisenalter mit den Zähnen die Alveolarfortsätze schwinden, dann stellt sich wieder der kindliche Typ ein, der Astwinkel wird wieder größer. Der Kieferwinkel ist auch von der allgemeinen Gestalt des Schädels abhängig.

8.3.   Humerus und Femur

Die Alternsveränderungen am *proximalen Humerus-* und *Femurende* hat HANSEN (1953/54) zu einer Methodik der Altersbestimmung im Rahmen der Identifizierung ausgebaut. Sie beruht auf einer schon von WACHHOLZ (1894), SCHRANZ (1933) und BERNDT (1947) gemachten Beobachtung: Die Entfernung der Markhöhlenkuppe des Humerus vom Scheitelpunkt der Epiphyse sowie die der Markhöhlenkuppe des Femur vom Gipfel des Trochanter major — nach HANSEN in mm gemessen — sinken mit dem Alter kontinuierlich. Vor dem 30. Lebensjahr steht die Markhöhlenkuppe des Humerus noch weit unter der Epiphysenlinie, zwischen 30 und 40 Jahren einen Querfinger unter dem Collum

chirurgicum. Von 40 bis 60 Jahren erreichen Ausläufer diese Höhe und gelangen zwischen 60 und 75 Jahren bis zur Epiphysenlinie. Ab 60 können sich auch Höhlen in der Epiphyse und den Tubercula bilden. Kompakta und Spongiosa unterliegen im Senium einer Rarefizierung.

Abbildung 76 zeigt den aufgesägten Humeruskopf einer 17-, einer 33- und einer 78jährigen Frau. Allerdings erwies sich das HANSENsche Maß als für uns nicht geeignet. An 70 linken Humeri haben wir es bestimmt. Ein Trend im Sinne einer Abnahme war zwar sichtbar, die Streuung aber so groß, daß die Einbeziehung in eine Regressionsanalyse nicht sinnvoll erschien.

Wir haben nun an denselben 70 linken Humeri weitere 30 Maße abgenommen und auf Altersabhängigkeit geprüft. Für den linken Humerus entschieden wir uns, weil wir meinten, daß seine Maße weniger von der beruflichen Arbeit und der Intensität körperlicher Tätigkeit abhängen als die des rechten und dessen Variabilität geringer ist. Die Knochen entstammen dem Sektionsgut des Instituts für Gerichtliche Medizin und Kriminalistik der Karl-Marx-Universität Leipzig. Deutlich alterslabil waren nur 6, und zwar das Gewicht, das Volumen, die Fläche des Markraumquerschnittes in der Mitte der Diaphyse, der Kompakta-Index, die Kompaktaquerschnittfläche und der größte Durchmesser in der Mitte der Diaphyse.

Zur Gewinnung dieser Maße einige Angaben: Das Volumen bestimmten wir, indem wir die mazerierten, getrockneten Knochen in eine mit Wasser gefüllte Mensur eintauchten und nach 10 Minuten — zu dem Zeitpunkt fiel der Wasserspiegel nicht mehr weiter ab, d.h. waren die Knocheninnenräume vollgelaufen — den Wasserstand ablassen. Vom Diaphysenquerschnitt wurde mit

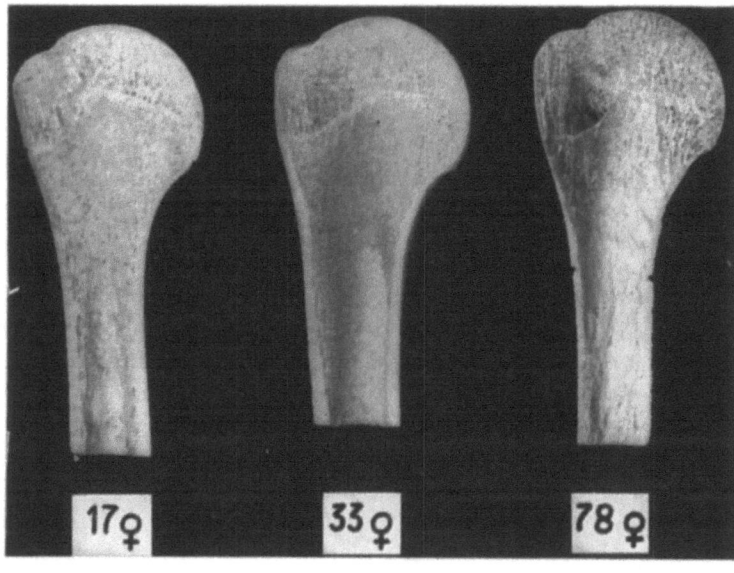

Abb. 76
Frontal aufgesägte
Humeri verschie-
denen Alters,
welche die Ausdeh-
nung der Mark-
höhlenkuppe nach
proximal zeigen

Tusche ein Abdruck hergestellt und an ihm die Querschnittsfläche des Markraums und der Kompakta mit einem Zeiss-Kompensationspolarplanimeter gemessen. Der Kompakta-Index ist der Quotient aus Kompaktafläche und Gesamtfläche, multipliziert mit der Zahl 100. Zwei Maße haben wir vor der Regressionsanalyse noch auf eine einheitliche Humeruslänge normiert, und zwar die Markraum-Querschnittsfläche und den größten Durchmesser in der Mitte der Diaphyse. Diese Maße nehmen mit dem Alter zu. Da andererseits die Knochen bei alten Menschen infolge der Akzeleration kleiner sind als bei jüngeren (ROTHER und Mitarb. 1973), schwächt die Akzeleration jene Altersabhängigkeit ab. Indem wir die beiden Parameter auf eine einheitliche mittlere Humeruslänge bezogen haben, schalteten wir den Akzelerationseinfluß aus und verstärkten den Alterstrend. Statt der Meßwerte x_k gingen in die Rechnung $x_k \cdot \bar{x}/x_i$ ein, wobei x_i die betreffende Humeruslänge, $\bar{x}$ das arithmetische Mittel aller gemessenen Humeruslängen darstellt ($\male$ = 32,9, $\female$ = 29,7 cm).

Mit den genannten 6 Parametern haben wir nun mehrdimensionale lineare Regressionsformeln aufgestellt. Da die Meßwerte aus dem 21. bis 25. Lebensjahr den Alterstrend abschwächten, haben wir sie bei den Analysen fortgelassen, so daß nur 28 weibliche und 34 männliche Fälle übrigblieben. Die Rechnungen wurden vom Organisations- und Rechenzentrum der Karl-Marx-Universität Leipzig auf dem R 300 durchgeführt.

Die Ergebnisse sind folgende:

a) für Frauen:

Die Regressionsfunktion mit allen 6 Parametern sieht folgendermaßen aus:

$$y = 52{,}84 - 0{,}89\,x_1 + 0{,}23\,x_2 + 25{,}38\,x_3 + 0{,}19\,x_4 + 3{,}03\,x_5 - 1{,}00\,x_6 \ (1) \text{ bzw.:}$$

Lebensalter = 52,84 − 0,89 Gewicht (g)
+ 0,23 Volumen (cm³)
+ 25,38 Markraumquerschnittsfläche (cm)²
· 297/Humeruslänge (mm)
+ 0,19 Kompakta-Index + 30,3 Kompaktaquerschnittsfläche (cm²)
− größter Durchmesser in der Mitte der Diaphyse (mm)· 297/Humeruslänge (mm)

Die multiple Bestimmtheit der Probe beträgt 0,64, der multiple Korrelationskoeffizient R demnach 0,8. Die Rest-

Tabelle 48 Vergleich der mit Formel 1 errechneten Lebensalter (theoret. y) mit dem tatsächlichen Alter der untersuchten Frauen (y)

y	theoret. y	Differenz
30,0	36,3	6,3
32,0	51,2	19,2
33,0	54,2	21,2
33,0	36,1	3,1
34,0	32,9	1,1
42,0	48,0	6,0
43,0	55,1	12,1
43,0	46,9	3,9
46,0	48,1	2,1
46,0	55,2	9,2
46,0	42,7	3,3
49,0	47,7	1,3
49,0	42,9	6,1
50,0	49.8	0,2
55,0	55,0	0,0
56,0	57,7	1,7
59,0	65,3	6,3
60,0	61,4	1,4
62,0	57,4	4,6
66,0	55,6	10,4
68,0	51,2	16,8
68,0	53,7	14,3
70,0	46,9	23,1
74,0	69,7	4,3
78,0	75,5	2,5
79,0	70,3	8,7
79,0	79,5	0,5
80,0	83,8	3,8

streuung macht $\pm 10,82$ Jahre aus und ist deshalb breiter als bei den Formeln von KERLEY (1965) sowie AHLQUIST und DAMSTEN (1969). In 68% der Fälle weicht das errechnete Alter um weniger als 10,82 Jahre vom tatsächlichen ab. Die Tabelle 48 veranschaulicht das. Nur ein Regressionskoeffizient, der des Gewichts, ist dabei gegen 0 gesichert. Das Programm führte deshalb eine Reduktion des Ansatzes auf die Koeffizienten aus, deren Einfluß statistisch gesichert

ist. Das Ergebnis dieses 4dimensionalen Ansatzes ist günstiger, die Reststreuung beträgt 10,2 Jahre. Die Formel lautet:

$$y = 54,34 - 0,73 x_1 + 18,64 x_3 + 2,86 x_5 \quad (2)$$
bzw.
Lebensalter = 54,34 − 0,73 Gewicht (g)
+ 5536,08 · Markraumquerschnittsfläche (cm²)
/Humeruslänge (mm)
+ 28,6 Kompaktaquerschnittsfläche (cm²)

b) für Männer: Die Standardabweichung des Ansatzes mit allen 6 Merkmalen war größer als die des reduzierten Ansatzes mit nur zwei Merkmalen, deren Regressionskoeffizienten gegen 0 gesichert sind. Hier betrug die Standardabweichung nur 9,1 Jahre, d.h. in 68% der Fälle weicht das errechnete Alter um weniger als 9,1 Jahre vom tatsächlichen ab. Die Funktion lautet:

$$y = 48,16 - 0,24 x_2 + 27,32 x_3 \quad (3)$$ bzw., gleich auf unsere ursprünglichen Meßwerte bezogen:
Lebensalter = 48,16 − 0,24 Volumen (cm³)
+ 8988,28 Markraumquerschnittsfläche (cm²)
/Humeruslänge (mm)

Wir können also sagen, daß man mit Formeln, in die das Gewicht und das Volumen des Humerus sowie Maße der Diaphysenmitte eingehen, das Alter in 68% der Fälle, d.h. mit 68%iger Wahrscheinlichkeit auf etwa 10 Jahre genau schätzen kann. Das ist ungenauer als in den Formeln von KERLEY (1965) sowie AHLQUIST und DAMSTEN (1969), allerdings dabei der Meßaufwand auch viel geringer.

Röntgenologische Untersuchungen der von WACHHOLZ (1894), SCHRANZ (1933), BERNDT (1947) und HANSEN (1953/54) angegebenen Kriterien zur Altersbestimmung am Humerus erfolgten u.a. durch KELLNER (1957) und LEOPOLD (1976). Während KELLNER die von den erwähnten Autoren festgestellten Gesetzmäßigkeiten der altersabhängigen Veränderungen glaubt nicht bestätigen zu können, gibt LEOPOLD anhand seiner Ergebnisse, die an einem größeren Ma-

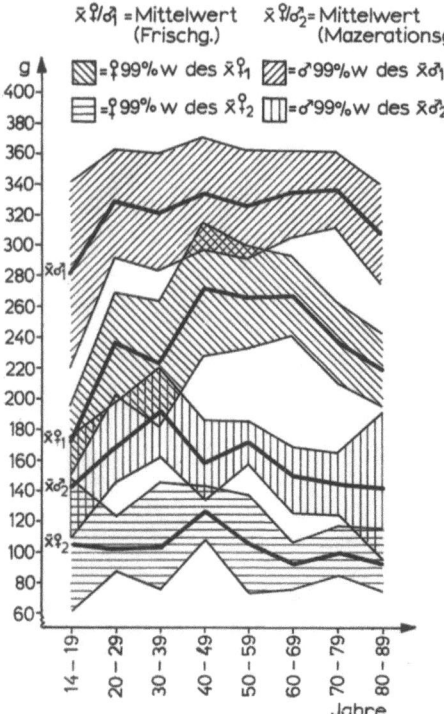

Abb. 77 Mittelwerte der Frisch- und Mazerationsgewichte (einschließlich Vertrauensbereich) von rechten Humeri (152 ♀ und 209 ♂)

terial gewonnen wurden, günstigstenfalls eine Schätzung des Lebensalters mit einer Sicherheit von ±10 Jahren an. Auch die von ihm durchgeführte Untersuchung des Transversaldurchmessers der unteren Epiphyse des Humerus ließ statistisch signifikante Altersunterschiede nur zwischen den Knochen Jugendlicher und Jungerwachsener gegenüber älteren Erwachsenen erkennen.

Wie über die Geschlechtszugehörigkeit vermögen auch über das Alter Gewichtsmaße einigen Aufschluß zu geben. Nach den Untersuchungen von SCHRANZ (1933) an zahlreichen männlichen und weiblichen Humeri nimmt das Gewicht von mazerierten Oberarmknochen, das bei beiden Geschlechtern zwischen 50 bis 59 Lebensjahren sein Maximum erreichen soll, im höheren Alter ab. LEO-

POLD (1976) untersuchte in diesem Zusammenhang über 200 Humeri von Erwachsenen. Wie aus Abbildung 77 hervorgeht, sinkt das Gewicht mazerierter Oberarmknochen vom 60. Lebensjahr an bei beiden Geschlechtern deutlich ab. Das höchste Knochengewicht wurde bei Männern im 30. bis 39. Lebensjahr, bei den Frauen im 40. bis 49. Jahr nachgewiesen.

MOSLÉ und DÖRING (1966) sahen das Raumgewicht des Femurs von 1,30 g/cm³ männlich und 1,25 g/cm³ weiblich mit 20 Jahren linear auf 1,14 bzw. 1,08 g/cm³ mit 70 Jahren abfallen.

Die Befunde am proximalen Femurende sind nur mit großen Vorbehalten zu verwerten, da hier, wohl durch die unterschiedlichen statischen Belastungen, die biologische Variabilität bedeutender ist als am Humerus. Eine Orientierung vermag der Kollo-Diaphysenwinkel zu geben: Beim Neugeborenen steil aufgerichtet (150°), beginnt der Schenkelhalswinkel mit der statischen Belastung abzunehmen und erreicht mit 15 Jahren die obere Grenze der mittleren Schwankungsbreite Erwachsener (133°). Im Greisenalter ist er mit etwa 120° an der unteren Grenze der durchschnittlichen Schwankungsbreite angelangt (LANZ und WACHSMUTH 1938).

Die Knochenstruktur (LEUTERT 1974) erfährt im koxalen Femurende während des Lebens tiefgreifende Veränderungen (Abb. 78). Kaput, Kollum und die Trochanteren bestehen beim Neugeborenen aus Knorpel, dem sich distal wabig angeordnete Knochenbälkchen anschließen. Unter dem Einfluß der Beanspruchung bilden sich im 1. und 2. Dezennium Züge von Knochenbälkchen heraus, die sich spitzwinklig überkreuzen und vom medialen Abschnitt des Schafts nach lateral-kranial zum Trochanter major und nach kranial-medial zum oberen Hals- und Kopfgebiet sowie vom late-

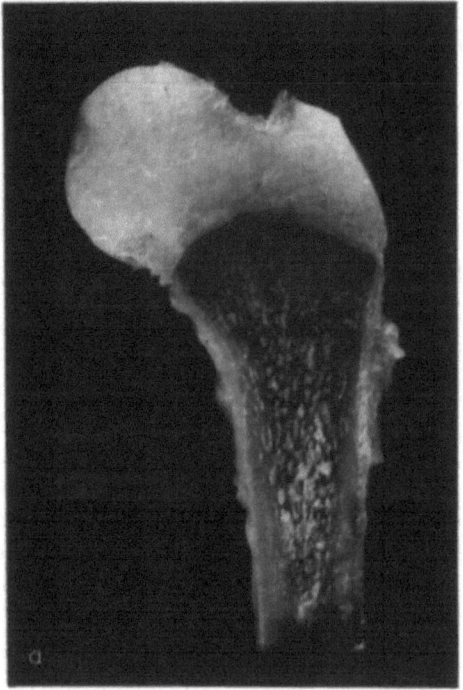

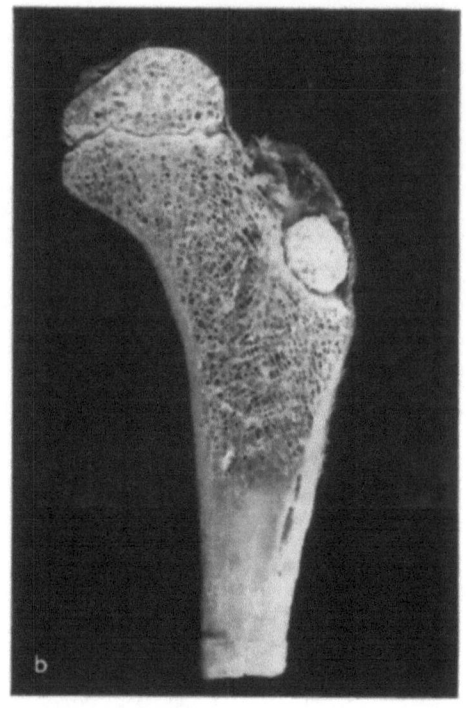

Abb. 78   Proximales Femurende, frontal auf-   b 7jähriger Knabe;
gesägt (aus LEUTERT 1974). a männliches Neugeborenes;

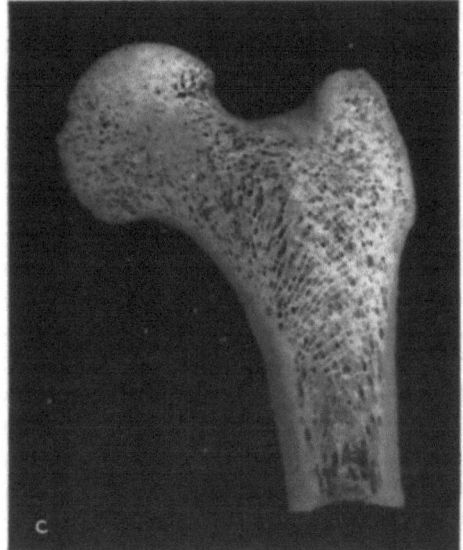

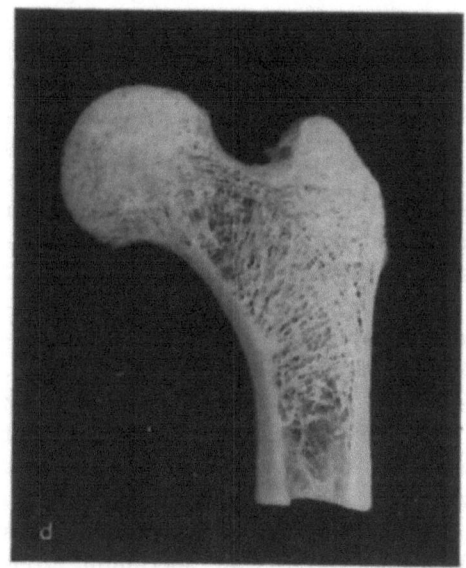

c 25jähriger Mann;   d 75jähriger Mann

ralen Abschnitt des Schafts bis in das untere Hals- und Kopfgebiet des Femur reichen. Man unterscheidet das Trajectorium rectum laterale, das Trajectorium rectum mediale und das Trajectorium arcuatum. Gleichzeitig verdickt sich die Kortikalis am unteren Umfang des Collum femoris und im angrenzenden Gebiet des Corpus femoris; es formt sich das Calcar femorale. Nach CATEL (1970) verlaufen innerhalb der Kortikalis die Achsen derjenigen Osteone, die Druck unterliegen, parallel der Längsachse des Femur, während bei Biegungsbeanspruchung die Achsen der Osteone schräg zur Femurachse gerichtet sind. Bis zum mittleren Lebensalter bestehen zwischen den sich kreuzenden Hauptzügen der Spongiosa noch mannigfache Nebenzüge, wodurch auch Belastungen, die nicht vertikal auf das koxale Femurende wirken, aufgefangen werden können. Durch die mit dem Alter zunehmende einseitige Belastung schwinden diese Nebenbälkchen, die Hauptzüge treten deutlicher hervor, und im unteren Bereich des Schenkelhalses bildet sich zwischen den sich kreuzenden Spongiosazügen das WARDsche Dreieck, in dem die Spongiosa weitgehend geschwunden ist und nach spannungsoptischen Untersuchungen von PAUWELS (1954, 1965) ein Spannungsminimum herrscht.

8.4. Facies symphysialis des Os pubis

Aufschlußreich für das Alter sind in dem «morphologisch relativ stabilen» mittleren Lebensabschnitt die Veränderungen an der *Facies symphysialis des Os pubis*. Sie wurden von TODD (1920), BROOKS (1955), MCKERN und STEWART (1957), SCHRANZ (1959) u.a. beschrieben. Die Symphysenfläche des Schambeins stellt ein modifiziertes Diaphysen-Epiphysen-Grenzgebiet dar und unterliegt

als solches einem ausgeprägten Alternsgang. Die wichtigsten qualitativen Prozesse sind folgende: Zu Beginn der Adultus-Phase ist die Oberfläche der Facies symphysialis konvex gewölbt und durch derbe, quer verlaufende Leisten und Furchen gegliedert, gegen den R. superior und inferior ossis pubis ist sie nicht scharf abgegrenzt. Am Beginn der Maturus- und am Ende der Adultus-Phase werden die Leisten flacher und glatter. Nach vorn und hinten sowie gegen beide Rami bilden sich Kanten aus. Gegen Ende der Maturus-Phase und zu Beginn des Seniums ist dann die Symphysenfläche völlig glatt und ein zusammenhängender Rand begrenzt sie. Im letzten Abschnitt des Seniums wird sie konkav, und sekundäre Arthrosezeichen können auftreten (Abb. 79, 80).

TODD (1920) hat nach diesen Charakteristika 10 morphologische Phasen aufgestellt und ihnen 10 Altersstufen zwischen 18 und > 50 Jahren zugeordnet. Die Untergliederung erwies sich als zu fein, sie barg eine hohe Irrtumswahrscheinlichkeit. Deshalb haben 1957 MCKERN und STEWART nützliche Korrekturen vorgenommen. Sie unterscheiden drei Komponenten mit sechs Entwicklungsstadien:

I. Dorsale Erhebung

0. Ein dorsaler Rand fehlt.
1. Eine Randbildung ist im mittleren hinteren Bereich angedeutet.
2. Eine geschlossene Randlinie begrenzt die Fläche nach hinten.
3. Durch Ausfüllen der Gruben und Resorption der Grate beginnt sich ein Plateau im mittleren Drittel der dorsalen Flächenhälfte zu bilden.
4. Das noch Spuren einer Wellung zeigende Plateau dehnt sich über den größten Teil der dorsalen Flächenhälfte aus.

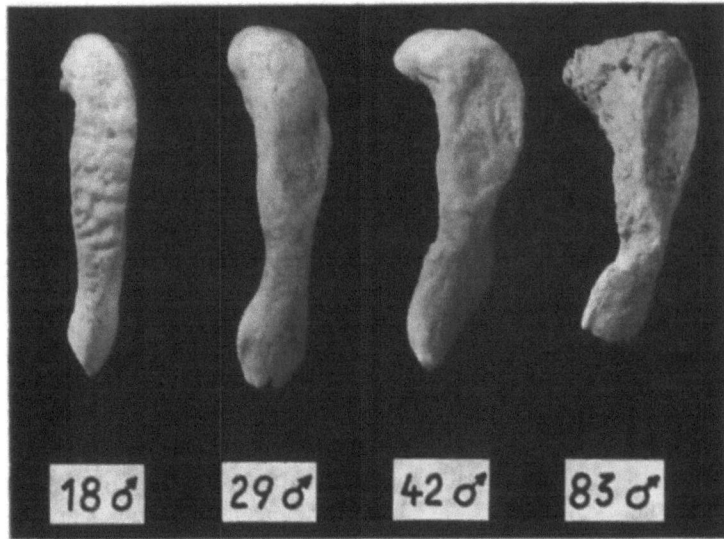

Abb. 79
Männliche rechte
Facies symphysia-
les in verschiedenen
Altersstufen

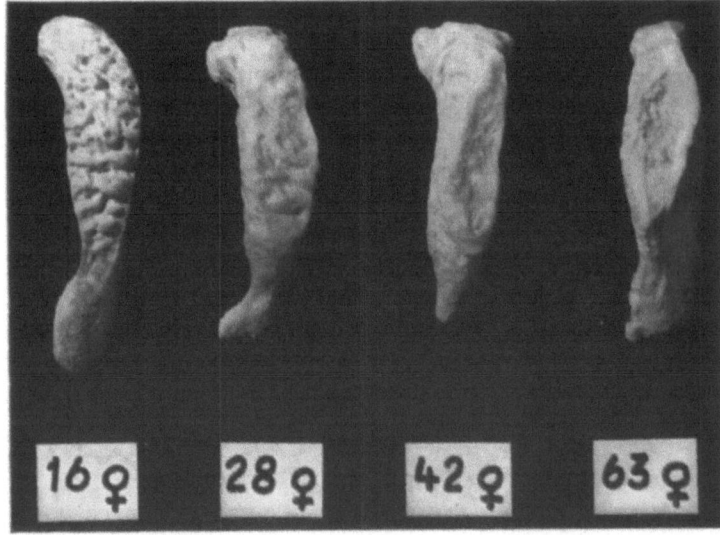

Abb. 80
Weibliche rechte
Facies symphysiales
in verschiedenen
Altersstufen

5. Die Wellung verschwindet völlig und die gesamte hintere Flächen- hälfte erscheint eben.

II. Ventraler Wall
  0. Eine ventrale Abschrägung fehlt.
  1. Eine ventrale Abschrägung ist nur am oberen Ende des vorderen Ran- des vorhanden.
  2. Die Abschrägung dehnt sich längs des Vorderrandes nach unten aus.

3. Der ventrale Wall entsteht an einem oder beiden Enden durch Knochen- wachstum.
4. Der Wall erstreckt sich längs des früheren Vorderrandes, jedoch hat er, vor allem in den oberen zwei Dritteln, noch Lücken.
5. Der Wall ist komplett.

III. Symphysenrand
  0. Ein Symphysenrand fehlt.

Tabelle 49 Altersverteilung der Komponentenstadien an der Schambeinfuge nach McKern und Stewart (1957)

Alter	Anzahl	Komponente I Stadien						Komponente II Stadien						Komponente III Stadien					
		0	1	2	3	4	5	0	1	2	3	4	5	0	1	2	3	4	5
17	5	5						5						5					
18	23	2	8	11	2			23						23					
19	57		5	35	16	1		51	5	1				57					
20	52		2	16	26	8		34	16	2				52					
21	33		1	4	20	8		8	13	5	7			31	2				
22	21				7	14		1	7	5	5	3		16	5				
23	29				6	20	3		5	4	12	8		15	14				
24	16				1	8	7			1	7	7	1	3	8	2	3		
25	8					3	5				3	3	2		3	3	2		
26	13					9	4				3	10	0		5	7	1		
27	12					7	5				4	5	3		4	3	5		
28	13					6	7				2	7	4		2	7	4		
29—30	15					1	14					11	4			9	4	2	
31—39	45						45					6	39			5	12	26	2
40—50	7						7						7					5	2
Summe	349																		

Tabelle 50 Altersgrenzen der Komponentenstadien an der Schambeinfuge nach McKern und Stewart (1957)

Stadium	Altersgrenze
	Komponente I
0	17,0—18,0
1	18,0—21,0
2	18,0—21,0
3	18,0—24,0
4	19,0—29,0
5	23,0+
	Komponente II
0	17,0—22,0
1	19,0—23,0
2	19,0—24,0
3	21,0—28,0
4	22,0—33,0
5	24,0+
	Komponente III
0	17,0—24,0
1	21,0—28,0
2	24,0—32,0
3	24,0—39,0
4	29,0+
5	38,0+

1. Ein partieller dorsaler Rand ist gewöhnlich oben vorhanden, er ist
   rund und glatt und über die Facies
   symphysialis erhaben.
2. Der dorsale Rand ist komplett und
   der ventrale fängt an, sich, ohne Be-
   vorzugung einer bestimmten Stelle,
   auszubilden.
3. Der Rand ist vollständig. Die um-
   schlossene Fläche erscheint fein ge-
   körnt sowie unregelmäßig oder ge-
   wellt.
4. Der Rand beginnt zu zerfallen und
   ist scharf konturiert. Die Fläche
   wird glatt und flach. An der vorderen Kante kommt es zu einer
   angedeuteten Lippenbildung.
5. Weiteres Zusammenbrechen des Randes (besonders oben und vorn), Rarefizierung der Facies symphysialis.
   Auflösungen und regellose Ossifikationen längs des Ventralrandes.

Tabelle 49 gibt die Altersverteilung
der Komponenten und ihrer Stadien
wieder, Tabelle 50 die Altersgrenzen.
Die Komponentenstadien kann man kombinieren, indem man sie addiert. Es re-
sultieren Zahlen von 0 bis 15. Trifft für
alle 3 Komponenten das Stadium 0 zu,
ist die Summe 0, ist für Komponente I

und II das Stadium 2 und für III das
Stadium 4 gegeben, resultiert die Zahl
8 usw. Tabelle 51 gibt die Altersverteilung, das mittlere Alter sowie die
Standardabweichungen für die einzelnen
Summenzahlen an. In dieser Anwendung
hält KROGMAN (1962) die morphologischen Merkmale der Symphysenfläche
des Schambeins für die sichersten Alters-
kriterien des menschlichen Skeletts während der Lebensmitte.

STEWART (1970, 1972) machte darauf
aufmerksam, daß am hinteren Rande der
Facies symphysialis infolge von Geburten Gruben und Vertiefungen entstehen können, die das besprochene
I. Kriterium bei Frauen mitunter stärker
modifizieren.

Eine Kombination der eben besprochenen Strukturstadien an der Schambeinfuge mit denen des proximalen Humerus-
und Femurendes sowie dem endokrani-
ellen Nahtbefund zu einer Schätzung des
Alters haben NEMESKÉRI und Mitarb.
(1960) versucht. Auch dabei handelt es
sich um eine empirische, statistisch etwas fragwürdige Zusammenfassung nicht-
quantifizierbarer Merkmale. Das Verfahren ließe sich nur mit großem Aufwand hier dokumentieren, weshalb auf

Tabelle 51   Mittleres Alter, Standardabweichung und Altersspannen für
die Summen der morphologischen Stadien der Symphysenfläche nach
McKERN und STEWART (1957)

Summe	Anzahl	Altersspanne	mittleres Alter	Standard-abweichung
0	7	−17	17,29	0,49
1—2	76	17—20	19,04	0,79
3	43	18—21	19,79	0,85
4—5	51	18—23	20,84	1,13
6—7	26	20—24	22,42	0,99
8—9	36	22—28	24,14	1,93
10	19	23—28	26,05	1,87
11—12—13	56	23—39	29,18	3,33
14	31	29+	35,84	3,89
15	4	36+	41,00	6,22
insgesamt	349			

die leicht zugängliche Originalarbeit verwiesen werden muß.

Als Ergänzung zu den in der forensischen Praxis der Lebensaltersbestimmung vorwiegend genutzten Knochen sei nachfolgend auf einige Untersuchungen an anderen Knochen hingewiesen, die unter Umständen dem Sachverständigen weitere Hinweise für die komplizierte Aufgabenstellung geben können.

Die Bestimmung des Lebensalters durch röntgenologische Untersuchung des Kehlkopfs und der Trachea durch LEOPOLD und v. JAGOW (1961) wird von den Autoren als Ergänzung anderer Methoden mit angegeben (s. Kap. Röntgenuntersuchungen).

Tabelle 52 Änderung des spezifischen Gewichts der Klavikula mit dem Alter (nach HARTL und BURKHARDT)

Alter Jahre	Spez. Gewicht der Klavikula
Männlich	
18—40	1,43 ($n = 36$)
41—50	1,39 ($n = 63$)
51—60	1,34 ($n = 113$)
61—70	1,32 ($n = 68$)
70 und mehr	1,29 ($n = 63$)
Weiblich	
18—40	1,41 ($n = 37$)
41—50	1,39 ($n = 49$)
51—60	1,35 ($n = 74$)
61—70	1,29 ($n = 60$)
71 und mehr	1,27 ($n = 60$)

8.5. Schlüsselbein, Schulterblatt, Brustbein, Rippen, Wirbelkörper

An der *Klavikula* sollen nach MCKERN und STEWART (1957) der Beginn der Verknöcherung der Epiphysenfuge am sternalen Ende des Schlüsselbeins in das 18. bis 25. Lebensjahr, der Abschluß dieses Geschehens zwischen das 23. bis 31. Lebensjahr einzuordnen sein. Nach HARTL und BURKHARDT (1952), die ebenso wie an der Kalotte das spezifische Gewicht der Klavikula in Altersabhängigkeit untersuchten, sind ihre tabellarischen Zusammenstellungen für die Altersschätzungen mit verwertbar (Tab. 52).

HRDLIČKA (1942) stellte an der *Skapula* fest, daß die von DWIGHT (1887) beschriebenen Formen der Schulterblattränder entwicklungsbedingte Unterschiede aufweisen. So soll die konvexe Form nur in der Fetalperiode auftreten, unter dem Einfluß der zugehörigen Muskulatur ändert sich die Gestalt. Jugendliche sollen konkave oder gerade Ränder besitzen. Ähnliche Erfahrungen konnte LEOPOLD (1975) machen, der zusätzlich

noch Längen- und Breitenmaße der Skapula ermittelte sowie Gewichtsbestimmungen vornahm. Die an 328 männlichen und weiblichen Schulterblättern durchgeführten Messungen und Wägungen zeigten eine erhebliche Streuungsbreite, so daß eine statistische Absicherung der Differenzen, z. B. beim Längenmaß, nur zwischen Werten Jugendlicher und alter Menschen (70 bis 89 Jahre) gelang. Auch die mit steigendem Lebensalter beobachtete Verringerung des Gewichts der Skapula, besonders deutlich beim weiblichen Geschlecht, ist für die Lebensaltersbestimmung zu ungenau.

MCKERN und STEWART (1957) haben weitere Angaben über die Verschmelzung der Knochenkerne der *Rippenköpfchenepiphyse* gemacht. Danach wird der Beginn mit dem 17. Lebensjahr angesetzt und das Ende der Verknöcherung im 24. Lebensjahr, die oberen und unteren Rippen verknöchern zuerst, den Abschluß sollen die 4. bis 9. Rippe bilden. Weitere Hinweise zur Lebensaltersbestimmung geben die Autoren durch die Untersuchung des *Brustbeins*. Von den zur Zeit der Geburt noch voneinan-

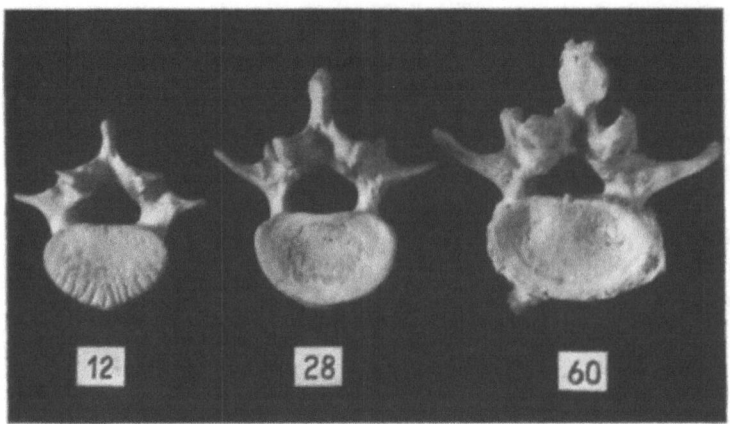

Abb. 81   Unterflächen von Wirbelkörpern in verschiedenen Altersstufen. (Radspeichenartige Struktur beim Jugendlichen)

Tabelle 53   Ossifikationstabelle (aus SCHINZ et. at. 1952)

		Fetalmonate	Monate	Jahre
Skapula	Körper			
	Coracoid			
	Infracoracoid			
Epiphysen	Akromion			
	Pfanne			
	Coracoid			
	Angul. inf. scap.			
Klavikula	Körper			
	Epiphyse			
Humerus prox. Ep.	Körper			
	Kopf			
	Tuberc. maj.			
	Tuberc. min.			
dist. Ep.	Körper			
	Capitulum			
	Trochlea			
	Epicond. lat.			
	Epicond. med.			
Radius	Körper			
	prox. Epiph.			
	dist. Epiph.			
Ulna	Körper			
	prox. Epiph.			
	dist. Epiph.			
Karpalia	Capitatum			
	Hamatum			
	Triquetrum			
	Lunatum			
	Multang. maj.			
	Multang. min.			
	Naviculare			
	Pisiforme			
Metakarpalia	Körper			
	Epiphyse			
Finger Phalanx 1 u. 2	Körper			
	Epiphyse			
Phalanx 3	Körper			
	Epiphyse			
Sesambeine				

Tabelle 54   Ossifikationstabelle (aus Schinz et. al. 1952)

		Fetalmonate	Monate	Jahre
		1 2 3 4 5 6 7 8 9 10	1 2 3 4 5 6 7 8 9 10 11 12	2 3 4 5 6 7 8 9 10 11 12 13 14 15 16 17 18 19 20 21 22 23 24 25
C 1	Hinterer Bogen { rechts / links			
	Vorderer Bogen			
	Epiphyse d. Fortsätze			
C 2	Bogen { rechts / links			
	Körper			
	Zahn			
	Nebenkern d. Zahnes			
	Epiphyse d. Körpers			
C 3—7	Bogen { rechts / links			
	Körper			
	Epiphyse d. Körpers			
	Epiphyse d. Fortsätze			
Th 1—12	Bogen { rechts / links			
	Körper			
	Epiphyse d. Körpers			
	Epiphyse d. Fortsätze			
L 1—4	Bogen { rechts / links			
	Körper			
	Epiphyse d. Körpers			
	Epiphyse d. Fortsätze			
L 5	Bogen { rechts / links			
	Körper			
	Epiphyse d. Körpers			
	Epiphyse d. Fortsätze			
Sakrum	Bogen { rechts / links			
	Körper			
	Rippenteil			
	Epiphyse d. Körpers			
	Epiphyse d. Facies auric.			
	Synostose d. Wirbel			
Steißwirbel	Körper 1			
	Körper 2			
	Körper 3			
	Körper 4			
Rippen	Körper			
	Epiphysen			
Sternum	Manubrium			
	Körper 1 Segment			
	Körper 2 Segment			
	Körper 3 Segment			
	Körper 4 Segment			
	Xiphoid			

der isolierten 5 Knochenkernen dieses Knochens verschmelzen der 3. und 4. im Alter von 4 bis 8 Lebensjahren. Die vollständige Verknöcherung der Knochenkerne des Corpus sterni erfolgt meist im 22. bis 23. Lebensjahr.

Am *Wirbelkörper* fand Merkel (1927/ 1928) beim Jugendlichen eine radiäre oder radspeichenartige Struktur an der Ober- und Unterfläche (Abb. 81), die besonders deutlich an den Lendenwir-belkörpern zu beobachten ist. Dieses Merkmal bietet eine gute Unterscheidungsmöglichkeit zwischen Skeletten Jugendlicher und Erwachsener.

8.6.   Ossifikationstabellen

Die Altersschätzung an Skeletten von Kindern und Jugendlichen läßt sich übrigens, wie eingangs erwähnt, durch

Tabelle 55   Ossifikationstabelle (aus SCHINZ et. al. 1952)

		Fetalmonate	Monate	Jahre
Os occipitale	pars basilaris partes laterales squama pars inf. squama pars sup.			
Os sphenoidale	Basisphenoid Praesphenoid kleiner Flügel großer Flügel Keilbeinhöhle			
Os temporale	Squama pars tympanica pars petrosa proc. styloideus Zellen			
Os frontale	rechter Kern linker Kern Stirnhöhle			
Os parietale				
Os ethmoidale	Lamina papyr. Lamina cribrosa Lamina perpend. Zellen			
Os lacrimale				
Os nasale				
Vomer				
Maxilla	Os incisivum Maxilla Oberkieferhöhle			
Os palatinum				
Os zygomaticum				
Mandibula	rechter Kern linker Kern			
Os hyoideum	Körper großes Horn kleines Horn			

die Untersuchung des *Ossifikationsstatus* mit relativ großer Genauigkeit durchführen. Das Auftreten von Knochenkernen, die Ossifikation der Epiphysenfugen und das Verschmelzen der Knochenkerne charakterisieren den Zeitraum von der Geburt bis zum 25. Lebensjahr. Einen Überblick geben dazu die von SCHINZ et al. (1952) veröffentlichten Ossifikationstabellen (Tab. 53, 54, 55, 56). Gelegentliche Fehlbestimmungen sind trotz der in gesetzmäßig zeitlicher Reihenfolge auftretenden Kriterien der Lebensaltersbestimmung in diesem Zeitraum, z.B. bei chronischen Erkrankungen, innersekretorischen Störungen oder Unterernährung, möglich.

8.7.   Kritische Wertung

Wie groß ist nun die Fehlerbreite von Altersschätzungen nach Skelettmerkmalen (Tab. 57)? TODD und LYON (1924/25) konnten von 30 Schädeln nur 21 mit einer Abweichung von ±5 Jahren richtig bestimmen, 7 lagen sogar außerhalb der Grenzen von ±10 Jahren. NAINIS (1972) vermochte anhand seiner zahlreichen Femur- und Humerusmaße das Lebensalter bis zu 35 Jahren mit 5 Jahren Genauigkeit zu ermitteln, danach überschreitet die Exaktheit nicht ±10 Jahre. NEMESKÉRI und Mitarb. (1960) erreichten mit ihrer polysymptomatischen Methode bei 80% der unter-

Tabelle 56   Ossifikationstabelle (aus SCHINZ et. al. 1952) ● = Auftreten der Kerne ■ = Zeit der Synostose Mittelwerte; beim weiblichen Geschlecht früheres Auftreten der Kerne (Monate bis 1¹/₂ Jahre) als beim männlichen Geschlecht. Variationsbreite für das zeitliche Auftreten der Kerne sowie für die Zeit des Epiphysenschlusses in den Tabellen angegeben

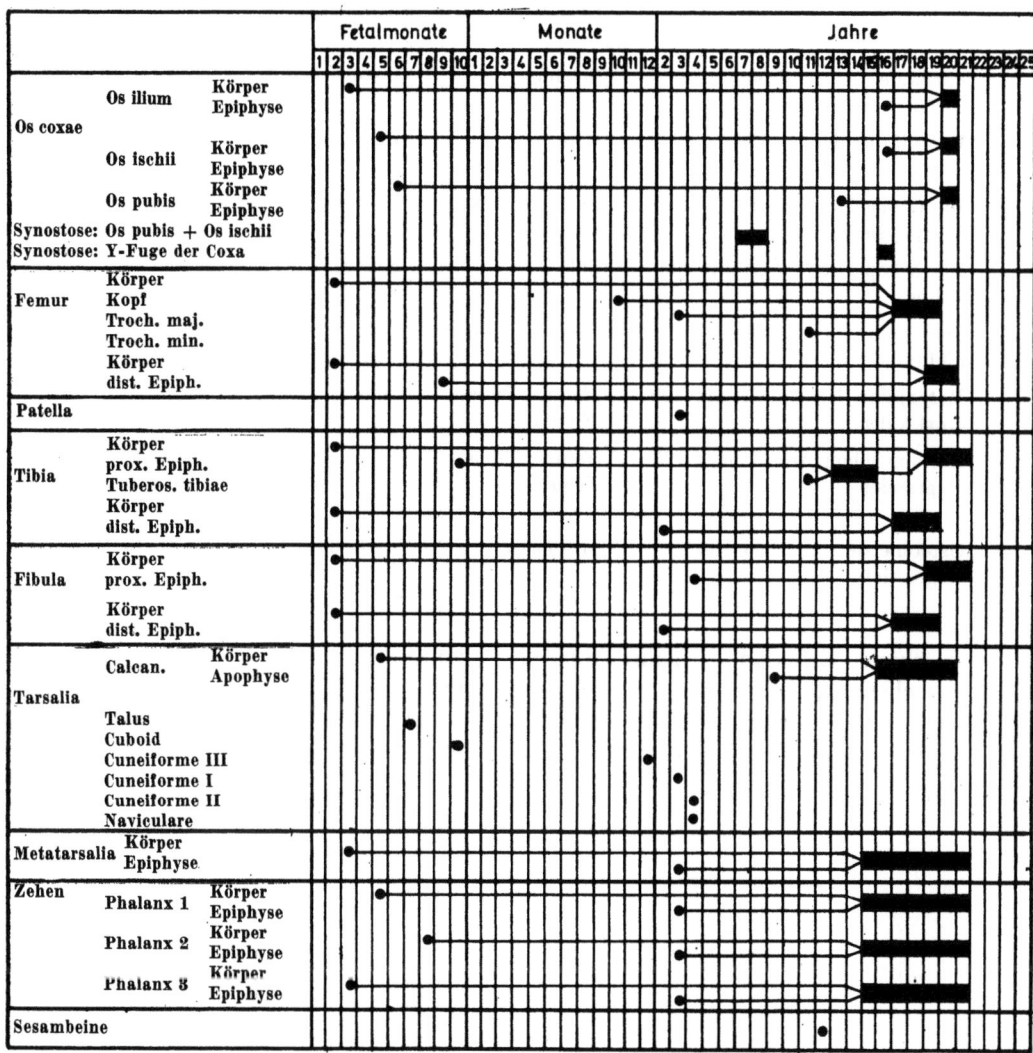

suchten 105 Individuen immerhin eine Abweichung unter ±2,5 Jahre. Nach ihnen werden Skelette bis zu 45 Jahren meist überschätzt, Skelette über 50 Jahre meist unterschätzt. Besonders für die Altersbestimmung trifft zu, daß mit der Höhe der Genauigkeitsanforde-rungen auch die Fehlermöglichkeiten zunehmen. Das sollten die Justiz- und Sicherheitsorgane wissen, welche entsprechende Fragen stellen, aber auch die Sachverständigen bei der Beantwortung solcher Fragen beachten. Mit dem von uns beschrittenen Weg der me-

Tabelle 57   Methoden der Altersschätzung am Erwachsenenskelett (nach KERLEY 1970)

Methode	Altersspanne	benutzte Knochen	Genauigkeit	Autoren
Nahtschluß	18—60	Schädel	unzuverlässig	TODD u. LYON (1924/25)
Parietale Osteoporose	50+	Schädel	unzuverlässig	TODD u. LYON (1924/25)
Verkalkung der Rippenknorpel	18+	Rippen	ungenau	TODD u. LYON (1924/25)
Metamorphose der Symphysis pubica	18—50	Symphysis pubica	nach dokumentierten Bildern	McKERN u. STEWART (1957)
Mikroskopie der Zähne	Geburt—80	Zähne	genau, $\pm$ 5 Jahre	GUSTAFSON (1950)
Spongiosarückbildung	20+	Femur, Humerus	nach Bildern, ungenau	HANSEN (1953/54) SCHRANZ (1959)
Resorption der Kortikalis	Geburt—95	Femur, Tibia, Fibula	Altersperioden	KERLEY (1969)
Histomorphometrie Regression	Geburt—95	Femur, Tibia, Fibula	genau, $\pm$ 5 Jahre	KERLEY (1965, 1969) AHLQUIST u. DAMSTEN (1969)
Osteometrie Regression	30—90	Humerus	$\pm$ 10 Jahre	ROTHER, HUNGER, KROPF u. KRÜGER (1976, 1977)

trischen Erfassung makroskopischer Knochenmerkmale und ihrer Auswertung mittels Regressionsfunktionen wurde eine Objektivierung der Altersschätzung erreicht. Vor allem kann man so den Grad der Sicherheit bzw. Irrtumswahrscheinlichkeit einer Altersaussage exakt angeben.

9. Schätzung des Lebensalters auf Grund histologischer Untersuchungen

9.1. Allgemeines

Wenn man das Lebensalter einer zu identifizierenden Person zu schätzen hat, muß man einmal nach qualitativen Merkmalen suchen, die auf ein ganz bestimmtes Alter beschränkt sind, in dem Alter aber möglichst generell auftreten («Leitfossilien» wie zum Beispiel Knochenkerne, gewisse Strukturen des Ovars), zum anderen muß man die Gesetzmäßigkeiten der Größen- bzw. Relationsänderungen von Strukturen und Substanzen im Alternsgang kennen, die sich quantitativ exakt erfassen und so auf das Alter schließen lassen. Der letztere Weg steht bei den folgenden Betrachtungen im Vordergrund.

Es muß gleich zu Beginn betont werden: Messungen in den Dimensionen der Zellen und Gewebe (Zyto- bzw. Histomorphometrie) haben noch keine lange Tradition und sind außerdem zeitaufwendiger als Messungen makroskopischer Parameter. Noch seltener sind solche Meßreihen im Alternsgang durchgeführt worden. Wo sie vorliegen, zeigen sie eine große *Variabilität* der Meßdaten. Da sie meist dem Ziel dienten, den Alternseinfluß aufzuklären, erfolgte die statistische Auswertung nicht unter dem Gesichtspunkt der Festlegung der Sicherheit bzw. der Schwankungsbreite der Altersschätzungen aus den gemessenen Parametern. Besonders in dieser Richtung muß in den nächsten Jahren weitergearbeitet werden.

Altersschätzungen gestalten sich nach dem Senium hin zunehmend schwieriger, während in der Jugend Skelettmerkmale wie *Knochenkerne* und der Zustand der *Epiphysennähte* sichere Anhaltspunkte bieten. Deshalb interessiert uns besonders die Zeit nach Abschluß des Längenwachstums. Die Problematik erscheint hier dadurch noch komplizierter, daß die Intensität meßbarer histologischer Altersveränderungen mit fortschreitenden Lebensjahren geringer wird. *Alternskurven* verlaufen nach dem Senium zu immer flacher (ROTHER 1965, 1968, 1975, BLUME und Mitarb. 1971).

Bedenken gegen den Zeitaufwand bei der Herstellung histologischer Präparate haben kaum Berechtigung, seitdem die Kryostatschnittechnik innerhalb weniger Stunden auswertbare Präparate herzustellen gestattet. Allerdings setzt auch sie noch nicht autolytisch veränderte Gewebsstrukturen voraus. An einem Gewebe, dem Knochen, läßt sich die histologische Analyse noch lange nach dem Tode erfolgreich anwenden. Deshalb steht dieses Gewebe auch am Anfang der im übrigen durch die eigenen Arbeiten der Autoren bestimmten Reihenfolge der Untersuchungsobjekte. Es geht uns in der Darstellung um die Vermittlung eines Überblicks über die bereits jetzt vorhandenen Möglichkeiten der Nutzung histologischer Befunde für eine Altersdiagnose. Technische und praktische Details sind in den zitierten Originalarbeiten nachzulesen.

Daß bereits Gerichtsärzte sich um das Auffinden von Möglichkeiten histologischer Altersschätzung bemüht haben, soll ein erstes Beispiel zeigen:

SHIBATA und HIROTA (1962) maßen die *Milzkapseldicke* von 650 Unfallopfern (formalinfixierte Milz, Paraffineinbettung, 5 bis 8 μm Schnittdicke, MALLORY-Färbung, mikrometrische Messung des jeweils dünnsten Kapselteils). Am Einzelorgan war die Kapseldicke bis auf das hilusnahe Gebiet überall praktisch gleich. Fäulnis bei Raumtemperatur bis zu 6 Tagen veränderte die Werte nicht. Die Mittelwerte betrugen im Alter unter 5 Jahren 22, zwischen 6 und 10 Jahren 50, zwischen 11 und 15 Jahren 54, zwischen 16 und 20 Jahren 67, zwischen 21 und 25 Jahren 70, zwischen 26 und 30 Jahren 78, zwischen 31 und 40 Jahren 81, zwischen 41 und 50 Jahren 91, zwischen 51 und 60 Jahren 100 und über 61 Jahre 111 μm. Die Standardabweichungen lagen zwischen 9 und 22 μm.

9.2. Knochen

Die Reihenfolge des Schlusses der Epiphysennähte und des Auftretens der sekundären Ossifikationszentren ist relativ konstant. Sie und die zahlreichen, im Kap. 8 besprochenen makroskopischen Merkmale des Skelettsystems gestatten, auf das *chronologische Alter* eines Menschen von seinem «Skelettalter» zu schließen (ROESSLE und ROULET 1932, TODD und TODD 1938). Dazu kann auch das histologische Bild des Knochens beitragen. SILBERBERG und SILBERBERG (1961) beschreiben seinen Alternswandel folgendermaßen: Während in den ersten Lebensjahren die kollagenen Fasern noch in netzigen und inkompletten konzentrischen Anordnungen vorliegen, besteht ab der 2. Dekade der Knochen aus Lamellensystemen. Im 3. Dezennium vermindert sich die Kittsubstanz, was zu einer unschärferen Abgrenzung der Osteone führt. Noch später verdichten sich die Osteone. Von der Mitte des 6. Jahr-

zehnts an nimmt die Weite der HAVERSschen Kanäle zu, sie werden mit Fett- und Bindegewebe angefüllt.

KERLEY (1969) sowie AHLQUIST und DAMSTEN (1969) haben die mit steigendem Alter zunehmenden Osteone und Osteonenfragmente gezählt und eine Regressionsfunktion errechnet, welche aus diesen Zahlen das Lebensalter mit einer Standardabweichung von 5 bis 7 Jahren zu schätzen gestattet. Der *Vermehrung der Osteone* steht ein *Rückgang der Generallamellen* (DOMINOK 1968) und der Nicht-HAVERSschen Kanäle gegenüber.

Da die Altersbestimmung mit Hilfe histomorphometrischer Untersuchungen des Knochens nach unserer Einschätzung zu den genauesten Resultaten führt, soll das praktische Vorgehen dabei auch detailliert geschildert werden: KERLEY (1965, 1969, 1970) benutzt Knochenschliffe der Schaftmitte von Femur, Tibia und Fibula. Sie mißt nur das äußere Drittel der Kortikalis aus, welches nach AMPRINO und BAIRATI (1936) sowie JOWSEY (1960) am wenigsten von Resorptionsvorgängen betroffen ist. Bei hundertfacher Vergrößerung werden 4 verschiedene runde Gesichtsfelder eingestellt, welche den äußeren Knochenrand berühren und deren Durchmesser 1,25 mm im Schliff beträgt. Um mögliche Variationen in der Struktur eines Knochens auszugleichen, erfolgt die Zählung an 4 verschiedenen Stellen, vorn, hinten, medial und lateral. Die zu bestimmenden Strukturen sind:

1. intakte Osteone
2. Schaltlamellen (Osteonenfragmente)
3. Generallamellen
4. Nicht-HAVERSsche Kanäle.

Die Komponenten 1, 2 und 4 aller 4 Gesichtsfelder werden addiert und bei der Komponente 3 der durchschnittliche Flächenanteil bestimmt. Als intaktes Osteon gilt ein solches, das einen

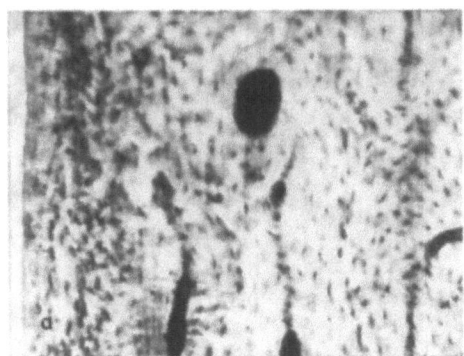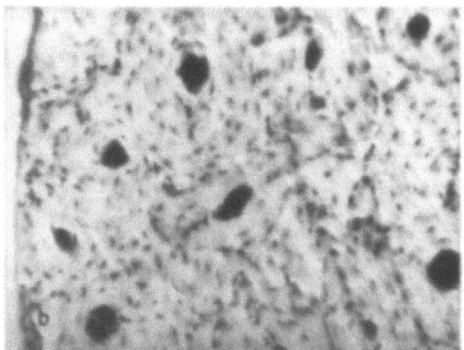

Abb. 82 Knochenschliff von der Schaftmitte des linken Humerus eines 22jährigen (a) und eines 65jährigen Mannes (b), subperiostaler Bezirk. Beim jungen Knochen überwiegen die äußeren Generallamellen, beim alten Knochen die Osteone (Vergr. 130fach)

intakten Kanal hat und zumindestens 80% komplett erscheint. Wenn ein Osteon deutlich durch eine nachfolgende Osteonengeneration «angegangen» ist, handelt es sich um ein Osteonenfragment.

Die Zahl der Osteone und Osteonenfragmente steigt mit dem Alter in allen 3 Knochen, der Flächenanteil der Generallamellen und die Zahl der Nicht-HAVERSschen Kanäle nimmt stetig ab (Abb. 82).

Tabelle 58 zeigt die Regressionsformeln für die einzelnen Komponenten der 3 Knochen. Verdoppelt man die Standardabweichung, so erhält man die Plus-Minus-Grenzen, innerhalb denen die Schätzung in 95% aller Fälle liegt. Die Osteonenfragmente der Fibula weisen die strengste Korrelation mit dem Alter auf (0,974) und daher auch die kleinste Standardabweichung ($s = 5,27$ Jahre). In 95% aller Fälle kann mit der entsprechenden Formel durch die histomorphometrischen Befunde an der Fibula das Lebensalter auf 10,5 Jahre genau geschätzt werden.

KERLEY hat die Genauigkeit ihrer Schätzung noch durch «age profile charts» verbessert, welche die Ergebnisse an allen 3 Knochen kombinieren. Um dieses Verfahren erläutern zu können, müßten

wir u.a. 12 ihrer Abbildungen hier reproduzieren. Außerdem scheint uns die Kombination mehrerer Knochen in Gestalt vieldimensionaler Regressionsfunktionen der einfachere und statistisch bessere Weg. Immerhin erreichte sie durch ihr Vorgehen bei der Altersschätzung von 56 Fällen zwischen 0 und 82 Jahren, daß bei der jüngsten Gruppe (< 30 Jahre) 91,7% der Schätzungen und bei der älteren Gruppe (> 30 Jahre) 78,7% der Schätzungen um weniger als 5 Jahre vom tatsächlichen Alter abwichen. Die großen Vorteile der KERLEY-Methode liegen darin, daß die gesamte Altersspanne von der Geburt bis ins Senium erfaßt wird und Geschlecht und Rasse der Individuen vor der Altersschätzung nicht bekannt sein müssen.

AHLQUIST und DAMSTEN (1969) modifizierten das Verfahren dahingehend, daß sie 1. die Zahl der Osteone und Osteonenfragmente zusammenfaßten, 2. das runde Gesichtsfeld durch ein quadratisches ersetzten, 3. mit polarisiertem Licht arbeiteten und 4. sie ihre 4 Auswertungsfelder zwischen die von KERLEY legten. Dadurch umgingen sie die Messungen an der Linea aspera (femoris), welche auf Grund der dort ansetzenden Muskulatur eine hohe Variabilität des histologischen Erscheinungsbildes erken-

Tabelle 58 Regressionsgleichungen mit den 4 histomorphometrischen Knochenmaßen von KERLEY (1970)

Kortikaliskomponente	Regression	Korrelation	Standard-abweichung
Femur			
Osteone	$Y = 3{,}473 + 0{,}144X + 0{,}003X^2$	$p = 0{,}922$	9,39
Osteonenfragmente	$Y = 8{,}786 + 0{,}834X$	$r = 0{,}864$	12,19
Generallamellen	$Y = 79{,}455 - 2{,}427X + 0{,}023X^2$	$p = 0{,}870$	11,78
Nicht-HAVERSsche Kanäle	$Y = 57{,}811 - 1{,}728X + 0{,}013X^2$	$p = 0{,}815$	13,85
Tibia			
Osteone	$Y = -10{,}082 + 0{,}634X$	$r = 0{,}925$	6,69
Osteonenfragmente	$Y = -7{,}061 + 0{,}931X + 2{,}210X^2 - 2{,}538X^3$	$p = 0{,}947$	7,78
Generallamellen	$Y = 76{,}338 - 1{,}794X + 0{,}011X^2$	$p = 0{,}816$	13,62
Nicht-HAVERSsche Kanäle	$Y = 70{,}270 - 10{,}944X + 0{,}647X^2 - 0{,}011X^3$	$p = 0{,}790$	9,63
Fibula			
Osteone	$Y = 2{,}366 - 0{,}538X + 0{,}018X^2 - 0{,}001X^3$	$p\ 0{,}922$	8,83
Osteonenfragmente	$Y = 1{,}328 - 0{,}058X + 0{,}034X^2$	$p = 0{,}974$	5,27
Generallamellen	$Y = 69{,}108 - 2{,}208X + 0{,}015X^2$	$p = 0{,}881$	10,85
Nicht-HAVERSsche Kanäle	$Y = 55{,}241 - 4{,}300X + 0{,}050X^2$	$p = 0{,}879$	10,70

nen lasse. Das Verfahren hat u.a. den Nachteil, daß eine entsprechende Regressionsfunktion bisher nur für das Femur vorliegt.

Wir haben entsprechende Untersuchungen an Schliffen der Schaftmitte 70 linker Humeri durchgeführt (lateral-dorsal) und ähnliche Regressionsfunktionen errechnet. Allerdings sind unsere Formeln nur ab dem 30. Lebensjahr anwendbar. Das beste Ergebnis erzielten wir bei Kombination eines makroskopischen Merkmals, der Markraumquerschnittsfläche, mit zwei mikroskopischen, den kleinsten Durchmessern der HAVERSschen Kanäle und der Osteone ($s_R = \pm 8{,}45$ Jahre, s. ROTHER und Mitarb. 1978):
Lebensalter (Jahre) $= 42{,}54 + 0{,}55 \cdot$

kleinster Durchmesser der HAVERSschen Kanäle (μm)
$-0{,}16 \cdot$ kleinster Durchmesser der Osteone (μm) $+ 15{,}83 \cdot$ Markraumquerschnittsfläche (cm^2).

Während die meisten Knochen zeitlebens im Umbau begriffen sind und so die ontogenetischen Alternsprozesse durch physiologische Vorgänge überlagert werden, bleibt die knöcherne *Labyrinthkapsel* des Schläfenbeins davon unberührt. Hier müssen deshalb Alternsprozesse klarer zum Ausdruck kommen. So fanden KAKIZAKI, ZECHNER und ALTMANN (1971), daß sich die Zahl der Osteozyten in der Labyrinthkapsel im Laufe des Lebens stark vermindert, d. h. vom Neugeborenen bis zum 15. Lebensjahr um 32% und bis zum 95. Lebensjahr um 98,2%.

Die jugoslawische Anatomin KRMPO-TIĆ-NEMANIĆ hat an Serienschnitten von Schläfenbeinen eine fortschreitende *Knochenablagerung am Boden des inneren Gehörgangs* gefunden und darüber auf einem Kongreß in Lausanne 1974 referiert. In der Diskussion (NEISS, Erlangen) wurde die Frage der Nutzung der Befunde für Lebensaltersschätzungen gestellt. Die erste Knochenneubildung, die sich auf den Grundknochen in der Traktusgegend auflagert, wird am Ende des 2. Dezenniums beobachtet. Die Dicke der neugebildeten Knochenschicht beträgt in diesem Alter unter 15 μm. Im 4. Dezennium erst hat der Knochensaum eine Dicke von 15 μm erreicht. Im 6. Jahrzehnt beträgt sie 30 μm und im 7. > 40 μm.

9.3. Knorpelgewebe

Die Gewebe der Vielzeller altern unterschiedlich. Selbst solche Gewebe, die in der klassischen Histologie einheitlich dargestellt werden, zeigen eine differente Biomorphose. Diese Feststellung trifft besonders für den hyalinen Knorpel zu. So laufen die Altersveränderungen im hyalinen Knorpel des Schildknorpels und der Trachea vollkommen verschieden ab (LEUTERT 1963, 1970).

Die *Grundsubstanz des Trachealknorpels* reagiert im 1. bis 3. Lebensjahrzehnt basophil. Während dieser Zeit rücken die Knorpelzellen durch Vermehrung der Grundsubstanz auseinander. Danach zeichnen sich im Zentrum der Trachealknorpelspangen azidophile Bezirke ab, verbunden mit Zellschwund. Die *Azidophilie* breitet sich in den folgenden Lebensjahren weiter aus, erfaßt das gesamte Zentrum und reicht bei 70jährigen bis an die subperichondrale Schicht. Ähnlich verhält sich die *metachromati-*

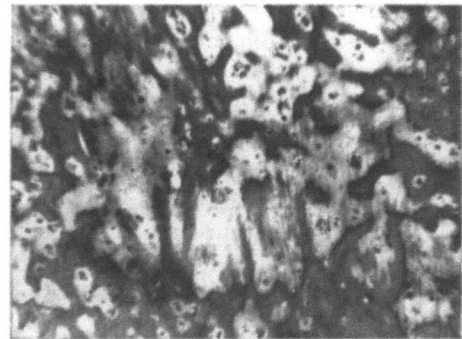

Abb. 83 Schildknórpel, 5 Jahre, männlich. Ausgedehnte Degenerationsbezirke (10 μm, RITTER-OLESON)

sche Reaktion mit Toluidinblau. Bis zum 30. Lebensjahr zeigt die Grundsubstanz eine intensive metachromatische Reaktion, Ausdruck des Gehalts von sauren Mukopolysacchariden. Ab der 4. Dekade treten im Zentrum orthochromatische Flecken auf, die sich vergrößern, im 5. Dezennium zusammenfließen und im 6. Jahrzehnt bis an das Subperichondrium reichen. Die Abnahme der Metachromasie entspricht der Verringerung des Gehalts an sauren Mukopolysacchariden. Anders verhält sich die PAS-Reaktion. Sie fällt im 1. Dezennium zart aus und nimmt bis ins hohe Alter kontinuierlich an Intensität zu. Daraus ist zu schließen, daß die Gesamtmenge der Mukopolysaccharide, der sauren wie der gebundenen (Mukoproteide, Glykoproteide) ständig steigt. Die Reaktion nach RITTER-OLESON bringt saure und neutrale Mukopolysaccharide zur Darstellung. Es ist für den Trachealknorpel kennzeichnend, daß ab dem 25. Lebensjahr landkartenartige, von einem HALE-positiven Saum umzogene Bezirke auftreten, in denen die Knorpelzellen degenerieren und zum Teil zugrundegegangen sind (Abb. 83). Diese Gebiete vergrößern sich im Laufe des Lebens, führen jedoch nur selten zur Bildung von *Asbestfasern* und zur Verknöcherung.

Der hyaline *Schildknorpel* zeigt eine ganz andere Biomorphose (LEUTERT 1963, 1970). Die eben beschriebenen landkartenartigen Bezirke treten hier bereits im 5. Lebensjahr auf. In ihnen kommt es noch während des 1. und 2. Dezenniums durch Entmischung der Knorpelgrundsubstanz zur Bildung von Asbestfasern, die wiederum degenerieren. Von der Peripherie einwachsende Blutgefäße leiten die Ossifikation ein, die bis zum 25. Lebensjahr den Schildknorpel fast vollständig erfaßt, so daß er ab dieser Zeit weitgehend aus Knochengewebe besteht. Es handelt sich um Lamellenknochen, der blutbildendes Knochenmark und Fettgewebe umschließt. Nach dem 70. Lebensjahr reduziert sich die Anzahl der Knochenbälkchen.

Die histologische und histochemische Untersuchung von Trachea und Schildknorpel leistet somit bei der Eingrenzung des fraglichen Lebensalters Wertvolles. Wenn sie auch keine genaue Bestimmung erlaubt, so ist doch die Zuordnung in Altersgruppen möglich.

9.4. Herz

Von jeher hat man den Alternsveränderungen des Herzens für die Biomorphose des Organismus besondere Bedeutung beigemessen. Die Untersuchungen der letzten Jahre haben jedoch ergeben, daß zwar ein deutlicher Strukturwandel während des Lebens auftritt, jedoch das Herz nicht ursächlich den Alternsprozeß beeinflußt. Die Bestimmung des *Herzgewichts* bereitet keine Schwierigkeiten. Der Pathologe versteht unter Herzgewicht das Gewicht des blutleeren Herzens nach der Entnahme aus dem Thorax bei der Sektion. Das Gewicht der Klappen, des epikardialen Fettgewebes und 1 bis 4 cm langer herznaher Abschnitte von Aorta und Trun-

Tabelle 59   Herzgewicht in Abhängigkeit von Alter und Geschlecht (nach LINZBACH 1972)

Alter	Anzahl der Fälle	Mittleres Herzgewicht in Gramm	Standard-Abweichung
a) *Männer*			
1—5	78	74	30
6—10	47	130	33
11—15	69	214	58
16—20	66	328	88
21—30	199	366	107
31—40	248	382	112
41—50	445	386	112
51—60	938	400	111
61—70	834	410	105
71—80	555	415	113
81—90	282	417	92
91—100	172	390	88
> 100	18	389	86
Summe	3951		
b) *Frauen*			
1—5	111	61	46
6—10	27	142	60
11—15	23	192	71
16—20	32	256	49
21—30	118	292	85
31—40	192	303	79
41—50	362	317	89
51—60	566	338	104
61—70	652	361	101
71—80	453	364	85
81—90	297	393	93
90—100	279	336	73
> 100	49	318	68
Summe	3161		

cus pulmonalis gehen mit in das Gesamtgewicht ein, wobei die Teile von Aorta und Truncus pulmonalis bis zu 10% des Herzgewichts ausmachen. Die neuesten Angaben über das Herzgewicht stammen von LINZBACH (1972). Sie sind die umfangreichsten des Schrifttums und deshalb besonders wertvoll, weil sie bis zu einem Lebensalter von über 100 Jahren reichen (Tab. 59). Bemerkenswert ist, daß bei Männern und Frauen bis zum 20. Jahr das Herzgewicht sehr rasch an-

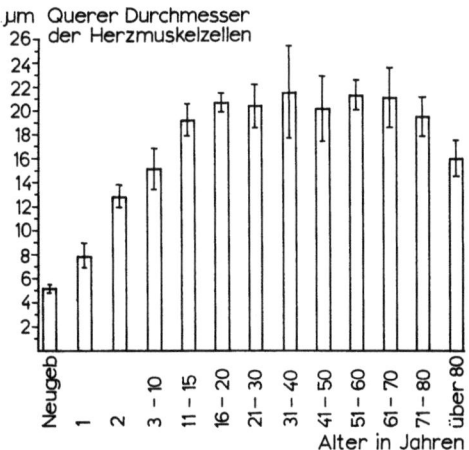

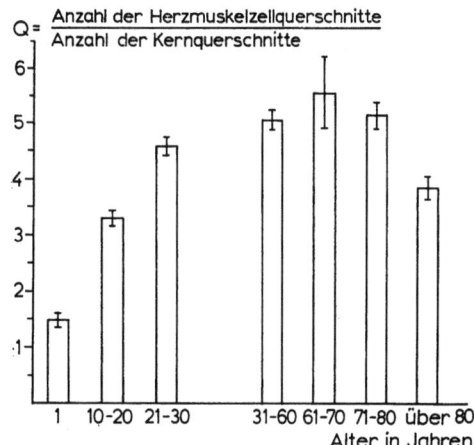

Abb. 84 Größe der queren Durchmesser (in μm) von Herzmuskelzellen in Abhängigkeit vom Lebensalter

Abb. 85 Graphische Darstellung des Quotienten Q in Abhängigkeit vom Lebensalter (Herzmuskelzellen)

steigt, danach bis zum 90. Lebensjahr langsam, jedoch ständig zunimmt und sich erst nach dem 90. Lebensjahr verringert. Die kontinuierliche Erhöhung des Herzgewichts korreliert mit Angaben über das altersabhängige Verhalten des Blutdrucks (SCHLOMKA 1958, WOLLHEIM und MOELLER 1960, HARRIS 1970), wonach sich die Mittelwerte des Blutdrucks vom 20. bis 80. Lebensjahr um 20 mm Hg bei Männern und um 27,4 mm Hg bei Frauen erhöhen. Die Ursache für dieses Verhalten sieht LINZBACH (1972) in der Zunahme des peripheren arteriellen Widerstands.

Eigene Untersuchungen (LEUTERT 1971, 1974) über die altersabhängige *Größe von Herzmuskelzellen* (Abb. 84, 85) ergänzen die LINZBACHsche Herzgewichtstabelle. Beim Neugeborenen beträgt der quere Durchmesser der Herzmuskelzellen im Mittel 5,2 μm; er steigt im ersten Jahr auf 7,9 μm, im zweiten Jahr auf 12,9 μm und vom 3. bis 10. Jahr auf 15,2 μm. Vor und während der Pubertät erhöht sich der quere Durchmesser auf 20,9 μm und liegt vom 21. bis 80. Lebensjahr zwischen 20,6 μm und 19,8 μm. Erst nach dem 80. Lebensjahr sinkt er auf

einen Mittelwert von 16,2 μm. Die direkte Messung der Länge von Herzmuskelzellen bereitet Schwierigkeiten. Wir haben sie deshalb indirekt bestimmt. Da nach HORT (1953, 1955) sich die Anzahl der Herzmuskelzellkerne in normalgewichtigen Herzen während des Lebens nicht ändert, wurden an Querschnitten durch Papillarmuskeln pro konstante Fläche die geschnittenen Herzmuskelzellen und die Herzmuskelzellkerne gezählt und aus beiden Ergebnissen der Quotient Q gebildet. Somit gibt dieser Quotient Q Auskunft über die Anzahl der Herzmuskelzellquerschnitte pro Herzmuskelzellkern. Da mit zunehmender oder sich verringernder Länge der Herzmuskelzellen die Möglichkeit, Herzmuskelzellkerne im Schnitt anzutreffen, fällt oder steigt, gibt der Quotient indirekt Auskunft über die Längenveränderungen der Herzmuskelzellen. Abbildung 85 läßt erkennen, daß Q während der ersten zwei Dezennien rasch ansteigt, vom 21. bis 80. Lebensjahr zwischen 4,6 und 5,2 liegt und danach auf 3,9 absinkt; d. h., die Längenveränderungen der Herzmuskelzellen laufen den Wandlungen der Querschnittsgrößen parallel.

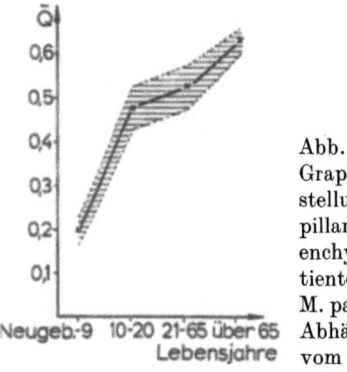

Abb. 86
Graphische Dar-
stellung des Ka-
pillar-Par-
enchym-Quo-
tienten des
M. papillaris in
Abhängigkeit
vom Lebensalter

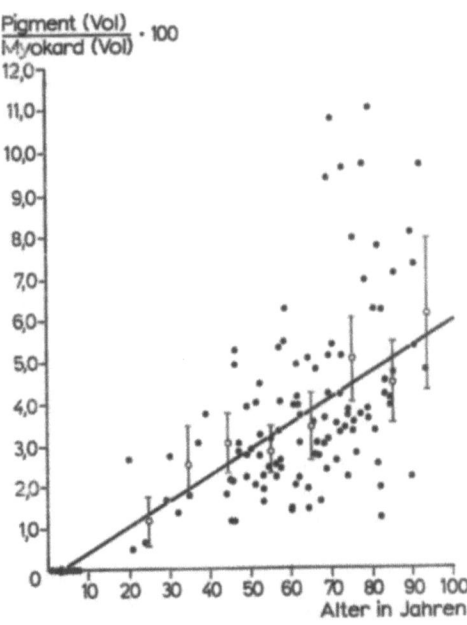

Abb. 87　Lipofuszingehalt des Herzens in Abhängigkeit vom Lebensalter. Ordinate: Volumenprozent Lipofuszin pro Volumenprozent
Myokard, Abszisse: Lebensalter (nach Strehler 1962)

Betrachtet man die mitgeteilten Ergebnisse unter dem Gesichtspunkt der
Altersbestimmung, so wird deutlich, daß
Herzgewicht wie auch Größe der Herzmuskelzellen für die Zeitspanne vom
3. bis 7. Dezennium keine eindeutige
Altersschätzung gestatten, und auch im
8. Lebensjahrzehnt ist die Bestimmung
nur im Zusammenhang mit anderen
Parametern möglich.

Eine weitere interessante Frage ist:
Welches Verhältnis besteht zwischen
Herzmuskelzellen und Kapillaren? Die
Herzmuskelzellen gehören zu den post-
mitotischen Zellen (Cowdry 1942). Unter
normalen Bedingungen ändert sich ihre
Zahl von der Geburt bis zum Tode nicht.
Diese «normalen Bedingungen» gelten
bis zu dem kritischen Herzgewicht von
500 g (Linzbach 1955). Bis zu diesem
Gewicht erfolgt die Anpassung an besondere Beanspruchungen ausschließlich
durch Wachstum der Herzmuskelzellen.
Erst jenseits des kritischen Herzgewichts
kommt es zu Längsteilungen der Herzmuskelzellen. Von diesen Überlegungen
ausgehend, haben wir, bezogen auf eine
konstante Fläche, die Anzahl der Kapil-
larquerschnitte und der Herzmuskelzellquerschnitte bestimmt und daraus
den *Kapillarparenchymquotienten* gebildet (Abb. 86). Er beträgt bei Neugeborenen 0,2, erhöht sich im ersten und zweiten Lebensjahrzehnt auf 0,48, bleibt bei
21 bis 65jährigen bei 0,53 und liegt bei
über 65 Jahre alten Menschen bei 0,59.
Daraus ergibt sich, daß während der
ersten zwei Dezennien die Anzahl der
Kapillaren je Herzmuskelzelle steigt und
im höheren Alter nicht abnimmt. Eine
«Wipfeldürre» des Kapillarbaumes (Bürger 1957, Volkheimer 1964, Volkheimer und Schulz 1968) gibt es in der
Herzmuskulatur nicht. Auch die Grundhäutchen der Kapillaren verdicken sich
nicht im Gegensatz zu anderen Organen
(s. Abb. 92). Somit unterstützt die
Erfassung des Kapillarparenchymquotienten die Altersbestimmung nur innerhalb des 1. und 2. Dezenniums.

Als gesichert gilt, daß mit steigendem
Alter in zunehmendem Maße *Lipofuszin*
eingelagert wird. Schon bei 7jährigen
(Leutert 1960) findet man, den Kernen
der Herzmuskelzellen kappenförmig auf-
gelagert, dieses gelbbraune Pigment.

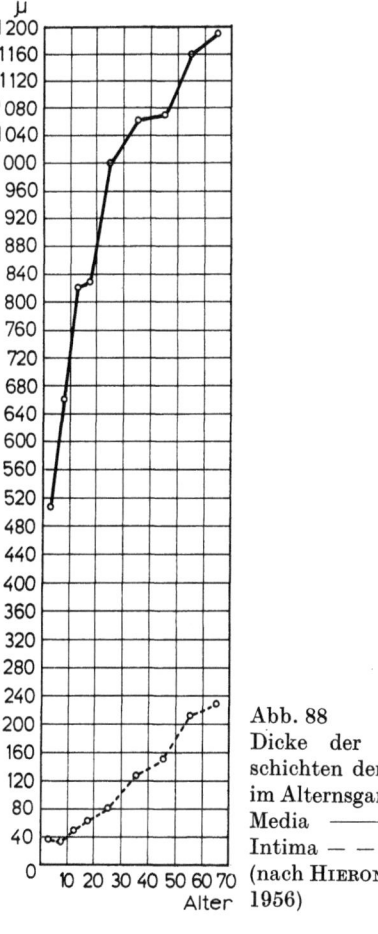

Abb. 88
Dicke der Wand-
schichten der Aorta
im Alternsgang.
Media ———,
Intima – – –
(nach HIERONYMI
1956)

Nach STREHLER (1962) beträgt der mittlere Zuwachs pro Dekade etwa 0,6% des Volumens der Herzmuskelzellen. Wie aus Abbildung 87 jedoch zu entnehmen ist, streut der Lipofuszingehalt beträchtlich, was bedeutet, daß auch der Lipofuszingehalt nur mit anderen Parametern für die Altersbestimmung verwandt werden kann.

9.5. Blutgefäße

Ausgeprägte histologische Alternsveränderungen zeigen die Blutgefäße. Allerdings ist hier die Schwierigkeit der *Abgrenzung reiner Alternsveränderungen* von *Krankheitszeichen* besonders groß. Grundsätzlich gibt es folgende Unterscheidungsmerkmale (BREDT 1961, KRUG 1970): Alternsvorgänge betreffen die gesamte Wand räumlich diffus und zeitlich kontinuierlich. Die Arteriosklerose als Krankheit ist räumlich unterschiedlich lokalisiert, der Vorgang ist zeitlich begrenzt und verläuft diskontinuierlich, das Lumen wird eingeengt oder (Aneurysma) herdförmig erweitert, wohingegen das Altern zu einer gleichmäßigen, durchgängigen Vergrößerung des Lumens führt.

Zwei Gesetzmäßigkeiten des Verhaltens arterieller Gefäßwände im Alternsgang bieten sich vor allem als für die Schätzung des Lebensalters brauchbar an: Die erste Gesetzmäßigkeit ist die *Vergrößerung der Arterien* auch nach Abschluß des Körperlängenwachstums. Hierbei nimmt das Lumen, die Wanddicke und die Gefäßlänge zu (HIERONYMI 1956, MEYER 1958, ROTHER 1968). Am häufigsten ist die *Aorta* untersucht worden, auch deshalb, weil sie autoptisch leicht zugänglich ist (KRUG 1972). Abbildung 88 zeigt die Verdickung ihrer Wand. Entsprechende Polygonzüge hat HIERONYMI (1956) für die Aa. lienalis, femoralis, renalis, coronariae, hepatica, mesenterica superior, carotis communis et basilaris cerebri erarbeitet. Histologisch liegt diesem Geschehen eine *Proliferation des Bindegewebes*, wahrscheinlich aber auch eine echte Vergrößerung und Vermehrung der glatten Muskelzellen zugrunde. Befunde am Dünndarm (ROTHER und Mitarb. 1973) veranlassen uns zu dieser Annahme.

Eine zweite verwertbare Gesetzmäßigkeit stellt die starke Altersabhängigkeit der *Schrumpfungstemperatur* von Aortenschnitten bei isotoner Thermokontraktion dar (KRUG 1968, 1972). Die *Thermokontraktion* spiegelt den Vernetzungsgrad der kollagenen Fasern im Aortenbindegewebe wider; mechanische Eigen-

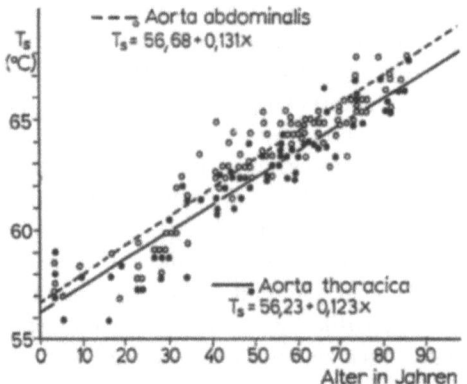

Abb. 89   Abhängigkeit der Schrumpfungstemperatur vom Alter bei isotoner Thermokontraktion an der menschlichen Aorta (aus KRUG 1972)

schaften des elastischen Materials fallen hierbei nicht ins Gewicht. Die lineare Erhöhung der Schrumpfungstemperatur mit dem Alter (Abb. 89) zeigt eine stärkere Vernetzung der Kollagenmoleküle an. SCHEUNER und HUTSCHENREITER (1972) haben eine histophysikalische Methode entwickelt, welche die Unterscheidung von jungem und altem Kollagen auch am histologischen Schnitt gestattet. Durch quantitative Auswertung der Phenolreaktion, d.h. die Messung des Gangunterschieds vor und nach Behandlung mit Phenol und Bildung eines Quotienten, können Aussagen über den Gehalt von freien, hydrophilen, für Phenolassoziate anlagerungsfähigen chemischen Gruppierungen gemacht werden. Da junge kollagene Fasern weniger Quervernetzungen und mehr freie hydrophile Gruppen besitzen, ist der direkte Bezug zum Alter der kollagenen Fasern gegeben.

9.6.   Auge

Wenn man die Kompliziertheit der biologischen Differenzierung demonstrieren will, wählt man als klassisches Beispiel das Auge. Aus einer einfachen Anlage

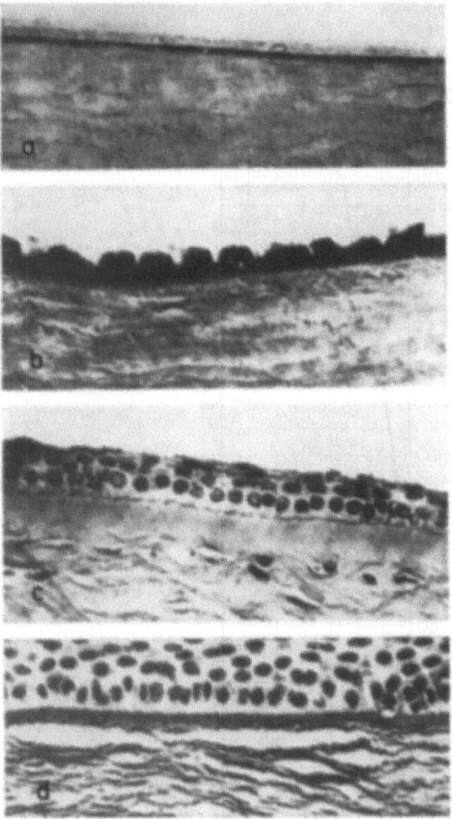

Abb. 90   a PAS-Reaktion, Neugeborenes, schmale DESCEMETsche Membran ohne Wärzchen; b PAS-Reaktion, 72jähriger Mann, breite DESCEMETsche Membran mit zahlreichen Wärzchen; c CROSSMON-Färbung, Neugeborenes, schmales Epithel, breite BOWMANsche Membran; d CROSSMON-Färbung, 41jähriger Mann

bildet sich ein System heterogener Gewebe und Organe, die auf engstem Raum nebeneinander liegen. Die Vielzahl der in der Embryonalperiode ablaufenden morphogenetischen Vorgänge setzt sich nach der Geburt in zum Teil sehr deutlichen Alternsprozessen fort. Einige davon haben wir untersucht (ROTHER 1965, ROTHER und LEUTERT 1965, 1966, ROTHER und Mitarb. 1971, LEUTERT 1966).

Die *Kornea* hat eine vordere (BOWMAN) und hintere (DESCEMET) *Grenzmembran*, die jedoch nicht mit der jeweiligen Basal-

membran identisch ist. Während Basal-
membranen generell im Alternsgang dik-
ker werden, trifft das nur für die DES-
CEMETsche Membran zu, die BOWMAN-
sche Membran wird schmaler (Abb. 90).
Wir haben an 70 gesunden vorderen Bul-
bushälften die Grenzschichtdicken mit
dem Okularmikrometer gemessen, und
zwar an je 10 Schnitten eines Falles. Die
BOWMANsche Membran stellte sich bei
der Hämatoxylin-Säurefuchsin-Orange-
Lichtgrün-Färbung (CROSSMON) gut dar,
die DESCEMETsche Membran mit der
PAS-Reaktion. Den ständig steigenden
Jahrzehntemitteln der letzteren (s. RO-
THER 1965) glichen wir eine Wurzel-
funktion an:

$$\text{DESCEMET-Dicke} = 2,67 \times \sqrt{\frac{\text{Alter (J)}}{10}} + 2,5 \,.$$

Da die Einzelwerte kaum auf, sondern
nur in der Nähe der Kurve liegen, muß
das = ersetzt werden durch das Zeichen ≈.
Die Dicke der hinteren Grenzschicht
der Kornea ist also der Quadratwurzel
aus dem Lebensalter ungefähr proportional. Löst man die Formel nach dem
Alter auf, entsteht:

$$\text{Alter} \approx 10 \left(\frac{\text{Dicke} - 2,5}{2,67} \right)^2 \,.$$

So kann man aus der Dicke der Membran das ungefähre Alter des Menschen,
von dem das Auge stammt, schätzen.
Allerdings wird die *Schätzungsgenauig-
keit* mit fortschreitenden Lebensjahren
immer schlechter, da sich die Kurve
nach dem Senium hin abflacht.

Mit den Jahren bilden sich in der
DESCEMETschen Membran sogenannte
HENLE-HASSALLsche *Wärzchen* aus (vgl.
Abb. 90a und 90b). Noch in hohem Alter
können sie aber fehlen, ein gesetzmäßiger
Trend ist also nicht nachweisbar. Sicher
schreitet der in den Wärzchen sich aus-
drückende Alternsprozeß nicht nur durch

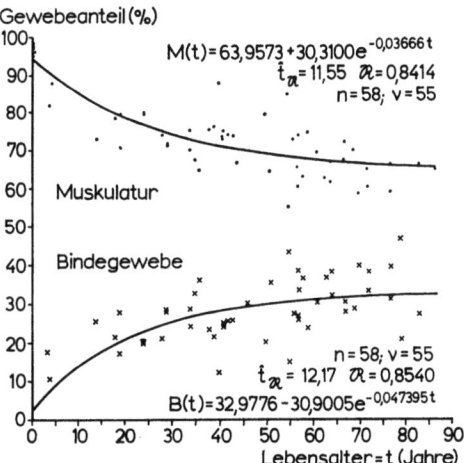

Abb. 91 Zunahme des Bindegewebes und Abnahme der Muskulatur im M. ciliaris (aus
BLUME, ROTHER u. LOCHNER 1971)

Neubildung derselben, sondern auch
durch Vergrößerung bereits vorhandener
fort. Ihre zahlen- und größenmäßige
Erfassung kann nur im Zusammenhang
mit der DESCEMET-Dicke zur Charakterisierung dienen.

In der Einleitung war, analog zum
geochronologischen Geschehen, von *Änderungen der Relationen zwischen Strukturen* die Rede. Ein derartiger Vorgang
läuft z.B. im Ziliarmuskel des menschlichen Auges ab. Viele Autoren, zuletzt
STIEVE (1949, 1950) sowie ROTHER und
LEUTERT (1965) fanden in ihm eine al-
ternsbedingte Abnahme glatter Muskelzellen und ein entgegengesetztes Verhalten des Bindegewebes. Wir haben
diese Angaben histomorphometrisch und
zufallskritisch an 65 Augen überprüft
(ROTHER und Mitarb. 1971).

Als Meßmethode diente das Punkt-
zähl- oder *Trefferverfahren* nach CHALK-
LEY (HAUG 1955, BLUME und BUCH
1967). Dabei bringt man ein Glasplätt-
chen mit eingravierten Auswertungs-
punkten in die Okularebene des Mikro-
skops. Es bildet sich in dergleichen
Ebene wie das histologische Präparat ab.

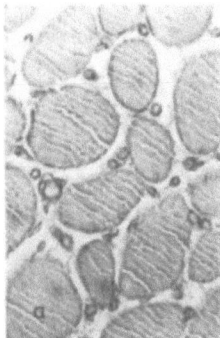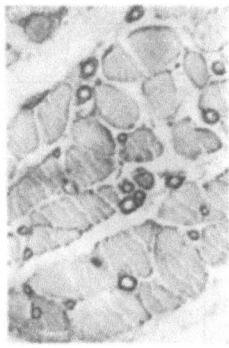

Abb. 92 M. vocalis, frontal, 10 μm, PAS-Reaktion, (Vergr. 400fach) Darstellung der Kapillaren. *a* M. vocalis einer 39jährigen; *b* M. vocalis einer 72jährigen Frau

Diejenigen Auswertungspunkte, die mit den zu untersuchenden Strukturen zusammenfallen, heißen Treffer. Ihre Anzahl ist dem prozentualen Anteil der Strukturen im Schnitt und nach dem DELESSE-Prinzip damit auch im Gewebsvolumen proportional. So konnten wir an Meridionalschnitten des Ziliarmuskels seinen *relativen Muskel-* und *Bindegewebsanteil* bestimmen. Das Ergebnis zeigen die beiden Punkteschwärme der Abbildung 91. Ihnen wurden Exponentialfunktionen als Regressionsfunktionen angeglichen (BLUME und Mitarb. 1971). Man erkennt aus der breiten Streuung der Einzelwerte, daß sich aus den so gewonnenen Parametern das Alter nur sehr grob schätzen läßt.

Anders werden die Angaben, wenn man die *sexuelle Divergenz der histologischen Biomorphose* mit berücksichtigt. Wie in der forensischen Osteologie sollte also auch in der histologischen Begutachtung die Geschlechtsdiagnostik erfolgreich abgeschlossen sein, bevor man sich an das Abschätzen des Alters macht. Trägt man die Werte der Abbildung 91 nämlich für Männer und Frauen getrennt ab, so ändern sie sich ab dem 3. Dezennium beim weiblichen Geschlecht praktisch nicht mehr, beim männlichen

dafür um so deutlicher. Man kann den Werten lineare Regressionsfunktionen anpassen. Sie lauten:

für Männer:
Muskelanteil (%) = 93,24 − 0,45 Lebensjahre
für Frauen:
Muskelanteil (%) = 74,54 − 0,06 Lebensjahre,

Ab dem 3. Dezennium vermindert sich der relative Muskelanteil bei Männern pro Jahrzehnt um durchschnittlich 4,5%, bei Frauen nur um 0,6%. Somit ist bei Frauen eine Anwendung des Verfahrens unmöglich. Über die Ursachen der Geschlechtsdifferenz der Biomorphose geben BÜRGER (1958), ROTHER (1970) u.a. Auskunft.

Im Gegensatz zur glatten Muskulatur ändert sich in der Skelettmuskulatur (Abb. 92) die Relation Muskelfaseranteil/Bindegewebe nicht wesentlich.

Bemerkenswert sind auch die *Altersveränderungen der Irisgefäße.* Beim Neugeborenen bestehen die Gefäße der Iris aus Endothelzellen, Basalmembran, Gitterfasern und ein bis zwei Lagen glatter Muskelzellen. Bereits im ersten Dezennium entwickelt sich als Bildung des Stroma iridis durch die funktionelle Beanspruchung des Blendmechanismus (ROHEN 1964) eine Bindegewebsscheide, die sich aus dichtgefügten kollagenen Fasern und nur wenigen Fibrozyten aufbaut. Mit dem 10. Lebensjahr ist die Gefäßscheide fast so dick wie der Lumendurchmesser. Vom 11. bis 20. Jahr nimmt die bindegewebige Gefäßhülle noch etwas an Ausdehnung zu. Während der Zeitspanne vom 21. bis 70. Lebensjahr ändert sich der Aufbau der Gefäße nicht wesentlich. In der Gefäßscheide fehlen Kalk- oder Fettablagerung. Im 8. Lebensjahrzehnt wird die Gefäßscheide schmaler. Das PAS-positive Grundhäutchen hat sich in einem Teil der Gefäße verdickt, zwischen den glatten Muskelzellen stellen sich mit Alzianblau amorphe Massen dar. Da die wesent-

lichen Alternsveränderungen der Irisgefäße in den wechselnden Größen von
Lumen und Wandung (einschließlich Gefäßscheide) bestehen, haben wir beide
Größen gemessen und durch Division
Lumen/Wandung den Quotienten Q gebildet. Dieser beträgt bei Neugeborenen
$3,28 \pm 0,33$, sinkt im ersten Dezennium
auf $1,32 \pm 0,3$, liegt vom 21. bis 70.
Lebensjahr bei $0,88 \pm 0,08$ und steigt
im 8. Jahrzehnt auf $1,33 \pm 0,21$. Die
von zahlreichen Autoren (ATTIAS 1912,
GINSBERG 1928, RONES 1938, SCHO-
FIELD 1961) beschriebene, im Alter auftretende extensive Sklerosierung der Iris-
gefäßwände gibt es somit nicht. Vielmehr handelt es sich um die bereits im
1. Lebensjahrzehnt entstehende kollagene
Gefäßscheide, welche die Sklerosierung
vortäuscht.

9.7. Endokrinium

Jahrzehntelang hat man den innersekretorischen Drüsen eine Schlüssel-
stellung innerhalb der kausalen Genese
des Alterns zugeschrieben. Deshalb standen ihre eigenen Alternsprozesse lange
im Mittelpunkt gerontologischer Untersuchungen. Für unsere Fragestellung
der Altersschätzung scheinen sie weniger
geeignet: 1. gibt es präparatorische
Schwierigkeiten, denken wir an die Gll.

parathyreoideae, 2. wird die Struktur
endokriner Organe schneller von postmortalen Veränderungen betroffen als
etwa die der Blutgefäßwände oder der
Kornea und 3. bedingt ihre Struktur-
parameter mehr als das Lebensalter der
Variabilitätsfaktor des Funktionsniveaus
des Regulationsgeschehens, in das sie
als Stellglieder oder als Regler einbezogen sind. Z.B. Merkmale der Schild-
drüsenstruktur wie Follikelzahl, Follikel-
größe und Höhe des Epithels hängen
weniger vom Alter als vom Jodgehalt
des Wassers und von der Umgebungs-
temperatur ab. Dennoch sollen auch aus
diesem Organsystem einige markante
Beispiele der Biomorphose demonstriert
werden.

Das erste Beispiel betrifft die *Neben-
niere*. Ihre Rinde erfährt im Lauf des Lebens so auffallende Veränderungen, daß
sich die Morphokinese in einer *Lebens-
kurve* veranschaulichen läßt (ROTTER
1949, SCHMIDT 1972). Kurz vor und
während der Geburt kommt es zu einer
vorübergehenden Involution der Nebennierenrinde durch Fortfall des Chorion-
hormons. Vom 3. Lebensjahr an beginnt
der Neuaufbau der Rinde unter Gliederung in die charakteristischen 3 Zonen.
Sie erreicht die volle Entfaltung in der
Lebensmitte. Im 6. und 7. Dezennium
nimmt die Zona fasciculata durch Ver-
fettung beträchtlich auf Kosten der

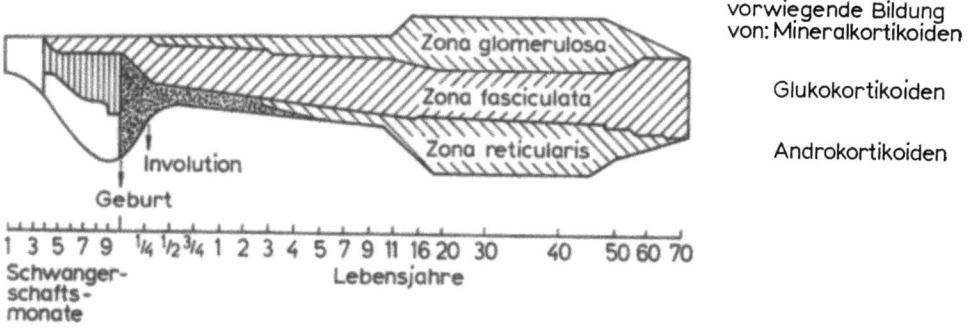

Abb. 93 Schema des Alterns der Nebennierenrinde (nach ROTTER 1949)

junge erwachsene Frau

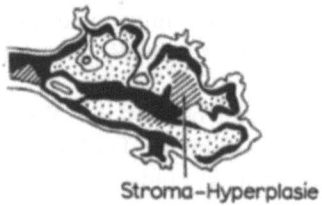

Klimakterium und frühe Postmenopause

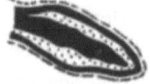

Stroma-Hyperplasie

Senium

Abb. 94   Strukturbilder des Ovars verschiedener Altersstufen (nach THUNG 1961)

Zona glomerulosa und reticularis zu. Im Alter über 70 sind Glomerulosa und Retikularis bis auf Zellgruppen an der Rinden-Mark-Grenze zugunsten der Faszikulata völlig verschwunden (Abb.93).

Ausführlich haben wir den Alternswandel der *Epithelkörperchen* untersucht (ROTHER 1969a, b; 1970a, b, 1972). Eine Beschreibung der einzelnen Meßreihen muß hier unterbleiben. Es zeigte sich, daß mit dem Lebensalter die Häufigkeit der oxyphilen WELSHschen Zellen und des Epithelkörperchenkolloids sowie das interstitielle Fettgewebe, die Breite der Arterienwand und die der periarteriellen Bindegewebsmäntel zunehmen. Aus sol-

chen Befunden ergeben sich jedoch nur Wahrscheinlichkeitsdiagnosen wie jung oder alt, die der Tatbestand noch verunsichert, daß auch im höheren Alter Epithelkörperchen frei von oxyphilen Zellen, Kolloid und interstitiellem Fettgewebe sein können.

9.8.   Ovar

Die Wandlung des Ovars von der Geburt bis ins Senium ist stärker als die der meisten anderen Organe (THUNG 1961). Bedenken wir, daß sprungreife Follikel und Gelbkörper auf die generative Phase der Frau beschränkt bleiben, so haben wir in diesen Strukturen echte »Leitfossilien« vor uns, welche die Zeit von der Menarche bis zur Menopause charakterisieren. Mit den Funktionsminderungen des älteren Ovars sind *Größenänderungen* verbunden, die WALLART und SCHEIDEGGER (1938) verfolgt haben: Sie maßen 1. die Höhe vom Ansatz des Mesovars bis zur Kuppe des Eierstocks, 2. die größte Dicke und 3. die Länge vom kranialen zum kaudalen Pol (60 Fälle vom 5. bis 9. Dezennium). Die Durchschnittswerte betragen um das 50. Lebensjahr 18,3: 10:30 mm, um das 60. 18,6:8,6:28,2 mm, um das 70. 15,8:8,2:26 mm, um das 80. 13,0:6,6:23,8 mm und um das 90. 13,5:7,5:25 mm.

Reifungs- und Rückbildungsprozesse spielen sich von der Geburt an wie bei Erwachsenen ab, jedoch kommt es nicht zu Follikelsprung und Gelbkörperbildung (WATZKA 1957). Bis zum 25. Lebensjahr nimmt die Zahl der Primärfollikel ziemlich rasch, später bis zur Menopause etwas langsamer ab. Hinsichtlich der Menge der *Primärfollikel* gibt es Unterschiede, in der Regel aber verschwinden sie bis zum 45. Lebensjahr.

Im generativen Alter liegen die *Bläschenfollikel* in großer Zahl dicht nebeneinander, so daß nur wenig Stroma dazwischen erkennbar ist. Dieses Aussehen ändert sich mit zunehmendem Alter, die Zahl der Bläschenfollikel geht zurück und die der Corpora fibrosa bzw. albicantia nimmt zu. Noch bis zur Menopause bilden sich Tertiärfollikel, besonders in der Umgebung der rasch wachsenden sprungreifen Follikel und der Gelbkörper, zurück, wobei eine zystische von einer obliterierenden Form der Atresie zu unterscheiden ist (WATZKA 1957).

Erst wenn mit der Menopause der zyklische Strukturwandel des Follikelbildes zu Ende geht, wird das Altern des Stroma augenfällig. Die Zellzahlen des Bindegewebes fallen ab, das Fasernetz verdichtet sich. Sklerose der Mark- und Hilusblutgefäße ist ein Charakteristikum des senilen Ovars. Gleichfalls findet man in seiner Rinde Zysten und Schläuche von wechselnder Größe, welche durch Wucherungen des Oberflächenepithels entstehen (Abb. 94).

9.9. Prostata

Histologische, histochemische und biochemische Untersuchungen zum Alternswandel der Prostata (LEUTERT und JAHN 1970; JAHN, LEUTERT und ROTZSCH 1971) zeigten, daß es auch in der Prostata wie in anderen Organen im höheren Alter zur *Rückbildung des Drüsengewebes* und im Interstitium zur Verringerung der glatten Muskelzellen kommt. Somit bieten diese Befunde für die Altersschätzung mit Hilfe histologischer Schnitte nichts Neues. Bemerkenswert sind jedoch morphometrische Erhebungen an den *Prostatasteinen* (JAHN und LEUTERT 1971). Diese nehmen nicht mit dem Alter kontinuierlich an Zahl und Größe zu, sondern lassen Gipfel in den mittleren Dezennien erkennen, wobei die Meßwerte allerdings beträchtlich streuen. Es er-

gibt sich eine Zunahme von Zahl und Größe der Prostatasteine bis zum 50. Lebensjahr, während sich danach Häufigkeit und Volumen der Prostatasteine verringern.

9.10. Haut

Die fortschreitenden Wandlungen der Haut stellen diejenigen Veränderungen dar, welche der alternde Mensch selbst am deutlichsten bemerkt. Betroffen sind die *Epidermis* ebenso wie die physikochemischen Eigenschaften des Bindegewebes und die Populationsdichte seiner Anhangsgebilde (MONTAGNA 1964).

GIACOMETTI (1964) sah keine Dickenunterschiede der Kopfhautepidermis junger und alter sowie behaarter und unbehaarter Kopfschwarten. Die morphologischen Unterschiede der Epidermis beziehen sich vor allem auf das Stratum granulosum. Bei Neugeborenen und alten Personen fehlt es häufig völlig, oder es ist auf eine Zellage beschränkt. Das Stratum corneum bleibt nach GIACOMETTI von Alternseinflüssen weitgehend frei, nur im Senium verdickt es sich. CHRISTOPHERS und KLIGMAN (1964) bilden das histologische Präparat der Rückenhaut eines 22jährigen und eines 81jährigen Mannes ab und

Tabelle 60 Dichte der Haarfollikel (Scheitelregion) in den verschiedenen Altersgruppen (nach GIACOMETTI 1964)

Altersgruppe	Mittel (/cm²)
Neugeborene	1135
Kinder (3 Monate bis 1 Jahr)	795
Erwachsene (20 bis 30 Jahre)	615
Erwachsene (30 bis 50 Jahre)	485
Erwachsene (50 bis 70 Jahre)	465
Erwachsene (70 bis 80 Jahre)	465
Erwachsene (80 bis 90 Jahre)	435
Kahlheit (45 bis 70 Jahre)	330
Kahlheit (70 bis 85 Jahre)	280

demonstrieren daran folgendes: Im Alter wird die Epidermis dünner, die dermo-epidermale Verbindung (d.h. die Bindegewebspapillen) flacher, die Epidermiszellen erscheinen unregelmäßiger in Gestalt, Größe und färberischen Eigenschaften.

Relativ gut untersucht sind die Altersveränderungen der Zahlen von *ekkrinen Schweißdrüsen*, MEISSNERschen *Tastkörperchen und Haarfollikeln* pro Flächeneinheit Haut (Flächendichte). Sowohl für Schweißdrüsen (SZABO 1960, OBERSTE-LEHN 1964) als auch für MEISSNERsche Tastkörperchen (RONGE 1943, 1944, WINKELMANN 1964) als auch für die Haarfollikel (GIACOMETTI 1964) ergab sich ein deutlicher Rückgang von der Geburt bis ins Senium, dessen Ausmaß jedoch mit steigendem Alter immer geringer wird. Z.B. GIACOMETTI (1964) hat von 62 Köpfen 4 bis 5 h nach dem Tod ein Hautstück aus der Scheitelregion entnommen und die Haarfollikel gezählt. Bei Kahlheit waren nur etwa 40% weniger Follikel zu finden. Die Mittelwerte der Zählungen zeigt Tabelle 60.

9.11. Kritische Wertung

Aus den wenigen Beispielen der histologischen Biomorphose, die sich beträchtlich vermehren ließen, ist deutlich geworden, daß auch in den Dimensionen des Lichtmikroskops Alternsprozesse ablaufen, welche ebenso wie die makroskopisch sichtbaren, prinzipiell für eine Altersschätzung geeignet sind. Unsere Darlegungen zeigen allerdings ebenso klar, daß kaum ein histologischer Alternsprozeß exakt durchgemessen und auf den Gesetzen der *Morphometrie* und *Biostatistik* beruhende *standardisierte Schätzungsmethoden* für das Lebensalter daraus entwickelt worden sind. Der größere technische Aufwand bei solchen histomorphometrischen Messungen ist ein Grund dafür, der sicherlich geringe praktische Bedarf an solchen Schätzmethoden ein anderer. Existiert doch in einem speziellen Fall einmal die Notwendigkeit der Altersschätzung auf Grund histologischer Untersuchung von Gewebsproben, sollte der damit Befaßte die Hilfe eines histologisch Geübten zu Rate ziehen. Trotzdem besteht die Pflicht, an der Entwicklung standardisierter histomorphometrischer Schätzmethoden für das Alter zu arbeiten, da alle Schätzmethoden, welche zur Zeit die forensische Osteologie und andere Zweige der Gerichtsmedizin anzubieten haben, gleichfalls noch wenig aussagefähig sind. Macht doch die Altersschätzung bedeutend mehr Schwierigkeiten als zum Beispiel die Schätzung der Körperhöhe oder des Geschlechts. Das einzige standardisierte Verfahren ist zur Zeit die histomorphometrische Analyse der Röhrenknochen nach KERLEY (1965, 1969, 1970).

10. Zur Rekonstruktion der Körpergröße

Zur Bewertung nicht nur gerichtsmedizinisch interessierender, sondern auch prähistorischer und historischer Skelettfunde ist es notwendig, neben Alter und Geschlecht auch die ungefähre Größe der betreffenden Person zu ermitteln. Dabei bedient man sich heute eines statistischen Verfahrens, der *linearen Regressionsanalyse.* Schon lange wird versucht, durch Formeln, in die man die Längen gefundener Knochen einsetzt, die Körpergröße der betreffenden, zu identifizierenden Person zu errechnen. So hat z. B. HIS bereits 1895 mittels der LANGERschen Koeffizienten (LANGER 1871) ein neben der Leipziger Johanniskirche gefundenes Skelett als das Johann Sebastian Bachs identifizieren können. Neben vielen Schädelmerkmalen half dabei der Umstand, daß die aus den Knochenlängen rekonstruierte Körperlänge den Angaben über die Lebendgröße Bachs entsprach.

Durch lineare Regressionsanalysen kann man den Zusammenhang zwischen

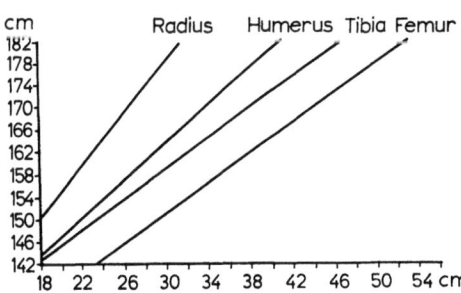

Abb. 95 Abhängigkeiten der männlichen Körpergrößen von Radius-, Humerus-, Tibia- und Femurlänge als Regressionsgeraden, errechnet nach Meßdaten MOLLISONS (1910) (aus ROTHER 1970)

den Längen großer Röhrenknochen und der Körperhöhe des Menschen darstellen (Abb. 95). TROTTER und GLESER (1958) betonen dazu, daß 1. diese Beziehungen von Rasse zu Rasse verschieden sind und 2. sie sich in einem dynamischen Zustand befinden, d. h. innerhalb relativ kurzer Zeitspannen sich ändern. Weiterhin hängen sie vom Geschlecht, der Körpergröße und dem Alter des Menschen ab. All diese Faktoren muß man kennen, will man aus der Vielzahl der in der Literatur angebotenen Regressionsformeln die wenigen für den speziellen Fall geeigneten herausfinden. Wir wollen sie im folgenden kurz besprechen.

10.1. Einfluß der Rasse

Aus den Beobachtungen verschiedener Anthropologen geht hervor, daß neben der unterschiedlichen Durchschnittsgröße auch das Verhältnis der Extremitäten zur Körpergröße in den einzelnen Rassen wechselt. Schon STEVANSON (1929) bestritt die Übertragbarkeit der Regressionsformeln von einer Rasse auf eine andere. Er sah den Beweis seiner Behauptung darin, daß «Franzosenformeln», auf Nordchinesen bezogen, 4 cm zu kleine Körpergrößen ergaben, während «Chinesenformeln», auf Franzosen übertragen, deren Körpergröße um das gleiche Maß zu groß ausfallen ließen. TROTTER und GLESER (1958) untersuchten die Proportionen von amerikanischen Weißen, Afroamerikanern und mongoliden Rassen und fanden diese sehr verschieden.

Sie konnten nur eine präzise Körpergrö-
ßenrekonstruktion nach getrennten Ras-
senformeln erzielen. Bei Untersuchungen
wiederum an Amerikanern beider Haut-
farben von DUPERTUIS und HADDEN
(1951) wurde nachgewiesen, daß die
distalen langen Extremitätenknochen der
Afroamerikaner im Vergleich zu den
proximalen länger als bei Vertretern der
weißen amerikanischen Bevölkerung sind.
Diese Fakten lagen sowohl bei Männern
als auch bei Frauen vor. Es ist versucht
worden, die Rassencharaktere hinsichtlich der vertikalen Körperproportionen
grob zu klassifizieren. STRATZ unterscheidet:

1. Primäre Form: obere Extremität
überlang, untere Extremität normal;

2. Negride Form: obere und untere
Extremität überlang;

3. Mongolide Form: obere und untere
Extremität überkurz.

Aber auch, wenn man die Formeln
ausschließlich auf Rassen anwendet, an
denen die als Ausgangswerte für die
Rechnungen dienenden Maße abgenommen worden waren, läßt sich die Körperhöhe nur mit Abweichungen von 4 bis
5 cm schätzen (BACH 1965, BREITINGER
1937, KROGMAN 1962, KURTH 1954,
LORKE und Mitarb. 1953, ROTHER 1970,
TROTTER und GLESER 1951, 1952). Hier-
für sind die Faktoren mittlere Körpergröße, Geschlecht, Konstitutionstyp, Altern und Akzeleration mit verantwortlich.

10.2. Einfluß der Akzeleration

Nach DE RUDDER und THOMSON (zit.
nach OEHMISCH 1971) gehört zur «säkularen Akzeleration»

a) die Zunahme der Körpermaße von
Neugeborenen bis zur Endgröße der
körperlichen Entwicklung im frühen Erwachsenenalter,

b) die Beschleunigung der Gesamtent-
wicklung durch Vorverlegung der körperlichen, geistigen und sexuellen Entwicklung, ja sogar bestimmter altersspezi-
fischer Krankheitsbereitschaften,

c) die stärkere Neigung zur Schlank-
wüchsigkeit.

Für unsere Fragestellung ist der erste
Aspekt (a) der Akzeleration der wich-
tigste.

HARBECK (1960) hatte Zugang zu
Musterungsunterlagen 7 europäischer
Staaten von 1836 bis 1957. Aus seinen
Ergebnissen und unter Berücksichtigung
anderer dazu gemachter Angaben dürfen
wir für die Deutsche Demokratische Republik annehmen, daß die *mittlere Maxi-
malgröße* unserer männlichen Bevölkerung von 1900 bis heute pro Jahrzehnt
um 0,9 cm zugenommen hat.

MARCUSSON (1961) und OEHMISCH
(1970, 1971) haben an über 250000 Personen überprüft, wie sich die Akzeleration an den Jugendlichen der DDR ausgewirkt hat. Da sie die Körpergrößen
jedoch nicht bis zum Erreichen der Maxi-
malhöhe, d.h. nicht bis über das 20. Lebensjahr hinaus verfolgt haben, fällt bei
ihren Ergebnissen besonders die *Beschleunigung des Längenwachstums* auf.
So sind 1967 Jungen polytechnischer
Schulen im Durchschnitt 2,8 cm größer
als gleichaltrige der Jahre 1956/58. Bei
Mädchen beträgt der Unterschied 2,0 cm.
Männliche Oberschüler sind 1967 1,9 cm
größer als 1956/58, weibliche nur 0,6 cm.
OEHMISCH (1971) kommt zu dem Schluß,
daß die zeitliche Akzeleration auch bei
uns noch weitergehen wird, hingegen
die Maximalgrößen, besonders bei Mädchen, keine wesentlichen Zunahmen mehr
erfahren dürften.

Da wir über Regressionsanalysen aus
7 Jahrzehnten verfügen, muß in diesen
auch das Phänomen der Akzeleration
nachweisbar sein. In der Tabelle 61 sind
die Regressionsformeln, die PEARSON

1899 an 60jährigen gewonnen hatte, unseren an 76jährigen ermittelten gegenübergestellt. Es liegt ein *Generationsunterschied* von über 50 Jahren vor. Mit Ausnahme des Humerus, von dem unsere Berechnungen ergeben haben, daß er am wenigsten mit der Gesamtkörperlänge korreliert ist, zeigt die Gegenüberstellung für die anderen 3 Knochen eine Erhöhung des Regressionskoeffizienten und eine Erniedrigung des Absolutglieds als Folge der Akzeleration. Daraus ließ sich schließen (s. Rother und Mitarb. 1973): Auf die Proportionen des Mannes bis zu einer Körperhöhe von 180 cm hat sich die Akzeleration von 1899 bis jetzt dahingehend ausgewirkt, daß der Anteil der Femurlänge an der Körperhöhe größer geworden ist. Für die Tibia erhielten wir dieselben Resultate. Für Männer über 180 cm können wir keine sicheren Aussagen machen, da es unzulässig ist, in Größenbereiche zu extrapolieren, aus denen wir keine Primärdaten haben. Auch für Frauen konnten wir keine direkten Berechnungen anstellen, da entsprechende Literaturangaben fehlten. Es ist jedoch biologisch sehr wahrscheinlich, daß bei ihnen und bei Männern über 180 cm Körperlänge die Verhältnisse genauso liegen wie bei Männern unter 180 cm.

In der Literatur ist eine *Proportionsverschiebung* durch Akzeleration nicht durchweg anerkannt. Jürgens (1960) bestreitet sie strikt. Die Größenzunahme sowohl der Kinder als auch der Erwachsenen werde durch eine gleichmäßige proportionale Vergrößerung aller Körperteile hervorgerufen.

10.3. Einfluß des Alterns

Die Anwendung von Regressionsformeln zur ungefähren Rekonstruktion der Körperhöhe aus den Maßen langer Röhrenknochen ist ebenso vom zuvor geschätzten Lebensalter der Verstorbenen abhängig. Wir haben dazu an 185 Menschen aller Altersstufen des Leipziger Raums Lebendmessungen durchgeführt (Abb. 96). Unsere zu Abbildung 96 gehörende Regressionsfunktion lautete

Körperlänge (cm) = 179,76 − 0,21 Lebensalter (Jahre), d.h., pro Jahrzehnt geht die Körperhöhe um 2,1 cm zurück. Subtrahieren wir davon die 0,9 cm, um welche nach den geschilderten Literaturangaben die Körperhöhe pro Geburtsjahrzehnt zunimmt, resultiert eine wahre Schrumpfung von 1,2 cm pro Dezennium. Vom 3. bis 9. Jahrzehnt nimmt die Kör-

Tabelle 61 Vergleich der Regressionsfunktionen von Pearson (1899) mit denen von Rother (1970) (aus Rother 1970)

Autor	Knochen	$y = a + b \cdot x$
Pearson	Humerus	$y = 70,64 + 2,89\,x$
Rother		$y = 71,40 + 2,83\,x$
Pearson	Radius	$y = 85,93 + 3,27\,x$
Rother		$y = 76,24 + 3,66\,x$
Pearson	Femur	$y = 81,31 + 1,88\,x$
Rother		$y = 58,58 + 2,31\,x$
Pearson	Tibia	$y = 78,66 + 2,38\,x$
Rother		$y = 52,94 + 2,95\,x$

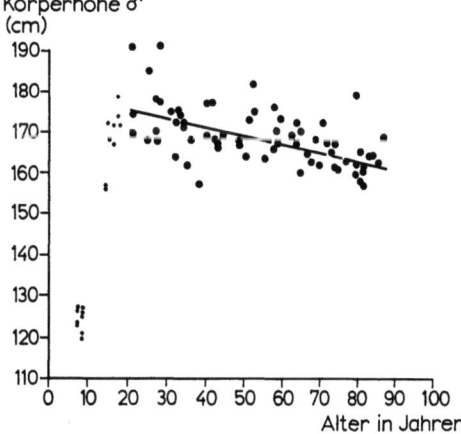

Abb. 96 Körperhöhe und Lebensalter (♂) mit eingezeichneter Regressionsgeraden (aus Rother u. Mitarb. 1973)

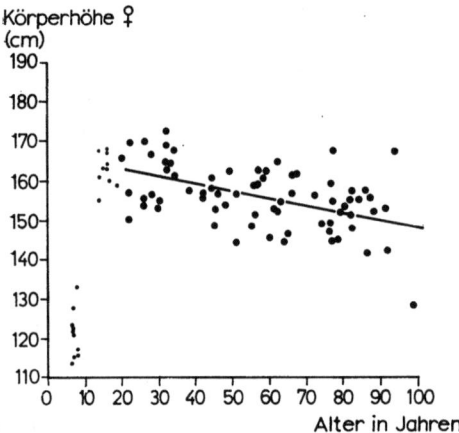

Abb. 97 Körperhöhe und Lebensalter (♀) mit eingezeichneter Regressionsgeraden (aus ROTHER u. Mitarb. 1973)

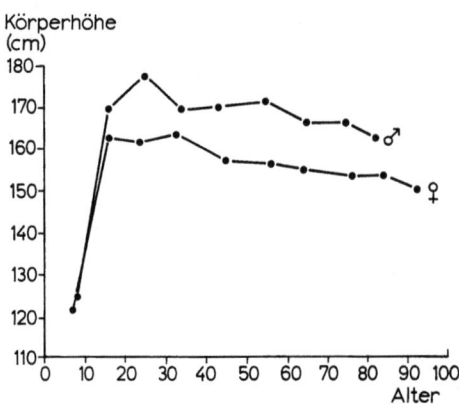

Abb. 98 Durch Polygonzüge verbundene Jahrzehntemittel der männlichen und weiblichen Körperhöhen (Lebendmessungen) (aus ULLMANN u. WÜSTENECK 1973)

perhöhe der Männer infolge des Alterns tatsächlich also um 6 × 1,2 cm = 7,2 cm ab. Unser Mittelwert aus dem 3. Dezennium beträgt 177,3 cm, unser Mittelwert aus dem 9. Dezennium 162,0 cm. In Wirklichkeit sind aber die jetzt 80 bis 90jährigen nicht von 177,3 cm vor 60 Jahren auf jetzt 162,0 cm geschrumpft, sondern nur von 177,3 − 6 × 0,9 cm = 171,9 cm, da die vor 60 Jahren 20 bis 30jährigen 6 × 0,9 cm = 5,4 cm kleiner waren als die jetzt 20 bis 30jährigen. Ebenso werden theoretisch die jetzt im Mittel 177,3 cm großen 20 bis 30jährigen Männer nach 60 Jahren nicht 162,0 cm, sondern 177,3 − 6 × 1,2 cm = 170,1 cm groß sein.

Bei Frauen (Abb. 97) lautet die Regressionsfunktion:

Körperlänge (cm) = 166,1 − 0,17 Lebensalter (Jahre).

Pro Lebensjahrzehnt verringert sich also die mittlere Körpergröße um 1,7 cm. Legen wir auch hier eine akzelerationsbedingte Höhenzunahme von 0,9 cm pro Geburtsjahrzehnt zugrunde, resultiert eine *wahre Altersschrumpfung* von 0,8 cm pro Dezennium. Vom 3. bis 9. Jahrzehnt nimmt die Körperhöhe der Frauen infolge des Alterseinflusses um 6 ×

0,8 cm = 4,8 cm ab. Unser Mittelwert aus dem 3. Jahrzehnt ist 161,4 cm, der aus dem 9. Jahrzehnt 153,5 cm. Die jetzt 80 bis 90jährigen sind aber nicht von 161,4 cm vor 60 Jahren auf jetzt 153,5 cm zurückgegangen, sondern nur von 161,4 − 6 × 0,9 cm = 156,0 cm, da sie damals 5,4 cm kleiner waren als die jetzt 20 bis 30jährigen. Die jetzt im Mittel 161,4 cm großen Frauen werden nach 60 Jahren nicht 153,5 cm, sondern ungefähr 161,4 − 6 × 0,8 cm = 156,6 cm groß sein.

Wir wollen in der Tabelle 62 unsere Befunde über den Alternseinfluß auf die Körperhöhe mit verschiedenen Literaturangaben vergleichen. Man kann aus ihr ablesen, daß unsere errechneten Werte gut zu den meisten Literaturangaben passen. Allerdings ist nur bei uns die Altersschrumpfung der Männer größer als die der Frauen. Sie ist im Schrifttum entweder gleich oder gar bei den Frauen größer (SALLER 1930, BOURLIERE 1966). Der weibliche Wert ist weniger gesichert als der unserer Männer. Auch bei Frauen haben wir einen *Akzelerationszuwachs* von 0,9 cm pro Jahrzehnt angenommen: diese Zahl ist aber nur für Männer ermittelt worden.

Tabelle 62 Literaturangaben über den Rückgang der Körperhöhe mit fortschreitendem Alter (aus ROTHER u. Mitarb. 1973)

Autor	Männer	Frauen	Bevölkerung
VIERORDT (1906)	20. bis 90. Jahr etwa 8 cm		Deutsche
SALLER (1930)	Körpergrößenminderung von 5,8 cm	7,2 cm	Fehmaraner
WÜNSCHE (1952)	ab 60. Jahr 5 bis 7 cm	5 bis 7 cm	Deutsche
PFITZNER (1899)	pro Jahrzehnt etwa 1 cm	pro Jahrzehnt 1 cm	Deutsche
KURTH (1954)	in 12 Jahren 0,7 cm	in 12 Jahren 0,7 cm	
BOURLIERE (1966)	25. bis 85. Jahr etwa 10 cm	etwa 15,5 cm	Franzosen
QUETELET (1870)	vom 50. bis 90. Jahr etwa 7,6 cm	etwa 7,6 cm	Franzosen
HANNESON (1925)	21. bis 80. Jahr etwa 6 cm		Isländer
ELIAKIS et al. (1966)	ab 30. Jahr pro Jahr 0,06 cm	pro Jahr 0,06 cm	Griechen
TROTTER und GLESER (1952)	ab 30. Jahr pro Jahr 0,06 cm	pro Jahr 0,06 cm	amerikanische Weiße
Eigene Befunde	ab 20. Jahr pro Jahrzehnt 1,2 cm	pro Jahrzehnt 0,8 cm	Deutsche

Bei Frauen wird er schon auf Grund der niedrigeren Mittelgröße geringer sein (Abb. 98). Der Unterschied zwischen unseren mittleren männlichen und weiblichen Körperlängen beträgt genau 12 cm. WÜNSCHE (1953) gibt 11 cm an, aus einer graphischen Darstellung von KEMSLEY (1953) sind etwa 12 cm ablesbar, um genau 12 cm unterscheiden sich die Mittelwerte männlicher und weiblicher weißer Amerikaner (DUPERTUIS und HADDEN 1951), um 12,7 cm die männlicher und weiblicher Engländer (LEE und PEARSON 1897). Da wir also den Akzelerationszuwachs der Frauen zu hoch angenommen haben, wird ihre Altersschrumpfung etwas mehr als 0,8 cm pro Jahrzehnt betragen. Auf Tabelle 63 sind Regressionsfunktionen verschiedener Autoren angegeben, deren Messungen Individuen derselben Generation entstammen, d.h. alle wurden um die Jahrhundertwende geboren ($\pm$ 10 Jahre) und waren zum Untersuchungszeitpunkt nur unterschiedlich alt. Es zeigt sich beim Vergleich

dieser Regressionsfunktionen der Einfluß des Alterns. Akzelerationsphänomene sind weitgehend ausgeschaltet. Für alle 4 Knochen ergibt sich numerisch eine Zunahme des Regressionskoeffizienten b und eine Abnahme des Absolutgliedes a. Daraus folgte (s. ROTHER und Mitarb. 1973): Bei Männern hat sich der Alternsprozeß vom 23. bis 76. Lebensjahr dahingehend ausgewirkt, daß der relative Anteil des Femurs an der Körperhöhe zugenommen, der Rumpf relativ und absolut abgenommen hat. Für die Tibia und für das weibliche Geschlecht erhielten wir im Prinzip gleiche Ergebnisse.

Der *Konstitutionstyp* spielt in dem Zusammenhang eine Rolle. Aber auch er kann sich im Alternsgang ändern. Nach WÜNSCHE (1953) ist ein sogenannter Habituswechsel in dem Sinne möglich, daß der Pykniker erst im mittleren Alter «gewissermaßen in seinen Typ hineinwächst». Eine Altersabhängigkeit des Habitus sei unbestritten, indem Lep-

Tabelle 63   Änderung des Absolutgliedes und des Koeffizienten von Regressionsfunktionen als Folge des Alterns (aus ROTHER 1970)

Knochen	Autor	Mittleres Lebensalter des Materials	$y = a + bx$
Femur	MOLLISON (1910)	23 Jahre	$y = 110{,}18 + 1{,}37x$
	BREITINGER (1937)	26 Jahre	$y = 94{,}31 + 1{,}65x$
	DUPERTUIS und HADDEN (1951)	46,8 Jahre	$y = 69{,}09 + 2{,}24x$
	ROTHER (1970)	76 Jahre	$y = 58{,}58 + 2{,}31x$
Tibia	MOLLISON		$y = 117{,}58 + 1{,}39x$
	BREITINGER		$y = 95{,}59 + 1{,}99x$
	DUPERTUIS und HADDEN		$y = 81{,}69 + 2{,}39x$
	ROTHER		$y = 52{,}94 + 2{,}95x$
Radius	MOLLISON		$y = 108{,}02 + 2{,}37x$
	BREITINGER		$y = 97{,}09 + 2{,}97x$
	DUPERTUIS und HADDEN		$y = 80{,}41 + 3{,}65x$
	ROTHER		$y = 76{,}24 + 3{,}66x$
Humerus	MOLLISON		$y = 114{,}94 + 1{,}65x$
	BREITINGER		$y = 83{,}21 + 2{,}72x$
	DUPERTUIS und HADDEN		$y = 73{,}57 + 2{,}97x$
	ROTHER		$y = 71{,}40 + 2{,}83x$

Tabelle 64   Mittlerer Quotient Tibialänge $\times$ 100/Körperhöhe (aus ROTHER u. Mitarb. 1973)

Autor	Bevölkerung	Männer Alter [t]	Quotient	Frauen Alter [t]	Quotient
DUPERTUIS und HADDEN (1951)	weiße Amerikaner	47	21,3	47	21,0
PEARSON (1899)	Franzosen	60	22,0	60	21,6
DUPERTUIS und HADDEN unter Verwendung der Werte von ROLLET (1888) und PEARSON (1899)	Franzosen		21,8		21,4
LANGER (1871)	Deutsche		21,5 (errechnet)		
MOLLISON (1910)	Deutsche	23	22,4		
Eigene Befunde	Deutsche	54	22,5	57	21,1
ROTHER (1970)	Deutsche	76	23,0	76	23,0

tosome zahlreicher in jugendlichen, Pykniker mehr in mittleren und älteren Jahrzehnten vertreten sind. Das muß jedoch kein Argument gegen eine Altersverschiebung der vertikalen Proportionen zugunsten der unteren Extremitäten sein. Erstens kann einen solchen Habituswechsel nur Fettablagerung bedingen (NIKITYUK 1972), zweitens könnte er in Wirklichkeit kein Alterseffekt, sondern durch die Akzeleration hervorgerufen sein.

10.4.   Geschlechtsdifferenz

Nach SCHULTZ (1937), THIEME und SCHULL (1957), DUPERTUIS und HADDEN (1951), KURTH (1954) sowie SPRINGER (1970) haben Frauen relativ kürzere Extremitäten als Männer. Tabellen von MANOUVRIER (1892), PEARSON (1899), HRDLIČKA (1939), TELKKA (1950) und ROTHER (1970) erweisen jedoch das Gegenteil. Bei unseren Lebendmessungen ist der mittlere Tibia-Körperhöhenquo-

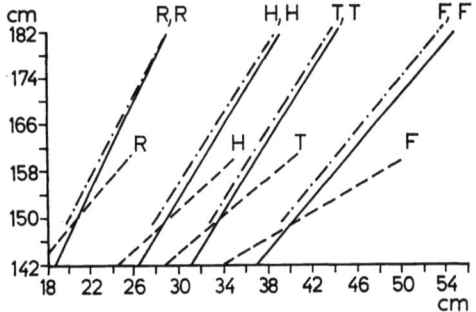

Abb. 99 Abhängigkeiten der Leichengrößen von Radius- (*R*), Humerus- (*H*), Tibia- (*T*) und Femurlänge (*F*) bei der Frau (– – – – –), beim Mann (– · – · –) sowie bei Männern und Frauen zusammen (————) als Regressionsgeraden (aus Rother 1970)

tient der Männer (22,5) höher als der von Frauen (21,1). Literaturvergleiche dazu liefert Tabelle 64. Angesichts dieser Diskrepanzen möchten wir Saller (1931) recht geben, welcher ein *Gesetz der Abnahme der relativen Stammlänge mit wachsender Körpergröße ohne Geschlechtsbesonderheiten* konstatierte. Beim Vergleich gleich großer Individuen derselben Population gibt es keine Geschlechtsunterschiede der relativen Stamm- und demzufolge auch Beinlänge. Da bei graphischen Darstellungen der Abhängigkeit der Körperhöhe von den langen Röhrenknochen die weiblichen Wertepaare im Mittel in einem kleineren Größenbereich liegen als die männlichen, sind auch die Anstiege der Regressionsgeraden und damit die entsprechenden Funktionen geschlechtsverschieden (Abb. 99).

10.5. Methoden zur Rekonstruktion der Körpergröße

Eigene Untersuchungen

Eigene Untersuchungen führten wir zuerst an 32 Frauen im Alter von 77,5 Jahren (Mittelwert) und 32 Männern im Alter

von 76 Jahren (Mittelwert) durch. Sie stammten aus den Anatomischen Instituten der Karl-Marx-Universität Leipzig und der Martin-Luther-Universität Halle/Wittenberg. Die Größe der weiblichen Leichen lag zwischen 142,2 cm und 160,4 cm, im Mittel bei 151,8 cm, die der männlichen Leichen zwischen 149,0 cm und 182,2 cm. Im Mittel waren diese 162,4 cm groß. Sie waren teils mit Formalinlösung, teils mit Alkohol fixiert. Wir ermittelten an ihnen folgende Größen:

Leichenlänge: Abstand zwischen Scheitel und Fußsohle der flach auf dem Präpariertisch liegenden Leiche.

Da wir die weiteren Maße an Muskelpräparaten entnehmen mußten, konnten wir die Knochenlängen nicht mit dem Anthropometer messen, sondern wir suchten Meßpunkte mit Präpariernadeln auf und maßen den Zwischenraum zwischen diesen. So kamen wir zur *größten Länge des Humerus*, indem wir unterhalb des Akromions von ventral den höchsten Punkt des Caput humeri aufsuchten und den Abstand zum unteren Punkt der Trochlea gemessen haben.

Die *Radiuslänge* ergab sich aus dem Abstand der Nadeln, die einmal die Ebene zwischen Caput radii und der artikulierenden Fläche des Humerus und zum anderen das distale Ende des Processus styloideus (radii) markierten.

Die *Femurlänge* ermittelten wir aus der Distanz zwischen Spina iliaca anterior superior und dem medialen Gelenkspalt zwischen dem Condylus medialis des Femur und der artikulierenden Fläche der Tibia. Um zur wirklichen Femurlänge zu gelangen, müssen 7,07% des eben beschriebenen Maßes subtrahiert werden. Diese Meßmöglichkeit geht auf Angaben Mollisons (1912) zurück, die durch Untersuchungen Jazutas (1925) bestätigt und von Breitinger (1937) angewandt worden waren.

Die *ganze Länge der Tibia* geht aus dem Abstand vom medialen Gelenkspalt zwischen Tibia und Femur zum distalen Punkt des Malleolus medialis hervor.

Unser Material für die Lebendmessungen setzte sich aus 95 Frauen und 90 Männern zusammen. Je Dezennium maßen wir 20 Personen (10 männliche und 10 weibliche). Im Alter von 90 bis 100 Jahren standen nur 5 Frauen zur Verfügung. Die Messungen erfolgten in der Erweiterten Oberschule von Delitzsch, im VEB Ziehwerk und im VEB Plastex Delitzsch sowie im Feierabendheim Beerendorf. An Größen wurden ermittelt:

Die *Körperhöhe* als vertikale Entfernung des Scheitels vom Boden.

Zur Feststellung der ganzen Tibialänge benötigt man 2 Maße: die Kniehöhe und die Fußhöhe. Die Kniehöhe ist die Höhe der Kniegelenkfuge über dem Boden, die Fußhöhe die Entfernung zwischen innerer Knöchelspitze und Boden. Die Tibialänge ergibt sich durch Subtrahieren der Fußhöhe von der Kniehöhe.

Folgende Meßpunkte waren notwendig: *Sphyrion* oder *Malleolare internum,* der an der Spitze des Malleolus medialis gelegene Punkt, der bei aufrechter Körperhaltung am weitesten nach unten sieht.

Tibiale, derjenige Punkt des inneren Tibiakopfs, der bei aufrechter Körperhaltung am höchsten liegt. Um ihn festzustellen, sucht man zuerst den oberen Tibiarand, indem man die Endsehne des M. quadriceps femoris am unteren Ende der Patella zwischen Zeigefinger und Daumen faßt. Hierauf fährt man mit dem Zeigefinger horizontal nach innen unter Verschiebung der Haut. So findet man den gesuchten Punkt der Gelenkfuge am vorderen Rand des Lig. collaterale tibiale.

Wir nahmen die jeweiligen Lebend- und Leichenmaße an beiden Seiten und verwendeten für unsere Berechnungen das arithmetische Mittel aus beiden, um durch Asymmetrie bedingte Ungenauigkeiten zu verringern. Die Regressionsrechnungen erfolgten mit programmgesteuerten elektronischen Digitalrechnern (ZRA 1 und R 300) der Sektion Rechentechnik und Datenverarbeitung der Karl-Marx-Universität Leipzig. Da wir der Literatur die Maße von Femur, Humerus, Tibia und Radius entnehmen konnten, welche MOLLISON (1910) an 100 lebenden Männern ohne nachfolgende Regressionsanalysen gewonnen hatte, stellten wir die Berechnungen auch mit diesen Werten an. Angaben zur Rechentechnik finden sich in dem Beitrag dieses Buches von H. VAHLE, der auch die statistische Bearbeitung unseres Materials übernommen hatte.

Allgemeine Richtlinien

Aus den von uns durchgeführten Untersuchungen ergaben sich neben den bereits in den vorangegangenen Erörterungen geschilderten Gesichtspunkten noch folgende allgemeine Richtlinien für den Umgang mit Regressionsformeln:

1. Der Zusammenhang zwischen Knochenlänge und Körperhöhe ist geschlechtsdifferent.

2. Die Korrelation zwischen den großen Röhrenknochen der Unterextremität und der Körperhöhe ist strenger als die zwischen Humerus bzw. Radius und Körperhöhe.

3. Bei Funden weiblicher langer Röhrenknochen kann man nach unseren Berechnungen nur die Regressionsfunktionen mit einer Knochenlänge verwenden, da einzelne Regressionskoeffizienten höherdimensionaler Ansätze nicht gegen Null gesichert sind.

4. Findet man mehrere männliche lange Röhrenknochen, so erzielt man bei der Anwendung der Ansätze, in die Fe-

mur und Humerus, Femur und Tibia, Femur und Radius sowie Humerus und Radius eingehen, bessere Ergebnisse als bei zweidimensionalen Regressionsformeln. Hierbei zeigt der Korrelationskoeffizient zwischen Femur und Tibia und Körperhöhe den höchsten Wert. Ansätze mit Größen von Humerus und Tibia bzw. Tibia und Radius sind nicht zu verwenden, da einzelne Regressionskoeffizienten nicht gegen Null gesichert sind. Gleichungen, in die Längen von mehr als 2 männlichen großen Röhrenknochen eingehen, sind zur Körperhöhenrekonstruktion wenig geeignet, da sie, selbst wenn alle Regressionskoeffizienten signifikant gegen Null sind, keine wesentliche Verminderung der Reststreuung bringen.

5. Gleichungen, in die Knochenlängen beiderlei Geschlechts eingehen, haben schlechtere Ergebnisse als die geschlechtsspezifischen Formeln. Aussagen bei Funden unbekannten Geschlechts müssen deshalb immer ungenauer sein.

Eigene Ergebnisse

Die von uns an durchschnittlich 76 Jahre alten Männern und Frauen ermittelten Regressionsformeln zur Berechnung der Körperhöhe aus den Längen großer menschlicher Röhrenknochen und die dazugehörenden Reststreuungen sind im folgenden aufgeführt. Die genauesten Formeln sind unterstrichen. Als Reststreuung s_R bezeichnet man den Bereich, innerhalb dessen die tatsächlichen Körpergrößen in 67% der Fälle um den aus den Knochenlängen errechneten Wert schwanken. Bei den restlichen 33% der Fälle ist der Schwankungsbereich größer, in den Bereich von $2 \times s_R$ fallen 95% aller Fälle.

Frauen: $y = 102,63 + 1,11$ Femurlänge
$(s_R = 4,03$ cm$)$
$y = 96,85 + 1,76$ Humeruslänge
$(s_R = 3,92$ cm$)$

$y = 96,44 + 1,53$ Tibialänge
$(s_R = 4,10$ cm$)$
$y = 102,17 + 2,21$ Radiuslänge
$(s_R = 4,30$ cm$)$
Männer: $y = 56,58 + 2,31$ Femurlänge
$(s_R = 4,04$ cm$)$
$y = 69,40 + 2,83$ Humeruslänge
$(s_R = 4,81$ cm$)$
$\underline{y = 50,94 + 2,95 \text{ Tibialänge}}$
$(s_R = 3,27$ cm$)$
$y = 74,24 + 3,66$ Radiuslänge
$(s_R = 4,49$ cm$)$
$y = 42,84 + 1,66$ Femurlänge
$\qquad + 1,32$ Humeruslänge
$(s_R = 3,63$ cm$)$
$\underline{y = 40,68 + 0,95 \text{ Femurlänge}}$
$\underline{\qquad + 2,07 \text{ Tibialänge}}$
$(s_R = 2,93$ cm$)$
$\underline{y = 45,51 + 1,53 \text{ Femurlänge}}$
$\underline{\qquad + 1,93 \text{ Radiuslänge}}$
$(s_R = 3,42$ cm$)$
$y = 61,33 + 1,32$ Humeruslänge
$\qquad + 2,40$ Radiuslänge
$(s_R = 4,27$ cm$)$
$\underline{y = 39,01 + 0,88 \text{ Femurlänge}}$
$\underline{\qquad + 1,68 \text{ Tibialänge}}$
$\underline{\qquad + 0,81 \text{ Radiuslänge}}$
$(s_R = 2,87$ cm$)$
unbekanntes Geschlecht:
$y = 59,51 + 2,19$ Femurlänge
$(s_R = 5,27$ cm$)$
$y = 59,99 + 3,06$ Humeruslänge
$(s_R = 5,14$ cm$)$
$y = 50,10 + 2,92$ Tibialänge
$(s_R = 4,71$ cm$)$
$y = 67,99 + 3,86$ Radiuslänge
$(s_R = 4,83$ cm$)$
$y = 49,83 + 1,11$ Femurlänge
$\qquad + 1,77$ Humeruslänge
$(s_R = 4,66$ cm$)$
$y = 47,01 + 0,78$ Femurlänge
$\qquad + 2,06$ Tibialänge
$(s_R = 4,57$ cm$)$
$y = 55,06 + 1,01$ Femurlänge
$\qquad + 2,48$ Radiuslänge
$(s_R = 4,44$ cm$)$.

Da wir der Literatur die Meßwerte der Längen von Femur, Humerus, Tibia und Radius entnehmen konnten, welche MOLLISON (1910) an 100 20 bis 23jährigen lebenden Badener Männern gewonnen hatte, führten wir auch Berechnungen mit diesen Werten durch. Die aus seinen

Meßdaten ermittelten günstigsten Regressionsfunktionen sehen folgendermaßen aus:

1. Steht nur ein großer Röhrenknochen des betreffenden männlichen Individuums zur Verfügung, so gelten folgende zweidimensionale Ansätze:

$y = 110,18 + 1,37$ Femurlänge
   $(s_R = 2,85$ cm$)$
$y = 114,94 + 1,65$ Humeruslänge
   $(s_R = 3,32$ cm$)$
$y = 117,58 + 1,39$ Tibialänge
   $(s_R = 2,96$ cm$)$
$y = 108,02 + 2,37$ Radiuslänge
   $(s_R = 3,07$ cm$)$.

2. Die insgesamt größte Sicherheit finden wir bei Anwendung des vierdimensionalen Ansatzes mit Femur, Tibia und Radius. Die Regressionsfunktion lautet:

$y = 82,91 + 0,94$ Femurlänge
      $+ 0,81$ Tibialänge
      $+ 0,58$ Radiuslänge
   $(s_R = 2,24$ cm$)$.

Gleichfalls verwendbar ist der Ansatz mit Humerus, Tibia und Radius:

$y = 91,21 + 0,53$ Humeruslänge
      $+ 0,88$ Tibialänge
      $+ 1,05$ Radiuslänge
   $(s_R = 2,66$ cm$)$.

Formeln anderer Autoren

In den einschlägigen Monographien und Lehrbüchern finden sich Regressionsfunktionen in großer Zahl. Einige davon enthalten die Tabellen 61 und 63. Für die Bevölkerung der baltischen Sowjetrepubliken errechnete z.B. NAINIS (1966, 1972) folgende Formeln:

Männer:

Körperhöhe = $74,30 + 2,81$ Humeruslänge
  $\pm 9,78$ cm
Körperhöhe = $64,63 + 2,30$ Femurlänge
  $\pm 8,85$ cm
Körperhöhe = $57,47 + 1,01$ Humeruslänge
  $+ 1,71$ Femurlänge
  $\pm 8,64$ cm

Frauen:

Körperhöhe = $78,56 + 2,52$ Humeruslänge
  $\pm 9,73$ cm
Körperhöhe = $69,09 + 2,08$ Femurlänge
  $\pm 8,57$ cm
Körperhöhe = $68,83 + 0,04$ Humeruslänge
  $+ 2,06$ Femurlänge
  $\pm 8,61$ cm.

Die gemessenen Männer waren im Durchschnitt 46 Jahre, die Frauen im Durchschnitt 53 Jahre alt. Der angegebene Schwankungsbereich entspricht $2 s_R$, d.h. in ihn fallen 95% der Fälle.

Als sicherste Methode der Körperhöhenrekonstruktion gilt die von FULLY (1956) angegebene Ermittlung der *Skeletthöhe*, welche durch eine Weichteilkorrektur ergänzt wird zur Körperhöhe. Ihr maximaler Fehler soll 3,5 cm nicht übersteigen, jedoch setzt sie ein vollständig erhaltenes Skelett voraus (DOBRJAK 1960). In dem Fall addiert man die Schädelhöhe, die Entfernung von der Zahnspitze des Axis bis zum 5. Lendenwirbel (einschließlich), die Höhe des 1. Kreuzbeinwirbels, die Längen von Femur und Tibia sowie die Höhe von Talus und Calcancus. Liegt die so erhaltene Skelethöhe unter 153,5 cm, müssen 10 cm addiert werden, liegt sie zwischen 153,6 und 165,4 cm, 10,5 cm und beträgt sie mehr als 165,4 cm, müssen 11,5 cm hinzugezählt werden, um zur tatsächlichen Lebendgröße zu gelangen.

FULLY und PINEAU (1960) geben eine Formel für die Beziehung Körperlänge — Skelettgröße an:

Körpergröße = $0,98$ Skelettgröße
  $+ 14,63 \pm 2,04$ cm.

Diese Formel hat zweifelsohne den Vorteil, daß für sie durch Alter, Geschlecht, Akzeleration und Rasse bedingte Unterschiede in den vertikalen Proportionen relativ bedeutungslos werden. Allerdings erfordert sie ein komplettes Skelett und einen größeren Meßaufwand.

Alle bisherigen Erörterungen bezogen sich auf Skelette Erwachsener. Selten ist aber auch eine *Körperhöhenrekonstruktion bei Kindestötung* erforderlich. TELKKA und Mitarb. (1962) haben sich mit dieser Problematik beschäftigt. Ihnen standen Röntgenbilder von 3848 langen Röhrenknochen von Kindern unter 15 Jahren zur Verfügung, deren Körpergröße und Gesundheitsstatus bekannt waren. Sie benutzten jeweils das Mittel der gemessenen *Diaphysenlängen* von rechtem und linkem Knochen. Das Material wurde in 3 Altersgruppen aufgeteilt: Kinder zwischen 10 und 15 Jahren, zwischen 1 und 9 Jahren und unter 1 Jahr. Folgende Regressionsformeln ergaben sich:

1. Für Jungen vom 10. bis zum 15. Lebensjahr

Femur: $y = 10{,}0 + 3{,}73 \ x \pm 5{,}3$
Tibia: $y = 44{,}0 + 3{,}35 \ x \pm 7{,}0$
Fibula: $y = 38{,}8 + 3{,}59 \ x \pm 6{,}9$
Humerus: $y = 16{,}5 + 4{,}91 \ x \pm 4{,}2$
Radius: $y = 30{,}5 + 5{,}96 \ x \pm 4{,}6$
Ulna: $y = 26{,}7 + 5{,}73 \ x \pm 4{,}3.$

2. Für Mädchen vom 10. bis zum 15. Lebensjahr

Femur: $y = 33{,}5 + 3{,}12 \ x \pm 5{,}3$
Tibia: $y = 58{,}7 + 2{,}90 \ x \pm 6{,}8$
Fibula: $y = 44{,}5 + 3{,}42 \ x \pm 5{,}3$
Humerus: $y = 36{,}9 + 4{,}11 \ x \pm 5{,}7$
Radius: $y = 35{,}3 + 5{,}85 \ x \pm 4{,}7$
Ulna: $y = 37{,}8 + 5{,}24 \ x \pm 4{,}8.$

3. Für Jungen vom 1. bis zum 9. Lebensjahr

Femur: $y = 34{,}1 + 321 \log\left(1 + \dfrac{x}{100}\right)$
$\pm 4{,}1$
Tibia: $y = 38{,}4 + 3{,}43 \ x \pm 3{,}3$
Fibula: $y = 39{,}1 + 3{,}42 \ x \pm 3{,}1$
Humerus: $y = 28{,}0 + 4{,}41 \ x \pm 3{,}0$
Radius: $y = 23{,}0 + 6{,}38 \ x \pm 3{,}3$
Ulna: $y = 21{,}1 + 5{,}96 \ x \pm 3{,}1.$

4. Für Mädchen vom 1. bis zum 9. Lebensjahr

Femur: $y = 31{,}7 + 329 \log\left(1 + \dfrac{x}{100}\right)$
$\pm 4{,}1$
Tibia: $y = 39{,}4 + 3{,}34 \ x \pm 5{,}2$
Fibula: $y = 40{,}1 + 3{,}35 \ x \pm 5{,}0$
Humerus: $y = 30{,}5 + 4{,}26 \ x \pm 4{,}9$
Radius: $y = 25{,}4 + 6{,}33 \ x \pm 3{,}5$
Ulna: $y = 24{,}6 + 5{,}74 \ x \pm 5{,}1.$

Bei Säuglingen liegen nichtlineare Beziehungen vor; die Regressionsfunktionen haben deshalb ein komplizierteres Aussehen. Die Autoren betonen, daß die Standardabweichungen ihrer Formeln höher sind als die von Erwachsenenformeln und daß sie primär nur für die finnische Bevölkerung gelten, eine Anwendung bei anderen Rassen nur bedingt möglich ist.

Abschließend sei erwähnt, daß mittels linearer Regressionsanalysen auch Beziehungen vieler anderer Längenmaße zueinander definiert worden sind, so z.B. die Beziehungen zwischen Handlänge und Humeruslänge, Fußlänge und Femurlänge (NAINIS 1966), zwischen Arm- und Beinlänge und den entsprechenden Knochen (NAINIS 1968) oder zwischen Fuß- und Körpergröße (REINHARDT und ZINK 1969). HAAK (1967) hat die Beziehungen zwischen zahlreichen Kopfmaßen und der Körperhöhe untersucht. Allerdings sind die Reststreuungen der aufgestellten Regressionsfunktionen sehr groß (sie liegen bei 10 cm), letztere deshalb in praxi kaum zu verwenden.

Ein letztes Problem gibt der Verletzungshergang auf, wie er neuerdings bei Massenunfällen, etwa Flugzeugabstürzen, zu beobachten ist. Häufig sind hier die langen Röhrenknochen frakturiert und deshalb direkt zur Körperhöhenrekonstruktion nicht brauchbar. Auch z.B. die Körpergrößen der Opfer des Massenmörders Dr. Petiot in Paris waren bei der Identifizierung kaum zu bestimmen, da der Täter den Leichnamen noch *viel-*

fache Frakturen beigebracht hatte. In solchen Fällen helfen die von STEELE (1970) angegebenen Verfahren weiter. Er legte an Femur, Tibia und Humerus jeweils mehrere Segmente fest und errechnete mittels linearer Regressionsanalysen Formeln, die gestatten, aus den Längen einzelner Knochenfragmente die gesamte Knochenlänge abzuschätzen, welche dann in geeignete Gleichungen zur Rekonstruktion der Körpergröße eingesetzt werden können. Dabei sind die Reststreuungen der beiden nacheinander benutzten Formeln zu addieren.

10.6. Kritische Wertung

Neben den erwähnten Formeln kann man sehr viele andere in der einschlägigen Literatur finden. Das Problem liegt in der *Auswahl* der richtigen und in der *Korrektur* eines gewonnenen Ergebnisses unter Berücksichtigung des Alters, des Akzelerationsgrades usw. Deshalb ist die richtige Reihenfolge des Vorgehens bei der Identifikation so wichtig. Ehe man die Schätzung der Körpergröße durchführt, sollte die Bevölkerungsgruppe, zu der die zu identifizierende Person gehört, ihr Geschlecht und ihr ungefähres Alter bestimmt worden sein. Auch ist zu bedenken, daß die Angaben über die Lebendkörpergröße in weiten Grenzen schwanken können (SNOW und WILLIAMS 1971). Oftmals weicht die bekannte Körpergröße einer Person von ihrer tatsächlichen Größe zum Zeitpunkt des Todes stark ab. Beim Leichnam nimmt dann die Körperlänge durch Quellung rasch zu. Die Differenz beträgt etwa 2 cm (MENDES-CORRÊA 1932) und ist bei unseren Regressionsformeln berücksichtigt worden.

Man sollte also immer eine Funktion heranziehen, die den gefundenen Kno-

chen, der Bevölkerungsgruppe (Rasse), dem vorherbestimmten Geschlecht und Alter sowie auch möglichst derselben Generation entspricht.

Selten wird eine Formel zu finden sein, die in diesem Sinne vollständig passend ist. Meist wird man um die Mühe einer Korrektur, d. h. einer *Interpretation des Ergebnisses* nicht herumkommen. Findet sich z. B. bei uns ein zu identifizierender menschlicher Humerus, dessen Alter auf 30 bis 40 Jahre, dessen Liegezeit auf 20 Jahre zu schätzen ist und den man mittels einer Diskriminanzfunktion sicher als männlich erkannt hat, so läßt sich mit seiner Länge nach der Formel auf Seite 207 die Lebendkörpergröße der betreffenden dazugehörenden Person schätzen. Das Ergebnis wäre dann eine Körpergröße $\pm 4,81$ cm$=s_R$. Mit einer Wahrscheinlichkeit von etwa 67% würde die tatsächliche Körpergröße innerhalb eines Bereichs von 4,81 cm um den errechneten Wert schwanken. Da die angewandte Formel an alten Menschen (durchschnittliches Alter 76 Jahre) errechnet wurde, deren seniler Rumpf schon verkürzt war, entspricht der Humeruslänge des 30 bis 40jährigen Mannes wahrscheinlich eine größere Körperhöhe als bei über 70jährigen, d. h., die Wahrscheinlichkeit ist groß, daß der tatsächliche Wert über dem errechneten liegt.

Abschließend sei dazu PEITSCH (1970) zitiert, die das «Non multa, sed multum» in dem Zusammenhang treffend ausdrückt: «Mit dem Vorschlag ist nichts geholfen, alle erreichbaren Gleichungen zu benutzen und dann den Mittelwert zu nehmen. Auf diese Weise mindert man nur das gute Ergebnis aus einer sorgsam errechneten und auf einer großen Zahl gegründeten Formel durch das aus schlechteren. Man sollte bestrebt sein, die beste Formel zu benutzen.»

11. Identifikation des Feten durch Skelettuntersuchungen

11.1. Allgemeines

In der gerichtsmedizinischen Praxis kommt es vor, daß in Verbindung mit Abtreibungen oder Kindestötungen nur mehr das Skelett des Kindes oder einzelne Knochen desselben auffindbar sind und zur Untersuchung kommen. In solchen Fällen muß das Alter des betreffenden Feten mit Hilfe der Größenmaße der gefundenen Knochen bestimmt und ferner ermittelt werden, ob er in unreifem oder reifem Zustand zur Welt gekommen ist.

Bei den Untersuchungen an den im Gerichtsmedizinischen Institut zu Szeged befindlichen 138 fetalen Skeletten haben wir präzise Messungen durchgeführt. Die Untersuchungen an diesem Material bilden die Grundlage der in diesem Kapitel dargestellten Erkenntnisse.

11.2. Wichtigste Gesichtspunkte der gerichtsmedizinischen Untersuchung fetaler Knochen

Zwischen dem intrauterinen Wachstum der fetalen Knochen und den Körperlängenmaßen besteht ein linearer Zusammenhang (BALTHAZARD und DERVIEUX 1921, OLIVIER und PINEAU 1960). Dieser bildet die Grundlage für die mittels der Knochenmaße erfolgende Bestimmung der Körperlänge bzw. des Alters. Bei der Untersuchung des Skeletts erwachsener Personen können in der Altersbestimmung sich auf Jahre belaufende Irrtümer ergeben, namentlich bei Knochen Erwachsener im mittleren Alter (HARSÁNYI und

FÖLDES 1968, KROGMAN 1962). Da die Größe der fetalen Knochen zum Lebensalter, vor allem aber zur Körperlänge enge Korrelationen aufweist, ist die Möglichkeit von Fehlschlüssen bei der Altersbestimmung geringer. Die Fehlergrenze der Bestimmung beträgt meistens nicht mehr als 1/2 Lunarmonat (FAZEKAS und KÓSA 1966).

Die sich in der gerichtsmedizinischen Praxis ergebenden Fragen in Verbindung mit der Untersuchung von fetalen Skeletten, Skelettanteilen oder einzelnen fetalen Knochen sind ähnliche wie bei Erwachsenen, wenn auch nicht so vielfältiger Art. Die Untersuchung der individuellen Besonderheiten des Skeletts, die bei Vorliegen eines Erwachsenenknochengerüstes die Basis der Identifikation bildet, bietet in einem großen Teil der Fälle keine hinreichenden Anhaltspunkte für die Begutachtung seitens des Experten. An den Knochen Erwachsener entstehen im Laufe des Lebens pathologische oder traumatische Veränderungen, welche über die Feststellung der Person hinaus auch die Todesursache anzeigen können. Bei einem Verbrechen gegen das fetale Leben kann auf die Ursache des Todes, es sei denn, die Knochenverletzung ist Folge einer groben Krafteinwirkung oder durch ein mit Schneide bzw. Spitze versehenes Instrument hervorgerufen, nicht geschlossen werden.

Die beim Auffinden kindlicher Skelette, Skelettfragmente oder einzelner Knochen zu beantwortenden gerichtsmedizinischen Fragen sind gewöhnlich folgende:

1. Sind die Knochen menschlicher oder

tierischer Herkunft? Stammen sie von kindlichen Feten oder sind es Teile des Skeletts von kleinerem Geflügel oder kleineren Säugetieren?

2. Haben sich die Funde als mensch-lich-fetale Knochen erwiesen, aus wel-chem Schwangerschaftsmonat stammen sie? Lassen sich die mit Hilfe der Kno-chenmaße errechnete Körperlänge und das Alter der Frucht mit der Schwan-gerschaftszeit der verdächtigen Frau in Einklang bringen, d. h. mit jener Schwan-gerschaftsphase, in der ein Abort oder die Geburt stattfand?

3. Befand sich das Kind z. Zt. seiner Geburt schon in reifem bzw. lebensfähi-gem Zustand oder kam es wegen seiner Unreife schon lebensunfähig zur Welt?

4. Kann der Fetus von einer des Ver-brechens der Abtreibung verdächtigen Frau stammen, deren Gravidität inner-halb der fraglichen Zeit aufhörte?

5. Hat die Untersuchung Daten zuta-ge gefördert, welche auf die Umstände des Fruchttodes hindeuten bzw. auch die To-desursache anzeigen?

6. Wie lange Zeit kann das kindliche Skelett am Fundort vergraben gewesen und wann dürfte der Tod eingetreten sein?

Die Antwort auf diese Fragen kann durch die Untersuchung des fetalen Ske-letts und an Hand sorgfältiger Erwägung der Auffindungsumstände gegeben wer-den.

11.3. Untersuchungen zur Artbestimmung der Knochen

Zur Unterscheidung zwischen mensch-lichen und tierischen Knochen stehen drei Verfahren zur Verfügung: makroskopi-sche, mikroskopische und serologische Untersuchungen.

Vergleichend-anatomische (ma-kroskopische) Untersuchung

Beim Auffinden vollständiger fetaler Ske-lette bereitet die Feststellung, ob es sich um menschliche oder tierische Skelette handelt, gewöhnlich keine Schwierigkei-ten. Jedoch sind einzelne Knochen, vor-wiegend von kleinen Haustieren (Hund, Katze usw.) oder den fetalen Größen nä-her stehenden anderweitigen Tieren (Mar-der, Hase bzw. Kaninchen) schon für menschliche Knochen gehalten worden. Auch Geflügelknochen sind Gegenstand der Verwechslung gewesen, meistens dann, wenn nur vereinzelte Extremitä-tenknochen gefunden wurden, die das Verdachtsmaterial bildeten.

In Fällen, bei denen fetale Knochen vermutet werden, kann die menschliche Herkunft der Funde am leichtesten auf Grund der Untersuchung der *Schädel-knochen* festgestellt werden. Die Schädel-knochen menschlicher Feten sind dünn und separat, d. h. nicht durch Suturen vereint. Es gibt also keine Tierart (inklu-sive auch die der Menschenaffen), mit deren Schädelknochen sie verwechselt werden könnten, selbst dann nicht, wenn die einzelnen Schädelknochen nur teil-weise auffindbar sind (MALL 1906, 1910, NOBACK 1944, STREETER 1949). Die tie-rischen Schädelknochen sind im Ver-hältnis zum gesamten Knochengerüst kleiner. Besonders auffallend ist die Kleinheit des Gehirnschädels gegenüber dem Gesichtsschädel, ferner die Vereini-gung der Knochen durch Nähte, bzw. die Verknöcherung der Nähte. Diese Ei-genschaften sprechen für das Skelett eines ausgewachsenen Tiers (Katze, Hund usw.). Auch die Gesichtsschädelknochen der einzelnen Tiere (Maxilla, Mandibula, Gebiß usw.) unterscheiden sich in ihren Charakteristika und in ihren Größenver-hältnissen zueinander dermaßen von den Gesichtsknochen menschlicher Feten, daß ein geübter Gerichtsarzt sie nicht verwechseln kann (Kósa und Fazekas 1969, 1972, 1973).

Schwierigkeiten ergeben sich hauptsächlich dann, wenn nur *Extremitätenknochen* oder deren Fragmente zur Untersuchung gelangen. Die Knochen jungen Geflügels (Huhn, Gans, Ente, Pute usw.) können an menschliche Extremitätenknochen erinnern. Sind aber die unversehrten Enden der Knochen auffindbar, so ist die Differenzierung unkompliziert.

Bei den Extremitätenknochen menschlicher Feten sind die Epiphysenteile entweder knorplig oder in der knorpligen Substanz ist ein Ossifikationskern enthalten, es sei denn, die Epiphyse fehlt infolge der Zerstörung der Weichteile vollkommen.

Schulterblätter und *Beckenknochen* unterscheiden sich ebenfalls weitgehend von den tierischen Knochen. Das Becken menschlicher Feten wird von drei paarigen Knochen gebildet (Os ilium, Os ischii und Os pubis), die nur knorplig miteinander verbunden sind. Nach dem Zerfall der Weichteile sind sie daher stets gesondert anzutreffen, wogegen die tierischen Knochen in synostotischer Form vorliegen.

Mikroskopische (histologische) Untersuchung

Ist der Fetus zerstückelt worden und ein anderes Untersuchungsverfahren nicht anwendbar, so kann die menschliche oder tierische Herkunft der Knochen auch mit Hilfe des anatomisch-strukturellen Gefüges des Knochengewebes eruiert werden. Die Untersuchungsverfahren sind ähnlich wie bei erwachsenen Personen und werden deshalb an dieser Stelle nicht ausführlich behandelt.

Serologische Untersuchung der Knochen

Hier wollen wir uns mit den in Frage kommenden Methoden auch nicht näher befassen; diesbezüglich sei auf die entsprechenden Abschnitte verwiesen.

11.4. Altersbestimmung des Feten

Wird ein Fetus gefunden, kann bezüglich seines Alters auch nur dann eine annähernd genaue Aussage gemacht werden, wenn die Weichteile vorhanden sind und selbst die Körperlänge genau bekannt ist (Brock 1954, Hosemann 1949, Zangemeister 1912).

Viel schwieriger gestaltet sich die Aufgabe, wenn infolge von Fäulnis (Liegen im Wasser oder in der Erde usw.) die Weichteile zugrundegegangen sind und nur Knochen gefunden werden. Nach Zerstückelung der Feten oder Neugeborenen und hochgradiger Zerstörung der Weichteile sind Schlüsse auf das Alter nur auf Grund der Größe der gefundenen Knochen möglich. Es sind deshalb zahlreiche Versuche zur Ausarbeitung von Methoden unternommen worden, die eine Bestimmung der Körperlänge und des Lebensalters, basierend auf den Knochenmaßen, gestatten (Toldt 1882, Balthazard und Dervieux 1921, Szász 1938, Siebert 1941, Saettele 1951, Olivier und Pineau 1960, Robb und Clark 1934, Röthig 1973, Krings 1960, Nagamori und Mitarb. 1965, Tekata 1922). Diese Untersuchungen beziehen sich aber hauptsächlich auf die Extremitätenknochen. Deshalb hat sich die Durchführung grundlegender Knochenmessungen als notwendig erwiesen, die an Hand einer großen Zahl von Fällen in Verbindung mit allen in Frage kommenden Knochenmaßen genaue Vergleichsdaten liefern und die ganze intrauterine Entwicklungsphase des Feten umfassen. Aus dieser Überlegung heraus haben wir unsere Untersuchungen an einem weit umfangreicheren Material vorgenommen und auf sämtliche größere fetale Röhren- und flache Knochen ausgedehnt (FAZEKAS und KÓSA 1965, 1966, 1967).

Bei den Untersuchungen an insgesamt 138, aus verschiedenen Schwangerschaftsperioden (vom III. bis X. Lunarmonat) stammenden fetalen Skeletten wurden die typischsten Maße (Länge und Breite) bestimmt und die erhaltenen Meßdaten in ihrer Beziehung zur Körperlänge mathematisch analysiert.

Mittels Regressions-, Korrelations- und Signifikanz-Berechnungen konnten wir beweisen, daß zwischen Knochengrößen und Körperlängenmaßen ein enger linearer Zusammenhang besteht, so daß jedes fetale Knochenmaß zur Ermittlung der Körperlänge und des Alters geeignet sein kann (FAZEKAS und KÓSA 1965, 1966, 1967).

Besonders schwer kann die Abgabe eines fachärztlichen Gutachtens sein, wenn in Verbindung mit dem Verbrechen die Leiche des Neugeborenen verbrannt und das Knochengerüst des Kindes in verschiedenen Stadien der Verbrennung (Karbonisation, Kalzination) aufgefunden wurde. Nach MULLER (1938) weisen die Knochen dann eine Verkürzung um mindestens 10% auf, die weitgehend auch vom Grad der Verkohlung abhängt. Nach SCHRADER (1938) kommen an den fetalen Knochen durch die Verbrennung gewöhnlich so starke Verkürzungen vor, daß sich eine um 5 cm geringere Körperlänge des Feten feststellen läßt als die tatsächliche. Somit könnte man sich um einen oder anderthalben Lunarmonat irren, wenn man keine Korrektur vornimmt.

PETERSOHN und KÖHLER (1964) haben untersucht, wie hochgradig die Verkürzung und Gewichtseinbuße der langen Röhrenknochen menschlicher Feten infolge von Verbrennungen ist. Dabei ergeben sich wesentliche Verkürzungen bereits anläßlich der Messung nach dem Austrocknen; bei reifen Feten waren diese geringeren Grades, bei unreifen dagegen augenscheinlicher. Bei Früchten im Alter vom VIII. bis X. Lunarmonat betrug die Verkürzung infolge des Feuchtigkeitsverlusts 0,2 bis 0,4% und nach der Kalzinierung 5,4 bis 13,8%. Bei sieben Lunarmonate alten Feten war nach der Karbonisation eine Verkürzung um 6,6% und nach der Kalzinierung um 12,1% zu verzeichnen. Bei Feten im VI. Lunarmonat erhöhte sich die Verkürzung in der Karbonisationsphase auf 8,9% und bei solchen im V. und IV. Lunarmonat auf 19,5%, um in der Kalzinationsphase selbst 15,4 bis 27,2% zu erreichen.

Literaturangaben über Veränderungen fetaler Knochen im Anschluß an Verbrennungen lassen auch die von uns ermittelten, das Lebensalter bestimmenden Regressionsdiagramme zur Ermittlung der Körperlänge und des Alters der Feten, basierend auf den Maßen der verbrannten Knochen, als geeignet erscheinen. Im Falle verbrannter fetaler Knochen entspricht ein um einen Lunarmonat höherer Alterswert, als er auf Grund der Knochenmaße erhalten wurde, dem wirklichen Lebensalter (KÓSA 1969).

11.5. Untersuchung auf Reife und Lebensfähigkeit der Leibesfrucht

Die mittels der Knochenmaße festgestellte Körperlänge entscheidet gleichzeitig auch die Frage der Reife. Nach dem VII. Lunarmonat geborene, etwa 35 cm lange Feten können in Anbetracht ihres Entwicklungsgrades schon lebensfähig sein.

Innerhalb dieses Kapitels möchten wir auf jene charakteristischen Entwicklungsstadien der fetalen Knochen hinweisen, die auch ohne jegliche metrischen Daten auf den Reifegrad des Kindes hindeuten können (KÓSA und FAZEKAS 1972, 1973). Die auf die Reife des Kindes hinweisenden Zeichen sind vornehmlich an den Schädelknochen wahrnehmbar, und zwar:

1. Ist die Pars petrosa des Schläfenbeins mit der Pars squamosa und dem Anulus tympanicus knöchern verwachsen, so ist mit großer Wahrscheinlichkeit zu behaupten, daß das Kind am Ende der Schwangerschaft (reif) zur Welt kam.

2. Sind die kleinen Flügel des Keilbeins mit dem Körper des Keilbeins verwachsen, so kann der Fetus über VII Lunarmonate alt sein.

3. Überschreitet das Breitenmaß der Pars basilaris (ossis occipitalis) deren Länge, so hat der Fetus den VII. Lunarmonat ebenfalls schon vollendet und kann angesichts seiner Entwicklung lebensfähig gewesen sein.

Die anläßlich der Obduktion der Feten und der Röntgenuntersuchung der Knochen nachweisbaren Ossifikationskerne der Epiphyse liefern keine entsprechende Stütze zur Feststellung der Reife, weil sie nicht von typischer Form sind und zwischen den Knochen schwer erkennbar bzw. schwer voneinander zu unterscheiden sind. Sie können z. B. auch mit den Wirbelkörpern verwechselt werden, die bei Feten flache, ovoide Gebilde darstellen. Hinsichtlich des Wachstums und des Erscheinens der epiphysealen Kerne der Extremitätenknochen zeigen sich auch sonst große Schwankungen (ADAIR und SCAMMON 1921, ADAMS 1925, ARAUJO 1962, CHRISTIE 1949, LAMBERTZ 1900, SIEBERT 1941, ROBECCHI 1934, SWOBODA 1956).

Identifizierung der Kindesmutter

Bei der Beantwortung der Frage ziehen wir vor allem die Angaben der des Verbrechens verdächtigen Frau bezüglich der vorhanden gewesenen Schwangerschaft, deren Alter, den Entwicklungsgrad und das Geschlecht des Kindes usw. in Betracht und nehmen dann die Beurteilung der gefundenen Knochen mittels dieser anamnestischen Daten vor. In einem großen Teil der Fälle geben die Verdächtigten infolge der belastenden Fahndungsergebnisse dann die Umstände des Verschwindens des Fetus oder Neugeborenen und sogar auch die Stelle des Verstecks an. Dies macht jedoch nie die Durchführung der beweisführenden Untersuchung des medizinischen Sachverständigen unnötig. In problematischen Fällen müssen zwecks Feststellung oder Ausschlusses blutsverwandtschaftlicher Beziehungen blutgruppenserologische Untersuchungen der Knochen erfolgen. Oft führen diese Untersuchungen zu überraschenden Ergebnissen.

Von einer Erörterung der Methoden zur Ermittlung der Blutgruppeneigenschaften fetaler Knochen soll in diesem Themenkreis Abstand genommen werden.

11.6. Untersuchungen an fetalen Knochen zur Klärung der Todesursache

Die Knochen weisen meistens keine auf die Todesursache hindeutenden Veränderungen auf (TOLDT 1882, HARSÁNYI und FÖLDES 1968).

Bei der Beantwortung dieser Frage müssen außer der Knochenuntersuchung auch die Umstände des Auffindens des Skeletts mit berücksichtigt werden. Ein neben den Knochen gefundenes Instrument, irgendein Gegenstand oder Textilienreste können auf die Todesursache schließen lassen, wie z.B. in einem unserer Fälle, wo am Hals des vergrabenen und in fortgeschrittener Verwesung befindlichen Neugeborenen ein fest geknoteter Schnürsenkel gefunden wurde (Kósa 1969). Außer den mit Lebensunfähigkeit einhergehenden Entwicklungsanomalien der Knochen können auch die an den Knochen zu entdeckenden Spuren grober Krafteinwirkung Hinweise auf die Ursache des Todes geben. Die beim Auffinden des kindlichen Knochengerüstes beobachteten Frakturen an sich beweisen noch nicht den gewaltsamen Tod. An den nach der Verwesung der Weichteile ausgegrabenen Knochen sind vitale Veränderungen nicht wahrnehmbar, ausgenommen die nach Knochenverletzungen bestehenbleibenden Knochennarben (Kallusbildung). Somit können an Knochen befindliche Brüche auch postmortal entstanden sein. Insbesondere dürfen jene Veränderungen an den fetalen Knochen nicht mit den in vivo erfolgten Frakturen verwechselt werden, die gerade beim Ausgraben entstanden sind. Wichtig erscheint uns der Hinweis, daß an den Knochen eventuell vorhandene Ossifikationsmängel nicht mit Frakturen verwechselt bzw. die in den verschiedenen Entwicklungsstadien des Feten physiologischen Zustände nicht als pathologisch oder gar als traumatisch bedingt erachtet werden dürfen. In dieser Hinsicht kann die beiderseits der Hinterhauptsschuppe befindliche Spalte (Sutura mendosa) Verdacht auf eine Fraktur erregen. Die infolge von Knochenentwicklungsstörungen entstandenen Knochendefekte und die als physiologisch zu betrachtenden Fissuren sind von den traumatisch bedingten Knochendefekten und Rupturen dadurch zu unterscheiden, daß sie meistens symmetrisch und ihre Ränder abgeflacht, d. h. nicht vertikal zur Oberfläche gerichtet sind, wie es bei den Brüchen der Fall ist (Kósa 1969).

11.7.   Bestimmung von Todes- und Liegezeit

Eine beim Auffinden von Skeletten und Skelettfragmenten stets auftauchende Frage ist, wie lange die Knochen bereits am Fundort lagern. Der Grad der Dekomposition ist je nach der Kompakta und dem Kalkgehalt der Knochen sowie ihrer spezifischen Struktur weitgehend verschieden.

Knochen von Feten werden infolge ihrer Porosität und kleineren Masse schneller als die von Erwachsenen zerstört. Haben die fetalen Knochen ihre Weichteile schon verloren, so ist die Feststellung der seit dem Tode verstrichenen Zeit nur noch innerhalb weiterer Grenzen möglich.

Bei fetalen Knochen sind die gleichen Untersuchungsmethoden anwendbar wie bei denen Erwachsener, deshalb sei auch in Verbindung mit diesem Thema auf den entsprechenden Teil des Buches verwiesen.

11.8.   Feststellung der Körperlänge und des Alters menschlicher Feten auf Grund von Knochenmaßen

Anläßlich unserer Untersuchungen haben wir die Maße 48 verschiedener Knochen von 138 fetalen Skeletten bestimmt. Das Material umfaßt sämtliche Knochen, die in der gerichtsmedizinischen Praxis hinsichtlich der Körperlängen- und Altersbestimmung in Betracht kommen. Die Knochenmaße wurden unter Berücksichtigung des Lebensalters der Feten in Gruppen mit Altersunterschieden von 1/2 Lunarmonat geordnet. Zur praktischen Anwendung der erhaltenen Daten schien es zweckmäßig, diese nach Knochengruppen gegliedert zu erörtern. Deshalb befassen wir uns in einem gesonder-

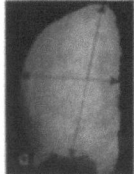 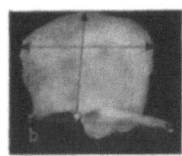 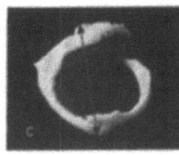 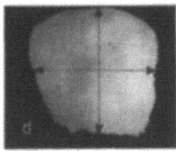 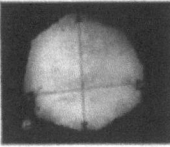

Abb. 100 Meßpunkte der Schädeldachknochen beim Feten. *a* Os frontale; *b* temporale; *c* Anulus tympanicus; *d* Squama parietalis; *e* Squama occipitalis

ten Kapitel mit den Methoden zur Bestimmung der Körperlänge und des Lebensalters, basierend auf den Maßen der folgenden Knochen:

1. Schädeldachknochen
2. Schädelbasisknochen
3. Gesichtsknochen
4. Rippen
5. Knochen des Schulter- und Beckengürtels
6. Extremitätenknochen und
7. einige typische «kleine» Knochen.

Bestimmung der Körperlänge und des Alters mit den Maßen der Schädeldachknochen

Im Verhältnis zu ihrer großen Oberfläche sind die Schädelknochen dünn und daher auch fragiler als die Extremitätenknochen. Ihre Form und ihre ursprünglichen Maße können infolge verschiedener Krafteinwirkungen Änderungen erfahren und ihre feingezähnelten Ränder abbrechen. Ist aber irgendeiner dieser Knochen unversehrt auffindbar, so kann durch ihn das Lebensalter des Kindes mit der gleichen Sicherheit festgestellt werden wie z.B. mit Hilfe der Größe der Extremitätenknochen.

Abnahme der Maße

Die Messungen wurden zwischen folgenden Punkten vorgenommen (FAZEKAS und KÓSA 1967):

Squama frontalis, Höhe: die von der Mitte des oberen Orbitarandes bis zur oberen Spitze des Stirnbeins gemessene Entfernung; Breite: die in Höhe des Stirnhöckers gemessene Entfernung (Abb. 100 a).

Pars squamosa, Länge: die vom vorderen Ende des Processus zygomaticus bis zum hinteren Rand der Sutura squamomastoidea gemessene Entfernung; Breite: Breite der Schuppe in der Linie des Processus zygomaticus; Höhe: die von der Mitte des unteren konkaven Bogens der Schuppe bis zum konvexen oberen Rand gemessene Entfernung (Abb. 100b).

Anulus tympanicus: der in der Linie des Processus tympanicus anterior gemessene größte Durchmesser (Abb. 100c).

Os parietale, Höhe: die parallel der Kranznaht über dem Tuber parietale gemessene Entfernung; Breite: die in senkrechter Ebene zur obigen gemessene Entfernung (Abb. 100d).

Squama occipitalis, Höhe: die in der Mittellinie gemessene größte Entfernung; Breite: die in der Linie der Sutura mendosa gemessene größte Entfernung (Abb. 100e).

An diesen Punkten haben wir mittels Meßschieber auf 0,1 mm genau das sogenannte Sehnenmaß und mit dem Zentimetermaß auch den Umfang bestimmt (Tab. 65).

Regressionsdiagramme

Mit Hilfe der Regressionsdiagramme kann durch Knochenmaße die Körperlänge genau ermittelt werden. In Kenntnis der Körperlänge wiederum läßt sich

Tabelle 65   Schädeldachknochenmaße menschlicher Feten (in mm) entsprechend dem III.—X. Mondmonat

| Lebensalter (Mondmonate) | Zahl der Fälle | Geschlecht | | Durchschnittliche Körperlänge in cm | Durchschnittliches Körpergewicht in g | Squama frontalis | | | | | | | | Squama temporalis | | | Anulus tympanicus |
| | | | | | | Höhe | | | | Breite | | | | | | | |
		♂	♀			Sehne	Umfang	Differenz	Koeffizient	Sehne	Umfang	Differenz	Koeffizient	Höhe	Breite	Länge	
III	2	1	1	9,5	26,0	7,0	7,0	0,0	1,000	11,5	11,5	0,0	1,000	2,8	7,0	7,0	—
III½	3	2	1	12,3	73,3	10,1	10,1	0,0	1,000	13,8	13,8	0,0	1,000	3,6	9,3	9,3	4,0
IV	9	5	4	17,3	123,5	21,5	21,6	+0,1	1,004	17,9	18,8	+0,9	1,050	6,7	10,1	11,5	5,7
IV½	15	7	8	22,0	213,2	24,4	26,5	+2,1	1,086	21,2	23,2	+2,0	1,094	9,0	12,4	15,0	7,5
V	13	6	7	25,6	355,1	28,7	30,3	+1,6	1,056	24,4	26,2	+1,8	1,074	10,7	14,0	17,4	8,0
V½	11	7	4	27,3	419,2	30,5	31,8	+1,3	1,043	26,1	27,5	+1,4	1,054	11,8	15,4	18,7	8,5
VI	12	6	6	30,6	609,9	32,8	35,6	+2,8	1,085	29,1	32,6	+3,5	1,120	13,0	16,9	20,3	9,0
VI½	12	4	8	32,6	663,5	35,0	40,0	+5,0	1,143	31,0	33,7	+2,7	1,087	14,3	18,7	21,0	9,5
VII	12	7	5	35,4	869,8	37,8	42,9	+5,1	1,135	33,0	37,5	+4,5	1,136	16,0	20,2	22,1	9,9
VII½	12	6	6	37,5	992,8	40,8	46,5	+5,7	1,140	34,6	38,5	+3,9	1,113	17,7	21,5	23,6	10,5
VIII	8	5	3	40,0	1336,3	43,7	49,6	+5,9	1,135	37,8	41,1	+3,3	1,087	19,8	24,1	26,5	10,8
VIII½	7	5	2	42,4	1785,0	46,5	54,0	+7,5	1,161	39,7	45,0	+5,3	1,134	22,4	26,1	28,3	11,5
IX	5	3	2	45,6	1900,0	50,4	58,0	+7,6	1,151	41,3	49,2	+7,9	1,191	22,9	26,9	29,6	11,8
IX½	7	3	4	48,0	2894,6	53,1	61,8	+8,7	1,164	43,6	52,0	+8,4	1,193	24,1	29,9	31,6	12,0
X	10	4	6	51,5	3144,1	54,8	64,5	+9,7	1,177	45,2	54,1	+8,9	1,197	25,4	32,6	34,2	12,4
Insgesamt	138	71	67														

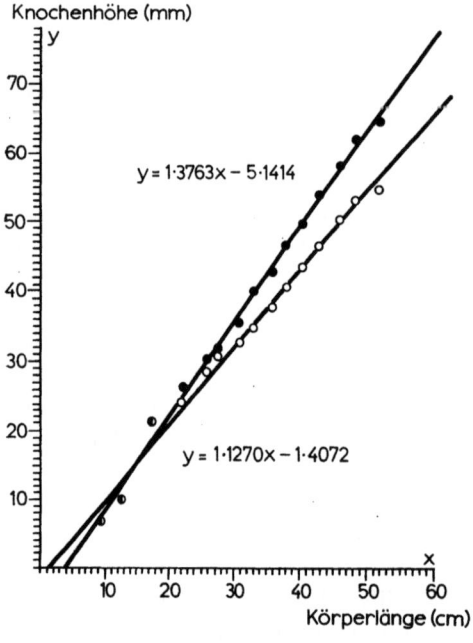

$$y = 1{\cdot}3763x - 5{\cdot}1414$$

$$y = 1{\cdot}1270x - 1{\cdot}4072$$

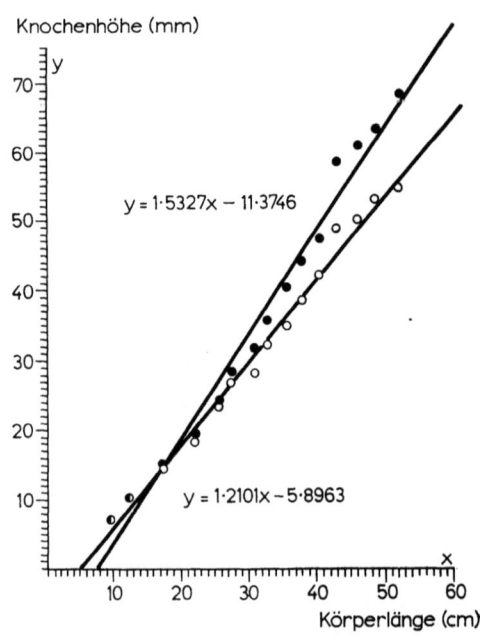

$$y = 1{\cdot}5327x - 11{\cdot}3746$$

$$y = 1{\cdot}2101x - 5{\cdot}8963$$

Abb. 101   Squama frontalis, Regressionsdiagramm

Abb. 102   Squama occipitalis, Regressionsdiagramm

Fortsetzung von Tabelle 65

| Os parietale | | | | | | | | Squama occipitalis | | | | | | | |
| Höhe | | | | Breite | | | | Höhe | | | | Breite | | | |
Sehne	Umfang	Differenz	Koeffizient	Sehne	Umfang	Differenz	Koeffizient	Sehne	Umfang	Differenz	Koeffizient	Sehne	Umfang	Differenz	Koeffizient
10,0	10,0	0,0	1,000	14,0	14,0	0,0	1,000	7,5	7,5	0,0	1,000	12,0	12,0	0,0	1,000
12,3	12,3	0,0	1,000	16,0	16,0	0,0	1,000	10,6	10,6	0,0	1,000	14,4	14,4	0,0	1,000
22,1	26,1	+4,0	1,180	25,3	26,7	+1,4	1,055	15,0	15,7	+0,7	1,046	18,6	19,7	+1,1	1,059
28,4	31,6	+3,2	1,113	30,6	32,6	+2,0	1,065	18,8	19,9	+1,1	1,058	22,6	23,8	+1,2	1,053
33,1	38,0	+4,9	1,148	37,0	39,0	+2,0	1,054	23,8	24,7	+0,9	1,037	27,5	29,3	+1,8	1,065
36,7	44,2	+7,5	1,204	39,7	43,0	+3,3	1,083	27,3	28,9	+1,6	1,058	31,2	34,2	+3,0	1,096
38,1	48,3	+10,2	1,267	43,0	49,6	+6,6	1,153	28,7	32,1	+3,4	1,118	32,9	39,0	+6,1	1,185
41,6	50,7	+9,1	1,218	46,0	51,6	+5,6	1,121	32,5	36,0	+3,5	1,107	36,5	40,9	+4,4	1,120
45,2	58,2	+13,0	1,287	50,4	55,9	+5,5	1,109	35,4	40,8	+5,4	1,152	39,6	46,7	+7,1	1,179
48,9	61,7	+12,8	1,261	56,0	61,7	+5,7	1,101	39,0	44,4	+5,4	1,138	43,0	49,0	+6,0	1,139
52,6	66,9	+16,3	1,271	58,5	64,8	+6,3	1,105	42,5	47,7	+5,2	1,122	47,6	55,9	+7,3	1,174
56,0	73,9	+17,9	1,319	63,3	71,6	+8,3	1,131	49,4	59,2	+9,8	1,198	50,0	60,6	+10,6	1,212
57,1	78,4	+21,3	1,373	66,9	78,6	+11,7	1,174	50,3	61,3	+11,0	1,218	51,6	63,1	+11,5	1,222
63,5	84,4	+20,9	1,329	70,5	79,5	+9,0	1,127	53,5	63,8	+10,3	1,192	56,3	67,0	+10,7	1,190
65,8	86,8	+21,0	1,319	72,4	82,0	+9,6	1,132	55,2	68,8	+13,6	1,246	59,3	70,5	+11,2	1,188

das Lebensalter sowohl nach der HAASE-schen Regel als auch auf Grund anderweitiger Diagramme zur Lebensalterbestimmung (ZANGEMEISTER 1912, GUTH-MANN und KNÖSS 1939, FÖLLMER und KÖNNIGER 1951, HOSEMANN 1949, WICH-MANN 1950) schätzen.

(Bemerkung: An den Diagrammen der Squama frontalis (Abb. 101) und occipitalis (Abb. 102) wurde die steilere Regressionsgerade mittels des Umfangmaßes und die Regressionsgerade mit flacherem Neigungswinkel mit Hilfe des Sehnenmaßes errechnet.)

Verhältniszahlen

Für die Sehnenmaße der Schädeldachknochen haben wir Multiplikationsziffern festgestellt, mit denen die Maße der fraglichen fetalen Knochen multipliziert werden, was dann die wirkliche Körperlänge ergibt (FAZEKAS und KÓSA 1967).

Körperlänge (cm) = Squama frontalis-Höhe (cm)
$\times$ 8,87 + 1,25

Körperlänge (cm) = Squama frontalis-Länge (cm)
$\times$ 12,01 − 4,21

Körperlänge (cm) = Pars squamosa-Höhe (cm)
$\times$ 17,52 + 6,12

Körperlänge (cm) = Pars squamosa-Breite (cm)
$\times$ 16,64 + 0,20

Körperlänge (cm) = Pars squamosa-Länge (cm)
$\times$ 15,80 − 1,46

Körperlänge (cm) = Anulus tympanicus- $\varnothing$ (cm)
$\times$ 48,28 − 11,79

Körperlänge (cm) = Os parietale-Höhe (cm)
$\times$ 7,43 + 1,56

Körperlänge (cm) = Os parietale-Breite (cm)
$\times$ 6,79 + 0,61

Körperlänge (cm) = Squama occipitalis-Höhe (cm)
$\times$ 8,26 + 4,81

Körperlänge (cm) = Squama occipitalis-Breite (cm)
$\times$ 8,56 + 0,83

Bestimmung der Körperlänge und des Alters durch die Schädelbasisknochenmaße

Die Schädelbasisknochen verfügen über eine dichte Kompakta-Substanz und

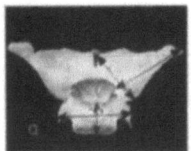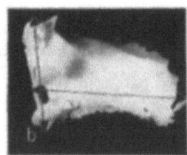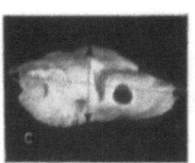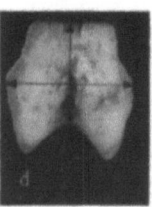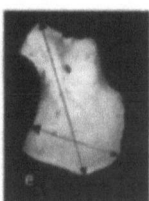

Abb. 103   Meßpunkte der Schädelbasisknochen beim Feten. *a* Ala minor et Corpus (ossis sphenoidalis) *b* Ala major (ossis sphenoidalis); *c* Pars petrosa (ossis temporalis); *d* Pars basilaris (ossis occipitalis); *e* Pars lateralis (ossis occipitalis)

sind deshalb in allen Fällen relativ unversehrt anzutreffen, solange die Notwendigkeit der Einleitung von Ermittlungen besteht. Sie sind meistens auch in den Überresten verbrannter Feten auffindbar (BUNSEN 1937, SCHRADER 1938). Hinweise auf die Maßverhältnisse der fetalen Schädelbasisknochen finden sich lediglich in den Arbeiten von TOLDT (1882) und ALGOT KEY-ABERG (1917), deshalb kann die vorliegende Mitteilung als ergänzender Beitrag gelten, in dem wir die Methode der mit den Maßen der Schädelbasisknochen erfolgenden Bestimmung der Körperlänge und des Lebensalters beschreiben (FAZEKAS und KÓSA 1967).

Abnahme der Maße

Ala minor (ossis sphenoidalis), Länge: die von der lateralen Spitze des kleinen Flügels der einen Seite bis zur Mitte der Synchondrosis intersphenoidalis gemessene Entfernung; Breite: die in der Linie des Canalis opticus gemessene größte Entfernung (Abb. 103a).

Ala major (ossis sphenoidalis), Länge: größte gemessene Entfernung zwischen Lamina medialis der Processus pterygoidei und dem lateralen Vorsprung des großen Flügels; Breite: die zwischen der Spina ossis sphenoidalis und dem vorderen Ende des Processus pterygoideus gemessene größte Entfernung (Abb. 103b).

Corpus ossis sphenoidalis, Länge: die zwischen Synchondrosis intersphenoidalis und der Synchondrosis spheno-occipitalis in der Mittellinie gemessene Entfernung; Breite: größte Breite der Fossa hypophyseos (s. Abb. 103a).

Pars petrosa (ossis temporalis), Länge: die zwischen der Apex partis petrosae und dem hinteren Ende der Pars mastoidea gemessene größte Entfernung; Breite: die in der vertikalen Ebene der hinteren Oberfläche des Felsenbeins in der Linie der Eminentia arcuata gemessene größte Entfernung (Abb. 103c).

Pars basilaris (ossis occipitalis), Länge: Entfernung zwischen dem Foramen magnum und der Synchondrosis spheno-occipitalis, in der Mittellinie gemessen; Breite: in der Linie der lateralen Tuberkel gemessene größte Entfernung (Abb. 103d).

Pars lateralis (ossis occipitalis), Länge: die zwischen Synchondrosis intra-occipitalis anterior und der Synchondrosis intra-occipitalis posterior gemessene größte Entfernung; Breite: die zwischen dem medialen und lateralen Rande der Synchondrosis intra-occipitalis posterior gemessene größte Entfernung (Abb. 103e). Die zwischen den obigen Meßpunkten erhaltenen Maße sind, nach Altersintervallen von 1/2 Lunarmonat gruppiert, in Tabelle 66 dargestellt.

Regressionsdiagramme

Das zwischen den Maßen der Schädelbasisknochen und der Körperlänge bestehende Verhältnis haben wir mittels Regressions- und Korrelationsberechnungen analysiert. Die Korrelation erweist

Tabelle 66 Fetale Schädelbasisknochenmaße (in mm) im Alter von III.—X. Mondmonaten

Alter der Feten in Mondmonaten	Zahl der untersuchten Fälle	Geschlecht ♂	Geschlecht ♀	Durchschnittliche(s) Körperlänge cm	Durchschnittliche(s) Körpergewicht g	Ala minor ossis sphenoidalis Länge	Ala minor ossis sphenoidalis Breite	Ala major ossis sphenoidalis Länge	Ala major ossis sphenoidalis Breite	Corpus ossis sphenoidalis Länge	Corpus ossis sphenoidalis Breite	Pars petrosa et mastoidea Länge	Pars petrosa et mastoidea Breite	Pars basilaris ossis occipitalis Länge	Pars basilaris ossis occipitalis Breite	Pars lateralis ossis occipitalis Länge	Pars lateralis ossis occipitalis Breite
III	2	1	1	9,5	26,0	—	—	5,0	1,5	—	—	—	—	2,7	1,7	2,7	1,3
III½	3	2	1	12,3	73,3	—	—	5,1	2,2	—	—	—	—	3,9	2,6	4,0	1,8
IV	9	5	4	17,3	123,5	4,7	4,0	10,3	5,7	2,6	4,5	10,5	5,3	5,5	3,8	5,8	2,9
IV½	15	7	8	22,0	213,2	5,9	4,8	13,0	7,0	3,7	5,5	12,3	5,7	6,9	5,1	7,7	4,1
V	13	6	7	25,6	355,1	6,3	5,2	15,4	8,5	5,1	9,6	14,4	8,7	8,0	6,1	9,5	5,1
V½	11	7	4	27,3	419,2	7,9	6,0	17,1	9,2	5,9	10,6	16,3	9,7	8,3	6,8	10,6	5,8
VI	12	6	6	30,6	609,9	9,0	6,4	19,0	10,1	6,1	11,7	18,8	10,2	8,7	8,0	11,8	6,7
VI½	12	4	8	32,6	663,5	10,6	7,0	19,7	10,5	7,4	12,2	19,9	10,6	9,1	8,4	13,1	7,1
VII	12	7	5	35,4	869,8	12,5	7,6	21,6	11,7	7,9	12,5	21,9	10,9	9,6	9,1	14,1	7,9
VII½	12	6	6	37,5	992,8	13,5	8,3	22,0	12,6	8,1	13,5	22,5	13,1	10,1	10,0	14,7	8,5
VIII	8	5	3	40,0	1336,3	14,7	8,5	24,5	14,2	8,6	14,6	27,7	13,3	10,5	10,9	16,0	8,9
VIII½	7	5	2	42,4	1785,0	15,1	9,3	25,4	14,8	9,1	15,0	29,7	15,4	11,0	12,0	19,3	10,9
IX	5	3	2	45,6	1900,0	15,8	10,3	26,4	15,4	9,5	16,0	33,0	16,1	11,8	12,4	20,8	11,6
IX½	7	3	4	48,0	2894,6	17,1	11,0	28,7	16,1	10,9	17,2	35,1	17,0	12,4	13,4	23,4	13,2
X	10	4	6	51,5	3144,1	19,4	12,4	31,0	17,5	11,7	17,9	38,3	17,5	13,1	15,2	26,5	14,0
Insgesamt	138	71	67														

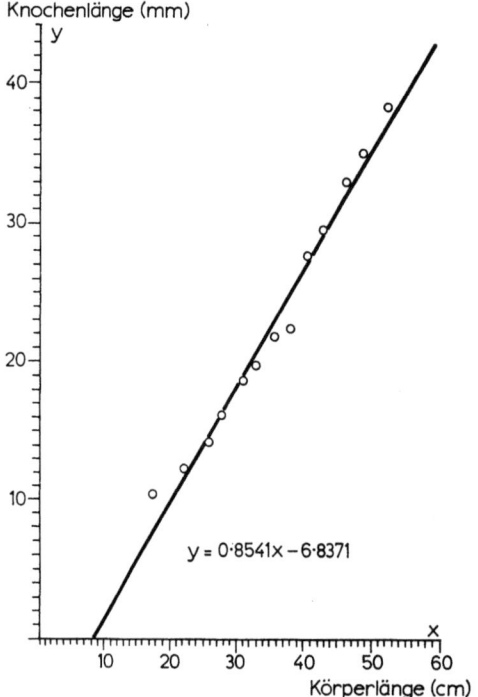

Abb. 104　Pars petrosa (ossis temporalis), Regressionsdiagramm

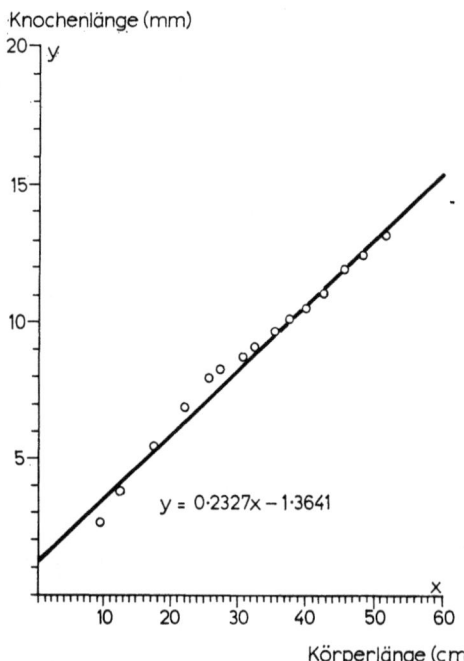

Abb. 105　Pars basilaris (ossis occipitalis), Regressionsdiagramm

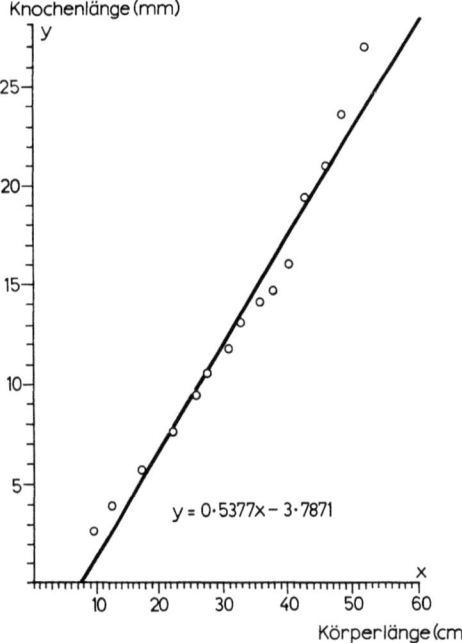

Abb. 106　Pars lateralis (ossis occipitalis), Regressionsdiagramm

sich als sehr stark signifikant (P<0,001). Die den Knochenmaßen zugehörige Körperlänge ist von den Diagrammen ablesbar (Abb. 104 bis 106).

Verhältniszahlen

Körperlänge = Ala minor
　　　　　　　Länge (cm) × 22,34 + 8,85
Körperlänge = Ala minor
　　　　　　　Breite (cm) × 41,44 + 2,89
Körperlänge = Ala major
　　　　　　　Länge (cm) × 16,11 + 1,33
Körperlänge = Ala major
　　　　　　　Breite (cm) × 26,45 + 4,16
Körperlänge = Corpus ossis sphenoidalis
　　　　　　　Länge (cm) × 39,09 + 6,01
Körperlänge = Corpus ossis sphenoidalis
　　　　　　　Breite (cm) × 26,02 + 3,87
Körperlänge = Pars petrosa
　　　　　　　Länge (cm) × 11,71 + 8,00
Körperlänge = Pars petrosa
　　　　　　　Breite (cm) × 26,22 + 4,10
Körperlänge = Pars basilaris
　　　　　　　Länge (cm) × 42,97 − 5,86

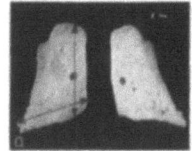 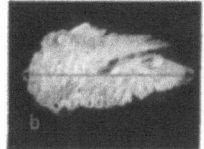 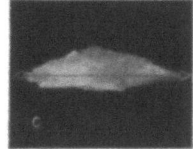 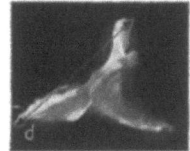

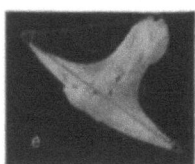 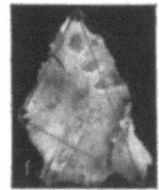 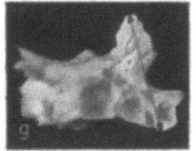 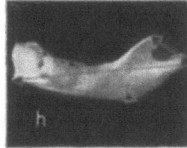

Abb. 107 Meßpunkte der Gesichtsknochen beim Feten. *a* Os nasale; *b* Concha nasalis inferior; *c* Vomer; *d* Os palatinum; *e* Os zygomaticum; *f* Maxilla, Länge, Breite; *g* Maxilla, Höhe; *h* Mandibula

Körperlänge = Pars basilaris
              Breite (cm) × 30,96 + 5,94
Körperlänge = Pars lateralis
              Länge (cm) × 18,60 + 7,04
Körperlänge = Pars lateralis
              Breite (cm) × 32,81 + 7,82

Bestimmung der Körperlänge
und des Alters
durch die Gesichtsknochenmaße

Zwischen den Maßen einiger Gesichtsknochen und denen der Körperlänge besteht hinsichtlich der Bestimmung des Lebensalters ein so ideales Verhältnis, daß es oft das bei den übrigen Knochen angewandte Untersuchungsverfahren entbehrlich macht. So besteht zwischen den Maßen von Mandibula, Maxilla und Os zygomaticum einerseits und dem Körperlängenmaß andererseits während der intrauterinen Periode der Knochenentwicklung ein konstantes Verhältnis von 1:10 bzw. 1:20. Dies bedeutet, daß, wenn man den in mm gemessenen Wert des Knochenmaßes im cm ausdrückt (d. h. mit 10 multipliziert) oder im Falle des Verhältnisses 1:20 den in cm ausgedrückten Wert noch mit 2 multipliziert, man die tatsächliche Körperlänge des Feten erhält. Auf Grund

eines ähnlichen Zusammenhanges kann auch das Maß des Radius und der III. Rippe zur Schnellbestimmung der Körperlänge und des Lebensalters geeignet sein (FAZEKAS und KÓSA 1965). 1/10 der Körperlänge beträgt das Knochenmaß:

a) im Falle der totalen Länge der halbseitigen Mandibula,

b) im Falle der Länge der Radiusdiaphyse,

c) im Falle des Sehnenmaßes der III. Rippe und

1/20 der Körperlänge beträgt das Knochenmaß:

a) im Falle der Länge des Os zygomaticum,

b) im Falle der sagittalen, Höhen- und Quermaße der Maxilla.

Abnahme der Maße

Os nasale, Länge: Länge des halbseitigen Nasenbeins in der Mittellinie; Breite: entlang des unteren Randes gemessene Entfernung (Abb. 107a).

Concha nasalis inferior, Länge: größte Länge (Abb. 107b).

Vomer, Länge: zwischen vorderem und

hinterem Ende gemessene Entfernung (Abb. 107 c).

Os palatinum, Länge: Länge der Lamina perpendicularis (Abb. 107 d).

Os zygomaticum, Länge: Entfernung zwischen dem Tuberculum marginale und Processus temporalis; Breite: Entfernung zwischen dem vorderen und hinteren Ende des Margo infraorbitalis (Abb. 107 e).

Maxilla, Länge: sagittale Länge in der Mittellinie (Abb. 107 f); Höhe: zwischen der unteren Ebene des Processus alveolaris und dem Processus frontalis vertikal gemessene Entfernung (Abb. 107 g); Breite: von der Mittellinie bis zum Processus zygomaticus gemessene Entfernung; maximale Länge (schräg): zwischen Spina nasalis anterior und Processus zygomaticus gemessene Entfernung (s. Abb. 107 f).

Mandibula:

Corpus mandibulae, Länge: Entfernung zwischen Tuberculum mentale und Angulus mandibulae; Breite: Entfernung zwischen Processus coronoideus und Processus condylaris; volle Länge der halbsei-

tigen Mandibula: Entfernung zwischen Tuberculum mentale und Caput mandibulae (Abb. 107 h).

Die durchschnittlichen Größenmaße der Gesichtsknochen sind in Gruppen mit Altersunterschieden von 1/2 Lunarmonat in Tabelle 67 dargestellt.

Regressionsdiagramme

Das Verhältnis zwischen Gesichtsknochenmaßen und Körperlänge kommt in den Regressionsdiagrammen zum Ausdruck (Abb. 108 bis 111). Die Korrelation ist sehr stark signifikant ($P < 0,001$).

Verhältniszahlen

Körperlänge = Os nasale
Länge (cm) × 39,48 + 2,23
Körperlänge = Os nasale
Breite (cm) × 75,07 + 0,52
Körperlänge = Concha nasalis inferior
Länge (cm) × 19,67 + 14,85
Körperlänge = Vomer
Länge (cm) × 15,93 + 2,91

Tabelle 67   Maße der Gesichtsknochen von Feten in mm, gemäß dem III.—X. Mondmonatsalter

Lebensalter der Feten (Mond- monate)	Zahl der untersuch- ten Fälle	Geschlecht ♂	♀	Durchschnitt- liche Körper- länge in cm	Durchschnitt- liches Körper- gewicht in g	Os nasale Länge	Breite	Concha nasalis inferior Länge
III	2	1	1	9,5	26,0	—	—	—
III¹/₂	3	2	1	12,3	73,3	—	—	—
IV	9	5	4	17,3	123,5	4,5	2,5	4,0
IV¹/₂	15	7	8	22,0	213,2	5,1	3,0	4,6
V	13	6	7	25,6	355,1	5,9	3,3	5,5
V¹/₂	11	7	4	27,3	419,2	6,1	3,9	6,0
VI	12	6	6	30,6	609,9	6,8	4,0	6,3
VI¹/₂	12	4	8	32,6	663,5	7,3	4,2	7,9
VII	12	7	5	35,4	869,8	7,9	4,2	9,3
VII¹/₂	12	6	6	37,5	992,8	8,6	4,3	10,2
VIII	8	5	3	40,0	1336,3	9,6	5,2	11,9
VIII¹/₂	7	5	2	42,4	1785,0	10,6	5,3	14,2
IX	5	3	2	45,6	1900,0	11,6	5,9	15,0
IX¹/₂	7	3	4	48,0	2894,6	11,8	6,6	18,7
X	10	4	6	51,5	3144,1	12,3	7,4	19,9
Insgesamt	138	71	67					

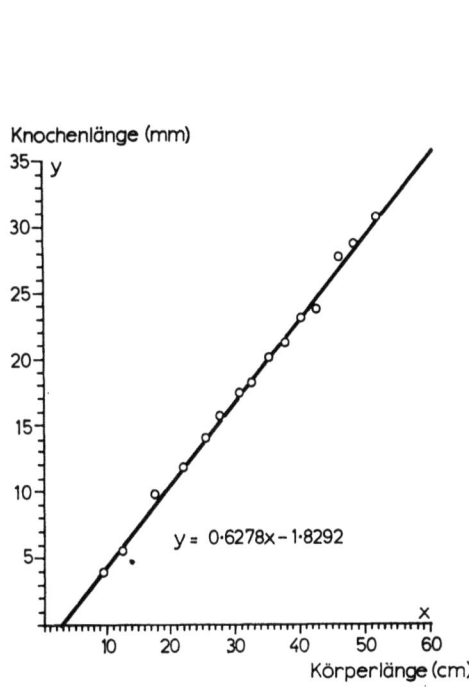

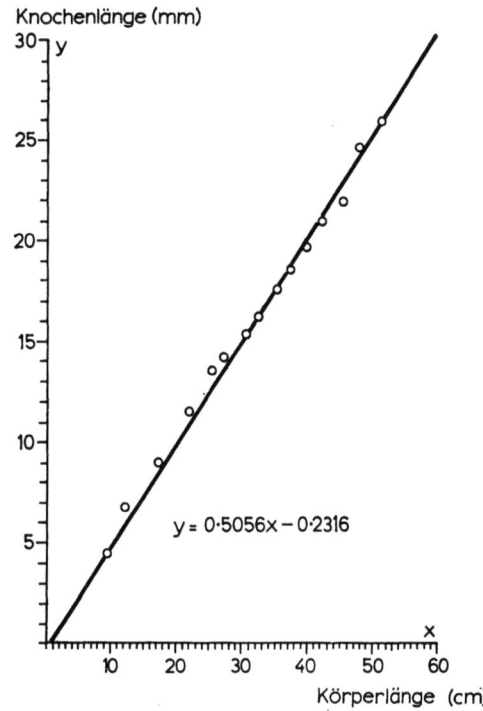

Abb. 108   Vomer, Regressionsdiagramm

Abb. 109   Os zygomaticum, Regressionsdiagramm

Fortsetzung von Tabelle 67

Vomer Länge	Os palatinum Höhe	Os zygomaticum		Maxilla				Mandibula		
		Länge	Breite	Länge	Höhe	Breite	längstes Maß	Länge des Corpus mandibulae	Breite	Vollänge der Mandibulae
4,0	2,2	4,5	4,0	4,2	3,1	—	6,0	8,0	—	10,7
5,6	2,9	5,8	4,9	6,3	5,6	5,6	9,3	9,2	3,2	12,6
9,9	5,8	9,0	7,1	8,9	8,9	9,8	14,0	13,0	6,5	17,9
11,9	6,7	11,5	9,6	10,6	10,0	11,6	15,8	14,2	6,9	21,6
14,1	7,7	13,5	10,3	12,6	12,3	13,0	18,1	17,6	8,0	25,6
15,9	8,4	14,2	11,2	13,5	13,4	14,2	20,0	19,2	9,0	27,3
17,5	8,9	15,0	12,1	15,1	14,1	15,4	21,6	21,5	10,2	30,6
18,2	9,7	16,5	13,4	15,9	15,6	15,9	22,3	22,6	10,9	31,9
20,1	9,9	17,5	13,7	17,3	17,1	17,7	23,4	24,2	11,3	34,0
21,3	10,5	18,5	14,8	17,8	18,2	18,7	23,5	26,0	13,0	35,9
23,1	11,5	19,5	15,6	19,4	19,6	20,0	26,0	27,7	14,1	39,0
23,8	12,1	20,9	16,6	20,0	20,9	21,2	28,2	30,0	15,0	40,2
27,7	12,7	21,8	17,2	22,0	21,9	22,3	28,9	31,7	16,4	42,7
28,7	13,7	24,5	18,4	24,1	24,1	24,2	32,1	34,7	17,0	47,5
30,6	15,3	25,8	20,2	24,6	24,5	25,1	34,5	36,5	18,0	49,7

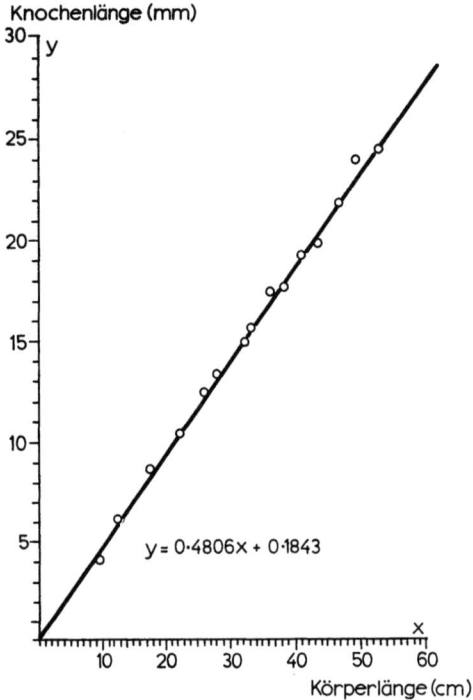

Knochenlänge (mm)

y = 0·4806x + 0·1843

Körperlänge (cm)

Abb. 110   Maxilla, Regressionsdiagramm

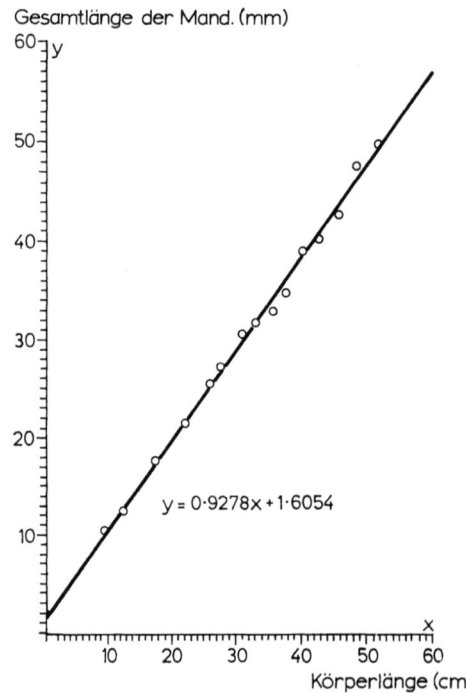

Gesamtlänge der Mand. (mm)

y = 0·9278x + 1·6054

Körperlänge (cm)

Abb. 111   Mandibula, Regressionsdiagramm

Körperlänge = Os palatinum
            Länge (cm) × 34,63 — 0,02
Körperlänge = Os zygomaticum
            Länge (cm) × 19,77 + 0,45
Körperlänge = Os zygomaticum
            Breite (cm) × 26,76 — 1,89
Körperlänge = Maxilla
            Länge (cm) × 20,81 — 0,38
Körperlänge = Maxilla
            Höhe (cm) × 19,74 + 1,66
Körperlänge = Maxilla
            Breite (cm) × 20,79 — 1,42
Körperlänge = Maxilla max. Länge
            (cm) × 16,13 — 2,97
Körperlänge = Corpus mandibulae
            Länge (cm) × 14,47 — 0,58
Körperlänge = Mandibula
            Breite (cm) × 26,63 + 3,10
Körperlänge = Totale Länge der halbseitigen
            Mandibula
            (cm) × 10,78 — 1,73

Bestimmung der Körperlänge
und des Alters durch die Rippen-
maße

Außer unseren eigenen Untersuchungen
(FAZEKAS und KÓSA 1966) sind im
Schrifttum Mitteilungen, welche die Rippenmaße der Feten entsprechend den
einzelnen Lunarmonaten in Hinsicht auf
die gerichtsmedizinische Lebensaltersbestimmung ausreichend erörtern würden,
nicht bekannt. In Ermangelung anderer
geeigneter Knochen können Körperlänge und Alter des fraglichen Kindes auch
an Hand der Rippenmaße ermittelt werden.

Abnahme der Maße (Abb. 112)

Die Größe der Rippen I bis XII der Feten wurde durch Messen der Entfernung
zwischen den beiden Endpunkten mittels
Meßschieber auf 0,1 mm genau be-

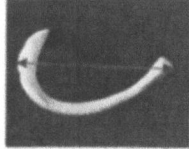

Abb. 112
Meßpunkte an den
Rippen beim Feten.
III. Rippe

Tabelle 68   Rippenmaße menschlicher Feten (in mm) entsprechend dem III.—X. Mondmonat

Lebensalter (Mondmonate)	Zahl der Fälle	Geschlecht ♂	Geschlecht ♀	Durchschnittl. Körperlänge in cm	Durchschnittl. Körpergewicht in g	I	II	III	IV	V	VI	VII	VIII	IX	X	XI	XII
III	2	1	1	9,5	26,0	3,2	6,2	8,3	9,5	11,5	11,0	9,7	9,0	6,0	4,2	3,0	—
III½	3	2	1	12,3	73,3	4,2	9,0	11,0	11,9	13,2	14,0	13,2	10,1	10,0	8,2	6,6	3,1
IV	9	5	4	17,3	123,5	7,1	13,0	16,7	19,6	21,3	22,5	21,9	19,4	16,9	14,1	11,6	5,9
IV½	15	7	8	22,0	213,2	9,2	16,1	20,5	24,5	26,0	27,2	26,3	25,4	22,3	19,3	13,6	6,8
V	13	6	7	25,6	355,1	11,6	20,4	26,3	30,0	31,7	33,4	33,1	30,5	27,3	23,6	15,4	7,8
V½	11	7	4	27,3	419,2	12,4	21,8	27,4	31,0	33,8	35,1	33,8	31,9	29,3	25,9	18,5	9,0
VI	12	6	6	30,6	609,9	14,0	23,4	29,4	32,2	36,1	38,5	37,4	35,0	31,3	27,0	21,2	10,7
VI½	12	4	8	32,6	663,5	15,3	26,3	32,1	37,1	40,2	40,7	40,5	38,0	34,6	28,5	22,5	11,8
VII	12	7	5	35,4	869,8	16,0	27,4	35,1	39,5	42,3	43,9	44,5	41,6	37,9	31,0	24,0	12,5
VII½	12	6	6	37,5	992,8	16,7	29,2	37,1	41,7	44,9	46,7	46,5	42,7	39,1	32,7	25,8	13,7
VIII	8	5	3	41,0	1336,3	17,7	31,8	41,0	46,1	48,8	52,5	52,2	48,9	42,8	37,1	30,2	16,8
VIII½	7	5	2	42,4	1785,0	19,1	32,6	43,5	49,4	52,7	54,2	53,0	49,6	44,6	38,7	32,4	17,7
IX	5	3	2	45,6	1900,0	20,4	35,2	45,2	53,0	55,7	57,3	58,4	51,9	47,2	39,4	34,0	18,3
IX½	7	3	4	48,0	2894,6	22,1	37,4	49,1	55,7	59,4	60,4	60,8	56,4	52,0	45,9	35,2	19,4
X	10	4	6	51,5	3144,1	24,0	38,7	50,5	56,9	60,3	61,6	63,4	59,8	53,4	47,2	37,4	21,1
Insgesamt	138	71	67														

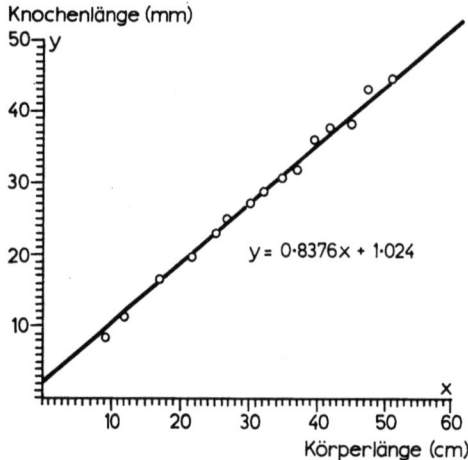

Abb. 113   Costa III. Regressionsdiagramm

stimmt. Die angegebenen Maße sind also sogenannte Sehnenmaße. Sie sind bei den nach Altersintervallen von 1/2 Lunarmonat gruppierten Feten in Tabelle 68 als durchschnittliche Rippenmaße angeführt.

Regressionsdiagramme

Das Verhältnis zwischen den Rippengrößen und der Körperlänge haben wir mittels Regressions-, Korrelations- und Signifikanzberechnungen analysiert (Abb. 113). Die Korrelation erweist sich auch im Falle dieser Knochen als hochgradig signifikant ($P < 0,001$).

Verhältniszahlen

Körper-
länge (cm) = Länge der I. Rippe (cm)
    $\times$ 20,53 + 2,68

Körper-
länge (cm) = Länge der II. Rippe (cm)
    $\times$ 12,70 + 0,64

Körper-
länge (cm) = Länge der III. Rippe (cm)
    $\times$ 11,84 − 2,12

Körper-
länge (cm) = Länge der IV. Rippe (cm)
    $\times$ 8,52 + 1,27

Körper-
länge (cm) = Länge der V. Rippe (cm)
    $\times$ 8,17 − 0,33

Körper-
länge (cm) = Länge der VI. Rippe (cm)
    $\times$ 7,97

Körper-
länge (cm) = Länge der VII. Rippe (cm)
    $\times$ 7,67 + 1,42

Körper-
länge (cm) = Länge der VIII. Rippe (cm)
    $\times$ 8,15 + 1,93

Körper-
länge (cm) = Länge der IX. Rippe (cm)
    $\times$ 8,86 + 2,65

Körper-
länge (cm) = Länge der X. Rippe (cm)
    $\times$ 10,07 + 3,43

Körper-
länge (cm) = Länge der XI. Rippe (cm)
    $\times$ 12,08 + 5,13

Körper-
länge (cm) = Länge der XII. Rippe (cm)
    $\times$ 21,12 + 7,09

Bestimmung der Körperlänge und des Alters durch die Knochenmaße des Schulter- und Beckengürtels

Das Becken der menschlichen Feten und Neugeborenen besteht aus drei paarigen Knochen (Os ilium, Os ischii, Os pubis). Diese Knochen sind durch bindegewebige Bänder miteinander verbunden. Nach dem Untergang der Weichteile zerfällt das Becken somit in einzelne Knochen. Deshalb sind bei der Altersbestimmung jene Daten nicht verwendbar, die für die einheitlichen Beckenmaße der Feten von TOLDT (1882) angegeben werden. Beim Schultergürtel haben er und andere Autoren hauptsächlich nur das Verhältnis der Klavikula zur Körperlänge untersucht (TOLDT 1882, SZÁSZ 1938, SAETTELE 1951, PETERSOHN und KÖHLER 1964).
Bezüglich des embryonalen, fetalen und postnatalen Wachstums und der metrischen Verhältnisse der Skapula und der Beckenknochen liefern unsere eigenen Untersuchungen zur Ermittlung der Körperlänge und des Alters der Feten eine entsprechende Grundlage (FAZEKAS und KÓSA 1965, 1966).

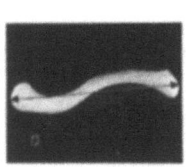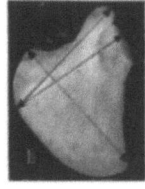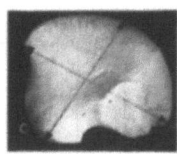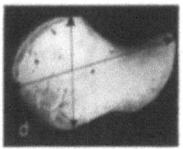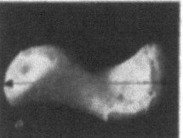

Abb. 114   Meßpunkte der Knochen des Schulter- und Beckengürtels beim Feten. *a* Klavikula; *b* Skapula; *c* Os ilium; *d* Os ischii; *e* Os pubis

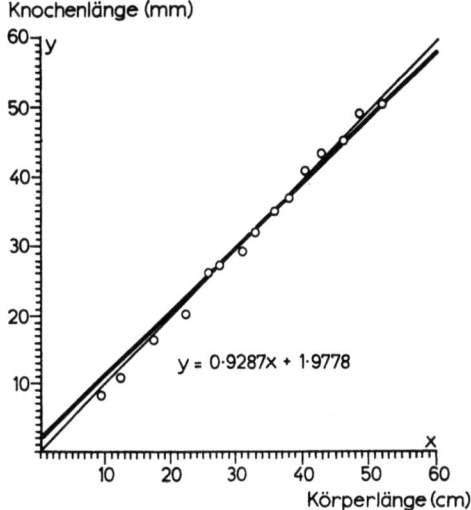

Abb. 115   Klavikula, Regressionsdiagramm

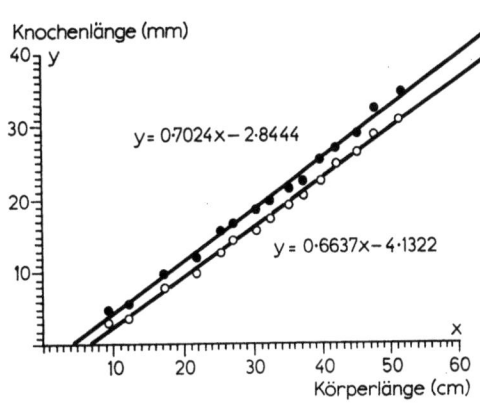

Abb. 116   Os ilium, Regressionsdiagramm

Abnahme der Maße

Klavikula, Länge: Entfernung zwischen dem sternalen und akromialen Ende (Abb. 114a).

Skapula, Länge: Entfernung zwischen Angulus superior und inferior; Breite: Entfernung zwischen der Cavitas glenoidalis und dem vertebralen Ende der Spina scapulae; Länge der Spina scapulae: Entfernung zwischen der Spitze des Acromion und dem inneren Ende des Dornfortsatzes (Abb. 114b).

Os ilium, Länge: Entfernung zwischen der Spina iliaca anterior superior und Spina iliaca posterior superior; Breite: Entfernung zwischen der Hüftgelenks-(Acetabulum-) Oberfläche und dem Bogen der Hüftschaufel (Abb. 114c).

Os ischii, Länge: Entfernung zwischen der Symphyse und der Acetabulum-Oberfläche (Abb. 114d).

Os pubis, Länge: Entfernung zwischen der Symphyse und der Hüftgelenksoberfläche (Abb. 114e).

Die durchschnittlichen Größenmaße der Schulter- und Beckenknochen sind nach Altersgruppen mit Abständen von 1/2 Lunarmonat gruppiert in Tabelle 69 dargestellt.

Regressionsdiagramme

Die das Verhältnis der Knochengrößen und der Körperlängenmaße ausdrückenden Regressionsdiagramme sind bei der Körperlängen- und der Altersbestimmung erfolgreich anwendbar (Abb. 115, 116).

Tabelle 69   Maße der Schulter- und Beckenknochen von Feten (in mm) III.—X. Mondmonat

Lebensalter (Mondmonate)	Zahl der Fälle	Geschlecht ♂	Geschlecht ♀	Durchschnittl. Körperlänge in cm	Durchschnittl. Körpergewicht in g	Klavikula Länge	Skapula Länge	Skapula Breite	Skapula Länge der Spina scapulae	Os ilium Länge	Os ilium Breite	Os ischii Länge	Os ischii Breite	Os pubis Länge
III	2	1	1	9,5	26,0	8,2	4,5	3,0	3,5	4,8	3,2	—	—	—
III¹/₂	3	2	1	12,3	73,3	11,1	7,1	5,1	5,8	5,7	3,8	—	—	—
IV	9	5	4	17,3	123,5	16,3	11,6	9,0	10,2	9,7	7,8	3,1	2,2	—
IV¹/₂	15	7	8	22,0	213,2	19,4	15,0	11,5	12,4	12,0	9,8	3,8	2,9	—
V	13	6	7	25,6	355,1	22,7	17,2	13,9	15,4	15,6	12,6	5,5	3,5	3,6
V¹/₂	11	7	4	27,3	419,2	24,5	18,8	15,4	17,0	16,5	14,2	6,4	4,3	4,5
VI	12	6	6	30,6	609,9	26,9	20,9	17,5	18,4	18,3	15,6	7,5	5,6	5,5
VI¹/₂	12	4	8	32,6	663,5	28,3	22,3	18,5	19,5	19,6	17,1	8,7	6,0	6,0
VII	12	7	5	35,4	869,8	30,3	23,1	19,4	21,2	21,3	19,1	9,7	6,6	6,6
VII¹/₂	12	6	6	37,5	992,8	31,3	24,5	20,6	22,2	22,1	20,1	10,3	7,6	8,0
VIII	8	5	3	40,0	1336,3	35,6	26,6	22,3	23,8	25,1	22,2	12,1	8,1	9,9
VIII¹/₂	7	5	2	42,4	1785,0	37,1	28,1	23,3	25,3	26,8	24,6	13,2	9,3	12,4
IX	5	3	2	45,6	1900,0	37,7	29,3	24,4	26,0	28,7	26,0	16,2	10,4	14,1
IX¹/₂	7	3	4	48,0	2894,6	42,6	33,1	26,8	29,1	32,1	28,5	17,2	11,6	15,0
X	10	4	6	51,5	3144,1	44,1	35,5	29,5	31,6	34,5	30,4	18,5	12,4	16,6
Insgesamt	138	71	67											

Verhältniszahlen

Körper-
länge (cm) = Klavikula
         Länge (cm) × 11,94 − 1,22

Körper-
länge (cm) = Skapula
         Länge (cm) × 14,32 + 1,51

Körper-
länge (cm) = Skapula
         Breite (cm) × 16,66 + 2,96

Körper-
länge (cm) = Spina scapulae,
         Länge (cm) × 15,73 + 2,34

Körper-
länge (cm) = Os ilium
         Länge (cm) × 14,24 + 4,05

Körper-
länge (cm) = Os ilium
         Breite (cm) × 15,07 + 6,22

Körper-
länge (cm) = Os ischii
         Länge (cm) × 20,84 + 13,86

Körper-
länge (cm) = Os ischii
         Breite (cm) × 33,67 + 11,11

Körper-
länge (cm) = Os pubis
         Länge (cm) × 21,50 + 17,88

*Bestimmung der Körperlänge und
des Alters durch die Diaphysenmaße der Extremitätenknochen*

Bei der Körperlängen- und Altersermittlung an Hand von Knochen werden vor allem die Extremitätenknochen untersucht (FAZEKAS und KÓSA 1966). Die Extremitätenknochen eignen sich in Anbetracht ihrer strukturellen, proportionalen u. a. Eigenschaften am besten für diese Zwecke. Die umfangreichste Literatur liegt ebenfalls in Verbindung mit den Maßverhältnissen der Extremitätenknochen vor, doch machen einzelne Autoren darauf aufmerksam, daß die im Schrifttum auffindbaren Maße und Verhältniszahlen bei der Feststellung von Körperlänge und Alter oft von der Wirklichkeit stark abweichende Resultate zeitigen (SZÁSZ 1938, SIEBERT 1941, SAETTELE 1951).

Nach LANGER (1872) erhält man die Körperlänge des Feten durch Multiplizieren der Maße der untersuchten Knochen mit folgenden Zahlen:

	Neugeborene	*Erwachsene*
Femur:	5,19	3,84
Tibia:	6,20	4,65
Humerus:	6,12	5,00
Radius:	8,34	7,06

In der gerichtsmedizinischen Literatur sind die von TOLDT (1882) angegebenen fetalen Knochenmaße die bekanntesten, die auch in den meisten Lehr- und Handbüchern tabellarisch dargestellt sind. Ein großer Mangel der TOLDTschen Daten ist, daß sie die Maße der Rumpf- und Extremitätenknochen lediglich auf Grund der Untersuchung von drei fetalen Skeletten (mit Körperlängen von 30, 48,8 und 52,0 cm) angeben. Ein Vergleich mit den in der Tabelle nicht angegebenen Werten war deshalb äußerst schwer und führte nicht selten zu erheblichen Fehlschlüssen in der Altersbestimmung.

ALGOT KEY-ABERG (1917) gibt basierend auf der Untersuchung von 21 und SAETTELE (1951) von 100 Fetenskeletten verschiedener bekannter Körperlängen die Größenmaße der Extremitätenknochen und darüber hinaus auch jene der Klavikula und der Mandibula an. Durch die graphische Darstellung von SAETTELE (1951) läßt sich die Körperlänge annähernd genau feststellen.

Verhältniszahlen von BALTHAZARD *und* DERVIEUX

Körperlänge (cm) = Humerus
         (cm) × 6,5 + 8

Körperlänge (cm) = Femur
         (cm) × 5,6 + 8

Körperlänge (cm) = Tibia
         (cm) × 6,5 + 8,5

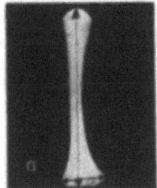 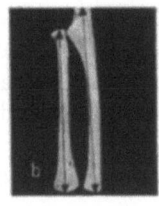 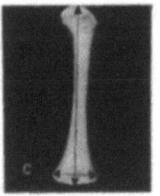 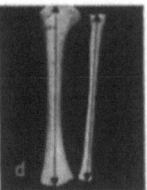

Abb. 117   Meßpunkte an den Extremitätenknochen beim Feten. *a* Humerus; *b* Ulna und Radius; *c* Femur; *d* Tibia und Fibula

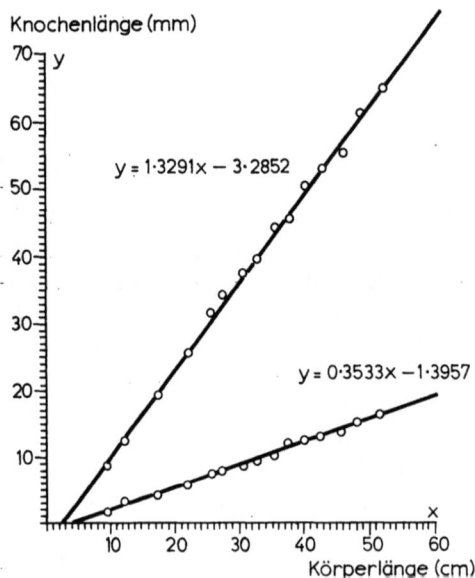

Abb. 118   Humerus, Regressionsdiagramm

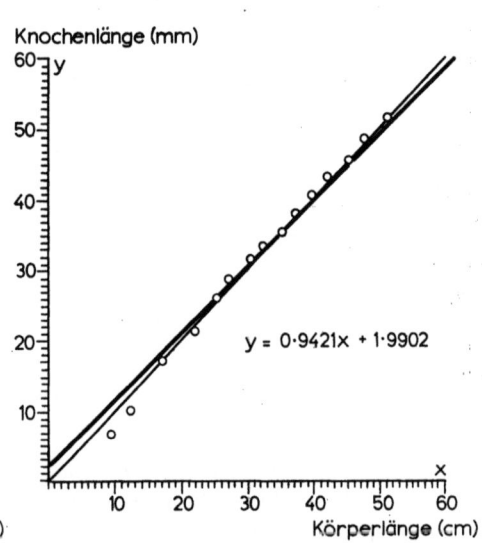

Abb. 119   Radius, Regressionsdiagramm

Verhältniszahlen von OLIVIER *und* PINEAU

Körperlänge des Feten in cm:
Humerus, Länge $\times$ 7,92 — 0,32
           $\pm$ *k* 1,8   cm (*r* = 0,9878)
Radius,   Länge $\times$ 13,80 — 2,85
           $\pm$ *k* 1,82 cm (*r* = 0,9875)
Ulna,   Länge $\times$ 8,73 — 1,07
           $\pm$ *k* 1,59 cm (*r* = 0,9905)
Femur,   Länge $\times$ 6,29 + 4,42
           $\pm$ *k* 1,82 cm (*r* = 0,9875)
Fibula   Länge $\times$ 7,85 + 2,78
           $\pm$ *k* 1,65 cm (*r* = 0,9879)
Tibia,   Länge $\times$ 7,39 + 3,55
           $\pm$ *k* 1,92 cm (*r* = 0,9861)

Auch wir haben die Erfahrung gemacht, daß sich beim Vergleich der mit unseren eigenen Verhältniszahlen berechneten Körperlängenwerten mit den Be-

rechnungsmethoden (Tabellen, Diagramme, Verhältniszahlen) anderer Autoren Abweichungen von der tatsächlichen Körperlänge ergeben können. Doch haben sich diese Abweichungen unseren Untersuchungen zufolge nicht als signifikant erwiesen (KÓSA 1974).

Abnahme der Maße (Abb. 117)

Es wurden die Länge der Diaphysen der Extremitätenknochen und im Falle von Humerus und Femur auch die Breite des distalen Diaphysenendes gemessen.

Die metrischen Daten der totalen Länge der Extremitätenknochen (welche auch die Epiphysenknorpel und die Ossi-

Tabelle 70   Diaphysenmaße der Gliedmaßenknochen (III.–X. Mondmonat)

Lebensalter der Feten (Mondmonate)	Zahl der untersuchten Fälle	Geschlecht ♂	Geschlecht ♀	Durchschnittliche Körperlänge in cm	Durchschnittliches Körpergewicht in g	Humerus (mm) Länge	Humerus (mm) Breite	Radius (mm)	Ulna (mm)	Femur (mm) Länge	Femur (mm) Breite	Tibia (mm)	Fibula (mm)
III	2	1	1	9,5	26,0	8,8	1,9	6,7	7,2	8,5	1,9	6,0	6,0
III¹/₂	3	2	1	12,3	73,3	12,4	3,2	10,1	11,2	12,4	2,2	10,2	9,9
IV	9	5	4	17,3	123,5	19,5	4,7	17,2	19,0	20,7	5,2	17,4	16,7
IV¹/₂	15	7	8	22,0	213,2	25,8	6,1	21,5	23,9	26,4	6,2	23,4	22,6
V	13	6	7	25,6	355,1	31,8	7,8	26,2	29,4	32,6	8,0	28,5	27,8
V¹/₂	11	7	4	27,3	419,2	34,5	8,3	28,9	31,6	35,7	8,8	32,6	31,1
VI	12	6	6	30,6	609,9	37,6	9,2	31,6	35,1	40,9	9,8	35,8	34,3
VI¹/₂	12	4	8	32,6	663,5	39,9	9,9	33,4	37,1	41,9	10,6	37,9	36,5
VII	12	7	5	35,4	869,8	44,2	10,9	35,6	40,2	47,4	11,3	42,0	40,0
VII¹/₂	12	6	6	37,5	992,8	45,8	12,1	38,2	42,8	48,7	12,3	43,9	42,8
VIII	8	5	3	40,0	1336,3	50,4	12,9	40,8	46,7	55,5	14,3	48,2	46,8
VIII¹/₂	7	5	2	42,4	1785,0	53,1	13,6	43,3	48,8	59,8	15,3	52,7	50,5
IX	5	3	2	45,6	1900,0	55,5	14,4	45,7	51,0	62,5	16,4	54,8	51,6
IX¹/₂	7	3	4	48,0	2894,6	61,3	15,7	48,8	55,9	68,9	18,7	59,9	57,6
X	10	4	6	51,5	3144,1	64,9	16,8	51,8	59,3	74,3	19,9	65,1	62,3
Insgesamt	138	71	67										

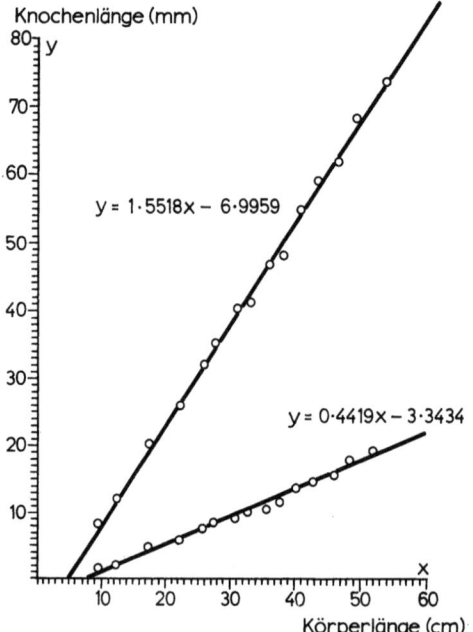

Abb. 120   Femur, Regressionsdiagramm

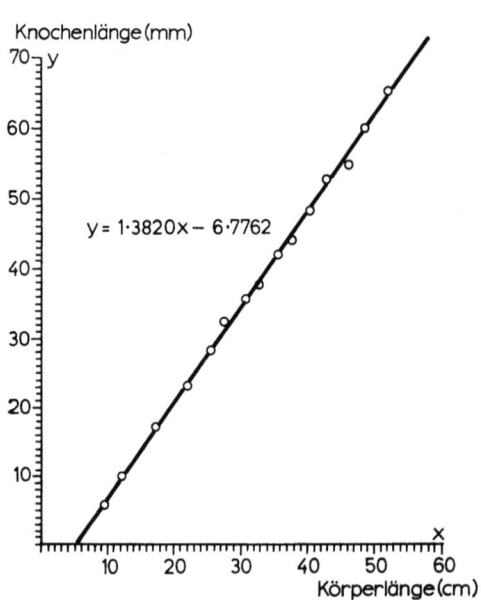

Abb. 121   Tibia, Regressionsdiagramm

fikationskerne beinhalten) sind in der gerichtsmedizinischen Praxis nicht zu verwenden, da die Epiphysen meist nicht auffindbar sind.

Die durchschnittlichen Maße der Diaphysen der Extremitätenknochen veranschaulicht Tabelle 70.

Regressionsdiagramme

Zwischen den Extremitätenknochen und der Körperlänge besteht eine sehr enge Korrelation ($P < 0,001$) (FAZEKAS und KÓSA 1966). Das zeigen auch die Regressionsdiagramme (Abb. 118 bis 121). Die Mittelwerte weichen kaum von der Regressionsgeraden ab. Die Breite des distalen Endes der Diaphyse von Femur und Humerus beträgt konstant 1/4 der Diaphysenlänge.

Verhältniszahlen

Körperlänge (cm) = Humerus
         Länge (cm) ×   7,52 + 2,47

Körperlänge (cm) = Humerus
         Breite (cm) × 28,30 + 3,95

Körperlänge (cm) = Radius
         Länge (cm) × 10,61 − 2,11

Körperlänge (cm) = Ulna
         Länge (cm) ×   8,19 + 2,37

Körperlänge (cm) = Femur
         Länge (cm) ×   6,44 + 4,51

Körperlänge (cm) = Femur
         Breite (cm) × 22,63 + 7,56

Körperlänge (cm) = Tibia
         Länge (cm) ×   7,23 + 4,90

Körperlänge (cm) = Fibula
         Länge (cm) ×   7,59 + 4,68

Körperlängen- und Altersbestimmung durch die Maße einiger charakteristischer kleiner Knochen

In außergewöhnlichen Fällen, wenn der Fetus zerstückelt bzw. verbrannt worden ist oder nur einzelne Teile des Körpers

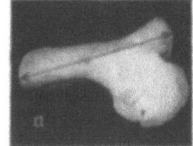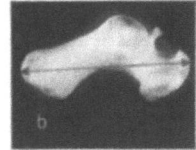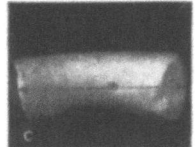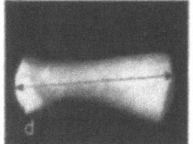

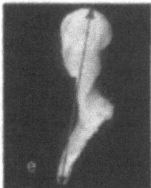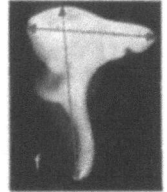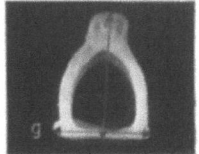

Abb. 122 Meßpunkte an einigen charakteristischen kleinen Knochen des Feten. *a* Atlas; *b* Axis; *c* Metakarpus I; *d* Metatarsus I.; *e* Malleus; *f* Incus; *g* Stapes

Tabelle 71 Maße der I. Mittelhand- und I. Mittelfußknochen sowie der Wirbelbogen des Atlas und Axis (in mm), III.—X. Mondmonat

Lebensalter (Mondmonate)	Zahl der Fälle	Geschlecht ♂	Geschlecht ♀	Durchschnittliche Körperlänge in cm	Durchschnittliches Körpergewicht in g	Atlas	Axis	Metakarpus I.	Metatarsus I.
III	2	1	1	9,5	26,0	—	—	—	—
III$^1/_2$	3	2	1	12,3	73,3	3,5	4,2	—	—
IV	9	5	4	17,3	123,5	4,2	5,0	1,8	2,4
IV$^1/_2$	15	7	8	22,0	213,2	5,3	5,9	2,3	3,2
V	13	6	7	25,6	355,1	6,2	7,4	3,1	4,0
V$^1/_2$	11	7	4	27,3	419,2	7,0	7,7	3,7	5,0
VI	12	6	6	30,6	609,9	7,9	9,2	4,3	5,8
VI$^1/_2$	12	4	8	32,6	663,5	8,2	9,7	4,6	6,3
VII	12	7	5	35,4	869,8	9,0	10,3	5,1	7,3
VII$^1/_2$	12	6	6	37,5	992,8	10,2	12,2	5,9	8,2
VIII	8	5	3	40,0	1336,3	11,0	13,3	6,3	9,1
VIII$^1/_2$	7	5	2	42,4	1785,0	11,4	14,7	7,2	10,7
IX	5	3	2	45,6	1900,0	11,9	16,1	8,1	11,5
IX$^1/_2$	7	3	4	48,0	2894,6	13,1	17,2	8,9	12.3
X	10	4	6	51,5	3144,1	15,0	18,2	9,3	13,2
Insgesamt	138	71	67						

zur Untersuchung gelangen, können bei der Gutachtenabgabe die in diesem Kapitel zur Besprechung kommenden Daten eine große Hilfe bieten.

Von den kleineren fetalen Knochen haben wir deshalb den I. Mittelhand- und I. Mittelfußknochen sowie den Atlas- und Axis-Wirbelbogen (FAZEKAS und KÓSA 1967) bzw. die Gehörknöchelchen (KÓSA und FAZEKAS 1973) gewählt, weil sie von

typischer Form und auch dann erkennbar sind, wenn kein ganzes Skelett zur Untersuchung gelangt.

Abnahme der Maße

Atlas: Länge des halbseitigen Bogens (Abb. 122a)

Axis: Länge des halbseitigen Bogens (Abb. 122b)

Tabelle 72   Gehörknöchelmaße (III.—X. Mondmonat)

Lebensalter (Mondmonat)	Zahl der Fälle	Geschlecht ♂	Geschlecht ♀	Durchschn. Körperlänge (cm)	Körpergewicht (g)	Malleus Länge (mm)	Incus Länge (mm)	Breite (mm)	Stapes Länge (mm)	Breite (mm)
III	2	1	1	9,5	26,0	—	—	—	—	—
III¹/₂	3	2	1	12,3	73,3	—	—	—	—	—
IV	9	5	4	17,3	123,5	—	—	—	—	—
IV¹/₂	15	7	8	22,0	213,2	—	—	—	—	—
V	13	6	7	25,6	355,1	4,3	5,6	3,2	—	—
V¹/₂	11	7	4	27,3	419,2	5,0	6,2	3,8	—	—
VI	12	6	6	30,6	609,9	5,4	6,6	4,3	2,4	2,2
VI¹/₂	12	4	8	32,6	663,5	5,7	6,7	4,6	2,7	2,3
VII	12	7	5	35,4	869,8	6,2	6,7	4,6	3,0	2,2
VII¹/₂	12	6	6	37,5	992,8	6,8	6,9	4,9	2,9	2,5
VIII	8	5	3	40,0	1336,3	7,4	6,8	4,6	3,1	2,6
VIII¹/₂	7	5	2	42,4	1785,0	7,3	6,8	4,8	3,1	2,6
IX	5	3	2	45,6	1900,0	7,8	6,8	4,9	2,9	2,7
IX¹/₂	7	3	4	48,0	2894,6	7,8	6,7	5,1	3,3	2,8
X	10	4	6	51,5	3144,1	7,9	6,9	5,5	3,5	3,0
Insgesamt	138	71	67							

Metakarpus I.: Länge der Diaphyse (Abb. 122 c)

Metatarsus I.: Länge der Diaphyse (Abb. 122 d)

Malleus, Länge: vom Kopf des Hammers bis zum Ende seines Stiels gemessene Entfernung (Abb. 122 e)

Incus, Länge: vom oberen Rande der Articulatio incudomallearis bis zum Ende des langen Schenkels gemessene Entfernung (Abb. 122 f); Breite: vom vorderen Rand des Corpus bis zur Spitze des Crus breve

Stapes, Länge: vom Kopf des Steigbügels bis zur Steigbügelplatte gemessene Entfernung; Breite: Länge der Steigbügelplatte (Abb. 122 g)

Die durchschnittlichen Maße der Mittelhand- und Mittelfußknochen sowie der Wirbelbögen sind in Tabelle 71 und die Maße der Gehörknöchelchen in Tabelle 72 zusammengefaßt.

Regressionsdiagramme

Atlas- und Axis-Wirbelbogen sowie die Mittelhand- und Mittelfußknochen zeigen eine enge Korrelation zur Körperlänge

($P < 0,001$). Die Gehörknöchelchenmaße weichen zu Beginn der Verknöcherung (im V. Lunarmonat) und perinatal (X. Lunarmonat) etwas von der Regressionsgeraden ab. Im Frühstadium der Entwicklung und beim Erreichen der Reife fallen die Maße etwas vor die Regressionsgerade. Dies bedeutet, daß das Wachstum der Gehörknöchelchen perinatal nachläßt und zur Zeit der Geburt des Kindes nahezu die Größe des Erwachsenenalters erreicht (KÓSA und FAZEKAS 1973). Die Korrelation bringt aber auch im Falle der Gehörknöchelchen ein höchst enges Verhältnis zur Körperlänge zum Ausdruck ($P < 0,001$).

In Ermangelung anderer charakteristischer Knochen lassen sich auch diese Knöchelchen erfolgreich bei der Ermittlung des Lebensalters verwenden (Abb. 123 bis 126).

Verhältniszahlen

Körperlänge (cm) = Atlasbogen Länge (cm) × 34,35 + 3,04

Körperlänge (cm) = Axisbogen Länge (cm) × 25,83 + 5,57

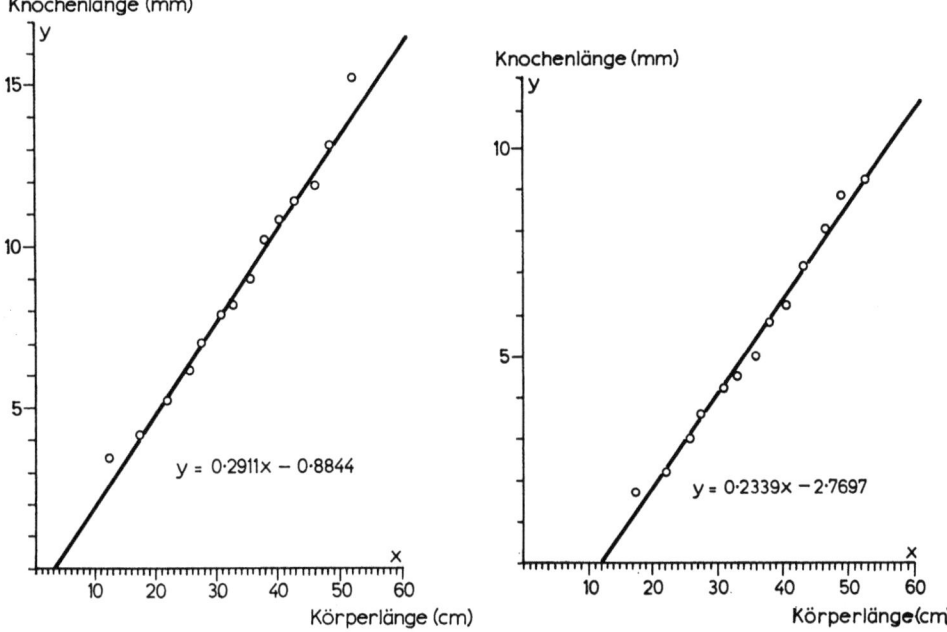

Abb. 123   Atlas, Regressionsdiagramm   Abb. 124 Metakarpus I, Regressionsdiagramm

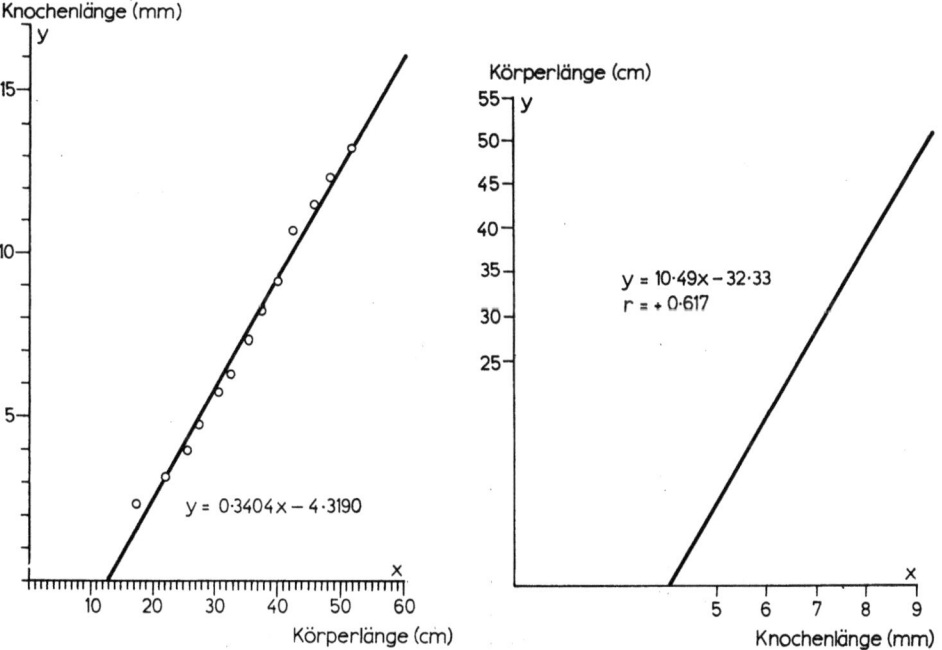

Abb. 125   Metatarsus I., Regressionsdiagramm   Abb. 126   Incus, Regressionsdiagramm

Körper-
länge (cm) = Metakarpus I.
$$\text{Länge (cm)} \times 42{,}75 + 11{,}84$$
Körper-
länge (cm) = Metatarsus I.
$$\text{Länge (cm)} \times 29{,}38 + 12{,}69$$
Körper-
länge (cm) = Malleus
$$\text{Länge (mm)} \times 6{,}25 - 2{,}01$$
Körper-
länge (cm) = Incus
$$\text{Länge (mm)} \times 10{,}49 - 32{,}33$$
Körper-
länge (cm) = Incus
$$\text{Breite (mm)} \times 8{,}73 - 2{,}80$$
Körper-
länge (cm) = Stapes
$$\text{Länge (mm)} \times 11{,}63 + 4{,}85$$
Körper-
länge (cm) = Stapes
$$\text{Breite (mm)} \times 18{,}67 - 6{,}96$$

11.9. Geschlechtsbestimmung bei Feten durch Knochenmaße

Immer mehr Beobachtungen sprechen dafür, daß Geschlechtsunterschiede nicht nur an den Knochen Erwachsener, sondern bereits auch an den fetalen Knochen wahrnehmbar sind (DAVIS 1888, MONTA-GUE und HOLLINGWORTH 1914, LE DAMA-NY 1910, PRYOR 1923, LIPPERT und LIP-PERT 1960). Auf die geschlechtsbedingten Unterschiede der fetalen Beckenknochen hatten auch VERNAU (1875), FEHLING (1876) und THOMSON (1899) schon im vergangenen Jahrhundert aufmerksam gemacht. REYNOLDS (1945) stellte mittels röntgenologischer Untersuchung der Schambeine Neugeborener Unterschiede bei den beiden Geschlechtern fest. VILLE-MIN (1937) und BOUCHER (1955) wiesen bei Beckenknochenmaßen von Feten, namentlich betreffs Form und Größenverhältnisse der Incisura ischiadica, signifikante Unterschiede nach, die übrigens auch an den Beckenknochen Erwachsener einen signifikanten Geschlechtsunterschied zeigt (LAZORTHES und LHEZ 1939, LETTERMANN 1941). Nach BOUCHER (1955) ist die Incisura ischiadica (major)

Tabelle 73   Die wichtigsten Knochenmaße (in mm) bei der Bestimmung des Lebensalters von Feten

Lebens-alter (Mond-monate)	Zahl der Fälle	Geschlecht		Durchschnittl. Körper-		Squama occipit. (Länge)	Pars basil. ossis occipit. (Länge)	Pars later. ossis occipit. (Länge)
		♂	♀	länge (cm)	gewicht (g)			
III	2	1	1	9,5	26,0	7,5	2,7	2,7
III^1/$_2$	3	2	1	12,3	73,3	10,6	3,9	4,0
IV	9	5	4	17,3	123,5	15,0	5,5	5,8
IV^1/$_2$	15	7	8	22,0	213,2	18,8	6,9	7,7
V	13	6	7	25,6	355,1	23,8	8,0	9,5
V^1/$_2$	11	7	4	27,3	419,2	27,3	8,3	10,6
VI	12	6	6	30,6	609,9	28,7	8,7	11,8
VI^1/$_2$	12	4	8	32,6	663,5	32,5	9,1	13,1
VII	12	7	5	35,4	869,8	35,4	9,6	14,1
VII^1/$_2$	12	6	6	37,5	992,8	39,0	10,1	14,7
VIII	8	5	3	40,0	1336,3	42,5	10,5	16,0
VIII^1/$_2$	7	5	2	42,4	1785,0	49,4	11,0	19,3
IX	5	3	2	45,6	1900,0	50,3	11,8	20,8
IX^1/$_2$	7	3	4	48,0	2894,6	53,5	12,4	23,4
X	10	4	6	51,5	3144,1	55,2	13,1	26,5
Insgesamt	138	71	67					

bei männlichen Feten kürzer und tiefer, bei weiblichen dagegen länger und seichter geschwungen. Auf Grund dieses charakteristischen morphologischen Unterschieds läßt sich der Quotient der Länge und Tiefe der Incisura ischiadica mit einer Indexziffer ausdrücken, deren Wert bei männlichen Feten bedeutend kleiner ist als bei weiblichen.

Die Feststellung BOUCHERS (1955, 1957) haben wir bei den Untersuchungen an unserem eigenen Material bestätigen können. Der geschlechtliche Unterschied der Maße ist in der Tat vorhanden und die Methode in 80% der Fälle erfolgreich zur Geschlechtsbestimmung an Feten verwendbar (FAZEKAS und KÓSA 1969). Indifferente Fälle kommen zu etwa 15% vor.

Nach den Beckenknochen sind die meisten geschlechtlichen Besonderheiten an den *Schädelknochen* auffindbar. Auch die Schädelbasisknochen Erwachsener weisen Unterschiede auf (MARTIN und

SALLER 1958). Bei der Abnahme der Schädelbasisknochenmaße der Feten und ihrer tabellarischen Zusammenstellung hatten wir den Eindruck, als ob die Maße mancher Knochen bei den weiblichen und die anderer bei den männlichen Feten größer wären (z.B. als ob die Pars basilaris (ossis occipitalis) bei männlichen Feten im Vergleich zu ihrer Breite länger und die Pars lateralis (ossis occipitalis) im Verhältnis zu ihrer Länge eher breiter wäre). Ausgehend von diesen Beobachtungen haben wir dann die mathematisch-statistische Analyse der fetalen Schädelknochenmaße hinsichtlich des Geschlechtsunterschieds in Angriff genommen (KÓSA und FAZEKAS 1973). Es wurden die an Hand der Schädelbasisknochenmaße der männlichen und weiblichen Feten berechneten Regressionsgleichungen mit dem STUDENTschen »t« Test (KENDALL und STUART 1967) verglichen. Die Vermutung, daß die Pars basilaris (ossis occipitalis) bei männlichen

Fortsetzung von Tabelle 73

Os zygomatic. (Länge)	Maxilla (Vollänge)	Mandibula (Länge)	Skapula (Länge)	Os ilium (Länge)	Humerus (Länge)	Radius (Länge)	Femur (Länge)	Tibia (Länge)
4,5	4,2	10,7	4,5	4,8	8,8	6,7	8,5	6,0
5,8	6,3	12,6	7,1	5,7	12,4	10,1	12,4	10,2
9,0	8,9	17,9	11,6	9,7	19,5	17,2	20,7	17,4
11,5	10,6	21,6	15,0	12,0	25,8	21,5	26,4	23,4
13,5	12,6	25,6	17,2	15,6	31,8	26,2	32,6	28,5
14,2	13,5	27,3	18,8	16,5	34,5	28,9	35,7	32,6
15,0	15,1	30,6	20,9	18,3	37,6	31,6	40,9	35,8
16,5	15,9	31,9	22,3	19,6	39,9	33,4	41,9	37,9
17,5	17,3	34,0	23,1	21,3	44,2	35,6	47,4	42,0
18,5	17,8	35,9	24,5	22,1	45,8	38,2	48,7	43,9
19,5	19,4	39,0	26,6	25,1	50,4	40,8	55,5	48,2
20,9	20,0	40,2	28,1	26,8	53,1	43,3	59,8	52,7
21,8	22,0	42,7	29,3	28,7	55,5	45,7	62,5	54,8
24,5	24,1	47,5	33,1	32,1	61,3	48,8	68,9	59,9
25,8	24,6	49,7	35,5	34,5	64,9	51,8	74,3	65,1

Feten länger und schmaler und die Pars lateralis (ossis occipitalis) breiter ist als bei weiblichen, konnten wir mittels der mathematisch-statistischen Analyse nicht bestätigen. Ein signifikanter Unterschied zwischen den Regressionsgleichungen trat nicht zutage (Kósa und Fazekas 1973).

Durch die bisherigen Untersuchungsergebnisse kann die Frage nicht als abgeschlossen betrachtet werden. Den auf die Geschlechtsbestimmung gerichteten Untersuchungen und Methoden kommt vom Gesichtspunkt der gerichtsmedizinischen Praxis Bedeutung zu. Denn wenn wir eine größere Anzahl von auf die Geschlechtsunterschiede hindeutenden Eigenschaften, Indizes oder morphologischen Besonderheiten kennen würden, so könnte sich unter deren gemeinsamer Berücksichtigung eine Möglichkeit zur sicheren Geschlechtsbestimmung auch mittels der fetalen Knochenmaße bieten.

11.10. Anwendung der Komplexmethode für die Bestimmung der Größenmaße und des Lebensalters menschlicher Feten

Die in diesem Abschnitt besprochene Methode ist vor allem den Untersuchern zu empfehlen, die mit der eingehenden gerichtsärztlichen Untersuchung fetaler Knochen nicht vertraut sind. Unseres Erachtens ist sie sehr detailliert und präzise. Diese Komplexmethode, die wir als eine praktische Methode empfehlen können, ist insofern vereinfacht, als wir innerhalb der Knochengruppen nur die Maße der charakteristischsten Knochen bestimmen. Hierdurch können wir sichere Angaben erhalten für die fetale Körperlänge bzw. das Lebensalter. Die Messungen sollen sich aber unbedingt auf die nachfolgend angeführten Knochenmaße erstrecken:

1. Schädeldachknochen: Squama occipitalis,

2. Schädelbasisknochen: Pars basilaris und Pars lateralis (ossis occipitalis),

3. Gesichtsknochen: Os zygomaticum, Maxilla, Mandibula,

4. Schulter- und Beckenknochen: Klavikula, Skapula, Os ilium,

5. Extremitätenknochen: Humerus, Radius, Femur, Tibia.

Die Mittelwerte dieser Knochenmaße von Feten im III. bis X. Lunarmonat wurden tabellarisch zusammengestellt (Tab. 73).

Die Untersuchung der Rippen und der kleinen Knochen des Fetalskeletts (Wirbelbögen, Wirbelkörper, Hand- und Fußwurzelknochen, Gehörknöchel) ist nur in speziellen Fällen notwendig. Wenn andere Knochen in entsprechender Zahl aufgefunden werden, kann man von der Untersuchung der letzteren Abstand nehmen.

Zur Veranschaulichung der Anwendung der Komplexmethode zur Bestimmung des Lebensalters werden als Beispiel die Knochenmaße eines reifen und eines unreifen Feten angegeben:

	Reifer Fetus	Unreifer Fetus
1. Squama occipitalis Höhe	54,2 mm	34,0 mm
2. Pars basilaris (ossis occipitalis) Länge	13,4 mm	9,2 mm
3. Pars lateralis (ossis occipitalis) Länge	26,0 mm	13,7 mm
4. Os zygomaticum Länge	25,0 mm	17,0 mm
5. Maxilla Länge	23,2 mm	17,0 mm
6. Mandibula Länge	49,5 mm	32,5 mm
7. Skapula Länge	34,0 mm	23,5 mm
8. Os ilium Länge	32,0 mm	21,2 mm
9. Humerus Länge	61,0 mm	45,0 mm
10. Radius Länge	49,0 mm	36,5 mm
11. Femur Länge	73,0 mm	46,5 mm
12. Tibia Länge	62,0 mm	42,0 mm

1. Vergleicht man diese Maße mit den Angaben der Tabelle 73, so stellt man fest, daß die Maße wirklich mit den Knochenmaßen der Feten im X. Lunarmonat (reifer Fetus) bzw. mit den Maßen der Feten im VII. Lunarmonat (unreifer Fetus) übereinstimmen.

2. Das Resultat ist dasselbe (im VII. oder X. Lunarmonat), wenn das Lebensalter mit den Regressionsdiagrammen bestimmt wurde.

3. Auch mit den Verhältniszahlen sind die bereits angegebene Körperlänge und das Lebensalter bestimmbar.

4. Zum Zwecke einer besonders schnellen Körperlängen- und Lebensaltersbestimmung ist die Abnahme der Maße von Os zygomaticum, Maxilla, Mandibula, Radius und der III. Rippen zu empfehlen, die, wie bereits angegeben, entweder 1/20 oder 1/10 der Körperlänge betragen.

12. Identifikation durch Röntgenaufnahmen

12.1. Allgemeines

Die erste Anregung für den Einsatz der Röntgenstrahlen gab LEVINSOHN (1899, Knochenmessung). CULBERT und LAW führten erstmalig den Röntgenbildvergleich an Nasennebenhöhlen zur Identifikation einer unbekannten Wasserleiche durch (1927). SCHÜLLER erkannte vorher (1921), daß die Stirnhöhlen wegen ihrer großen Variabilität in Breite, Höhe, Felderung und Umriß ein individuelles Merkmal darstellen. Er glaubte, die Differenzierung zweier Personen durch die Analyse der Struktur (obere Begrenzung und Septen) sowie mittels dreier Maße — Breite beider Sinus, maximale Höhe und Breite des linken Sinus — erreichen zu können. Die Sinus frontales sind kaum äußeren Einflüssen ausgesetzt und selten krankhaft verändert (RICHTER 1926). Nach eigenen Untersuchungen (LEOPOLD 1968) beeinflußt das Alter ihre Ausbildung; sie fehlen beim Erwachsenen in 4 bis 8% der Fälle und bei Frauen häufiger als bei den Männern (SCHINZ, BAENSCH, FRIEDL und UEHLINGER 1952). VOLUTER (1959) hält die Fläche und Form der Sella turcica sowie die Pneumatisation der Nebenhöhlen des Schädels für individuell festgelegte anatomische Merkmale, die gleiche Bedeutung haben wie die Daktyloskopie. KROGMAN (1973) stützt sich auf die Stirnhöhlen und den Processus mastoideus (CULBERT und LAW 1927, CELESTI und FIERRO 1968) sowie auf das Os sphenoidale. SASSOUNI (1957, 1959) bewies an 500 Röntgenaufnahmen erwachsener männlicher Amerikaner, daß durch 5 Meßstrecken — größte Schädellänge, größte Gesichtshöhe, Unterkieferwinkel-, Jochbogen- und Sinusbreite — ein Individuum eindeutig bestimmt werden kann. Mit Hilfe von 20 kephalometrischen Bestimmungen will er eine Einzelperson unter 3 1/2 Billionen Röntgenbildern eindeutig ermitteln können. Wir stimmen mit KROGMAN (1973) und SASSOUNI überein, daß sich der Schädel gut für die Identifikation eignet, da er individuelle Merkmale besitzt und häufiger als andere Knochen zur Begutachtung vorliegt. Alter, Geschlecht und Konstitution sind dabei zu berücksichtigen. Krankheiten können die Ausbildung des Kranium beeinflussen. Für die Personenerkennung durch Röntgenaufnahmen gibt es nach den grundlegenden Arbeiten von NEISS (1961, 1964 a und b, 1968 a) zwei Wege:

1. Feststellung der Personenübereinstimmung durch Röntgenbildvergleich postmortal angefertigter Aufnahmen mit zu Lebzeiten hergestellten und

2. primäre Identifikation durch spezifische individuelle Merkmale an Leichen-Röntgenbildern.

Obwohl heute fast von jedem Erwachsenen Röntgenaufnahmen vorliegen — Thoraxröntgenbilder sind am häufigsten vorhanden (NEISS 1964 a), da die Schirmbilduntersuchung in einigen Ländern gesetzlich geregelt ist — wird der Röntgenbildvergleich in der forensischen und kriminalistischen Praxis mitunter noch zu wenig eingesetzt, was u. a. KRAUSE, FRANK und ALBER (1968) betonen. FERRIS und STOCKDALE (1972) identifizierten einen Torso (insgesamt 30 Teile aufgefunden) durch Schädelröntgenaufnahmen, da 16 Punkte übereinstimmten. Röntgenuntersuchungen können bei der Untersuchung unbekannter Personen assistierend zur Geschlechts- oder Altersbestimmung mit eingesetzt werden (FISCHER 1955, HEINRICH 1941, KROGMAN 1973, LEOPOLD 1968, NAINIS 1972, NEISS 1968 a, 1975, ZDANOVA 1966). Die Röntgenidentifikation ist der Daktyloskopie gleichwertig (KADE, MEYERS u. WAHLKE 1967; NEISS 1976 a u. b). Inzwischen sind die Resultate derartiger Bestimmungen vor Gericht als Beweis anerkannt (GREMMEL 1974, MÄTZLER 1974, NEISS 1976 b).

Bei der Untersuchung der Opfer folgenschwerer Unfälle sind Röntgenuntersuchungen wiederholt erfolgreich eingesetzt worden (CHOMENOK 1976, GURNIAK 1974, NEISS 1961, 1964 a; SINGLETON 1951, STASSI und GIACCONE 1976). Je mehr Skelettabschnitte postmortal geröntgt werden, desto besser sind die Ergebnisse. NEISS (1964a) nannte als Mindestanzahl je eine Röntgenaufnahme der vorderen Thoraxwand und eine von der rechten unteren Rumpfpartie. FOURCADE und BLUCHE (1964) verlangen eine Aufnahme des Schädels, WILLIAMS (1956) der Endphalangen. Folgenschwere Unfälle erfordern hinsichtlich der allseitigen Feststellung der Unfallursachen und deren umgehender Beseitigung sowie des allgemeinen Interesses der Öffentlichkeit einen raschen Abschluß der Untersuchungen. Die Anzahl der anzufertigenden Röntgenbilder muß daher relativ klein gehalten werden. Da die Unfallorte vielfach abseits einer medizinischen Einrichtung liegen, ist der Einsatz eines transportablen Röntgengeräts, das MANZ und REH (1964) sowie NEISS (1975) empfahlen, notwendig (LEOPOLD, HUNGER und WUNDERLICH 1975). Die Sicherheitsorgane haben eine wichtige organisatorische Aufgabe zu lösen, die benötigten

Vitalbilder für den Röntgenbildvergleich aus den Archiven von Krankenhäusern und Arztpraxen zu besorgen. VOLUTER (1959) schlug vor, von gefährdeten Personengruppen — Flugzeugbesatzungen, Seeleuten u. ä. — Schädelröntgenaufnahmen anzufertigen. Nach Überwindung der möglichen psychischen Alterationen der Angesprochenen ist dieser Weg erfolgversprechend. In Skandinavien erfolgten derartige Untersuchungen, einschließlich Blutgruppenbestimmung, Farbfotos und Zahnstatus (KEISER-NIELSEN 1973), ebenso in der BRD (Thorax-, Nebenhöhlen-, WS-Aufnahmen; KREFFT 1966). In der DDR sind derartige Untersuchungen eingeleitet (LEOPOLD 1973). Einige Fluggesellschaften sind dazu übergegangen, vom Flugpersonal Röntgenbilder beider Füße zu den Personalakten zu nehmen, da die Füße im Schuhwerk nach Abstürzen gut erhalten bleiben, auch wenn das Flugzeug in Brand gerät (PEITSCH 1970).

Röntgenbilder sind in ihrem Darstellungsbereich die zuverlässigsten anatomischen Abbildungen. Das Untersuchungsobjekt bleibt unverändert. Die Aufnahmen sind ein haltbares Dokument, das leicht kopiert und aufbewahrt werden kann (NEISS 1961, ZDANOVA 1966).

Die mögliche postmortale Dekomposition und mechanische Zerstörung von Knochen, z.B. bei längerem Wasseraufenthalt (Treibverletzung), muß bei entsprechenden Leichen berücksichtigt werden (FAUST 1968).

12.2. Röntgenidentifikation unter den besonderen Bedingungen folgenschwerer Unfälle

Bei zivilen Katastrophen und Massenunfällen muß mit einer größeren Anzahl von Opfern gerechnet werden. Die Unfallstelle ist meist von einer medi-

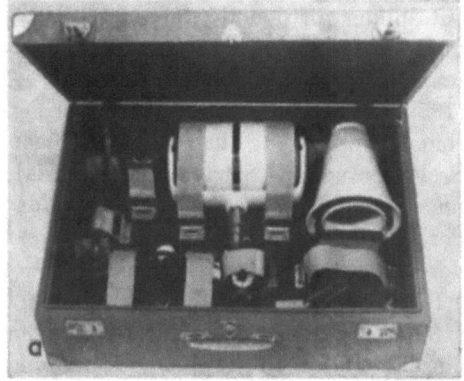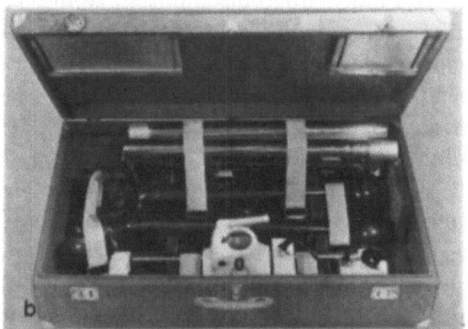

Abb. 127   Der zerlegte und in 2 Koffern verpackte Röntgenapparat „Chirax". *a* Gerätekoffer des Röntgenapparates „Chirax" mit Röntgenkamera, Hand-Expositionsrelais, Tuben, Zentrierstab und Netzverbindungskabel; *b* Stativkoffer des Röntgenapparats „Chirax" mit zerlegtem Stativ

zinischen Einrichtung mit stationärer Röntgenapparatur sehr weit entfernt. Zur Vorbereitung des Einsatzes einer gerichtsmedizinischen Untersuchungsgruppe ist es daher zweckmäßig, für die Röntgenidentifikation bei folgenschweren Unfällen eine transportable Röntgeneinrichtung zur Verfügung zu haben (s. auch FISCHER et al. 1970).

Transportable Röntgenapparatur

Ein Röntgengerät für den ortsveränderlichen Betrieb, das sowohl bei Röntgenaufnahmen der verschiedensten Körperregionen als auch für stomatologische Untersuchungen verwendet werden kann, wird in der DDR in Form des transportablen Röntgenapparates Chirax (Werke für Medizintechnik, Zweigbetrieb Brno, ČSSR) angeboten. Die Hauptbestandteile des Geräts bilden das Stativ, die Röntgenkamera und das Handexpositionsrelais. Durch 3 im Fuß des Stativs befindliche Räder ist der Röntgenapparat leicht fahrbar. Die Leistungsaufnahme beträgt 800 W, die maximale Leistung liegt bei 70 kV und 10 mA. Der zerlegte Apparat kann in 2 Koffern verpackt werden (Abb. 127). Das Röntgengerät wiegt

ohne Koffer 26 kg, mit Koffer 41 kg.

Eine wesentliche Voraussetzung für den Einsatz eines Röntgengeräts im allgemeinen und für den ortsveränderlichen Betrieb im besonderen ist die Einhaltung der gesetzlich vorgeschriebenen Sicherheitsbestimmungen. Dabei muß in der DDR eine vom Staatlichen Amt für Atomsicherheit und Strahlenschutz genehmigte spezielle Arbeitsanordnung vorliegen.

Für den Einsatz unter den Bedingungen folgenschwerer Unfälle sind spezielle Arbeitsgeräte erforderlich, die von uns entwickelt wurden.

Eine transportable Abschirmvorrichtung, die verhältnismäßig einfach zu transportieren ist, wurde als Einzelanfertigung unter Berücksichtigung der geforderten Sicherheitsbestimmungen für uns geliefert. Sie ist für Arbeiten auf engstem Raum gedacht und besteht aus 3 Teilen, die mit Hilfe von Scharnieren zusammengesetzt werden können (Abb. 128). Entsprechend des vorhandenen und benötigten Platzes können die beiden Außenteile auf Grund ihrer Beweglichkeit nach außen oder innen versetzt werden. Durch das vorhandene Eigengewicht und die besondere Konstruktion — für die Herstellung wurde 1 mm Bleiblech verwendet — ist auf ebener Erde die Standfestigkeit

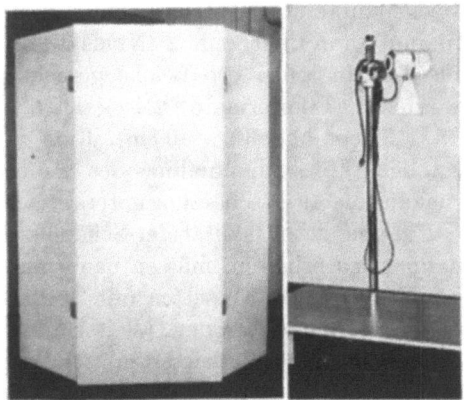

Abb. 128   Zerlegbare Abschirmvorrichtung

Abb. 129   Transportabler Röntgenapparat „Chirax" und Spezialröntgentisch

gewährleistet. Hinter der Abschirmvorrichtung, ihre Höhe beträgt 1,90 m, finden 2 Personen und eine Aufbewahrungskiste für Kassetten Platz. Als Abdeckmaterial kam Sprelacart zum Einsatz, so daß die gesamte Vorrichtung leicht und schnell zu säubern ist. Unter Einbeziehung aller am Röntgeneinsatzort auftretenden Schwierigkeiten, ökonomischer sowie arbeitstechnischer Gesichtspunkte kann folgende Lösung bei der Anfertigung eines Spezialröntgentisches als optimal angesehen werden:

Die mit Sprelacart verkleidete Tischplatte ist 0,80 m breit und 1,90 m lang (Abb. 129). Als Tischbeine dienen zwei, die gesamte Breite des Tisches einnehmende 0,20 m hohe und 0,05 m breite massive Bohlen, die mit der Tischplatte fest verbunden sind. Diese Konstruktion garantiert eine maximale Standfestigkeit des Röntgentisches. Durch ein Umfahren des Tisches mit dem Röntgengerät kann jeder beliebige Abschnitt mit der Röntgenkamera erreicht werden. Um die Parallelität dieses Tisches zur Kamera zu gewährleisten, muß ein ebener Fußboden vorhanden sein. Die geringe Höhe des Tisches garantiert eine maximale Entfernung zwischen der Röntgenkamera und dem Untersuchungsobjekt.

Bei der Durchführung von Röntgenuntersuchungen unter den speziellen Bedingungen folgenschwerer Unfälle ist es erforderlich, daß das Einlegen von Röntgenfilmen in die Kassetten rationell durchgeführt wird; darüber hinaus sollte gleich am Anfang der Untersuchungen eine größere Anzahl von bestückten Kassetten unmittelbar zur Verfügung stehen. Diese Forderung wurde von uns mit der Anfertigung zweier Spezialbehälter erfüllt. Dabei handelt es sich einmal um einen einfachen Holzbehälter (0,50 × 0,50 × 0,50 m), der eine größere Anzahl bestückter Kassetten aufnimmt und hinter der transportablen Abschirmvorrichtung deponiert wird, zum anderen um einen Behälter (0,95 × 0,50 × 0,20 m), der mit Bleiblech ausgelegt ist. Die Filme werden darin vor Streustrahlung geschützt, so daß der notwendige Röntgenfilmvorrat in unmittelbarer Nähe des Geräts aufbewahrt werden kann.

Die bisher durchgeführten Röntgenuntersuchungen haben gezeigt, daß der Röntgenapparat Chirax für den ortsveränderlichen Betrieb geeignet ist und zusammen mit den von uns entwickelten Zusatzgeräten eine Röntgeneinrichtung darstellt, die den Anforderungen unter den Bedingungen folgenschwerer Unfälle entspricht.

Die Durchführung von Obduktionen bei Massenunfällen wird in der Regel in gerichtsmedizinischen Einrichtungen oder zumindest in festen Räumen erfolgen. Daher besteht auch meist die Möglichkeit, die erforderlichen Röntgenuntersuchungen vor der Sektion durchzuführen. Sollte jedoch die spezielle Situation ergeben, daß die Leichenöffnungen unmittelbar am Unfallort durchgeführt werden müssen, so werden die Röntgenaufnahmen ebenfalls dort angefertigt. In diesem Fall muß ein Zelt mit ebenem Boden und ein entsprechendes Notstromaggregat zur Verfügung stehen. Das Auswechseln der Röntgenfilme kann in einem Spezialfahrzeug der Sicherheitsorgane erfolgen.

Bei den Röntgenuntersuchungen wird angestrebt, daß die Entwicklung der Filme in dafür geeigneten medizinischen Einrichtungen erfolgt. Ist diese Möglichkeit wegen der zu großen Entfernung zwischen Röntgeneinsatzort und Entwicklungsstelle oder aus anderen Gründen nicht gegeben, so sollte die Filmentwicklung ebenfalls in einem Spezialfahrzeug der Kriminalpolizei durchgeführt werden.

Das Vorgehen bei der schrittweisen Identifizierung unbekannter Leichen oder Opfer folgenschwerer Unfälle setzt eine enge Zusammenarbeit zwischen Gerichtsmedizinern und Angehörigen der Sicherheitsorgane voraus. Eine einheitliche Kennzeichnung für die einzelnen Leichen, die verschiedene Untersuchungsstellen passieren, muß von vornherein gewährleistet sein; ein ständiger Informationsaustausch ist erforderlich. Die Kennzeichnung der Röntgenfilme erfolgt nach der festgelegten Bezeichnung der Leichen durch Bleizahlen bzw. -buchstaben. Die Auswahl der in die Röntgenuntersuchung einzubeziehenden Leichen wird im wesentlichen durch die schon aus der vorangegangenen Untersuchung bei der Bergung vorhandenen Informationen (Voridentifikation) sowie vom Zustand der Leiche bestimmt und vom gerichtsmedizinischen Sachverständigen vorgenommen. Diese Entscheidung hängt im wesentlichen von der Anzahl der angefallenen Opfer, vom Ereignis und nicht zuletzt von der zur Verfügung stehenden Zeit ab.

Die Anzahl der durchzuführenden Röntgenaufnahmen pro Leiche kann daher von vornherein nicht festgelegt werden; sie variiert in der Praxis stark. Die Idealforderung liegt bei 20 bis 30 Aufnahmen (NEISS 1968a). Diese Forderung ist bei folgenschweren Unfällen vor allem aus Zeitgründen meist nicht zu erfüllen. Im allgemeinen werden sich die Untersuchungen auf Schädel-, Thorax- und Beckenaufnahmen beschränken. Als Minimum kann daher mit 2 (NEISS 1964a) bis 4 Aufnahmen pro Leiche gerechnet werden (Filmformate 24 × 30 cm, 35 × 35 cm und 30 × 40 cm). Eine zusätzliche Röntgenaufnahme des Humerus kann die Altersschätzung unterstützen.

Um eine gute Qualität der Schädelaufnahmen zu erhalten, müssen nach unseren Erfahrungen Kassetten mit Spezialraster verwendet werden. Weiterhin ist es ratsam, die Filmkassetten vor Verschmutzungen während der Aufnahmen an Leichen, z. B. durch Einlegen in Kunststoffbeutel, zu schützen. Für die Entwicklung der von uns verwendeten ORWO-Röntgenfilme unter behelfsmäßigen Bedingungen ist der Röntgen-Entwickler T 11 (Hersteller VEB Gelatinewerk Calbe) mit dem dazugehörigen Regenerator T 11 R besonders geeignet.

Bei der *Lagerung* der zu röntgenden Leichen können Schwierigkeiten auftreten, besonders dann, wenn es sich um stark verkohlte Opfer folgenschwerer Unfälle handelt. Kontrakturen, multiple Frakturen mit Torquierungen erschweren Aufnahmen in der typischen Projektion, wie sie intra vitam durchgeführt werden. Um einen Bildvergleich zu ermöglichen, ist es notwendig, annähernd typische Projektionen zu erreichen. Kontrakturen werden bekanntlich dadurch gelöst, daß die Endsehnen der Extremitätenmuskeln durchtrennt werden. Ist der Thorax traumatisch deformiert, so ist es nach den Erfahrungen von NEISS (1968a) zweckmäßig und erforderlich, die vordere Thoraxwand zu resezieren und isoliert zu röntgen. Bei thermisch bedingten Kontrakturen im Hals-Kopf-Bereich empfiehlt er die Anwendung von elastischen Folienfilmbehältern.

Aber auch an stark verkohlten Leichen lassen sich für die primäre Röntgenidentifikation brauchbare Aufnahmen erzielen (Abb. 130 und 131).

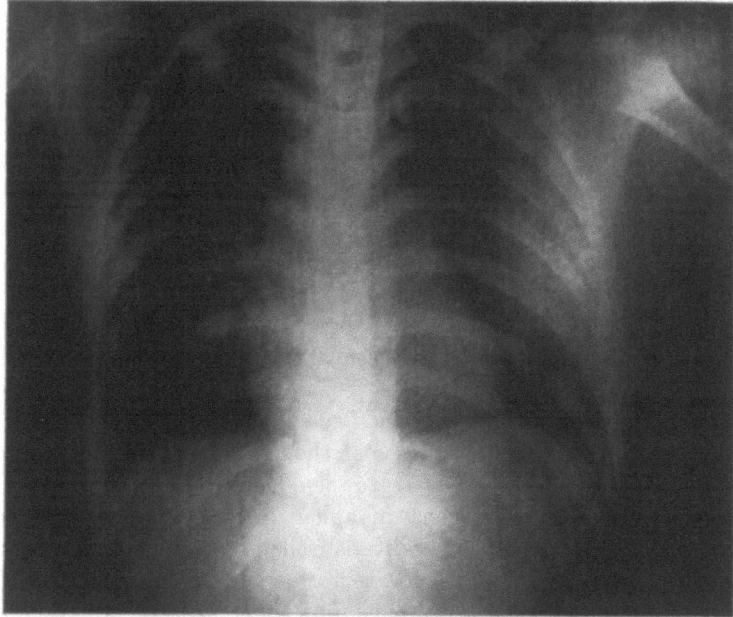

Abb. 130
Thorax-Übersichts-
aufnahme einer
Brandleiche

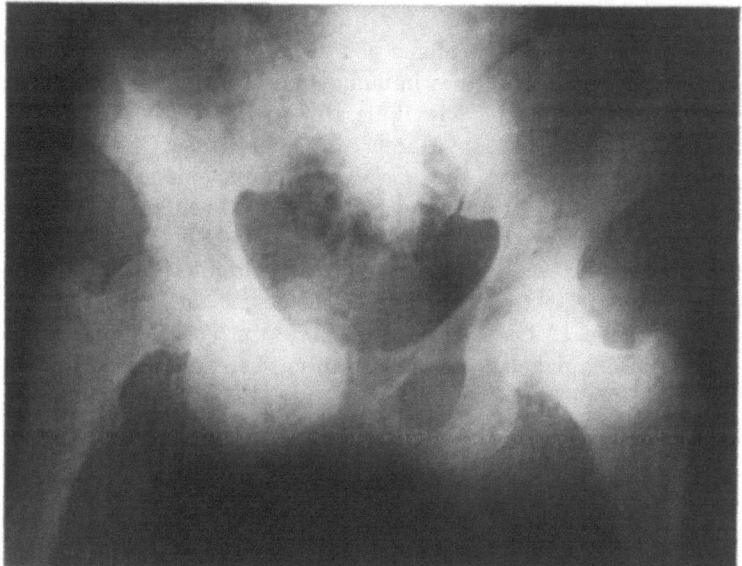

Abb. 131
Beckenübersichts-
aufnahme einer
Brandleiche

Um bei Massenunfällen eine kontinu-ierliche Röntgenuntersuchung zu ge-währleisten und die sich daran anschlie-ßenden Obduktionen nicht zu verzögern, sollte nach NEISS (1968a) eine spezielle Röntgengruppe gebildet werden, die aus 1 bis 2 Röntgenologen, 2 Röntgenassisten-ten für die Aufnahmen, 2 Assistenten für die Filmentwicklung und 1 bis 2 Sek-tionsgehilfen besteht. Nach unseren Er-fahrungen ist diese optimale Besetzung selten zu realisieren. Für das Minimalpro-gramm genügen ein Röntgenologe oder ein in dieser medizinischen Fachdisziplin

erfahrener Arzt und 1 bis 2 Sektionsgehilfen, die mit der Aufnahmetechnik vertraut sein müssen. Diese Röntgengruppe
sollte sich vor dem Einsatz am Ereignis-
ort Erfahrungen bezüglich der zu ver-
wendenden röntgenfototechnischen Mittel, der entsprechenden Expositionszeit,
der Strahlenprojektion, der Auswahl der
Körperregionen und der Festlegung des
arbeitstechnischen Ablaufs erwerben. Wir
können in Übereinstimmung mit NEISS
(1968a) und MILČINSKI (1965) empfehlen,
für die Untersuchungen zur Identifikation bei folgenschweren Unfällen nach
Möglichkeit erfahrene und qualifizierte
Untersuchungsgruppen einzusetzen.

12.3. Röntgenologische Unter-
suchungen zur Alters- und
Geschlechtsbestimmung

Röntgenaufnahmen helfen bei der Ein-
gruppierung unbekannter Personen. Sie
eignen sich besonders zur Unterscheidung
von Adoleszenten und Adulten. Zwischen
0 und 20 Jahren ist die Schätzung umso
genauer, je jünger das Individuum ist
(NEISS 1975). Das nachgeburtliche erste
Auftreten von Knochenkernen in verschiedenen Körperabschnitten gestattet
es, das *Alter* innerhalb der ersten 12 Lebensjahre mit relativ großer Genauigkeit
anzugeben (s. auch SWOBODA 1956). Mädchen zeigen gegenüber Knaben ein 1 1/2
bis 2 Jahre früheres Auftreten der Knochenkerne (KAUFMANN 1968). Die Merkmale für die Lebensaltersschätzung von
Erwachsenen sind dagegen nicht so verläß-
lich wie bei Jugendlichen (GRÜNER und
HELMER 1975, NEISS 1968a, 1975).

Röntgenaufnahmen mit Darstellung
des Beckenkamms sind für die Altersbestimmung wichtig (Nachweis einer Darm-
beinkammapophyse, die um das 16. Lebensjahr erscheint und nach dem 20. Lebensjahr mit dem Darmbeinkamm ver-

schmilzt (NEISS 1964a)). Die Rippenknorpel verkalken nach bestimmten Formen
(HEINRICH 1941) in Abhängigkeit vom
Lebensalter (FISCHER 1955). TODD (1930)
führte Untersuchungen am Schambein
durch. Mit dieser Methode konnte er jedoch keine geschlechtsspezifischen Unterschiede an der Symphyse, wohl aber
Altersdifferenzen nachweisen (s. Kap.
Altersbestimmung). GRAVES (1922) nahm
röntgenologisch Altersbestimmungen an
der Skapula vor; diese erlaubten aber
keine so genaue Festlegung wie am knöchernen Becken. BUGYI (1963) überprüfte diese Methode an den verschiedensten
Altersgruppen (rund 300 Skapula-Rönt-
genaufnahmen) und konnte keine
charakteristischen Altersveränderungen
nachweisen, was wir durch eigene Untersuchungen an über 300 rechten Schulterblättern bestätigten. BUGYI (1963) rät
darüber hinaus auf Grund seiner Erfahrungen von der röntgenologischen Altersbestimmung an der Symphyse und an der
Klavikula ab.

Durch röntgenologische Untersuchung
des *Kehlkopfes* kann eine Altersbestimmung erfolgen (CHIEVITZ 1882, FRAENKEL
1908, SCHEIER 1902, SELIGMANN 1959).
Den Beginn der Ossifikation geben die
Autoren verschieden an: SCHEIER um
18 Jahre, FRAENKEL bei Männern mit
18 bis 19 Jahren, bei Frauen mit 15 Jahren, YOSHIKAWA (1958) bei den Männern
mit 18 Jahren, bei den Frauen mit 20 Jahren.

LEOPOLD und v. JAGOW (1961) untersuchten an dem Sektionsmaterial des
Leipziger und Berliner Gerichtsmedizinischen Institutes die Verknöcherung des
Kehlkopfes (Abb. 132a), Zungenbeins
und der Trachea (s. Abb. 133) an 284
Männern und 236 Frauen. Die erste Ossifikation des Larynx beginnt im Schildknorpel, sie schreitet von kranial nach
kaudal und vorn fort (Abb. 132b, c). Das
Cornu inferius ist mit 26 Jahren und das

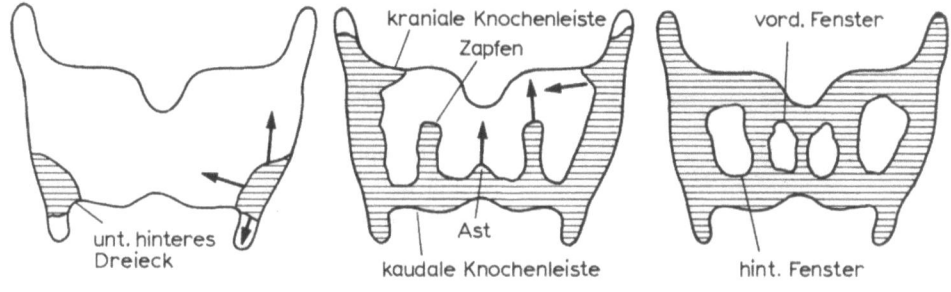

a

Abb. 132   *a* Schematische Skizzen der röntgenologisch nachweisbaren Ossifikation am Larynx

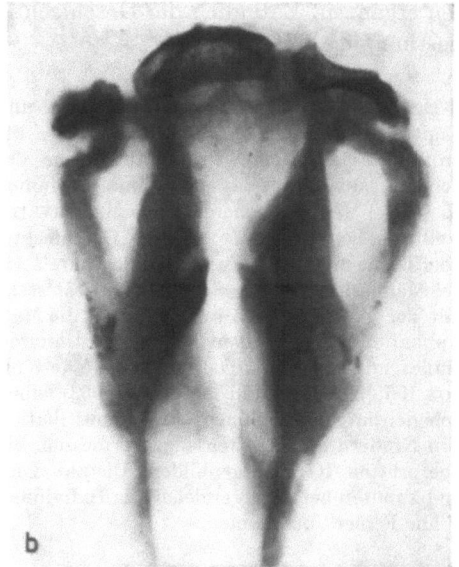

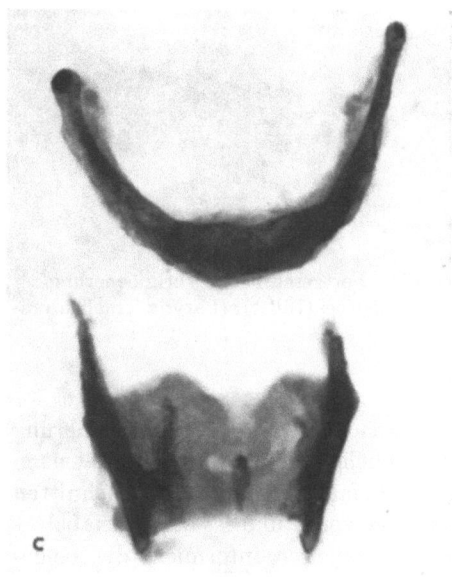

Abb. 132   *b* Beginn der Verknöcherung des Schildknorpels (19j. ♂) am hinteren unteren Plattenrand sowie an der Basis der Cornua inferiora

Abb. 132   *c* Ossifikation am Cartilago thyreoidea und Os hyoideum (56j. ♀)

Cornu superius mit 31 Jahren vollständig verknöchert. Im 7. Dezennium ist die Ossifikation des Schildknorpels meist vollständig, sie beginnt häufiger mit 56 Jahren und fehlt bei den Männern mit 70 Lebensjahren kaum.

Am Ringknorpel tritt der erste Knochenkern mit 17 Jahren an den Gelenk-

flächen für den Gießbeckenknorpel auf. Die Verknöcherung schreitet dann von kranial nach kaudal fort und ist mit 37 bis 40 Jahren vollständig, wobei ein schmaler kaudaler Saum freibleiben kann. Die Aryknorpel zeigen den Beginn der Ossifikation an der Basis mit 19 Jahren, der Prozeß kann mit 60 Jahren bei Män-

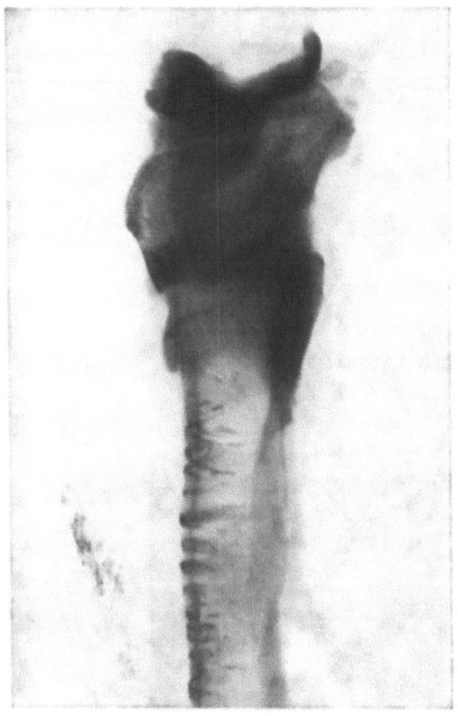

Abb. 133 Fortgeschrittene Verknöcherung der Trachealknorpel (76j. ♂); (Larynx-Trachealpräparat)

nern beendet sein. Die Verknöcherung des weiblichen Kehlkopfes schreitet nach eigenen Erfahrungen in allen Abschnitten langsamer voran und ist sehr variabel — über Einzelheiten informiert die beigefügte Tabelle 74. Die Variabilität des weiblichen Verknöcherungsmodus kann durch die biologisch bedingten Schwankungen des Endokriniums bedingt sein. PETERS und UMLANDT (1973) fanden eine frühzeitigere Verknöcherung, die vollständige Ossifikation des Ringknorpels wiesen sie bei 65 (von 190) Männern und 7 (von 75) Frauen nach. Ähnliche Verhältnisse beobachteten sie an den anderen Knorpeln des Kehlkopfes. Sie verwenden daher die Beurteilung der Verknöcherung des Larynx zur Altersbestimmung nur mit Vorbehalt. LEOPOLD und v. JAGOW

(1961) geben dagegen in Übereinstimmung mit YOSHIKAWA (1958) an und belegen durch Blindversuch, daß die Bestimmung des Lebensalters mit Hilfe röntgenologischer Untersuchungen des Kehlkopfes und der Trachea (Abb. 133) bei den Männern in den meisten Fällen bis zum 65. Lebensjahr mit einer Sicherheit von ±5 Jahren, bei älteren Menschen mit einer Genauigkeit von ±10 Jahren möglich ist. Diese Methode wird von den forensischen Gutachtern nie als alleinige Grundlage bei der Identifikation herangezogen, sie kann nach den eigenen Erfahrungen nur andere Verfahren ergänzen. Bezüglich der Geschlechtsbestimmung s. Kap. 7.

HAAS (1952) bestimmte an Frontal- und Sagittal-Aufnahmen von 395 Erwachsenen die größte Länge (18 cm), Breite und Höhe des Schädels, um daraus das endokraniale Volumen $(L + B + H):3$ zu berechnen. MANOUVRIER stellte die Formel $(L \times B \times H):2 \times$ Geschlechtskoeffizient auf (bei Frauen über 25 Jahre 1,15, bei Männern 1,20). Die Schädelkapazität steht mit der größten Länge in Beziehung, die Multiplikation des röntgenologisch bestimmten Maßes mit 78 ergibt das Volumen (MAC KINNON 1955). THÖRNE und THYBERG (1953) haben Schädelröntgenaufnahmen zur Identifikation von Kindern und Erwachsenen vermessen. Sie überprüften 100 Röntgenbilder (Distanz 1 m) und konnten bei dem Vergleich alle Individuen „ohne Fehler" bestimmen.

Die in der anthropologischen Literatur (MARTIN und SALLER 1957) bekannten kraniometrischen Maße sollten in der Gerichtsmedizin mehr als bisher zur Alters- und Geschlechtsbestimmung herangezogen werden. Dazu fehlten früher Vergleichstabellen aus dem Gebiet der DDR, als Grundlagen dienten bisher Messungen an der ausländischen Bevölkerung (vor allem Amerikaner, Dänen, Griechen). JACOBI (1958) nahm einzelne Bestimmungen an Einwohnern Berlins vor und GÜNTHER (1951) an Leipziger Studenten (keine repräsentative Stichprobe).

Tabelle 74 Altersbestimmung an Hand der Verknöcherung der Kehlkopfknorpel

Jahre	Schildknorpel	Ringknorpel	Aryknorpel	Zungenbein	Trachea	Lebensalter (Jahrzehnte)
15 m. 16 w.	1. Knochenkerne: am hinteren Plattenrand, im cornu cric., an der Basis des cornu cric. oder im Tub. thyr. caud.					11—20
17 m. 18 w.		1. Knochenkern: an der Fac. art. arytaenoidea				
18 w. 19 m.			1. Knochenkern: an der Basis			
18—21 m., w.	unteres hinteres Dreieck					
19—25 m., w.				Gelenkspalt bleibt konstant		21—30
26 m. 28 w.	Verknöcherung des c. cric.					
31 m. 58 w.	Verknöcherung des c. hyoid.					
30—40 w.					Verschwinden des Gelenkspaltes	
31—39 m.	kaudale Leiste erreicht die Medianlinie					31—40
35 m.		Verknöcherung zu ²/₃			1. Knochenkern	
37—40 m.		vollständige Verknöcherung				
45 m.	der Zapfen erreicht den kranialen Plattenrand, Bildung des hinteren Fensters					41—50

Fortsetzung der Tabelle 74

Jahre	Schildknorpel	Ringknorpel	Aryknorpel	Zungenbein	Trachea	Lebensalter (Jahrzehnte)
45—55 m.				Verschwinden d. Gelenkspaltes		
48 m.	Entwicklung des Astes					
52—58 m.	Vereinigung des Astes mit den Knochenkernen an der inc. thyr. cran.					
55—58 m., w.	C. triticia wird sichtbar					51—60
60 m., w.					Verknöcherung der Bifurkation u. d. ersten Knorpelspange	
60—68 m.	vorderes Fenster tritt auf, bei Frauen selten					
60—70 m.	vollständige Verknöcherung, kommt bei Frauen nicht vor					61—70
70 m., w.					vollständige Verknöcherung, bei Männern früher	

Erläuterung: m. = männlich w. = weiblich

Tabelle 75 Altersbestimmung an der proximalen Humerus-Epiphyse

Alter in Jahren	Röntgenbefund	Morphologie
18—20 17	Beginn der Ossifikation der Epiphysenlinie bei Männern Beginn der Verknöcherung bei Frauen	Radiäre Struktur der Spongiosa im Caput, Säulenstruktur des Schafts
20—29	Radiäre Epiphysenstruktur; Spitzbogen der Diaphyse; Verknöcherte Epiphyse (ab 23 J. bei m., ab 21 J. bei w.)	Ossifikation der Epiphysenlinie, gut sichtbar; Ossifikation im Tub. majus Säulenstruktur der Spongiosa im Schaft lateral, Markhöhle deutlich unter Coll. anat.
30—39	Feinmaschigere radiäre Struktur des Caput; Epiphysenlinie gut sichtbar, bogenförmig, teilweise mit halbmondförmigen Ausläufern nach kaudal; Starke Kompakta; Säulenstruktur der Spongiosa	Markhöhle unter Collum anat., Tub. Säulen basal; bogenförmige Epiphysenlinie; kräftige Kompakta. Bei einzelnen w. Knochen Markhöhle fast bis an Epiphysenlinie (über 38 J.)
40—49	Noch Säulenstruktur der Diaphyse; Epiphysenlinie schmal, gut sichtbar; Kräftige Kompakta; Markhöhle erreicht Collum chir.; Anged. Spitzbogen der Spongiosa vereinzelt über Epiphyse	Gitter im Tub. maj.; Säulenspongiosa, ab 45 J. Markhöhle am Collum chir.
50—59	Auflockerung der Säulen in der Diaphyse, Epiphysenlinie kurz, gut sichtbar; grobe Strukturen der distalen Epiphyse; Markhöhle über Kollum; Radiäre Strukturen im Tub.; Lateral Auftreibung der Kompakta in Schaftmitte	Markhöhle über Kollum, kann bis Epiphysenlinie reichen (bes. bei w.); Rarefizierung der Spongiosa, Säulen unterbrochen
60—69	Epiphysenlinie verschwindet langsam ab 65 J; Stärkere Auflockerung der Kompakta, noch Säulen an prox. Epiphyse; radiäre Struktur des Caput, stark aufgelockert; Unruhige Struktur im distalen Schaft; Gitter im Tub. maj.	Dünne Kompakta; Markhöhle erreicht Epiphysenlinie (ab 63 J.); Beg. Vakuolen im Caput distal; Schmale, kurze Epiphys. noch sichtbar
70—79	Anfänglich Epiphysenlinie noch vorhanden; Markhöhle erreicht sie nur zum Teil; ab 75 J. Vakuolen oberhalb, bes. im Tub. maj.; Kompakta dünn, nur noch geringe Auflockerung; fast strukturlose Spongiosa	Starke Auflockerung der Struktur der Spongiosa, Vakuolenbildung bei beiden Geschl.; nur noch sehr kurze Säulen medial; Unruhige Struktur des Tub. maj. mit Vakuolen; dünne Kompakta; Markhöhle erreicht Epiphysenlinie, die kaum noch sichtbar ist
80— über 90	Sehr dünne Kompakta, Epiphysenlinie verschwunden, Markhöhle überschritt diese Gegend; Caput sehr stark aufgelockert, große Vakuolen, auch im Tub. maj.; keine sichere Spongiosastruktur mehr	Starke Vakuolen, die im Tub. bis an Kortikalis reichen können; aufgelockerte Caputstruktur; Markhöhle erreicht im hohen Alter Tub.; dünne transp. Kompakta

Zur Ergänzung bisher bekannter Methoden der Schädeluntersuchung und zur Vorbereitung der Superprojektion erfolgten am Sektionsmaterial des Leipziger gerichtsmedizinischen Instituts kraniometrische Bestimmungen an Fern-Röntgenaufnahmen unter Berücksichtigung des Alters, Geschlechts und der Konstitution (LEOPOLD 1968, 1976). Die an insgesamt 368 Personen vorgenommenen Messungen bestätigen die von GÜNTHER (1950) begründete physiologische Akromegalie. Die größte Schädellänge sowie die größte Schädel- und Mastoidalbreite nehmen bei beiden Geschlechtern bis zum 6. Lebensjahrzehnt zu, im Greisenalter verringern sich allerdings die genannten Schädelmaße infolge Atrophie der Knochen. Unsere Ergebnisse bestätigen die Angaben von MARTIN und SALLER (1957), LOEPP und LORENZ (1954).

Die Kraniometrie stellt die Grundlage für die Diskriminanzanalyse zur Geschlechtsbestimmung dar (s. auch HUNGER, ROTHER u. a. 1974).

KROGMAN (1973) und SCHRANZ (1959) führten die Altersbestimmung an Röntgenaufnahmen der proximalen Epiphyse des *Humerus* durch, wobei allerdings im Erwachsenenalter Festlegungen der Genauigkeit von $\pm 2,5$ bis 5 Jahren, die HANSEN (1953/54) bei der makroskopischen Beurteilung mazerierter Oberarmknochen traf, sich in der Praxis wegen der großen Variabilität der einzelnen Merkmale (DOKLADAL 1971, KELLNER 1957, HUNGER und ROTHER 1975) nicht bestätigen lassen. Zum Vergleich erfolgten eigene Untersuchungen an 280 Röntgenaufnahmen erwachsener Personen unterschiedlichen Alters (20 bis 90 Jahre), die nach den bekannten Merkmalen höchstens bis zum 55. Lebensjahr eine Schätzung mit einer Genauigkeit um ± 5 Jahre zuließen, im höheren Alter, besonders vom 70. Lebensjahr an, sogar nur eine Bestimmung mit einer Sicherheit von ± 10 Jahren erlauben. Aus der Tabelle 75 ist der von uns gezogene Vergleich zwischen makroskopischer morphognostischer Beurteilung an mazerierten aufgesägten Humeri und den Röntgenaufnahmen ersichtlich, wobei die eigene Zusammenstellung im Blindversuch an präparierten Oberarmknochen Erwachsener beider Geschlechter (je 50) überprüft wurde (Fehlerquote 10% bei der oben angegebenen Schwankungsbreite).

NEKLJUDOV (1967) wies eindeutige *Geschlechtsdifferenzen* an der Breite der Basis der *Fingerendglieder röntgenologisch* nach, die SCHWEITZER (1971) durch gleichartige Untersuchungen an der Aachener Bevölkerung bestätigte. In 81%

Tabelle 76   Mittelwerte der Basisbreiten (mm) der Fingerendphalangen rechts (Anzahl der Übereinstimmungen mit SCHWEITZER)

	$\bar{x}$	SCHWEITZER (1971)	Eigene Untersuchung $\bar{x}$ (1975)				Anzahl
2. Finger	11,3	$n = 56$	m	$n = 130$	11,0	17	
	9,6	$n = 56$	w	$n = 112$	9,5	74	
3. Finger	12,2		m		12,0	19	
	10,3		w		10,3	56	
4. Finger	11,9		m		11,5	53	
	10,0		w		10,0	25	
5. Finger	9,9		m		9,5	62	
	8,1		w		8,0	66	

seiner Fälle (56 erwachsene Männer und Frauen über 25 Jahre) war das Breitenmaß der Basis des linken Zeigefingers zur eindeutigen Diagnose geeignet. Beide Autoren nahmen keine getrennten Untersuchungen an Altersgruppen vor, sie gaben auch keine Minimal- und Maximalwerte an. BREUL (1974) schlug deshalb eine Überprüfung an größerem Material vor. Wir führten in den letzten 2 Jahren an 271 lebenden Personen im Alter von 15 bis 79 Jahren Messungen durch (LEOPOLD und SCHULZ 1975, LEOPOLD 1976). An dem Material konnten in allen Altersgruppen signifikante geschlechtsspezifische Unterschiede (IW 0,1 bis 1%) nachgewiesen werden, wesentliche Seitenunterschiede traten nicht auf. Männer hatten in allen Altersgruppen absolut größere Fingerendglieder und Hände als Frauen. Über die berechneten Mittelwerte informiert die Tabelle 76. Die Mittelwerte der röntgenologischen Basismessungen der Fingerendphalangen der Leipziger Bevölkerung weichen von denen, die NEKLJUDOV (1967) und SCHWEITZER (1971) feststellten, ab. Nach Eliminierung der Jugendlichen aus unserem Material ließ sich eine annähernde Übereinstimmung mit den Werten der Aachener Bevölkerung an der Basisbreite des 2., 4. und 5. Fingers der linken Hand bei Frauen im Alter von 50 bis 59 Jahren, bei Männern im Alter von 50 bis 79 Jahren, besonders am 5. Finger, nachweisen. Am Mittelfinger stimmten die festgestellten Werte bei den Frauen im höheren Erwachsenenalter (50 bis 69 Jahre) genau mit denen von SCHWEITZER überein. Die Abbildungen 134, 135 zeigen die Basisbreiten und den zugehörigen Vertrauensbereich bei 99%iger Wahrscheinlichkeit.

Die größte Länge wiesen bei beiden Geschlechtern die Endphalangen des Daumens auf, dann folgten, in der Reihenfolge der abnehmenden Größe, Ring-, Mittel-, Zeigefinger und schließlich der kleine Finger jeder Hand. Überprüfungen einer kleinen Gruppe von Arbeitern und Angestellten ergaben keine absoluten und eindeutigen Unterschiede in Abhängigkeit von der beruflichen Tätigkeit. Bereits PFITZNER (1893) warnte davor, aus der Ausbildung der Größe, Form und Gestalt der Hände Rückschlüsse auf Beruf und Konstitution zu ziehen, da die biologische Variabilität der Endphalangen und der übrigen Handknochen innerhalb des Erwachsenenalters bei seinen anatomischen Untersuchungen zu groß war.

Auf den Röntgenaufnahmen Jugendlicher waren häufig die Epiphysenlinien der Endphalangen noch eindeutig zu erkennen. Sie schlossen sich an den proximalen Phalangen bei den männlichen Jugendlichen mit 16 Jahren, an den distalen mit 17 Jahren. Die Mädchen zeigten eine frühzeitigere Synostose, schon mit 14 Jahren an den proximalen Epiphysen, an den distalen mit 15 Jahren. Diese Ergebnisse stimmen mit den grundlegenden Untersuchungen von GREULICH und PYLE (1959) überein. Das röntgenologische Handlängenmaß gibt einen Hinweis für die Längenentwicklung des kindlichen Körpers (SWOBODA 1956).

Die Endphalangen der Erwachsenen wiesen auf den Röntgenbildern in den einzelnen Altersgruppen unterschiedliche Formen auf: bis zum 3. Dezennium fanden sich bei den Männern typische Kegel, die z. T. vom 33. Lebensjahr an unregelmäßig gestaltet waren, meist aber erst vom 55. Lebensjahr an. Typische arthrotische Randzacken traten erst nach dem 62. Lebensjahr auf. Bei den Frauen beobachteten wir vom 42. Lebensjahr an unregelmäßige Kegelbilder und mit 56 Jahren typische arthrotische Randzacken, auf die bereits PASCHKOVA (1963) als Alterserscheinung aufmerksam machte.

Die Röntgenuntersuchung der Fingerendglieder hat forensische Bedeutung. Für eine eindeutige Identifizierung Unbe-

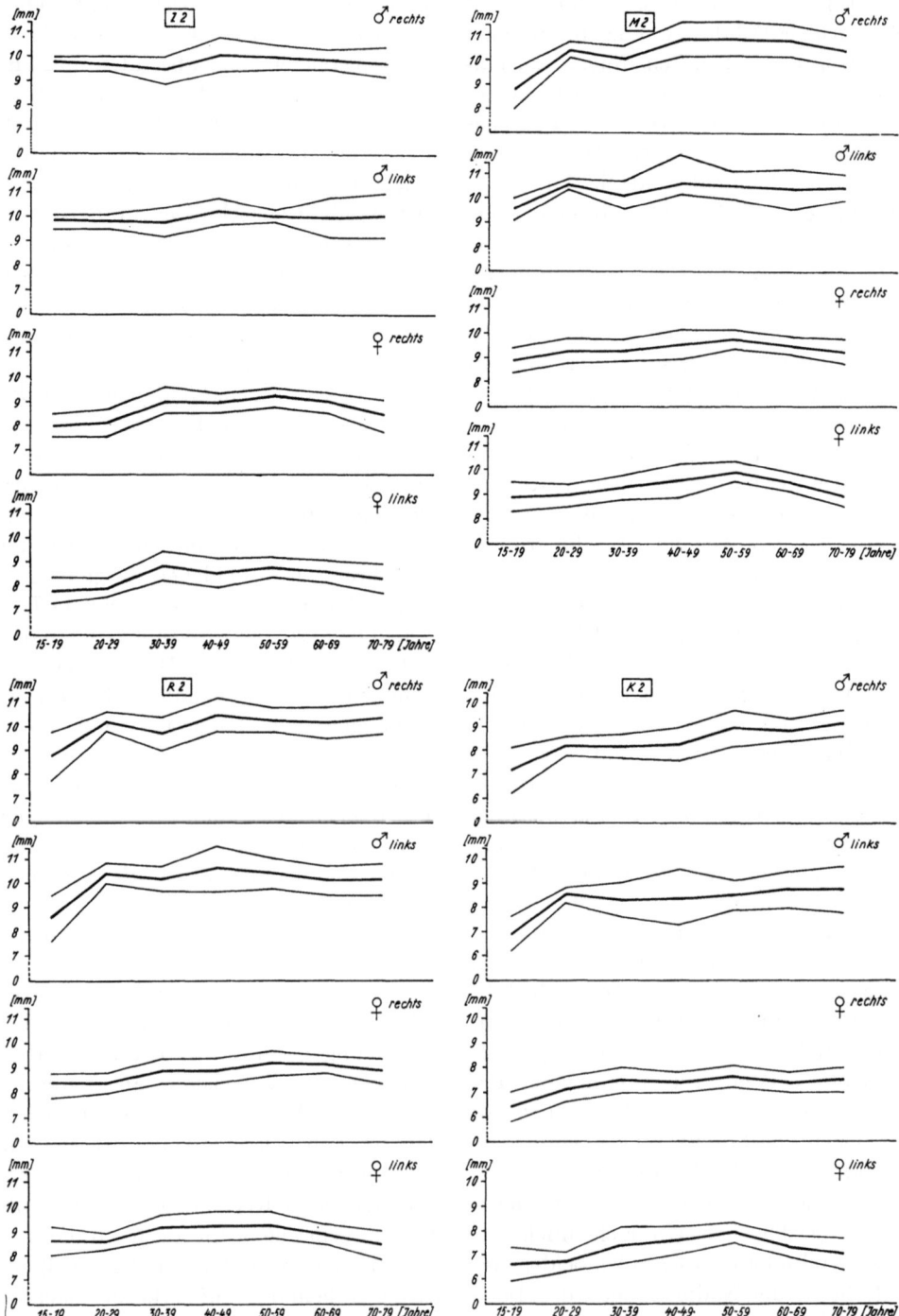

Abb. 134   Mittelwerte und Streuungsbereich (99%) der Basisbreiten der Endphalangen (Zeige-
bis Kleinfinger)

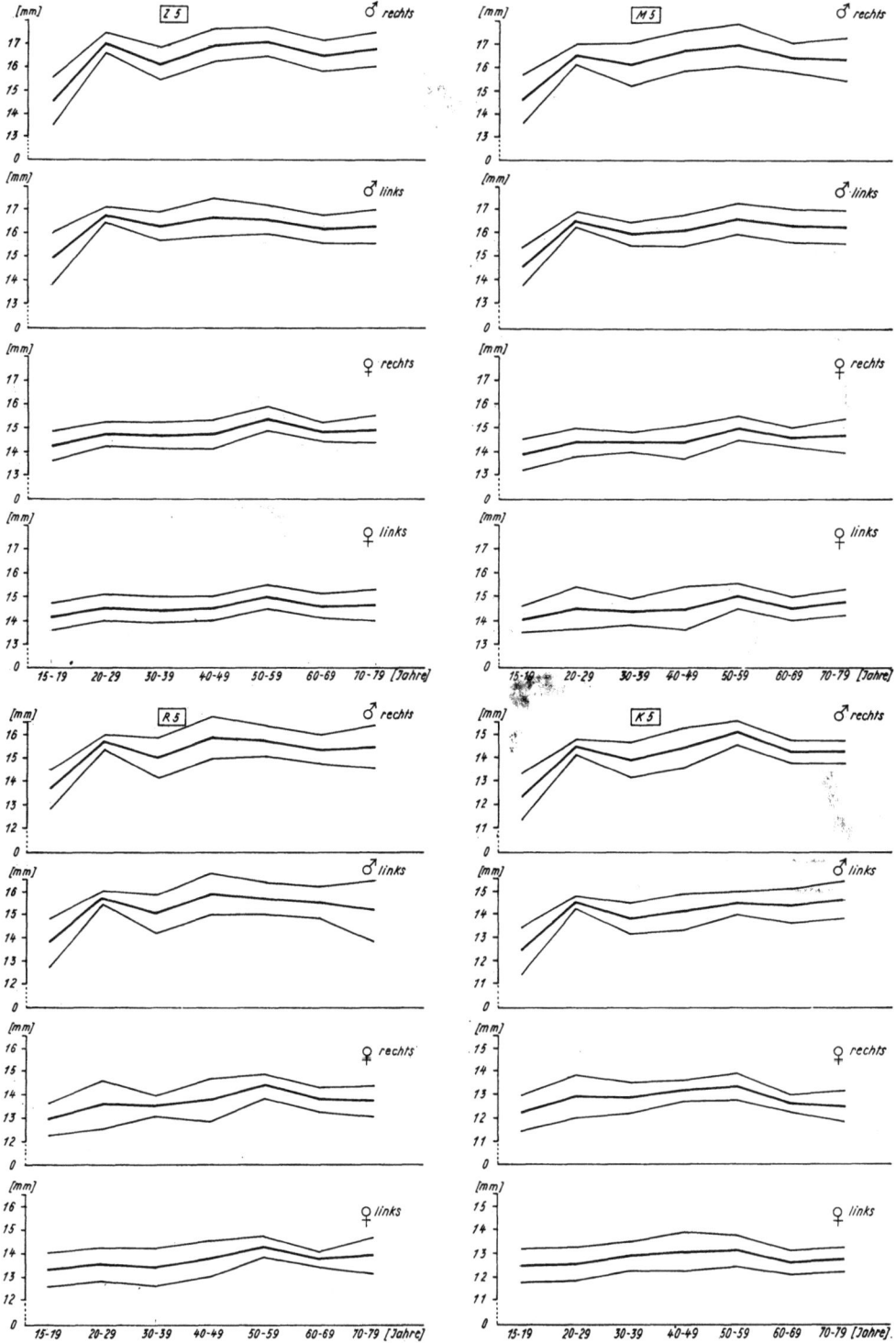

Abb. 135 Mittelwerte und Streuungsbereich (99%) der Basisbreiten der Grundphalangen (Zeige- bis Kleinfinger)

17 Hunger/Leopold, Identifikation

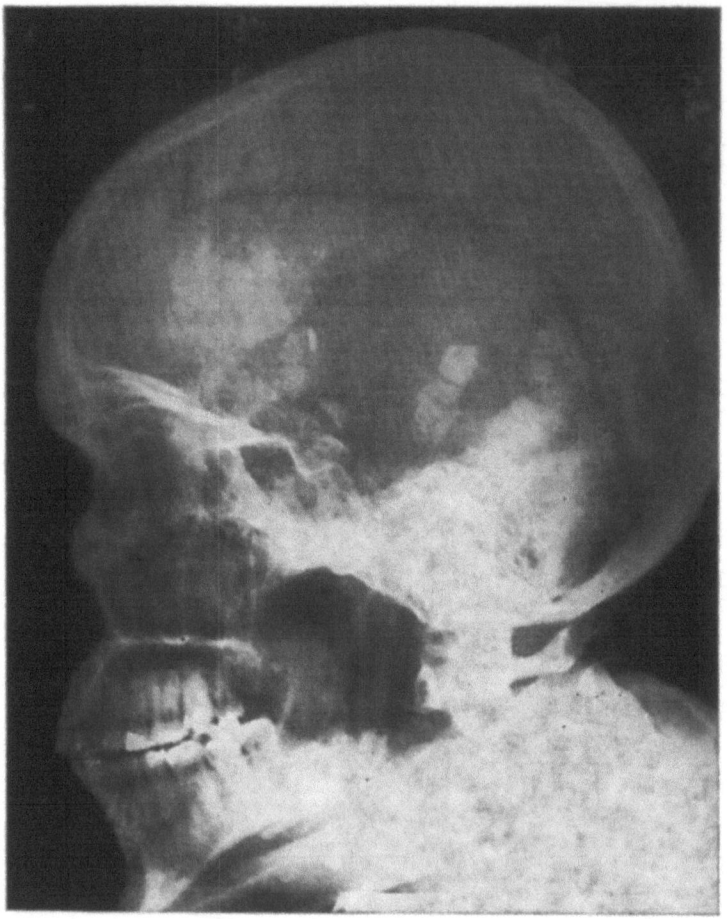

Abb. 136
Frontalaufnahme
des Schädels einer
stark verkohlten
Leiche mit deutlich
sichtbaren
Zahnfüllungen

kannter müssen jedoch weitere Befunde anderer Skelettabschnitte einbezogen werden.

12.4. Erfassung individueller Merkmale auf Röntgenbildern

Der Nachweis spezifischer *Skelettvariationen* an postmortalen Röntgenaufnahmen und der Vergleich mit Vitalröntgenbildern erlaubt in Einzelfällen die direkte Identifikation. Die Brauchbarkeit dieser Methode hängt vom Umfang der Vergleichsunterlagen ab. Das Vorhandensein spezieller Merkmale, die einen krank-

haften Befund vortäuschen oder darstellen können, erstreckt sich auf alle Skelettabschnitte. NEISS (1964a) gibt allein für das Hinterhaupt und die Halswirbelsäule über 300 bekannte Knochenvariationen an, ULLRICH (1969) sogar über 770 Merkmale am gesamten Skelett. Die Variabilität der Knochen ist angeboren und morphognostisch sowie -metrisch zu erfassen. Für eine Reihe dieser Merkmale wurde für anthropologische Zwecke eine Typenklassifikation erarbeitet, die eine statistische Erfassung der makroskopischen Merkmale ermöglicht (MARTIN und SALLER 1957).

Die wesentlichen Variationen bilden

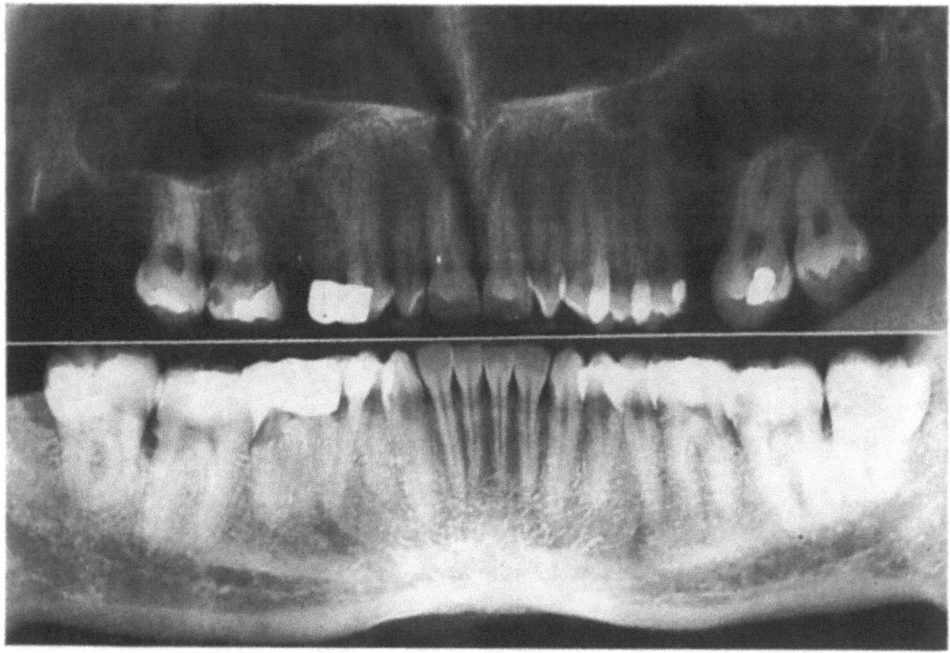

Abb. 137 Panorama-Röntgenaufnahmen des Ober- und Unterkiefers, entnommen von der stark zerstörten Leiche eines unbekannten Mannes (Eisenbahnüberfahrung; angefertigt in der Röntgenabteilung der FR Stomatologie des Bereiches Medizin KMU)

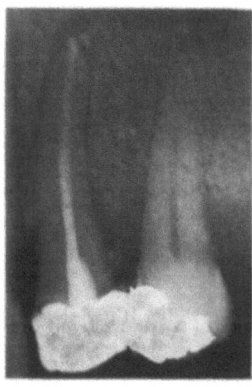

Abb. 138 Wurzelkanalfüllung an 34 mit periapikaler ostitischer Veränderung

sich schrittweise aus und sind spätestens mit dem Wachstumsende ausgeprägt. GRUBER (1859, 1877) erkannte als erster die Bedeutung der Vielgestaltigkeit menschlicher Knochen, allerdings wurden diese Merkmale über 50 Jahre nicht beachtet (NEISS 1964a).

Bei Messungen an Röntgenbildern muß der Objekt-Film-Abstand genau beachtet werden, da sich bei Änderungen des Fokus-Film-Abstandes die Größe des abgebildeten Skelettabschnitts ändert; die Aufnahmebedingungen müssen daher genau bekannt sein.

In jedem Skelettabschnitt gibt es Variationen der Randkonturen, Rindendicken und Spongiosastrukturen. Darüber hinaus können am Knochen Randhöcker, Gruben und Rauhigkeiten individuell unterschiedlich ausgebildet sein. Die numerischen Variationen sind eine Sonderform bestimmter Knochenmerkmale (NEISS 1976b). Es können z.B. Rippen vermehrt oder vermindert sein (Hals-Lendenrippen), oder an der Lendenwirbelsäule fehlt manchmal ein Wirbel. Darüber hinaus variiert die Länge der 11. und 12. Rippe bei den einzelnen Menschen außerordentlich. Gabelrippen sind eindrucksvolle individuelle Kennzeichen, sie treten familiär gehäuft und bevorzugt im Bereich der 3. vorderen Rippe auf.

Wieviel Merkmale ein Gutachter bei

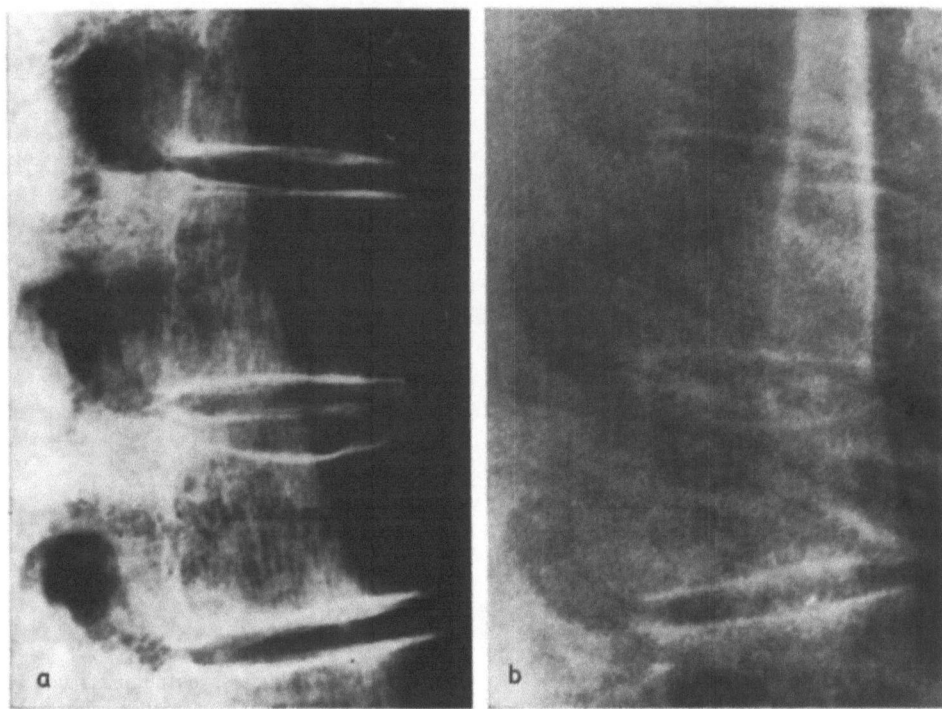

Abb. 139   Ausschnitt von Frontalröntgenaufnahmen der BWS mit altem Deckplatteneinbruch des 8. BWK; *a* verkohlte Leiche; *b* Intravitalaufnahme

der Röntgenidentifikation fordert oder seiner Beurteilung zu Grunde legt, ist bisher ihm selbst überlassen. Wenn nur wenige Merkmale zu vergleichen sind oder zur Verfügung stehen, dann ist genau zu prüfen, welchen Grad der Einzigartigkeit die jeweilige Skelettvariation besitzt (NEISS 1976b). In Verbindung mit anderen körpereigenen Merkmalen (z.B. Zahnstatus oder äußere Kennzeichen) kann nach vorausgehender Geschlechts- und Altersbestimmung die Personenfestlegung bei der Untersuchung Unbekannter erfolgen.

Die Röntgenanthropologie beschäftigt sich mit den röntgenologisch erfaßbaren Rassenunterschieden (NEISS 1962). Die Größe der Spina nasalis anterior stellt z.B. ein Rassenmerkmal dar. SAYAMA (1931) wies Unterschiede im Ablauf der Kehlkopfverknöcherung zwischen Chine-

sen, Europäern und Japanern nach. Röntgendiagnostische anthropologische Kenntnisse erlangen bei der Identifizierung von Opfern nach Flugzeugabstürzen unter Berücksichtigung der heutigen Verkehrswege wesentliche Bedeutung. Das negride Skelett läßt sich eindeutig bestimmen (NEISS 1968).

Nach NEISS (1964, 1975, 1976) lassen sich an den Knochen Unterschiede zwischen Leistungssportlern und Untrainierten nachweisen (Kortikalisverdickungen im Ursprung- und Ansatzbereich jener Muskeln, die bei der entsprechenden Sportart intensiv trainiert sind).

In Übereinstimmung mit GREMMEL (1974), GRÜNER und HELMER (1975), KROGMAN (1973), MÄTZLER (1974), NEISS (1968a, 1975, 1976) und anderen bestätigen eigene Untersuchungen (Abb. 136 bis 139), daß die Röntgenidentifikation bei der Individualdiagnose und Untersuchung folgenschwerer Unfälle erfolgreich eingesetzt werden kann. Der Röntgen-Zahnstatus wird als spezielle Grundlage der Identifikation bisher noch sehr selten vorbereitet (s. FIALA 1968). Nicht nur pathologische Veränderungen und Skelettvariationen besitzen beim Bildvergleich einen hohen Beweiswert, sondern auch die Feststellung einer Detailübereinstimmung bei normaler Formgebung einzelner Knochen, besonders wenn Merkmalskombinationen zusammengestellt werden (GRÜNER und HELMER 1975). Die einzelnen Schritte der Agnoszierung eines Individuums müssen manchmal durch weitere Spezialverfahren, Superprojektion von Schädeln in Paßbilder (GRÜNER und REINHARD 1959; LEOPOLD 1968) oder Superprojektion von Röntgen-Frontalbzw. Sagittal-Aufnahmen in Porträtaufnahmen, ergänzt werden (LEOPOLD 1968, 1971).

Röntgenbilder enthalten Namen, Vornamen, Geburtsdaten des Patienten, Herstellungsort des Bildes und Untersuchungstag. Sie werden aus ärztlichen und rechtlichen Gründen sehr lange aufbewahrt und stellen daher ein Reservoir für Vergleichsuntersuchungen dar, das die forensischen Gutachter mehr als bisher nutzen sollten.

12.5. Röntgenuntersuchungen in der kriminalistischen Praxis

Wenn konventionelle kriminalpolizeiliche Ermittlungen — Fingerabdruck-, Lichtbild- und Personenbeschreibungsvergleich — nicht zur Identifizierung eines Unbekannten oder von Leichenteilen führen, dann kommt dem Röntgenbildvergleich erhebliche Bedeutung zu.

In einem Wattgebiet wurden Reste einer weiblichen Person, durch Schiffsschrauben zerstückelt, gefunden, an der Teile einer Damen-

strumpfhose und halbhoher schwarzer Lederstiefel hingen (LYSS 1975). Ein Arzt limitierte das Alter auf höchstens 30 Jahre, da seiner Ansicht nach die aufgefundene Bekleidung „nicht zu einer älteren Person paßte". Daher wurde eine vermißte 59jährige Frau zunächst nicht in die Ermittlungen einbezogen, später aber durch Überprüfung der Röntgenaufnahmen des Fußskeletts an Hand von Knochenanomalien eindeutig identifiziert (LYSS 1975). In einem anderen Fall wurde diese Methode an einer exhumierten unbekannten Frauenleiche ebenfalls erfolgreich eingesetzt; der Chefarzt der Röntgenabteilung eines Kreiskrankenhauses identifizierte die Unbekannte durch charakteristische Veränderungen der BWS auf einer Thoraxaufnahme.

Für Vergleichsuntersuchungen bei rückfälligen Straftätern oder entsprungenen Häftlingen hält RICHTER (1926) die Röntgenaufnahmen der Stirnhöhlen als besonders geeignet. GERIN schlug dafür das Bild des Handskeletts (1934) und GREULICH Aufnahmen von Hand sowie Wirbelsäule vor (1960).

Die Aufklärung von Kindesmißhandlungen stellt die Justiz- und Sicherheitsorgane vor eine schwierige Aufgabe. Die Anzeige erfolgt häufig anonym, Tatzeugen fehlen meist und Verletzungsfolgen werden auch von Ärzten falsch gedeutet. Eingehende Röntgenuntersuchungen, die bei entsprechenden Verdachtsfällen immer zu empfehlen sind (TRUBE-BECKER 1975), decken ältere Frakturen an äußerlich unauffälligen Körperpartien auf (LEOPOLD 1976). CAFFEY hat 1946 auf die röntgenologisch nachweisbaren Veränderungen der langen Röhrenknochen bei mißhandelten Kindern aufmerksam gemacht. Über die Hälfte der von GOSTOMZYK und ROCHEL (1973) untersuchten Kleinkinder zeigten bei der pädiatrischen Röntgenkontrolle Frakturen. Die im Röntgenbild nach Kindesmißhandlung sichtbaren Befunde erklären sich aus den anatomischen Besonderheiten des kindlichen Skeletts:

Einbrüche, Fragmentierungen und Kanten-

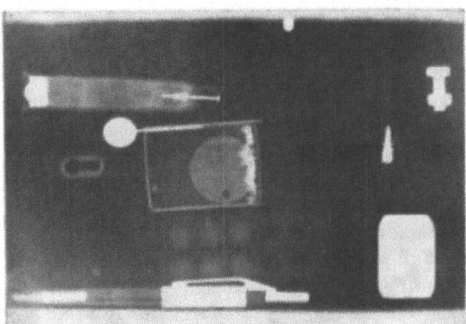

Abb. 140 Röntgenaufnahme einer verschlossenen und mit Schaumgummi ausgefüllten Holzkiste. Die am Kistenboden befestigten Gegenstände sind gut zu erkennen

abbrüche sind sofort nach der Gewalteinwirkung zu erfassen, die Blutungen unter das Periost treten erst nach 1 bis 3 Wochen (mit Beginn der Verkalkungen) als periostale Reaktion röntgenologisch in Erscheinung. Anhaltspunkte zur radiologischen Altersbestimmung von Frakturen liegen vor (GERIN 1934).

Der Kriminalpolizei werden mitunter (z. B. bei Ausschachtungen für Bauvorhaben) Teile von Knochen zur Beurteilung vorgelegt, deren menschliche Herkunft infolge eingetretener Veränderungen zweifelhaft ist. Röntgenologische Strukturuntersuchungen — vor allem an den Epiphysen — sollen manchmal die Unterscheidung von Tierknochen (DEPREUX und MULLER 1953) erlauben; dazu sind umfangreichere Studien notwendig.

Ebenso wie in der forensischen Medizin kann der Einsatz von Röntgenstrahlen auch für die rein kriminalistische und kriminaltechnische Tätigkeit von Bedeutung sein. So lassen sich z. B. die unterschiedlichsten Behältnisse weitgehend auf deren Inhalt überprüfen, ohne daß diese geöffnet werden müssen. Je nach der entsprechenden Situation wird dabei im Einzelfall entweder das Durchleuchtungsverfahren oder die Röntgenaufnahmetechnik angewendet. Abb. 140 zeigt die Röntgenaufnahme einer verschlossenen Holzkiste, die mit dem Röntgengerät Chirax angefertigt wurde. Die einzelnen Gegenstände, die sich in dem Behältnis befanden, sind deutlich erkenn- und identifi-

zierbar. Weitere Untersuchungen mit diesem Gerät am Mauerwerk ergaben, daß bis zu einer Stärke von etwa 6 cm brauchbare Ergebnisse erzielt werden konnten.

Außerdem können durch Röntgenuntersuchungen in Leichen vorhandene Projektile (s. auch FISCHER, MASEL und STEINBERG 1970), Knochensplitter oder andere inkorporierte Gegenstände und deren Lage zueinander leicht festgestellt und ggf. dokumentiert werden, was u. a. bei der Ursachenermittlung von Flugzeugabstürzen bedeutungsvoll ist.

BÜCHNER (1961) setzte bei der Untersuchung von 52 Leichen nach einem Flugzeugabsturz zur Klärung evtl. vorhandener Sprengteile oder Steckschüsse die diagnostische Untersuchungseinheit Bildverstärker-Fernseheinrichtung ein. Dadurch ließ sich z. B. ein in die Gesäßweichteile eines Opfers imprimierter Kofferschlüssel deutlich darstellen. Bei dieser Methodik konnten die Toten in den Särgen liegen bleiben.

Fäulnis und Verwesung oder Verbrennungen verändern mitunter die Weichteile so, daß Ein- und Ausschußöffnungen an der Leiche nicht auffallen. Röntgenaufnahmen decken Projektile oder deren Teile, bisweilen den Verlauf des Schußkanals (NEISS 1975) auf und erlauben die topographische Lokalisation. Verletzungen durch kleinkalibrige Waffen lassen sich damit leichter beurteilen, eigenartige Schußverläufe (FISCHER et al. 1970) klären. Für den Schußsachverständigen ist der Streukegel bei Schrotschüssen (Jagdunfall) von Bedeutung.

BÖHM, SCHREIBER und SUCHENWIRTH (1969) entwickelten eine röntgenografische Methode der Schmauchpartikeldarstellung zur orientierenden Schußentfernungsbestimmung. Sie benutzten ein Tischröntgengerät der Firma Field Emission. Die Darstellung erfolgte bei 25 kV und 3 min Belichtungszeit. Anschließend wurden die vergrößerten Negativbilder der Röntgenaufnahmen auf rotierende Filmstreifen höchster Empfindlichkeit projiziert; die Auswertung erfolgte an Hand rein morphologischer Kriterien.

13. Personenerkennung durch Superprojektion

13.1. Weichteildickenmessung als Voraussetzung für die Gesichtsrekonstruktion

BROCA (1868), STIEDA (1880) und WEIS-BACH (1889) versuchten, die Gesichtsweichteile durch Vergleich kephalometrischer Messungen an Köpfen Lebender und mazerierter Schädel zu bestimmen. Die Ergebnisse dieser indirekten Methode müssen unzuverlässig bleiben, da sich die Schädel durch die Mazeration in ihren Dimensionen verringern und beide Meßreihen von differenten Bezugsgrößen ausgehen. WELCKER (1883) führte als erster direkte Weichteildickenmessungen an Leichen in der Mittelebene des Gesichts als Grundlage für die Identifikation aus (n = 15). Er benutzte eine schmale zweischneidige, am unteren Ende rechtwinklige Messerklinge, die er senkrecht auf die Knochenoberfläche einstach. Anschließend maß er mit einem Zirkel die Länge des nicht eingebrachten Klingenanteils. WELCKER stellte fest, daß sich die Weichteildicken am knöchernen Schädel an verschiedenen Stellen in charakteristischer und gesetzmäßiger Weise unterscheiden, sie nahmen am Nasenrücken von oben (5,7 mm) nach unten ab (an der Nasenbeinspitze 2,0 mm). Kurz nach Entdeckung der Röntgenstrahlen nahm er röntgenologisch Weichteildickenbestimmungen an Lebenden — u.a. an sich selbst — vor (1896) und verbesserte seine ersten Resultate.

HIS (1895) benutzte bei seinen Leichenmessungen in Leipzig eine Nähnadel mit Gummiplättchen, die senkrecht zur Hautoberfläche bis auf den Knochen eingestochen wurde, dann führte er ein Gummiplättchen bis zur Hautberührung heran. Nach dem Herausziehen der Nadel hat er den Abstand von der Nadelspitze bis zur Gummiplatte mit einem Maßstab, der in mm geteilt war, gemessen (n = 33 Männer und 4 Frauen). GRADWOHL (1954) bestimmte mit dieser Technik Werte an 15 Leichen, erstmalig auch am Ramus ascendens mandibulae sowie an der Augenbraue. HIS untersuchte die Weichteile in der Median-Sagittal-Ebene und an den seitlichen Gesichtspartien, dabei fand er im Alter höhere Werte (s. auch CZEKANOWSKI 1907). Für den Nasenrücken nahm er im Gegensatz zu WELCKER (1883) eine gleichmäßige Weichteilbedeckung an; später korrigierte er seinen Fehler.

KOLLMANN und BÜCHLY (1898) untersuchten teilweise formalinfixierte Leichen (8 weibliche und 21 männliche) mit einer berußten Nadel. Sie fußten auf den Meßpunkten von HIS und berücksichtigten den Ernährungszustand. BIRKNER (1907, n = 6) und von EGGELING (1913) benutzten diese Methode als Grundlage für weitere Studien. Die Nadeleinstiche führen nach unserer Auffassung leicht zu Fehlern durch schrägen Einstich, Eindellen der Haut an der Einstichstelle oder durch mögliches Eindringen in die oberflächlichen Knochenschichten. Bestimmungen bis auf eine Genauigkeit von 0,1 mm müssen daher bedenklich stimmen. JUNGKLAASS (1961) versuchte in neuerer Zeit durch direkte Messungen an Leichen (38 weibliche und 46 männliche) mittels Metallsonde, die in eine Kunststoffscheibe gefaßt war, bessere Resultate zu erzielen; Altersangaben fehlen. Die Spitze dieser Sonde bestand aus einer 3 cm langen Schwertklingenform, da Nadeln zu tief in den Knochen eindringen. Schon TAND-LER (1909) wies darauf hin, daß die an Toten gewonnenen Werte wegen der postmortalen Gewebsveränderungen (Schrumpfung) bei Rekonstruktionen nur mit Vorsicht anzuwenden sind, die Weichteildicken Lebender sind größer (EDELMANN 1938). GERASIMOV (1955) ging bei den Vorarbeiten für seine Methode der Rekonstruktion der Gesichtsweichteile auf dem Schädel von der Voraussetzung aus, daß natürliche Weichteildicken nur an frischem, nicht injiziertem Leichenmaterial gewonnen werden und stets in Abhängigkeit von dem darunter gelegenen Knochenrelief zu untersuchen sind. Er bestimmte mittels eines dünnen rechteckigen Metallrahmens von 40×20 cm, in dessen Längsseiten in Abständen von 5 mm jeweils genau gegenüber kleine Löcher eingebohrt und an den Enden abgestumpfte Stahlnadeln von 30 cm Länge eingeschoben wurden, ein punktförmiges Weichteilprofil auf dem gesamten Konturverlauf einzelner Sagittal- und Horizontalebenen des Kopfes. Seine Messungen erstreckten sich auf 71 Männer verschiedener Rassen (darunter je 1 Deutscher und 1 Pole) und 25 weibliche Leichen. Die individuellen Weichteildickenmaße des Gesichtsprofils sollen sowohl unter verschiedenen rassischen als auch altersmäßigen Verhältnissen nur gering variieren, was widerlegt wurde (HELWIN und SIMON 1971, LEOPOLD 1968). HELWIN (1971) wies nach, daß diese Weichteilmaße sich signifikant von den an der mitteleuropäischen Bevölkerung bestimmten unterscheiden — bis auf den Wert über der Nasenbeinspitze. Bereits ULLRICH (1966) wies in seinen kritischen Bemerkungen zur plastischen Rekonstruktionsmethode von GERASIMOV darauf hin, daß umfangreichere Untersuchungen der Weichteildickenbestimmung auch im Hinblick auf interrassiale Variabilität notwendig sind. ALEKSEEV (1957) betonte,

daß sich GERASIMOV auf ein viel zu kleines Kollektiv stützte. EDELMANN (1938) stellte wesentlich früher heraus, daß sich auch die älteren deutschen Untersucher nur auf eine geringe Zahl von Individualdaten der Weichteildickenmessungen bezogen (bis zu seinen eigenen Untersuchungen wurden nur 55 Europäer und 6 Chinesen (BIRKNER 1907) überprüft). EDELMANN führte stereoskopische Messungen an Licht- und Röntgenbildern Lebender gleichzeitig aus, er fußte dabei auf einer Methode von HASSELWANDER (1912). Das Studium der Beziehungen zwischen Gesichtsschädel und Weichteilen führte zur Aufstellung von Normen. Die Variabilität der Weichteildicken wird vom Alter, Geschlecht und Ernährungszustand (BERGER 1965, HELWIN 1969), nach eigenen Bestimmungen auch von der Konstitution beeinflußt (1968). Röntgenologische Messungen zur Bestimmung der Weichteildicken an Leichen nahmen BIRKNER (1907) und KOLLMANN (1898), an Lebenden BANKOVSKI (1958, n = 24), EDELMANN (1938, n = 2), KÖSTLER (1940, n = 20♀), WEISSER (1940, n = 20♂), alle an sehr kleinen Kollektiven, vor. HELWIN (1969, n = 50 Frauen und 50 Männer), WEINING (1958, 21♀ und 91♂), SCHWARZ (1951) und LEOPOLD (1968, 120♀ und 94♂) untersuchten zahlreiche lebende Personen unter Berücksichtigung des Geschlechts und Alters (ausgenommen BANKOVSKI, HELWIN, SCHWARZ und WEINING) sowie der Konstitution (BERGER, WEINING und LEOPOLD). Die in der Literatur festgelegten Normwerte der Leichenmessung sind für die Rekonstruktion der Gesichtszüge einer lebenden Person ungeeignet, da sich bekanntlich nach Eintritt des Todes nicht nur die Beschaffenheit der Haut erheblich verändert, sondern auch durch postmortale Einflüsse Ungenauigkeiten entstehen, was durch umfangreiche Vergleichsuntersuchungen mittels Röntgenfernaufnahmen

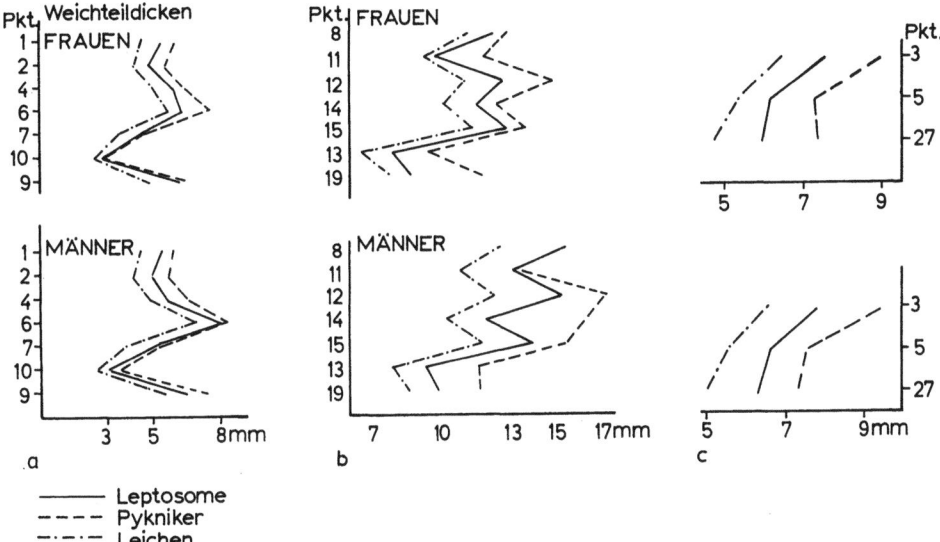

Abb. 141 Weichteildicken des Gesichts bei Lebenden (Leptosome und Pykniker) im Vergleich zu den röntgenologischen Leichenmessungen (Erläuterung der Meßpunkte s. Übersicht 1 im Anhang). *a* bei Frauen und Männern in der oberen Hälfte der Median-Sagittal-Ebene; *b* bei beiden Geschlechtern in der unteren Hälfte der Median-Sagittal-Ebene; *c* bei beiden Geschlechtern an seitlichen Meßpunkten, ——— Leptosome, — — — Pykniker, —·—·—· Leichen

an 154 Leichen sowie Direktmessungen an 52 Leichen in Leipzig statistisch exakt nachgewiesen werden konnte (LEOPOLD 1968, 1971).

BERGER (1965) stellte durch direkte Messungen (Kanüle am Schieber einer Schublehre befestigt, mit Auflagefläche) an 100 Leichen (38 weibliche und 62 männliche) fest, daß die am Gerichtsmedizinischen Institut der Universität Frankfurt/Main gewonnenen Resultate (röntgenologische Bestimmungen durch WEINIG, 1958) im allgemeinen um 1/3 höher liegen als seine Werte. Diese bewegten sich im Bereich der Ergebnisse von HIS (1895), KOLLMANN (1898) und WELCKER (1893); die Werte von CZEKANOWSKI (1907) lagen jedoch deutlich darunter. Bedenklich stimmt, daß BERGER an den seitlichen Meßpunkten Mittelwerte beider Gesichtshälften nahm. Es war verwunderlich, daß sich GERASIMOV (1967) bei seinen plastischen Rekonstruktionen historischer Persönlichkeiten — die dabei vielfach vorgenommene subjektive Umkleidung erweckte beim Betrachter den Eindruck eines künstlerischen Porträts und dadurch gleichzeitig Zweifel an der Wissenschaftlichkeit der Rekonstruktion sowie der

Methode — sowie unbekannter Leichen auf die Untersuchungen an Leichen stützte (s. auch HELWIN 1971 und ULLRICH 1966). Er berücksichtigte außer KOLLMANN (1898) und eigenen Messungen keine anderen Untersuchungen.

Die Weichteile bedecken den knöchernen Gehirnschädel nahezu gleichmäßig, die Kopfschwarte ist lediglich bei Frauen im Scheitel- und Hinterhauptsbereich etwas dünner (s. auch JUNGKLAASS 1961). In der Median-Sagittal-Ebene des Gesichts (Abb. 141) und im Bereich der Frankfurter Horizontale variieren die Weichteile infolge des Mangels an stärkerer Muskulatur oder Fettanhäufungen mit Ausnahme des Kinns gering (s. auch STADTMÜLLER 1922), sie bilden 2 Maxima am Übergang von Stirn zur Nase (Abb. 141) sowie im Ober- und Unterkieferbereich. An der Kinnregion schwanken die Weichteile sehr stark (Abb. 142). BERGER (1965), HELWIN (1969), WEINING (1958) und WEISSER (1940) fanden bei den Män-

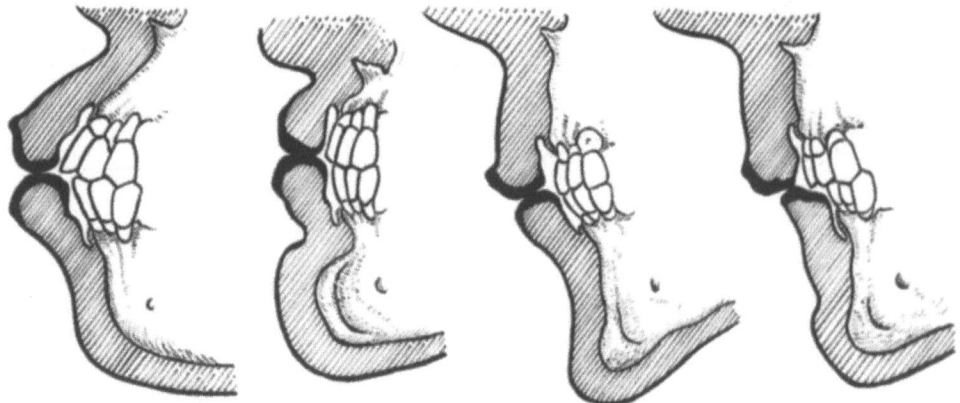

Abb. 142   Weichteilbedeckung der Kinnregion in Abhängigkeit von der Gestaltung der Kiefer
(nach GERASIMOV 1955)

nern stärkere Gesichtsweichteile als bei den Frauen. BERGER und WEINING stellten bei den bekannten Körperbautypen eine Zunahme von den Leptosomen über die Athleten zu den Pyknikern fest. Im Gegensatz zu diesen Autoren mißt HELWIN (1969) dem Ernährungszustand der untersuchten Person keine wesentliche Bedeutung bei. Die von WELCKER (1883, 1896) nachgewiesene Regel des Verhaltens der Weichteildicken des menschlichen Kopfes war für die Entwicklung der Profilanalyse die Grundlage, HELWIN (1969a u. b, 1970) hat sie modifiziert und weiterentwickelt. Er wies eine nicht geschlechtsgebundene Verhaltensregel der Profilweichteile nach, wenn die ermittelten Werte an seinen 10 Meßpunkten durch das Maß über der Nasenbeinspitze dividiert werden. Die in eine Grafik eingebrachten Resultate müssen eine fallende Tendenz zum Meßpunkt 5 (Nasenbeinspitze) bzw. 10 (unter dem Kinn) aufweisen. Diese Profilanalyse ist besonders zur Überprüfung bereits durchgeführter Rekonstruktionen geeignet, was HELWIN durch zahlreiche Beispiele, vor allem auch an der Rekonstruktion des sogenannten Schillerschädels, belegt (1969a bis c). Die an Fernröntgenaufnahmen Le-

bender gewonnenen Weichteildicken der Leipziger Bevölkerung stimmen bei beiden Geschlechtern völlig mit den Resultaten der Hallenser (HELWIN 1969a) überein, sie weichen nur an der Kinn-Lippenfurche und am Pogonion von den Resultaten der Wiener Population (SCHWARZ 1958) ab. Im Erwachsenenalter verändern sich die Weichteile des Gehirn- und Gesichtsschädels entsprechend der von uns erneut bestätigten Breiten- und Längenzunahme der knöchernen Unterlage. Nach unseren Untersuchungen hat der Körperbautyp, dessen Bedeutung GERASIMOV (1955) und HELWIN bisher unterschätzten, Einfluß auf die Weichteilgestaltung (s. ebenfalls ULLRICH 1966). Die durch eigene Bestimmungen an mindestens 19 Meßpunkten frontaler und sagittaler Fernröntgenaufnahmen gemessenen Weichteildicken Lebender sind in den Übersichten des Anhangs aufgeführt.

13.2.   Rekonstruktion des Gesichts

Der Schädel zeigt wie kein anderer Skelettabschnitt des menschlichen Organismus individuelle Merkmale, die bei Anwendung geeigneter Verfahren eine einwandfreie Agnoszierung ermöglichen (KUBITZKI 1968). Als Matrix der Kopf-und Gesichtsform ermöglicht er in doppelter Hinsicht Rückschlüsse auf das Antlitz des unbekannten Verstorbenen:

1. Im Sinne des Merkmalvergleichs zum Nachweis oder Ausschluß der Identität bei bestehendem Verdacht und Vorliegen von geeignetem Bildvergleichsmaterial durch das fotografische Superprojektionsverfahren;

2. im Sinne der Rekonstruktion der unbekannten Persönlichkeit durch das Weichteil-Rekonstruktionsverfahren (GRÜNER und HELMER 1975).

Der Anatom HIS und der Bildhauer SEFFNER (1895) nahmen erstmals eine plastische Rekonstruktion der Gesichtsweichteile am Schädel von Johann Sebastian Bach vor. GROSS empfahl diese Methode für die Kriminalistik (1899, 1901). KOLLMANN (1898), MERKEL (1908) und von EGGELING (1913) gelangten zu der Ansicht, daß die Rekonstruktion heutiger Menschen lediglich den jeweiligen Rassentypus erkennen lassen, nicht aber das individuelle Gepräge des menschlichen Gesichts widerzuspiegeln vermögen.

WELCKER (1883) begründete die Methode der Identifizierung von Schädeln mit und nach bekannten Totenmasken, Porträts oder Büsten. Entsprechende Untersuchungen sind an den Schädeln zahlreicher bekannter Persönlichkeiten (Bach, Beethoven, Dante, Haydn, Kant, Leibniz, Raffael, Richelieu, Schiller, Shakespeare, Sophokles u. a.) durchgeführt worden. Das Gesichtsprofil einer Leiche entspricht nicht dem Profil der Totenmaske. Veränderungen treten besonders dort auf, wo der Gips durch sein Gewicht in der Lage ist, die Weichteile zu beeinflussen; besonders zu beachten ist auch die veränderte Unterkieferstellung. Der Vergleich einer Totenmaske als alleinige Grundlage für ein Lebendprofil kann daher zu Fehlentscheidungen führen, siehe Identifizierung des Kant-Schädels durch WELCKER (1883 – HELWIN 1969b).

Die plastische Rekonstruktion der Gesichtsweichteile ist, um Porträtähnlichkeit zu erreichen, stark von authentischem Bildmaterial abhängig. Seit 1938 versuchte GERASIMOV diesen Nachteil weitgehend auszuschalten. Er entwickelte eine Technik, die sowohl die Normmaße der Weichteildicken als auch ihre Variationen — sie werden vom jeweiligen Relief der knöchernen Unterlage beeinflußt — zu erfassen sucht. Als Voraussetzungen für die Rekonstruktion gelten die genaue Kenntnis der Gesichts- und Schädelasymmetrien sowie der geschlechts- und altersbedingten Veränderungen des Schädel- und Weichteilgefüges.

GERASIMOV (1955) beobachtete, daß Menschen mit einem stark muskulösen, hageren Gesicht immer einen Schädel mit deutlichen Muskelmarken, scharf ausgeprägtem Mikrorelief und kompakter, glänzend-glatter Oberfläche besitzen. Einem übermäßig vollen Gesicht entspräche dagegen ein gemildertes, ausgeglichenes Relief. Da sich das überschüssige Fett nicht nur zwischen dem Muskelgewebe, sondern auch im Knochen selbst ablagert, ist die oberste Lamelle der Kompakta besonders im frontalen Teil der Jochbeine, im Oberkiefer, in den aufsteigenden Ästen des Unterkiefers, im Kinnvorsprung, an der Glabella und in der Umgebung des Hinterhauptwulstes locker, rauh, porös und splittrig (s. ULLRICH 1958). GERASIMOV hat weiterhin die wechselseitigen Beziehungen der Augen, der Nase, des Mundes und der Ohren zu den darunter gelegenen knöchernen Schädelanteilen herausgearbeitet. Die Größe der Nase hängt von der Größe, dem Grad des Hervortretens sowie der Richtung der Nasenbeine, vom Entwicklungsgrad des Unternasendorns und der Art der allgemeinen horizontalen Profilierung des Gesichtes ab. Die Breite der Weichteilnase wird durch die Form der Apertura piriformis bestimmt. Bei abgerundeten unteren Rändern der Apertura gehen die Nasenlöcher bedeutend über ihre Grenzen hinaus. Liegt ein großer Abstand zwischen den Augen, niedriges Nasengewölbe und eine Verkürzung der birnenförmigen knöchernen Öffnung vor, so muß ein großer Abstand zwischen den Nasenlöchern erwartet werden. Die Nasenspitze soll dem Schnittpunkt einer in Fortsetzung der Hauptrichtung des Os nasale gedachten Geraden und einer in Verlängerung der

Hauptrichtung der Spina nasalis anterior verlaufenden zusammentreffen. Im Alter senkt sich diese Spina, dadurch wird eine Senkung des Nasenendes ausgelöst.

HELWIN (1971) zweifelt an der Möglichkeit, aus der Verlaufsrichtung der Spina nasalis anterior auf die Lage der Weichteilnasenspitze zu schließen, was er durch Röntgenuntersuchungen belegt. Bei den eigenen Untersuchungen an Fernröntgenaufnahmen Lebender (1968) fanden wir ebenfalls nicht immer eine Übereinstimmung mit der These von GERASIMOV, stellten aber fest, daß Form, Größe und Verlauf der Spina nasalis anterior für die Lage der Nasenspitze von wesentlicher Bedeutung sind. Das entspricht den Ergebnissen von GOLDHAMER (1926), der wesentliche Hinweise über die Rekonstruktion der verschiedenen Nasenformen gab. Der Verlauf des Nasenrückens und die Lage der Nasenspitze sind zum großen Teil aus der Neigung des Os nasale gegeben.

Eine Korrelation zwischen dem Durchmesser der Augenhöhle und der Größe der Augen gibt es nicht. Die Stellung der Bulbi, die Form des oberen und unteren Lides werden durch den Bau der Orbita bestimmt (GERASIMOV 1955).

Die geschlossene Form der Augenhöhle ist typisch für kleine, in Abhängigkeit von dem Herabgreifen des oberen Orbitarandes mehr oder minder tiefliegenden Augen, die offene für stark vorstehende. Ein scharfkantiger Ober- und Unterrand soll in der Regel mit entsprechend schwachen Augenlidern in Verbindung stehen. Ein nach innen umgebogener Orbitarand weist meist auf die Bedingung eines tiefliegenden Auges durch sekundär gefaltete Oberlider hin. Die Lidspalte ist variabel und stets individuell ausgebildet. Sie wird in ihrer Richtung durch den mittleren Teil der Tränengruben und durch den auf der Orbitafläche des Jochbeins, etwas unterhalb der Zygofrontalnaht nahe dem vorderen Augenhöhlenrand gelegenen Orbitalhöcker festgelegt.

Die physiognomische Ohrlänge entsprach bei den Untersuchungen des sowjetischen Anthropologen der Nasen

höhe. Die Hauptmaße des Ohres variierten jedoch stark in Abhängigkeit von der Form des Porus acusticus externus und des Processus mastoideus. Eine breite trichterförmige Gehöröffnung soll nach GERASIMOV für ein großes Ohr, ein schmaler tiefsitzender Gehörgang für relativ kleine Ohrmuscheln sprechen. Die Neigung des Ohres korreliere mit der allgemeinen Richtung der Unterkieferabzweigung (bei Okklusion des Unterkiefers).

Breite, Höhe und Verlauf der Mundspalte sowie Dicke und Form der Lippen würden durch Höhe und Konfiguration des Alveolarfortsatzes des Oberkiefers, Breite des Zahnbogens, Form, Größe und Stellung der Zähne sowie der Lagerung des Gebisses im Kiefer bestimmt. Die Dicke der Unterlippe hinge außerdem von der allgemeinen Profilierung des Kinnbereichs und der Tiefe der Kinnlippenfurche ab. In 83% der Fälle verlief die Mundspalte auf halber Schmelzhöhe der medialen Inzisivi. Bei 97% der von GERASIMOV untersuchten Frauen mit vollständigem Gebiß begrenzte die Fläche der beiden 2. Prämolaren des Oberkiefers die Breite der Mundspalte.

GERASIMOV führte die plastische Rekonstruktion des Gesichtes in 3 Etappen durch: 1. Anthropologische Untersuchung des Schädels, 2. grafische Rekonstruktion, 3. eigentliche Skulpturrekonstruktion. Da sich das Aufmodellieren der einzelnen Muskeln auf den Schädel als sehr ungenau erwiesen hat (ULLRICH 1958), beschränkte sich diese Methode fast ausschließlich auf das Auftragen der Weichteildicken nach den modifizierten Normwerten und die Nachbildung der übrigen Gesichtsweichteile entsprechend der genannten wechselseitigen Beziehungen zum Schädelgefüge. Zunächst werden an den wesentlichen Punkten die Normweichteildicken in Form kleiner Wachspyramiden, ähnlich den Tonklötzchen von KOLLMANN-BÜCHLY (1898) und den Plastilinsäulchen von EICKSTEDT (1925), auf den Schädel aufgetragen und anschließend, in Übereinstimmung mit den Ergebnissen der graphischen Fixierung und Rekonstruktion, mittels Modellierwachs vereinigt. Ziel der Methode ist es, keine absolute Übereinstimmung aller Details des Gesichts zu erreichen, sondern einen solchen Ähnlichkeitsgrad mit dem Lebenden herzustellen, der es jederzeit erlaubt, den Unbekannten einwandfrei auf Grund der allgemeinen Gesichtsform und einzelner markanter Merkmale zu identifizieren. Nach ULLRICH, einem Schüler GERASIMOVS, kommt es dabei nicht zur individuellen Rekonstruktion (1958). Um noch einen höheren Grad der Übereinstimmung zu erzielen, müssen nach ULLRICH (1958, 1966) noch ausgedehntere Grundlagenstudien, vor allem der Morphologie des Auges und der Lidvariationen, des Ohres und anderer Gesichtsabschnitte durchgeführt sowie die bisherigen Normwerte der Weichteildicken an Lebenden größerer Serien überprüft werden. Obwohl GERASIMOV mit seinen Mitarbeitern insgesamt 150 Rekonstruktionen ausführte, wurde dieses Verfahren noch zu Lebzeiten des Autors für kriminalistische und gerichtsmedizinische Begutachtungen nicht mehr zugelassen (KUBIZKI 1958). Diese Methode war auf Grund der Kompliziertheit der Auswertung des knöchernen Schädelreliefs an den einzelnen Abschnitten nicht ohne längeren Aufenthalt in Moskau und die persönliche Anleitung des Schöpfers erlernbar, was 2 der von mir befragten Schüler bestätigten (RISCUTIA, Bukarest und ULLRICH, Berlin). Die plastischen Schädelrekonstruktionen sind nach KROGMAN (1962) noch nie zuverlässig überprüft worden. SNOW, GATLIFF und WILLIAMS (1970) folgten dieser Empfehlung und ließen Polizisten sowie Privatpersonen 4 Rekonstruktionen beurteilen. Die von der Anthropologin GATLIFF ausgeführten Modellierungen (2 männliche und 2 weibliche; sie sah die Vergleichsbilder vorher nicht und verwendete Weichteildicken, die an 45 Männern sowie 8 Frauen ohne Altersangabe ermittelt wurden) identifizierten Frauen gut. Die Polizisten erzielten die besten Ergebnisse anhand der Vergleichsfotos, die teilweise 27 Jahre früher aufgenommen waren (!); die statistisch aufbereiteten Einschätzungen waren signifikant. Die Autoren schlußfolgerten, daß die plastische Gesichtsrekonstruktion nicht allein zur Identifikation benutzt werden kann, sondern immer durch andere Verfahren ergänzt werden sollte.

HELWIN (1971) hat das Verfahren von WELCKER (1883) neu überarbeitet. Auf Grund der statistisch abgesicherten, an Röntgenaufnahmen Lebender gewonnenen Meßwerte der Weichteildicken kann das Gesichtsprofil so rekonstruiert werden, daß es dem ursprünglichen Gesichtsprofil nahe kommt. Voraussetzung ist die Abbildung des knöchernen Schädelprofils auf einer zweidimensionalen Ebene. HELWIN und SIMON (1971) schufen eine Möglichkeit, den Schädel in jede Neigung des Kopfes auf dem Vergleichsbild bringen zu können (bis zu einem Winkel von 40 bis 50°). Die Autoren entwickelten Weichteilprothesen aus dünner Pappe aus den für den zu untersuchenden knöchernen Schädel erforderlichen Weichteilmaßen und setzten diese dem Untersuchungsobjekt auf, so daß der Anthropologe und der Gerichtsmediziner eine spezifische Beurteilung treffen kann.

13.3. Zeichnerische Rekonstruktion des Gesichts

Während das HISsche Weichteil-Rekonstruktionsverfahren auch nach Weiterentwicklung und Modifikation keine völlig befriedigenden Ergebnisse liefert, ermöglicht die WELCKERsche Methode schon zuverlässigere Aussagen. Es handelt sich dabei um eine zeichnerische Rekonstruktion des Gesichts. Bei dieser Methode wird unter Berücksichtigung der Weichteildicken von Gesicht und Kopf versucht, die genau übereinstimmende Orientierung in orthogonaler Projektion (Parallelprojektion) gezeichneten Umrisse des Schädelprofils und der Totenmaske zur Deckung zu bringen (GRÜNER und HELMER 1975). STADT-MÜLLER (1933) wandelte das alte WELK-KERsche Verfahren ab und bediente sich statt der orthogonalen Zeichnung fotografischer Aufnahmen, d.h. der Zentralprojektion, um davon Umrißzeichnungen zu gewinnen. Dabei war er auf die Verwendung von reinen Profil- oder en-face-Aufnahmen angewiesen, wie sie zu erkennungsdienstlichen Zwecken angefertigt werden. Bei der Entwicklung der Fotografie kommen immer mehr Aufnahmen in anderer Kopfhaltung und -stellung vor, deshalb versuchte STADT-MÜLLER mit seinem Schüler GÄCH an Bildern mit Schrägstellung des Kopfes die Linie des reinen Gesichtsprofils zu konstruieren (1939). Er ging dabei von folgender Überlegung aus: Bei einem Bild in reiner Profilstellung des Kopfes steht die Medianebene bei der Aufnahme senkrecht zur optischen Achse des Objekts der Kamera. Werden Kopf und damit die Medianebene aus dieser Stellung herausgedreht, so ist die Konturlinie des Kopfes im Bild nicht mehr der Repräsentant des medianen Profils(«verlorenes Profil»). Die Medianebene steht in einem bestimmten, zunächst unbekannten Winkel zum bildparallelen Hintergrund. Läßt sich dieser ermitteln, so kann die reine Profillinie in Verbindung mit der Lokalisation der Ohröffnung und der Augenhöhe für die Bild-

untersuchung umgezeichnet werden. Die Zeichnungen mit dem Dioptographen erfordern sehr viel Zeit und entsprechende technische Apparaturen, die in den gerichtsmedizinischen Instituten nicht zur Verfügung stehen.

Ein zeichnerisches Verfahren verwendet auch FURTMAYR (1971). Das Koordinaten-Diagramm-Verfahren stützt sich auf die Auswertung verschiedener Meßpunkte des Gesichts, die von Frontalaufnahmen abgenommen und in Konstruktionskurven umgesetzt werden. Von den Meßpunkten werden Hilfslinien gezogen und mit dem Zirkel auf die Augenachse übertragen, bis durch verschiedene Überschneidungen auf der Koordinatenachse ein Koordinatendiagramm entsteht. Dieses ist in seiner Paarigkeit mit dem fraglichen Schädeldiagramm vergleichbar, das Feststellungen oder Ausschluß der Identität erlaubt (GRÜNER und HELMER 1975). Vergleichsuntersuchungen am Institut für Rechtsmedizin der Universität Mainz haben ergeben, daß sich dieses Verfahren zur Identitätsfestlegung besser eignet als verschiedene Einpaßverfahren in eine Fotografie(PE-TERSOHN 1973). Eigene Erfahrungen mit diesem Verfahren fehlen am Leipziger Institut. FURTMAYR und PE-TERSOHN (1973) räumen aber ein, daß mit dieser Methode vorwiegend eine Gruppierung unbekannter Personen vorgenommen werden kann. Sie läßt sich zur Überprüfung einer durchgeführten plastischen Rekonstruktion des Gesichts (was PETERSOHN nach entsprechenden Vorbereitungen mit Künstlerplastilina ausführte) oder wie die zeichnerische Methode von SIDOROV und MOLOTOV (1970) zur Überprüfung der Superprojektion einsetzen. Die erstgenannten Autoren teilen selbstkritisch mit, daß das von FURTMAYR erarbeitete Verfahren nicht ohne weiteres von jedem nachvollzogen werden kann. Es erfordere große Erfahrung und viel Fingerspitzengefühl zur Modellierung und Skizzenvorbereitung; an der Verbesserung und Objektivierung wird gearbeitet.

13.4. Bildnerische Gesichtsrekonstruktion

Identifikation durch Paßbilder oder Porträts

Die Identifikation eines unbekannten Toten nach einer Personenbeschreibung durch Zeugen durch äußere Merkmale stellt immer ein Risiko dar. Dabei spielen die Dauer der Beobachtung, die Entfernung, der zeitliche Abstand bis zur Schilderung und die Möglichkeit des Meinungsaustauschs mit anderen Zeugen eine Rolle (FRIEDEMANN 1970). Die Kriminalpolizei versuchte schon lange, an Stelle der körperlichen Stigmata Bilder zu verwenden. Nach einem alten chinesischen Sprichwort sagt «ein Bild mehr als 1000 Worte». Voraussetzung ist, daß von dem Gesuchten ein geeignetes Foto, das mitunter bei polizeilichen Überprüfungen angefertigt wurde, vorliegt.

Die Bildnisproduktion bei Unbekannten nach Signalement soll erkennbare Teile eines Gesichts zu einem Porträt werden lassen. (Portrait parlé von BERTILLON 1895). Weder die technische Ausführung noch die Verhältnisse der Gesichtsform bekanntgewordener Beispiele ergeben die erforderliche eindeutige Ähnlichkeit mit dem Original; die Grundlage dafür kann nur die Physiognomie und Anatomie liefern. In neuerer Zeit wurden für die Personenerkennung angefertigte Porträtskizzen eingesetzt. Diese sind umso besser, je genauer der Beobachter die Merkmale eines Vermißten zu beschreiben und der Zeichner durch seine anatomischen Kenntnisse

umzusetzen versteht. Fotografien sind besser, da sie, bei entsprechender Belichtung, zusätzliche Tiefenwirkung und somit plastische Eindrücke vermitteln sowie die Phantasie des Zeichners ausschalten. Folgende Methoden der Bildnisproduktion sind in der modernen Kriminalistik bekannt:

1. *Vergleichsbild* einer nach den ausgewählten Zeugenaussagen ähnlich erscheinenden lebenden Person, die manchmal einem Täterporträt sehr nahe kommt (SCHRIBER 1967). Das setzt allerdings die Einwilligung des Betroffenen voraus, nach unserer Auffassung ist dieses Vorgehen wegen der Möglichkeit verschiedenster Komplikationen nicht zu empfehlen. 1908 ließ ein Staatsanwalt in Leipzig erstmalig nach 3 Bildern aus dem Verbrecheralbum und Zeugenaussagen ein Bild zeichnen. Der Mörder machte sich über diesen in Zeitungen veröffentlichten Versuch, der erfolglos blieb, lustig (zit. bei WENZKY).

2. *Porträtskizze* nach Signalementsangaben. Während der Zeichnung erfolgen Änderung der Haartracht, Bartform u.ä. nach den Angaben der vorhandenen Zeugen. Bei diesem Verfahren wird nur eine Gruppenidentifizierung erreicht. Bei den oben erwähnten Voraussetzungen (z.B. qualifizierter Zeichner) kann die erarbeitete Vorlage die Ermittlungen der Sicherheitsorgane unterstützen.

3. *Roboterbild* (CHABOT 1952). Die nach Zeugenaussagen ausgewählten, dem Täter ähnlichen Bilder werden so aufeinander kopiert, daß sich das Porträt des Gesuchten fast wirklichkeitsgetreu ergibt (WENZKY 1966). Die Methode dieser Fotomontage wird von der Kriminalpolizei in Basel verwendet (SCHRIBER 1967). GALTON (1879) versuchte bereits, den physiologischen Durchschnittstyp fotografisch festzuhalten und kopierte deshalb von nach seiner Auffassung

ähnlich aussehenden Personen 2 bis 100 Bilder nach der Iris aufeinander. KATZ (1953) verbesserte das Verfahren, indem er die Bilder zusätzlich auf die Nase einstellte. Er nahm mitunter auch als 3. Gesichtsabschnitt die Mundpartie hinzu. JÜRGENS (1967) bezieht sich schließlich bei seiner Bildstatistik auf 4 Gesichtsregionen: Stirn, Augen-, Mund-Nasen- und Kinnregion. Er unterschied damit Personen verschiedener Berufe. Diese Differenzierungen physiognomischer Erscheinungen sollen schon bei Schulentlassenen nachweisbar sein, sofern die Abgänger sich klar für ein bestimmtes Berufsbild entschieden. Die durch zahlreiche Beispiele belegte These verwundert nicht allzu sehr, denn es sind meist junge Menschen, die schon vorher in der späteren Berufsrichtung, vielfach handwerklich, tätig waren (GRIMM 1961).

4. *Identi-Kit-Verfahren* (MC DONALD 1959). Bei diesem in Los Angeles entwickelten Verfahren werden charakteristische Elemente des Gesichts auf durchsichtige Folien (Schablonen) gedruckt, deren Zusammenstellung zum Porträt eines Vermißten die weitgehende Nachbildung des Gesichtstyps zuläßt. Auf die Rekonstruktion des individuellen Porträts wird bewußt verzichtet. Voraussetzung ist eine hinreichend präzise Personenbeschreibung (FRIEDEMANN 1970, SCHRIBER 1967). McDONALD stellte über 500 Teilbilder des menschlichen Gesichts aus Folien zusammen, die in 11 Merkmalsgruppen eingeteilt sind. Nach Zeugenaussagen kann damit im Baukastenprinzip das Gesicht einer gesuchten Person zusammengestellt und bei differenten Angaben vor der Vollendung verändert werden. Die durch Buchstaben und Ziffern gekennzeichneten Folien lassen sich mit Hilfe eines Code auch an anderen Orten zusammenfügen, so daß diese den Angehörigen der Kriminalpolizei als Bildvergleich zur Verfügung

stehen. Die Schweiz führte 1961 diese Methodik ein, allerdings bisher ohne den gewünschten Erfolg (SCHRIBER 1967). In der DDR stellt das Identi-Kit-Verfahren ein wertvolles Hilfsmittel für die Praxis der Personenerkennung dar. Das Zusammensetzen eines solchen Porträts resultiert als echte Gemeinschaftsarbeit des Spezialisten und der beschreibenden Person (FRIEDEMANN 1970).

5. *Steckbrief-Automat.* SMITH (zit. nach SCHRIBER 1967) geht vom Identi-Kit-Verfahren aus; seine Teilbilder sind auf Dias vorhanden. Sie werden auf einen Bildschirm projiziert, ein zwischengeschalteter Zerrspiegel des Projektors läßt Verkürzungen oder Verbreiterungen des Gesichtes zu, ein Versuch, um Ernährungseinflüsse auf die Ausbildung des Gesichtes zu berücksichtigen. Auch dieses Verfahren überzeugte nicht.

6. *Mimic-Verfahren.* Eine amerikanische Firma (STOELTING Companie Chicago) produzierte ein Identifizierungs-Hilfsgerät «Mimic» (multiple image maker and identification compositor). Die Grundlage bilden 6 Filmstreifen von je 2,5 m Länge. Jeder Streifen enthält eine große Anzahl gezeichneter Abbildungen von Kopfhaaren, Augen-, Nasen-, Mund- und Kinnpartien, Ohren sowie anderer Besonderheiten (z.B. Brillen usw.). Nach den detaillierten Zeugenangaben werden nach einem Zahlensystem Bilder zusammengestellt, die in Lebensgröße auf einem Bildschirm erscheinen, sie lassen sich auch in bestimmten Gesichtsabschnitten nach Kenntnis neuer Beschreibungen verändern. Durch einen Knopfdruck wird das zusammengestellte Bild mit einer Polaroid-Kamera fotografiert und liegt in 10 Sekunden entwickelt und fixiert vor. Aber auch hier steht der geplante Erfolg in keinem Verhältnis zu den hohen Herstellungskosten (SCHÄFER 1967).

7. *System* FURTMAYR (1961). Ein An-

gehöriger der Kriminalpolizei Mannheim zeichnete zunächst auf der Grundlage des Identi-Kit-Verfahrens 200 Porträts verschiedener Personen und zerlegte jedes in 5 Abschnitte: Haare und Stirn, Augenpartie, Nase, Mund-Kinn-Partie und Hals. Sie wurden auf durchsichtige Folien verteilt, eine Kombination mit unterschiedlichen Lippen-, Bartformen und Altersfalten ist möglich. Nach Zeugenaussagen werden mehrere Folien der entsprechenden Gesichtsabschnitte auf einer weißen Metallplatte zusammengestellt, so daß einer Federzeichnung ähnlich, ein Kombinationsbild, das nicht plastisch ist, entsteht. Der Autor behauptete, daß nicht in Betracht kommende Personen aus dem Kreis der Verdächtigen aussortiert und damit Mord- sowie andere Kriminalfälle aufgeklärt werden. Die Angaben sollen sich bei Nachprüfungen an Hand der Originalakten als nicht zutreffend erwiesen haben; dieses Verfahren hatte bei den Ermittlungen überhaupt keine Rolle gespielt (zit. nach Kriminalistik 17, 1963, 389).

In der Zwischenzeit entwickelte FURTMAYER kolorierte Bilder; sie vereinigten Roboter- und Zeichnungsbild (SCHRIBER 1967). BOIXEN (1968) beschrieb als PIK-Verfahren eine Modifikation des (früheren) System FURTMAYR (1961). Die Zeugen stellen auf Übersichtstafeln die ihnen ähnlich erscheinende Gesichtspartie nach den Vorlagen des Originalverfahrens, das nur für Überprüfungen von Männern weißer Hautfarbe geeignet ist, zusammen. Es entsteht ein ungefähres Täterbild, das nach Auflage einer durchsichtigen Folie zeichnerisch verändert werden kann (Abdecken von Schattierungen oder Auftragen angenommener Falten oder Furchen). Die von einem erfahrenen, darstellerisch begabten Kriminalisten gefertigte Skizze eines Gesichts kommt der gewünschten Abbildung eines Individuums nahe, was der Autor durch 5 ein-

schlägige Fälle belegt. RATTER (1975) weist als Kriminalist erneut darauf hin, daß durch ein PIK-Bild bisweilen Unschuldige verdächtigt werden. Die Erfolgsquote der Überführung eines flüchtigen Täters durch dieses Verfahren liege in Bayern genau so hoch wie bei der Daktyloskopie, sie betrage 6%. Diese Zahl charakterisiert die Methode besser als die zu optimistische Darstellung durch BOIXEN.

8. *Photo-FIT*, PENRYS Technik der Gesichtsidentifikation. Das 1970 von PENRY entwickelte Verfahren stützt sich auf zahlreiche Ausschnitte von Polizeifotos, Frontal- und Profilaufnahmen, weißer und afroasiatischer Männer Großbritanniens. Durch Kombination der codierten Fotos von 162 Augenpaaren, 151 Nasen, 159 Mund-, 112 Kinn- und Wangenpartien sowie 261 Stirnregionen mit verschiedenartigen Bärten, Brillen und Kopfbedeckungen lassen sich sehr viele Gesichter (bis zu 12 Millionen) in einem Rahmen konstruieren (HOPPER 1973). Auf einer über das Kombinationsbild gelegten Folie können zusätzlich Muttermale, Warzen oder Narben angebracht werden.

Ebenso wie beim Identi-Kit-Verfahren lassen sich die Gesichter durch Übermittlung des Code an anderen Orten rasch zusammensetzen. HOPPER, der PENRYS Technik für besser als die anderen genannten Methoden hält, berichtet vom erfolgreichen Einsatz. Zukünftig sollen auch Fotoausschnitte der Bilder von Frauen, modernen Haarfrisuren und von anderen ethnischen Gruppen in das Verfahren einbezogen werden.

Der Erfolg einer derartigen Identifizierungstechnik hängt von der Qualität und der Anzahl der Gesichtsmerkmale ab, an die sich ein Zeuge erinnert und die er beschreiben kann, sowie von der Erfahrung des Polizisten, der die Vorlagen nach der Beschreibung kombiniert.

Eine individuelle Identifikation ist aber nur mit dem fotografischen Verfahren der Überprüfung vorhandener

Paß- oder Porträtbilder vermißter Personen und Berücksichtigung spezifischer Merkmale an aufgefundenen Schädeln möglich. Die von JÜRGENS entwickelte Bildstatistik (1967) kann im allgemeinen für die Personenerkennung nicht herangezogen werden, da die für berufstypische Gesichtsgestaltungen notwendigen tabellarischen Vergleichsmaterialien bisher fehlen. Außerdem läßt sich an einer Leiche die Physiognomie nicht mehr beurteilen.

13.5. Superprojektion von Schädeln in Vergleichsbilder

BRASH und SMITH identifizierten erstmalig durch Superposition 2 unkenntlich gemachte weibliche Leichen und klärten dadurch einen Mord (1935).

Mit Hilfe des auf einem Foto abgebildeten Diadems, welches im Original vorlag, konnte die Größe der Fotos und somit die der Köpfe bestimmt werden. Die Umrisse von Kopf und Schädel wurden auf Papier übertragen. Die skelettierten Schädel kamen dann in ein Gestell, was die Beweglichkeit nach 3 Seiten ermöglichte. Die Gutachter versuchten, den Objekten die gleiche Stellung wie auf den Fotos zu geben. Dann wurden diese in Originalgröße fotografiert, wobei die gezeichneten Umrisse der Porträtaufnahmen an der Mattscheibe der Kamera zur Kontrolle dienten. Vor der Vereinigung des Fotos von Kopf und Schädel erfolgte die Überprüfung der Umrißzeichnungen auf dem Papier. Nach den am Nasion und Prosthion angebrachten Marken wurden schließlich die Negative des Schädels und des Lebendporträts aufeinandergelegt und dann fotografiert (BLUNDELL und Mitarb. 1956).

Die Methodik der Fotokongruenz für Aufgaben der Persönlichkeitsidentifikation einer Leiche nach dem Schädel wurde in der Sowjetunion zum ersten Mal 1941 durch KUBIZKI ausgearbeitet und später vervollkommnet (RATNEVSKIJ 1976). Eine bei dem Aufeinanderlegen fotografischer Aufnahmen des Schä-

dels und des zu identifizierenden Kopfes (Foto) zu beobachtende Nichtübereinstimmung der Konturen und einzelner anatomisch-topografischer Merkmale schließt mit Gewißheit dessen Zugehörigkeit zu der gesuchten Person aus (GRASZENKOV 1957). Dieses Verfahren erfordert einige Voruntersuchungen: Feststellung der Übereinstimmung der Geschlechts- und Altersangaben sowie einzelner Merkmale der Personenbeschreibung mit Besonderheiten des zu untersuchenden Schädels. Beim Vergleich des Kranium und der Fotografie stützen sich die sowjetischen Gutachter vorrangig auf die allgemeine Kontur des Kopfes im Gesicht und Profil, die Stirn-Nasen- und die Nasen-Mundlinie, Breite, Höhe und Kontur der Stirn, Kontur, Höhe und Breite des Kinns. Am Schädel werden besonders beurteilt: Kalotte, Jochbeine, Nasenwurzel, Augenbrauenbogen, Unterkieferwinkel und Eingang in den äußeren Gehörgang. Beim Fotografieren des von 3 Seiten beleuchteten Schädels wird die Kamera entsprechend der perspektivischen Verkürzung so aufgestellt, wie das zu identifizierende Gesicht aufgenommen worden war. Stativ und Schädel werden einander so lange genähert, bis die Abbildung des Schädels auf der Mattscheibe sich nach den allgemeinen Maßen in die Abbildung des Gesichts auf dem Diapositiv legt. In den meisten Fällen liegen zum Vergleich Amateuraufnahmen oder auch Bilder von Berufsfotografen vor. Solche Aufnahmen privater Anlässe sind mitunter mehr oder weniger unscharf und jene von Berufsfotografen häufig retuschiert. Die dargestellten Personen nehmen die verschiedenartigsten Stellungen ein, so daß die wichtigsten morphologischen Merkmale — sie sind nur auf erkennungsdienstlichen Lichtbildern eindeutig sichtbar — nur schlecht zu sehen sind. WEBSTER demonstrierte, daß auch Ausschnittsvergrößerungen aus Gruppenaufnahmen von 90 Personen (Format 25 × 30 cm) zur Personenerkennung herangezogen werden können. Er fertigte bei einem Fall eine 8fache Vergrößerung des Kopfes eines Vermißten an, kreuzte auf dem Negativ 3 auffällige Stellen des Gesichts an und brachte den Schädel einer unbekannten Wasserleiche zur Fotografie in die gleiche Stellung wie auf dem Vergleichsbild. Beide Negative wurden übereinandergelegt und kopiert; das Doppelbild wurde als Identitätsbeweis anerkannt (1955). BASAURI (1967) bezieht in der Voruntersuchung zur Identifikation durch Superposition außer Schädel- und Gesichtsmessungen auch gerichtsodontologische Gutachten (Gebißmessungen) mit ein. Dadurch erzielte er in Peru an einer stark verwest aufgefundenen weiblichen Leiche völlige Übereinstimmung zwischen Vergleichsbild und Merkmalen des Schädels. CHEVET und CECCALDI (1964) stützen sich auf die Methodik von SEN (1962) und WEBSTER. Sie kombinieren bei der Identifikation Anthropometrie, Personenbeschreibung und Superposition. TITLBACH (1970) bemühte sich zur Vorbereitung der Superposition und zur Vermeidung bzw. Verringerung perspektivischer Verzeichnung Berechnungen am Schädel und dem Vergleichsbild auszuführen. Die Perspektive des abgebildeten Objekts hängt lediglich von seiner Entfernung vom Objekt ab (s. auch GRÜNER 1972). Der tschechische Autor nimmt an, daß die Unsicherheit über die technischen Daten der Fotoaufnahme eine individuelle Identifizierung durch Superprojektion nicht erlaube. GEJVALL (1974), GRÜNER (1961), GRÜNER und SCHULZ (1969), GRÜNER und HELMER (1976/1977), KOBIELA (1957,) KUBIZKI (1962), MALINOWSKI und BORAWSKI (1967), REH und SCHÜBEL (1972), SUZUKI (1973), VOGEL (1967 und 1968) und LEOPOLD

(1968, 1971) haben dagegen die Superprojektion mit Erfolg bei der Identifizierung eines Individuums eingesetzt. BRUCH (1968) führt bei der kanadischen Polizei nach der Methode von BASAURI (1967) Identifikationen durch Superposition durch.

Er stützt sich bei der Vorbereitung auf 4 × 5 cm Negative der Vergleichsbilder, bei der Untersuchung des Schädels auf folgende Merkmale: Frontzähne, Kiefer, Orbita, Nasenwurzel und Kinn. BRUCH trägt Plastilina an den markanten Punkten auf und läßt vor der Fotografie durch einen ortsständigen Pathologen prüfen, ob der Schädel in die richtige Position, die auf der Fotografie sichtbar ist, gebracht wurde. Nach seiner Erfahrung kann diese Methode nur dann erfolgreich sein, wenn Vergleichsbilder das Gesicht von vorn oder wenigstens im Profil gut zeigen.

GRÜNER vereinfachte das von ihm und REINHARD (1959) angegebene fotografische Verfahren der Schädelidentifizierung zusammen mit SCHULZ (1969). Die ursprüngliche Apparatur erforderte auf einer optischen Bank, Länge 3 m, einen Holzvisierrahmen und eine gerahmte Plexiglasscheibe zur Einstellung des Schädels. Da derartige Untersuchungen nicht täglich in gerichtsmedizinischen Instituten durchgeführt werden und ein getrennter Raum meist nicht zur Verfügung steht, benutzten die Autoren eine größere Spiegelreflexkamera, Format 9 × 12 cm, unter Verzicht auf die genannten Rahmen. Auf einer Vergrößerung der zur Verfügung gestellten Vergleichsbilder werden Hilfspunkte und -linien gesucht und eingezeichnet. Die Einrichtung des Schädels erleichtern sie sich durch Auftragen von Plastilina an einigen wichtigen Punkten der bestimmten Weichteildicken. Durch Doppelbelichtung kann der Schädel, in die Vergrößerung des Vergleichsfotos projiziert, aufgenommen werden.

Die polnischen Autoren ergänzen ihre Vorbereitung durch kraniometrische Bestimmungen. MALINOWSKI und BORAWSKI messen die ganze Gesichts-, Obergesichts-, Nasen- und Orbitalhöhe, die kleinste Stirnbreite, vordere Interorbitalbreite, Jochbogen-, Nasen- und Unterkieferwinkelbreite. Das setzt allerdings voraus, daß die Vergleichsbilder annähernd in der Stirnfläche gemacht

werden. Darüber hinaus ist eine voll-
kommene Übereinstimmung aller von
ihnen berechneten Indizes nicht immer
möglich, zumal die herangezogenen an-
thropometrischen Meßpunkte auf der
fotografischen Aufnahme verschoben werden, wenn das Gesicht der zu beurteilenden Person nicht genau frontal
dargestellt ist.

Das von GRÜNER und REINHARD angegebene Verfahren haben wir modifiziert.
Der zu beurteilende Schädel wird, soweit erforderlich, von den noch anhaftenden Weichteilresten befreit, eine eigentliche Mazeration erfolgt nicht. Nach
sorgfältiger makroskopischer Untersuchung und Beschreibung werden Geschlecht und Alter (möglichst auch die
Konstitution) nach den bekannten Kriterien, die von uns durch kephalometrische Messungen erweitert wurden,
bestimmt und die individuellen Merkmale erfaßt. Der Schädel kommt dann
in eine am Leipziger Institut entwik-
kelte Aufhängevorrichtung, die die Bewegung des Untersuchungsobjektes um
seine eigene Achse in 2 Ebenen ermöglicht
(Abb. 144).

Vor dem Schädel befindet sich auf der optischen Bank ein Metallrahmen, der an den
seitlichen Verstärkungen durch Magneten ge-
haltene Einstellstifte für die Fixierung kranio-
metrischer Punkte oder Linien aufnehmen
kann (Abb. 143). An Stelle der früher von
GRÜNER (1959) benutzten Plexiglasscheibe verwenden wir eine weiße, rechteckige, nach
abwärts bewegliche Projektionsfläche, die vor
dem Rahmen angebracht ist. Sie gestattet die
gleichzeitige Betrachtung des Porträtbildaus-
schnitts, welches als Negativ auf der Mattscheibe der Platten-Großformatkamera (Typ
Magnola) befestigt ist, und der zugehörigen
Knochenpartie, so daß die Einstellung nach den
bekannten funktionellen Beziehungen der wesentlichen Gesichtsabschnitte erleichtert wird.
Die Gesamtanlage ist auf einem normalen
Arbeitstisch untergebracht. Der Untersucher
kann von der Stirnseite des Tisches aus Kamera
und Objektiv, montiert auf beweglichen ZEISS-
Reitern, direkt verändern und Bewegungen am

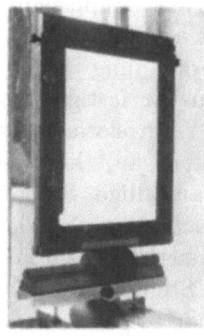

Abb. 143
Metallrahmen zur Schä-
deleinstellung bzw. Ein-
passen der Röntgenauf-
nahmen

Schädel durch Fernbedienung steuern. Die
Entfernung zwischen Kameraobjektiv (Tes-
sar 360 mm) und Untersuchungsobjekt beträgt im Mittel 1,25 m. Um das auf der Mattscheibe erscheinende Schädelbild in gewohnter
Darstellung zu zeigen, muß der knöcherne
Schädel mit dem fixierten Unterkiefer nach
unten aufgehangen werden. Von den vorgelegten Vergleichsbildern wird ein Diapositiv,
Format 13 × 18 cm, angefertigt. Durch diese
Apparatur ist es in relativ kurzer Zeit möglich,
den knöchernen Schädel durch Dreh- und
Schwenkbewegungen so einzurichten, daß er
der Haltung des Kopfes auf dem Vergleichsbild
entspricht.

Die an der Leipziger Bevölkerung ermittelten Weichteildicken (Lebende) werden unter Berücksichtigung von Alter,
Geschlecht und Körperbautyp sowie
der Besonderheiten des Schädels eingesetzt. GRÜNER und SCHULZ (1969) stützten
sich auf die Weichteildicken, die röntgenologisch an Lebenden (BANKOVSKI 1958,
WEINING 1958) und direkt durch Messungen an 100 Leichen (BERGER 1965)
ermittelt wurden.

HELMER und GRÜNER (1976) verwenden ebenso wie wir nur Weichteilstärken, die röntgenologisch an lebenden
Personen (entsprechender Konstitution
und Population sowie zugehörigen Alters
und Geschlechts) gewonnen wurden.

Das durch Anwendung großformatiger
Spiegelreflex- oder Plattenkameras und
modifizierter Untersuchungstechnik vorgenommene Verfahren der Schädelidentifizierung, das erfahrene Gerichtsärzte

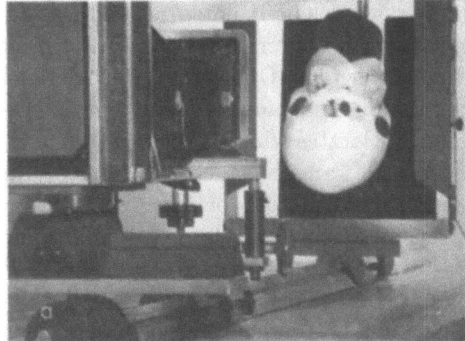
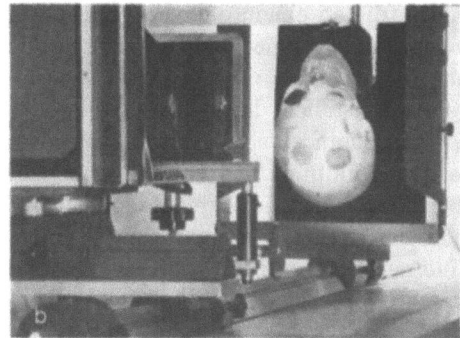
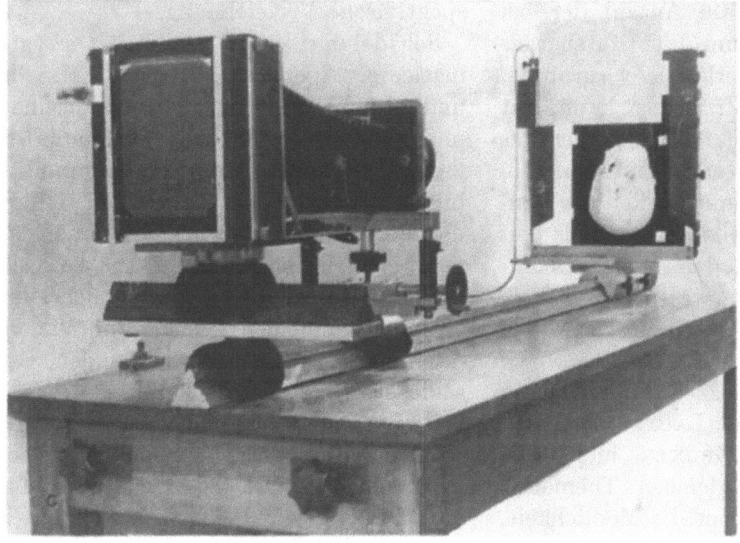

Abb. 144
Eigene Anlage zur Superprojektion von Schädeln in Vergleichsbilder. *a* Beweglichkeit des Untersuchungsobjekts, seitlich; *b* nach oben und unten; *c* Übersicht der Gesamtanlage

voraussetzt, konnten HELMER und GRÜNER (1976, 1977) durch Einsatz einer Fernsehanlage (bestehend aus 2 Kameras, Bildmischer und 2 Monitoren) erleichtern und wesentlich verbessern. Die Aufnahmeanordnung ergibt sich aus Abbildung 145. Während mit der Fernsehkamera I ein geeignetes Foto beliebiger Größe aufgenommen wird, kann die Fernsehkamera II gleichzeitig ein Bild des Schädels nach korrekter Einstellung liefern. Die Fernsehkameras müssen elektronisch genau aufeinander abgestimmt sein, damit eine Bildverzeichnung vermieden wird. Eine Testbildkontrolle zur eventuellen Nachjustierung ist jeweils vor Arbeitsbeginn erforderlich.

Die Superprojektion geschieht elektronisch, nachdem die Bildsignale einen Videobildmischer durchlaufen haben, auf dem Fernsehmonitor. Das entstandene Bild wird fotografiert.

Der Einsatz von zwei Fernsehmonitoren ermöglicht, das Ergebnis der Superprojektion gleichzeitig sowohl mit den Hilfslinien als auch ohne diese darzustellen. Bildmarkierungen und Hinweispfeile können direkt auf den Fernsehschirm gezeichnet werden, wobei der große Abbildungsmaßstab die Handhabung sehr erleichtert. Die zur exakten Einstellung des Schädels nach dem Foto erforderlichen Hilfslinien lassen sich vorteilhafterweise durch Gummischnüre darstellen, die an einem dem Fernsehschirm angepaßten Rahmen angebracht werden (s. Abb. 145 b). Durch ein wechselweises Einstellen des Schädels oder des Porträts kann eine Projektion jedes beliebigen Bildpunkts von der Knochenoberfläche auf die Weichteiloberfläche und umgekehrt vorgenommen werden. Eine genaue Kontrolle der Schädel- und Weichteilproportionen sowie der Konturen, auch ausschnittsweise, ist somit in besonders einfacher Weise möglich. Dadurch läßt sich die Anzahl der bei diesem Verfahren zum Identitätsbeweis einzubeziehenden Merkmale vergrößern.

Die Schädelidentifizierung kann mit Hilfe eines Videotrickmischers über das Trickbild-Differenz-Verfahren (Abb. 146) (verbesserte Kontrollmöglichkeit der Kongruenz des Weichteildickenmodells auf dem Kranium mit den Weichteilkonturen des Fotos an wesentlichen Proportionen) weiter qualifiziert werden (HELMER und GRÜNER 1977).

Das auf elektronischer Bildmischung beruhende Verfahren (LAUTENBACH, zit. nach HELMER und GRÜNER, hielt 1976 einen Vortrag zur gleichen Thematik) bietet dem Untersucher die Möglichkeit, in wesentlich größerem Umfang die Beziehungen zwischen Knochenstrukturen und den Einzelheiten der Weichteilform sowie -proportionen als konkret faßbare Identitätsmerkmale zu erkennen. Von diesen kontrollierbaren Merkmalen besitzt der Schädel zahlreiche, so daß bei dem hohen Maß an Individualität ein Beweis oder Ausschluß der Identität durch diese Bestimmung möglich ist. Wenn durch längere Liegezeit des zu untersuchenden Schädels oder durch Transport einige Zähne verloren gingen, so kann mit Hilfe anthropometrischer Messungen an der vorgelegten Fotografie und einem Schädel nach den Angaben von BANKOVSKI (1958) der Abstand des Unterkiefers vom Oberkiefer festgelegt

und der Schädel entsprechend eingestellt werden. Der genannte Autor mißt die Entfernung Ophryon-Subnasale und Subnasale-Gnathion auf dem Vergleichsbild. Als letztes wird die Distanz Ophryon-Subnasale am Schädel bestimmt. Aus dem Verhältnis der beiden kurzen Meßstrecken der Fotografie und dem großen, am Kranium bestimmten Abstand läßt sich die knöcherne Entfernung Subnasale-Gnathion berechnen. Das geht natürlich nur bei Bildern ohne wesentliche perspektivische Verzeichnung.

Schädelumriß, Aditus orbitae, Os zygomaticum, Apertura piriformis, Maxilla und Mandibula (vor allem Zahnreihen und Kinn) sowie an dem inkriminierten Objekt hervortretende Knochenpunkte bilden die Grundlage für die Einstellung der Porträtaufnahme mit dem knöchernen Schädel. Die funktionellen Wechselbeziehungen zwischen der knöchernen Grundlage und den von uns im Wandel des Erwachsenenalters bei beiden Geschlechtern an den bekannten Konstitutionstypen ermittelten Weichteildicken werden berücksichtigt. Folgende Formenmerkmale des Gesichts ziehen wir für die Identifikation eines Unbekannten hauptsächlich heran:

1. Die Stellung des *Augapfels* in der *Augenhöhle* sowie die Gestaltung des oberen und unteren vorderen Orbitarandes.

2. Die *Nase*: der Entfernung Subnasale -Pronasale entspricht die dreifache Länge der Spina nasalis anterior (KROGMAN 1973). Die Lage der Nasenspitze ist vom Verlauf dieser Spina abhängig (s. auch GOLDHAMER 1926). Nach unseren Feststellungen entfallen auf die Länge des Nasenbeins etwa 2/5 der gesamten Nasenlänge.

3. Die Lage der *Ohröffnung* wird nach den Angaben von KROGMAN sowie STADTMÜLLER (1940/61) festgelegt. Der knor-

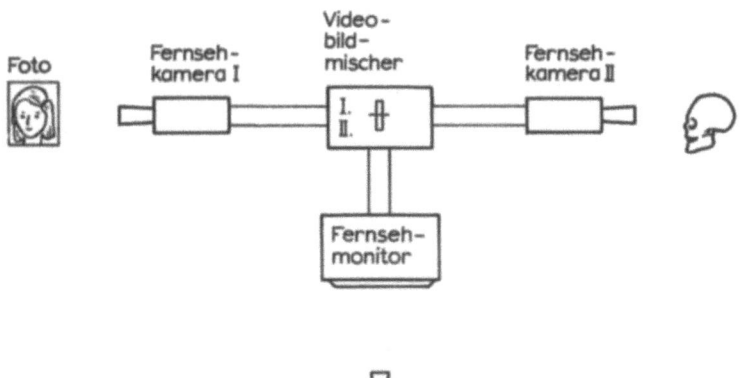

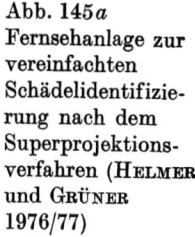

Abb. 145a
Fernsehanlage zur
vereinfachten
Schädelidentifizie-
rung nach dem
Superprojektions-
verfahren (HELMER
und GRÜNER
1976/77)

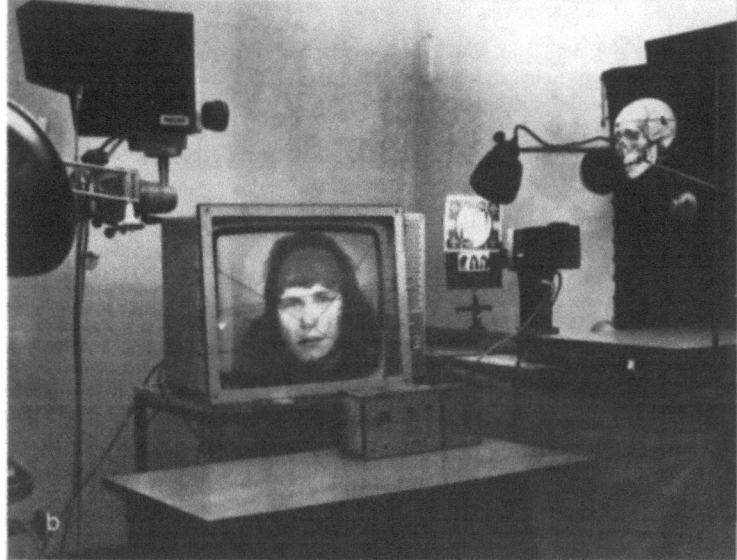

Abb. 145b
Fertiges, zur foto-
grafischen Aufnah-
me vorbereitetes Su-
perprojektionsbild
auf dem Monitor
dieser Anlage (HEL-
MER und GRÜNER
1976/77)

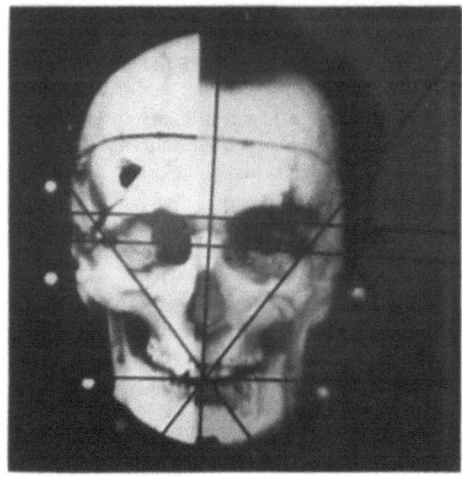

Abb. 146 Trickbild-Differenz-Verfahren (mittels Videotrickmischer zur Schädelidentifizierung (HELMER und GRÜNER 1977)

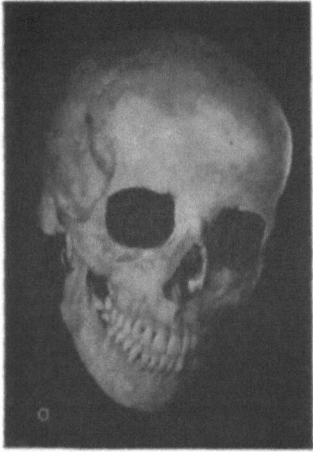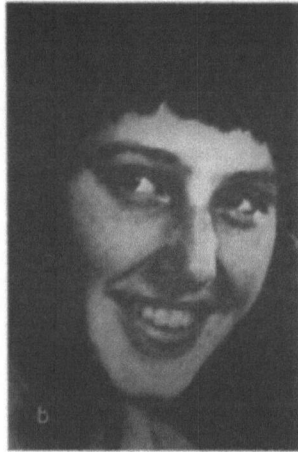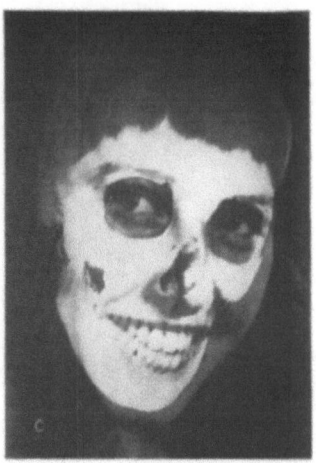

Abb. 147   Beispiele der Superprojektion von Schädeln in Porträtaufnahmen. *a* skelettierter
Schädel einer unbekannten weiblichen Leiche; *b* Vergleichsbild (17j. ♀); *c* Superprojektionsbild
(Identifikation der ermordeten Frau dadurch letztlich bewiesen)

plige Teil der Ohrtube liegt 5 mm über,
2,6 mm hinter und 9,6 mm seitlich des
distalen Abschnitts des knöchernen äußeren Gehörgangs (MONTAGU, zit. nach
KROGMAN). Die Länge der Nase entspricht der Länge des Ohrs, wobei dieses
bei Männern etwas größer als das von
Frauen ist.

4. Die Breite der *Mundspalte* entspricht
der Entfernung zwischen den beiden
ersten Prämolaren.

Die von GERASIMOV (1955) angegebene
Verlaufsrichtung der Nasen-Lippen-Falte
überprüften wir stets, sie beginnt unmittelbar am Seitenrand der Apertura
piriformis und endet in der Projektion
über dem 2. Molaren.

5. Das *Kinn* stellt sowohl als Knochen-
und als Weichteilabschnitt eine ziemlich
unabhängige erbgebundene Bildung dar
(KORKHAUS 1956). Das Mikrorelief des
unteren vorderen Kieferanteils bestimmt
neben seiner Breite und Massivität die
Weichteilbedeckung des Kinns (GERASI-
MOV).

Weitere kraniometrische Punkte werden, je nach Lage des Falls, berücksichtigt. Nach diesen Gesichtspunkten
wurden die Identifikationen an den

32 zur Untersuchung übergebenen Schädeln vorgenommen. 4 Beispiele der Superprojektionen von Schädeln in Porträtaufnahmen sollen die ausgeführten Begutachtungen illustrieren (Abb. 147, 148):

1. Ein Schädel gehörte zu den Teilen einer
zerstückelten, unkenntlich gemachten vergrabenen Leiche, bei der nach der Bergung die
Festlegung des Geschlechts nach äußerlichen
Merkmalen unmöglich war. Anhand der Schädeluntersuchung konnte aber Alter und Geschlecht der betroffenen Person festgelegt
werden. Die Superprojektion des knöchernen
Schädels in eine vorgelegte Porträtaufnahme
einer vermißten weiblichen Person (17 Jahre)
führte zur Identifizierung und trug zur Aufklärung des Verbrechens bei. Der Tatverdäch-
tige legte nach Vorlage des Superprojektions-
bildes ein Geständnis ab.

2. Ein 40jähriger Mann mit absolutem Nah-
schuß (Suizid) an der rechten Schläfe, der nach
6 Monaten Liegezeit auf dem Feld gefunden
wurde (Abb. 148a).

3. Eine 21jährige Frau mit einem angedeutet
pyknischen Habitus fanden Hausbewohner erst
nach Tagen im Sommer ohne Ausweispapiere
tot in der Küche. Die Sektion erfolgte zur Feststellung der Identität und der Todesursache.
Die Superprojektion mit dem vorgelegten Paßbild aus dem Deutschen Personalausweis war
möglich (Abb. 148b).

4. An dem 4. Beispiel wird gezeigt, daß der
in die Porträtaufnahme hineinprojizierte Schä-

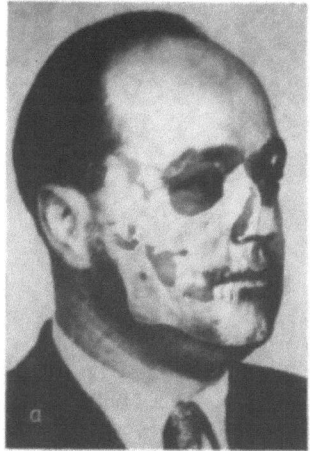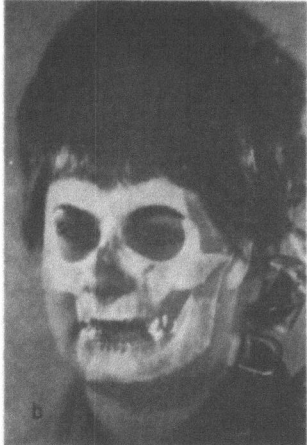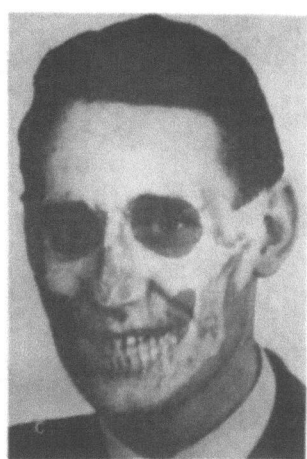

Abb. 148 Superprojektion des Schädels bei *a* einem 40j. Mann mit Kopfschuß (Suizid); *b* einer 21j. Frau in das Personalausweisbild; *c* einer 38j. Frau in die Porträtaufnahme eines gleichaltrigen Mannes

del einer gleichaltrigen Person nicht zu dieser paßt (Abb. 148 c).

Auch bei anderen Kriminalfällen oder Unfällen war es uns möglich, zerstückelte, teilweise autolytisch stark veränderte Leichen einwandfrei zu identifizieren. Voraussetzung zur Anwendung dieses Superprojektionsverfahrens ist, daß:

1. der *Schädel* als solcher vollständig vorliegt, wobei geringfügige Knochenbrüche oder andere kleine postmortale oder vitale Defekte im Bereich des Gehirnschädels von untergeordneter Bedeutung sind und sich nicht nachteilig für die Superprojektion auswirken;

2. *Zähne* des Ober- und Unterkiefers vorhanden sind, wobei ein vollständiges Gebiß nicht unbedingt nötig ist. BANKOVSKI (1958) versuchte die Unterkieferstellung am Schädel bei Fehlen von Zähnen oder Prothesen durch Bestimmung von Gesichtsproportionen festzulegen. Wir gingen dabei von der Distanz Ophryon-Subnasale ab, da der erste kephalometrische Punkt (Schnittpunkt der an den Oberrand der Augenbrauen gelegten Tangente mit der Median Sagittal-Ebene, MARTIN und SALLER 1957) an den Vergleichsbildern wegen der unterschiedlichen Gestaltung der Augenbrauenwölbung schwer festzulegen ist. Aus dem Vergleich der Entfernungen Glabella — Subnasale und Subnasale — Gnathion (an der Fotografie gemessen) sowie der Distanz Glabella — Subnasale (am knöchernen Schädel ermittelt) kann die Strecke Subnasale — Gnathion an der knöchernen Unterlage berechnet werden.

3. die zu überprüfenden Paß- oder Porträtbilder der vermißten Personen nur 5 bis 15 Jahre vorher angefertigt wurden. Die von uns durch kraniometrische Untersuchungen bestätigte physiologische Akromegalie führt zu Veränderungen des knöchernen Schädels noch im Erwachsenenalter, die Weichteilbedeckung verändert sich ebenfalls. Diese Einflüsse auf die Gestaltung des Gesichts sind zu beachten.

Die Anwendung anthropometrischer und beschreibender Verfahren zur Identifizierung führt zu mehr oder weniger großen Wahrscheinlichkeiten, erlaubt jedoch nur die Gruppenidentifikation. Nach Durchführung zahlreicher Superprojektionen zur Identifikation unbekannter oder vermißter Personen kann die Fest-

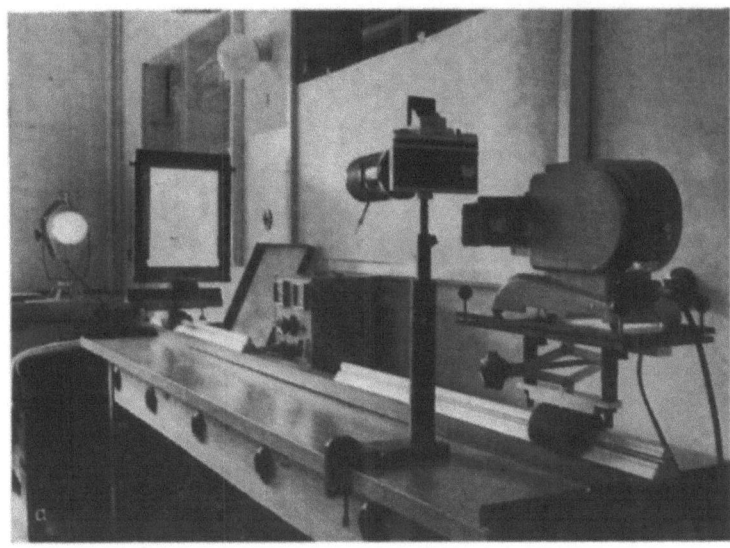

Abb. 149 a
Übersicht der eige-
nen Anlage zur Su-
perprojektion von
Röntgenaufnahmen
in Vergleichsbilder

stellung von GERASIMOV bestätigt werden, daß niemals 2 Schädel in die gleiche Weichteilhülle passen. Dabei ist die Asymmetrie des Gesichts eines der wichtigsten Elemente der Individualität, zumal die ausgesprochene Asymmetrie des Schädels nach den Untersuchungen von SCHUMACHER und Mitarb. (1972 a bis c) selten ist. (Die Arbeitsgruppe untersuchte zur objektiven Abgrenzung der am Kranium vorhandenen Abweichungen Maße, die als biologische Varianz oder schon als Asymmetrie aufzufassen sind, z. B. die Orbita: BUSSE (1936) fand in 55,5% der Fälle die linke größer als die rechte; Werte außerhalb der Toleranzgrenze wurden als Asymmetrie deklariert). Die an dem inkriminierenden Schädel nachgewiesenen Besonderheiten, die Abweichungen von dem Durchschnitt der gleichen Altersstufe und die absoluten kraniometrischen Maße führen in Verbindung mit der Superprojektion zur Identifikation eines Unbekannten.

Superprojektionen mit Schändeln ohne Unterkiefer lehnen wir im Gegensatz zu KUBIZKI (1962) und VOGEL (1967) ab, da die fehlenden Unterkiefer zu große Un-

genauigkeiten bei der Einstellung bieten und das «gute Einpassen» des Schädels echte Übereinstimmung vortäuschen kann.

13.6. Superprojektion von Röntgenaufnahmen in Vergleichsbilder

Wir haben auch eine eigene Anlage zur Superprojektion von Röntgenbildern in vorgelegte Vergleichsfotos entwickelt (Abb. 149 a). Auf der optischen Bank wird an einem Ende an Stelle des Schädels die Frontal- oder Sagittal-Röntgen-Aufnahme in einem Metallrahmen (s. Abb. 143) eingebracht und an der anderen Seite ein Dia-Projektor (Format 6 × 6 cm) für die zur Verfügung gestellten Vergleichsbilder aufgestellt.

Das Röntgenbild wird von hinten durch einen Scheinwerfer über einen regulierbaren Widerstand aufgehellt. Nach vollzogener Einstellung und entsprechender Beurteilung erfolgt mittels der neben dem Projektor aufgebauten Kamera Praktisix, Objektiv Sonar 180 mm, die Superprojektion. Die Entfernung zwischen Projektor und Röntgenaufnahme wird so gewählt, daß das Diapositiv in der Projektion auf dem Röntgenbild in dem Größenverhältnis 1:1 erscheint. Die

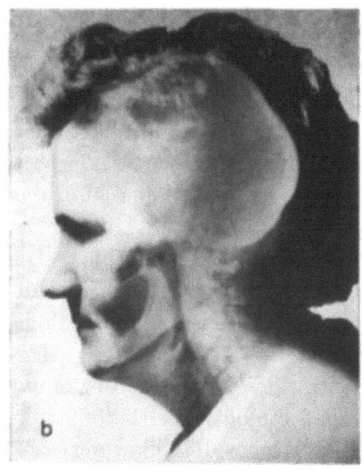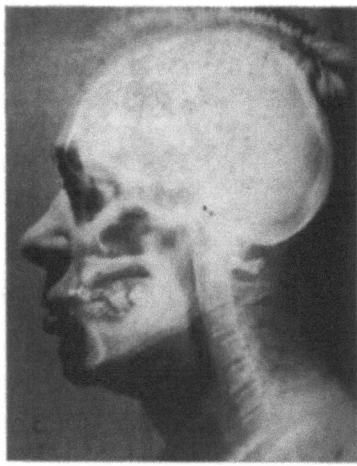

Abb. 149b u. c
Superprojektion
frontaler Fernrönt-
genaufnahmen in
Vergleichsbilder bei
b einer 47j. Frau;
c einem 52j. Mann

durch die Sicherheitsorgane aus Einrichtungen des Gesundheitswesens beschafften Röntgenaufnahmen dienen als Grundlage bei dieser Methode.

Die Superprojektion von Röntgenbildern in Porträtaufnahmen haben wir an je 50 Frontal- und Sagittalaufnahmen ausgeführt. Die Identifikation gelang unter Berücksichtigung individueller Merkmale des Schädels, der für das festgestellte Geschlecht, Alter und den Körperbautyp geltenden Weichteildicken und funktionellen Beziehungen in den einzelnen Gesichtsabschnitten sowie der wesentlichsten kraniometrischen Maße in jedem Fall einwandfrei, wie die angeführten Beispiele beweisen (Abb. 149 b,c).

Bei der *Einstellung des im frontalen Strahlengang* angefertigten Fernröntgenbildes wurden die Wölbung des Os frontale in der Median-Sagittal-Ebene, die Ausbildung der Arcus superciliares, der Ossa nasalis, der Spina nasalis anterior, der Jochbeine und des Kinns sowie die Stellung der Kiefer im Schädel überprüft. Die von SCHWARZ entwickelte Röntgenostatik (1958) zogen wir ebenso wie die Fotostatik (SIMON und REHAK 1935) zur Beurteilung der Unterlagen heran.

Die Weichteile richten sich nach dem Relief des Stirnbeins, besonders der Augenbrauenregion. Sie wiederholen grundsätzlich die Form der knöchernen Grundlage. Der Grad des Hervortretens der Stirnhügel wird niemals von einer Zunahme der Dicke der Weichteile begleitet.

Unter den von uns röntgenologisch untersuchten Probanden (insgesamt 68) fanden sich nur ganz vereinzelte Verlagerungen des Normalgebisses gegenüber dem Schädel (gerade Vordergesichter und schiefe Rückgesichter), so daß eine statistische Aufbereitung der dabei gemessenen Weichteilstärken wegen des Fehlers der kleinen Zahl nicht in Betracht kam; alle anderen hatten Mittelwertprofile und Regelbißverhältnisse.

Die *Sagittalaufnahmen* wurden nach dem Schädelumriß, den Augenhöhlen, der Apertura piriformis, den Zahnreihen und nach der Gestaltung des knöchernen Kinns eingestellt.

Für das Einpassen der Augen, Nase, Mundspalte sowie die Anordnung der Ohrmuscheln galten die gleichen Beziehungen wie bei der Superprojektion des knöchernen Schädels in die Porträtaufnahmen. Da die Vergleichsbilder bei geschlossenem Mund keine Anhaltspunkte für die Stellung des Kiefers (Ruhe-, Schlußstellung) im Moment der fotografischen Aufnahme bieten (BANKOVSKI 1958), gingen wir ebenfalls von einer leichten Kieferöffnung aus und berücksichtigten die veränderte Unterkieferstellung sowie die vergrößerte Entfernung Subnasale — Gnathion.

Die Superprojektion von Röntgenbildern anderer Personen gleichen Alters, Geschlechts und Körperbautyps in ein bestimmtes Porträtfoto gelang niemals. Unter Beachtung unserer kraniometrischen und Weichteilmaße entstanden dabei Disharmonien der Gesichtsgestaltung, die zur Überschneidung der Umriß- oder Profillinie sowie zur Verlagerung mancher Sinnesorgane, zum Beispiel der Augen, führten.

Unseres Erachtens können Unbekannte mit Hilfe der Superprojektion von Röntgenbildern in Porträtaufnahmen identifiziert und aus einer Reihe von Vermißten, deren Unterlagen zur Begutachtung mit vorliegen, ausgewählt werden.

Der Röntgenbildvergleich (NEISS 1968) kann dieses Verfahren unterstützen und die Identifikation erleichtern. Wir haben die Personenfeststellungen auch an Fernröntgenaufnahmen von Leichen mit Erfolg durchgeführt.

Personenaufnahmen, die von der reinen Profil- oder en-face-Stellung des Kopfes abweichende Haltungen des Gesichts zeigen, sind für die Superprojektion mit Röntgenbildern ungeeignet. Bei den Schädelaufnahmen im schrägen Durchmesser (HASSELWANDER 1954) kommt es zu Überschneidungen zahlreicher anatomischer Bezugspunkte, die erhebliche Fehlerquellen für die Superprojektion beinhalten. GEVALL (1974) kombiniert — wenn möglich — die Superprojektion mit der elektronenmikroskopischen Untersuchung der Haar-Kutikula Unbekannter. Die Spurenträger werden sowohl vom

Schädel als auch aus der Wohnung der vermißten Person gewonnen.

HELWIN und SIMON (1971) verweisen auf mögliche *Ähnlichkeiten* zwischen den Gesichtszügen und Schädelproportionen der Menschen innerhalb oder außerhalb der Familie und glauben daher, daß das Fotodeckungsverfahren nicht immer zu einer sicheren Identifizierung führt. Die Anthropologen setzen Übereinstimmungen und Ähnlichkeiten in morphologischen Merkmalen am Skelett als Hinweis für verwandtschaftliche Beziehungen im Rahmen biologischer Rekonstruktionen prähistorischer Bevölkerung ein (ULLRICH 1969). Die polysymptomatische Ähnlichkeits-Verwandtschaftsdiagnose basiert im Prinzip auf den gleichen methodischen Grundlagen, wie sie bei der Vaterschaftsbegutachtung schon seit langem bekannt sind. Derartige Fragestellungen lassen sich u. E. bereits in der Voruntersuchung durch die Sicherheitsorgane abklären, vor allem, wenn aus einer größeren Familie mehrere zunächst unbekannte Skelette zu beurteilen sind. Nach den ausgedehnten anthropologischen Untersuchungen sind aber Ähnlichkeitsmerkmale an Nichtverwandten bisher nicht publiziert, obwohl ULLRICH u. a. viele Formmerkmale (z. B. am Schädel 562) überblicken. Das würde auch dem Grundprinzip der genannten neuen Forschungsrichtung widersprechen, zu einem Teil können ähnliche Kennzeichen allerdings rassisch bedingt sein.

Darüber hinaus stützen sich HELWIN und SIMON auf eine relativ kleine Anzahl überprüfter Personen (je 50 beiderlei Geschlechts), ohne selbst angenommene Altersunterschiede ermittelt zu haben. Bei den der Superprojektion vorausgehenden und notwendigen Voruntersuchungen lassen sich aber Altersunterschiede bei gleichem Geschlecht feststellen. Die von uns ermittelten Weichteildicken berücksichtigen außerdem sta-

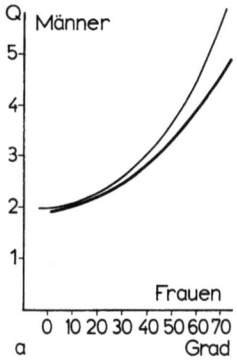

Abb. 150a
Verlauf des Quo-
tienten (Q) aus
Pupillendistanz
und Entfernung
der abgewendeten
Pupille zur
MS-Ebene bei
seitlicher Kopf-
drehung

tistisch signifikante Unterschiede des Körperbautyps, des Alters und Geschlechts.
Kraniometrische Bestimmungen ergänzen die Vorbereitungen. Diese Messungen
wurden bisher am Hallenser Institut noch
nicht eingesetzt.

RISCUTIA und PETRESCU (1960) entwickelten die Photostereotomie als neues
Verfahren zur Ähnlichkeitsdiagnose an
Schädeln. Dabei werden verschiedene
Ansichten des Kranium oder Kopfes
durch 2 Projektoren mit je einem Raster-
dia beleuchtet und fotografiert. Der
Raster ergibt auf dem Untersuchungsobjekt eine Vielzahl von Linien, die an
der Vorlage in genau gleichem Abstand
liegen, am Schädel aber je nach Form
und Biegung der Oberfläche sowie ihrer
Stellung zur Projektorebene breiter oder
enger verlaufen. Dadurch kann die
Schädelform dreidimensional besser erfaßt und die Detailstruktur bei einer

Ähnlichkeitsdiagnose an feinsten Relief-
unterschieden verglichen werden (RIS-
CUTIA, KURTH und MAY 1973). Die Auswahl der Linien erfolgt jeweils nach der
Lage der anthropologischen Meßpunkte
(MARTIN und SALLER 1957) bzw. nach
anatomisch vorgegebenen Stellen. Die
Übereinanderzeichnung fixierter Raster-
linien zweier Schädel auf einem Blatt
Papier demonstriert in den wesentlichen
Abschnitten Ähnlichkeit, d.h. Übereinstimmung bzw. parallelen Verlauf der
Linien sowie des Oberflächenreliefs oder
nicht. Die photostereotomische Untersuchung, die ebenfalls für Lebendbegut-
achtung geeignet ist, untermauert die
metrischen und morphologischen Befunde (KURTH und Mitarb. 1973).

Wie bereits angeführt, erscheinen die
Gesichter auf den Vergleichsbildern in
verschiedenen Kopfstellungen. Um den
Winkel, den die Mittellinie dieses veränderten Kopfes mit dem Bildhinter-
grund bildet erfassen zu können, entwickelte STADTMÜLLER mit GÄCH (1939)
ein konstruktiv-geometrisches Verfahren.
Es beruhte auf der Annahme, daß die
Entfernung Glabella-Subnasale in einem
normalen Mittelgesicht gleich der Pupillendistanz ist.

Die von uns an 56 lebenden Personen
unterschiedlichen Geschlechts und Alters
überprüften Proportionen ergaben andere Verhältnisse. Die Entfernung Gla-

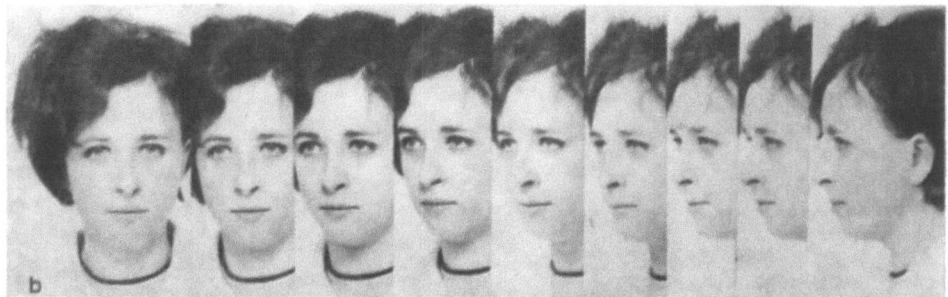

Abb. 150b Kombinationsfoto. Veränderung zwischen MS-Ebene und der sich abwendenden
Pupille (s. auch Abb. 150a)

bella-Subnasale war bei Schmalgesichtern männlichen und weiblichen Geschlechts kleiner als die Entfernung der Pupillenmitten und bedeutend kürzer als die Distanz der äußeren Pupillenränder. Die Differenzen betrugen hier 0,3 bis 1,2 mm. Bei einem Winkel von 30° an vergrößerte sich die Entfernung Glabella-Subnasale so, daß sie die Pupillendistanz überragte (Abb. 150a).

Wir entwickelten daher ein anderes Verfahren zur *Winkelbestimmung an Porträtaufnahmen*. Bei den seitlichen Drehbewegungen des Kopfes um die Körperachse verkürzen sich die horizontalen Maße. Wir bestimmten daher in unserer Versuchsserie jeweils die Pupillendistanz und die Entfernung der abgewendeten Pupille von der Median-Sagittal-Ebene (Abb. 150b). Der aus diesen beiden Maßen gebildete Quotient nahm mit Vergrößerung der seitlichen Drehbewegung des Kopfes zu. Wie aus der Abbildung 150a hervorgeht, treten an den anfänglich gleichlaufenden Kurven bei der größeren Kopfbewegung Geschlechtsunterschiede auf. Mit Hilfe dieser Eichkurve ist es möglich, auf den zur Identifikation vorgelegten Vergleichsbildern den gesuchten Winkel zu bestimmen und somit die geplante Superprojektion vorzubereiten. Die Lebenduntersuchungen, insbesondere die kraniometrischen Auswertungen der frontalen und sagittalen Fernröntgenaufnahmen an insgesamt 27 Meßpunkten des Gehirn - und Gesichtsschädels, erleichtern die Identifikation Unbekannter.

14. Möglichkeiten und Methoden der Stomatologie bei der Identifizierung

14.1. Voraussetzungen forensisch-stomatologischer Tätigkeit

Innerhalb der breiten Aufgabenskala der gerichtlichen Medizin kommen gegenwärtig für die Mitwirkung von Stomatologen in erster Linie die Identifizierung in Betracht (GUSTAFSON 1966, KIESS 1953, RÖTZSCHER 1971), in zweiter Linie die Sicherung und Verwertung von Bißspuren (PILZ 1962, STEINHAUER 1962). Das dafür erforderliche Wissen und Können kann nur durch praktische Erfahrungen und kontinuierliche Beschäftigung mit der Materie erworben werden (GUSTAFSON).

Die Forensische Stomatologie ist kein eigenständiges und neben der gerichtlichen Medizin existierendes Wissenschaftsgebiet, sondern vielmehr die Anwendung und Umsetzung stomatologischer Erkenntnisse und Sachverhalte in einem begrenzten Teil der gerichtlichen Medizin, und zwar dann, wenn die üblichen Methoden versagen (FIALA 1968). SALLEY, FILIPOWICZ und KARNITSCHNIG (1963) nennen neben der Agnoszierung und der Daktyloskopie die vergleichende stomatologische Untersuchung als die von der Gerichtsmedizin akzeptierten positiven Identifizierungsmethoden Identitätsbestimmungen an Hand von Effekten, durch Ausschluß oder vermittels sonstiger körperlicher Besonderheiten sind weniger verbindlich.

Die Zähne und vor allem ihre Hartgewebe sind biologische Strukturen, deren Makromorphologie weitestgehend genetisch determiniert ist (PAYNTER und GRAINGER 1956) und unabhängig von funktionellen Einflüssen entsteht. Die Veränderungen während der Gebrauchsperiode sind, abgesehen von pathologischen Prozessen, reine Verschleißerscheinungen, die zumindest beim rezenten Menschen auf Grund seiner Ernährungsgewohnheiten und der Härte des Zahnschmelzes sehr gering sind und sich sehr langsam entwickeln. Damit liegt in Gestalt der Zähne ein auch beim Lebenden visuell zugänglicher artspezifischer und an die gegenüber aggressiven Einflüssen wesentlich widerstandsfähigeren Hartgewebe gebundener Merkmalskomplex vor. Dieser Umstand hat bekanntlich bei der Erforschung der Phylogenese eine bestimmende Rolle gespielt. Wie STROUHAL (1961) und RIETHE (1958) zeigen konnten, sind zwar in den letzten drei Jahrtausenden durchaus makromorphologische Veränderungen eingetreten, sie sind jedoch äußerst geringfügig. Die zwischen verschiedenen Populationen nachweisbaren odontometrischen oder makromorphologischen Unterschiede der Zähne sind längst nicht so augenfällig, wie die üblicherweise zur Unterscheidung herangezogenen anthropologischen Merkmale.

Die peristatische Beeinflussung der Funktion der zahnbildenden Zellverbände während der plastischen Phase durch Ernährung und Mineralangebot (MØLLER 1967) oder durch die Topographie im Kieferbereich (PAYNTER und GRAINGER 1956, ZUHRT 1973) bewirken allenfalls eine Variation der Mineralisation und, was hier besonders interessiert, der Detaillierung der genetisch determinierten

Grobform (PAYNTER und GRAINGER). Daraus ergibt sich eine individualspezifische Ausprägung der Zahnformen auf der Grundlage artspezifischer Gemeinsamkeiten und Übereinstimmungen, welche Voraussetzung der Identifizierung von Personen sein kann.

14.2. Zähne als Merkmalsträger

Die Zähne, aber auch der Unterkiefer sind äußerst widerstandsfähig, sogar gegenüber extremen Einflüssen. Paläontologisches und prähistorisches Fundmaterial aus der Stammesgeschichte des Menschen hat gezeigt, daß Liegezeiten von Millionen Jahren von Zähnen und Kiefern in einem zwar fossilisierten, aber beurteilungsfähigen Zustand überdauert werden können.

Extreme oder intensive Hitzeeinwirkung werden von Zähnen relativ gut überstanden, wie die Untersuchungen von Opfern bei Brandkatastrophen oder auch von prähistorischen Leichenbränden zeigen. Lange Zeit sind bei Bränden die Zähne durch die Feuchtigkeit der Umgebung und durch die Aufschrumpfung der umgebenden Weichteile vor der direkten Hitzeeinwirkung geschützt. Selbst bei vollständiger Veraschung bleiben zumindest Zahnteile noch übrig, wenn das Knochengewebe längst zerfallen ist. Bei erheblichen Gewalteinwirkungen mit weitgehender Zertrümmerung und Zerstückelung bleiben oft die Zähne oder auch Kieferbruchstücke mit Zähnen vollständig erhalten, da die Frakturlinien durch die Alveolen als die schwächsten Stellen der Kieferkörper verlaufen.

Die natürliche und strukturbedingte «Konservierung» biologischer Merkmale durch die Zähne machte diese zu ausgezeichneten Identifizierungshilfen.

Wesentliche morphologische Verände-rungen während des Lebens treten am Gebiß durch *pathologische Erscheinungen* auf, die auf Grund der Spezifik der Gewebe der Zähne und des Halteapparats grundsätzlich irreversibler Natur sind und so additiv zu einer zeitgebundenen immer stärker sich ausprägenden Abweichung vom Typischen oder Normalen führen. Dabei bewirkt die individuelle Ausbildung der Zähne, des Zahnbogens und des Halteapparats individuelle Variationen eines fast gesetzmäßig ablaufenden Vorgangs. Besonders individualtypisch sind die dadurch bedingten zahnärztlich-restaurierenden Maßnahmen, wie Füllungen, Kronen, Brücken, herausnehmbare Prothesen. Speziell die dafür verwandten metallischen oder keramischen *Werkstoffe* sind noch widerstandsfähiger gegenüber äußeren Einflüssen als die Zahnhartsubstanzen. Durch die erforderliche regelmäßige zahnärztliche Behandlung jedes Bürgers wird eine kontinuierliche schriftliche Dokumentation der Gebißveränderungen gesichert, die in unterschiedlichem Ausmaß im Einzelfall durch Gipsmodelle der Kiefer und Zahnreihen oder Röntgenbilder komplettiert wird (SCHULTHEIS 1955). Die Gesetzmäßigkeit des Gebißverfalls ist ein wesentliches Hilfsmittel bei der Altersschätzung, während die zahnärztliche Befunddokumentation bei sorgfältiger Ausführung eine hervorragende individualspezifische Unterlage für die Identifizierung sein kann.

14.3. Altersschätzung

Die möglichst genaue Altersschätzung ist eine wesentliche Hilfe bei der Identifizierung unbekannter Toter. Damit kann frühzeitig eine erhebliche Eingrenzung der fraglichen Personen beispielsweise an Hand von Listen abgängiger Personen, Passagierlisten oder ähnlichem erfolgen.

Methodisch sind hier die ersten Lebensphasen bis zur Adoleszenz vom Erwachsenenalter abzugrenzen.

Altersschätzung im embryonalen und fetalen Leben

Kriterium ist die Mineralisation der Milchzahnkronen. Sie beginnt in der 14. Embryonalwoche (KRAUS und JORDAN 1965) bzw. in der Mitte des 3. Embryonalmonats (GUSTAFSON 1966) an den mittleren Schneidezähnen. TAATZ (1969) und CLARA (1966) geben als Termin dafür die Mitte des 5. bzw. das Ende des 4. Fetalmonats an. Abhängig von der Untersuchungsmethode und sicher auch von der Variabilität des Untersuchungsguts werden unterschiedliche Termine und Reihenfolgen des Mineralisationsbeginnes für die übrigen Milchzähne angegeben. Am brauchbarsten für eine Altersschätzung ist die von KRAUS und JORDAN (1965) ermittelte Abfolge der Mineralisation einzelner Höcker, der Ausbildung von

Hartsubstanzbrücken zwischen den Höckern bis zur Entstehung der gesamten Kaufläche (Tab. 77).

Röntgenographische Darstellung: Mit praxisüblichen Röntgengeräten und -filmen werden Aufnahmen gemacht, unter Umständen an herausgelösten Kiefern. Da die Mineralisation rhythmisch verläuft und stets eine wenige Mikrometer starke Schmelzmatrix mineralisiert wird, ehe neue Matrix von den Schmelzbildnern abgeschieden wird, sind von dieser Seite keine Fehldeutungen zu erwarten, wohl aber durch die Kleinheit der Objekte mit anfänglich kaum einem Millimeter Kantenlänge (KIESS 1953). Auf die zum Vergleich sehr gut geeigneten Röntgenogramme von KIRSCH (1955) sei ausdrücklich aufmerksam gemacht.

Histologische Darstellung: Abpräparieren der Kiefer, Fixierung in Formalinlösung, vorsichtige Entkalkung in 5%iger Salpetersäure und 10%iger Formalinlösung im hängenden Gazebeutel. 5%ige Alaunlösung für 24 Stunden, zweitägige

Tabelle 77 Mineralisationsstadien der Kauflächen der Milchmolaren. (Mittelwerte aus je 122 Bestimmungen nach KRAUS u. JORDAN 1965). *H* Anzahl der mineralisierten Höcker; *V* Anzahl der hartgewebigen Verbindungen zwischen zwei Höckern; *K* Kaufläche durchgängig mineralisiert; *MM* Milchmolar; *OK* Oberkiefer; *UK* Unterkiefer

Fetal-Wochen	1. MM UK			2. MM UK			1. MM OK			2. MM OK		
	H	V	K	H	V	K	H	V	K	H	V	K
15,5	1						1					
18,0				1								
19,0							2			1		
22,0							3	1				
23,0	2			2						2		
24,0	4											
26,0	5			3								
28,0		1		5						3		
28,5										4		
29,5		2						2				
30,0					1							
30,5		3									1	
32,0		5			3				+		2	
33,5					4							
36,0			+		5	+						
38,0												+

Wässerung, Zelloidineinbettung, Serien-
schnitte (KANTOROWICZ, zit. nach KIESS
1953).

Makroskopische Darstellung: Abpräparieren der Kiefer, sorgfältige präparatorische Freilegung der sogenannten Zahn-
scherben, Beachtung ihrer Anordnung
im Kiefer (Zahnbestimmung!). Das Verfahren wird vorgeschlagen, wenn wegen
fehlender apparativer Voraussetzungen
oder weitgehender Zertrümmerung oder
Verwesung das röntgenographische oder
histologische Vorgehen nicht möglich
ist (KIESS 1953).

Bei dem abschließenden Vergleich
der Befunde mit Tabellenwerten sind
die biologische Variationsbreite und die
Differenzen zwischen den Tabellen verschiedener Autoren zu beachten, wes-

wegen im Gutachten stets die Bezugsgrößen genannt werden sollten.

*Altersschätzung
im Säuglings- und Kleinkindalter*

Kriterien sind die Ausbildung der Milchzahnkronen, die Chronologie der *ersten
Dentition* und die Mineralisation der
Zahnkeime bleibender Zähne. Am ein-
fachsten, weil ohne Hilfsmittel makroskopisch beurteilbar, ist die Analyse der
Dentition. Die gängigen schematischen
Darstellungen (SCHOUR u. MASSLER 1941,
BRADY zit. nach WANNENMACHER 1952)
des Dentitionsablaufs sind zwar klinisch
sehr nützlich, jedoch für Identifizierungszwecke weniger brauchbar, weil sie
lediglich Spannen für den regelrechten

Tabelle 78 Mittelwert und doppelte Streuung des Durchbruchstermins der Milchzähne ($n = 500$
Probanden), Umrechnung (FELGENTREFF, SCHEFFLER, ZUHRT u. ZUHRT (1977) nach EHLERS (1967);
Dezimale sind Bruchteile von Monaten

Zahn/Kiefer	mittlerer Durchbruchs- termin (Mon.)	doppelter Streubereich (Monate)		Phasenlänge des normger. Durchbruchs	Median- wert (Monate)
		unt. Gr.	ob. Gr.		
mittl. Schneidez. Oberkiefer	7,5	3,1	11,9	8,8	7,0
mittl. Schneidez. Unterkiefer	9,0	4,4	13,6	8,2	9,0
seitl. Schneidez. Oberkiefer	11,0	6,2	15,8	9,0	11,0
seitl. Schneidez. Unterkiefer	12,1	6,9	17,3	10,4	12,0
Eckzahn Oberkiefer	18,3	13,4	23,8	10,4	18,0
Eckzahn Unterkiefer	19,3	13,7	24,9	11,2	19,0
1. Molar Oberkiefer	14,8	10,6	19,0	8,4	15,0
1. Molar Unterkiefer	15,4	11,2	19,6	8,4	15,0
2. Molar Oberkiefer	24,8	19,4	30,2	10,8	26,0
2. Molar Unterkiefer	26,4	20,4	32,4	12,0	25,0

Milchgebiß

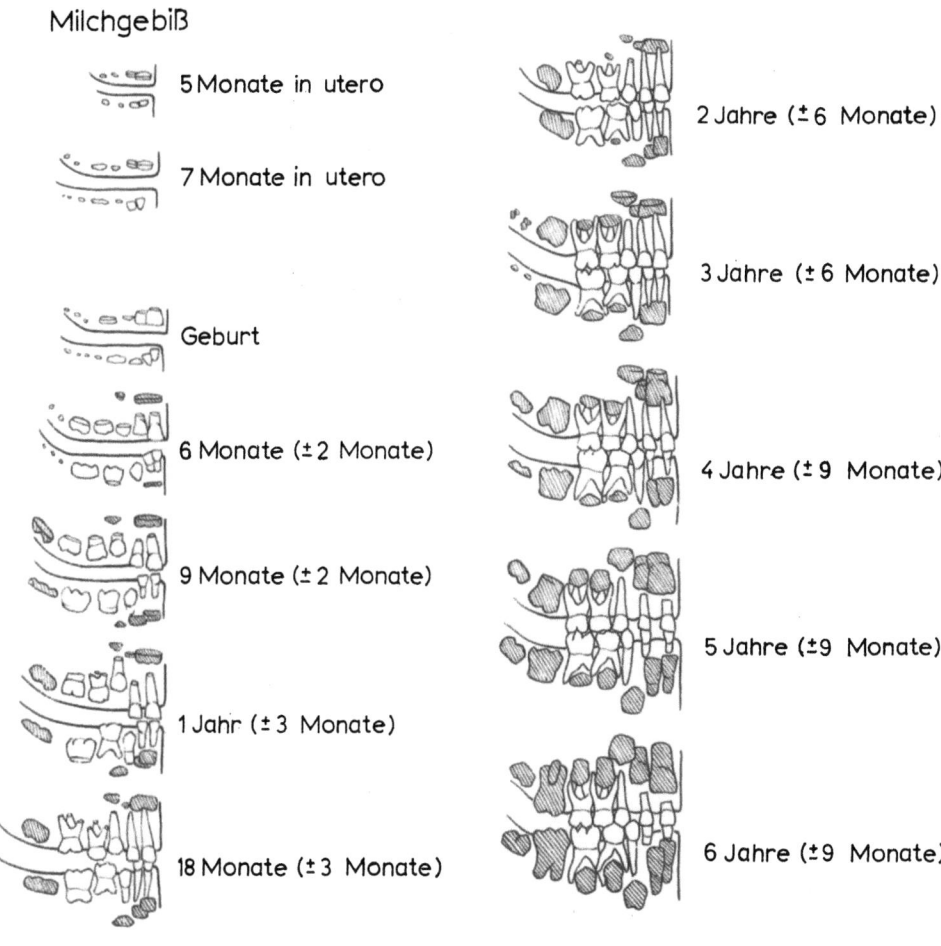

Fetalzeit bis 18 Monate

a

2-6 Jahre

Abb. 151 *a* u. *b* Schematische Darstellung der Zahnentwicklung und des Zahndurchbruches beider Dentitionen (SCHOUR u. MASSLER)

Durchbruch einzelner Zähne angeben, nicht aber Mittelwerte und Aussagen zur Verteilungsform der Einzeldentitionen (Abb. 151a). Eine dementsprechende Bearbeitung (FELGENTREFF, SCHEFFLER, ZUHRT und ZUHRT 1977) des Untersuchungsguts von EHLERS (1967) ergab eine gute Übereinstimmung zwischen Medianwert (50% der Zähne sind durchgebrochen) und Mittelwert (durchschnittlicher Durchbruchstermin), so daß eine Normalverteilung angenommen werden

kann (Tab. 78). Der durch die doppelte Streuung um den Mittelwert als biologische Norm (95% der Fälle) angenommene Zeitraum umfaßt allerdings zwischen 8 Monaten (mittlere Schneidezähne, 1. Molaren) und 12 Monaten (unterer 2. Molar), so daß im Einzelfall nicht unerhebliche Abweichungen des realen Alters vom sogenannten Zahnalter zu erwarten sind (SCHRANZ 1961). Geschlechtsabhängige Unterschiede zwischen realem Alter und Zahnalter, wie sie bei der

Mischgebiß　　　　　　　endgültiges Gebiß

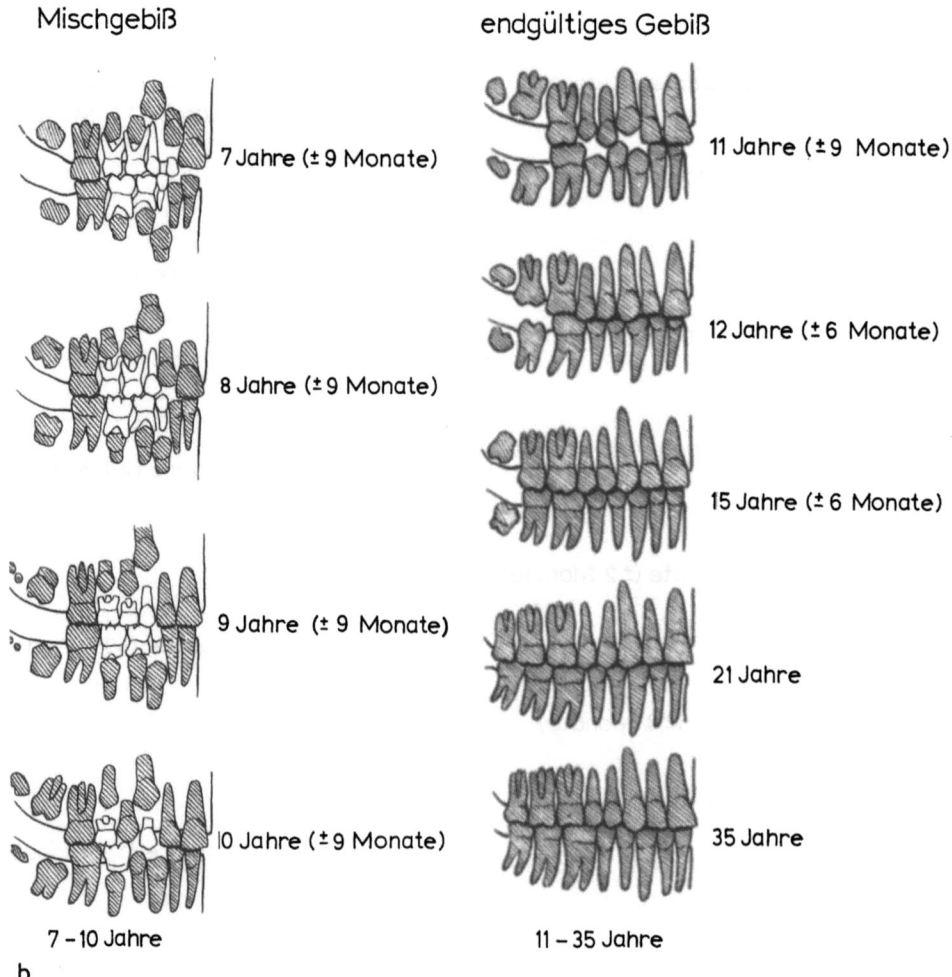

7 Jahre (± 9 Monate)

11 Jahre (± 9 Monate)

8 Jahre (± 9 Monate)

12 Jahre (± 6 Monate)

15 Jahre (± 6 Monate)

9 Jahre (± 9 Monate)

21 Jahre

10 Jahre (± 9 Monate)

35 Jahre

7 – 10 Jahre　　　　　　　11 – 35 Jahre

b

Tabelle 79　Kriterien zur Untersuchung des frühen und späten Vorschulalters

Kriterium	frühes Vorschulalter	spätes Vorschulalter	Autor
Okklusion			
Neutralbiß	65%	40%	NANDA, KHAN u. ANAND
Distalbiß	15%	10%	(1973)
Mesialbiß	20%	50%	
Zahnstellung obere Front		eher lückig	
Abrasion	gering bis keine	häufig, deutlich	HECKMANN u. REUMUTH (1967)
Resorption der Wurzeln der Milchfrontzähne	keine	erheblich	
Ausbildung der bleibenden Frontzähne	Drittel bis Hälfte der Krone	Drittel bis Hälfte der Wurzel	

zweiten Dentition beobachtet werden, hat EHLERS (1967) nicht gefunden. Bei der Altersschätzung an Hand des Dentitionsablaufes ist jedoch stets mit pathologischen oder nicht normgerechten Früh- und Spätzahnern zu rechnen.

Die Ausbildung der Milchzahnkronen ist bei den Schneidezähnen zum Zeitpunkt der Geburt abgeschlossen, die Molaren- und Eckzahnkronen werden in den ersten 9 Lebensmonaten gebildet. Bei den Keimen der bleibenden Zähne beginnt die Mineralisation an den 1. Molaren in der perinatalen Phase, an den mittleren Schneidezähnen im 1. Lebenshalbjahr und bei den 2. Molaren etwa am Ende des 3. Lebensjahres (s. Abb. 151a).

Altersschätzung im Vorschulalter

Die Altersschätzung im Vorschulalter ist mangels ausreichender und vor allem makroskopisch erkennbarer Kriterien relativ schwierig. Das Milchgebiß ist voll durchgebrochen und steht in Funktion. Die Resorption der Milchzahnwurzeln beginnt erst am Ende dieses Lebensabschnitts. Erst mit dem Eintritt in die Wechselgebißperiode durch den Durchbruch des 1. bleibenden Molaren und den Wechsel der oberen mittleren Schneidezähne beginnt eine neue Phase guter Möglichkeiten der Altersschätzung.

Als Kriterium für eine Zuordnung zum frühen oder späten Vorschulalter können die Okklusion der Zahnreihen, die Zahnstellung der Frontzähne, die Abrasion der Milchzähne, die Resorption der Frontzahnwurzeln sowie die Entwicklung der bleibenden Frontzähne benutzt werden (Tab. 79).

Altersschätzung im Schulalter

Kriterium ist die *zweite Dentition*, deren Termine allerdings vom Kariesbefall

im Milchgebiß und dem dadurch bedingten vorzeitigen Zahnverlust abhängig sind (KÜNZEL 1976). Dies erklärt zum Teil die nicht unerheblichen Unterschiede zwischen den Angaben einzelner Autoren bezüglich der Durchbruchstermine, auf die auch GROSCH und JOKSCH (1960) aufmerksam machen. Auch die zweite Dentition folgt annähernd einer Normalverteilung (GROSCH und JOKSCH) (Tab. 80). Trotz der gegenüber der 1. Dentition erheblich größeren Variation der normalen Durchbruchstermine (bis zu 6 Jahren anstelle von 8 bis 12 Monaten!) ist eine Altersschätzung bei Beachtung folgender Gruppen des Zahndurchbruchs gut möglich: mittlere Schneidezähne und erste Molaren 5 bis 7 Jahre, seitliche Schneidezähne 7 bis 8 Jahre, unterer Eckzahn und Prämolaren 8 bis 11 Jahre, obere Eckzähne und 2. Molaren 11 bis 12 Jahre.

Neben der Analyse des Durchbruchs bestimmter Zahntypen, der gelegentlich erhebliche individuelle Variationen der Reihenfolge zeigt, kann auch die einfache Ermittlung der Anzahl der durchgebrochenen bleibenden Zähne zur Altersschätzung benutzt werden. Es zeigt sich nämlich, daß bei diesem Kriterium der 95%-Bereich mit durchschnittlich 2 Jahren Umfang wesentlich kleiner ist als der doppelte Streubereich des Durchbruchstermins einzelner Zähne (ADLER 1958) (Tab. 81).

Die von HUNT und GLEISER (1955) global getroffene Aussage, daß bei gleichem Entwicklungsstand der bleibenden Zähne das reale Alter von Mädchen 95% des Alters von Jungen beträgt, wird von KÜNZEL (1976) bestätigt und von NEURAUTER (1970) auf die mittleren unteren Schneidezähne, die seitlichen oberen Schneidezähne, die unteren Eckzähne, die unteren ersten Molaren und alle 2. Molaren eingegrenzt, bei denen der Mediantest Signifikanzen ergab. Auch

Tabelle 80 Mittelwert und doppelter Streubereich der Durchbruchstermine bleibender Zähne (Umrechnung nach Künzel 1976), unter Verwendung der Angaben über die Durchbruchstermine in Plauen 1971 in den rechten Kieferhälften (Rechts-links-Variabilität ist geringfügig). Verminderung des Kariesbefalls im Milchgebiß durch Trinkwasserfluoridierung (Karl-Marx-Stadt) bewirkt Normalisierung der Dentitionstermine vor allem in der Stützzone (Künzel); Dezimale sind Bruchteile von Jahren

Zahn/Kiefer/Geschlecht		Mittlerer Durchbruchstermin (Jahre)	Doppelter Streubereich (Jahre)		Phasenlänge d. normger. Durchbruchs	Differenz weiblich zu männlich	Differenz bei Trinkwasserfluoridierung
			unt. Gr.	ob. Gr.			
mittl. Schneidez. Oberkiefer	m	7,4	5,8	9,1	3,3		
	w	7,2	5,5	8,9	3,4	−0,2	
mittl. Schneidez. Unterkiefer	m	6,6	5,0	8,1	3,1		+0,1
	w	6,3	4,6	8,0	4,4	−0,3	+0,2
seitl. Schneidez. Oberkiefer	m	8,5	6,4	10,6	4,2		
	w	8,1	6,1	10,2	4,1	−0,4	
seitl. Schneidez. Unterkiefer	m	7,6	5,9	9,3	3,4		+0,1
	w	7,3	5,6	9,0	3,4	−0,3	+0,2
Eckzahn Oberkiefer	m	11,6	9,0	14,2	5,2		
	w	11,1	8,5	13,6	5,1	−0,5	−0,1
Eckzahn Unterkiefer	m	10,7	8,5	12,9	4,4		+0,2
	w	9,9	7,9	12,0	4,9	−0,8	+0,2
1. Prämolar Oberkiefer	m	10,5	7,4	13,5	6,1		+0,5
	w	10,2	7,2	13,1	5,9	−0,3	+0,4
1. Prämolar Unterkiefer	m	10,7	7,8	13,6	5,8		+0,3
	w	10,2	7,5	12,9	5,4	−0,5	+0,3
2. Prämolar Oberkiefer	m	11,2	8,1	14,4	6,3		+0,5
	w	11,1	7,8	14,3	6,5	−0,1	+0,3
2. Prämolar Unterkiefer	m	11,6	8,4	14,7	6,3		+0,2
	w	11,2	7,8	14,5	6,7	−0,4	+0,2

Fortsetzung von Tabelle 80

Zahn/Kiefer/Geschlecht		Mittlerer Durchbruchstermin (Jahre)	Doppelter Streubereich (Jahre) unt. Gr.	ob. Gr.	Phasenlänge d. normger. Durchbruchs	Differenz weiblich zu männlich	Differenz bei Trinkwasserfluoridierung
1. Molar Oberkiefer	m	6,6	4,9	8,3	3,4		
	w	6,4	4,6	8,3	3,7	−0,2	+0,1
1. Molar Unterkiefer	m	6,6	4,6	8,5	3,9		
	w	6,2	4,5	8,0	3,5	−0,4	+0,2
2. Molar Oberkiefer	m	12,9	10,2	15,6	5,4		
	w	12,4	9,8	15,1	5,3	−0,5	+0,2
2. Molar Unterkiefer	m	12,4	9,7	15,1	5,4		+0,1
	w	11,9	9,2	14,5	5,3	−0,5	+0,2

bei ADLER sind bei gleicher Zahnanzahl Mädchen bis zu 7 Monate jünger als Knaben. Deswegen ist bei Altersschätzungen im Schulalter vermittels der Zähne, soweit möglich, das Geschlecht zu berücksichtigen.

*Altersschätzung im Jugend-
und Erwachsenenalter*

Mit Abschluß der 2. Dentition hört die Möglichkeit der Altersschätzung anhand sehr gut zu objektivierender Bildeprozesse auf. Die sonst in der gerichtlichen Medizin zur Altersschätzung herangezogenen biomorphotischen Erscheinungen sind auf Grund der spezifischen Struktur der Zähne sehr gering ausgeprägt und werden vor allem durch pathologische Erscheinungen überlagert, so daß sie meist nicht mehr erkennbar sind, worauf BALAN (1966) hinsichtlich des Parodonts mehrfach hingewiesen hat. Wegen der erwiesenen Altersabhängigkeit der zunehmenden pathologischen Gebißveränderungen eignen sich diese im Gegensatz zum üblichen gerichtsmedizinischen Vorgehen besonders gut zur Altersschätzung. Als weitere Kriterien werden Abrasion, Farbänderung, histologisch darstellbare und biochemische Veränderungen genannt. Bei Eintritt in das Erwachsenenalter ist heute meist der 3. Molar noch nicht voll entwickelt oder gar durchgebrochen. Nach den Untersuchungen von LAVELLE (1974) sind an den Kronen nicht durchgebrochener 3. Molaren junger Erwachsener metrische Veränderungen infolge protrahierter Zahnbildung feststellbar. Als Kriterium für die Altersschätzung dürfte dies aber kaum nutzbar sein, da bekanntlich dieser Zahn erhebliche individuelle Variationen hinsichtlich Anlage, Form, Größe und Entwicklungstermin zeigt.

Bei der Altersschätzung an menschlichem Skelettfundmaterial von der Ur-

Tabelle 81   Zahnzahl und Alter bei Knaben und Mädchen (Umrechnung nach ADLER 1958); Dezimale sind Bruchteile von Jahren

Zahnzahl	Knaben Mittelw. (Jahre)	95-%-Bereich unt. Grenze	ob. Grenze	Mädchen Mittelw. (Jahre)	95-%-Bereich unt. Grenze	ob. Grenze
4	keine Angabe	keine Angabe	6,7	keine Angabe	keine Angabe	6,6
5	6,7	keine Angabe	7,1	keine Angabe	keine Angabe	6,9
6	6,9	6,5	7,5	6,7	keine Angabe	7,2
7	7,2	6,8	8,0	7,0	keine Angabe	7,7
8	7,5	7,1	8,5	7,2	6,7	8,2
9	7,9	7,3	9,1	7,6	7,0	8,7
10	8,2	7,6	9,6	7,9	7,2	9,2
11	8,7	7,8	10,1	8,3	7,5	9,7
12	9,1	8,2	10,6	8,7	7,8	10,2
13	9,4	8,4	10,8	9,0	8,1	10,6
14	9,9	8,7	11,1	9,5	8,3	10,8
15	10,3	9,1	11,4	9,8	8,7	11,1
16	10,6	9,4	11,7	10,2	8,9	11,4
17	10,8	9,7	11,8	10,5	9,2	11,6
18	11,1	10,1	12,2	10,7	9,6	11,8
19	11,3	10,4	12,4	10,9	9,9	12,0
20	11,5	10,7	12,7	11,1	10,2	12,2
21	11,8	10,9	13,1	11,2	10,5	12,4
22	12,0	11,2	13,3	11,4	10,7	12,8
23	12,2	11,3	keine Angabe	11,7	10,7	13,2
24	12,5	11,6	keine Angabe	12,1	10,9	keine Angabe
25	13,0	11,7	keine Angabe	12,4	11,0	keine Angabe
26	13,4	12,0	keine Angabe	12,9	11,2	keine Angabe
27	keine Angabe	12,2	keine Angabe	keine Angabe	11,3	keine Angabe
28	keine Angabe	12,3	keine Angabe	keine Angabe	11,4	keine Angabe

geschichte bis in die Neuzeit hinein hat sich die Abrasion als Kriterium der Altersschätzung außerordentlich bewährt, vor allem, wenn man die Differenzen zwischen Zähnen mit bekanntem und voneinander abweichendem Durchbruchstermin mit zur Graduierung benutzt (ZUHRT 1956). Bei rezenten Populationen sind jedoch die Abrasionserscheinungen derart gering, daß mit ihrer Hilfe eine Altersschätzung nicht möglich ist (GUSTAFSON 1956, SCHRANZ 1961). Die Veränderung der Kontaktflächen durch interstitielle Abrasion und die Erhöhung der sogenannten Kontaktdichte mit zunehmendem Alter zeigt zwar eine deutliche Altersabhängigkeit (HELD, HEISE u. SOBKOWIAK 1975), ist jedoch für Altersschätzungen allenfalls als unterstützendes Kriterium zu verwenden. Vor allem sind deutliche Unterschiede gegenüber dem Jugendalter erst in Altersgruppen sichtbar, bei denen der Zahnbestand und damit die Anwendungsmöglichkeit erheblich reduziert sind (Tab. 82).

Farbänderungen können allenfalls zur Abgrenzung sehr großer Lebensabschnitte verwandt werden (KIESS 1953), die mit anderen Methoden und Kriterien leichter und genauer voneinander zu trennen sind. Jugendliche Zähne sind meist heller als die von älteren Menschen. Die Ursache dafür liegt in strukturellen und biochemischen Veränderungen während des Lebens.

WHITTAKER, THOMAS und THOMAS (1976) führten, veranlaßt durch Beobachtungen in der Praxis, tierexperimentelle Untersuchungen durch, wonach postmortal eine Rosafärbung der Zähne auftreten kann. Die Erscheinung wird erst zwei Monate nach dem Tode sichtbar, nimmt dann im Verlaufe der Zeit zu und ist nach Strangulation oder Aufenthalt in Seewasser früher und intensiver zu sehen.

Als besonders zuverlässige Alternskriterien nennt GUSTAFSON (1956/66) den Anbau von Sekundärdentin, die Retraktion der Gingiva, den Anbau von Zement, die Resorption von Zement und Dentin sowie die Zunahme der Wurzeltransparenz. Allerdings sind das alles Prozesse, die nicht nur Ausdruck der Biomorphose sein können, sondern ebensogut Antwort auf äußere Reize und Folge pathologischer Vorgänge. Folgerichtig empfiehlt GUSTAFSON auch die Verwendung möglichst durch äußere Einflüsse und pathologische Prozesse am Hartgewebe oder Halteapparat ungestörter Zähne, die freilich in rezenten Populationen kaum vorkommen.

Makroskopisch-mikroskopische Methode nach GUSTAFSON (1966):
Aufsuchen möglichst mehrerer ungestörter Zähne, Bestimmung des Rückgangs der Gingiva und der Abrasion, Entfernung der Zähne und Herstellung eines Schliffs, Bestimmung der Wurzeltransparenz im Gegenlicht, Herstellung eines Dünnschliffs und Bestimmung des Anbaus

Tabelle 82 Form des Kontaktpunktes und Kontaktdichte (Martinko) (*n* = 203 Probanden), Umrechnung nach HELD, HEISE u. SOBKOWIAK (1975). Angaben in Prozent, ergänzt durch Vertrauensbereich für 95% Sicherheit. Kontaktdichte *3* sehr eng; *2* eng; *1* leicht; *0* kein Kontakt

Alter (Jahre)	Anzahl Probanden	Form des Kontaktes		Kontaktdichte (Martinko)		
		Sphärischflächig	punktförmig	3	2	1/0
10—19	73	61,6 ± 11,2	38,4 ± 11,2	69,9 ± 10,5	26,0 ± 10,1	4,1 ± 4,5
20—29	73	76,7 ± 9,7	23,3 ± 9,7	84,9 ± 8,2	15,1 ± 8,2	0,0
30—39	38	84,2 ± 11,1	15,8 ± 11,1	100,0	0,0	0,0
40—49	14	100,0	0,0	100,0	0,0	0,0
50—54	5	100,0	0,0	100,0	0,0	0,0

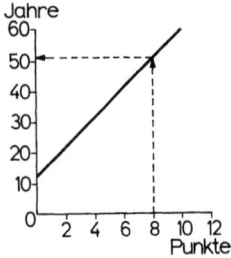

Abb. 152
Muster einer Eich-
kurve zur Alters-
bestimmung nach
GUSTAFSON

von Sekundärdentin und Zement sowie von Resorption des Zements und Dentins. Numerische Kodierung der Befunde und Ermittlung der „Punktzahl" durch Addition der Kodeziffern (Tab. 83). Ablesung des vermutlichen Alters auf einer vom Untersucher vorher empirisch ermittelten Eichkurve (Abb. 152). Ein Vergleich selbst ermittelter „Punktzahlen" mit fremden Eichkurven führt wegen der Subjektivität der Bewertung der Erscheinungen zu Irrtümern!

Die fehlertheoretischen Untersuchungen GUSTAFSONS (1950) ergaben eine durchschnittliche Fehlerbreite von ±3,6 Jahren je Fall. Seine «Treffergenauigkeit» ist aus veröffentlichten Daten folgendermaßen zu entnehmen: von 41 Altersschätzungen trafen 5 genau das Jahr, 10 wichen 1 bis 2 Jahre ab, 9 wichen 3 bis 5 Jahre ab und 17 wichen mehr als 5 Jahre ab, d.h. in 24 Fällen (= 58,5%) wurde die als vertretbar angesehene Spanne von ±5 Jahren eingehalten. DECHAUME, DÉROBERT und PAYEN (1960) erreichten bei 100 Personen (153 Zähne) in 80% der Fälle eine Abweichung von höchstens 5 Jahren, DALITZ (1962) ermittelte an 128 Frontzähnen von 29 australischen Leichen (14 bis 76 Jahre) eine Schätzgenauigkeit im Bereich von ±7,8 Jahren. Bei der Prüfung der Korrelation der einzelnen Merkmale fand er, daß Wurzelresorption und Zementanlagerung den multiplen Korrelationskoeffizienten nur geringfügig verbessern.

DALITZ modifizierte deshalb die Methode GUSTAFSON durch Reduzierung der Merkmale (Abrasion (A), Retraktion der Gingiva (P), Anbau von Sekundärdentin (S), Wurzeltransparenz (T)) und Verfeine-

rung der Skalierung (5 Ausprägungsgrade) sowie durch empirisch ermittelte Korrekturglieder. Die Bestimmung erfolgt durch Lupenbeurteilung nicht ganz medial gelegter oro-vestibulärer Längsschliffe. Die Altersschätzung erfolgt an Hand der Gleichung: Lebensalter (LA) = 5, 146 xA + 5,338 xP + 1,866 xS + 8,411 xT + 8,691.

Stehen mehrere Frontzähne einer unbekannten Person zur Verfügung, so verwendet man den Mittelwert der einzelnen Berechnungen. Bei 4 Zähnen senkte sich der Standardschätzfehler bei DALITZ (1962) auf ±6 Jahre, bei der Verwendung ausschließlich unterer Inzisivi wurde das wirkliche Alter etwas unterschätzt. Eine analoge Bestimmung an Molaren und Prämolaren liegt nicht vor. Eigene Erfahrungen (WINTGEN 1978) mit der Methode GUSTAFSON zeigen, daß niemals alle 6 Merkmale und kaum jemals 4 oder 5 gleichzeitig zur Schätzung herangezogen werden können. Die einzelnen Kriterien können nicht unbedingt als typische Alternsveränderungen bewertet werden (SAUNDERS 1965, SCHRANZ 1958), sie hängen in ihrer Ausprägung voneinander ab (BREUL 1974). Besonderer Zweifel besteht gegenüber der von GUSTAFSON (1950) in der Eichkurve gezeigten Linearität der Alternsveränderungen. Es gibt keinen biologischen Prozeß, der linear verläuft. Eine Erklärung wäre allenfalls, daß hier genial eine Reihe von nichtlinearen und zu unterschiedlichen Zeitpunkten einsetzenden exponentiellen Zeitfunktionen so kodiert und kombiniert werden, daß die ja ohnehin nur für die alternsabhängige Entwicklung der Punktzahlen festgestellte Linearität zustande kommt.

Mit steigendem Alter erfolgt im Dentin eine Verarmung an organischer Substanz. KETTERL (1961) hat durch mikrometrische Untersuchungen gezeigt, daß dies vor allem an Veränderungen in den mittleren und pulpanahen Dentinanteilen geschieht. Bei gleichblei-

Tabelle 83   Kriterien für die makroskopisch-mikroskopische Methode der Altersschätzung nach GUSTAFSON; Stufe *0* keine Ausprägung (1966)

Merkmal	Abkürzung	Stufe der Merkmalsausprägung		
		1	2	3
Abrasion	A	Abkauungsmarken im Schmelz	Freilegung des Dentins	Abkauung bis zum Pulpakavum (Freilegung von Sekundärdentin)
Dystrophische Parodontalveränderungen (Rückgang des Epithelansatzes)	P	Freilegung des Zahnhalses	Entblößung des koronalen Wurzeldrittels	Entblößung des koronalen und mittleren Wurzeldrittels
Anbau von Sekundärdentin	S	geringer Anbau im Bereich der Pulpahörner	Ausfüllung des Kavums der Kronenpulpa	weitgehende oder völlige Ausfüllung des gesamten Pulpakavums
Anbau von Zement	C	überdurchschnittliche Zementschicht	starke Zementschicht	erhebliche Zementschicht
Wurzelresorption	R	kleine isolierte Lakunen im Zement	größere Substanzverluste	großflächiger Substanzverlust in Zement und Dentin
Wurzeltransparenz	T	gerade wahrnehmbar	apikales Drittel betroffen	apikales und mittleres Drittel betroffen

bender Anzahl von Dentinkanälen nimmt mit steigendem Alter deren lichte Weite und damit der Gehalt des Dentins an organischer Substanz ab. Dementsprechend nimmt bei Trocknung und Veraschung von Dentinproben der Quotient Trockengewicht: Trockengewicht — Aschengewicht mit steigendem Alter zu (MAY 1952). Der etwas umständliche Berechnungsansatz soll offenbar die Schwierigkeit der Gewinnung definierter Untersuchungsproben umgehen. Mit Hilfe des Quotienten wird der Anteil organischer Substanz relativiert und in Werten größer als 1,0 ausgedrückt. Der Quotient ist umso größer, je höher der Anteil organischer Substanz, bzw. je größer die Differenz zwischen Trockengewicht und Aschengewicht ist. Die Methode ist nicht nur wegen der großen individuellen Variabilität (FÖRSTER und HAPPEL 1959, MAY 1952, KETTERL 1961) praktisch nicht

verwertbar, sondern auch wegen der geringen Mittelwertdifferenzen selbst zwischen weit auseinanderliegenden Altersgruppen.

Mikro-elementaranalytische Studien von PILZ (1965) haben auf alternsabhängige Veränderungen und vor allem auch auf unterschiedliche Tendenzen im Kronen- und Wurzeldentin aufmerksam gemacht, sind jedoch gegenwärtig ebenfalls nicht für Altersschätzungen verwendbar.

Trotz vielversprechender Ansätze und Weiterentwicklung der Labortechnik sind also histologische und biochemische Methoden für die Altersschätzung an Hand der Zähne kaum einsetzbar. Das liegt erstens an der erheblichen physiologischen Variabilität des Untersuchungsgutes und zweitens aber daran, daß kaum jemals ausschließlich biomorphotisch veränderte Zähne zur Verfügung stehen.

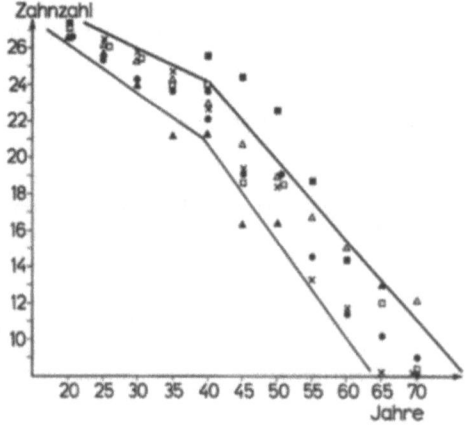

Abb. 153 Abhängigkeit des krankheitsbedingten Zahnverlustes vom Lebensalter (PAWLIK 1976) nach ADLER (1958) = △, DORSCH u. LAETZSCH (1973) = ×, GLÖCKNER (1970) = ▲, KNÖFLER (1974) = □, RAST (1963) = ■ und GYULAVARI u. TOTH (1969) = ●

Deshalb scheint es zweckentsprechender zu sein, die Altersschätzung im Erwachsenenalter auf den pathologischen Erscheinungen an den Zähnen und am Halteapparat aufzubauen, weil diese auf Grund der Unmöglichkeit von Ausheilungsprozessen additiv zu einer verhältnismäßig gleichförmigen Zustandsänderung im Gebiß führen.

Jede Erkrankung der Zahnhartsubstanzen oder des Halteapparates führt früher oder später zur Entfernung des Zahnes, gleichgültig ob eine gute, schlechte oder gar keine zahnärztliche Betreuung gegeben ist. Damit soll nichts gegen die Effektivität zahnärztlicher Therapie gesagt werden, sie äußert sich vor allem im Zustand der vorhandenen Zähne und in der Rehabilitation des Gebisses durch Zahnersatz. Die Stomatologie ist jedoch gegenwärtig noch nicht in der Lage, im Erkrankungsfalle grundlegende Beeinflussungen im Sinne einer Erhaltung durchzuführen, wie das die vergleichenden Untersuchungen von THOMAS (1969) zeigen konnten. Dadurch wird der Zahnverlust zu einem zwangsläufig auftretenden Ereignis. Morbiditäts-statistische Vergleiche von PAWLIK (1977) haben gezeigt, daß die von verschiedenen Autoren für städtische und ländliche Populationen und unterschiedliche Altersgruppen mitgeteilten Zahnverlustraten nahezu identisch sind (Abb. 153).

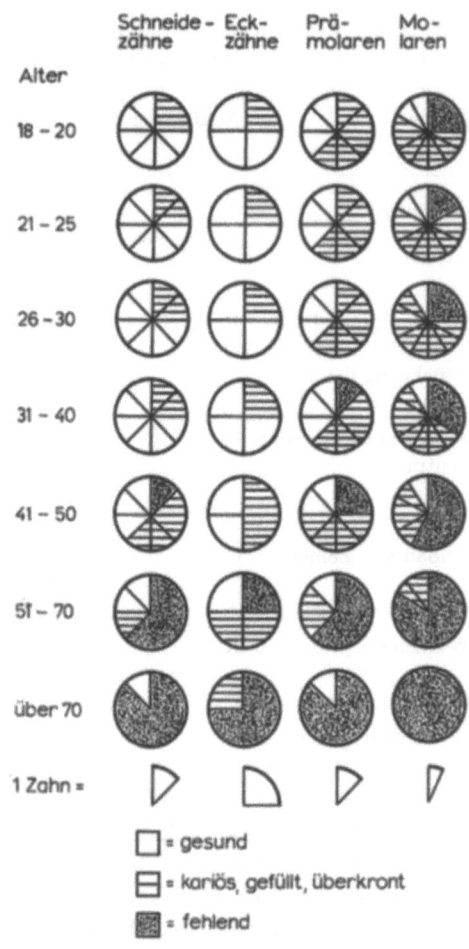

Abb. 154 Schematische Darstellung der Entwicklung von Morbidität und Mortalität in den einzelnen Zahngruppen

Eine nur auf die ersten Molaren beschränkte Analyse des Zahnverlusts durch HARDER und SPANIEL (1976) und eine ähnliche Untersuchung für die einzelnen Zahngruppen durch FELGENDREHER und TWELKMEYER (1977) an Hand einer repräsentativen Stichprobenuntersuchung in Berlin ergab weitere für die Altersschätzung nutzbare Hinweise (Tab. 84). Danach dominiert bei den 18 – 30 jährigen der Zahnverlust in der Molarengruppe, zwischen 30 und 40 Jahren tritt die Prämolarengruppe dazu, vom 40. bis 50. Lebensjahr erfolgt bis auf die Eck-

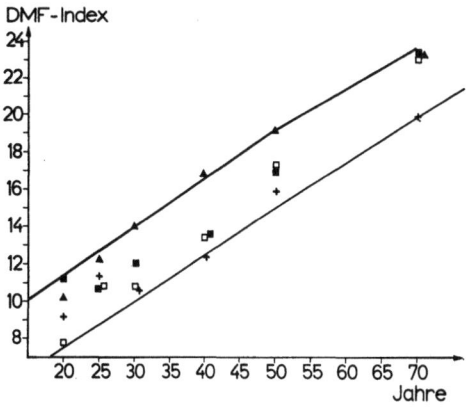

Abb. 155 Abhängigkeit des Kariesbefalls des Gebisses vom Lebensalter (PAWLIK (1976) nach GLÖCKNER (1970) = ▲, GÖTSCH u. NEUBERT (1969) = +, KNÖFLER (1974) = □ und RAST (1963) = ■)

zähne in allen Zahngruppen ein erheblicher Anstieg der fehlenden Zähne, bis zum 70. Lebensjahr sind drei Viertel des Zahnbestands entfernt und nach dem 70. Lebensjahr sind allenfalls einzelne Frontzähne noch vorhanden (Abb 154).

Methodisches Vorgehen

Da der Zahnverlust mittelbare Folge von hauptsächlich Karies und Parodontopathien ist, wird sein Ausmaß natürlich von der Intensität ihres Auftretens bestimmt.

Die organisch gewachsene Quantifizierung des Gebisses in Form einzelner Zähne erlaubt eine einfache numerische Bewertung der Erkrankungsschwere bei Karies, gemessen an der Anzahl der kariösen (D = decayed), fehlenden (M = missed) und sanierten (F = filled) Zähne. Aus der Summe der in einer Population gefundenen D-, M- und F-Zähne wird mittels Division durch die Anzahl der Probanden der *DMF-Index* gebildet, der die durchschnittliche Anzahl irgendwann an Karies erkrankter Zähne angibt, gleichgültig, ob sie unbehandelt, saniert oder entfernt sind. Der Karieszuwachs ist nur im Jugendalter individuell verschieden und verläuft im Erwachsenenalter bis auf wenige Ausnahmen uniform (etwa 0,4 Zähne/Jahr). Vergleichende Untersuchungen von PAWLIK (1977) ergaben auch hier nahezu identische Angaben für den DMF-Index verschiedener Altersgruppen und Populationen (Abb. 155). Natürlich ist auch der umgekehrte Weg möglich, nämlich die Bestimmung des Anteils völlig kariesfreier Zähne, der in den einzelnen Zahngruppen in charakteristischer Weise abnimmt. Im Erwachsenenalter sind in der Molarengruppe von Anfang an kaum gesunde Zähne anzutreffen, bis zum 40. Lebensjahr ist etwa die Hälfte der Prämolaren noch kariesfrei, bis zum 50. Lebensjahr sind noch

Tabelle 84 Zahnverlust und Anteil der einzelnen Zahngruppen. Umrechnung nach HANDER u. SPANIEL (1976) und FELGENDREHER u. TWELKMEYER (1977) ($n = 3853$)

Alters-gruppe (Jahre)	Durchschnittlich fehlende Zähne					
	Schneide-zähne	Eckzähne	Prämolaren	Molaren	davon 1. Molaren	Gesamt
18—20	0,07	0,01	0,35	3,36	0,56	3,8
21—25	0,14	0,03	0,63	2,90	0,78	3,7
26—30	0,17	0,09	0,70	3,32	1,02	4,3
31—40	0,47	0,15	1,27	4,40	1,32	6,3
41—50	1,69	0,65	2,93	7,13	2,50	12,4
51—70	5,07	1,32	5,95	10,54	3,50	22,9
über 70	7,05	3,32	7,29	12,00	4,00	29,8
Normaler Bestand	8	4	8	12	4	32

Tabelle 85 Durchschnittliche Anzahl gesunder Zähne bei den einzelnen Zahntypen. (Umrechnung nach HARDER u. SPANIEL, 1976, sowie FELGENDREHER u. TWELKMEYER, 1977, $n = 3853$)

Alters-gruppe (Jahre)	Durchschnittliche Anzahl gesunder Zähne					
	Schneide-zähne	Eckzähne	Prämolaren	Molaren	davon 1. Molaren	Gesamt
18—20	6,4	3,7	5,5	2,0	0,3	17,6
21—25	6,5	3,7	5,4	2,6	0,6	18,1
36—30	6,4	3,4	4,9	2,0	0,5	16,8
21—40	6,0	3,1	4,2	1,6	0,5	15,0
41—50	4,6	2,4	2,9	1,0	0,2	11,0
51—70	2,2	1,1	1,0	0,3	0,1	4,6
über 70	0,7	0,4	0,4	0,1	0,0	1,6
Normaler Bestand	8	4	8	12	4	32

Tabelle 86 Zustand des Parodontiums ohne neoplastische Formen in Abhängigkeit vom Alter (nach PAWLIK 1976). Angaben in Prozent

Alter (Jahre)	Gesund/ Gingivitis	Profunde Parodontopathie
17—20	82,8	17,2
21—25	65,4	34,6
26—30	54,7	44,5
31—40	37,8	60,7
41—50	20,4	76,7
51—70	7,6	91,3

Tabelle 87 Oberflächenbeschaffenheit der Zunge in Abhängigkeit vom Alter (nach PAPE 1967)

Alter	Zungenoberfläche		Schwund der Papillen
	trocken	zer-klüftet	
17 Stunden— 10 Wochen	0%	8%	2%
1—1,5 Jahre	16%	12%	28%
12—22 Jahre	24%	40%	32%
38—43 Jahre	40%	48%	36%

über die Hälfte der Eck- und Frontzähne nicht von Karies befallen (Tab. 85, s. Abb. 154).

Bei den *Parodontopathien* ist die Situation grundsätzlich anders. Die pathologischen Veränderungen treten in der Mehrzahl der Fälle generalisiert auf und erfahren im Laufe der Zeit eine kontinuierliche Verschlechterung des Zustands. Eine Quantifizierung ist also nicht möglich, wohl aber eine pathomorphologische Differenzierung. Nach PAWLIK (1977) ist es zweckmäßig, abweichend von der klinischen Differentialdiagnostik zwei Gruppen des Parodontalzustands zu unterscheiden, die auf Grund der nosologischen individuellen Entwicklung für bestimmte größere Altersgruppen sprechen (Tab. 86). In der ersten Gruppe sind die parodontopathiefreien und an oberflächlichen Parodontopathien erkrankten Personen zusammengefaßt, da an einer Leiche ohnehin eine Gingivitis kaum zu erkennen ist, die ja im wesentlichen an Hand von Farbänderungen (Durchblutung) diagnostiziert wird. Die zweite Gruppe umfaßt alle Parodontopathien mit Taschenbildung und/oder Retraktion der Gingiva, das entspricht den klinischen Diagnosen Parodontopathia inflammata profunda, Parodontopathia mixta und Parodontopathia dystrophica.

Kriterium ist die Verlagerung des Epithelansatzes des gesamten Halteapparats mit und ohne Erhaltung der Gingivakontur.

Gewisse Hinweise auf das Alter gibt auch der Zustand der Zunge (Tab. 87). PAPE (1967) weist darauf hin, daß neben typischen Veränderungen auf der Oberfläche, wie Trockenheit, Zerklüftung oder Schwund der Geschmackspapillen, auch in der inneren Struktur ein alternsabhängiger Wandel eintritt. Das Verhältnis von Bindegewebe zu Muskelgewebe ändert sich anders als sonst zugunsten des Muskelgewebes. Dies wird mit einer vermehrten Mitwirkung der Zunge bei der Nahrungszerkleinerung mit steigendem Alter erklärt und dürfte deshalb besonders bei ausgedehntem Zahnverlust ohne prothetische Versorgung der Fall sein.

Die von COOLIDGE (zit. nach FRÖHLICH 1965) ermittelte Reduzierung der Breite des Desmodontalspalts mit steigendem Alter ist sicher nicht für die Altersschätzung brauchbar, da erstens sich die Veränderungen im Hundertstelmillimeterbereich bewegen und zweitens die Vermessung von Zahnröntgenbildern zu ungenau bzw. die Mikrometrie histologischer Präparate viel zu aufwendig ist. Altersschätzungen größeren Umfanges haben wir bei einer *Massenkatastrophe* erfolgreich angewandt. Im Blindversuch hat PAWLIK (1977) die Genauigkeit des Verfahrens überprüft und kommt zu dem Ergebnis, daß bei sorgfältigem Vergleich der Ausprägung der einzelnen Kriterien, also Zahnanzahl, DMF-Zähne und Parodontalzustand, sowie unter Einbeziehung weiterer Merkmale, wie Abrasion, Zahnwanderung, Zahnlockerung, Zahnstellung, Farbe des Zahnschmelzes, Schmelzsprünge, Schmelzabsprengungen, Verfärbung der Zähne durch erworbene Auflagerungen, Zustand der Zunge u.a., in zwei Dritteln der Fälle eine richtige Zuordnung zu 5 Jahre umfassenden Zeitspannen möglich ist. Bei dem Rest kam ein zu niedrig geschätztes Alter häufiger vor als ein zu hoch geschätztes. Erhebliche Fehlschätzungen in der Größenordnung von etwa 20 Jahren sind sehr selten und kommen in beiden Richtungen vor; eine Achtzehnjährige wurde für 30 bis 40 Jahre alt gehalten, bei der Leiche eines Sechsundvierzigjährigen wurde ein Alter zwischen 20 und 30

Jahren angenommen. Bei jüngeren Personen erwies sich die Zahnanzahl, bei älteren der DMF-Index als das am besten orientierende Kriterium. Der Erfolg der Altersschätzung hängt jedoch wesentlich von der Bewertung aller Umstände und der Einbeziehung möglichst vieler Kriterien ab. Dies gelingt einem erfahrenen Kliniker der Zahnheilkunde am besten, da er durch seine Tätigkeit zu ständiger Selbstkontrolle und «Eichung» seiner Schätzmethode in der Lage ist, wenn er sich regelmäßig mit Identifizierungsaufgaben befaßt.

Damit scheint die Altersschätzung an Hand makroskopischer Merkmale zumindest als Feldmethode sehr gut geeignet zu sein und führt zu ähnlich guten Ergebnissen, wie die zweifelsohne aufwendigere und nicht unter Feldbedingungen anwendbare makroskopisch-mikroskopische Methode von GUSTAFSON oder DALITZ. Diese dürften von besonderem Nutzen sein, wenn durch Verwesung oder Verbrennung sowie durch Zertrümmerung mit Verlust wesentlicher Kieferteile nicht mehr die Mundhöhle als Ganzes oder nur noch der Kopfbereich zur Beurteilung verfügbar sind.

Empfehlungen

Die zur Altersschätzung beschriebenen Methoden unterscheiden sich nicht nur hinsichtlich der Anwendbarkeit in den einzelnen Altersstufen, sondern auch bezüglich ihrer Praktikabilität und des technischen Aufwands. Unter dem Aspekt der einfachen Anwendung gerade auch unter Feldbedingungen und auf Grund eigener Erfahrungen geben wir folgenden Methoden den Vorzug: Altersschätzungen im embryonalen und fetalen Leben erfolgen an Hand der röntgenographischen Darstellung der Zahnentwicklung unter Bezug auf die Darstellungen von KIRSCH (1955) und die

Differenzierung der Kronenbildung durch
KRAUS und JORDAN (1965) (s. Tab. 77).
Auch in entlegeneren Gebieten sind bei
der breiten Streuung zahnärztlicher Rönt-
gengeräte die technischen Voraussetzungen nicht unerreichbar. Im Säug-
lings- und Kindesalter steht bei der
Altersschätzung die Analyse der ersten
Dentition im Vordergrund. An Stelle der
in der zahnärztlichen Praxis verwendeten
Dentitionstabellen sollte allerdings die
von uns publizierte Tabelle (s. Tab. 78)
benutzt werden, da die Angabe von
Mittelwert und doppelter Streuung zur
Abschätzung der Wahrscheinlichkeit eines bestimmten Alters eher geeignet ist,
als die sonst übliche Angabe von Zeitspannen des Durchbruchs oder gar die
graphische Darstellung typischer Denti-
tionsphasen. Im Vorschulalter ist, neben
der Inspektion mit den Hauptmerkmalen
Vollständigkeit der Dentition und Nicht-
vorhandensein bleibender Zähne, zur nä-
heren Eingrenzung die röntgenographische
Darstellung der Wurzelresorption der
Milchzähne und Kronenentwicklung der
bleibenden Zähne im Frontzahngebiet
zu empfehlen. Die Altersschätzung im
Schulalter erfolgt am besten durch
Analyse der Anzahl und des Typs der
durchgebrochenen bleibenden Zähne, wobei an Stelle der klinisch üblichen Tabellen die nach Geschlechtern getrennten
Angaben von KÜNZEL (1976) und ADLER
(1958) für mittleren Durchbruchstermin
und doppelten Streubereich benutzt werden sollten (s. Tab. 80, 81). Auf die geringere Breite des Streubereichs bei
Bewertung lediglich der Zahnanzahl sei
ausdrücklich hingewiesen. Im Jugend-
und Erwachsenenalter haben wir uns
erfolgreich der von PAWLIK (1978) beschriebenen Methode der Altersschätzung bedient. Überlagerung biomorpho-
tischer Veränderungen durch pathologische und deren verhältnismäßig uni-
forme Änderung des Gebißzustands ha-

ben sich als gute Altersmerkmale erwiesen (s. Tab. 84, 85, 86,; s. Abb.
153 bis 155).

14.4. Geschlechtsbestimmung

Das Bedürfnis nach Geschlechtsbestimmung an Hand oraler Merkmale tritt
dann auf, wenn durch Verwesung oder
Verbrennung primäre oder sekundäre
Geschlechtsmerkmale im Bereich der
Weichteile nicht mehr erkennbar sind,
wenn osteologische und osteometrische
Geschlechtsbestimmungen wegen Dekomposition oder Fehlen entsprechender
Knochen nicht durchführbar oder im
Ergebnis nicht eindeutig sind. Die stomatologische Geschlechtsbestimmung wird
also auf die Hartsubstanzen der Zähne
und die Zahnreihen von vornherein
eingeschränkt. Damit scheidet der von
WHITTAKER, LLEWELYN und JONES (1975)
und SENO und ISHIZU (zit. nach WHIT-
TAKER, LLEWELYN und JONES) geführte
Nachweis von Y-Chromosomen in Pulpa-
zellen als Kriterium der Geschlechtsbestimmung aus. Die Methode ist zwar
bis 5 Monate nach Stillstand des Blut-
kreislaufs anwendbar, jedoch sind sichere
Aussagen nur innerhalb der ersten
4 Wochen zu machen, danach nimmt
die Zuverlässigkeit auf Grund der nekro-
lytischen Veränderungen erheblich ab
(WHITTAKER, LLEWELYN und JONES). In
diesen Zeiträumen sind jedoch in der
Regel Geschlechtsbestimmungen mit ein-
facheren Methoden möglich.

Ausgehend von der Kanai-Hypothese
(zit. nach HAGA 1959), daß intravital
hochmolekulare Substanzen entlang der
Schmelz-Dentin-Grenze und vom Zahn-
hals zur Pulpa penetrieren, wies HAGA
diese Substanzen in Dentinproben spektroskopisch nach. Dabei steigen die
Werte bei Männern mit zunehmendem
Alter steiler an als bei Frauen.

Tabelle 88 Variation des mesio-distalen und vestibulo-oralen Kronendurchmessers menschlicher Zähne einer mitteleuropäischen Population, dargestellt an Hand ausgewählter Perzentile nach SEIDEL (1977), Angaben in mm

	Oberkiefer							Unterkiefer						
Perzentil	mittl. Schn.	seitl. Schn.	Eckz.	1. Präm.	2. Präm.	1. Molar	2. Molar	mittl. Schn.	seitl. Schn.	Eckz.	1. Präm.	2. Präm.	1. Molar	2. Molar
mesio-distal														
5	7,27	5,40	6,24	5,48	5,32	9,15	7,40	4,58	4,94	5,59	5,74	5,68	9,22	8,65
25	7,95	5,92	6,94	5,94	5,78	9,62	8,31	4,94	5,45	5,98	6,12	6,23	9,73	9,49
50	8,25	6,29	7,24	6,26	6,08	9,94	8,93	5,13	5,69	6,37	6,44	6,51	10,18	9,88
75	8,68	6,68	7,64	6,53	6,37	10,28	9,30	5,42	6,12	6,71	6,71	6,93	10,55	10,48
95	9,30	7,29	8,13	6,93	6,72	10,91	9,77	5,88	6,47	7,13	7,22	7,42	11,12	11,12
vestibulo-oral														
5	5,75	5,36	6,59	8,13	8,26	9,93	9,64	5,22	5,38	6,08	6,71	7,28	9,28	8,98
25	6,50	5,79	7,49	8,61	8,79	10,44	10,27	5,66	5,79	6,77	7,29	7,92	9,91	9,64
50	6,93	6,21	7,77	9,00	9,07	10,83	10,66	5,97	6,15	7,25	7,71	8,27	10,41	10,02
75	7,25	6,59	8,16	9,45	9,58	11,15	11,13	6,33	6,59	7,69	8,03	8,62	10,61	10,42
95	7,95	7,17	8,88	9,92	10,17	10,75	11,81	7,11	7,08	8,29	8,52	9,03	11,18	11,01

YAMAGISHI (1959) untersuchte den Mineralisationsgrad des Dentins bei Männern und Frauen verschiedenen Alters (vgl. auch MAY 1952 sowie FÖRSTER und HAPPEL 1959). Kriterium war die notwendige Menge Salzsäure zur Neutralisation einer definierten Dentinmenge, die bei Frauen größer als bei Männern (Prämolaren und Molaren zeigten die größte Differenz), im Alter geringer als in der Jugend ist. Die Werte wurden durch äußere Lagerungsbedingungen kaum beeinflußt. Einer praktischen Anwendung der Verfahren von HAGA (1959) und YAMAGISHI (1959) stehen der apparative oder technische Aufwand und vor allem die Variabilität der Struktur und Zusammensetzung der Zähne entgegen.

Odontometrische Untersuchungen zum Geschlechtsdimorphismus der Zähne wurden bisher nur unter Aspekten der prothetischen Stomatologie oder Anthropologie mit dem Ziel durchgeführt, verallgemeinernde Aussagen im Sinne einer Groborientierung zu treffen. Das Problem der Geschlechtsbestimmung an Hand der Zahnmaße bei einzelnen Individuen, wie es bei der Identifizierung auftreten kann, ist bisher nicht bearbeitet worden.

Die Variationsbreite von Zahnmaßen ist unabhängig vom Geschlecht groß (Tab. 88) und bei Berücksichtigung der Geschlechtszugehörigkeit nur unerheblich vermindert, allerdings liegen die Mittelwerte für alle Maße bei Frauen stets um wenige Zehntelmillimeter niedriger als bei Männern (DE JONGE COHEN 1920).

Als vergleichend metrisch erfaßbare Geschlechtsunterschiede haben SCHRANZ und BARTHA (1963) das Breitenverhältnis des oberen mittleren Schneidezahnes und Eckzahnes, des oberen mittleren und seitlichen Schneidezahnes sowie des unteren seitlichen Schneidezahnes und Eckzahnes ermittelt (Tab. 89). Sie weisen darauf hin, daß minimale Zahn-

Tabelle 89   Geschlechtsunterschiede der Zähne (nach SCHRANZ u. BARTHA 1963)

Kriterium	weiblich	männlich
Mesio-distaler Kronendurchmesser	minimal, nur bei weiblichen Zähnen	maximal, nicht geschlechtsgebunden
Breitenrelation mittlerer oberer Schneidezahn:oberer Eckzahn	Schneidezahn breiter	beide gleich breit
Breitendifferenz zwischen oberen mittleren und seitlichen Schneidezähnen	groß, bis 2,1 mm	gering, bis 1,8 mm
Breitendifferenz zwischen unteren seitlichen Schneidezähnen und Eckzähnen	gering, bis 0,7 mm	größer, bis 1,0 mm
Verschmelzung der Wurzeläste bei unteren zweiten Molaren	häufiger, etwa 30%	seltener, etwa 22%
Abweichung der Zahnzahl	Unterzahl häufiger	Überzahl häufiger
Aplasie des dritten Molaren	häufiger	seltener

maße nur bei Frauen auftreten, während maximale nicht geschlechtsgebunden sind. Deswegen kann es nicht verwundern, wenn MÜHLREITER (1870) feststellt, daß ein geschlechtsspezifischer Gebißtyp nur in 58% der Fälle vorliegt, während 24% indifferent sind und 18% den Typ des anderen Geschlechts repräsentieren. ANDERSON und THOMPSON (1973) halten den mesio-distalen Durchmesser des unteren Eckzahnes für ein sicheres Merkmal, das in 73% der Fälle eine Geschlechtszuordnung erlaube, bei Kombination mit der Länge des 4. Fingers erhöht sich die Rate auf 83%. Zwischen kraniometrischen und odontometrischen Merkmalen bestehen offenbar keine Beziehungen (HEIDE 1969). MÜHLBERG, BRÄUNINGER und WEISKOPF (1969 a) wiesen an 417 eugnathen Gebissen signifikante Geschlechtsunterschiede der Breitensumme der oberen Schneidezähne (SI) nach. Bei Personen mit gleicher SI (OK) sind die vordere und hintere Zahnbogenbreite sowie die Zahnbogenlänge an männlichen Probanden teilweise signifikant größer. Bei den gleichen Gruppen zeigten die Männer signifikant größere Mittelwerte der Gaumenhöhe und der mesio-distalen Distanz der Seitenzahngruppen $C-P_2$ sowie $C-M_1$ (MÜHLBERG, NEDELKO und WEISKOPF 1969 b). Entsprechend der gerichtsmedizinischen Praxis, möglichst viele Merkmale zur Sicherung einer Aussage heranzuziehen, erscheint es unzweckmäßig, eine Geschlechtsdiagnose auf einzelne Zahn- oder Knochenmaße zu stützen. Dies wird unter anderem dadurch deutlich, daß von SCHRANZ und BARTHA (1963) als eindeutig weibliche Zahnmaße angegebene Werte (z.B. oberer mittlerer Schneidezahn < 7,5 mm, oberer Eckzahn < 7,0 mm mesiodistaler Durchmesser) in der von MAUDRICH (1977) untersuchten Stichprobe von Männern mehrfach und erheblich unterschritten wurden. Solange definierte geschlechtsspezifische Merkmalskomplexe nicht bekannt sind, ist es erforderlich, das Gebiß als Ganzes beim Versuch der Geschlechtsdiagnose zu analysieren. Dazu bietet sich die von GRIMM und HILDEBRANDT (1972) vorgestellte graphische Methode an. Die Zahnmaße der zu beurteilenden Person werden in ein Koordinaten-

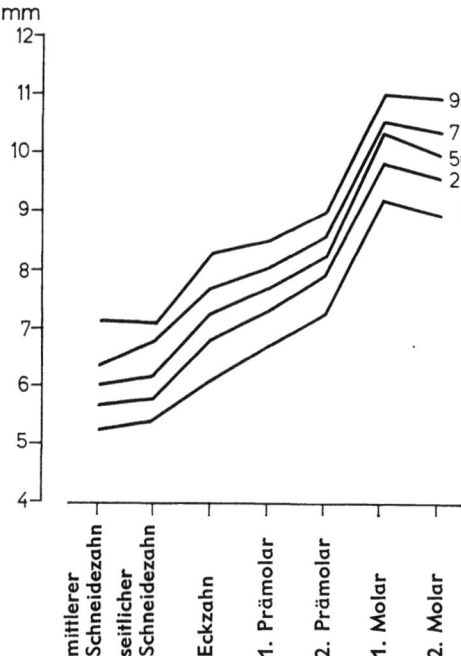

Abb. 156 Muster einer Perzentil-Kurvenschar für den vestibulooralen Durchmesser der einzelnen Zähne des Unterkiefers einer mitteleuropäischen Population (SEIDEL)

system eingetragen, das auf der Abszisse die einzelnen Zähne und auf der Ordinate eine Millimeterskala enthält (Abb. 156). Ausgehend von der Variation der Zahnmaße sind in dem Diagramm Kurvenscharen bestimmter Perzentile (5%, 25%, 50%, 75%, 95%) eingetragen. Aus der Lage der individuellen Meßwerte in nach dem Geschlecht getrennten Diagrammen können Rückschlüsse auf das vermutliche Geschlecht gezogen werden, je nachdem wie sich die individuellen Werte einordnen. ROTTSTOCK (1975) konnte auf diese Weise die ethnologische Zugehörigkeit einer kleinen Serie prähistorischer Skelettfunde bestimmen und MAUDRICH (1977) fand bei einer rezenten Stichprobe geschlechtsspezifische Verläufe der Kurvenscharen heraus.

Im übrigen sind die Ursachen der vielfach nachgewiesenen Geschlechts-

unterschiede hinsichtlich Zahngröße und Durchbruchstermin bei den bleibenden Zähnen noch ungeklärt und damit ist die Rolle der Zähne als Geschlechtsmerkmal ungewiß.

14.5. Bestimmung der Populationszugehörigkeit

Diese Bestimmungen sind an Hand zweier sehr verschiedener Kriterien mit nur geringer Sicherheit möglich: erstens morphologische Besonderheiten der Zähne und zweitens Ausmaß und Art zahnärztlicher Maßnahmen.

Morphologische Kriterien

Der Nachweis von Veränderungen im Kauflächenmuster innerhalb relativ kurzer historischer Perioden durch STROUHAL (1961) und RIETHE (1958) läßt von vornherein erwarten, daß zwischen ethnischen und großräumig voneinander getrennten Gruppen erst recht morphologische Unterschiede bestehen. Die wissenschaftliche Überprüfung dieser Annahme konzentrierte sich in der Vergangenheit auf die Untersuchung einzelner willkürlich ausgewählter Merkmale und konnte deswegen von vornherein nicht immer zu eindeutigen Bestätigungen dieser Hypothese führen, wie die Übersicht von HAINES (1972) zeigt.

Das hervorragendste Einzelmerkmal ist die sogenannte *Schaufelform* der oberen Schneidezähne, die durch ausgeprägte Randwülste auf der Palatinalfläche hervorgerufen wird. Bei allen Differenzen zwischen einzelnen Untersuchern kann festgestellt werden, daß dieses Merkmal bei Kaukasiern und Afrikanern sehr selten, bei Japanern und Indianern verhältnismäßig häufig vorkommt (Tab. 90).

Tabelle 90   Häufigkeit des Merkmals Schaufelform der Schneidezähne (Auszug aus Sammelstatistik KRAUS u. JORDAN (1965) und HANIHARA (1967) sowie nach KIKUCHI (1967)). Angabe der Merkmalsträger in Prozent

Population	KRAUS/JORDAN Mittl. und Seitl. Schneidezähne		HANIHARA Mittl. Schneidezähne	Seitl. Schneidezähne
Weiße Nordamerikaner	8,0—14,0		0,0	0,0
Indianer	74,1—97,0		61,6	64,3
Afroamerikaner	—		10,0	15,0
Afrikaner (Bantu)	1,5		—	—
Eskimos	98,3		50,0	60,0
Chinesen	79,0		—	—
Japaner	—		76,0	93,3
Ausprägung bei Japanern	stark	76,1		
(nach KIKUCHI) (1976)	mittel	15,1		
	gering	3,1		
	nicht	·2,3		

Tabelle 91   Häufigkeit und Ausprägung des Merkmals Tuberculum Carabelli (nach Sammelstatistiken von HANIHARA (1967) und KRAUS u. JORDAN (1965)). Angaben der Merkmalsträger in Prozent

Population	KRAUS u. JORDAN Deutlich ausgeprägt	Furche/ Grübchen	nicht vorhanden	HANIHARA Tuberc. Carab. vorhanden
Weiße Nordamerikaner	50	11	39	35,1
Afroamerikaner	34	30	36	11,8
Indianer	8—22	42—71	21—35	0,0
Eskimos	—	—	—	0,0
Japaner	—	—	—	11,9

Das *Tuberculum Carabelli*, ein akzessorischer Höcker an 1. oberen Molaren, wird an zweiter Stelle genannt. Seine Ausbildung scheint bei Kaukasiern häufiger zu sein als bei Mongoliden und Negriden (Tab. 91), präzise Angaben fehlen jedoch.

Auch die Ausbildung der Molarenkauflächen ist in den einzelnen Gruppen unterschiedlich, ohne daß jedoch die Differenzen so groß sind, daß daraus ein Merkmal für die anthropologische Zuordnung Einzelner entstehen könnte (Tab. 92).

SUBOW (1965) hat als erster darauf hingewiesen, daß auch die Zahngröße populationsgenetisch determiniert ist. Dabei ist die Prämolarengruppe am auffälligsten (LUDWIG 1957, KRAUS, WISE und FREI 1959). Beispielsweise haben MOORREES (1957) signifikante Unterschiede der Mittelwerte von Zahnmaßen zwischen Eskimos und weißen Nordamerikanern, GRIMM und HILDEBRANDT (1972) sowie ROTTSTOCK (1975) zwischen Ägyptern und Negriden ermittelt.

Die Bestimmung der Populationszugehörigkeit an Hand morphologischer Merkmale wird dann mit größerer Verbindlichkeit erfolgen können, wenn nicht der einzelne Zahn oder das einzelne Merkmal als Kriterium benutzt wird, sondern alle möglichen morphologischen und metrischen Merkmale einschließlich ihrer

Tabelle 92 Fissurenmuster und Höckeranzahl der unteren Molaren bei verschiedenen Populationen (nach LAVELLE 1971); Angabe der Merkmalsträger in Prozent. Y = Y-förmige Fissur; + = kreuzförmige Fissur

Ethnische Gruppe/ anthropologischer Typus	Fissurenmuster						Höckeranzahl					
	1. Molar		2. Molar		3. Molar		1. Molar		2. Molar		3. Molar	
	Y	+	Y	+	Y	+	4	5	4	5	4	5
Kaukasier (n = 270)	76,3	23,7	5,9	94,1	6,3	93,7	5,6	94,4	92,6	7,4	61,8	38,2
Mongolide Indianer (n = 69)	88,4	11,6	5,8	94,2	18,8	78,2	8,7	91,3	89,9	10,1	42,0	58,0
Chinesen (n = 250)	92,4	7,5	15,6	84,4	43,4	56,6	6,8	93,2	79,6	20,4	58,0	42,0
Negride Westafrika (n = 36)	86,1	13,9	25,0	75,0	30,6	69,4	8,3	91,7	75,0	25,0	38,9	61,1
Westindien (n = 250)	83,6	16,4	30,0	70,0	32,4	67,6	18,0	82,0	75,6	24,4	36,4	63,6
Australide (n = 44)	97,7	2,3	22,7	77,3	18,2	81,8	0,0	100,0	75,0	25,0	36,4	63,6

Beziehungen untereinander ausgewertet werden. Solche Untersuchungen stehen allerdings noch aus.

Über die Mineralisationszeiten in unterschiedlichen Populationen ist kaum etwas bekannt (HUNT und GLEISER 1955), sie liegen in äquatorialen Zonen früher als in gemäßigten oder noch weiter polwärts gelegenen.

Ausmaß und Art zahnärztlicher Betreuung

Bei Bürgern aus Industriestaaten mit hoch entwickeltem Lebensstandard kann in der Regel eine kontinuierliche zahnärztliche Betreuung angenommen werden, die in einer relativ hohen Anzahl von Füllungen und in der Versorgung von Lückengebissen oder zahnlosen Kiefern mit Zahnersatz ihren Ausdruck findet. Der Anteil kariöser Zähne ist relativ gering. Demgegenüber weisen Bürger aus weniger entwickelten Ländern auf Grund geringen Zahnärztebestands und nicht vorhandener Sozialversicherung überwiegend kariöse Zähne auf, bzw. die Zähne fehlen. ASHLEY (1970) konnte nach einer Flugzeugkatastrophe 3 europäische Kinder vermittels der zahlreichen Füllungen (n = 50!) mühelos von den 47 asiatischen (insgesamt nur 5 Füllungen) heraussondern und identifizieren. REUMUTH identifizierte in einem Massengrab einen Ausländer an Hand einer speziellen Kronenkonstruktion, die nur in einem Lande verbreitet angewandt wurde. Bei herausnehmbarem Zahnersatz sind oft an den künstlichen Zähnen Firmenzeichen oder firmenspezifische Form- und Farbangaben vorhanden (LUNTZ und LUNTZ 1973, PILZ 1962). Die früher sehr häufig verwandten Saugerschablonen hinterlassen auf der Prothesenbasis einen Abdruck der Firma des Schablonenherstellers. Für die Aufzählung nationalspezifischer Materialeigenschaften und Prothesenkonstruktionen fehlt gegenwärtig der Überblick. RÖTZSCHER, MENDE, FLACHOWSKI, GEISLER und WEHRAN (1973) empfehlen den Herstellern zahnärztlicher Metallegierungen die Beimengung charakterisierender Spurenelemente (0,1%), die mittels Neutronenstrahlanalyse nachgewiesen werden könnten.

Bei Verdacht auf verschiedene Nationalität im Identifizierungsgut ist auf das Ausmaß der zahnärztlichen Behandlung und vor allem auf Abweichungen hinsichtlich Material und Konstruktion von den im eigenen Lande üblichen zu achten und gegebenenfalls gut zu dokumentieren oder noch besser, das fragliche Kieferteil bzw. die Prothese zu asservieren.

14.6. Liegezeitbestimmung

Auf Grund der ständigen und zum Teil stürmisch erfolgenden Weiterentwicklung zahnärztlicher Materialien ist eine Mitwirkung des Stomatologen bei der Liegezeitbestimmung aktuell geworden. Dabei kann die Praxiseinführung eines neuen oder neuartig zusammengesetzten Materials als frühestmöglicher Termin angegeben werden, nicht aber ein spätester Termin, da üblicherweise die Praxisbestände erst aufgebraucht werden, ehe zu dem neuen Material gegriffen wird. An Stelle einer wünschenswerten, aber gegenwärtig nicht verfügbaren Chronologie zahnärztlicher Materialien sei hier nur auf einige Beispiele hingewiesen. Als Basis für herausnehmbaren Zahnersatz wurde bis etwa 1950 Kautschuk verwandt, Plaste wurden zwar schon 1932 (Polyvinylchlorid: Rockodentakolloid, nach KIESS 1953) angeboten, setzten sich jedoch erst nach 1950 vollständig durch. Seit Mitte der vierziger Jahre wird anstelle des seit etwa 1925 üblichen Stahlprägeverfahrens für be-

stimmte Fälle der Modellguß von Chromkobaltlegierungen verwendet. Künstliche Zähne aus Plaste sind seit etwa 1946 im Handel und haben sich vor allem in sozialistischen Ländern durchgesetzt. Zahnfarbene Füllungswerkstoffe wurden ab 1952 mit Glasfasern oder mit Glaskugeln versetzt. Seit 1964 sind die sogenannten Composites im Handel.

Wir haben kürzlich bei einem Skelettfund mit Oberkieferprothese die zunächst durch die Fundumstände berechtigte Vermutung, daß es sich um ein Opfer aus dem 2. Weltkrieg handelt, dahingehend korrigieren können, daß als vermutlicher Todeszeitpunkt etwa 1950 bis 1955 in Frage komme, da 1. das Prothesenbasismaterial aus Plast bestand und allenfalls ab 1940 eingesetzt werden konnte, 2. eine Erweiterung der Prothese mit einem Plastzahn (frühestens 1946) und einem Autopolymerisat (frühestens 1950) vorgenommen wurde und 3. die Prothese einschließlich der Erweiterung deutliche Benutzungsspuren zeigte.

Genauere Kenntnis der Einführung zahnärztlicher Materialien sowie ihrer physikalischen, chemischen und feinstrukturellen Eigenschaften einschließlich ihrer Veränderungen durch den Aufenthalt im Mundmilieu bzw. bei unterschiedlichen Lagerungsbedingungen könnte sehr konkrete Hilfe bei der Liegezeitbestimmung geben, vor allem wenn man sich nicht auf die korrosionsfesten Edelmetallegierungen stützt, sondern auf Materialien mit deutlichen Veränderungen.

14.7. Identifikation unter Mitarbeit von Stomatologen

Die Mitwirkung des Stomatologen bei der Identifikation von einzelnen und zufällig aufgefundenen Überresten von Personen wird gegenwärtig meist nur dann gesucht, wenn die üblichen gerichtsmedizinischen Methoden nicht zum Ziel geführt haben, obwohl der Stomatologe oft sicherere Identitätsbeweise liefern und weiterführende Angaben, z.B. zur Liegezeit machen kann. Bei der Identifikation von Opfern aus Massenkatastrophen ist in vielen Staaten heute die Einbeziehung von Stomatologen in die Bergung, Befundung und Identifizierung obligatorisch. Sie wurden erstmalig erfolgreich eingesetzt bei den vielen Toten des Wiener Opernbrandes (1878) und des Pariser Wohltätigkeitsbasars (1897, VOGEL und GEHRIG 1960). In allen Fällen ist eine enge Zusammenarbeit zwischen Gerichtsmedizinern und Stomatologen zu fordern (SCHÜBEL und REH 1973, MACKERLE, FIALA und ČERNÝ 1968) sowie bei den Stomatologen einschlägige Erfahrung (HANACHOWICZ 1973) und Kenntnis gerichtsmedizinischer Arbeitsweisen (GUSTAFSON 1966).

Befundregistrierung

Es hat in der jüngsten Vergangenheit nicht an Vorschlägen für ausgefeilte Befundblätter und Symboliken zur Befundaufzeichnung gefehlt. Dazu ist aus eigener praktischer Erfahrung zu sagen, daß solche nach dem Wunsch der Autoren möglichst international verbreiteten Befundblätter nach dem Vollständigkeitsprinzip aufgebaut sein müssen, d.h. jedes auch nur denkbare Merkmal berücksichtigen, und deshalb unübersichtlich werden, schon weil sie sich über mehrere Seiten erstrecken.

Ein einfaches Blatt erlaubt dagegen die Hervorhebung von Merkmalen in einer auf einen Blick erfaßbaren Darstellung (Abb. 157). Die Vorschläge von Symbolen für orale Befunde und Spuren zahnärztlicher Tätigkeit werden mit internationaler Verständigung und forensisch-stomatologischer Bedeutung begründet. Ihre internationale Verbreitung wird allein schon durch die Vielfalt und oft gar nicht mögliche Eindeutigkeit in

Frage gestellt, eine Übereinkunft ausgewählter Diagnosen (z.B. Krone, Füllung oder Extraktion) ist wünschenswert (s. auch SCHNEIDER 1975).

Bei der schriftlichen Fixierung von Befunden und Merkmalen an den Zähnen sollte man sich im Interesse der internationalen Vereinheitlichung des von der Fédération Dentaire Internationale empfohlenen Two-Digit-Systems bedienen, das auch für Maschinenschrift oder Druck besonders geeignet ist. Jeder Zahn hat hierbei zwei Kennziffern. Die erste gibt die Dentition und den Kieferquadranten wie folgt an: 1 = bleibendes Gebiß oben rechts, 2 = bleibendes Gebiß oben links, 3 = bleibendes Gebiß unten links, 4 = bleibendes Gebiß unten rechts. Das Milchgebiß wird in der gleichen Reihenfolge mit den Ziffern 5 bis 8 gekennzeichnet. Die zweite Ziffer bezeichnet die Zähne entsprechend ihrer Position von der Mittellinie aus gesehen, also 1 = mittlerer Schneidezahn, 2 = seitlicher Schneidezahn, 3 = Eckzahn und so weiter bis 8 = 3. Molar. Demnach kennzeichnet 12 (gesprochen eins — zwei) den seitlichen oberen rechten Schneidezahn des bleibenden Gebisses.

Das in der zahnärztlichen Praxis heute noch am meisten verwandte 1861 von ZSIGMONDY eingeführte Bezeichnungssystem orientiert sich an einem Achsenkreuz, dessen Horizontale den Oberkiefer vom Unterkiefer und dessen Vertikale die rechte von der linken Kieferhälfte trennt. Dabei sind die Seiten scheinbar vertauscht, da man sich den Patienten gegenüberstehend vorstellt. Die 32 Zähne werden in jedem Quadranten von mesial nach distal von 1 bis 8 fortlaufend numeriert:

rechts		links	
8 7 6 5 4 3 2 1		1 2 3 4 5 6 7 8	oben
8 7 6 5 4 3 2 1		1 2 3 4 5 6 7 8	unten

Milchzähne werden durch römische Zahlen gekennzeichnet:

$$\frac{\text{V IV III II I} \mid \text{I II III IV V}}{\text{V IV III II I} \mid \text{I II III IV V}}.$$

Bei Angabe von einzelnen Zähnen wird das Achsenkreuz durch ein Winkelzeichen ersetzt, so daß z.B. ein linker oberer Eckzahn im rechten oberen Winkel einzusetzen wäre $\mid 3$.

REMANE (1930) benutzt die Initialen der lateinischen Bezeichnung der Zahngruppen und unterscheidet die einzelnen Zähne durch Potenzzahlen oder Indizes. Demnach würde die Bezifferung für eine Seite des menschlichen Gebisses folgendes Aussehen haben:

$$\frac{I^1 \ I^2 \ C^1 \ P^1 \ P^2 \ M^1 \ M^2 \ M^3}{I_1 \ I_2 \ C_1 \ P_1 \ P_2 \ M_1 \ M_2 \ M_3}$$

Für das Milchgebiß benutzt REMANE kleine Buchstaben, verbunden mit einem d (deciduus):

$$\frac{id^1 \ id^2 \ cd^1 \ pd^1 \ pd^2}{id_1 \ id_2 \ cd_1 \ pd_1 \ pd_2}$$

In dem von HADERUP (1887) publizierten Gebißschema wird die Stellung der Zähne im Oberkiefer durch ein mesial neben die Zahnzahl gesetztes Plus, im Unterkiefer durch ein Minus gekennzeichnet, bei den Milchzähnen wird noch eine Null eingefügt. Das Vorzeichen steht je nach Kieferhälfte vor oder hinter der Zahnziffer, also bei rechten Zähnen rechts davon oder dahinter, bei linken links oder davor.

Ein in den USA verwandtes Bezeichnungssystem (nach SCHUMACHER und SCHMIDT 1972) verzichtet auf symmetrischen Aufbau und zählt die bleibenden Zähne beginnend beim dritten rechten Oberkiefermolaren (Nummer 1) bis zum dritten rechten Unterkiefermolaren (Nummer 32) sozusagen im Uhrzeigersinn. Für die Milchzähne werden lateinische Großbuchstaben in der gleichen Weise benutzt.

Oberkiefer

A B C D E F G H I J

1	2	3	4	5	6	7	8	9	10	11	12	13	14	15	16
32	31	30	29	28	27	26	25	24	23	22	21	20	19	18	17

T S R Q P O N M L K

Unterkiefer

Bei der Auswertung von Befundunterlagen wird oft wegen Fehlens näherer Angaben auf das benutzte Zahnbezeichnungssystem aus dem Zusammenhang geschlossen werden müssen. Die größte Verwechslungsgefahr besteht zwischen dem Two-Digit-System und dem Verfahren mit fortlaufender Numerierung sowie in der Seitenverwechslung bei den Systemen nach ZSIGMONDY (1861) und HADERUP (1887). Für die Bezeichnung der Zahnflächen schlug KEISER-NIELSEN (1974) die international einheitliche Verwendung folgender Abkürzungen und Begriffe vor:

m = mesial, d = distal, o = okklusal (inzisal, facies masticatoria),

l = lingual (palatinal, oral), v = vestibulär (fazial, labial, bukkal).

Dauergebiß	8+	7+	6+	5+	4+	3+	2+	1+	+1	+2	+3	+4	+5	+6	+7	+8
	8−	7−	6−	5−	4−	3−	2−	1−	−1	−2	−3	−4	−5	−6	−7	−8

Milchgebiß	50+	40+	30+	20+	10+	+01	+02	+03	+04	+05
	50−	40−	30−	20−	10−	−01	−02	−03	−04	−05

Identifikation einzelner Toter

Die Bearbeitung der Überreste einzelner Personen erfolgt in der Regel unter den Bedingungen des beruflichen Alltags in den Räumlichkeiten eines Institutes für gerichtliche Medizin oder in einem zahnärztlichen Hochschulinstitut. Ohne besonderen Zeitdruck können metrische, röntgenologische und histologische Verfahren angewendet und Unterlagen angefordert werden.

Sektionstechnik des Kausystems: ENDRIS (1975) stützt sich bei der Entnahme auf Hilfslinien, die auf der Wangenhaut (sofern erhalten) aufgezeichnet werden: 1. Gerade Cheilion (Mundwinkel) — Subaureale (Unterrand des Ohrläppchens), 2. Linie Cheilion — Tragion (Kreuzungspunkt zweier Tangenten, die eine führt am Vorderrand, die andere am Oberrand des Tragus vorbei).

Mittels Skalpell Schnittführung, die vom Mundwinkel ausgeht und die gesamte Wangenmuskulatur durchtrennt, so daß das Vestibulum oris freiliegt; im lateralen Anteil M. masseter teilweise abpräparieren. Nach Überprüfen der Okklusion bogenförmig die Unterlippe vom Unterkiefer lösen, anschließend die Mundbodenmuskulatur an der Innenseite des Corpus mandibulae durchtrennen.

Zur Entnahme des gesamten Unterkiefers Skalpell am Vorderrand des R. mandibulae aufwärts führen, den Ansatz des M. temporalis lösen, die Incisura mandibulae freilegen und den Processus condylaris mit dem Caput mandibulae darstellen. Nach dem Abtrennen der Mm. pterygoidei (von der Innenseite des R. mandibulae) kann der Unterkiefer entnommen werden. Zur Entfernung des Oberkiefers wird ein Sägeschnitt entlang der Verbindungslinie Subnasale-Tragion geführt.

Diese Methode läßt sich bei Brand-, Unfall- oder Wasserleichen anwenden. Müssen die äußeren Gesichtsweichteile erhalten bleiben, so erfordert die Sektionstechnik ein spezielles Vorgehen (ENDRIS 1976): Nach Öffnen der Mundhöhle wird die Drahtsäge beidseits um das Tuber maxillae gelegt, gespannt (Zugrichtung gegen die Spina nasalis anterior) und abwechselnd

nach rechts oder nach links gezogen. Nach der Oberkieferentnahme erfolgt die Präparation des Unterkiefers.

Nach Durchsägen beider aufsteigenden Äste wird der bezahnte Kiefer herausgelöst (Zunge vorher herausschneiden und Mundbodenmuskulatur durchtrennen). Die Mundhöhle der Leiche wird anschließend mit feuchtem Zellstoff austamponiert und von außen modelliert. Ober- und Unterkiefer stehen getrennt zur Untersuchung und Begutachtung zur Verfügung.

Als erstes wird ein *Gebißstatus* aufgenommen. In einem möglichst nicht zu sehr stilisierten und nicht zu kleinen Gebißschema werden weitgehend dem Befund entsprechend vermerkt: Lage und Form kariöser Defekte, Lage und Form sonstiger Hartsubstanzschäden, Lage und vermutliches Material von Füllungen, Form und Art von Einzelkronenersatz, Konstruktion und Material von Brückenersatz, Konstruktion und Material von herausnehmbarem Zahnersatz, Anomalien der Zahnform und Zahnstellung, fehlende Zähne, erworbene Auflagerungen auf den Zähnen, Skizze des Gaumenfaltenreliefs, Zustand des marginalen Parodontiums (Retraktion der Gingiva, Taschenbildung), eventuelle Besonderheiten.

Für die Dokumentation des oralen Status durch standardisierte Symbole und Kurzbeschreibungen ist ein übersichtliches Formblatt besonders geeignet (s. Abb. 157).

Zur Vereinfachung der Aufzeichnung und zur Erleichterung des späteren Vergleichs schlägt SCHOLZ (1977) folgendes Verfahren vor. In ein auf weißes Papier gedrucktes Raster, das vertikal durch die Zahnbezeichnungen nach dem Two-digit-system und horizontal durch 9 häufige zahnärztliche Maßnahmen (vgl. S. 325) gebildet wird, werden die Befunde mit rotem Filzstift durch Ausmalen des jeweils zutreffenden Feldes festgehalten. Die zur Person übermittelten Angaben

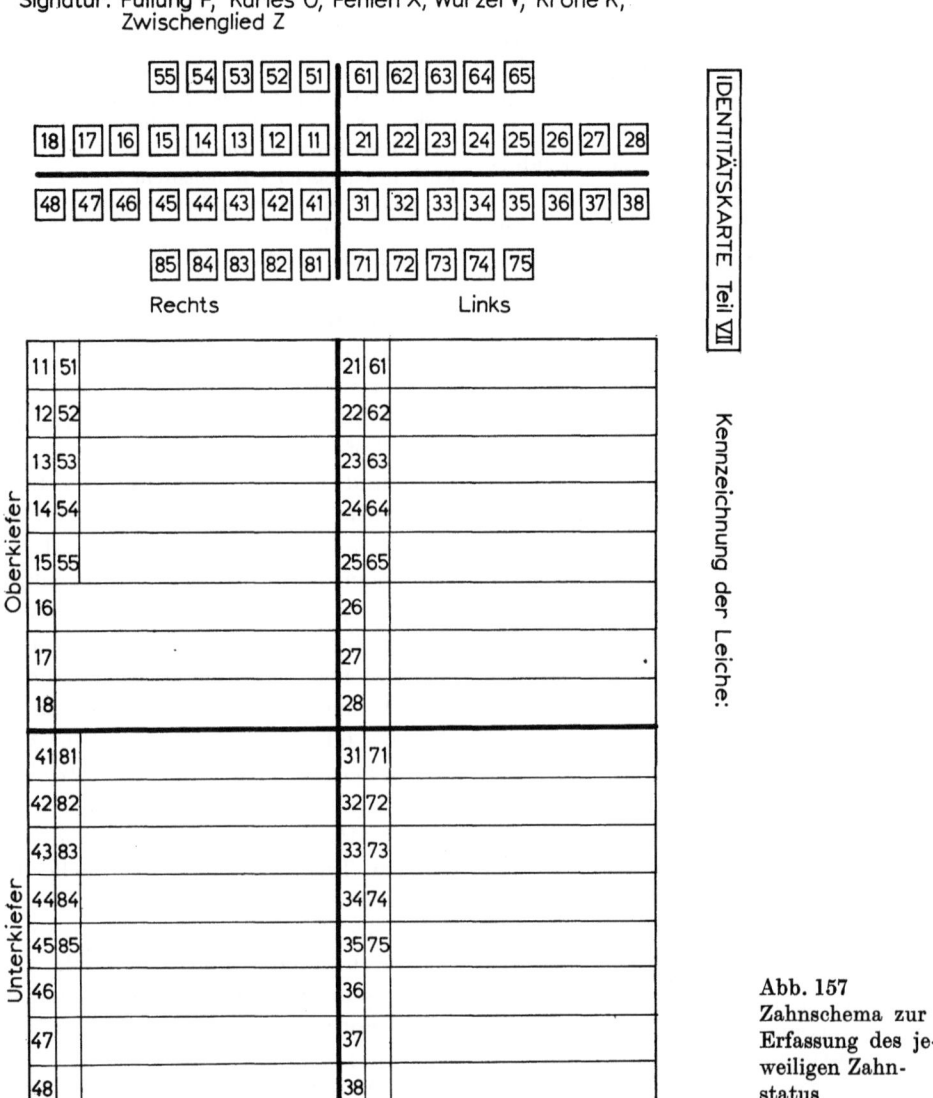

Signatur: Füllung F, Karies O, Fehlen X, Wurzel √, Krone K,
Zwischenglied Z

IDENTITÄTSKARTE Teil VII

Kennzeichnung der Leiche:

Abb. 157
Zahnschema zur
Erfassung des je-
weiligen Zahn-
status

aus der zahnärztlichen Kartei werden auf ein gleiches Raster auf Transparentpapier mit blauem Filzstift übertragen. Durch Übereinanderlegen der Raster können Übereinstimmungen sehr schnell durch die Deckung gleicher Felder festgestellt werden (s. Tab. 98).

Anhand dieser Befunde, speziell ver-

mittels der fehlenden sowie der DMF-Zähne, wird eine Altersschätzung vorgenommen, die gegebenenfalls durch die makroskopisch-mikroskopische Methode von GUSTAFSON (1955) bzw. DALITZ (1962) unterstützt wird. Damit kann durch Eingrenzung, beispielsweise in der Liste abgängiger Personen, die Beschaffung der für die Identifikation erforderlichen Vergleichsunterlagen erleichtert werden.

Nach der auf dem Befundblatt notierten und kurz begründeten Altersschätzung sollte eine Untersuchung der Zahnlücken erfolgen, mit dem Ziel, zwischen Nichtanlage und Extraktion zu unterscheiden und im Falle der Extraktion abzuschätzen, wie lange diese zurückliegt. Zweckmäßig ist dafür die Anfertigung eines praxisüblichen Röntgenstatus, der gleichzeitig über dentogene Osteomyelitiden, Wurzelfüllungen oder Wurzelanomalien Auskunft gibt. Bei Fehlen der Weichteile kann der Knochenzustand nach Extraktion direkt beurteilt werden. Nach DALITZ (1965) erfolgt 3 bis 12 Wochen nach der Extraktion die Resorption von Knochensplittern und Graten an und in der Alveole, nach 4 bis 6 Wochen sind einzelne Knochenbälkchen in der ehemaligen Alveole röntgenographisch darstellbar (EULER 1934), nach 20 bis 30 Wochen ist die knöcherne Organisation der Alveole abgeschlossen. Allerdings ist oft noch nach Jahren röntgenographisch die ehemalige Alveolenkontur schemenhaft erkennbar. Bei Zwischenlücken bleibt oft sehr lange als Rest des Alveolarfortsatzes eine schmale interdentale Knochenleiste stehen. Elongation der Antagonisten und Kippung der Nachbarzähne in die Lücke deuten auf geringe Parodontalresistenz hin und sind nicht grundsätzlich zu finden. Bei frühzeitiger Extraktion des 1. bleibenden Molaren (10. bis 12. Lebensjahr) erfolgt regelmäßig eine Einengung der Lücke, vor allem durch Mesialwanderung des 2. Molaren.

Eine *sichere stomatologische Identifizierung* kann nur durch *Vergleich der Befunde mit Behandlungsunterlagen*, d. h. also mit zu Lebzeiten dokumentierten Fakten erfolgen. Diese Informationen liefern in erster Linie die zahnärztliche Karteikarte, deren Ausführlichkeit leider oft genug zu wünschen übrig läßt, sowie in zweiter Linie Röntgenbilder, Zahn- und Kiefermodelle, Prothesen (auch Interimsprothesen), Gebißfotos. In der DDR wird eine einheitliche und verbindliche stomatologische Behandlungskarte entwickelt (WEINS 1975). Gleichzeitig werden Vorschläge für eine einheitliche Symboldokumentation stomatologischer Befunde diskutiert (SCHNEIDER 1975, 1976).

Die Dokumente sind durch die Sicherheitsorgane möglichst umfangreich zu beschaffen. Bei der eigentlichen Identifizierung wird folgendermaßen vorgegangen:

Auswertung von Therapieaufzeichnungen

Unter Verwendung des gleichen Gebißschemas wie bei der Befunderhebung werden alle zahnärztlichen Maßnahmen graphisch dargestellt. Dabei wird rückwärts chronologisch vorgegangen, d. h. die jüngsten Aufzeichnungen werden zuerst registriert. Auf diese Weise kann die Registrierung längst durch weitere Therapie überholter Maßnahmen vermieden werden. Vergleich der Schemata auf Übereinstimmung von Merkmalen, wie Extraktionen, Füllungen bestimmter, eventuell besonderer Lokalisation, Zahnersatz u. ä. Steht ein *Kiefermodell* zur Verfügung, werden makroskopisch Kiefer und Modell auf Übereinstimmung morphologischer Merkmale, wie Zahnformen, Zahnstellung, Gaumenfaltenrelief, Umriß von Füllungen u. ä. verglichen. Bei der Menge individualtypischer Merkmale sind Identität oder Nichtübereinstimmung meist augenfällig.

Röntgenologischer Vergleich

Selten steht ein kompletter Röntgenstatus als Vergleichsmaterial zur Verfügung, meist handelt es sich um einzelne und zum

Teil ältere Aufnahmen, die noch dazu aus objektiven Gründen nie deckungsgleich mit den im Zuge der Befunderhebung hergestellten sind. Es handelt sich also um die Ermittlung prinzipieller Übereinstimmungen, wie Vorhandensein einer Wurzelfüllung an einem bestimmten Zahn, Atypien der Wurzelform, retinierte Zähne an bestimmter Stelle u. ä.

Prothesenprobe

Die Überprüfung der Paßfähigkeit der Prothese muß am Objekt erfolgen. Wegen der individuellen Herstellung kann eine Prothese nur bei demjenigen völlig passen, auf dessen Kiefermodell sie angefertigt wurde. Es ist zu beachten, daß ältere und inzwischen durch Neuanfertigung ersetzte Prothesen weniger Zähne tragen können, als bei dem Objekt fehlen. Umgekehrt kann eine vorbereitete und nicht in Anspruch genommene Immediatprothese mehr Zähne tragen, als nach dem Zahnbestand des Objekts erforderlich scheint. Die fraglichen Zähne müßten allerdings in einem erhaltungsunwürdigen Zustand sein.

Neben orientierenden Angaben über das vermutliche Alter und unter günstigen Umständen auch noch über die Todeszeit — selten über nationale Zugehörigkeit oder Geschlecht — kann der Stomatologe nur dann wesentlich zur Identifizierung beitragen, wenn ein Vergleich von individualtypischen Merkmalen mit zu Lebzeiten dokumentierten Merkmalen möglich ist. Hierbei ist die Übereinstimmung möglichst vieler Merkmale anzustreben, auf keinen Fall darf ungefähre Ähnlichkeit als Grundlage der Identifizierung benutzt werden.

Identifikation bei Massenkatastrophen

Bei Massenkatastrophen geht es darum, in kürzester Zeit die meist zahl-

reichen Opfer zu bergen, zu untersuchen und zu identifizieren. Der Einsatz erfolgt entsprechend der Plötzlichkeit des Ereignisses unvermutet und fernab von wissenschaftlichen Instituten mit ihren apparativen Voraussetzungen. Zeitdruck und Einsatzort verlangen also nach Schnell- und Feldmethoden. Zweckmäßig ist es, wenn bereits bei der Bergung der Opfer geschulte Zahnärzte mitwirken. Sie sind auf Grund ihrer Ausbildung eher in der Lage, unter Umständen wichtige Teile des Gebisses in dem Konglomerat von Wrackteilen, Effekten und Menschenresten zu erkennen, auch wenn sie durch Gewalt- oder Hitzeeinwirkung entstellt sind. Bei der Untersuchung der Leichenreste ist enge Gemeinsamkeit mit den Gerichtsmedizinern zu beachten, da nur so aufwendige Arbeit (Identifizierung durch Effekten oder an der Leiche gefundene Ausweispapiere) vermieden, bzw. gegenseitige Hinweise (Alter, Geschlecht) direkt verarbeitet werden können. Bei der eigentlichen Identifizierung, dem Vergleich der Befunde mit den Angaben zur Person, ist dagegen zur Vereinfachung des Vorgehens ein getrenntes Arbeiten möglich. Bereits bei der Bestimmung der Anzahl der Opfer kann der Stomatologe mitwirken, vor allem wenn es sich um die räumlich stark konzentrierte Ansammlung von Überresten einer unbekannten Anzahl mit starker Dekomposition handelt.

Bestimmung der Anzahl

Sammlung und Auszählung genau definierter und unterscheidbarer Skeletteile, wie unterer linker oder rechter Eckzahn (BOHNE, EULER und VENTER 1956), knöchernes Kinn, Unterkieferwinkel links oder rechts. Das Ergebnis gibt allenfalls die Mindestanzahl an, Überschreitungen des Werts sind durch vitalen Verlust des Merkmals (Zähne) oder durch totale Zerstörung bzw. Nichtauffinden möglich.

Zur Zusammenstellung der Überreste einer Person bei Katastrophen mit starker Dekomposition mit dem Ziel der Erhöhung der Information sind folgende Methoden möglich:

Morphologischer Vergleich

In der Regel sind die Zähne gleicher Position eines Kiefers spiegelbildlich gleich, was auch nach Ausführung zahnärztlicher Maßnahmen ansatzweise erkennbar ist.

Histologischer Vergleich
(keine Feldmethode!).

Herstellung von Dünnschliffen (vorher genau Zahnzustand dokumentieren!), polarisationsmikroskopische Untersuchung, Vergleich von Strukturen, die den Mineralisationsrhythmus widerspiegeln, allerdings je nach Bildezeit der Zähne an unterschiedlicher Stelle. Dafür eignen sich die sogenannten RETZIUS-Streifen (TUNETARO 1938/39) oder die v. EBNER-schen Konturlinien (GUSTAFSON 1947).

Während der mit dem Gerichtsmediziner gemeinsam durchgeführten Untersuchung der Überreste einzelner Personen werden die oralen Befunde sorgfältig aufgezeichnet und eine Altersschätzung vorgenommen.

Bei stark karbonisierten Leichen sind zwar die Frontzähne durch Lippenschrumpfung ohne weiteres erkennbar, aber wegen der Koagulation und Härtung der Weichgewebe ist eine Mundöffnung zur Beurteilung der Weichteile und der gesamten Zahnreihen mit Mundsperrern nicht möglich. Es besteht dabei die Gefahr der Zerstörung wesentlicher Merkmale oder Merkmalsträger. Durch kräftige Schnitte wird die Mundspalte so weit nach lateral verlängert, bis ohne Gewalt eine mehr als normale Mundöffnung möglich ist. Gegebenenfalls sind Entlastungsschnitte anzulegen.

Altersschätzung

Bei der Altersschätzung hat sich folgende Verfahrensweise im Feldeinsatz bewährt: Im «Blindversuch» schätzen Gerichtsmediziner und Stomatologe an Hand üblicher Merkmale getrennt voneinander das Alter und vergleichen anschließend. Annähernde Übereinstimmung gilt als Bestätigung, weit auseinanderliegende Schätzungen sind Anlaß zur erneuten Überprüfung der Merkmale. Das Ergebnis des «Blindversuchs» hängt sicher von den Unfallumständen ab (Tab. 93). Für die genauere Altersbestimmung im Kindes- und Jugendalter über die Analyse des Be-

Tabelle 93 Genauigkeit der Altersschätzung durch Gerichtsmediziner und Stomatologen (nach FIALA 1968). Angaben in Prozent

Genauigkeit (Jahre)	Bergwerksunglück 98 Opfer, starke postmortale Dekomposition		Eisenbahnunglück 18 Opfer, teilweise karbonisiert, traumatische Deformation	
	Ger.-Med.	Stomatologen	Ger.-Med.	Stomatologen
±1—5	41,9	48,7	5,9	11,8
±6	3,9	14,2	5,9	5,9
±7—10	27,6	20,4	5,9	0,0
±11 und mehr	27,6	16,3	11,8	70,6
keine Altersschätzung	0,0	0,0	70,5	11,7

Anmerkung: Schätzergebnisse mit Abweichungen vom wirklichen Alter über ±6 Jahre hinaus sind für die Identifizierung kaum brauchbar, für die Differenzierung zwischen Opfern mit geringem Altersunterschied sind weit engere Spannen bzw. größere Genauigkeit erforderlich!

stands der durchgebrochenen Zähne hinaus wird die Entfernung besonders charakterisierender Zähne bzw. deren Keime zur Überprüfung des Entwicklungsstands vorgeschlagen (ASHLEY 1970).

Methode: Entfernung und makroskopische Beurteilung der Mineralisation der Krone bzw. der Wurzelentwicklung.

— Alter unter 1 Jahr: obere mittlere Milchschneidezähne und Keime der oberen mittleren bleibenden Schneidezähne,
— 2 bis 3 Jahre: untere mittlere Milchschneidezähne und Milcheckzähne, eventuell obere zweite Milchmolaren,
— Alter 6 bis 7 Jahre: untere mittlere bleibende Schneidezähne,
— Alter 11 bis 14 Jahre: obere Eckzähne und zweite Prämolaren, eventuell obere zweite Molaren.

Bei Serien von Kindern und Jugendlichen empfiehlt ASHLEY (1970) die Bildung einer chronologischen Rangliste des geschätzten Alters und Gegenüberstellung mit Altersrangfolge aus Passagierliste o. ä. Die Identität wird durch den gleichen Rangplatz bestimmt.

Bei der eigentlichen Identifizierung werden die Befunde mit den angelieferten Behandlungsunterlagen verglichen. Dabei ist es zweckmäßig und arbeitserleichternd, wenn (trotz Zeitknappheit) die Angaben zur Person auf das gleiche Formblatt übertragen werden, wie es auch für den Befund benutzt wurde (SALLEY, FILIPOWICZ und KARNITSCHNIG 1963). Auf die von SCHOLZ und LEOPOLD (1977) entwickelte Identitätskarte (s. Kap. 18.) und Identifizierungshilfe sei in diesem Zusammenhang ausdrücklich hingewiesen. Auf diese Weise ist nicht nur eine intensive Auswertung der Unterlagen gesichert, sondern es erfolgt eine Trennung zwischen wesentlichen und unwesentlichen Merkmalen. Die strukturelle Gleichheit von Befund- und Vergleichsmaterial erleichtert nicht unerheblich den Vergleich.

Grundausrüstung für den Feldeinsatz

Die stets griffbereit stehende Ausrüstung für den Einsatz bei Massenkatastrophen wird von einzelnen Autoren verschieden angegeben. Sie sollte auf jeden Fall enthalten:

— große und kleine Scheren und Skalpelle;
— Mundsperrer nach HEISTER, Knochenmeißel;
— Präparierbesteck;
— zahnärztliche Spiegel, Sonden und Pinzetten;
— Prothesenreinigungsbürsten, kleine Schwämme und Wassergefäße;
— Perfolbeutel für Asservate und zer-

Tabelle 94   Anteil der Stomatologie an der Identifizierung bei Massenkatastrophen, Auswahl

Anzahl der Opfer	zahnärztlich beurteilbar	zahnärztliche Identifizierung der Opfer absolut	%	Autor (Jahr)
50	17	13	26	SALLEY, FILIPOWICZ u. KARNITSCHNIG (1963)
77	76	49	64	dto.
45	nicht ausgewiesen	12	27	BRÄNDLI (1972)
72	nicht ausgewiesen	34	47	HAINES (1967)
32	nicht ausgewiesen	11	33	FRIBERG (1966)
112	55	26	23	FRIBERG (1972)
155	122	59	38	BECKMANN et. al. (1974)
122	53	31	25	v. WYK et al. (1972)

trümmerte Gebißteile oder einzelne Füllungen, Kronen usw.;
— verschiedene Farbstifte und Schreibwerkzeuge;
— Befundblätter in ausreichender Anzahl und Schreibunterlage mit Klemmvorrichtung;
— Tabellen der Mineralisations- und Durchbruchszeiten, des Zahnverlusts und der Morbiditätsentwicklung;
— Gummihandschuhe (s. Abb. 175).

Die Erfolgsaussichten der stomatologischen Identifizierung hängen vor allem von zwei Faktoren ab, das sind erstens der Erhaltungsgrad und Informationsreichtum der Überreste und zweitens vor allem die Qualität der verfügbaren Vergleichsunterlagen. Die Quoten zahnärztlicher Identifizierung bei Massenkatastrophen schwanken zwischen 26% und 64% (Tab. 94).

Empfehlungen für die Einbeziehung von Stomatologen bei Massenkatastrophen

Auf Grund ihrer persönlichen Erfahrungen sowie der Art und Umstände der ausgewerteten Massenkatastrophen, sicher auch abgeleitet aus den nationalen Besonderheiten der Stomatologieausbildung und Stellung der Zahnheilkunde in dem jeweiligen System des Gesundheitswesens werden von den einzelnen Autoren unterschiedliche Empfehlungen hinsichtlich der Einbeziehung von Stomatologen in die Bergung, Befundung und Identifizierung der Opfer gegeben. Nach unseren

Tabelle 95 Mitwirkung von Stomatologen bei der Bergung und Identifizierung bei Massenkatastrophen

| | Mitwirkung des Stomatologen | | | |
	bedingt	unbedingt	einzeln	Kooperation
Bergung	wenn ausreichend Zahnärzte verfügbar	bei starker Dekomposition und Zerstörung der Weichteile	unzweckmäßig	grundsätzlich
Befunderhebung	Allgemeine Altersschätzung	Wenn andere Merkmale nicht vorhanden		zweckmäßig
		Altersschätzung im Kindesalter	zweckmäßig	nicht erforderlich
		oraler Status	zweckmäßig	nicht erforderlich sinnvoll
	Geschlechtsbestimmung, Aussage fraglich	Populationszugehörigkeit, keine grundsätzliche Aussage möglich	Merkmalsanalyse	Abstimmung erforderlich
Identifizierung	wenn ausreichend allgemeine Merkmale vorhanden			Zur Unterstützung bei der Zuordnung
		wenn gute Vergleichsunterlagen verfügbar	zweckmäßig	zur Abstimmung in der Endphase
		wenn wenig oder fast keine Merkmale vorhanden		grundsätzlich

Tabelle 96   Handlungsablauf für den Stomatologen bei Befunderhebung

Maßnahme	Bemerkung
1. Befunderhebung	
1.1. Darstellung der Zahnreihen	
1.2. Asservierung von Fragmenten und Prüfung ihrer Zusammengehörigkeit (morphologischer Vergleich)	gegebenenfalls anderweitige Zuordnung versuchen
1.3. Erhebung des oralen Status	auffällige Merkmale hervorheben!
1.4. Altersschätzung	wichtig für Identifizierung von Kindern und Jugendlichen!
1.5. Geschlechtsbestimmung	problematisch
1.6. Bestimmung der Populationszugehörigkeit	in Ausnahmefällen möglich
1.7. Abstimmung mit Gerichtsmedizinern	wichtig und notwendig!
1.8. Definitive Festlegung	Vermerk auf Formblatt
2. Identifizierung, allgemein	
2.1. Übertragung eingegangener Angaben zum oralen Status auf das für den Befund benutzte Formblatt	entscheidend für visuellen Vergleich
2.2. Ordnung der eigenen und eingegangenen Unterlagen nach Alter und Geschlecht	Übersichtlichkeit schaffen! Vor allem bei großen Anzahlen
2·3. Vergleich der eigenen und eingegangenen Unterlagen in den Gruppen auf Übereinstimmung	bei Nichtübereinstimmung benachbarte Altersgruppen einbeziehen
2.4. Zuordnung von Kiefermodellen, Prothesen o. ä. zu bestimmten Überresten	eigene Befunde als Grundlage benutzen
2.5. Nach erfolgter Zuordnung Übereinstimmung der eingegangenen Angaben mit den Überresten prüfen	wichtig für Beweisführung, entscheidende Merkmale hervorheben
2.6. Abstimmung mit Gerichtsmediziner	
2.7. Definitive Zuordnung unter Angabe der Kriterien und Merkmale	
3. Identifizierung von Kindern und Jugendlichen	
3.1. Bildung einer Rangliste nach Alter und Geschlecht	Entwicklungs- und Dentitionsunterschiede zwischen männlich und weiblich im bleibenden Gebiß
3.2. Ordnung der eingegangenen Unterlagen, gegebenenfalls Passagierliste o. ä. nach Alter und Geschlecht	
3.3. Paarweise Zuordnung der Positionen aus 3.1. und 3.2.	
3.4. Schriftliche Fixierung des Ergebnisses	

Erfahrungen wird der Einsatz von Stomatologen durch die konkrete Situation bestimmt. Der Einsatz bei der Bergung ist dann möglich, wenn ausreichend geschulte und erfahrene Zahnärzte verfügbar sind. Er ist unbedingt erforderlich, wenn starke Dekompositionen, weitgehende Zerstörung der Weichteile und/oder Konzentration der Opfer auf engstem Raume gegeben sind (Tab. 95). Dabei ist grundsätzlich ein *gemeinsames Arbeiten* von Gerichtsmedizinern und Stomatologen zu fordern. Demgegenüber kann bei der Befundung durchaus getrennt gearbeitet werden, allerdings hat sich bei der Altersschätzung eine gemeinsame Falldiskussion im Anschluß an die Befunderhebung als sehr konstruktiv und nützlich erwiesen. Bei Kindern und Jugendlichen sind hinsichtlich der Altersschätzung dem Stomatologen in der Regel und methodisch einfacher viel genauere und differenzierende Aussagen möglich als dem Gerichtsmediziner. Bei der Bestimmung des Geschlechts wird dagegen der Gerichtsmediziner präzisere Angaben machen können (anthropologische Merkmale). Liegen ausschließlich Hartgewebe vor, so werden Aussagen zur Populationszugehörigkeit oft von beiden kaum möglich sei. Der Einsatz von Zahnärzten bei der Identifizierung ist dann und in den Fällen unbedingt erforderlich, in denen nutzbare zahnärztliche Unterlagen zur Person verfügbar sind. Sollte dies von vornherein feststehen (gut dokumentierte zahnärztliche Maßnahmen bei Bürgern mit Risikoberufen), kann übrigens der Befundungsaufwand erheblich reduziert und ein wesentlicher Anteil der Identifizierung durch den Stomatologen bewältigt werden. Bei Mangel an Merkmalen infolge starker Dekomposition und Zerstörung ist die gemeinsame Durchmusterung der Überreste durch Gerichtsmediziner und Stomatologen zweckmäßig, um auch kleinste Anhaltspunkte rechtzeitig zu

erschließen (s. Tab. 96).

Angesichts der erschwerten Arbeitsbedingungen und des Zeitdrucks bei der Identifizierung von Opfern aus Massenkatastrophen ist ganz besonders diszipliniertes und geplantes Vorgehen erforderlich, um zu sicheren Ergebnissen zu gelangen. Bei der Mitwirkung anläßlich des Flugzeugunglücks in Königs Wusterhausen hat der Einsatz bei der Bergung nicht zur Erhöhung der Identifizierungsquote oder zur Sicherung der Ergebnisse beigetragen. Dies hängt mit der relativen Vollständigkeit der Opfer auch im Kopf-Gesichtsbereich zusammen. Bewährt hat sich im Zuge der Befunderhebung und vor allem bei der Altersschätzung die gemeinsame Bearbeitung eines Falls durch Gerichtsmediziner und Stomatologen. Eine ganze Reihe von Opfern wurde hinsichtlich des Alters unterschiedlich eingeschätzt. Die daraufhin erneut durchgeführte Überprüfung der Merkmale führte in der Regel zur Korrektur teils von der einen, teils von der anderen Seite und zwar bis auf wenige Ausnahmen zur Annäherung an das reale Alter, wie sich bei der Identifizierung herausstellte.

Durch die gemeinsame Bearbeitung der Fälle erhöht sich darüberhinaus die Information für den einzelnen, so daß er bei der Identifizierung universeller einsetzbar ist. Jedenfalls zeigt unsere Erfahrung, daß die Konzentration des Stomatologen nur auf orale Merkmale und des Gerichtsmediziners auf Effekten und anthropologische oder medizinische Merkmale nicht zur Verbesserung und Beschleunigung der Identifizierung beiträgt. Nach erfolgter Zuordnung von Befund und Angaben zum oralen Status einer Person sollte stets eine abschließende Überprüfung der Richtigkeit der gefundenen Merkmalsübereinstimmungen am Objekt erfolgen, vor allem dann, wenn visuell zu beurteilende Unterlagen verfügbar sind, wie Kiefermodelle, Fotos oder Prothesen (s. Tab. 96).

Die Mitwirkung des Stomatologen bei Massenkatastrophen kann zwar vom Prinzip her in der skizzierten Weise erfolgen, sollte aber hinsichtlich Umfang und Art der Aufgaben unmittelbar aus der jeweiligen Situation und dem verfügbaren Kaderbestand abgeleitet werden.

14.8. Prothesenmarkierung, standardisierte Dokumentation des Gebißzustands, Risikoberufe

Zur Umgehung der Schwierigkeiten bei der Beschaffung und Auswertung der oft schlecht entzifferbaren (Abkürzungen, Handschrift) und unzureichenden Therapiedokumentationen wurden Vorschläge zur Prothesenmarkierung (RÖTZSCHER, MENDE und KÖTZSCHKE 1974, HARVEY 1966, GUSTAFSON 1966 u. a.), zur numerischen Kodierung von Therapiemaßnahmen (HAINES 1970, SCHOLZ 1977), zur Ausstellung zentral gespeicherter Dentalpässe (ENDRIS 1975) oder Gebißfotos (GUSTAFSON 1966) gemacht.

Als *Markierung* kommen nach HARVEY (1966) in Frage: Seriennummer des zahntechnischen Laboratoriums, eventuell mit Angabe von Herstellungsmonat und -jahr, Registriernummer der Gesundheitseinrichtung, Name oder Initialen des Patienten, Personenkennziffer.

Sie können mit Ausziehtusche auf dem angeteigten Kunststoff oder nach der Polymerisation und Politur durch Gravur direkt angebracht werden, oder vermittels besonderer Schriftträger, wie Dünndruckpapier mit Kleindruck, Nylon oder Papier mit Schreibmaschinenschrift, Leinen oder Glasfiberblättchen mit Bleistiftzeichen, bei der Prothesenherstellung einpolymerisiert werden (HARVEY). Die Armeen Großbritanniens und der USA haben mit diesen Verfahren während des 2. Weltkrieges umfangreiche gute Erfahrungen gesammelt. Allerdings ist ein weitreichender Nutzen nur in Populationen mit sehr früher Inkorporation von Plastprothesen und bei konsequenter Anwendung wie bei militärischen Verbänden zu erwarten.

HAINES (1970) hat sein Prämolaren-Klassifikationssystem zunächst als methodischen Beitrag zur Identifizierung entwickelt. Ganz sicher ist es aber auch zur einfachen Befundübermittlung (Fernschreiber) und zur elektronischen Datenspeicherung geeignet. In der Reihenfolge oberer rechter zweiter Prämolar, oberer linker zweiter Prämolar, unterer linker zweiter Prämolar, unterer rechter zweiter Prämolar, oberer rechter erster Prämolar usw. bis unterer rechter erster Prämolar werden folgende Befunde numerisch kodiert angegeben:

0 = nicht durchgebrochener Milchzahn,

1 = klinisch sichtbarer unbehandelter Milchzahn,

2 = Milchzahn mit zentralen und/oder zervikalen Füllungen,

3 = Milchzahn mit zentraler Füllung,

4 = extrahierter oder ausgefallener Milchzahn, Ersatzzahn nicht sichtbar,

5 = klinisch sichtbarer unbehandelter bleibender Zahn,

6 = bleibender Zahn mit Füllungen approximal und/oder zervikal,

7 = bleibender Zahn mit zentraler Füllung,

8 = extrahierter bleibender Zahn,

9 = ersetzter bleibender Zahn (Prothese).

Dieser Kennziffer werden entweder F bei weiblichen Personen oder M bei männlichen vorangestellt. Eine Überprüfung der Klassifikation an 235 Katastrophenopfern bzw. an 560 Patienten über 15 Jahre ergab, daß nur die Kodes 5555.5555 (alle Prämolaren ohne Behandlungszeichen) und 9999.9999 (alle Prämolaren extrahiert und in der Form von Prothesen vorhanden) mit 8% der Probanden, bzw.

Tabelle 97a   Kodierung von Zahnbefunden zur fernschriftlichen Übermittlung

Nachstehend folgt ein Schema der 32 Zähne, die darin nach dem Two-Digit-System der FDI bezeichnet und durch ein x getrennt sind.

Zahnschema:

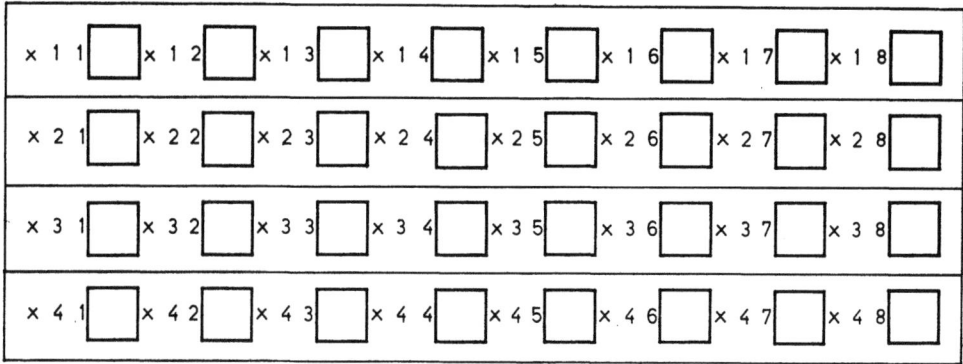

Zahnmerkmale:

Füllung Amalgam	Füllung Zement Plast o. a.	Guß-füllung Gold-legie-rung	Guß-füllung Silber-legie-rung o. a.	Krone Gold-legierung	Krone Silber-legierung Plast o. a.	fehlt	ersetzt, fest-sitzend (Brückenglied, Anh.)	ersetzt, ab-nehmbar
1	2	3	4	5	6	7	8	9

Unter dem Zahnschema sind neun Zahnmerkmale gedruckt und unter jedem Merkmal eine Merkmalskennziffer.

Ist Ihnen zu einem Zahn eines (oder mehrere) der neun Merkmale bekannt, so setzen Sie in dem Zahnschema die entsprechende Merkmalskennziffer handschriftlich hinter dem betreffenden Zahn ein. Sind nur die Merkmale Füllung (einschl. Inlay) oder Krone bekannt und nicht die verwendeten Materialien, dann setzen Sie für die Füllung 10 und für die Krone 50 ein.

Beispiel: Krone aus Goldlegierung oben rechts 3: Es wird hinter die Zahnbezeichnung x 1 3 eine
5 eingetragen, so daß x 1 3 5 zu lesen ist.
Amalgamfüllung unten links 6: x 3 6 1,
Brücke aus Silberlegierung von 34 bis 37: x 3 4 6, x 3 5 7 8, x 3 6 7 8, x 3 7 6.

Bei verblendeten Kronen wird die Kennzahl des betr. Metalls verwendet (5 oder 6).
Wichtig ist, daß bei Brückengliedern (Kennziffer 8) und Prothesenzähnen (Kennziffer 9) auch die Kennziffer 7 („fehlt") mit angegeben wird.

Bei einem Milchzahn verbessern Sie die erste Ziffer, indem Sie direkt *auf* die gedruckte Ziffer deutlich die entsprechende Milchzahnquadrantenzahl (5 — 8) schreiben.

Bei der fernschriftlichen Übermittlung sind die Buchstaben-Ziffern-Kombinationen in dem Zahnschema von links nach rechts abzuschreiben.

11 bis 15% mehrfach vorkamen. In allen anderen Fällen lagen so viele individual-typische Varianten vor, daß keine Ziffernfolge doppelt auftrat.

Tabelle 97b   Dekodierung der Zahnbefunde

Übermittelter Kode:

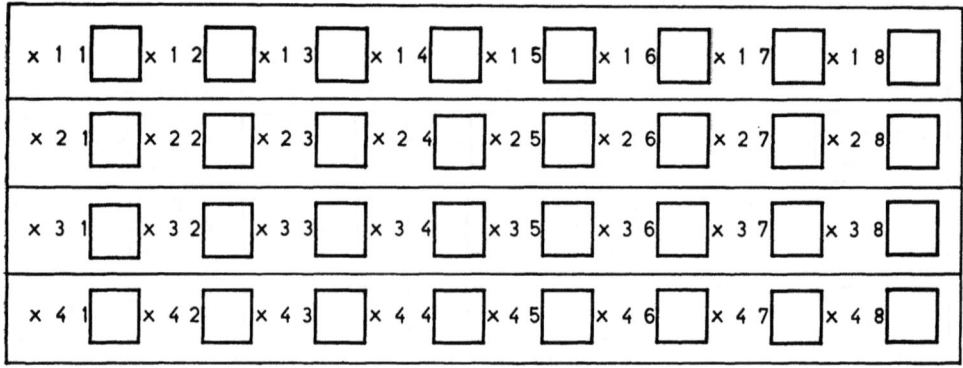

x ist ein Trennzeichen. Die Zähne sind nach dem Two-Digit-System der FDI bezeichnet.

Hinter den ersten beiden Zahlen (Zahnbezeichnung) folgen die Merkmalskennzahlen: (s. unten).

Für die schnelle fernschriftliche Übermittlung wichtiger Merkmale für die Identifizierung Unbekannter schlägt SCHOLZ (1977) eine Kodierung häufiger zahnärztlicher Therapiemaßnahmen wie folgt vor:

1 = Amalgamfüllung

2 = Zement-/Plastfüllung

3 = Gußfüllung aus Goldlegierung

4 = Gußfüllung aus Silberlegierungen

5 = Krone aus Goldlegierungen

6 = Krone aus Silberlegierungen, Plaste, keramischen Massen

7 = Zahn fehlt

8 = Zahn festsitzend ersetzt (Brückenglied)

9 = Zahn abnehmbar ersetzt.

10 Füllung (Material unbekannt)

50 Krone (Material unbekannt)

Diese Angaben werden in ein vorgedrucktes Schema eingetragen, durch Buchstaben ergänzt und so weitergeleitet. Die Ziffern-Buchstabenfolge wird vom Empfänger durch Eintragung in ein Dekodierungsschema entschlüsselt (Tab. 97a, b).

Als Erleichterung des Vergleichs von Merkmalen, die von Zahnärzten übermittelt werden, mit Merkmalen, die bei Massenkatastrophen an Leichen festgestellt werden, erarbeitete SCHOLZ (1977) eine Identifizierungshilfe (Tab. 98).

Neben dem Vorteil der einfachen und kurzgefaßten Datenübermittlung haftet den Vorschlägen von HAINES und SCHOLZ der Nachteil an, daß hierbei nur Grobinformationen über Art, Umfang und Lokalisation zahnärztlicher Maßnahmen weitergeleitet werden können, während die individualtypische Gestaltung in Abhängigkeit von den morphologischen und pathomorphologischen Gegebenheiten unberücksichtigt bleibt. Die Praxis zeigt jedoch, daß gerade diese von überzeugender Beweiskraft sein kann.

Der Dentalpaß von ENDRIS (1975) umfaßt ein Paßfoto, die Personalien sowie einen ständig zu ergänzenden Gebißstatus auf besonderem Vordruck. Ein Exemplar soll zentral (Gesund-

Tabelle 98

	Füllung Amal- gam 1	Füllung Zement Plast o.ä. 2	Inlay Gold 3	Inlay Silber o.ä. 4	Krone Gold 5	Krone Silber Plast o.ä. 6	fehlt 7	ersetzt fest- sitzend 8	ersetzt heraus- nehmbar 9
Kennzeichnung der Leiche:									
11									
12									
13									
14									
15									
16									
17									
18									
21									
22									
23									
24									
25									
26									
27									
28									
31									
32									
33									
34									
35									
36									
37									
38									
41									
42									
43									
44									
45									
46									
47									
48									

Schema nach Scholz (1977)

heitsamt, Betrieb) gespeichert sein, ein Duplikat kann zu Hause aufbewahrt werden.

Zentral gespeicherte Farbfotografien des Gesichts sowie des Ober- und Unterkiefers (Spiegel), die in regelmäßigen Abständen erneuert werden müssen, schlagen GUSTAFSON (1966) und KEISER-NIELSEN (1973) als leicht überschaubare und international verständliche Vergleichsunterlagen für die Identifizierung vor.

Ohne Zweifel sind einer weltweiten Festlegung von solchen Identifizierungshilfen wissenschaftliche, ökonomische und politische Grenzen gesetzt. Es stellt sich die Frage, ob angesichts der relativen Seltenheit der Identifizierungsnotwendigkeit tatsächlich alle Bürger von einem Markierungssystem oder einer zentralen Datenspeicherung erfaßt werden sollten. Die Ableitung solcher Forderungen von der Anzahl der Opfer von Massenkatastrophen berücksichtigt nicht die Häufigkeit solcher Ereignisse. Fest steht jedoch und wird von allen kasuistischen Berichten bestätigt, daß erstens vorher nicht bekannt ist, welche Merkmale im konkreten Fall zur Identifizierung führen, und zweitens, daß es sich meist um optische Merkmalsvergleiche handelt.

Deshalb sollte eine dringend zu fordernde zentrale Datenspeicherung bei Personen in Risikoberufen (Verkehrswesen, Bergbau, Militär) (FIALA 1968), nicht zuletzt mit Rücksicht auf internationale Verständlichkeit visuell erfaßbar sein. Dem entspricht am ehesten ein Foto von Gipsmodellen der Zahnreihen und Kiefer, wie es GALIPPE schon 1884 (!) vorgeschlagen hat (zit. nach ULRICH 1963). SCHULTHEIS (1955) bestätigt die Brauchbarkeit von Gipsmodellen für die Identifizierung. Durch Modellfotos wird ein Nachteil des Verfahrens von GUSTAFSON (1966) ausgeschaltet, nämlich die perspektivisch verzerrte Wiedergabe der Zahnreihen.

Von besonderem Nutzen ist die Merkmalswiedergabe vermittels Modellfotos für die Dokumentation der *Gaumenfalten*, die deskriptiv oder metrisch kaum erfaßbar sind, jedoch ein dem Papillarmuster der Fingerbeeren vergleichbares individualtypisches Merkmal darstellen (KIESS 1953, PILZ 1974). Die Gaumenfalten werden auch bei längerer Hitzeeinwirkung oder durch das Tragen von Plattenprothesen kaum beeinflußt.

Methode: Abformung beider Kiefer und Zahnreihen, Herstellung von Modellen, Schwärzung der Restaurationen (Füllungen, Kronen, Brücken sowie der Gaumenfalten) mit weichem Bleistift oder Faserstift, Fotografie beider Modelle in der Aufsicht. Wiederholung nach jeweils zwei Jahren. Zentrale Speicherung (Betrieb) der Negative. Die Vervielfältigung ist im Bedarfsfall durch jedes Fotolabor in kürzester Zeit möglich.

Wir möchten hier der Überzeugung Ausdruck geben, daß erstens gegenwärtig eine international verbindliche Empfehlung für Prothesenmarkierung oder zentrale Datenspeicherung schon aus ökonomischen und technischen Gründen kaum Aussicht auf breite Anwendung haben dürfte und zweitens, daß eine visuell erfaßbare Dokumentation möglichst vieler oraler Merkmale bei Risikoberufen und auf nationaler Ebene eine realisierbare Lösung darstellen könnte. Das von uns vorgeschlagene Verfahren erfüllt die Forderung nach Wiedergabe möglichst vieler Merkmale.

14.9. Rückschlüsse auf die Dauer oder Intensität von Hitzeeinwirkungen

Die Weichteile des Gesichts und Mundes, vor allem aber die Zähne und im Mund verarbeitete Werkstoffe zeigen je nach Dauer und Stärke von Hitzeeinwirkungen charakteristische Veränderungen, die unter Umständen Aufschlüsse über den Ablauf des Ereignisses geben können.

Zur Unterscheidung von *vitaler* und

Tabelle 99 Veränderungen durch postmortale Hitzeeinwirkung (1000—1100 °C) von unterschiedlicher Dauer (nach GÜNTHER u. SCHMIDT 1953)

Gewebe	Dauer (Min.) 8—10	13—16	20—25	45—75
Weichteile des Gesichts	oberflächliche Verkohlung, tiefere Schichten koaguliert	fast durchgängige Verkohlung	erheblich zerstört und verkohlt	verascht
Knochen des Gesichtsskeletts	umschrieben freigelegt, oberflächlich kalziniert	deutliche Kalzination, Stirn, Jochbein, Nasenbein	Jochbein, Nasengerüst zerstört, sonst erhebliche Zerstörungen	auseinandergefallen und kalziniert
Weichteile des Mundes	Lippen auseinandergewichen, Zunge fest gegen Zahnreihen gepreßt	Öffnung der Mundspalte erweitert	Zunge und Mundboden unkenntliche Masse	verascht
Zähne	Schmelz der Frontzähne oben schwarzglänzend, unten grau, Schmelz teilweise abgesprungen, freiliegendes Dentin schwarz, leichte Lockerung	Frontzähne schwarzglänzend, stark beschädigt und brüchig, Prämolaren grau	schwarz und teilweise zerstört, Kronen der Frontzähne abgesprungen, Wurzeln kalziniert und lose	weitgehende Absprengung der Kronen, nur noch kalzinierte Wurzeln in den Fragmenten der Kieferknochen

postmortaler Verbrennung wird von GEBHARDT (1923) angegeben, daß im ersten Fall mehr Zähne aus den Alveolen gelöst und stark zerstört sind, während bei postmortaler Verbrennung die Zähne eher in den Kiefern stecken und besser erhalten sind. Im übrigen treten bei langsamer Erhitzung die gleichen Erscheinungen wie bei plötzlicher auf und eine Steigerung der Temperatur führt zu den gleichen Veränderungen wie eine Verlängerung der Hitzeeinwirkung (GEBHARDT). Diese Feststellungen treffen sicher prinzipiell zu, so lange als Endergebnis die Veraschung organischer Strukturen gesehen wird. Bei Berücksichtigung zahnärztlicher Materialien und der Kristallstruktur der Zahnhartsubstanzen ist jedoch die Höhe der einwirkenden Temperatur von Bedeutung für die Veränderungen oder umgekehrt, aus den Veränderungen kann auf die Temperatur geschlossen werden (s. HARSÁNYI 1976).

Zu Beginn der Hitzeeinwirkung werden nur die oberen Frontzähne dieser direkt ausgesetzt, alle übrigen Zähne und auch die Weichteile des Mundes bleiben auf Grund des Wassergehalts der umgebenden Weichteile unverändert (Tab. 99). Erst mit steigender Einwirkungszeit und Zerstörung der äußeren Weichteile kommt es schrittweise zu Veränderungen auch an den übrigen Zähnen. Abhängig von der Höhe der Temperatur nehmen die der Hitze (nicht der Flamme!) direkt ausgesetzten Zähne eine Farbe zwischen hellbraun und glänzend schwarz an (Tab. 100). Der Schmelz wird rissig und springt in Splittern ab, das nun der Hitze direkt ausgesetzte Dentin wird stumpfschwarz. Später springen die Zahnkronen ab, bis nur noch kalzinierte Wurzeln in den Kieferresten stehen (s. Tab. 100). Gleichzeitig erfolgt eine zunehmende Karbonisation und Kalzinierung der Gesichtsweichteile und des Gesichtsskeletts bis zur völligen Veraschung und Dekompo-

Tabelle 100 Veränderungen an zahnärztlichen Materialien, der Mundschleimhaut und Zahnfarbe oder -form (nach Noffz, zit. nach Kress 1953, Günther, Schmidt 1953) sowie des Zahngewichts und der Kristallstruktur (nach Klinger u. Hesse 1974, Hesse 1974, Klinger, Schmidt, Schindhelm u. Berg 1976) nach Einwirkung definierter Temperaturen

	_	Temperatur (°C)											
	50	100	200	300	400	500	600	700	800	900	1000	1100	1200
Amalgam		▲ Silberamalgam bröcklig		▲ Quecksilber verdampft						▲ oxidierte Silberreste			
Gold, Silber-palladium											▲ Schmelze in Kugelform		
Mundschleimhaut		▲ Trocknung, Schrumpfung		▲ Verkohlung				▲ Veraschung					
Zahn				▲ hell-braun	▲ dunkel-braun	▲ braun-schwarz		▲ Kalzination durch Glühen		▲ Weißglut	▲ Schmelz schwarz-glänzend	▲ Schmelze	
Gewichtsverlust													
Schmelz							▲ 6%			▲ 8%			
Dentin							▲ 31%			▲ 34%			
Zement							▲ 41%			▲ 52%			
Gehalt an Hydro-xylapatit													
Schmelz							▲ 43%			▲ 77%		▲ 63%	
Dentin							▲ 48%			▲ 83%		▲ 66%	
Zement							▲ 37%			▲ 73%		▲ 73%	
Kristallisations-grad													
Schmelz		▲ 98%								▲ 100%			
Dentin		▲ 63%								▲ 100%			
Zement		▲ 63%											

Tabelle 101 Veränderung zahnärztlicher Materialien durch postmortale Hitzeeinwirkung (1000—1100 °C) von unterschiedlicher Dauer (nach GÜNTHER und SCHMIDT 1953)

Material	Dauer (Min.) 8—10	13—16	20—25	45—75
Provisorische Verschlußmittel	im Frontzahngebiet herausgefallen	generell verschwunden		
Zementfüllungen	unverändert	im Frontzahngebiet herausgefallen	einige Unterfüllungen im Seitenzahngebiet noch erhalten	weiß und hart in der Asche zu finden
Amalgamfüllungen	im Frontzahngebiet nur noch Quecksilberspuren	Silberamalgam bei Molaren unversehrt, Kupferamalgam gelblich-braun	generell verschwunden	
Gußfüllungen	Lockerung in der Kavität, evtl. Amalgamierung	bis zu den Eckzähnen herausgefallen	generell herausgefallen, Verankerungszapfen abgeschmolzen	Metallkugeln in der Asche
Metallkronen		Gold rötlich verfärbt, Silberpalladium gelbrot verfärbt	Gold Schmelzspuren an den Rändern, Lötverbindungen gelöst, Silberpalladium rauh und dunkelgrau	Gold „Quellkugeln" (vergl. Text) Silberpalladium bleibt formtreu erhalten
Keramische Zähne	Mantelkronen gesprungen oder abgefallen	Mantelkronen zersplittert, kompakte Zähne noch erhalten		Massive Kronen oder Facetten bleiben erhalten
Plaste	Frontzähne verbrannt	bis zu den Prämolaren Zähne verbrannt, vordere Prothesenbasis verschmort		völlig verbrannt

sition. Auf die Höhe der einwirkenden Temperatur weisen nicht nur die Farben der Zähne, sondern auch ihr kristalliner Aufbau hin. Spektroskopisch lassen sich temperaturabhängige Gewichtsänderungen, strukturelle Umlagerungen und Zunahme des Kristallisationsgrades nachweisen (KLINGER und HESSE 1974, HESSE, KLINGER, SCHMIDT, SCHINDHELM und BERG 1976) (s. Tab. 100).

Zahnärztliche Werkstoffe werden natürlich auch zuerst im Frontzahnbereich von Veränderungen durch die Hitzeeinwirkung betroffen. Zementfüllungen bleiben kurze Zeit unverändert, fallen dann aber durch hitzebedingte Kontraktion aus und sind in der Asche als ausgeglühte weiß gefärbte und sehr harte Gebilde zu finden (Tab. 101). Bei Amalgamen beginnt bei 400 °C das Quecksilber zu verdampfen, bereits vorher tritt es in feinen Kügelchen aus und ist in den Umschlagfalten und auf dem Mundboden sichtbar oder amalgamiert Edelmetalle (Verfärbung von Goldlegierungen). Nach 20 bis 25 Minuten ist Amalgam nicht mehr oder allenfalls an oxidierten Silberresten nachweisbar (Tab. 100/101). Gußfüllungen aus Gold oder Silberpalladium fallen aus den Kavitäten und sind entweder in voller Gestalt oder bei Temperaturen über 1000 °C als Metallkugeln in der Asche zu finden. Kronenersatz aus Gold oder Silberpalladium zeigt Verfärbungen, Trennung

Tabelle 102   Anteil von Menschenbissen bei Straftaten (nach ULRICH 1963)

Straftat	mit Menschenbiß	
	abs.	%
Sexualdelikt	29	44,7
Gewaltverbrechen	9	13,8
Kindesmißhandlung	3	4,6
Rohheitsdelikt	9	13,8
Sonstiges (Scherz, Eifersucht, Anfall, Einbruch u. a.)	15	23,1
	65	100,0

Davon 7 ohne Todesfolge

der Lötnähte oder Schmelze je nach Dauer und Höhe der Hitzeeinwirkung. Ein besonderes Phänomen sind die «Quellkugeln» (GÜNTHER und SCHMIDT 1953). Darunter verstehen die Autoren die Aufblähung von Goldkronen auf zwei- bis dreifache Größe unter erheblicher Minderung der Materialstärke. Bei Kronen aus Silberpalladium soll sie nicht vorkommen. Erklärt wird das Phänomen mit angestauten Verbrennungsgasen, welche die glühende Krone auftreiben. Keramische Massen sind äußerst widerstandsfähig und halten auch längerer Hitzeeinwirkung stand, sofern sie relativ massiv vorliegen, Mantelkronen zerspringen sehr früh, vermutlich wegen ungleicher Erhitzung. Prothesenbasen aus Plaste sind so lange kaum verändert, als schützende Weichteile die direkte Hitzeeinwirkung verhindern. Direkte Hitzewirkung führt sehr schnell zu totaler Verbrennung, wie sie im Frontzahngebiet schon frühzeitig auftritt.

14.10. Bißspuren

Als *Bißspuren* bezeichnet man die Markierungen, die als Folge von Ein- oder Abbissen durch Zähne in lebendem Gewebe oder totem Material entstehen. Je nach Spurenverursacher unterscheidet man zwischen Menschen- und Tierbiß. Spurenträger können lebende Personen, menschliche Leichen oder unbelebte Gegenstände, in erster Linie Nahrungsmittel sein. Bei Bißspuren an menschlichen Leichen kommen sowohl vitale, als auch postmortale Verletzungen in Frage. Die dementsprechende Einordnung und Bewertung von Bißspuren erfolgt durch den Gerichtsmediziner oder den Kriminalisten (Bißspuren in Gegenständen am Tatort). Auch bei der Spurensicherung werden zumindest in der ersten Phase

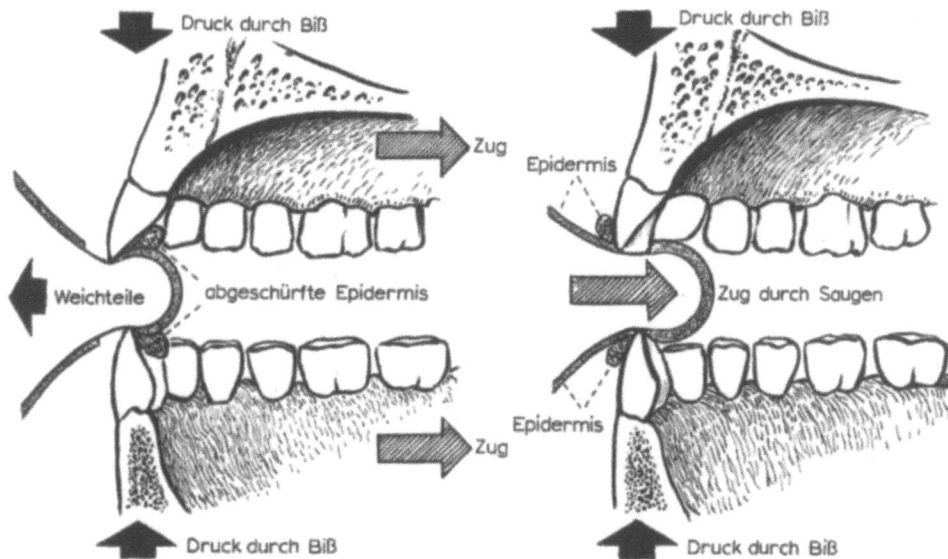

Abb. 158   Schematische Darstellung der Schürfspurenentstehung nach ZERNDT

Tabelle 103   Brauchbarkeit der Bißspur (nach ULRICH 1963)

Brauchbarkeit der Bißspur	Identifizierung des Täters		Ermittlung des Motivs		Rekonstruktion des Vorganges	
	abs.	%	abs.	%	abs.	%
Ausschluß von Verdächtigen	7	10,8	—	—	—	—
sichere Aussage	16	24,6	42	64,7	41	63,2
bedingte Aussage	6	9,2	0	0,0	1	1,5
keine Aussage	21	32,3	9	13,8	11	16,9
unbekannt	15	23,1	14	21,5	12	18,4
	65	100,0	65	100,0	65	100,0

Tabelle 104   Lokalisation von 65 Menschenbissen (nach ULRICH 1963)

Lokalisation	Häufigkeit		davon Täter
	abs.	%	Spurenträger
Gesicht und Hals	17	25,8	1
Schulter und Arme	8	12,1	
Hand und Finger	19	28,8	6
Brüste	13	19,7	
Unterbauch und Genitale	2	3,0	
Gesäß und Bein	5	7,6	
unbekannt oder vielfach	2	3,0	
	66	100,0	7

Anmerkung:
Ein Fall zweimal gezählt

diese Personengruppen zum Einsatz kommen. Die Mitwirkung des Stomatologen wird meist dann erforderlich, wenn durch fachkundige vergleichende Untersuchung der Bißspuren die Identität eines Täters festzustellen ist. Das betrifft also in erster Linie die Bißspur an der menschlichen Leiche oder an unbelebten Gegenständen.

Bißspuren an der Leiche

Die typische Form der menschlichen Bißspur ist die mehr oder weniger ringförmige (Bißring) Anordnung einzelner unterbluteter Marken der Schneidekanten oder Höckerspitzen der Zähne. Durch seitlichen Zubiß oder Verletzung nur durch Zähne eines Kiefers kann ein unvollständiger Bißring entstehen. Bei Tierbissen liegen wegen der größeren Kieferöffnung vor dem Biß die Marken von Ober- und Unterkieferzähnen viel weiter auseinander. Durchtrennung des Deckgewebes ist bei Menschenbiß verhältnismäßig selten, dagegen bei Tierbissen der Regelfall. Bißspuren werden vor allem in Verbindung mit Sexualdelikten beobachtet (s. Tab. 102) und können deshalb zur Ermittlung von Tatmotiv und -hergang mit herangezogen werden (Tab. 103) Die Lokalisation des Bisses kann auf die konkrete Situation hinweisen. Der Wollustbiß ist vor allem an Wangen, Hals, Brust, Bauch, Genitalien oder Schenkel zu finden, während der Abwehrbiß, der natürlich auch bei Sexualdelikten vorkommt, besonders prominente Körperteile betrifft, wie Nase, Ohr, Kinn, Arme, Finger (ULRICH 1963; Tab. 104).

Das Problem bei der Analyse von Bißspuren besteht darin, daß es sich in der Regel nicht nur um recht verschwommene Abbildungen der Schneidekanten oder Höcker der Zähne handelt, sondern daß während des Bisses das Weichgewebe durch Abwehrhaltung oder beim sogenannten Saugbiß gespannt ist und in der Entspannung einen verkleinerten Bißring zeigt oder aber durch Stauchung, z.B. bei schlaffer Haut, einen größeren Zahnbogen vortäuscht. ZERNDT (1964) machte deswegen auf die sogenannten Schürfspuren aufmerksam, die Hinweise auf die Vorgänge beim Beißen liefern. Beim einfachen Biß schaben die Schneidekanten der Zähne auf der Hautoberfläche entlang, während der gefaßte Wulst aus dem Munde gleitet. Das Ergebnis ist eine Epithelschürfung in Richtung Zentrum des Bißringes. Beim Saugbiß dagegen wird mit dem Zahnreihenschluß das Weichgewebe in die Mundhöhle des Beißenden gezogen, so daß die Schneidekanten eine Schabebewegung nach außen ausführen. Das Ergebnis ist eine Epithelschürfung an der Peripherie des Bißringes (Abb. 158).

Die *Sicherung der Bißspuren* hat so schnell wie möglich zu geschehen, da durch postmortale Veränderungen die ohnehin schon undeutlichen Spuren im-

Tabelle 105 Häufigkeitsverteilung verschiedener Formen des Zahnbogens und Alveolarfortsatzbogens bei Erwachsenen (nach SCHUMACHER, EHLER, BRUNE u. PFAU 1970); $n = 35$, Angaben in Prozent

Geometrische Form	Oberkiefer Zahnbogen	Alveolar-fortsatzbogen	Unterkiefer Zahnbogen	Alveolar-fortsatzbogen
Parabel 2. Grades	2,9	2,9	11,4	0,0
Parabel 3. Grades	97,1	91,4	85,7	100,0
Parabel 4. Grades	0,0	2,9	2,9	0,0
Polynom	0,0	2,9	0,0	0,0

Tabelle 106   Übereinstimmung simulierter Bißspuren (Plastilinaeinbisse nach Berg u. Schaidt 1955); $n = 100$, Angabe in Absolutwerten

Anzahl übereinstimmender Zähne	keine Ähnlichkeit	Konturendeckung		nebeneinander stehende Zähne
		allgemein	Zahnbögen	
0	24			
1		36	2	
2		20	4	1
3		11	3	4
4		7	2	73*
5		1		37*
6				33*

* Schneidezähne + Eckzähne

Tabelle 107   Häufigkeit von Zahnunterzahl in verschiedenen europäischen Populationen (nach Pindborg 1970); Angaben in Prozent

Population	Schweiz	England	Schweden	Österreich
Stichprobengröße	10000	6000	1000	9500
Mittlerer Schneidezahn Oberkiefer	0,0	0,0	0,0	0,0
Mittlerer Schneidezahn Unterkiefer	2,2	6,4	11,0	2,4
Seitlicher Schneidezahn Oberkiefer	12,3	23,5	19,3	22,3
Seitlicher Schneidezahn Unterkiefer	1,1	1,8	1,8	2,1
Eckzahn Oberkiefer	1,8	1,8	0,9	1,3
Eckzahn Unterkiefer	0,0	0,3	0,0	0,3
1. Prämolar Oberkiefer	5,5	2,3	2,8	2,7
1. Prämolar Unterkiefer	3,0	0,9	1,8	1,5

mer schlechter beurteilbar werden. Zu Lebzeiten sind Bisse am männlichen Arm bis zu 3 Stunden und beim weiblichen Geschlecht im Gesicht bis zu maximal 48 Stunden nachweisbar (Saar 1952, zit. nach Rötzscher und Reimann 1975).

Methode: Durchzeichnen der Zahnmarken auf Klarsichtfolie (Rötzscher 1972, Pilz 1962/74), fotografische Fixierung der Zahnmarken mit beigelegtem Maßstab (Rötzscher), Markierung des Hautstückes mit Bißspur, Übertragen der Markierung auf eine Korkplatte, Abpräparieren des Hautstücks, Übertragen des Hautstücks auf die Korkplatte unter Wahrung der Maßgenauigkeit (Markierungen), Fixierung mit Jores-II-Lösung (Zerndt 1964), stereomikroskopische Untersuchung im senkrecht einfallenden Auflicht im verdunkelten Raum (Vermeidung von Streulicht), Lokalisation der Schürfspuren (Zerndt).

Alle Vorschläge haben die Erhaltung

der Spur in ihren tatsächlichen Dimensionen zum Ziel, wobei allerdings die Maße der Spur von denen des Spurenverursachers abweichen können. Zur Überprüfung von Details des Bißvorgangs ist deshalb die Kontrolle der Schürfspuren zweckmäßig.

Für die Identifizierung des Täters sind ähnliche Impressionen wie die Zahnmarken des Bißringes von dem Tatverdächtigen erforderlich.

Methode: Einbisse des Ober- und Unterkiefers in Plastilinaplatten anfertigen, Durchzeichnung der Schneidekanten und Höckerspitzen auf Klarsichtfolie, Vergleich mit Präparat, Fotografie oder durchgezeichneter Bißspur auf Übereinstimmung(RÖTZSCHER1972, PILZ 1962/74). Herstellung von Kiefermodellen des oder der Verdächtigen aus glasklarem Kunststoff, Versuch der Deckung mit der Spur (SIMON und JORDAN 1974), Herstellung von Kiefermodellen des Verdächtigen aus Gips, einpudern der Modelle mit Talkum, Versuch der Deckung mit der Spur auf dem Objekt (SELLE 1966).

Praktische Erfahrungen (SELLE) und experimentelle Untersuchungen (BERG und SCHAIDT 1955) zeigen, daß die von vielen Autoren ausgesprochene Warnung vor voreiligen Schlüssen bei der Feststellung von Übereinstimmungen zwischen Bißspur und Einbissen von Tatverdächtigen zu Recht besteht (GORSKI 1966, KORKHAUS 1955, PILZ 1974).

Das hängt natürlich zunächst mit der Unschärfe der Spur und der möglichen Dimensionsänderung gegenüber den Maßen des Spurenverursachers zusammen. Deswegen sind mit KORKHAUS auch alle direkten meßtechnischen Identifizierungsverfahren, wie es SIMON , ADAM und JORDAN (1971)vorgeschlagen haben, von vornherein als sehr unsicher anzusehen. Die übliche Bißspur läßt präzise Meßpunkte nicht erkennen. Im übrigen entspricht nach SCHUMACHER, EHLER, BRUNE undPFAU (1970) die überwiegende Mehrzahl menschlicher Zahn- und Alveo-

larfortsatzbögen stereotyp einer Parabel 3. Grades, so daß der Bißring mit seinen undeutlichen Zahnmarken fast regelmäßig ein gleiches Bild zeigen muß (Tab. 105). BERG und SCHAIDT (1955) fanden dementsprechend auch nur in einem Viertel der Fälle keine Ähnlichkeit zwischen Bißspuren (Tab. 106). NEHRKORN, REIMANN und STURM (1976) überprüften durch sehr umfangreiche Untersuchungen (>12000) die bekannten odontoskopischen Methoden. Sie fordern bei einem Normalgebiß, das durchgehend typenähnlich ist, ebenso wie HAMMER (1956, zit. nach RÖTZSCHER und REIMANN 1975) die Übereinstimmung in mindestens 4 bis 5 zusammenhängenden Identitätspunkten, ehe eine Zuordnung wahrscheinlich gemacht werden kann. Bei der Prüfung der Bißidentifizierung durch Bißvergleich legen sie sich mit dem Hinweis auf die häufige unspezifische Typenähnlichkeit bei Deckungsgleichheit nur mit «nicht auszuschließen» fest. Wenn also Form und Grobmaße der Bißspur nur von geringer Aussagekraft sind, dann kommt es auf eine sehr sorgfältige Auswertung der einzelnen Zahnmarken an, die viel eher individualtypische Merkmale widerspiegeln können.

An erster Stelle sind hier die Abweichungen von der normgerechten Zahnzahl im Frontzahngebiet zu nennen. Nach einer Sammelstatistik von PINDBORG (1970) wurde in verschiedenen europäischen Populationen am häufigsten ein Fehlen des oberen seitlichen Schneidezahnes infolge Hypodontie beobachtet (Tab. 107). *Unterzahl* anderer Frontzähne ist ein ganz besonders seltenes Merkmal. Im Milchgebiß kommt Zahnunterzahl bei 0,2 bis 0,6% der untersuchten Kinder vor (BRABANT 1967). Zahnüberzahl hat in europäischen Population eine Frequenz von 2,8 bis 3,6%, wobei in fast der Hälfte der Fälle der Frontzahnbereich des Oberkiefers betroffen ist (PIND-

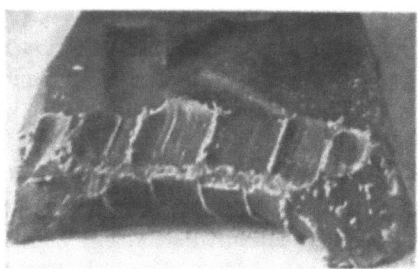

Abb. 159   Schartenspur (PILZ) in Schokolade

BORG 1970). Im Milchgebiß kommt Zahnüberzahl ähnlich selten wie die Unterzahl vor (BRABANT). Auffällige Anomalien der Zahnstellung oder besondere Zahnmaße können ebenso wie Leerfelder im Bißring durch tiefzerstörte oder fehlende Zähne zu besonderen Merkmalen werden. Herausnehmbarer partieller Zahnersatz führt oft zu Markierungsunterschieden in der Weise, daß die noch vorhandenen eigenen Zähne eine intensivere Spur hinterlassen als die ersetzten, die entweder schon im Ruhezustand nicht das Niveau der Schneidekanten erreichen oder beim Abbiß gegen den Alveolarkamm gedrückt werden. Ähnlich unterschiedlich starke Bißmarken entstehen allerdings auch bei ungleichen Zahnlängen auf Grund von Stellungsanomalien oder Parodontopathien.

Bißspuren in Gegenständen

Bißspuren in Gegenständen können als mehr oder weniger deutliche Einbisse mit Abformung der Schneidekanten oder als Schartenspuren (PILZ 1974) eines vollzogenen Abbisses vorliegen (Abb. 159). Sofern es sich beim Spurenträger um Lebensmittel handelt, ist eine sofortige Sicherstellung und vor Verderbnis geschützte Aufbewahrung (Kühltruhe) bis zur Bearbeitung dringend erforderlich, da sonst wesentliche Merkmale verlorengehen. Zur Erleichterung der Identifizierungsarbeit ist die Herstellung von Spurenmodellen empfehlenswert, wobei wegen der damit verbundenen Zerstörung des Spurenträgers eine genaue fotografische Dokumentation erforderlich ist.

Sicherung der Bißspuren

Drucklose Abformung der Spur mittels fast flüssig angerührter Silikonabdruckmassen (Silone, Sta-Seal, Impressional, Lastic 55), Versteifung durch Gegenguß mit Gips, Entfernung des Spurenträgers, Ausgießen des Silikonabdrucks und Gegengusses = Modell des Spurenträgers mit Spur (STEINHAUER 1962). Die Identifizierung erfolgt durch Vergleich von Gebißmodellen oder Zahnspuren des Tatverdächtigen mit dem Spurenmodell.

Von dem Tatverdächtigen werden Kiefermodelle aus Gips angefertigt und dem Modell angepaßt (STEINHAUER 1962). Unter Verwendung eines speziellen Halters wird mittels Wachszinkweißmischung nach KOCKEL (100 Teile weißes Wachs, 75 Teile Zinkweiß) in der oberflächlich durch Erwärmen plastifizierten Masse eine Schartenspur erzeugt, Vergleich der Schartenspuren unter der Lupe bei seitlich oder schräg von oben einfallendem Licht (PILZ 1974).

PILZ weist darauf hin, daß auf Grund der Härte des Zahnschmelzes diese spurengebenden Scharten über mehrere Monate erhalten bleiben, wobei erste Veränderungen nach 2 Monaten experimentell beobachtet wurden. Damit ist die Schartenspur wegen ihrer vielen Details ein sehr brauchbares individualtypisches Merkmal, das natürlich bei Vorliegen auffälliger Atypien der Zahnstellung, Zahnzahl oder Zahnform für die Identifizierung an Bedeutung verliert.

Bei der Sicherung und Deutung von Bißspuren können sowohl zahnärztliche Materialien und Technologien als auch stomatologische Kenntnisse von Nutzen sein.

Bei der Analyse von Bißmarken gewinnen in letzter Zeit stereoskopische, stereomikroskopische und rasterelektronenmikroskopische Untersuchungen sowie stereometrisch-graphische Darstellungen Bedeutung (JONASON, FRYKHOLM und FRYKHOLM 1974, BANG 1976).

Empfehlungen

Die Auswertung von Bißspuren ist in der forensischen Medizin ein relativ seltenes Erfordernis. Sie wird meist bei Sexualdelikten, Körperverletzungen oder Gewaltverbrechen zur Identifizierung von Tätern angewandt (PROKOP 1966). Die Vielfalt von Situationen macht es schwierig, Empfehlungen im Sinne der methodischen Vereinheitlichung abzugeben. Wir möchten hier dem Verfahren von ZERNDT (1964) den Vorrang geben, da durch Asservierung des betreffenden Hautstücks sowohl Übertragungs- oder Projektionsfehler vermieden werden, als auch die Beurteilung der Schürfspuren am gleichen Objekt möglich ist. Für die Sicherung von Bißspuren in Gegenständen scheint das von STEINHAUER (1962) vorgeschlagene Verfahren das geeignetste zu sein. Die Gewinnung von Vergleichsmaterial bei den vermutlichen Tätern richtet sich nach der Art der Spur und besteht entweder in der Herstellung üblicher Kiefermodelle oder in der Erzeugung von Schartenspuren. Positive Zuordnungen erlauben nur Gebisse mit charakteristischen individuellen Besonderheiten.

14.11. Umfang und Grenzen der forensischen Stomatologie

Die Zweckmäßigkeit der Hinzuziehung von Zahnärzten und die Aussagekraft stomatologischer Kenntnisse bei der Lösung bestimmter gerichtsmedizinischer Aufgaben wurde bereits vor 100 Jahren erkannt und seitdem vielfach bestätigt. Es handelt sich dabei fast stets um die Identifizierung unbekannter Toter entweder gemeinsam mit dem Gerichtsmediziner im Interesse der Ausschöpfung aller Möglichkeiten und verfügbaren Merkmale oder, wenn die üblichen gerichtsmedi-

zinischen Methoden nicht mehr oder nur unzuverlässig anzuwenden sind, durch den Stomatologen allein, der auf Grund seiner Spezialkenntnisse sonst unberücksichtigt gebliebene Merkmale erschließen kann. Es ist dementsprechend konsequent, wenn einerseits dem hier vorliegenden Buch über die Identifikation ein besonderes stomatologisches Kapitel eingegliedert wurde, andererseits jedoch stomatologische Methoden und Aussagemöglichkeiten in führenden Lehrbüchern der gerichtlichen Medizin, wie denen von PROKOP und GÖHLER (1975) oder MUELLER (1975), verhältnismäßig knapp abgehandelt werden. Weder die Identifikation, vor allem größeren Umfangs, noch die Mitwirkung des Stomatologen gehören zum gerichtsmedizinischen Alltag, selbst wenn es hier oder dort Beispiele dafür gibt. Vielmehr handelt es sich in der Regel um Ausnahmefälle oder Ausnahmesituationen, in denen der Stomatologe den Gerichtsmediziner wirkungsvoll unterstützen kann.

Die Sichtung der einschlägigen Literatur und eigene Erfahrungen zeigen, daß die von der Stomatologie bei der Identifikation gegenwärtig benutzten Merkmale, angewandten Kenntnisse und eingesetzten Methoden in erster Linie Umsetzungen klinischer Erfahrungen und Anwendung unverkennbar praxisbezogener entwicklungsgeschichtlicher Sachverhalte auf das gerichtsmedizinische Problem sind. Spezifische problembezogene Methoden, zum Beispiel zur Beantwortung erbbiologischer Fragen, zur Todeszeitbestimmung, zur Geschlechtsdiagnose, zur Differenzierung zwischen vitaler und postmortaler Verbrennung u.ä., gibt es zur Zeit nicht, sind noch nicht praxisreif oder lassen keine Verfeinerung der Aussage gegenüber herkömmlichen Bestimmungsverfahren erwarten. Allerdings könnten die in der Vergangenheit publizierten und hinsichtlich

Inhalt, Form und Zielstellung sehr unterschiedlichen Bücher über die forensische Stomatologie, wie die von BOHNE, EULER und VENTER (1956), GUSTAFSON (1966), LUNTZ und LUNTZ (1973) oder PILZ (1974), leicht die Vorstellung von einem neuen und neben der gerichtlichen Medizin existierenden und existenzfähigen Wissensgebiet erwecken. Sie sollten jedoch viel mehr als Ausdruck dessen gewertet werden, daß der gerichtsmedizinisch erfahrene Zahnarzt als Vertreter der Stomatologie auf dem Gebiet der Identifizierung in bestimmten Fällen zu einem unentbehrlichen Helfer der gerichtlichen Medizin geworden ist. Die Bildung selbstständiger zahnärztlicher Identifizierungsgruppen, wie sie LUNTZ und LUNTZ (1973) vorschlagen, erscheint uns als unzweckmäßig und nicht die von vielen Autoren geforderte Kooperation fördernd. Vielmehr sollte durch postgraduale Weiterbildung von Zahnärzten in der gerichtlichen Medizin die Verbindung vertieft und die Forschung auf diesem Gebiet optimiert werden. Es zeigt sich nämlich und könnte durch Beispiele belegt werden, daß sowohl zahnärztliche Untersuchungen zu gerichtsmedizinischen Fragen, als auch gerichtsmedizinische Untersuchungen zu stomatologischen Sachverhalten jeweils von stark vereinfachten Prämissen im anderen Fachgebiet ausgehen. Die Überwindung dieser Situation ist nur mit der Gemeinsamkeit des Vorgehens in der Forschung möglich, wie sie sich in der Praxis bereits bewährt hat.

einfachung der Darstellung menschlicher Zähne zu beobachten. Dies entspricht zwar der Situation in der Klinik, wo im Zuge der Therapieplanung und -durchführung die Anwendung allgemeiner Grundsätze und Regeln ohnehin im Einzelfall erfolgt und eine von individuellen Merkmalen abhängige Modifikation notwendig ist. Für die Belange der forensischen Stomatologie allerdings ist eine genaue Kenntnis der Variationsbreite und -möglichkeit makromorphologischer Merkmale der Zähne wichtig. Aus diesem Grunde werden die von KOSEWSKY (1977) zusammengetragenen Daten zur Makromorphologie menschlicher Zähne nachfolgend wiedergegeben (Tab. 108 bis 115). Dabei werden zur Erleichterung der Übersicht jeweils nur diejenigen Zähne, Kiefer oder Kieferhälften aufgeführt, bei denen das Merkmal vorkommt bzw. zwischen denen echte Unterschiede hinsichtlich der Merkmalshäufigkeit bestehen. Geschlechtsunterschiede sind nur dann vermerkt, wenn die mathematisch-statistische Bearbeitung der Daten mittels u-Test Signifikanz ergab. In den Tabellen werden die Zeichen —, +, ++, +++ für folgende Irrtumswahrscheinlichkeiten verwandt: > 5%, 5%, 1%, 0,1%. Weiterhin werden folgende Abkürzungen einheitlich benutzt: m = männlich, w = weiblich, OK = Oberkiefer, UK = Unterkiefer, r = rechts, l = links, 1 ... 8 = Zahnbezeichnung nach Position im Kiefer, beginnend beim mittleren Schneidezahn.

14.12. Anhang: Häufigkeit und Variation von Zahnmerkmalen

In den einschlägigen Lehrbüchern ist seit MÜHLREITER (1870) eine erhebliche Ver-

Tabelle 108   Relative Häufigkeit zusätzlicher Tubercula einschließlich Tuberculum Carabelli (nach Rudo 1969; Frontzähne, $n = 1200$) und Florin, Herrmann u. Jahn 1975; Seitenzähne, $n = 7893$); kein Unterschied zwischen rechts und links

Zahnposition		7	6	3	2	1
signif. m:w		—	—	++	—	+
OK	w	1,0	24,9	78,3	58,2	76,8
OK	m	1,0	24,9	69,8	58,2	69,9
UK	m	—	—	5,0	10,0	11,4
UK	w	—	—	8,7	16,8	19,3
signif. m:w				+	+++	+++

Tabelle 109   Relative Häufigkeit von Foramen coecum bzw. Foramen molare (nach Rudo 1969 und Florin, Herrmann u. Jahn 1975). Kein Unterschied zwischen männlich und weiblich, Rechts-links-Variabilität nur bei den oberen mittleren Schneidezähnen signifikant (+)

					r.	l.
Zahnposition	7	6	3	2	1	1
OK	—	—	0,5	29,0	0,15	1,0
UK	19,9	48,9				

Tabelle 110   Relative Häufigkeit zentraler Schmelzwülste (zentrale Schmelzleiste) (nach Rudo 1969, Frontzähne, $n = 12000$; Zuhrt u. Solyga 1967, Prämolaren, $n = 1315$ und Laumer 1969, Molaren, $n = 9302$). Signifikante (++) Rechts-links-Variabilität nur bei weiblichen 2. Molaren im Oberkiefer

		rechts					links
Zahnposition		7	6	5	4	3	7
signif. m:w		—	+++	—	—	—	—
OK	m	15,42	65,35	0,19	0,04	93,35	16,40
OK	w	9,32	50,36	0,19	0,04	93,35	14,26
UK	w	—	—	5,27	65,08	41,20	
UK	m	—	—	5,27	70,66	55,40	
signif. m:w				—	+	+++	

Tabelle 111 Relative Häufigkeit von Randleisten einschließlich Schaufelform (nach RUDO 1969, n = 12000). Keine Rechts-links-Variabilität

		rechts						links	
Zahnposition		3		2		1		3	
		dist.	mes.	dist.	mes.	dist.	mes.	mes.	dist.
signif.	m:w	+++	+	−	−	−	−	+	−
OK	m	97,40	96,80	93,98	85,90	94,50	85,90	98,20	98,45
	w	99,50	99,40					95,6	
UK	w	67,50	67,40	3,90	3,75	2,75	2,75		
	m	79,60	79,20						
signif.	m:w	+++	+++	−	−	−	−		

Tabelle 112 Relative Häufigkeit der Formen der mesialen Approximalfläche (nach FLORIN, HERRMANN u. JAHN 1975, n = 28492). Keine signifikanten Seitenunterschiede und Geschlechtsunterschiede

Zahnposition		7	6	5	4	3	2	1
OK	plan	18,9	6,5	7,9	7,6	2,4	12,4	18,5
	konvex	78,9	93,4	89,7	86,6	97,6	87,6	81,5
	konkav	2,0	−	2,1	5,9	−	−	−
UK	plan	7,4	13,1	4,8	1,9	10,1	23,4	23,0
	konvex	89,3	79,7	93,5	98,1	89,9	76,6	77,0
	konkav	2,7	7,1	1,5	−	−	−	−

Tabelle 113 Relative Häufigkeit der Formen der distalen Approximalfläche (nach FLORIN, HERRMANN u. JAHN 1975, n = 28492). Keine signifikanten Seitenunterschiede und Geschlechtsunterschiede

Zahnposition		7	6	5	4	3	2	1
OK	plan	10,4	27,2	13,1	9,4	0,5	5,0	13,2
	konvex	87,8	67,7	81,6	89,1	99,5	95,0	86,8
	konkav	1,7	5,0	5,3	1,6	−	−	−
UK	plan	2,7	5,5	7,7	3,2	1,4	11,5	22,6
	konvex	96,5	93,0	91,7	96,4	98,6	88,5	77,4
	konkav	0,8	1,5	0,6	0,4	−	−	−

Tabelle 114   Relative Häufigkeit von Fissuren an Frontzähnen
(nach Rudo 1969, $n = 12000$). Signifikanter (+) Unterschied bei männlichen unteren Eckzähnen

		rechts		links	
Zahnposition		3	2	1	3
signif.	m:w	+++	−	+++	
OK	m	59,6	41,4	20,8	
	w	49,4		13,1	
UK	w	0,35	0,0	0,0	−
	m	2,9	0,7		7,6
signif.	m:w	−	−	−	−

Tabelle 115   Relative Häufigkeit bestimmter Fissur-Höcker-Kombinationen im Seitenzahngebiet
(nach Florin, Herrmann u. Jahn 1975, $n = 14967$). Keine signifikanten Seitenunterschiede und
Geschlechtsunterschiede

Kombination	Oberkiefer				Unterkiefer			
	7	6	5	4	7	6	5	4
X-Fissur und 2 Höcker	−	−	100,0	100,0	−	−	93,9	100,0
Y-Fissur und 3 Höcker	36,5	1,5	−	−	0,4	−	6,1	−
Kreuzfissur und 4 Höcker	3,5	0,5	−	−	90,1	21,5	−	−
H-Fissur und 4 Höcker	59,7	97,0	−	−	0,8	0,8	−	−
Sternfissur und 5 Höcker	−	1,1	−	−	8,3	77,5	−	−

15. Mathematisch-statistische Verfahren zum Beweis festgestellter Befunde

15.1. Allgemeines

Im folgenden werden die in diesem Buch verwandten statistischen Verfahren kurz beschrieben. Ein tieferes Verständnis dieser Verfahren ist jedoch ohne die wichtigsten Grundkenntnisse aus der Wahrscheinlichkeitsrechnung und mathematischen Statistik nur sehr schwer möglich. Aus diesem Grunde sei hier auf die Literatur verwiesen (ADAM 1972; WEBER 1972; CAVALLI-SFORZA 1969; MEIER und VAHLE 1974; AHRENS und LÄUTER 1974).

Bei statistischen Untersuchungen, wie sie in diesem Buch beschrieben werden, sind ebenso wie bei jeder wissenschaftlichen Untersuchung gewisse Grundsätze einzuhalten. So wurde zunächst das Ziel der Untersuchung festgelegt, denn aus den zu beantwortenden Fragen ergibt sich, welche Informationen benötigt werden. Danach erfolgte die Planung der Untersuchung bezüglich Grundgesamtheit und Stichprobe, wobei gilt, daß die ermittelten Aussagen im allgemeinen umso besser sind, je besser die Planung war. Die Grundgesamtheit, d.h. die Gesamtheit aller Elemente (z.B. alle weiblichen Personen oder weibliche Personen im Alter von 40 bis 44 Jahren), über die eine statistische Aussage gemacht werden soll, muß genau abgegrenzt werden und sollte homogen sein. Die Homogenität bedeutet, daß es unterschiedliche Werte der erfaßten Merkmale (z.B. Gewicht, Körpergröße) geben kann, aber die Gesamtheit sich sonst — wenn überhaupt — nur noch in solchen Merkmalen unterschei-

det, die auf die untersuchten Merkmale keinen Einfluß haben. Bei den betrachteten Untersuchungen war es auf Grund der Größe der Grundgesamtheit bzw. aus Kosten- und Zeitgründen u.a. nicht möglich, die ganze Grundgesamtheit zu betrachten. Deswegen wurde nur ein Teil der Grundgesamtheit, eine sogenannte Stichprobe, verwandt. Von dieser Stichprobe schließt man auf die Grundgesamtheit. Um das machen zu können, müssen verschiedene Forderungen an die Stichprobe gestellt werden. So muß die Stichprobe

— repräsentativ sein, d.h. sie muß die Verhältnisse in der Grundgesamtheit genügend genau widerspiegeln;

— zufällig sein, d.h. die Elemente der Stichprobe sollten zufällig ausgewählt worden sein;

— unverzerrt sein, d.h. es sollten keine systematischen Fehler und damit keine Abweichungen in bestimmter Richtung (etwa alle Maße zu groß) vorhanden sein;

— genügend groß sein, d.h. der Stichprobenumfang (die Anzahl der Elemente in der Stichprobe) muß vor der Untersuchung genügend groß festgelegt werden;

— genügend genau sein, d.h. man muß

— ebenfalls vor der Untersuchung — die Meßmethoden in Abhängigkeit von der Genauigkeit festlegen.

Die Durchführung der Untersuchung ist mit solchen wichtigen Fragen wie Organisation der Untersuchung und Aufbereitung der rohen Daten verbunden. Die besondere Aufmerksamkeit konzentriert sich dabei auf das Primärdatenmaterial, denn die Qualität der erfaßten Primärdaten bestimmt vor allem die Qualität der Ergebnisse. Die mathematische, insbesondere mathematisch-statistische Auswertung einer Untersuchung geschieht bei großen Datenmengen und/oder aufwendigen Berechnungen zweckmäßigerweise mit Hilfe der EDV. Man hat hier den Vorteil, daß für die meisten EDVA schon fertige Programme für die wichtigsten mathematischen bzw. mathematisch-statistischen Auswertungen vorliegen. So gibt es für fast alle EDVA Programme für statistische Maßzahlen, Korrelationsanalyse, Regressionsanalyse, t-Test und Varianzanalysen.

15.2. Statistische Kennzahlen

Die bisher mit Merkmal bezeichneten Größen sind im Sinne der mathematischen Statistik Zufallsgrößen (auch zufällige Veränderliche oder Zufallsvariable genannt). Man unterscheidet:

1. Diskrete Zufallsgröße:

Darunter versteht man eine Zufallsgröße, die nur bestimmte (meist ganzzahlige) reelle Werte annehmen kann. Beispiel: Die Zufallsgröße «Geschlecht» kann die Werte 0 (entspricht weiblich) und 1 (entspricht männlich) annehmen; die Zufallsgröße «Anzahl der Kinder»: 0 (keine Kinder), 1 (1 Kind), 2 (2 Kinder) usw.

2. Stetige Zufallsgröße:

Eine Zufallsgröße ist stetig, wenn sie alle Werte eines reellen Intervalls (oder alle reellen Werte) annehmen kann. Beispiel: Die meßbaren Körpermaße sind stetige Zufallsgrößen, etwa die Körperlänge. Das Intervall für die Körperlänge wird durch die minimal und die maximal mögliche Körperlänge begrenzt.

Im folgenden sollen die stetigen Zufallsgrößen dargestellt werden. Man bezeichnet die Zufallsgrößen mit großen la-

teinischen Buchstaben, wie etwa

$$X, Y, ...; X_1, X_2, ...,$$

und ihre Werte mit den entsprechenden kleinen lateinischen Buchstaben

$$x, y, ... ; x_1, x_2, ...$$

bei einem sowie

$$x_1, x_2, ...; y_1, y_2, ...; ...; x_{11}, x_{21}, ...;$$
$$x_{12}, x_{22}, ...; ...$$

bei mehr als einem Wert je Zufallsgröße. Wie schon gesagt, sollen die Kenngrößen der Grundgesamtheit über die entsprechenden Kenngrößen der Stichproben ermittelt (genauer: geschätzt) werden. Dabei bedient man sich der statistischen Maßzahlen der Stichprobe.

Gehen wir jedoch von einem Beispiel aus und betrachten bei 6 bis 7jährigen Knaben folgende Zufallsgröße:

$$Y = X_0: \text{Körpergewicht (in kg),}$$
$$X_1: \text{Körpergröße (in mm),}$$
$$X_2: \text{rechte Handlänge (in mm).}$$

Für diese 3 Zufallsgrößen wurden jeweils 10 Werte ermittelt, d.h. an 10 Personen wurden diese 3 Maße gemessen, wobei der Wert i (mit $i = 1, 2, ... , 10$) zur i-ten Person gehört. Solche zusammengehörenden Werte bezeichnet man auch als Wertesatz (Tab. 116).

Tabelle 116 Meßwerte für Körpergewicht, -größe und Handlänge

Nr. i des Wertes	$y_i = x_{i0}$	x_{i1}	x_{i2}
1	18,2	1140	130
2	19,8	1135	129
3	22,1	1241	133
4	21,3	1127	128
5	20,4	1119	133
6	19,3	1101	127
7	17,7	1084	133
8	21,1	1042	139
9	27,4	1300	146
10	30,2	1331	148
Summe	217,5	11620	1346

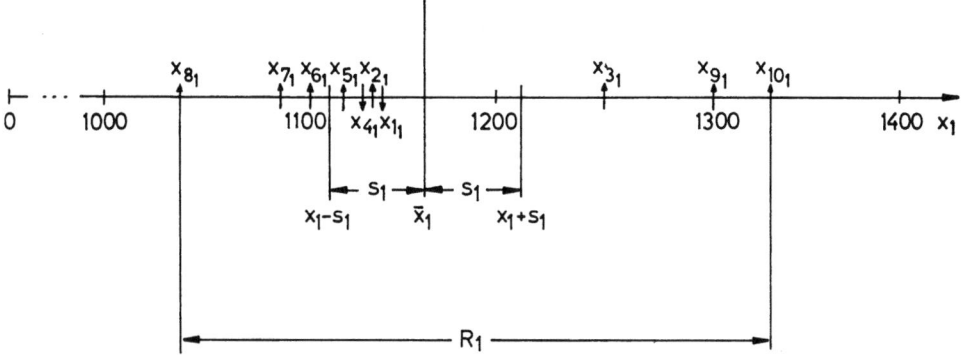

Abb. 160   Statistische Maße bei der Zufallsgröße X_1

Eine wichtige statistische Maßzahl ist der *Mittelwert*. Den Mittelwert für die Körpergröße X_1 erhält man als arithmetisches Mittel aus

$$\bar{x}_1 = \frac{1}{10} \sum_{i=1}^{10} x_{i1} = \frac{1}{10} \cdot 11\,620$$
$$= 1162 \, .$$

Dies ist genauer der Mittelwert der Stichprobe. Aus diesem Mittelwert der Stichprobe kann man den Mittelwert oder Erwartungswert μ_1 der Grundgesamtheit (Parameter der Grundgesamtheit werden im allgemeinen mit griechischen Buchstaben bezeichnet) schätzen.

Liegt allgemein für die Zufallsgröße X_j eine Stichprobe vom Umfang N vor,

$$X_{1j}, X_{2j}, \dots, X_{Nj} \, ,$$

dann kann der wahre, aber unbekannte Mittelwert der Grundgesamtheit μ_j durch

$$\bar{x}_j = \frac{1}{N} \sum_{i=1}^{N} x_{ij}$$

geschätzt werden.

Die Kenngrößen der Grundgesamtheit (meist mit griechischen Buchstaben bezeichnet) werden über die entsprechenden Kenngrößen der Stichproben geschätzt. Da es im vorliegenden Buch fast immer um Stichproben geht, sollen im folgenden nur die Stichprobenkenngrößen angeführt werden. Die Schätzung der entsprechenden wahren, aber unbekannten Kenngrößen der Grundgesamtheit erfolgt durch sie, auch wenn das nicht ausdrücklich bemerkt wird.

Während der Mittelwert die mittlere Lage der Punkte (genauer: die mittlere Lage der Punkte einer Verteilung) einer Gesamtheit charakterisiert, kennzeichnet die *Varianz* bzw. die Standardabweichung die durchschnittliche Abweichung der Einzelwerte (einer Verteilung) von ihrem Mittelwert (Abb. 160). Wir berechnen die Varianz s_j^2 bzw. die Standardabweichung s_j (der Stichprobe) für eine Stichprobe vom Umfang N mittels

$$s_j^2 = \frac{1}{N-1} \sum_{i=1}^{N} (x_{ij} - \bar{x}_j)^2$$

bzw.

$$s_j = \sqrt{s_j^2} = \sqrt{\frac{1}{N-1} \sum_{i=1}^{N} (x_{ij} - \bar{x}_j)^2} \, .$$

Ein weiteres Maß der Abweichung der einzelnen Werte vom Mittelwert ist die *Spannweite* oder *Variationsbreite* R_j, die die Differenz zwischen dem größten ($x_{j\,\mathrm{max}}$) und kleinsten Wert ($x_{j\,\mathrm{min}}$) ist,

$$R_j = x_{j\,\mathrm{max}} - x_{j\,\mathrm{min}} \, .$$

Die Spannweite berücksichtigt, im Gegensatz zur Standardabweichung, nicht die Häufigkeit des Auftretens der einzelnen Werte. Sie ist besonders bei kleinen Stichproben sinnvoll. Die Varianz $s_{\bar{x}j}^2$ bzw. die Standardabweichung $s_{\bar{x}j}$ des Mittelwertes einer Stichprobe berechnet sich

$$s_{\bar{x}j}^2 = \frac{s_j^2}{N}.$$

bzw.

$$s_{\bar{x}j} = \frac{s_j}{\sqrt{N}}.$$

Die *Standardabweichung* des *Mittelwerts* $s_{\bar{x}}$ ist ein Maß für die Zuverlässigkeit eines Mittelwerts, d.h., wenn wir aus der gleichen Grundgesamtheit eine weitere Stichprobe gleichen Umfangs ziehen, so wird der Mittelwert dieser Stichprobe im allgemeinen nicht mit dem Mittelwert der vorher gezogenen Stichprobe vollkommen übereinstimmen. Die Standardabweichung des Mittelwerts $s_{\bar{x}}$ ist ein Maß für die Abweichung dieses Mittelwerts von einer mittleren Lage (die dem Mittelwert der Grundgesamtheit entspricht). Aus der Formel von $s_{\bar{x}}$ geht hervor, daß das arithmetische Mittel umso zuverlässiger ist, je größer der Stichprobenumfang ist.

Die Standardabweichung des Mittelwerts spielt insbesondere bei der Betrachtung der *Konfidenzintervalle*

$$(\bar{x}_1 - t_\alpha\, s_{\bar{x}j}, \ \bar{x}_1 + t_\alpha\, s_{\bar{x}j})$$

eine wichtige Rolle, wobei t_α ein von der sogenannten Irrtumswahrscheinlichkeit α abhängiger Wert der STUDENTschen t-Verteilung ist (Standardabweichung der Grundgesamtheit σ_1 bekannt: Wert der Normalverteilung). Mit Hilfe der Konfidenzintervalle kann angegeben werden, mit welcher Wahrscheinlichkeit der wahre Mittelwert μ_1 der Grundgesamtheit zwischen den entsprechenden Intervallgrenzen liegt. So liegt μ_1 mit einer Wahrscheinlichkeit von $1 - \alpha$ zwischen den obigen Intervallgrenzen

$$\bar{x}_1 - t_\alpha s_{\bar{x}j} < \mu_1 < \bar{x}_1 + t_\alpha s_{\bar{x}j}.$$

Damit wird zugleich eine wichtige Aussage über die Güte der Schätzung geliefert.

Sollen die Güte und die Genauigkeit der Werte verschiedener Stichproben verglichen werden, dann benutzt man oft den *Variationskoeffizienten* V_1,

$$V_1 = \frac{s_1}{\bar{x}_1} \cdot 100 \text{ in } \% \ .$$

Dabei muß jedoch vorausgesetzt werden, daß die zu vergleichenden Stichprobenergebnisse alle etwa die gleichen, von Null verschiedenen Mittelwerte haben.

Wir haben uns bisher mit der Berechnung statistischer Maßzahlen befaßt. Oft ist es zudem zweckmäßig, die vorliegenden Zufallsgrößen zu standardisieren. Man versteht unter einer standardisierten (oder normierten) Zufallsgröße eine Zufallsgröße mit dem Mittelwert Null und der Standardabweichung Eins. Vorteile der Standardisierung sind die gleiche Größenordnung und die bessere direkte Vergleichbarkeit (vor allem bei gleicher Verteilung). Die Werte x_{ij} einer Zufallsgröße X_1 mit dem Mittelwert $\bar{x}_1$ und der Standardabweichung s_1 werden wie folgt standardisiert

$$z_{ij} = \frac{x_{ij} - \bar{x}_1}{s_1} \quad (\text{für } i = 1, 2, \ldots, N)\,.$$

Abschließend soll für das vorher angeführte Beispiel die Tabelle der statistischen Maßzahlen für alle Zufallsgrößen $Y = X_0, X_1$ und X_2 angegeben werden (Tab. 117).

15.3. Statistische Tests

Es liegen folgende Fragestellungen vor:

Bezüglich der Zufallsgröße «Körpergröße» wurde bei erwachsenen Männern und Frauen jeweils eine Stichprobe gezogen. Wir erhielten folgende Resultate (Tab. 118):

Tabelle 117 Statistische Maßzahlen für Körpergewicht, -größe und Handlänge ($Y = X_0$, X_1, X_2)

Statistische Maßzahlen	$Y = X_0$ $j = 0$	X_1 $j = 1$	X_2 $j = 2$
Anzahl N_j	10	10	10
Mittelwert $\bar{x}_j$	21,75	1162	134,6
Varianz s_j^2	16,1	9149	54
Standardabw. s_j	4,01	95,6	7,4
Varianz des Mittelwertes $s_{\bar{x}j}^2$	1,608	914,9	5,4
Standardabw. d. Mittelwertes $s_{\bar{x}j}$	1,27	30,2	2,3
Variationskoeffizient V_j	18,4%	8,2%	5,5%
Max. Wert $x_{j\max}$	30,2	1331	148
Min. Wert $x_{j\min}$	17,7	1042	127
Spannweite R_j	12,5	289	21

Tabelle 118 Maßzahlen für Körpergröße

	$j = 1$ Männer	$j = 2$ Frauen
Anzahl N_j	476	266
Mittelwert $\bar{x}_j$	1716 mm	1597 mm
Varianz s^2	4294 mm²	3163 mm²
Standardabw. s_j	66 mm	56 mm

Die Frage, ob der Unterschied bezüglich der durchschnittlichen Körpergröße bei erwachsenen Männern und Frauen wesentlich ist, kann im Sinne der Statistik wie folgt formuliert werden:

Bezüglich einer Zufallsgröße X (Körpergröße) liegen 2 unabhängige Stichproben vor. Die beiden Stichproben unterscheiden sich hinsichtlich eines weiteren Merkmals (Zufallsgröße) Y (Geschlecht). Sind die Unterschiede der Stichprobenwerte für X bezüglich Y im statistischen Sinne wesentlich (d.h. statistisch signifikant)?

Solche Fragestellungen kann man mit Hilfe von statistischen Tests beantworten. An einem Beispiel soll ein solcher Test beschrieben werden: Die Stichproben für X (in unserem Fall Körpergröße) fassen wir zunächst als Stichproben aus verschiedenen Grundgesamtheiten auf. Jeder statistische Test hängt natürlich wesentlich von den zugrunde liegenden Voraussetzungen ab. Wir setzen voraus, daß beide Grundgesamtheiten

1. die gleiche (es genügt: annähernd die gleiche) Varianz haben und
2. (zumindest annähernd) normal verteilt sind.

Das ist bei vielen praktischen Problemen der Fall. Sei nun μ_1 der Mittelwert der 1. Grundgesamtheit (X_1: Männer) und μ_2 der Mittelwert der 2. Grundgesamtheit (X_2: Frauen), dann lautet die obige Frage nach dem wesentlichen (statistisch gesicherten) Unterschied: Ist $\mu_1 \neq \mu_2$ (die Mittelwerte unterscheiden sich)? Zur Beantwortung dieser Frage stellen wir 2 Hypothesen auf:

1. Die Nullhypothese $H_0 : \mu_1 = \mu_2$ (die Mittelwerte sind gleich).

2. Die Alternativhypothese $H_1 : \mu_1 \neq \mu_2$.

Wir nehmen an, daß die Nullhypothese $H_0 : \mu_1 = \mu_2$ richtig ist, d.h. die Mittelwerte der beiden Grundgesamtheiten unterscheiden sich nicht. Dann genügt die Größe

$$t = \frac{\bar{x}_1 - \bar{x}_2}{s_{\text{diff}}} \cdot \sqrt{\frac{N_1 \cdot N_2}{N_1 + N_2}}$$

einer STUDENTschen t-Verteilung mit $f = (N_1 + N_2 - 2)$ Freiheitsgraden, wobei

$$s_{\text{diff}} = \sqrt{\frac{(N_1 - 1) s_1^2 + (N_2 - 1) s_2^2}{N_1 + N_2 - 2}}$$

die Standardabweichung der Differenz $(\bar{x}_1 - \bar{x}_2)$ ist. Die Richtigkeit der Nullhypothese wird überprüft, indem der oben berechnete t-Wert mit einem tabellierten Wert (s. ADAM 1972, WEBER 1972, MEIER und VAHLE 1974 oder in einem anderen Standardstatistiklehrbuch) $t(\alpha; f)$ der STUDENTschen t-Verteilung verglichen wird, wobei f die Freiheitsgrade sind und α die Irrtumswahrscheinlichkeit ist. α muß vor einer Stichprobenuntersuchung festgelegt werden. Es gilt:

1. $t < t(\alpha; f)$:

Annahme der Nullhypothese, d.h. es spricht nichts gegen die Richtigkeit der Nullhypothese.

2. $t \geqq t(\alpha; f)$:

Ablehnung der Nullhypothese, d.h. die Nullhypothese ist falsch.

Statistische Tests sind Wahrscheinlichkeitsaussagen, d.h. sie sind mit einer bestimmten Wahrscheinlichkeit richtig. In unserem Fall sind sie mit der Wahrscheinlichkeit $(1 - \alpha)$ richtig oder die Wahrscheinlichkeit für einen Irrtum ist α (deshalb heißt α auch *Irrtumswahrscheinlichkeit*). Wir können zwar Irrtümer nicht ausschalten, aber wir können sie durch geeignete Wahl von α (üblich: $\alpha = 0{,}05; 0{,}01; 0{,}001$) so klein wie nötig halten.

Betrachten wir nun unser Beispiel. Sei $\alpha = 0{,}01$. Aus den Zahlen der Tabelle 118 ergibt sich

$$t = \frac{\bar{x}_1 - \bar{x}_2}{s_d} \cdot \sqrt{\frac{N_1 \cdot N_2}{N_1 + N_2}}$$

$$= \frac{1716 - 1597}{62{,}4} \cdot \sqrt{\frac{476 \cdot 266}{476 + 266}} \approx 25$$

wobei

$$s_{\text{diff}} = \sqrt{\frac{(N_1 - 1) s_1^2 + (N_2 - 1) s_2^2}{N_1 + N_2 - 2}}$$

$$= \sqrt{\frac{(476 - 1) 4294 + (266 - 1) 3163}{476 + 266 - 2}}$$

$$= \frac{2\,877\,845}{740} = 62{,}4 \; .$$

Es gilt

$$t = 25 > t(\alpha; f) = t(0{,}01; 740) = 2{,}58$$

und damit Ablehnung der Nullhypothese. Auf Grund der beiden Stichproben kann demnach gesagt werden, daß sich die Körpergrößen bei erwachsenen Männern und Frauen statistisch signifikant unterscheiden, d.h. daß die vorhandenen Unterschiede der Körpergröße bei Männern und Frauen wesentlich (statistisch gesichert) sind. Rechnet man den t-Test mit Hilfe einer EDVA, so erhält man meist als Ergebnis, ob eine Mittelwertdifferenz statistisch gesichert ist oder nicht. Auf diese Weise ist sogar das Nachschlagen in der Tabelle der t-Verteilung unnötig.

15.4. Korrelation

Den Zusammenhang zwischen Zufallsgrößen können wir mit Hilfe von *Korrelationskoeffizienten* untersuchen. Durch die Zufallsgröße und ihre Verteilung wird wesentlich die Art der Berechnung und Verwendung der Korrelationskoeffizienten bestimmt. Man unterscheidet parametrische und nichtparametrische Korrelationskoeffizienten. Wir wollen uns nur mit den parametrischen befassen. Bei den nichtparametrischen Korrelationskoeffizienten, die z.B. auf Häufigkeitsziffern (diskrete Zufallsgrößen) oder Rangzahlen beruhen können, sei auf die Literatur (ADAM 1972, WEBER 1972, JAHN und VAHLE 1970) verwiesen.

Wir betrachten eine (genau: zweidimensionale normalverteilte; in der Praxis genügt jedoch eine annähernde Normalverteilung) Zufallsgröße (X_1, X_2) — etwa Körpergröße und Körpergewicht — mit den beiden Standardabweichungen $s_j >$ 0 (für $j = 1, 2$). Den linearen Zusammenhang zwischen X_1 und X_2 kann man dann mit Hilfe der *Kovarianz* s_{12} von X_1, X_2 charakterisieren. Da die Kovarianz den Nachteil hat, daß in sie die Dimensionen der Zufallsgrößen X_1, X_2 eingehen (d.h. die Angaben der Körpergröße in cm oder m führt zu völlig verschiedenen Kovarianzen), verwendet man zur Kennzeichnung des linearen Zusammenhanges zwischen zwei Zufallsgrößen X_1, X_2 den *einfachen Korrelationskoeffizienten*

$$r_{12} = \frac{s_{12}}{s_1 \cdot s_2},$$

der dimensionslos ist. Der einfache Korrelationskoeffizient hat weiter folgende Eigenschaften:

1. Sind X_1 und X_2 voneinander unabhängige Zufallsgrößen, so ist der Korrelationskoeffizient gleich Null. Die Umkehrung dieses Satzes ist im allgemeinen nicht richtig. Man sagt dann, daß X_1 und

Tabelle 119 Wertesätze für die einfache Korrelation

Nr. des Wertesatzes	X_1	X_2
1.	x_{11}	x_{12}
2.	x_{21}	x_{22}
.	.	.
.	.	.
.	.	.
i.	x_{i1}	x_{i2}
.	.	.
.	.	.
.	.	.
N.	x_{N1}	x_{N2}
Summe	$\sum\limits_{i=1}^{N} x_{i1}$	$\sum\limits_{i=1}^{N} x_{i2}$

X_2 unkorreliert sind.

2. Der einfache Korrelationskoeffizient liegt zwischen -1 und $+1$, d.h., es gilt

$$-1 \leqq r_{12} \leqq +1.$$

Der Betrag von r_{12} ist genau dann gleich Eins, wenn X_1 und X_2 voneinander linear abhängen, d.h. wenn eine lineare Beziehung

$$X_1 = a + bX_2$$

besteht, wobei a und b konstante Zahlen sind und die Vorzeichen von b und r_{12} übereinstimmen.

3. Die Reihenfolge der Zufallsgrößen spielt bei der Korrelation keine Rolle, d.h. es gilt

$$r_{12} = r_{21}$$

und natürlich auch

$$s_{12} = s_{21}.$$

Tabelle 119 stellt eine Stichprobe vom Umfang N für die Zufallsgrößen X_1, X_2 dar.

Die Werte der Zufallsgröße (X_1, X_2) sind zusammengehörige Werte und heißen Daten- oder Wertesatz. Beispiel: Körperlänge (X_1: x_{i1}) und Körpergewicht (X_2: x_{i2}) einer bestimmten (der i-ten)

Person. Die Kovarianz wird durch

$$s_{12} = \frac{1}{N-1} \sum_{i=1}^{N} (x_{i1} - \bar{x}_1)(x_{i2} - \bar{x}_2)$$

geschätzt. Dadurch ergibt sich für die Schätzung des einfachen Korrelationskoeffizienten

$$r_{12} = \frac{s_{12}}{s_1 \cdot s_2}$$

$$= \frac{\sum_{i=1}^{N} (x_{i1} - \bar{x}_1)(x_{i2} - \bar{x}_2)}{\sqrt{\sum_{i=1}^{N} (x_{i1} - \bar{x}_1)^2 \cdot \sum_{i=1}^{N} (x_{i2} - \bar{x}_2)^2}}.$$

Der einfache Korrelationskoeffizient (auch totaler, Produkt-Moment-, BRAVAIS-PEARSONscher Korrelationskoeffizient genannt) hat folgende Eigenschaft: Je stärker sich die Verteilung von X_1, X_2 im kartesischen Koordinatensystem um eine Gerade (die sogenannte Regressionsgerade) konzentriert, desto mehr nähert sich der Korrelationskoeffizient dem Wert Eins. Aus diesem Grund können wir den einfachen Korrelationskoeffizienten als Maß für die Abweichung von strenger linearer Abhängigkeit betrachten. Er gibt den Grad des linearen Zusammenhanges zweier Zufallsgrößen X_1 und X_2 an. Ein weiteres Maß für den Grad des Zusammenhangs ist das *einfache* oder totale *Bestimmtheitsmaß B_{12}*. Es ist gleich dem Quadrat des einfachen Korrelationskoeffizienten

$$B_{12} = r_{12}^2 = \frac{s_{12}^2}{s_1^2 \cdot s_2^2}$$

und kann somit nur Werte zwischen Null und Eins annehmen. Das Bestimmtheitsmaß hat den Vorteil, daß es klar deutbar ist. Es stellt den relativen Anteil der Streuung der Punkte der Regressionsgeraden bezüglich der Gesamtstreuung der Punkte dar, wobei die Regressionsgerade $X_1 = a + bX_2$ lautet und die $\hat{x}_{i1}$ die Werte sind, die durch Einsetzen der entsprechenden x_{i2} in die lineare Beziehung (der Regressionsgeraden) erhalten werden:

$$B_{12} = \frac{\sum\limits_{i=1}^{N} (\hat{x}_{i1} - \bar{x}_1)^2}{\sum\limits_{i=1}^{N} (x_{i1} - \bar{x}_1)^2}.$$

Zur Bestätigung, ob tatsächlich eine von Null verschiedene Korrelation vorliegt, d.h., ob der Wert des empirischen einfachen Korrelationskoeffizienten signifikant von Null verschieden ist (und damit nicht aus der Zufälligkeit der Stichprobe erklärt werden kann), stellen wir eine sogenannte Nullhypothese H_0 auf. Diese Nullhypothese H_0 lautet: $\varrho_{12} = 0$. Zu dieser Nullhypothese gibt es stets eine Gegen- oder Alternativhypothese H_1: $\varrho_{12} \neq 0$ (für die zweiseitige Fragestellung). Mittels eines statistischen Tests wird geprüft, ob die Nullhypothese abgelehnt werden muß oder ob kein Widerspruch zu ihr besteht. Für H_0 genügt die Zufallsgröße

$$t = \frac{|r_{12}|}{\sqrt{1 - r_{12}^2}} \sqrt{N - 2}$$

einer STUDENTschen t-Verteilung mit $(N-2)$ Freiheitsgraden. Einer Tafel der t-Verteilung entnimmt man für eine dabei vorzugebende Irrtumswahrscheinlichkeit α und den $(N-2)$ Freiheitsgraden einen Wert $t(\alpha; N-2)$. Die Korrelationskoeffizienten, für die die Nullhypothese mit der Irrtumswahrscheinlichkeit α abgelehnt werden muß, d.h., für die $t \geq t$ $(\alpha; N-2)$ ist, bezeichnet man als statistisch gesichert oder signifikant; sie sind mit der Irrtumswahrscheinlichkeit α statistisch gesichert.

Aus der Beziehung zwischen t und r_{12} lassen sich für vorgegebene Irrtumswahrscheinlichkeiten α und $(N-2)$ Freiheitsgrade die kleinsten, noch statistisch gesicherten einfachen Korrelationskoeffi-

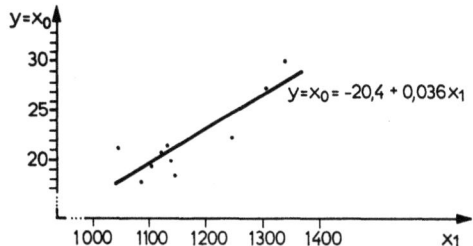

Abb 161 Zusammenhang zwischen $Y = X_0$ und X_1

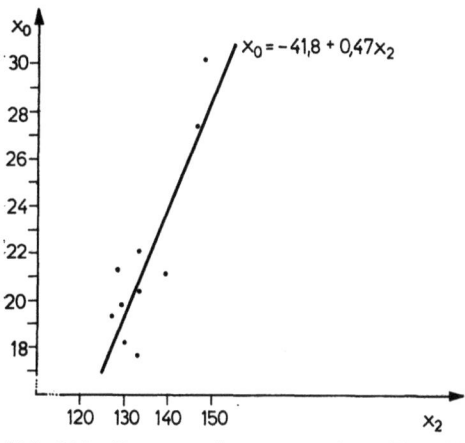

Abb. 162 Zusammenhang zwischen $Y = X_0$ und X_2

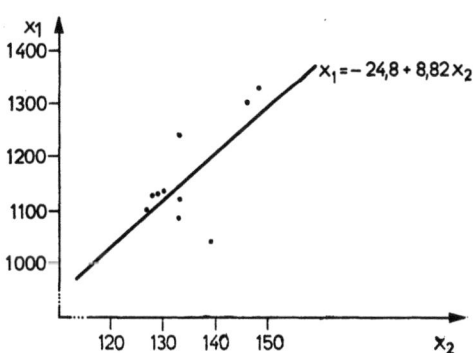

Abb. 163 Zusammenhang zwischen X_1 und X_2

zienten berechnen, die sogenannten kritischen Korrelationskoeffizienten oder Zufallshöchstwerte $r_{(\alpha;\,N\,-\,2)}$. Statistisch gesicherte einfache Korrelationskoeffizienten liegen dann vor, wenn

$$|r_{12}| \geqq r_{(\alpha;\,N\,-\,2)}\,.$$

Sie sind gekennzeichnet mit *** für $\alpha = 0,1\%$, mit ** für $\alpha = 1\%$ und mit * für $\alpha = 5\%$.

Liegen mehr als zwei zusammengehörige Zufallsgrößen vor, etwa $(X_1, X_2, \ldots, X_n)$, und treffen auf diese die Voraussetzungen für die einfache Korrelation zu, so kann man von je 2 Zufallsgrößen die Kovarianzen und Korrelationskoeffizienten berechnen. Wir erhalten dann genau n^2 Varianzen und Kovarianzen bzw. n^2 einfache Korrelationskoeffizienten, die man in je einer Matrix anordnen kann. Die Varianz-Kovarianz-Matrix lautet dann:

$$S = \begin{pmatrix} s_1^2 & s_{12} & s_{13} \cdots s_{1n} \\ s_{12} & s_2^2 & s_{23} \cdots s_{2n} \\ \vdots & & \\ s_{1n} & s_{2n} & s_{3n} \cdots s_n^2 \end{pmatrix}$$

während sich die Korrelationsmatrix als

$$R = \begin{pmatrix} 1 & r_{12} & r_{13} \cdots r_{1n} \\ r_{12} & 1 & r_{23} \cdots r_{2n} \\ \vdots & & \\ r_{1n} & r_{2n} & r_{3n} \cdots 1 \end{pmatrix}$$

ergibt. Dabei sind

$$s_{ij} = s_{ji}, \qquad r_{ij} = r_{ji}, \qquad r_{ii} = 1$$

für alle $i, j = 1, 2, \ldots, n$.

Betrachten wir das Beispiel aus Kap. 15. 2. (s. Tab. 116). Über die Kovarianzen

Tabelle 120   Einfache Korrelationskoeffizienten und Bestimmtheitsmaße

Zwischen den Variablen j, k	Kovarianzen s_{jk}	Einfache Korrelationskoeffizienten r_{jk}	Einfache Bestimmtheitsmaße B_{jk}	Statistisch gesichert mit α
X_0, X_1	$s_{01} = 331,2$	$r_{01} = 0,864$**	$B_{01} = 0,747$	0,01
X_0, X_2	$s_{02} = 25,79$	$r_{02} = 0,870$**	$B_{02} = 0,757$	0,01
X_1, X_2	$s_{12} = 481,1$	$r_{12} = 0,680$*	$B_{12} = 0,463$	0,05

erhalten wir die einfachen Korrelationskoeffizienten und Bestimmtheitsmaße für dieses Beispiel (Tab. 120).

Sieht man sich in diesem Zusammenhang die Abbildungen 161, 162, 163 an, dann erkennt man, daß zwischen Körpergewicht ($Y = X_0$) und Körpergröße (X_1), Körpergewicht ($Y = X_0$) und Handlänge (X_2) sowie Körpergröße (X_1) und Handlänge (X_2) ein positiver linearer Zusammenhang besteht. Ein positiver (negativer) linearer Zusammenhang bedeutet, daß, in der Tendenz, kleinen Werten der einen Größe kleine (große) Werte der anderen Größe und große Werte der einen Größe auch große (kleine) Werte der anderen Größe zugeordnet sind. Die Werte selbst gruppieren sich um eine Gerade (die Regressionsgerade), wobei der Korrelationskoeffizient angibt, wie eng der Zusammenhang ist.

Der Zusammenhang ist umso enger, je größer der Betrag des Korrelationskoeffizienten ist. Die Bestimmtheit ist mit rund 75% bei $Y = X_0$ bzw. X_0 und X_2 recht groß, vor allem wenn man bedenkt, daß die Stichprobe relativ klein für die Untersuchung statistischer Zusammenhänge ist. Der einfache Korrelationskoeffizient untersucht den linearen Zusammenhang zwischen 2 Zufallsgrößen, ohne daß andere Zufallsgrößen berücksichtigt werden. Will man zwar den linearen Zusammenhang zwischen 2 Zufallsgrößen wissen, gleichzeitig aber die gegenseitige Beeinflussung durch andere Zufallsgrößen ausschalten, so kann man sogenannte *partielle Korrelationskoeffizienten* benutzen. Betrachten wir das vorige Beispiel, so kann man die in Tabelle 121 angeführten partiellen Korrelationskoeffizienten berechnen.

Wir sehen, daß bei der Ausschaltung des Einflusses einer 3. Zufallsgröße nur noch zwischen Körpergewicht und Körpergröße sowie zwischen Körpergewicht und Handlänge ein statistisch gesicherter positiver linearer Zusammenhang besteht. Zwischen der Körpergröße und der Handlänge läßt bei Ausschaltung des Einflusses des Körpergewichts sich kein Zusammenhang mehr statistisch nachweisen.

Ein weiteres Korrelationsmaß bei mehr als 2 Zufallsgrößen ist der *multiple* Korrelationskoeffizient bzw. sein Quadrat, das

Tabelle 121 Partielle Korrelationskoeffizienten und Bestimmtheitsmaße für verschiedene Körpermaße

Zwischen den Variablen	Ohne den Einfluß von	Partielle		Statistisch gesichert mit α
		Korrelationskoeffizienten	Bestimmtheitsmaße	
$Y = X_0, X_1$	X_2	$r_{01.2} = 0{,}753*$	$B_{01.2} = 0{,}568$	0,05
$Y = X_0, X_2$	X_1	$r_{02.1} = 0{,}764*$	$B_{02.1} = 0{,}584$	0,05
X_1, X_2	$Y = X_0$	$r_{12.0} = -0{,}287$	$B_{12.0} = 0{,}082$	nicht gesichert

Tabelle 122 Multiple Korrelationskoeffizienten und Bestimmtheitsmaße

Zufallsgröße	ausgedrückt durch	Multiple		Statistisch gesichert mit α
		Korrelationskoeffizienten	Bestimmtheitsmaße	
$Y = X_0$	X_1, X_2	$r_{0.12} = 0{,}946***$	$B_{0.12} = 0{,}895$	0,001
X_1	$Y = X_0, X_2$	$r_{1.02} = 0{,}876***$	$B_{1.02} = 0{,}768$	0,001
X_2	$Y = X_0, X_1$	$r_{2.01} = 0{,}881***$	$B_{2.01} = 0{,}777$	0,001

multiple Bestimmtheitsmaß. Dieser multiple Korrelationskoeffizient ist ein Maß dafür, inwieweit sich eine Zufallsgröße durch die anderen Zufallsgrößen linear ausdrücken läßt. Die folgende Tabelle 122 gibt die multiplen Korrelationskoeffizienten und Bestimmtheitsmaße für unser Beispiel wieder.

Die Zufallsgröße $Y = X_0$ läßt sich durch X_1, X_2 mit einem Bestimmtheitsmaß von 90% linear ausdrücken.

Bei der Berechnung der partiellen bzw. multiplen Korrelationskoeffizienten möchten wir auf die angegebene Literatur verweisen (etwa JAHN und VAHLE 1970, MEIER und VAHLE 1974).

15.5. Regression

Bei der Regression geht es um die Abhängigkeit einer Zufallsgröße, der sogenannten Zielgröße oder Regressand (im allgemeinen mit Y von uns bezeichnet), von anderen Größen, den sogenannten Einflußgrößen oder Regressoren (X bzw. $X_1, X_2, \ldots, X_n$ genannt). Die Einflußgrößen können Zufallsgrößen, es können aber auch Variable im üblichen Sinne sein (etwa fest vorgebbare Größen: Zeit, Versuchspunkt). Ziel der Regression ist es, eine Regressionsgleichung

$$Y = f(X) \text{ bzw. } Y = f(X_1, X_2, \ldots, X_n)$$

zu ermitteln, die es erlaubt, Werte für die Zielgröße in Abhängigkeit von den Werten der Einflußgrößen zu berechnen. Zur Ermittlung der Regressionsgleichung gehen wir wieder von einer Stichprobe aus,

1. Wertesatz: $y_1, x_{11}, \ldots, x_{1n}$,

2. Wertesatz: $y_2, x_{21}, \ldots, x_{2n}$,

⋮

i. Wertesatz: $y_i, x_{i1}, \ldots, x_{in}$,

⋮

N. Wertesatz: $y_N, x_{N1}, \ldots, x_{Nn}$,

wobei es sich um N (zusammengehörige) Wertesätze handelt und $N > (n + 3)$ sein muß. Sind die Voraussetzungen für eine Regressionsanalyse erfüllt (MEIER und VAHLE 1974), dann stellen wir über die Art der Abhängigkeit auf Grund von theoretischen Überlegungen oder praktischen Erfahrungen eine Hypothese auf. Diese Hypothese kann lauten:

$$Y = b_0 + b_1 X ,$$

d.h. Y ist von X linear abhängig (einfache lineare Regression);

$$Y = b_0 + b_1 X_1 + b_2 X_2 ,$$

d.h. Y hängt von den beiden Einflußgrößen X_1, X_2 linear ab (mehrfache lineare Regression);

$$Y = b_0 + b_1 X + b_2 X^2 ,$$

d.h. Y hängt von der Einflußgröße X und ihrem Quadrat ab (nichtlineare Abhängigkeit).

Für unsere obige Stichprobe können wir den linearen Ansatz

$$Y = b_0 + b_1 X_1 + b_2 X_2 + \ldots + b_n X_n$$

als Hypothese aufstellen. Die Größen $b_0, b_1, \ldots, b_n$ heißen (genauer: partielle) *Regressionskoeffizienten*. Auf Grund der obigen Stichprobe werden wir nun die Regressionskoeffizienten $b_0, b_1, b_2, \ldots b_n$ bestimmen. Dabei können wir uns der Methode der kleinsten Quadrate bedienen, die darin besteht, daß der Ausdruck

$$\sum_{i=1}^{N} [y_i - (b_0 + b_1 x_{i1} + \ldots + b_n x_{in})]^2$$
$$= \text{Min}$$

zu einem Minimum gemacht wird. Da die Berechnung im allgemeinen mit Hilfe von EDVA realisiert wird, soll uns der Algorithmus hier nicht interessieren (vgl. etwa ADAM 1972 und WEBER 1972). Als Ergebnis erhält man die Regressionskoeffizienten $b_0, b_1, \ldots, b_n$. Zu beachten ist, daß die Regressionskoeffizienten im Gegensatz zu den Korrelationskoeffizienten dimensionsabhängig (b_j für den obigen Ansatz hat die Dimension: Dimension von Y dividiert durch Dimension von X_j) sind. Die Regressionskoeffizienten b_j geben dabei die Veränderung der Zielgröße an. Die Zielgröße Y ändert sich für den obigen Ansatz um b_j, wenn sich X_j um eine Einheit ändert und alle anderen Einflußgrößen konstant bleiben.

Nach Berechnung des Regressionsansatzes muß man die Berechtigung des Ansatzes und damit die Berechtigung für die zugrunde gelegte Hypothese untersuchen. Wichtigstes Kriterium dafür ist die Realität, d.h. sachlogische Gesichtspunkte. Wichtige Hilfsmittel dazu bilden statistische Maßzahlen zur Prüfung und zur Beurteilung des Regressionsansatzes.

Die Prüfung des Regressionsansatzes kann auf verschiedene Arten erfolgen. Im Rahmen dieser Abhandlung ist es nicht möglich, auf alle Prüfverfahren einzugehen. Die Prüfung kann zum Beispiel varianzanalytisch erfolgen. Das Prüfverfahren beruht darauf, die Summe der Quadrate der Abweichungen der Mittel der Beobachtung von den entsprechenden Regressionswerten mit der Summe der Quadrate der Abweichungen der Beobachtungsmittel untereinander zu vergleichen. Damit wird das Prüfverfahren auf eine Varianzanalyse zurückgeführt.

Ein anderes wichtiges Prüfverfahren verwendet den STUDENTschen t-Test zur Prüfung der Regressionskoeffizienten b_j auf statistische Signifikanz. Der Prüfwert t_j gestattet die Prüfung der Wirksamkeit der j-ten Einflußgröße des Ansatzes auf die Zielgröße Y. Ein statistisch signifikanter t-Wert bedeutet dabei, daß die dem Regressionskoeffizienten b_j entsprechende Einflußgröße X_j einen wesentlichen Einfluß auf die Zielgröße (im Rahmen des gewählten Ansatzes) ausübt.

Statistische Maßzahlen zur Beurteilung des Regressionsansatzes sind die Restvarianz (Reststreuung) und Be-

stimmtheitsmaße (einfache, multiple und innere).

Reststreuung

Die Restvarianz s_R^2 bzw. Reststandardabweichung s_R ist ein Maß für die Genauigkeit der Übereinstimmung zwischen den empirischen Werten y_i und den auf die Regressionskurve liegenden Werten $\hat{y}_i$. Sie wird für den Fall der linearen Regression mit n Einflußgrößen nach der Formel

$$s_R = \sqrt{\frac{\sum\limits_{i=1}^{N} (y_i - \hat{y}_i)^2}{N - n - 1}}$$

berechnet, wobei N die Anzahl der Wertesätze (Realisierungen) bedeutet. Im Falle der einfachen linearen Regression wäre die Reststandardabweichung

$$s_R = \sqrt{\frac{1}{N - 2} \cdot \sum\limits_{i=1}^{N} (y_i - \hat{y}_i)^2}.$$

Die Reststreuung hat den Nachteil, daß die Größenordnung der Werte mit in sie eingeht. Diese Tatsache ist insbesondere bei Vergleichen zu beachten. Die Restvarianz sollte möglichst klein sein.

Einfache Bestimmtheitsmaße

Einen ersten Hinweis, von welchen Einflußgrößen der stärkste Einfluß auf die Zielgröße zu erwarten ist, geben die einfachen Bestimmtheitsmaße zwischen je 2 Größen von Zielgrößen und Einflußgrößen (s. Kap. 15. 4.) an.

Bestimmtheitsmaße

Die Güte bzw. Eindeutigkeit des Zusammenhangs zwischen Zielgröße und Einflußgrößen kann durch das multiple Bestimmtheitsmaß B (s. Abschnitt 15.4.)

mit

$$B = B_{0.12...n} = \frac{\sum\limits_{i=1}^{N} (\hat{y}_i - \bar{y})^2}{\sum\limits_{i=1}^{N} (y_i - \bar{y})^2}$$

$$= 1 - \frac{\sum\limits_{i=1}^{N} (y_i - \hat{y}_i)^2}{\sum\limits_{i=1}^{N} (y_i - \bar{y})^2}$$

angegeben werden, denn mit Hilfe dieses multiplen Bestimmtheitsmaßes wird genau dieser Zusammenhang betrachtet. Die Verwendung des multiplen Bestimmtheitsmaßes, d.h. des Quadrats des multiplen Korrelationskoeffizienten, statt des multiplen Korrelationskoeffizienten erklärt sich aus der besseren Deutbarkeit als prozentuale Maßzahl für die Straffheit des Zusammenhanges. Je größer das Bestimmtheitsmaß B ist, desto straffer ist auch der Zusammenhang zwischen Zielgröße und Einflußgrößen. B liegt zwischen Null und Eins.

Innere Bestimmtheitsmaße

Das innere Bestimmtheitsmaß B_{I_j} ist das multiple Bestimmtheitsmaß der Einflußgröße X_j bezüglich aller anderen Einflußgrößen $X_1, X_2, ... , X_{j-1}, X_{j+1}, ... , X_n$. Es ist ein Maß für den Zusammenhang der j-ten Einflußgröße mit allen anderen Einflußgrößen und kann wie alle Bestimmtheitsmaße nur zwischen 0 und 1 liegen. Multipliziert man B_{I_j} mit 100, so kann der Inhalt dieser Bestimmtheitsmaße wie folgt formuliert werden:

B_{I_j} gibt an, zu wieviel Prozent die Wirkung der j-ten Einflußgröße durch die anderen Einflußgrößen erfaßt werden kann.

Die EDVA-Rechenprogramme liefern im allgemeinen diese Maßzahlen.

1. *Beispiel*

Wir betrachten die Abhängigkeit des Körpergewichts (Y) von der Körpergröße (X) für unser Beispiel und wählen einen einfachen linearen Ansatz:

$$Y = b_0 + b_1 X .$$

Dabei erhält man folgende Regressionsgleichung (vgl. Abb. 161):

$$Y = - 20{,}4 + 0{,}036\, X .$$

Im einzelnen ergibt sich (Tab. 123a):

1. Regressionskoeffizient b_1 (in kg/mm) bedeutet: Im Durchschnitt entspricht einer Erhöhung der Körpergröße (X) um 1 mm eine Erhöhung des Körpergewichts um 0,036 kg.

2. Die Regressionskoeffizienten sind statistisch gesichert.

3. Da wenig Werte in die Stichprobe eingehen, ist die Reststandardabweichung sehr hoch. Vergleicht man sie mit dem Mittelwert, so ist sie jedoch niedrig.

4. Bestimmtheitsmaße:
Da es sich um eine einfache lineare Beziehung handelt, gibt es nur das einfache Bestimmtheitsmaß (Deutung auch wie multiples Bestimmtheitsmaß). Der Zusammenhang ist statistisch gesichert ($\alpha = 0{,}01$) und recht straff, was auch aus der Abbildung 161 ablesbar ist.

Tabelle 123a Ergebnisse der linearen Regression $Y = b_0 + b_1 X$

Regr. koeff. b_j	t-Wert t_j	statist. gesich. mit α	Restvarianz s_R^2 Reststandardabw. s_R	Bestimmtheitsmaß B_{01}
$b_0 = -20{,}4$	30,1***	0,001	$s_R^2 = 4{,}58$	0,747
$b_1 = 0{,}036$	4,86**	0,01	$s_R = 2{,}14$	

23 Hunger/Leopold, Identifikation

2. *Beispiel*

Wenn man als nächstes Beispiel die lineare Abhängigkeit des Körpergewichts (Y) von der Körpergröße (X_1) und der rechten Handlänge (X_2) betrachtet,

$$Y = b_0 + b_1 X_1 + b_2 X_2 \, ,$$

so erhält man

$$Y = -41,3 + 0,021 X_1 + 0,285 X_2$$

mit Tabelle 123b und im einzelnen:

1. Die partiellen Regressionskoeffizienten b_1 (in kg/mm) bzw. b_2 (in kg/mm) bedeuten, wenn X_1 um 1 mm steigt, so wird Y um 0,021 kg größer bzw. wenn X_2 um 1 mm steigt, so wird Y um 0,285 kg größer.

2. Die Regressionskoeffizienten b_0, b_1 und b_2 sind statistisch gesichert.

3. Restvarianz und Reststandardabweichung sind gegenüber dem einfachen linearen Zusammenhang kleiner geworden, da eine weitere, zudem wesentliche Einflußgröße in den Ansatz aufgenommen wurde.

4. Bestimmtheitsmaße:

Zu den einfachen Bestimmtheitsmaßen wurde im Rahmen der Korrelation schon gesprochen. Das innere Bestimmtheitsmaß ist identisch bei einem linearen Ansatz mit 2 Einflußgrößen mit dem einfachen Bestimmtheitsmaß zwischen X_1 und X_2,

$$B_{12} = B_{I1} = B_{I2} = 0,463$$

und statistisch gesichert. Das (multiple) Bestimmtheitsmaß B wächst bei der Hinzunahme von neuen Einflußgrößen in den Ansatz. Der Zuwachs ist hier relativ groß.

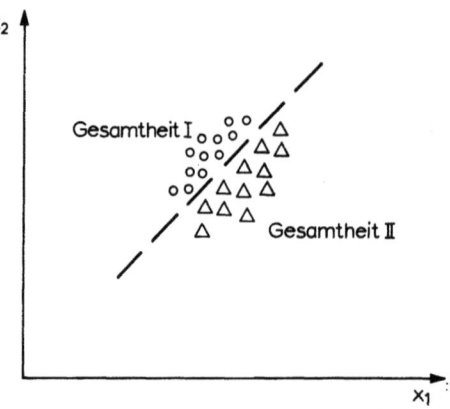

Abb. 164   Darstellung von 2 Gesamtheiten

Wertet man beide Beispiele aus, so ist festzustellen, daß zwar ein bezüglich der Einflußgrößen erweiterter Ansatz stets eine höhere Bestimmtheit bringt, aber der damit verbundene Aufwand nicht immer gerechtfertigt ist. Für die Erweiterung eines Ansatzes sind in erster Linie sachliche Gesichtspunkte zu berücksichtigen. Daneben beachte man, ob die neuen Einflußgrößen wesentlich sind (t-Werte), die Restvarianz bzw. Reststandardabweichung sich verringert, die Bestimmtheit wesentlich größer wird, die inneren Bestimmtheitsmaße nicht zu groß werden. Analoges gilt für die Reduktion eines Ansatzes.

15.6. Diskriminanzanalyse

Wir betrachten 2 Gesamtheiten (im allgemeinen p Gesamtheiten mit $p \geqq 2$), die Gesamtheit I (in Abbildung 164 Krei-

Tabelle 123b   Ergebnisse der partiellen Regression

Regr. koeff. b_j	t-Werte t_j	statist. gesich. mit α	Restvarianz s_R^2 Reststandard- abw. s_R	innere Bestimmth. B_{I1}	Bestimmtheits- maß B
$b_0 = -41,3$	$66,1^{***}$	$0,001$	$s_R^2 = 2,18$	$B_{I1} = 0,463$	$0,895$
$b_1 = 0,021$	$3,03^{*}$	$0,05$	$s_R = 1,48$	$B_{I2} = 0,463$	
$b_2 = 0,285$	$3,13^{*}$	$0,05$			

Häufigkeit

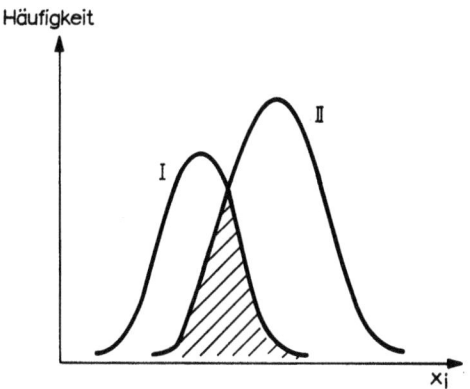

Abb. 165 Verteilung zweier Gesamtheiten bezüglich eines Merkmals

se) und die Gesamtheit II (in Abbildung 164 Dreiecke). Bezüglich dieser beiden Gesamtheiten interessieren 2 Fragestellungen:

1. Wie kann man solche Gesamtheiten trennen?

2. Auf welche Weise kann man ein bestimmtes Element (möglichst eindeutig) einer von beiden Gesamtheiten zuordnen? Um die Schwierigkeit etwas anzudeuten, soll mit Abbildung 165 gezeigt werden, wie die Verteilung bezüglich eines Merkmals oder Zufallsgröße aussieht.

Je größer der gemeinsame Teil beider Gesamtheiten (in Abbildung 165 schraffiert) ist, desto schwieriger sind sie zu trennen. Aus diesem Grunde benötigt man meist mehr als ein Merkmal, um die Gesamtheiten befriedigend trennen zu können.

Ein Verfahren, das es erlaubt, die obigen Fragestellungen zu beantworten, ist die *Diskriminanzanalyse* (auch Trennverfahren genannt, vgl. WEBER 1972, AHRENS und LÄUTER 1974). Wir wollen hier nur kurz die lineare Diskriminanzanalyse skizzieren. Sie hat den Vorteil, daß sie rechnerisch einfach und übersichtlich ist. Ihr Nachteil besteht darin, daß als Voraussetzung Normalverteilung und Gleichheit der Varianzen gefordert wird.

23*

Tabelle 124   Ausgangstabelle für eine Diskriminanzanalyse mit 2 Gesamtheiten

I. Gesamtheit: Wertesatznr.	Merkmal			
	1	2 ... k ...		m
1	x_{111}	x_{112} ... x_{11k} ...		x_{11m}
2	x_{121}	x_{122} ... x_{12k} ...		x_{12m}
.				
.				
i	x_{1i1}	x_{1i2} ... x_{1ik} ...		x_{1im}
.				
.				
n_1	x_{1n_11}	x_{1n_12} ... x_{1n_1k} ...		x_{1n_1m}

II. Gesamtheit: Wertesatznr.	Merkmal			
	1	2 ... k		... m
1	x_{211}	x_{212} ... x_{21k}		... x_{21m}
2	x_{221}	x_{222} ... x_{22k}		... x_{22m}
.				
.				
i	x_{2i1}	x_{2i} ... x_{2ik}		... x_{2im}
.				
.				
n_2	x_{2n_21}	x_{2n_22} ... x_{2n_2k}		... x_{2n_2m}

Ausgangspunkt der Diskriminanzanalyse bildet je eine Stichprobe zu beiden Gesamtheiten. Wir wollen annehmen, daß es m Merkmale gibt sowie die Anzahl der Wertesätze in der Stichprobe der Gesamtheit I n_1 und die Anzahl der Wertesätze in der Stichprobe der Gesamtheit II n_2 war. Dann ergeben sich folgende Stichproben (Tab. 124). Die Werte x_{jik} hängen von 3 Indizes ab:

1. Index: Nr. der Gesamtheit
2. Index: Nr. des Wertesatzes
3. Index: Nr. des Merkmals.

Auf Grund der beiden Stichproben ermittelt man nun die sogenannte lineare Diskriminanzfunktion (auch Trennformel, Trenn- oder Entscheidungsfunktion genannt). Sie hat das Aussehen

$$X = b_1 X_1 + b_2 X_2 + \dots + b_m X_m$$

und wird so bestimmt, daß dieses Rechenmaß die beiden Gesamtheiten möglichst weit auseinanderzuhalten gestattet und zugleich die Summe der Abweichungsquadrate der X von ihren entsprechenden Mittelwerten innerhalb jeder Gesamtheit möglichst klein wird.

Die Ermittlung der Werte der Diskriminanzfunktion, der Rechenmaße, erfolgt durch Einsetzen in die obige Gleichung:

I. Gesamtheit:

$$x_{1i} = b_1 x_{1i1} + b_2 x_{1i2} + \dots + b_m x_{1im} \, ,$$

II. Gesamtheit:

$$x_{2i} = b_1 x_{2i1} + b_2 x_{2i2} + \dots + b x_{2im} \, .$$

Bei guter Trennung unterscheiden sich die Verteilungen der Rechenmaße bezüglich der beiden Gesamtheiten deutlich und überlappen sich kaum, so daß auch eine Zuordnung von bestimmten Wertesätzen zu einer der beiden Gesamtheiten möglich ist. Das bedeutet etwa, daß fast alle Werte x_{1i} der 1. Gesamtheit größer als ein Wert a und fast alle Werte x_{2i} der 2. Gesamtheit kleiner als dieser Wert a sind.

Die Prüfung auf statistische Signifikanz der Diskriminanzfunktion erfolgt mit Hilfe der Varianzanalyse. Wie schon angedeutet, können auch mehr als 2 Gesamtheiten betrachtet werden. Außerdem kann man noch sogenannte quadratische Diskriminanzfunktionen berechnen, die den Nachteil der linearen Diskriminanzanalyse (Voraussetzungen: Normalverteilung und Gleichheit der Varianzen) nicht haben, dafür aber mehr Rechenaufwand erfordern. Allgemein ist auch hier die Anwendung der modernen Rechentechnik empfehlenswert.

Bei AHRENS und LÄUTER (1974) findet man ein Verfahren beschrieben, das es erlaubt, bei Vorhandensein mehrerer verschiedener Merkmale im Ansatz eine optimale Diskriminanzfunktion zu finden. Zudem ist genau angegeben, wie die Zuordnung zu den Gesamtheiten mittels Diskriminanzfunktion erfolgt. Der Algorithmus ist Grundlage eines EDV-Programms. Bezüglich einer genauen Darstellung muß jedoch auf die einschlägige Literatur verwiesen werden.

Forensische Untersuchungen bei zivilen Katastrophen

16.   Erfahrungen bei der Auswertung von Massenunfällen

In unserer Erörterung der Probleme, die Katastrophen mit sich bringen, wollen wir unter dem Begriff «Katastrophe» die Ereignisse verstehen, die infolge der Naturkräfte oder der menschlichen Unvollkommenheit, Nachlässigkeit, vielleicht auch des menschlichen Vorsatzes, eine größere Zahl von Menschenopfern fordern. Ohne diese tragischen Ereignisse von dem einen oder anderen Blickpunkt aus in ein System einreihen zu wollen, werden wir versuchen, an ihnen unsere Grundsätze zu erklären. Vielleicht lassen sich einige unserer Erfahrungen, die hier angeführt werden, in ähnlichen Fällen nutzbringend anwenden. Für die Massenunglücke ist nämlich die Verschiedenartigkeit bezeichnend, die immer wieder überrascht und zwingt, neue Wege einzuschlagen. Gewöhnlich können wir auch die Ziele und die Grenzen unserer Arbeit nicht im voraus bestimmen. Die Arbeit kann außerhalb der typischen gerichtsmedizinischen Tätigkeit anfangen, z.B. mit der Wiederbelebung oder mit der Todesfeststellung; sie kann aber auch jenseits unseres Fachbereichs bei der Erforschung der Ursachen und des Mechanismus des Unglücks enden. Unserer Meinung nach ist bei den Massenunglücken die Arbeitseinteilung, wie wir sie schon vor Jahren vorgeschlagen haben, mit einigen Ergänzungen noch immer gültig:

1. Todesfeststellung und andere Arbeiten an Ort und Stelle des Unglücks;
2. Identifikation;
3. Feststellung und Bewertung der Verletzungen und der Todesursachen;

4. Konservierung, Transport und Bestattung der Leichen.

Allerdings kann sich bei einem Unglück dieser oder jener Aspekt als unerheblich zeigen, oder es treten zusätzlich neue technische Probleme auf. Die Suche und Bergung der Toten, die bei einer Überschwemmung durch die Flut kilometerweit getragen wurden, können ohne Mitarbeit des Arztes die entsprechenden technischen Dienste ohne weiteres erledigen. Ganz anders gestalten sich die Probleme nach einem Erdbeben. In diesem Fall muß man damit rechnen, daß in den zusammengestürzten Häusern sich noch Verunglückte befinden, die für den Laien keine Lebenszeichen aufweisen, oder solche, deren Verletzungen einen besonders behutsamen Transport oder eine unverzügliche erste Hilfe verlangen. Außerdem muß der Arzt in solchen Fällen Spuren und für spätere Untersuchungen wichtige Gegenstände sicherstellen.

Unter den Leichen, die man nach dem Erdbeben in Skopje in den Trümmern gefunden und ohne Aufzeichnung des Fundorts auf die Sammelstelle gebracht hatte, fanden wir auch einen korrekt schwarz angezogenen toten Mann, der jedoch keine Dokumente oder andere für die Erkennung nützliche Gegenstände besaß. Wir meinten zuerst, es handle sich um einen Kellner, der nach beendetem Dienst in einem Nachtlokal nach Hause ging und vom Erdbeben überrascht wurde. Es war jedoch sonderbar, daß der Mann keine Brieftasche, kein Geld und keine merkbaren Verletzungen hatte. Die nähere

Untersuchung der Bekleidung klärte den Fall auf: Es war ein Toter, der in einem Haus, das im Erdbeben zusammengestürzt war, aufgebahrt lag. Man hat ihn unter den Opfern des Erdbebens begraben.

Schon die Suche der Leichen bzw. ihrer Teile kann die Mitarbeit eines erfahrenen Arztes beanspruchen.

In einem Haus, in dem an einem Abend 14 Arbeiter weilten, die beim Straßenbau beschäftigt waren, explodierte eine größere Menge von Sprengstoff. Fast das ganze einstöckige Haus brach in Trümmern zusammen. Verschiedene Bauelemente sowie die Gegenstände aus den bewohnten Räumen flogen zum Teil über hundert Meter weit weg. Ein Feuer brach jedoch nicht aus. In den Trümmern fanden wir 13 Leichen, einige von ihnen waren in Stücke gerissen. Die Identifikation gelang ohne bemerkenswerte Schwierigkeiten. Der 14. Verunglückte aber blieb verschollen, bei der Rekonstruktion der Körper blieben keine bezeichnenden Teile übrig. Da aber gerade der Vermißte für den Sprengstoff verantwortlich war, stieg der Verdacht auf, er stehe mit der Explosion vielleicht im Zusammenhang. Deshalb war es wichtig, irgendeinen charakteristischen Teil seines Körpers zu finden oder seine Anwesenheit unter den Todesopfern mit Gewißheit auszuschließen. Schließlich fanden wir im Bereich des Explosionsbrennpunkts im Sand einen Oberschenkelbeinkopf, täuschend ähnlich einem verstaubten Stein, und bald darauf in der Nähe noch den anderen. Glücklicherweise waren bis dahin die bereits identifizierten Leichen noch nicht begraben worden, so daß alle erneut untersucht werden konnten. Als wir uns überzeugt hatten, daß sich unter den Überresten 26 Femurköpfe befanden, war mit Gewißheit der Tod des Vermißten bei der Explosion bewiesen und damit auch der Verdacht

über seine Verbindung mit dem Unglück beseitigt.

Es ist wohl nicht nötig zu betonen, wie wichtig das Beziffern, Skizzieren und Fotografieren der Leichen an Ort und Stelle ist. In gewissen Fällen können der Grad und die Ausdehnung der Verletzungen zusammen mit der Platzanordnung von wesentlicher Hilfe im Identifikationsverfahren sein oder können sogar zur Aufklärung des Mechanismus des Unfalls beitragen.

Bei 18 Bergarbeitern, tödlich verunglückt bei einer Methanexplosion in der Kohlengrube, haben wir mechanische Verletzungen durch Sturz und Schlag, weiterhin Verbrennungen, bei einigen isolierte Kohlenmonoxidvergiftungen ohne andere Verletzungen gefunden. Als wir die schematisierten Befunde in den Stollenplan nach den Fundstellen eingetragen hatten, zeigte sich, daß die Explosion zwei Brennpunkte besaß, was für die Untersuchung über die Ursache des Unglücks eine ganz neue Tatsache war.

Die Identifikation der Opfer bei Massenunglücken ist in manchen Fällen der Mittelpunkt der gerichtsmedizinischen Untersuchung, doch keineswegs ihre einzige Aufgabe. Bei Massenunglücken können verschiedenste Hindernisse auftreten, die die Möglichkeiten der Anwendung bekannter Identifizierungsverfahren wesentlich einengen. Solche Umstände sind z. B. die große Zahl der Todesopfer, ihr Zustand mit Rücksicht auf mechanische oder thermische Verletzungen bzw. auf die fortschreitende Fäulnis, weiter klimatische Verhältnisse, Transportmöglichkeiten und Arbeitsbedingungen. In der Regel begegnen wir mindestens in der ersten Phase des Identifizierungsverfahrens dem Druck der Öffentlichkeit und dem Wunsch der Behörden, die eine schnelle Beendigung des Verfahrens verlangen. Aus der Erfahrung wissen wir jedoch, daß die durchschnittliche Frist für die Identifikation nach dem Absturz eines Passagierflugzeugs rund drei Wochen beträgt und daß dabei die Opferzahl, ob 40 oder 150, keine entscheidende Rolle spielt. Es ist deshalb so viel Zeit nötig, da die Unterlagen für einzelne verunglückte Personen gesammelt und verwertet werden müssen, z.B. zahnärztlicher Status, Daten über besondere Kennzeichen, Kleider, Schmuckstücke. Die Passagierliste, sofern die Flugzeugreise an formelle Registration gebunden war, stellt ein wichtiges Hilfsmittel dar, weil dadurch der Kreis der betroffenen Personen streng begrenzt bleibt. Welchen Schwierigkeiten man ohne diese Formalität begegnet, erkannten wir bei einem großen Eisenbahnunglück:

Ein vollbesetzter internationaler Expresszug fuhr mit unerlaubter Geschwindigkeit in einen Bahnhof ein, wobei die Wagen entgleisten, auf die Seite umstürzten und in dieser Stellung noch hundert Meter und mehr geschleppt wurden, bevor die Lokomotive sich abkuppelte. Die Reisenden stürzten aus den zerschlagenen Fenstern und wurden zwischen den Waggons und dem Gleiskörper zermahlen. Lange Zeit konnte man nicht einmal die Zahl der Opfer feststellen. Schon in den ersten Tagen nach dem Unglück trafen rund 270 Suchmeldungen über Personen, die vermeintlich mit diesem Zug reisten, ein. Die endgültige Zahl der Toten stellte man später mit 130 fest. Zuerst wurde versucht, die Opfer nach den Köpfen zu zählen, doch der Versuch scheiterte, da fast alle Köpfe zerdrückt, abgerissen und zerstückelt waren. Darum haben wir uns auf die *rechten Hände* orientiert. Die Entscheidung zeigte sich aus mehreren Gründen als zweckmäßig. Die Hand ist widerstandsfähiger als die meisten Körperteile und ist, sogar zerstückelt, noch immer relativ gut erkennbar. Die jugoslawischen Staatsbürger haben auf den Evidenzkarten den Finger-

abdruck des rechten Zeigefingers; nach der Form und anderen bezeichnenden Eigenschaften, z.B. Nagellackierung, kann man mindestens das Geschlecht feststellen. Die Schmuckstücke, besonders die Ringe, bleiben verhältnismäßig oft erhalten und das Suchen nach der linken Hand, die traditionell die Armbanduhr und charakteristische Fingerringe trägt, ist durch das Vergleichen mit der rechten Hand einfach und erfolgreich. Allerdings muß an dieser Stelle auch auf Irrtumsmöglichkeiten hingewiesen werden.

Da sich bei der Untersuchung des Eisenbahnunglücks 40 rechte Hände auf drei Sammelstellen befanden, konnte die Verwechslung passieren, daß auf der amtlichen Liste der identifizierten Opfer auch der Name eines Verunglückten stand, der jedoch lebend in der Klinik lag, aber seinen rechten Arm bei dem Unglück verloren hatte.

Die große Zahl der Opfer bei den verschiedenen Katastrophen erschwert oft die Verwirklichung des Grundsatzes, die Leichen alle an einer Stelle zu sammeln, wo ein genügend großer Arbeitsplatz, z.B. eine Turnhalle, ein Hangar oder ähnliches zur Verfügung steht, in welchem man die Körper bzw. Körperteile und Objekte übersichtlich aufstellen kann. Auf diese Weise ist es jedoch am leichtesten, die Übersicht, die für die Vergleichsarbeit nötig ist, zu bekommen. Bei dem obenerwähnten Unglück mußte man drei Institute einsetzen. So konnte es geschehen, daß der Name desselben Verunglückten auf drei Listen der identifizierten Opfer erschien, nämlich nach der Tätowierung auf dem linken Arm, nach dem Fingerabdruck des rechten Zeigefingers und nach den Dokumenten in der Hosentasche. Die einzelnen Teile seines Körpers mit den erwähnten Elementen wurden nämlich in den verschiedenen Sammelstellen erfaßt.

In einem ähnlichen Zustand wie bei der

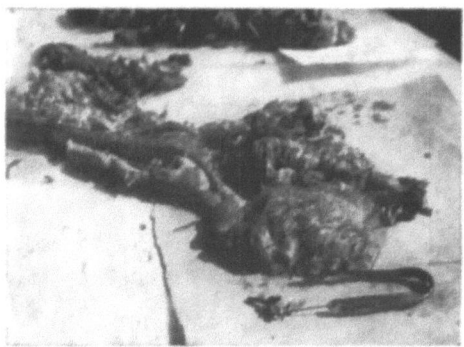

Abb. 166 Identifikation des Flugkapitäns der „Caravelle" (Absturz 1973) durch Kopfhaare und Bogen des Kopfhörers

oben beschriebenen Sprengstoffexplosion bzw. beim eben erwähnten Eisenbahnunglück waren die Körper aller Personen, 36 Passagiere und 6 Mitglieder der Besatzung der «Caravelle», die am 11. September 1973 auf einem 2132 m hohen Gipfel zerschellte. Die Untersuchungskommission verlangte von uns außer der Identifikation auch die Feststellung möglicher Ursachen momentaner Handlungsunfähigkeit des Piloten, wie Krankheitszustände, Einfluß von Alkohol oder Arzneimitteln. Das Unglück passierte jedoch im schwer zugänglichen Gebirge und das Flugzeug zersprang in so viele Teile, von denen der größte, ein Teil des Heckflügels, kaum ein paar Meter lang war. Die Körperteile lagen ebenfalls 200 m und mehr von der Anprallstelle entfernt. Geübte Alpinisten vom Bergrettungsdienst suchten mehrere Tage die Wände und die Abgründe systematisch ab. Zusammen mit den geborgenen Kleidungsstücken und den Polyvinylsäcken wogen die gefundenen Körperüberreste von 40 Erwachsenen und 3 Kindern weniger als 500 kg. Trotzdem konnte man 5 Personen von der Besatzung und 19 Passagiere identifizieren. In diesem Falle bedeutete «identifizieren» nicht mehr, als daß irgendein Körperteil, den man mit Sicherheit einer bestimmten Person zu-

ordnen konnte, gefunden wurde. Ein größerer Lappen der Haut vom Kopf, Hals und Rücken mit darin eingewickeltem Bogen des Köpfhörers, war alles, was von den Piloten übrigblieb; natürlich konnten die weiteren verlangten Untersuchungen nicht durchgeführt werden (Abb. 166). Im großen und ganzen überraschte uns auch in diesem Fall die Widerstandsfähigkeit der Hände und der relative Reichtum der daran erhaltenen Identifikationsmerkmale.

In diesem und in anderen ähnlich gelagerten Fällen haben wir uns überzeugt, wie wenig von den zahlreichen Identifikationsmethoden, die die gerichtsmedizinische, odontologische, röntgenologische und serologische Technik bieten, manchmal in der Praxis zur Anwendung kommen können.

Das geschieht meistens deswegen, weil die Merkmale für den Vergleich fehlen. Nach dem Erdbeben in Skopje im Jahre 1963 haben so gerade die *Fingerabdrücke* die Identifikation ermöglicht, denn durch unsystematisches Sammeln und Überführen der Leichen und durch den Umstand, daß die Bewohner im Schlaf, ohne charakteristische Kleidungsstücke und persönliche Gegenstände von dem Erdbeben überrascht wurden, bestanden fast keine anderen Identifikationsmöglichkeiten. Nach der Überflutung durch einen Bergrutsch in den Stausee Vajont in Norditalien (Abb. 167) blieben dagegen die Fingerabdrücke, die man an den meisten Opfern ohne Schwierigkeiten abnehmen konnte, vollkommen nutzlos, weil sie in der allgemeinen Personenerkennung in Italien nicht angewendet werden. Es gab jedoch hier noch andere Umstände, die die Identifikation erschwerten: Ein Datum auf dem Trauring oder auf dem Armband eines Kindes zeigt sonst einfach und sicher die Identität des Trägers an, ebenso der Zahnstatus — aber nicht bei dieser Katastrophe. Denn das

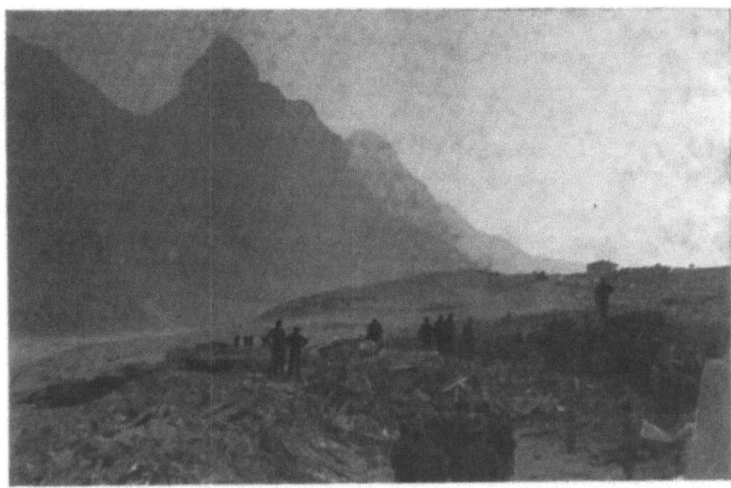

Abb. 167
Das Piavetal nach
der Überflutung
1963 (Zerstörung
der Orte Longarone
und Pirago mit über
2000 Toten)

örtliche Personenstandsregister und die zahnärztliche Kartothek waren unter der zehn Meter dicken Anschwemmung verschwunden. Die riesige Welle, die sich über den 274 m hohen Damm ins Tal ergoß, spülte mit den Häusern auch alle Urkunden weg, und auch der Pfarrer, der Standesbeamte und der Zahnarzt kamen dabei ums Leben. Sogar mit der Ergänzung der fehlenden Daten durch die Überlebenden war praktisch nicht zu rechnen, weil in der Flut ganze Familien das Leben verloren hatten. So blieb es bei der *äußeren Beschreibung* unter Mithilfe der Fotografie und beim Aufsuchen besonderer Kennzeichen. Doch natürlich ist bekannt, wo die Schwächen dieser einfachen Verfahren liegen: Große Abweichungen bei der Altersschätzung, stark subjektive Faktoren bei der Beschreibung der Haar- und Augenfarbe, relativ geringe Möglichkeiten, besondere Kennzeichen bei der Untersuchung zu entdecken. Auch von der Fotografie des Gesichts ohne kunstgerechte Toilette, vor allem bei Verletzungen oder Fäulnisveränderungen, kann man nicht viel erwarten.

Einem Arzt, der mit den neuesten Errungenschaften der gerichtsmedizinischen Technik ausgestattet an dem Katastrophenschauplatz erscheint, bleiben oft kaum Möglichkeiten, diese wissenschaftlichen Methoden anzuwenden. Er steht dann vor der moralisch anspruchsvollen Aufgabe, sich in die Arbeit, gleichgültig wie sie aussieht, einzuschalten und als Arzt und Mensch nach seinen Fähigkeiten zu helfen. So kann er zumindest dazu beitragen, als Vorbild die Angst und den Abscheu vor den meist entstellten Toten zu bewältigen.

Selbst durch begrenzte technische Möglichkeiten sollte sich der Arzt nicht entmutigen lassen, allerdings darf er auch nicht der Versuchung erliegen, die durch situationsbedingte Schwierigkeiten erforderliche Vereinfachung seiner Arbeit zur Gewohnheit oder sogar zur Methode werden zu lassen.

Die *Bestimmung* der *Todesursache* ist mit den Untersuchungen im Identifikationsverfahren eng verbunden. Außer besonderen Fragestellungen, die die Rolle von verantwortlichen Personen, wie z. B. von Piloten verunglückter Flugzeuge betreffen, kann die Erörterung der Todesursache weitläufig präventive Maßnahmen für den Fall künftiger ähnlicher Unglücke zur Folge haben. Weswegen sterben die

Menschen bei Erdbeben, bei Grubenunglücken oder bei Flugzeugkatastrophen? Wie soll man sich, wenn es überhaupt möglich ist, dagegen in der Zukunft schützen? Außerdem kann die Obduktion als die einzige wissenschaftliche Methode für die Feststellung der Todesursache auch auf wichtige zivilrechtliche Fragen, z.B. über die Reihenfolge des Todeseintritts bei mehreren Toten beim gleichen Unglück, eine begründete Antwort geben.

Einige Male mußten wir auf die Frage antworten: «Wer von beiden Ehegatten, die bei demselben Unfall um das Leben gekommen sind, starb als erster?» Bei kinderlosen Eheleuten, die zu Lebzeiten einen gegenseitigen Erbvertrag geschlossen haben, wird die Priorität des Todes entscheidend für die Erben des einen oder des anderen. Wenn die Frau z.B. vor ihrem Ehemann stirbt, erbt der Gatte ihren Teil des gemeinsamen Vermögens; jedoch nach seinem Tod, sei es auch ganz kurze Zeit nach dem der Ehefrau, sind seine Verwandten die Erben des gesamten Gutes, während der Verwandtschaft der verstorbenen Frau kein Recht auf die Erbschaft zusteht.

Die Erörterung der Todesursache, die selbstverständlich auch eine Aussage über Verletzungen einschließt, berührt bei den *Flugzeugunfällen* einige besonders interessante Fragen. Eine von ihnen ist die der Abhängigkeit der Verletzungen sowie der Überlebensaussicht von dem Sitzplatz, den der Verunglückte im Augenblick des Unfalls im Flugzeug einnahm. Die schon öfters zum Ausdruck gebrachte Meinung, die Passagiere auf den Plätzen im Flugzeugheck hätten bessere Aussichten als die im vorderen Teil, hat sich auch gelegentlich des Unglücks in der Nähe des Flugplatzes Ljubljana im Jahre 1966 bestätigt (Abb. 168). Diese Feststellung wurde durch die Disziplin der damaligen britischen Fluggäste, die konsequent die

ihnen auf den Flugscheinen zugewiesenen Plätze besetzt hatten, ermöglicht. Aus dem Sitzeinteilungsplan war ersichtlich, daß nur die Passagiere in den letzten Reihen unverletzt geblieben waren, vor ihnen war eine Zone Leicht- und Schwerverletzter, aus den vorderen Reihen war jedoch niemand am Leben geblieben. Die Analyse der Verletzungen bei diesem Unglück zeigte noch eine interessante Merkwürdigkeit: Die Überlebenden und auch die tödlich Verunglückten aus dem Heck, die auf dem Boden außerhalb der Brandzone blieben, zeigten zwar oberflächliche Verbrennungen im Gesicht und an den Händen, doch keine Brandspuren an anderen Körperteilen und an den Kleidern. Wir können diese Tatsache nicht anders erklären, als daß eine Feuerwelle durch die Kabine schoß, noch bevor das Flugzeug auf den Boden stürzte, vielleicht in dem Moment, als es sich durch einen Fichtenwald wühlte. Die genaue Ursache, warum trotz guter Sicht das Flugzeug vor der Landung sich zu tief befand und seitlich abgekommen war, wurde niemals geklärt.

Besonders tragisch waren die Umstände der Flugzeugkatastrophe auf dem Flughafen Rijeka im Jahre 1971. Bei einer harten Landung, die während eines plötzlichen Unwetters stattfand, verlor das Flugzeug, eine TU 134 mit 77 Fahrgästen und einer 7köpfigen Besatzung, eine Tragfläche, kippte um und drehte sich um die Längsachse. In dieser Stellung verblieb das Wrack außerhalb der Piste und fing Feuer. Beim Überschlag riß der Vorderteil des Flugzeugs ab und 4 Mann der Besatzung blieben fast unverletzt. Aus dem brennenden Rumpf rettete sich ein einziger Fahrgast durch einen Spalt, der sich im Heckteil der Kabine öffnete. Alle anderen, 76 Passagiere und 3 Stewardessen, starben in der Kabine. Zweifellos war die Mehrzahl von ihnen noch lebend und sogar unverletzt, als die

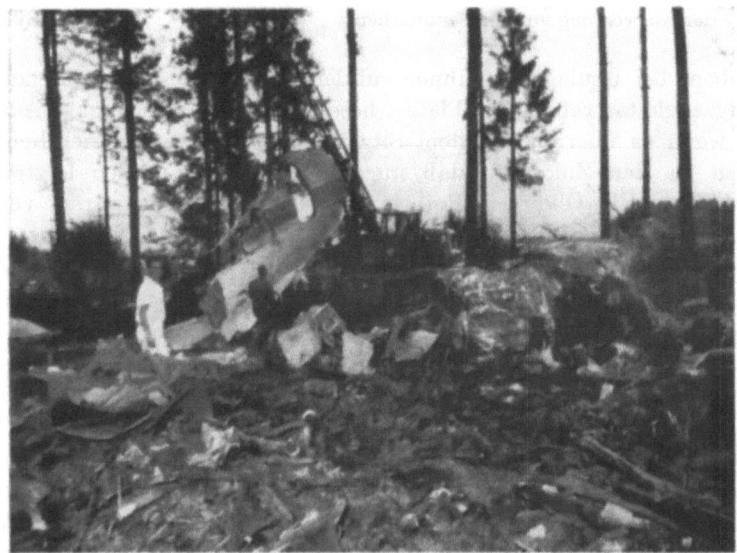

Abb. 168
Bergung der Flugzeugüberreste eines britischen Charterflugzeugs in der Nähe des Flugplatzes Ljubljana 1966 (verstreut über eine Fläche von 100×50 m)

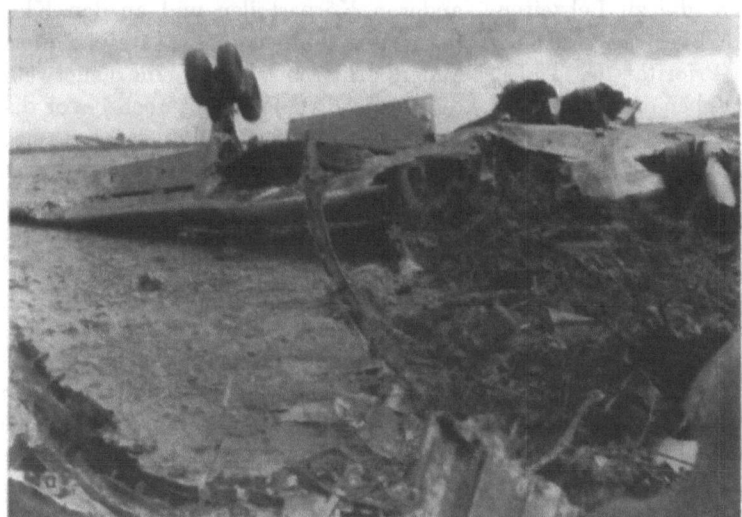

Abb 169 a
Absturz einer TU 134 bei der Landung auf dem Flugplatz Rijeka 1971

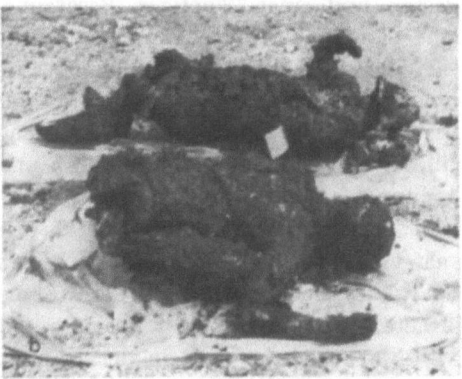

Abb. 169 b   Zwei Brandleichen des Flugzeugabsturzes

Kabine Feuer fing. Die toxikologische Analyse zeigte in den Fällen, wo sie wegen der starken Verkohlung der Leichen überhaupt noch möglich war, im Blut verschieden hohe Kohlenmonoxidkonzentrationen (Abb. 169).

Die Fragen, die den Transport, die Konservierung und die Beerdigung der Opfer von Massenunglücken betreffen, liegen eigentlich schon außerhalb unseres Themas. Es sei uns aber erlaubt zu erwähnen, daß ein Arzt aus unserem Fach sich der Mitarbeit bei den genannten Fragen nicht entziehen kann. Er sollte eine

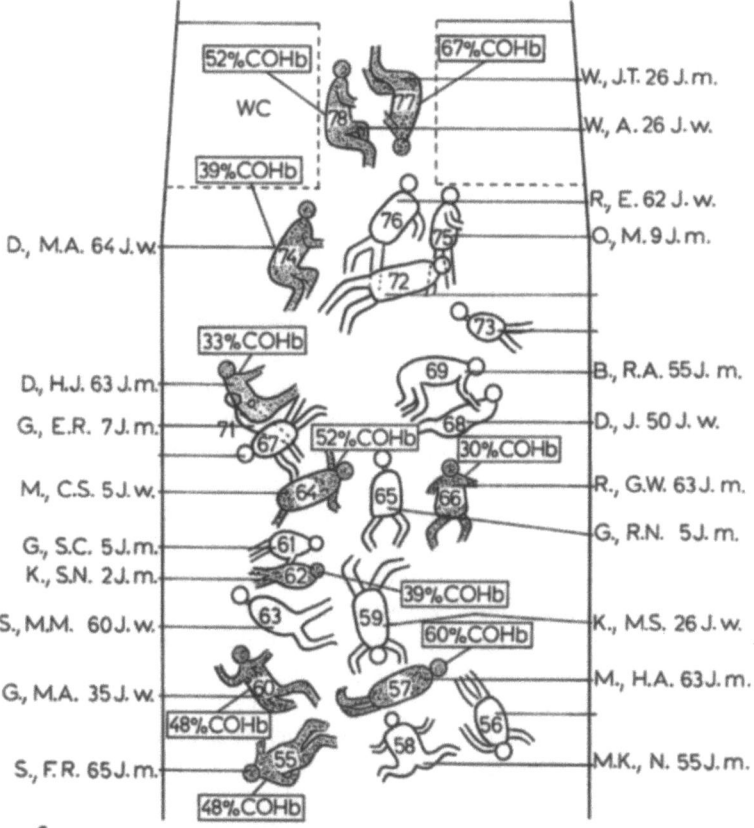

Abb. 169c Ausschnitt eines Lageplans der tödlich verunglückten Passagiere der TU 134 mit unterschiedlichen CO-Hb-Konzentrationen

Beratungsfunktion übernehmen, denn eine Katastrophe mit einer Menge von Toten schockiert natürlich die Öffentlichkeit und die Behörden.

So können sich Bestattungsunternehmen den Anforderungen nicht gewachsen zeigen, was zu Entscheidungen führen kann, die fachlich unsererseits nicht vertretbar sind. Dazu einige Beispiele:

So wurde einmal angeordnet, die Gräber als enge Gräben zu ziehen, in welche man die Särge nacheinander, kaum einen Meter, tief begrub. In einigen Tagen war die Grabstätte mit Fliegenlarven dick bedeckt. In einer ähnlichen Situation wurden gegen Fliegenlarven Soldaten mit Flammenwerfern eingesetzt, anstatt die Grabstätte erfolgreich mit einem Insektizid zu bespritzen. Ein anderes Mal wurden die Särge mit den identifizierten Leichen mit einem Zettel auf dem Deckel bezeichnet. Die Verwandten, die ihre Toten suchten, verwechselten die Deckel und mit ihnen auch die Bezeichnun-

gen. Wir mußten mit der Identifikation von neuem anfangen. Weiterhin wurde einmal das Gebiet, auf welchem die Identifikationsarbeiten liefen, mit Chlorkalk bestreut; von nun an war der Aufenthalt dort äußerst anstrengend. Bei einer Bergungsaktion wurde angeordnet, daß die Helfer Staubfiltermasken tragen sollten; die Leute quälten sich unter den Masken, die weder den Geruch noch die vermeintlichen Bakterien zurückhalten können. Ohne unser Wissen wurden aus Angst vor einer Epidemie 20 Leichen begraben, die wir am Tage zuvor mit ziemlichen Schwierigkeiten einbalsamiert hatten, um sie für die Identifikation durch die Verwandten aufzubewahren.

Solche und ähnliche Vorkommnisse haben wir wahrscheinlich schon alle erlebt. Was wir trotzdem tun sollten ist, von unserer Seite aus solche Maßnahmen vorzuschlagen, die für die konkreten Umstände angebracht, medizinisch annehmbar und technisch ausführbar sind.

17. Ethisch-soziale Probleme bei der Identifikation

Die Geschichte und die Entwicklung unseres Fachs ist durch die in den Jahrhunderten und in den verschiedenen Ländern wechselnden Rechtsauffassungen und -normen entscheidend beeinflußt worden. Damit entfernte es sich in der Vergangenheit von den klinischen Disziplinen und wurde in der Medizin eigenständig. Durch die naturwissenschaftlichen Entdeckungen und Forschungsergebnisse auf toxikologisch-chemischen, serologischen und anderen Gebieten erfolgte eine Wiederannäherung und erfolgreiche Kooperation mit den klinischen Fächern, wie sie z. B. in der Organ- und Gewebetransplantation und bei Notfallsituationen (z. B. bei Vergiftungsverdacht) ihren Ausdruck findet.

Zu derartigen Tätigkeiten rechnen wir auch den Anteil der gerichtlichen Medizin am Lindern der *sozialen Folgen* von Unfällen und Katastrophen. Wir meinen damit alles, was die gerichtliche Medizin mit ihrer Sorge um die Toten den Überlebenden bieten kann. Jede Phase der gerichtsmedizinischen Tätigkeit an den Toten hat auch ihre therapeutische Seite im Hinblick auf die Überlebenden: Von dem Aufsuchen der Körper an der Katastrophenstelle über die Todesfeststellung, Identifikation, Ermittlung der Todesursache bis zum Transport und Bestattung der Leichen. Unter den aufgezählten Tätigkeiten ist die Identifikation fachlich zwar manchmal nicht die anspruchsvollste, jedoch was die rechtlichen Folgen betrifft, gewiß mit der größten Verantwortung verbunden. Außerdem ist sie von überragender Wichtigkeit für die Beseitigung des psychosozialen Streß, den schon die Katastrophe an sich und besonders der Verlust eines Verwandten, Freundes oder Bekannten hervorruft. Die Identifikation ist außerdem nötig, um im Einklang mit dem örtlichen Brauch und mit dem Wunsch der Angehörigen zur regelrechten Bestattung als der letzten Phase der Leichenversorgung zu gelangen. Dabei kommt man auch in Berührung mit den Verwandten verschollener und gesuchter Personen. Es werden neue Beziehungen hergestellt, die dem vertrauten Verhältnis zwischen dem Arzt und seinen Patienten sehr ähnlich sein können.

Doch zunächst sollen zum besseren Verständnis der Situation die Umstände und die Stimmung geschildert werden, unter denen die Opfer einer Katastrophe versorgt und identifiziert werden müssen (Abb. 170).

Unter dem Begriff «Katastrophe» oder «Massenunglück» verstehen wir alle unvorhergesehenen verheerenden Naturereignisse und Schadens- oder Unglücksfälle, die eine Stadt, ein Land oder eine Gruppe durch die Arbeit oder durch eine Reise miteinander verbundener Personen treffen können und deren Bekämpfung einen gewaltigen Einsatz von Menschen und Mitteln erforderlich macht. Die Vorstellung eines Massenunfalls verbindet sich meist mit dem Gedanken an viele Tote. Doch auch das Erdbeben von Ljubljana im Jahre 1895, das relativ wenig Todesopfer forderte (weniger als 20, die bei den Bergungsarbeiten Verunglückten mit einbegriffen), wurde von der

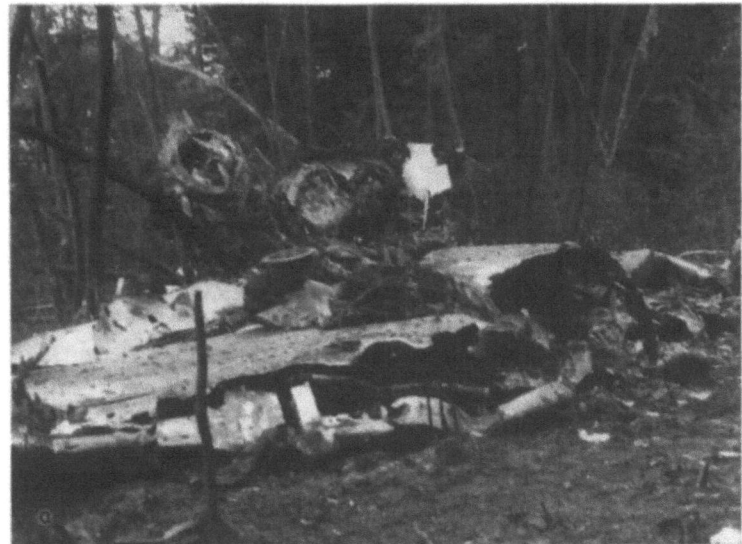

Abb. 170a
Überreste einer
DC 9, die 1976 über
dem Flugplatz Za-
greb in 10000 m Hö-
he mit einem Passa-
gierflugzeug Tri-
dent zusammen-
stieß (176 Tote)

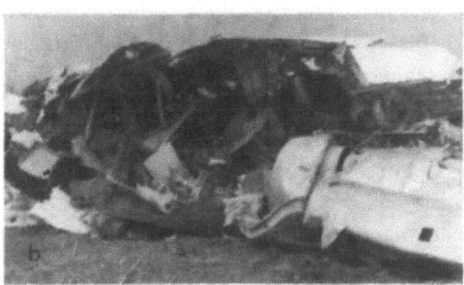

Abb. 170b Passagierkabine des Flugzeugs Tri-
dent ohne Cockpit (Zusammenstoß mit einer
DC 9 in 10000 m Höhe)

Bevölkerung als solche Katastrophe erlebt, daß die Erinnerung daran noch
heute lebendig ist. In diesem Fall prägte
die Katastrophe nach Jahrhunderten der
Ruhe die weitere ethisch-soziale Entwicklung der Bevölkerung. Natürlich
kann man unterschiedliche Katastrophen
wie Waldbrand, Verstreuung radioaktiver Stoffe, Überschwemmung, Eisenbahnunglück, Flugzeugabsturz, nicht mit
gleichen Kriterien messen. In verschiedenen Ländern und Zeiten reagieren die
Menschen auf derartige Ereignisse verschieden. Darum wäre es unzweckmäßig,
wenn man versuchen würde, nur nach
der Zahl der Toten oder nach dem Aus-

maß des materiellen Schadens schablonen-
artig Maßnahmen für die gerichtsmedizinische und soziale Arbeit vorzuschrei-
ben. Man kann sagen: «Dieses Erdbeben
hat folgendes gelehrt» oder «Bei der
Überschwemmung hat sich als nützlich
bewährt», doch man darf sich nicht darauf verlassen, daß die einmal bewährte
Maßnahme auch bei einem neuen Unglück gleicher Art erfolgreich sein wird.
Wieder und wieder werden uns unvorher-
gesehene Formen der psychologischen
Reaktion der Menge und des Einzelnen
überraschen. Demzufolge ist es angebracht, daß sich mit der Diagnostik und
Therapie des individuellen und massen-
haften Traumas Menschen befassen, die
die nötige Erfahrung haben, dabei entschlossen und selbständig genug, aber
auch ausreichend feinfühlig sind, um den
besten Weg für jede einzelne Phase des
Vorgehens zu wählen. Sie müssen mit
entsprechender Vollmacht versehen und
sicher sein, daß nicht plötzlich in ihre
Arbeit jemand eingreifen wird, der in
fachlicher Hinsicht unerfahren ist.

Man muß auf die erwähnten Gefahren
aufmerksam und sich über bestimmte
Lösungen beizeiten Gedanken machen,

um die Entschlüsse im Katastrophen-
fall nicht dem Zufall zu überlassen. Solche Fragen, über welche wir oft wider-
sprechende Meinungen hörten, sind z.B.
«Ist es angebracht, die vom Erdbeben
getroffene Ortschaft zu evakuieren oder
soll man zulassen, daß die Bevölkerung
zwischen den eingestürzten Häusern sich
behilft? Ist es ratsam, die Zelte für die
Obdachlosen auf den Grünflächen der
Stadt zu errichten oder die Zeltlager
konsequent auf den vorher bestimmten
Plätzen in der Umgebung aufzustellen?
Ist es besser, die Obdachlosen in großen
Zelten anzusiedeln, die Männer gesondert
von den Frauen und den Kindern oder
ist es angezeigt, sich auf kleine Zelte zu
orientieren, in welchen die Familien,
wenn auch in beengten Verhältnissen,
zusammen bleiben können? Dürfen wir
damit rechnen, daß die Überlebenden aus
der betroffenen Ortschaft schon in den
ersten Stunden nach der Katastrophe
fähig sein werden, die Verantwortung für
dringende Maßnahmen zu übernehmen?»
Die Erörterung dieser und ähnlicher Fragen geht weit über den Rahmen unseres
Themas. Wir meinen jedoch, daß es angebracht ist, einige Worte über die Reaktionen von Menschen bei Katastrophen
zu sagen, denen man bei den Identifikationsarbeiten begegnen wird, um ihre
Verhaltensweisen verstehen und die damit zusammenhängenden ethisch-so-
zialen Probleme lösen zu können.

Die gewöhnlichen Charakteristika einer
Katastrophe sind plötzliches Auftreten
und großes Ausmaß. Dementsprechend
ist auch die Reaktion der betroffenen Bevölkerung. Man muß jedoch dabei berücksichtigen, daß die Schmerzausbrüche
auch vom Temperament eines Volkes bestimmt werden. Erschütternd laute und
dramatische Gefühlsausbrüche dürfen
kein absolutes Maß für die Tiefe der
psychischen Erschütterung und damit
für die Beurteilung der Hilfsbedürftig-

keit sein. Nicht selten bleibt gerade das
tiefste psychische Trauma fast ohne
äußeren Ausdruck, besonders unmittelbar nach der Katastrophe. Unter der
Maske eines ruhigen, höflichen, sogar
heiteren Benehmens versteckt sich manchmal ein äußerst schwerer psychischer
Schock, der sich erst nach einigen Stunden oder Tagen ohne ankündigende
Symptome plötzlich in einem vollkom-
menen Zusammenbruch äußert. Andere
bezeichnende psychische Reaktionen
nach einem Massenunglück sind noch die
«Ansteckung», eine Neigung zu panischer
Flucht oder unverständliche Passivität
und Desinteresse für die eigene Sicherheit.
Oft beobachtete Stumpfheit, die sogenannte stuporöse Reaktion, wird der Laie
leicht als Herzlosigkeit oder Grobheit
auffassen; ebenso wird ihm das kindische
Betragen unverständlich sein, in welchem
manchmal eine zu schwer betroffene Person unbewußt ihre Zuflucht findet. Die
Erschütterung nach der Katastrophe
kann sich noch auf andere Weise bemerkbar machen: Der Überlebende, der ihm
nahestehende Menschen verloren hat,
kann das Geschehene nicht fassen, er
flüchtet in die Verrichtung unbedeuten-
der Aufgaben oder läßt sich in stereo-
type Ausübung einer vielleicht völlig
unnützen Arbeit ein. Das Trauern über
die Verluste, was die natürlichste Reaktion wäre, bleibt in der ersten Phase oft
gänzlich im Hintergrund. Eine oberflächliche Beurteilung auf diese Weise
geschädigter Menschen oder des Einzelnen kann leicht dazu verleiten, die
Betroffenen als gefühllos und nicht hilfs-
bereit anzusehen. In der Regel lösen sich
nach einiger Zeit alle erwähnten abnormen Reaktionen auf. Erst jetzt konfron-
tieren sich die Menschen mit dem Unglück und sind in der Lage, das alles auch
psychisch zu verarbeiten und zu bewältigen.

Die erwähnten Prozesse, die wir nicht

als Schemata, sondern als einfache Beispiele anführen, stehen unter dem starken Einfluß zusätzlicher Umstände: Nacht, Kälte, Hunger und Angst vor weiteren Schlägen der Naturkräfte verschlechtern die Lage wesentlich. Das Gefühl der Vereinsamung bzw. der Verlassenheit demoralisiert die Menschen, besonders, wenn sie panische Flucht oder verschiedene öffentliche Dienste zusammenbrechen sehen.

Die Erfahrungen lehren, daß man mit den Bewohnern der betroffenen Gegend in der ersten schweren Phase nach dem Unglück nicht sicher rechnen kann. Ihre persönlichen Probleme, wie der Verlust der Angehörigen oder Ungewißheit über ihr Schicksal, zerstörtes Heim, noch lebendige Erinnerung an erste Minuten der Katastrophe, sind viel zu stark, um zu erwarten, daß diese Menschen für die Rettungsaufgaben noch fähig wären. Wenn es nach einiger Zeit gelingt, sie zu einfachen Arbeiten heranzuziehen bzw. sie zu beschäftigen, wird es für ihre Rehabilitation bestimmt nützlich sein. Es ist jedoch mehr als problematisch, sich darauf zu verlassen, daß sie in der Organisation führende Positionen übernehmen werden. Unserer Meinung nach muß ein Kommandostab aus einer nicht allzuweit entfernten Gegend, der mit den örtlichen Gegebenheiten gründlich vertraut ist, die Leitung übernehmen.

Bei den Katastrophen, welche größere Gebiete oder ein ganzes Land treffen, so wie ein Erdbeben oder eine Überschwemmung, betrachten wir die Beschäftigung der unmittelbar betroffenen Menschen in der ersten Phase vor allem als eine therapeutische Maßnahme für das Wiedererlangen des psychischen Gleichgewichts und für die Rehabilitation. Darum müssen wir überlegen, wo und in welchem Ausmaße wir diese Personen einsetzen werden.

Für besondere Aufgaben, wie das Bergen und Tragen der Leichen, ihre Bestattung und damit verbundene Nebenarbeiten, ebenso für die Pflege Kranker und Verwundeter und auch für den Einsatz in verpesteter Luft bzw. gefährlicher Umgebung, sind besondere *Hilfskräfte* nötig. Die Furcht vor Ansteckung, die Vorurteile oder die echte Überempfindlichkeit für erschütternde oder abstoßende Eindrücke werden einen ungeeigneten Helfer völlig unfähig machen. Außerdem sind auch die Reaktionen der Abneigung und des Ekels ansteckend. Solche Helfer können demzufolge noch andere unbrauchbar machen. Für derartige Arbeiten sind wirkliche Freiwillige nötig. Wir haben bei den Soldaten Beispiele außerordentlicher Opferwilligkeit gesehen, was meistens auch durch die Haltung ihrer Offiziere motiviert wurde.

Noch einige Worte über die Hilfe Freiwilliger. Diese können entweder eine echte Hilfe oder eine große Last sein. Regelmäßig gibt es bei Katastrophen, mit Ausnahme der Flugzeug- und Eisenbahnunfälle, Bergwerks- und anderer Betriebsunfälle, mehr als genug Arbeit für alle, die helfen wollen. In dieser Hinsicht gelten jedoch in der Praxis verschiedene Standpunkte. Einige lehnen unqualifizierte Freiwillige ab und nehmen nur ausgesuchte, dringend notwendige Spezialisten an. Andere vertreten den entgegengesetzten, nach unserer Meinung richtigen Standpunkt. Jedermann, der zur Hilfe kommt, ist willkommen; jeder erwartet eine Arbeit, zu der er fähig ist, wenn sie auch nicht seine Berufsarbeit ist. Mit angenommenen Freiwilligen wird man eine Menge Arbeit verrichten können, wenn auch die Leistung eines einzelnen nicht sehr groß sein wird. Der größte Nutzen davon wird jedoch in der Erziehung zur Solidarität und Humanität sein. Die Mitarbeit Freiwilliger bedeutet überdies für die betroffene Bevölkerung

eine große Hilfe gegen das Gefühl des Ver-
lassenseins, das besonders in der depres-
siven Phase nach der Katastrophe die
Menschen oft belastet. Um dies zu erreichen, ist jedoch nötig, daß man die
Freiwilligen gleich nach der Ankunft mit
ihrer Arbeit und deren Zielen sowie den
Leitern der Aktion bekannt macht und
daß man von nun an ihrer Arbeit auch
Aufmerksamkeit schenkt.

Auch an die Versorgung der Freiwilligen mit Nahrung und Obdach muß gedacht werden. Von einem auf diese Weise
eingereihten Mitarbeiter kann man verlangen, daß er wirklich und diszipliniert
mithilft.

Unter derartigen Umständen müssen
in den meisten Fällen die Bergung und
Identifikation der Toten stattfinden. Der
Gerichtsmediziner befindet sich oft schon
in den ersten Stunden nach dem Ereignis
inmitten der Verwirrung und in der Atmosphäre der ersten Verfügungen und
noch nicht abgegrenzter Kompetenzen.
In dieser Situation ist manches dringen-
der als die Identifikation: Versorgung der
Verletzten, Abgrenzung des Gebiets, In-
standsetzung der Nachrichtenverbin-
dungen. Wenn man in dieser Phase zustande bringt, daß Suche und Bergung
der Toten nicht ungeordnet und übereilt,
sondern systematisch nach den fachlichen Grundsätzen verlaufen, ist bereits
viel erreicht. Während die Leichen zu
einer bestimmten Stelle transportiert werden, sollte man überlegen, welches Identi-
fikationssystem am zweckmäßigsten wäre.
Dabei ist entscheidend, ob es sich um ein
Unglück mit begrenztem und bekanntem
Kreis der betroffenen Personen (Flug-
zeug-, Bergwerks- und Betriebsunglücke),
oder um eine Katastrophe, bei welcher
die Zahl und der Kreis der Opfer zunächst offen bleiben (Erdbeben, Überflutung, Eisenbahnunglück), handelt. Im
letzten Fall ist charakteristisch, daß die
Zahl der Toten in den ersten Stunden

gewöhnlich übertrieben wird.

Auch ein Gerichtsmediziner kann nicht
gleichgültig bleiben angesichts erschüt-
ternder Szenen, die er bei jeder neuen
Katastrophe erlebt. Trotz allem muß er
in der Lage sein, unverzüglich eine Anpassung seiner Identifikationstechnik an
die jeweilige Situation vorzunehmen,
seien es nun 130 zerstückelte Körper bei
einem Eisenbahnunglück, 75 bis zur
Mutilation verbrannte Leichen in der
Flugzeugkabine zwischen den Tropfstei-
nen aus geschmolzenem Metall, Untersuchungen zwischen sich wiederholenden
Erdbebenstößen u. a. m.

Mitunter erwachsen auch Probleme
aus dem Wunsch der Behörden, die
Identifikation möglichst schnell durchführen und abschließen zu können und
aus der Tatsache, daß selbst bei Verzicht
auf Laboruntersuchungen durch das Sammeln von Daten und deren Überprüfung
durch die Angehörigen ein relativ großer
Zeitfonds benötigt wird. Schließlich wollen wir aber den Angehörigen *ihren* Toten
aushändigen und nicht irgendeinen Körper. Wenn wir nicht imstande sind, den
ganzen Leichnam zusammenzusetzen,
wollen wir wenigstens mit Sicherheit
sagen können, daß die Teile, die wir in
den Sarg legen, bestimmt der genannten
Person angehören. In jedem Fall müssen
wir in der Lage sein, zu erklären, nach
welchen Merkmalen wir den Körper oder
seine Teile identifiziert haben. Wenn
irgendwie möglich, bemühen wir uns, zu
erreichen, daß alle Körper erst nach dem
beendeten Identifikationsverfahren den
Angehörigen übergeben werden. Denn
die Erfahrung lehrt uns, daß man aus
unvorhersehbarem Anlaß nicht selten zu
den schon identifizierten Leichen zurück-
kehren muß, obwohl über die Verläßlichkeit der Identifikation kein Zweifel
besteht.

Mit den *Angaben der Angehörigen* haben wir nicht die besten Erfahrungen und

ihre Beobachtungen und deren Darstellungsfähigkeit, besonders was die persönlichen Merkmale betrifft, sind mitunter wenig zuverlässig.

So kann geschehen, daß die Angaben (z.B. über die Haar- oder Augenfarbe, über charakteristische Schmuckstücke usw.), auch wenn wir sie von den nächsten Verwandten bekamen, widerrufen oder berichtigt werden mußten. Trotzdem kann man auf die Hilfe der Angehörigen der Verstorbenen nicht verzichten. Einerseits gibt uns ein rücksichtsvolles Befragen über besondere Merkmale doch gewisse Daten, die sonst unerreichbar sind. Auf der anderen Seite sind Begegnungen mit den Überlebenden bedeutungsvoll auch für sie selbst. Jedoch erfordern diese Kontakte viel Zeit und Geduld. Denn der Überlebende betrachtet seine Sache nicht als eine von vielen, die wir behandeln, für ihn ist wichtig, daß es sich um den Tod seines eigenen Kindes oder seines Ehegatten handelt. Und gerade darum müssen unsere Feststellungen für ihn vollkommen sicher und ohne jeden Zweifel sein. Man darf nicht vergessen, daß er uns dabei oft aufs Wort glauben muß, weil man ihm das wenige, was von seinem Angehörigen übriggeblieben ist, nicht zeigen kann.

Trotz des verständlichen Wunsches, die Angehörigen weitestgehend zu schonen, darf keineswegs von der nötigen Objektivität abgewichen werden. Daß dabei natürlich geduldig und rücksichtsvoll vorgegangen werden muß, ist selbstverständlich. Die Bilanz einiger Massenunfälle zeigt uns, daß der überwiegende Teil der Identifikationen mit einfachen, um nicht zu sagen primitiven Methoden, d.h. durch Dokumente, Kleider, Schmuckstücke, besondere Körpermerkmale, Paßbilder im Ausweis erfolgt. Ebenso die stomatologische Identifikation, der Vergleich des Gebisses einer unbekannten Leiche mit dem Zahnstatus der ver-

schollenen Person, war auch ziemlich stark vertreten. Weniger wichtig war die Rolle pathomorphologischer Feststellungen; ähnlich steht es mit den gerichtsmedizinischen Befunden bei äußerer Besichtigung, z.B. Tätowierungen, Narben usw. Nur in einer begrenzten Zahl von Fällen, die besonders wichtig waren, sind die Labormethoden aus dem Standardrepertoir des gerichtsmedizinischen Identifikationsverfahrens angewandt worden. Dabei ist die Frage begründet, ob wir wegen der zahlreichen Aufgaben, die uns ein Massenunglück aufdrängt, wegen der schweren Arbeitsbedingungen, wegen der Zeitnot, die das Drängen der Öffentlichkeit und die Verwesung der Leichen verursachen, berechtigt sind, auf die vielen Möglichkeiten, die uns die gerichtsmedizinische Wissenschaft in den letzten Jahrzehnten für Identifikationszwecke eröffnet hat, zu verzichten.

Für Forschungsziele und Unterricht ist es selbstverständlich angebracht, daß wir an einer unbekannten Leiche eine ganze Reihe von Identifikationsverfahren anwenden, um ihre praktische Verwendbarkeit zu prüfen, die entsprechenden Methoden zu verbessern trachten und sie ohne Einbuße ihrer Zuverlässigkeit einfacher, schneller und billiger zu gestalten. In der Praxis ist jedoch als einzig richtiger Standpunkt zu betrachten, daß jenes Verfahren das beste ist, welches uns schnell eine sichere Antwort gibt, sei es die Wiedererkennung durch eine glaubwürdige Person, ein Fingerabdruck oder ein Röntgenvergleich. Die Methodik diktiert uns der Zustand der Leiche und das entsprechende Vergleichsmaterial.

Für den Gerichtsmediziner ist es von Bedeutung, abgesehen davon, ob er allein oder mit spezialisierten Kollegen arbeitet, daß er eine Übersicht über die Methodik besitzt und daß er alle Möglichkeiten anwenden kann. Bei den Massenidentifikationen haben wir durch die

schon erwähnten Hindernisse hinsichtlich langwieriger und technisch an-
spruchsvoller Methoden begrenzte Möglichkeiten. Das vereinfachte Verfahren
berechtigt jedoch nicht zum Nachlassen
in der Exaktheit der Identifikation. Bei
nicht identifizierten Leichen muß man
mit Rücksicht auf die Umstände der
Katastrophe die Entscheidung fällen, ob
man an ihnen in einem Institut spezielle
Untersuchungen durchführt oder sie als
nicht identifiziert bestatten läßt.

Sicher kennen alle mit der Massenidentifikation Beschäftigten die besondere Problematik dieser Aufgabe. Durch
die Arbeit ist eine enge Konfrontation
mit dem Einzelschicksal der betroffenen
Personen unumgänglich, so daß eine hohe
psychische Belastbarkeit, verbunden mit
der Bereitschaft zu ethisch-sozial ver-
antwortungsbewußtem Handeln, ver-
langt wird, denn letztendlich ist die
Massenidentifikation kein unpersönliches
Serienverfahren, sondern geprägt durch
eine Reihe individueller Untersuchungen
durch die mit der Identifikation beauftragten Sachverständigen.

18. Aktuelle Fragen der Identifikation bei folgenschweren Unfällen

(Erfahrungen der Arbeitsgruppe „Identifikation" des Instituts für gerichtliche Medizin und Kriminalistik der Karl-Marx-Universität Leipzig)

In den vorhergehenden zwei Kapiteln wurde durch MILČINSKI, einen nicht nur auf dem Gebiet der Identifikation international anerkannten Gerichtsmediziner, dargelegt, daß der Einsatz von gerichtsmedizinischen Experten bei der Untersuchung von folgenschweren Unfällen und Katastrophen unerläßlich ist. Die ansteigende Verkehrsdichte zu Lande, im Luft- und Schiffsverkehr, die fortschreitende Industrialisierung mit allen Problemen des Umweltschutzes und nicht zuletzt die vermehrt auftretenden Naturkatastrophen machen neben der Ausbildung von Ärzten und Hilfspersonal für die medizinische Versorgung der Überlebenden auch eine spezielle Schulung und Ausrüstung von Helfern bei der Bergung und Identifizierung der Toten notwendig.

Grundsätzliche Ausführungen zu diesem Aufgabengebiet haben STEVENS (1970), SPANN (1964), KREFFT (1966), HOLZER (1966), HOLZHAUSEN (1966) sowie MUELLER (1975) gemacht, während sich NEISS (1961) vorwiegend mit der Röntgenidentifikation bei Flugzeugabstürzen und STEWART (1970) mit der Untersuchung von Skeletteilen bei Massenunfällen beschäftigten. FIALA (1968) analysierte die Aufgaben des Stomatologen bei der Identifikation. Ein weiterer interessanter Bericht zu Fragen der Identifizierung bei einem Flugzeugunfall in Teneriffa stammt von BECKMANN, HÜHN

und HAUCK (1975). Über Arbeitsausrüstung zur Identifizierung der Opfer großer Katastrophen in der Schweiz informierte WILD (1967).

Wir wurden mit diesen Fragen erstmalig und relativ unvorbereitet Anfang der 60er Jahre anläßlich eines Grubenunglücks (Methangasexplosion) und einer schweren Haverie im Zugverkehr konfrontiert. Neben praktischen Maßnahmen in Auswertung dieser folgenschweren Unfälle, wie der Schaffung eines Alarmierungsplans für die Mitglieder der Einsatzgruppe, der Bereitstellung von Schutzkleidung und zweckdienlichem, nur für diese Untersuchungen bestimmtem Arbeitsmaterial (Abb. 171 bis 175), dem Aufbau einer Röntgengruppe unter Einsatz eines transportablen Röntgengerätes (s. Kap. Röntgenidentifizierung), schien eine Analyse der natürlich von Fall zu Fall unterschiedlichen Aufgaben des Gerichtsarztes beim Einsatz zweckmäßig. Die dabei, auch in der Zusammenarbeit mit den Justiz- und Sicherheitsorganen, gewonnenen Erfahrungen waren mit Grundlage für die 1969 erlassene «Gemeinsame Anweisung des Ministers des Innern und des Generalstaatsanwaltes der DDR über die Gründung der kriminalpolizeilich- gerichtsmedizinischen Bergungs- und Identifizierungsgruppen». In diesem Zusammenhang möchten wir feststellen, daß sich in der DDR die nun schon seit über 10 Jahren währende Zusammenarbeit mit den Justiz- und Sicherheitsorganen und den gerichtsmedizinischen Experten ausgezeichnet bewährt hat und diese

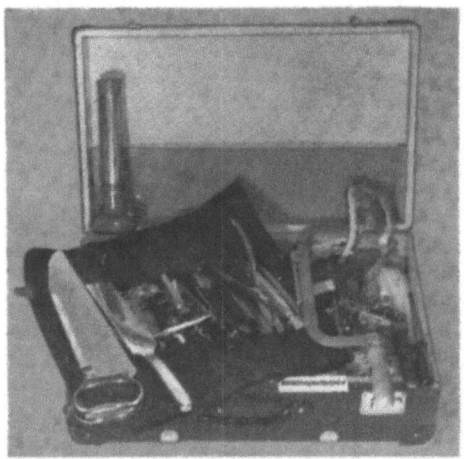

Abb. 171   Sektionsinstrumente (Koffer 1)

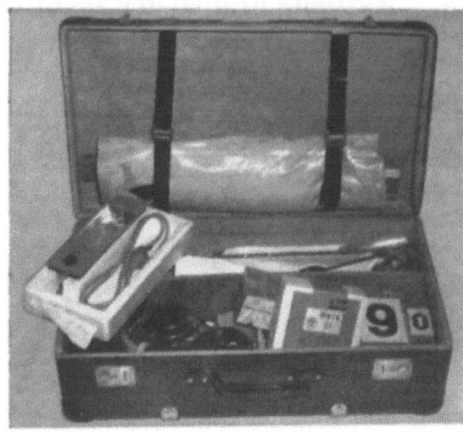

Abb. 174   Fotokoffer (Koffer 4)

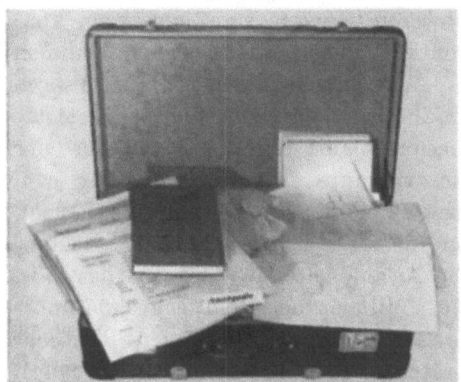

Abb. 172   Dokumentationsunterlagen (Identitätskarten, Schemata, Etiketten, Papier, Totenscheine, Todesursachenverzeichnis) (Koffer 2)

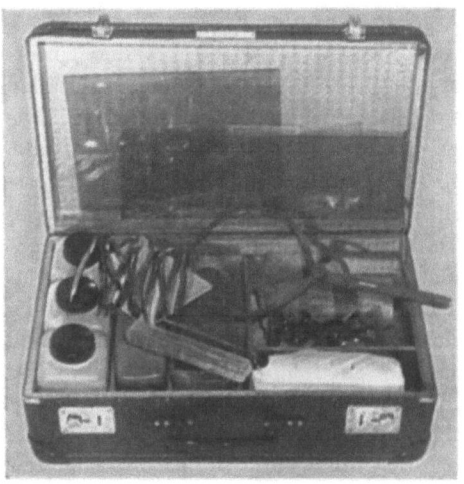

Abb. 175   Stomatologische Ausrüstung für Feldmethoden (Koffer 5)

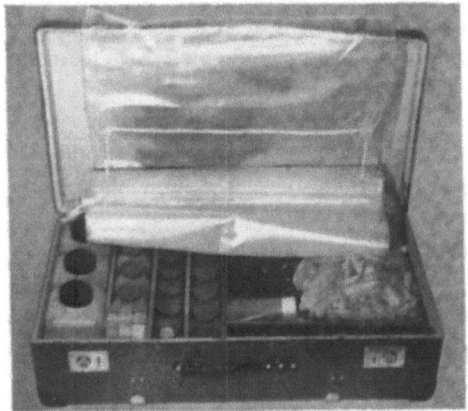

Abb. 173   Asservatenkoffer für histologische, serologische, spurenkundliche und toxikologische Untersuchungen (Koffer 3)

enge Gemeinschaftsarbeit Grundlage für die erzielten Erfolge bei der Identifikation bei folgenschweren Unfällen, z.B. im Flugverkehr und bei Zugunglücken ist. Es war für uns daher von Interesse, Näheres über die von MILČINSKI erwähnten Schwierigkeiten, denen der Gerichtsmediziner in anderen Ländern bei der Untersuchung von Massenunfällen gegenüberstehen kann, zu hören.

Über den Arbeitsablauf und die Aufgaben bei folgenschweren Unfällen und Katastrophen ist von gerichtsmedizinischer (DOTZAUER 1976) und kriminalistischer Seite berichtet worden. Nach DÜRWALD und HERBER (1968) haben die Gerichtsmediziner folgende wesentliche Aufgaben:

1. Mitarbeit bei der Bergung der Leichen,

2. Identifikation der Opfer,

3. Feststellung der Todesursache und der wesentlichen Verletzungen,

4. Festlegung des Todeszeitpunktes,

5. Mitarbeit bei der Aufklärung der Unfallursache und des -ablaufs.

6. Möglicherweise Mitarbeit bei dem Abtransport der Leichen.

WOLFF und LAUFER (1970) berichteten über die Formen und Methoden kooperativer Tätigkeit zwischen Gerichtsärzten und Kriminalisten anläßlich des Verkehrsunglücks von Langenweddingen 1967 anhand von instruktiven Tabellen. Auch WINTER (1970) entwickelte nach den in Langenweddingen gesammelten Erfahrungen in seinem Flußdiagramm mit 45 Positionen den Arbeitsablauf. Nach seinem Vorschlag sollen die Ergebnisse der Untersuchungen und gemeinsame Abschlußprotokolle auf Tonband aufgenommen werden. Der Nachteil dieses Verfahrens ist die relative Aufwendigkeit, außerdem stehen die festgestellten Befunde den verschiedenen anderen Untersuchungsgruppen für die weitere Arbeit nicht sofort zur Verfügung.

DÜRWALD hat entsprechend den inzwischen gesammelten Erfahrungen unserer Arbeitsgruppe folgende Prinzipien bei der Identifikation formuliert:

1. Nach fotografischer Sicherung des Fundortes Bergung der Leichen durch Kriminalisten und Gerichtsärzte mit Durchführung der Voridentifikation und Asservierung der vorgefundenen Gegenstände.

2. Äußere Besichtigung, Sektion und Durchführung notwendiger Untersuchungen zur Identifikation (einschließlich Röntgenuntersuchung).

3. Eigentliche Agnoszierung der Unbekannten nach vorausgehender Gruppenidentifikation bei der Sektion durch Überprüfung der Personenbeschreibungen und wichtiger Daten in Zusammenarbeit' mit den Sicherheitsorganen.

Ein forensisch erfahrener Stomatologe wird bei den Arbeitsgängen 2 und 3 stets mit eingesetzt.

Zur exakten Beschreibung und Befunddokumentation wurden von verschiedenen Expertengruppen unterschiedliche Identifikationsschemata erarbeitet (z.B. HAINES 1972, MANZ und REH 1964 sowie MILČINSKI 1973 — persönliche Mitteilung). Die Engländer erfassen dabei die Besonderheiten der einzelnen Körperabschnitte auf ihrer *Identifikationskarte*, zusätzlich osteologische Merkmale des Schädels, Thorax und Beckens sowie den Zahnstatus. Die Jugoslawen beschränkten sich bisher bei der äußeren Besichtigung auf wesentliche Abschnitte des Gesichts, des weiteren auf die Bestimmung der Körpergröße und Konstitution sowie die Beschreibung persönlicher Gegenstände. Die Erhebung des Zahnstatus kam hinzu. MANZ und REH nahmen dagegen umfangreichere Befundregistrierungen vor. Sie teilen ihre Identifikationskarte in zwei Hauptabschnitte ein: Im ersten Teil werden die Besonderheiten der Kleidung und der äußeren Beschreibung erfaßt, im zweiten die geschlechts- und altersspezifischen Merkmale des Schädels, der Zähne, der Extremitäten, des Sternum, der Schlüsselbeine, des Zungenbeins und Kehlkopfs sowie des Beckens. Zur Beurteilung der Konstitution ziehen sie das Schulterblatt heran.

Für unsere Arbeitsgruppe entwickelten LEOPOLD und DÜRWALD zunächst 5 Identitätskarten (1974), die die Grundlage für eine Personenidentifikation darstellen.

Tabelle 125 Bergungskarte I (Fundbeschreibung der Leiche)

| BERGUNGSKARTE Teil I
(Fundbeschreibung) | Fundsituation . . . . .
Datum . . . . Uhrzeit . . . . . . | Kennzeichnung der Leiche Nr.: |

Lagebestimmung im Koordinatensystem:
Entfernung vom Meßpunkt 1:   und Meßpunkt 2:
bzw.

Fotoaufnahmen (Fundsituation):
     Übersicht:
     Detail vor Freilegung:
     Detail nach Freilegung:

Leichenlage: Bauchlage   rechte Seitenlage
            Rückenlage   linke Seitenlage

Kleidung: bekleidet, teilbekleidet, Kleidungsreste

Leiche vollständig, Torso, zerstückelt, Durchtrennung
Fehlende Leichenteile: Kopf, Arme, Hände, Beine, Füße
Zustand: frisch, faul, verwest, mumifiziert, Fettwachs, skelettiert,
     verbrannt, verkohlt

Besonderheiten: Einklemmung,
     Zusammen mit Leiche Nr.:

Effekten und Asservate (Kurzbeschreibung und unter Verwendung nachfolgender Kennzeichnung in Skizze eintragen!)

Von Leiche entnommen:
1.01
1.02
1.03
1.04
1.05
1.06

In losem Kontakt mit Leiche aufgefunden: (auf, unter, neben)
2.01
2.02
2.03
2.04
2.05
2.06

In Nähe der Leiche aufgefunden: (wo?)
3.01
3.02
3.03
3.04
3.05
3.06

Nach Erprobung in der Praxis wurden diese Karten überarbeitet und durch eine stomatologische Identitätskarte (SCHOLZ und LEOPOLD 1977), Unterlagen für die Voridentifizierung sowie weitere 2 Karten ergänzt. Ein Vorteil dieser Identifikationskarten sind ihre verschiedenen Grundfarben, dadurch sind sie leicht voneinander zu unterscheiden, des weiteren können sie im Durchschreibeverfahren in mehreren Exemplaren gleichzeitig ausgefertigt werden. Jede der insgesamt 9 Karten enthält spezifische Angaben und dokumentiert einen Abschnitt der Untersuchung.

Die 1. Karte (*Bergungskarte*, Tab. 125) registriert gestrafft die Fundsituation, die Lage und den Zustand der Leichen sowie Besonderheiten (z. B. Einklemmung usw.). Darüber hinaus werden die von der Leiche entnommenen oder daneben aufgefundenen Effekten registriert (Asservierung in Kunststoffbeuteln). Die 2. Identitätskarte (*Voridentifizierung*, Tab. 126) umfaßt wesentliche äußere Merkmale (z. B. Körpergröße, Geschlecht, Rasse, Kleidung, Schmuck und persönliche Gegenstände) sowie einen orientierenden Zahnbefund. Die angefertigten Fotoaufnahmen (Übersichten und Details) werden hier ebenfalls registriert. Die 3. Identitätskarte (Tab. 127) soll vorwiegend von *Kriminalisten* mit Angaben der Besonderheiten der Ober- und Unterbekleidung sowie des evtl. vorhandenen Schmucks ausgefüllt werden. Die 4. und 5. Karte (Tab. 128, 129) dienen der Befunddokumentation bei der *äußeren gerichtsärztlichen Untersuchung*. Die später durchzuführende Blutgruppenbestimmung wird dabei mit erfaßt. Die 6. Identitätskarte (Tab. 130) nimmt wesentliche *Sektionsbefunde*, z. B. äußere Verletzungen, Frakturen und Besonderheiten innerer Organe einschließlich der Todesursache auf. Die 7. Karte (Tab. 131) dient den *Zusatzuntersuchungen*

(z. B. Röntgen, Toxikologie, Angaben für osteologische Messungen und Beurteilungen). Die *stomatologische Karte* (8. Karte, Tab. 132, 133) erfaßt die Merkmale des Kiefers, der Zähne, des Zahnersatzes, der erkennbaren Zahnarbeiten und weitere Einzelheiten. Sie stellt die Identifikationsgrundlage für den forensischen Stomatologen dar, der die selbst erhobenen Befunde mit den beigezogenen Angaben der behandelnden Zahnärzte (einschließlich deren Röntgenfilme) vergleicht und beurteilt. Die 9. Karte ist das sogenannte *Identitätsprotokoll* (Tab. 134). Hier wird dargelegt, nach welchen Merkmalen die Experten die Identifikation des Individuums vornehmen konnten. Alle Karten enthalten vorgedruckte Angaben, die nur zu unterstreichen sind und durch telegrammstilartige Eintragungen ergänzt werden können.

Im Anschluß an die Sektion wird durch die Arbeitsgruppe unter Berücksichtigung der dabei erhobenen Befunde, der Röntgenaufnahmen und der zahnärztlichen Feststellungen die Gruppenidentifizierung der überprüften unbekannten Leichen vorgenommen.

Da die Untersuchungen bei folgenschweren Unfällen oft unter erheblichem Zeitdruck stehen, haben wir zur Beschleunigung des Verfahrens deshalb eine sogenannte „Identifizierungshilfe" entwickelt (Tab. 135). Diese besteht aus einer rechteckigen Karte, auf der vorgedruckt Angaben über Besonderheiten des Körpers, der Ober- und Unterbekleidung, evtl. vorhandener Schmucksachen sowie anderer Wertgegenstände zusammengefaßt sind. Der Gerichtsarzt trägt darauf seine Feststellungen ein und der Kriminalist ist damit dann in der Lage, Überprüfungen nach den Angaben der Angehörigen durchzuführen. Auf Transparentpapier (mit gleichem vorgedruckten Schema) trägt er die durch Ermittlungen festgestellten Merkmale ein und vergleicht,

Tabelle 126   Bergungskarte II (Voridentifizierung des Unfallopfers)

BERGUNGSKARTE Teil II
(Voridentifizierung)

Kennzeichnung der Leiche Nr.:

Datum _____ Uhrzeit _____

Fotoaufnahmen: Übersichten   vorn / hinten / Seite
Detail von _____
_____
_____
Kleidung _____
Gegenstände _____

Leiche: Körpergröße ____ cm / -gewicht ____ kg
Geschlecht m/w/?/ vmtl. Alter ____ Jahre
Konstitution
Rassemerkmale: Hautfarbe
Haarform
Anderes
Haarfarbe   /Perücke
Brille   /Glasauge
Herzschrittmacher   /Körperprothesen
Zahnbefund: OK – voll – teil – Prothese
UK – voll – teil – Prothese
Lücken   /frisch/alt
Brücken/Kronen/Füllungen
Gold/Amalgam/anderes Material

Kleidung: komplett, Reste, zerrissen, verkohlt
Oberbekleidung: (Etiketten)

Unterbekleidung:

Strümpfe: Schuhe:
Schmuck: Gold, Silber, Platin, Kupfer,
Halsketten: Anhänger:
Armketten: Bänder:
Ehering: Inschrift:
Schmuckring: Stein/Platte/Perle:
Uhr: Uhrenband/-kette:
Papiere:
Sonstiges: Fotos:

Von Leiche zusätzlich entnommen:
1.10   in Beutel:
1.11   in Beutel:
1.12   in Beutel:
1.13   in Beutel:

Tabelle 127   Identitätskarte Teil I (Kleiderkarte und Effekten)

| IDENTITÄTSKARTE Teil I 1. Kleiderkarte + Effekten | | Kennzeichen der Leiche: | Nr. |

Ereignis: Datum: Obduzent:
                                              KT:

Oberbekleidung	Farbe, Form, Stoffart	Größe	Futter	Etiketten	Besonderheiten
Mantel					
Jacke					
lange Hose					
Rock					
Oberhemd/Bluse					
Krawatte					
Unterkleidung:					
Unterkleid					
Unterhemd					
Slip/Unterhose					
Strümpfe					
Strümpfe/ Strumpfhose					
Schuhe:					
Schmuck:					
Kette					
Armband					
Ringe					
Uhr					
Dokumente:					
Persönl. Gegenstände					

Tabelle 128   Identitätskarte Teil II (Äußere Besichtigung — Gesicht)

| IDENTITÄTSKARTE Teil II | Kennzeichnung der Leiche: |

2. Leiche: vollständig, Torso, Leichenteile, Knochen

Zustand: frisch, faul, verwest, mumifiziert, skelettiert, Fettwachs, verbrannt, verkohlt

Blutgruppe:

(Äußere Besichtigung — Gesicht)

3. Körpergröße   cm (gem./gesch.)   Gewicht: kg (gewog./gesch.)

   Konstitution: Ernährungszustand:

   Geschlecht: männl./weibl.   Alter: (wirkl./gesch.)

   Rassenmerkmale: Hautfarbe

4. Kopf   Umfang: cm   Form:

   Haare   Farbe: Länge: cm   Form:

         Haarteil: Perücke: Glatze:

   Stirn:

   Augen   Farbe: Pupillen: Form:

         Glasauge: Besonderheiten:

   Nase   Form   Nasenboden:

   Mund   Lippen:

              Lippenstift:

   Ohren   Länge: cm   Form:

         Breite: cm   Läppchen:

   Wangen

   Kinn

   Gesichtsfalten:

     -furchen:

     -narben:

Tabelle 129   Identitätskarte Teil III (Äußere Besichtigung-Stamm und Extremitäten)

IDENTITÄTSKARTE Teil III
Äußere Besichtigung   Kennzeichnung der Leiche:

5.	Verletzungen	Narben	Besonderheiten
Hals			
Thorax			
Abdomen			
Rücken			
Genitale			
Oberarm r./li.			
Unterarm re./li. Hand re./li. Fingernägel			
Oberschenkel re./li.			
Unterschenkel u. Füße re./li.			

Tabelle 130   Identitätskarte Teil IV (Wesentliche Sektionsbefunde)

IDENTITÄTSKARTE Teil IV	Kennzeichnung der Leiche:

6. wesentliche Sektionsbefunde	Frakturen	Verletzungen	Besonderheiten
Schädel: Kalotte			
Basis			
Hirnhäute			
Gehirn			
Rückenmark			
HWS			
Thorax: Rippen			
Sternum			
BWS			
Herz			
Aorta			
Lungen			
andere Organe			
Abdomen:			
Becken			
LWS			
Leber			
Milz			
Nieren			
Magen, Darm			
Gallenblase			
Appendix			
andere Organe			
7. Todesursache:			

Tabelle 131 Identitätskarte Teil V (Röntgen, Osteologie, Toxikologie)

IDENTITÄTSKARTE Teil V
(Röntgen, Osteologie, Toxikologie)

Kennzeichnung der Leiche Nr.:

8. Röntgen: vor/nach der Obduktion

Schädel: vorn/seitlich

O-Kiefer: vorn/seitlich *U-Kiefer:* vorn/seitl.

Halswirbelsäule: vorn/seitlich

Thorax: vorn/seitlich *Becken:* vorn/seitlich

Lendenwirbelsäule: vorn/seitlich

Gliedmaßen:

Besonderheiten:

9. Osteologie:

Unterkieferwinkelbreite:	cm	Schädel: m/w
Interorbitalbreite:	cm	Becken: m/w
Jochbogenbreite:	cm	
Humerus: cm g/Femur:	cm g	

Röntgenologische und osteologische Hinweise zur Identifizierung aus Vergleichsmaterial:

10. Toxikologie:

Schnelluntersuchungen am Fundort auf

Alkohol: BAK ⁰/₀₀; UAK ⁰/₀₀,

CO-Hb: %

Glukose: Urin Biophantest schwach/mittel/stark

Liquor schwach/mittel/stark

Asserviert: *Untersuchung angeordnet:*

Herzblut Kohlenmonoxid

Venenblut Alkohol

Urin Kreatinin

Corpus vitreum-Fl. Glukose

Magen-/Darminhalt folgende Medikamente:

Hirn/Leber/Niere

Galleflüssigkeit

Liquor cerebrospinalis

Hinweise auf eingenommene Medikamente und bestimmte Krankheiten aus Vergleichsmaterial:

Tabelle 132   Stomatologische Identitätskarte (Ident.-Karte Teil VI)

STOMATOLOGISCHE IDENTITÄTSKARTE

Name: Vorname:
Geburtsdatum: Reg. Nr.:
(bzw. Kennzeichnung der Leiche)

Milchgebiß, Wechselgebiß, bleibendes Gebiß

Kieferstellung: unauffällig, progen, Protrusion des Oberkiefers mit lückiger/enger Frontzahnstellung, Mikrogenie des Unterkiefers, offener Biß, Kopfbiß, Überbiß mehr als 2 mm, Deckbiß, Kreuzbiß (einseitig/doppelseitig):

Zahnstellung: regelmäßig, unregelmäßig, Engstand, lückig, Diastema, Kippung, Rotation, Transposition, progene Verzahnung, Retention, Verlagerung:

Unregelmäßigkeiten von Zahnzahl, -form, -farbe

Kieferfrakturen:

Zahnfrakturen:

Zahnlockerung:

Zahnstein:

Abrasion:

Zahnform quadratisch, rechteckig, dreieckig, oval

Gingiva unauffällig, entzündet, hyperplastisch Retraktionen bei:

Lippenbändchen OK: UK:

Zungenbändchen:

Operationsnarben:

Lippen-, Kiefer-, Gaumenspalten:

Kieferorthopädische Apparate:

Röntgenaufnahmen vorhanden von:

Welche Zähne sind durch herausnehmbaren Zahnersatz ersetzt?

18	17	16	15	14	13	12	11	21	22	23	24	25	26	27	28
48	47	46	45	44	43	42	41	31	32	33	34	35	36	37	38

OK Zahnersatz: Plast/Metallbasis (geprägt/Modellguß) Radierungen:

Klammerzähne und Art der Klammern:

UK Zahnersatz: Plast/Metallbasis (geprägt/Modellguß) Klammerzähne und Art der Klammern:

Besonderheiten am Zahnersatz (Teleskope, Geschiebe, Stege, Bügel o. a.):

Tabelle 133 Identitätskarte Teil VII (Zahnschema für den *behandelnden Stomalogen*)

Signatur: Füllung F, Karies O, Fehlen X, Wurzel √, Krone K,
Zwischenglied Z

| 55 | 54 | 53 | 52 | 51 | | 61 | 62 | 63 | 64 | 65 |

| 18 | 17 | 16 | 15 | 14 | 13 | 12 | 11 | | 21 | 22 | 23 | 24 | 25 | 26 | 27 | 28 |

| 48 | 47 | 46 | 45 | 44 | 43 | 42 | 41 | | 31 | 32 | 33 | 34 | 35 | 36 | 37 | 38 |

| 85 | 84 | 83 | 82 | 81 | | 71 | 72 | 73 | 74 | 75 |

Rechts   Links

IDENTITÄTSKARTE Teil VII

Oberkiefer

11 51		21 61	
12 52		22 62	
13 53		23 63	
14 54		24 64	
15 55		25 65	
16		26	
17		27	
18		28	

Unterkiefer

41 81		31 71	
42 82		32 72	
43 83		33 73	
44 84		34 74	
45 85		35 75	
46		36	
47		37	
48		38	

Unter dem Zahnschema befindet sich der Raum für die verbale Beschreibung der einzelnen Zähne. Hier soll *zu jedem Zahn* eine Notiz gemacht werden.

Angefertigte Röntgenbilder, Modelle, Zahnersatz oder andere Unterlagen, fügen Sie bitte dieser Identitätskarte bei.

Der Patient war bei mir erstmalig am in Behandlung und letztmalig am

Name des Zahnarztes:
Anschrift der Einrichtung und Tel. Nr.:

Datum   Unterschrift

ob diese in wesentlichen Positionen mit den erhobenen Befunden bei den Leichenuntersuchungen übereinstimmen. Dadurch ist es möglich, in relativ kurzer Zeit eine grobe Differenzierung zu erreichen, wobei Blutgruppe, Augen- und Haarfarbe, Operationsnarben usw., wenn feststellbar, einschließlich Zahnstatus zusätzlich die Unterscheidung erleichtern können. Jene Leichen, die danach nicht mit Sicherheit identifiziert werden können, müssen weiteren Untersuchungen unterworfen werden. In manchen Fällen gelingt die Identifizierung erst durch eingehende Röntgenuntersuchungen oder später (im gerichtsmedizinischen Institut) durch Superprojektion. Nach unseren Erfahrungen ist allerdings die stomatologische Identifikation bei gut geführten Behandlungsunterlagen des zuständigen Zahnarztes am erfolgreichsten. SCHOLZ erarbeitete ein Schema, das Zahnärzten gestattet, nach ihren Aufzeichnungen wesentliche Zahnbefunde einschließlich Zahnarbeiten zu kodieren und über das Fernschreibnetz diese Angaben an die Untersuchungsstellen der Sicherheitsorgane weiterzuleiten. Nach einer Absprache erhalten alle zuständigen Sicherheitsorgane derartige stomatologische Identitätskarten (Tab. 133), die bei folgenschweren Unfällen sofort zur Befundermittlung in den Heimatorten der verunfallten Personen eingesetzt werden können (s. Kap. 14.7.). Die Kriminalisten sind, entsprechend eines früheren Vorschlags von SCHULZ und GRISCHAT (1968), auf diese Aufgaben vorbereitet.

Die regelmäßige Anwendung der Identitätskarten in der Praxis der Untersuchung einzelner vermißter Personen, die gerichtsärztlichen Aufgaben dabei sind erst kürzlich von GRÜNER und HELMER (1975) umrissen worden, erleichtert jüngeren Fachkollegen unserer Arbeitsgruppe das Einarbeiten in die spezielle Materie. Gleichzeitig werden damit Voraussetzungen geschaffen, die gestatten, bei folgenschweren Unfällen eine größere Anzahl qualifizierter Mitarbeiter in die nicht immer leichte Arbeit einzubeziehen. Wie schon erwähnt, müssen Identifizierungen häufig unter schwierigen äußeren Bedingungen in sehr kurzer Zeit durchgeführt werden. Aus diesem Grunde ist es unerläßlich, daß bei folgenschweren Unfällen eingearbeitete und entsprechend ausgerüstete gerichtsmedizinische Expertengruppen zum Einsatz kommen.

Die zukünftigen Ärzte und Stomatologen werden im Rahmen der gerichtsmedizinischen Fachvorlesungen über Grundlagen der Identifikation informiert und auf die Bedeutung exakter Befunderhebung und Dokumentation in ihrer späteren Praxis nachdrücklich hingewiesen.

Tabelle 134   Identitätsprotokoll

IDENTITÄTSPROTOKOLL

Identifiziert am _____ , Uhr als Name _____ Vorname _____
geb. _____ in _____
wohnh. gew. _____

Kennzeichnung der Leiche Nr.:

Merkmale	an der Leiche erhobene Befunde	Vergleichsangaben	Merkmale	an der Leiche erhobene Befunde	Vergleichsangaben
Alter/Geschlecht			Blutgruppe		
Körpergröße/-gewicht			Prothesen		
Konstitution			Oberbekleidung		
Haarfarbe/-tracht					
Bart			Unterbekleidung		
Brille					
Augenfarbe					
Ohrform			Strümpfe		
Lippenbesonderh.			Schuhe		
and. Gesichtsbes.			Schmuckketten		
Narben (allgemein)			Anhänger		
Gallenblasen-Op.			Ohrringe		
Magen-Op.			Ehering		
Wurmfortsatz-Op.			Schmuckring		
Gynäk.-Op.			Armbänder/-ketten		
Andere Op.			Uhrarmband		
Knochenveränd.			Uhr		
Auffällige Organveränd.			Papiere/Fotos		
Krankheitshinweise			Zahnstatus		
Besonderheiten			Toxikologie		
(Amputation, Tätow.)			Röntgen/Osteologie		
			gesond. Blätter		

Unterschriften:
Untersuchungsorgan; Obduzent;

Tabelle 135   Identifizierungshilfe zum Vergleich wesentlicher Körper- und Kleidungsmerkmale

Größe (m)	< 0,75	0,75–0,99	1,00–1,29	1,30–1,39	1,40–1,49	1,50–1,59	1,60–1,69	1,70–1,75	1,76–1,79	1,80–1,85	1,86–1,89	> 1,90	
Alter Jahre	< 1	1–5	6–9	10–19	20–29	30–39	40–49	50–59	60–69	70–79	80–89	> 90	
Konstitution	sehr schlank	schlank	vollschlank	dick	muskulös/kräftig			Bart	Oberlippenbart	Kinnbart	Backenbart	Vollbart	
Kopfhaare	schwarz	braun	rötlich	blond	grauweiß	weiß	gefärbt	Haarteil	Perücke	Stirnglatze	Hinterhauptglatze	Glatze	
Augenfarbe	dunkelbraun	hellbraun	blau	grün	gelb	grau		Glasauge					
Ohrmuschel	groß	klein	schmal	breit	abstehend	anliegend	Läppchen frei	Läppchen angewachsen	Ohrring				
Narben	Gesicht	Kopf	Hals	Brustkorb	Rücken	Bauch	re. Arm	li. Arm	re. Bein	li. Bein			
Operationsnarben	Blinddarm	Magen	Gallenblase	Niere	Leistenbruch	Unterleib	Harnblase	Lunge	Herz	Darm	Struma		
Tätowierungen	Hals	Brustkorb	Rücken	Bauch	re. Arm	li. Arm	re. Hand	li. Hand	re. Oberschenkel	li. Oberschenkel			
Amputationen	re. Fuß	li. Fuß	re. Finger	li. Finger	re. Arm	li. Arm	re. Oberschenkel	li. Oberschenkel	re. Unterschenkel	li. Unterschenkel			
Blutgruppe	A_1	A_2	B	0	A_1B	A_2B	D	d					
Mantel	schwarz	braun	blau	grün	rot	gelb	rosa	grau	weiß	gestreift	kariert	bunt	Muster
Jacke	schwarz	braun	blau	grün	rot	gelb	rosa	grau	weiß	gestreift	kariert	bunt	Muster
lange Hose	schwarz	braun	blau	grün	rot	gelb	rosa	grau	weiß	gestreift	kariert	bunt	Muster
Rock	schwarz	braun	blau	grün	rot	gelb	rosa	grau	weiß	gestreift	kariert	bunt	Muster
Oberhemd/Bluse	schwarz	braun	blau	grün	rot	gelb	rosa	grau	weiß	gestreift	kariert	bunt	Muster

Kleid	schw.	braun	blau	grün	rot	gelb	rosa	grau	weiß	gestreift	kariert	bunt	Muster
Unterkleid	schwarz	braun	blau	grün	rot	gelb	rosa	grau	weiß	gestreift	bunt	Muster	mit Spitze
Unterhemd	schwarz	braun	blau	grün	rot	gelb	rosa	grau	weiß	gestreift	bunt	mit Spitze	Netz
Unterhose/Slip	schwarz	braun	blau	grün	rot	gelb	rosa	grau	weiß	gestreift	bunt	mit Spitze	Netz
Krawatte	schwarz	braun	blau	grün	rot	gelb	grau	weiß	gestreift	kariert	bunt	Muster	Fliege
Strümpfe	schwarz	braun	blau	grün	rot	gelb	grau	weiß	gestreift	bunt	Muster	Strumpfhose	Netz
Schuhe	schwarz	braun	blau	grün	rot	gelb	grau	weiß	hoher Absatz	Stiefel	hohe Schuhe	Sandalen	
Manschettenknöpfe	Gold	Silber	Platin	kupfrig	metallen	mit Stein	Bernstein	Münze	Perlmutt	Motive	rund	eckig	
Ehering	Gold	Silber	Platin	kupfrig	metallen	mit Initialen	mit Datum	Außenmuster	Prägestempel	breit	schmal		
Schmuckring	Gold	Silber	Platin	kupfrig	metallen	mit Stein	Bernstein	Münze	Siegel	Perle	Kunststoff	groß	klein
Kette	Gold	Silber	Platin	kupfrig	metallen	Hals	Handgelenk	Fußgelenk	Anhänger				
Armbanduhr	Gold	Silber	Platin	kupfrig	metallen	mit Datum	Automatik	Digital	Taschenuhr	Spezialuhr			
Uhrenarmband	Gold	Silber	Platin	kupfrig	metallen	Gewebeartig	Glieder starr	Glieder elastisch	Leder	Stoff	Kalender	Kunststoff	
Brille	Metallgestell	Kunststoffgestell	Plexiglasgestell	eingefärbte Gläser	konkave Gläser	konvexe Gläser	geteilte Gläser	Fensterglas					

Medizinische und anthropologische Gesichtspunkte zur Identifikation Lebender

19. Körperliche Merkmale

19.1. Allgemeines

Zur Identifizierung unbekannter Personen sind die äußeren Merkmale des Menschen besonders wichtig. Verwertbar sind im allgemeinen nur Merkmale, die relativ alters- und umweltstabil sowie aussagekräftig sind. Dazu gehören besonders die Gesichtsmerkmale, die zumeist den höchsten Informationswert haben (Tab. 136). Äußere Merkmale des Menschen spielen nicht nur für die kriminalpolizeiliche Personenbeschreibung (Signalement), sondern auch für die erbbiologisch-anthropologische Vaterschaftsbegutachtung die wesentlichste Rolle. In den folgenden Ausführungen über die äußere Beschreibung unbekannter Personen zum Zwecke ihrer Identifizierung wurde versucht, die Angaben aus der anthropologischen Literatur und der über die erbbiologische Vaterschaftsbegutachtung (BECKER 1968, 1969, MARTIN und SALLER 1962, SCHADE 1954 u. a.) — verbunden mit den eigenen Erfahrungen — mit denen aus dem Gebiet der kriminalistischen Personenbeschreibung (PRIETZ 1960, PRIETZ und BARANOWSKI 1970, DRESCHER 1961) in Einklang zu bringen. Es bestehen im allgemeinen nur geringe Unterschiede in der Bezeichnung einiger Merkmale. In diesen Fällen wurde die anthropologische Definition vorangestellt und die Signalementsdefinition in Klammer gesetzt, ohne damit eine Wertigkeit ableiten zu wollen. Außerdem wurde die Beschreibung der einzelnen Merkmale, die in der Literatur zuweilen sehr ausführlich ist,

auf das Wesentlichste beschränkt und damit vereinfacht, um auch dem auf diesem Gebiet wenig erfahrenen Untersucher eine einfachere Grundlage für seine Arbeit zu geben (s. Tab. 136). Eine zu große Unterteilung der Körpermerkmale führt eher zur Verwirrung als zu einer genaueren Beschreibung.

In der Praxis der Identifizierung müssen die Merkmale der unbekannten Personen entweder mit dem kriminalpolizeilichen Signalement, mit der Personenbeschreibung durch Verwandte oder Bekannte oder mit Fotos des vermutlichen Opfers verglichen werden. Die beste Vergleichsmöglichkeit bietet dabei die Fotografie, allerdings mit zu beachtenden Einschränkungen. Bedingt durch Altersveränderungen, verschiedenen Ernährungszustand, Krankheitserscheinungen sowie kosmetische Operationen und Verschönerungen, einschließlich Frisur und Barttracht, können scheinbare Unterschiede zwischen der unbekannten Person und dem Vergleichsfoto entstehen. Auch Fotografien können Merkmale scheinbar verfälschen durch Mängel bei der Scharfeinstellung, des Aufnahmewinkels, der Belichtung, der Entfernung oder durch Retuschen. Durch Filmfehler können nicht vorhandene Narben, Leberflecke oder Muttermale vorgetäuscht werden. Die wesentlichste Unsicherheitsquelle stellt in der Praxis die Altersveränderung dar, zumal Fotos in amtlichen Dokumenten häufig älteren Datums sind. Auch in der DDR liegen die Fotoaufnahmen im Personalausweis bei den meisten Personen über 10 Jahre

Tabelle 136   Identitätskarte zur Dokumentation der äußeren Merkmale (das zutreffende Merkmal ist zu unterstreichen)

Größe: cm   **Gewicht:**   kg   **Konstitution:** leptosom – athletisch – pyknisch – dysplastisch

Haarfarbe: weißblond – hellblond – mittelblond – dunkelblond – hellbraun – mittelbraun – dunkelbraun – schwarz – rotblond – rot – grau

Haarform: schlicht – wellig – lockig – kraus; **Glatze:** Stirngl. – Scheitelgl. – Hinterhauptsgl. – Vollgl.

Hinterhaupt: flach – mittel – stark gewölbt; **Scheitel:** flach – gewölbt – nach hinten ansteigend

Stirn: niedrig – mittel – hoch, schmal – mittel – breit, seitlich steil – wenig – stark zurückweichend

Gesichtsumriß: elliptisch – kreisförmig – oval – fünfeckig – rhombisch – viereckig – trapezförmig – keilförmig – bikonkav – unsymmetrisch; auffallend niedrig – hoch, schmal – breit

Gesichtsprofil: vorspringend – vorgewölbt – steil – eingebogen – nach unten vorgeneigt – nach unten zurückgeneigt

Brauen: gerade – gebogen – winkelig, niedrig – mittel – hoch, spärlich – dicht – buschig

Zwischenbrauenbehaarung: fehlend – schwach – stark – Brauen zusammengewachsen

Oberlidraum: niedrig – mittel – hoch; **Lidspalten:** eng – weit, schmal – breit

Augenfarbe: hellblau – dunkelblau – grau – graugrün – gelb – hellbraun – dunkelbraun – Augenprothese

Nase: niedrig – mittel – hoch, schmal – mittel – breit

Nasenflügel: anliegend – gewölbt – gebläht; **Nasenspitze:** schmal – breit, aufwärts – vorwärts – abwärts gerichtet

Nasenrückenprofil: gerade – konkav – konvex – wellig

Nasenlippenrinne: schmal – breit, flach – tief, Seitenleisten parallel – divergierend

Oberlippe: niedrig – mittel – hoch, seitl. konkav – gerade – konvex, senkrecht – nach vorn – zurückgeneigt

oberes Lippenrot: niedrig – mittel – hoch; **Einschnitt im oberen Lippenrot:** bogig – dreieckig – verstrichen

unteres Lippenrot: niedrig – mittel – hoch; **Mundwinkel:** abwärts – gerade – aufwärts

Mundspalt: schmal – mittel – breit, gerade – schief – geschwungen – nach oben konvex – konkav

Unterlippe: niedrig – mittel – hoch, seitlich konkav – gerade – konvex, senkrecht – zurückgeneigt

Kinn von vorn: schmalrund – breitrund – eckig, Grübchen – Mulde – Doppelkinn

Kinn seitlich: niedrig – hoch, zurückweichend – senkrecht – wenig – stark vorstehend

Ohrgröße: kurz – mittel – lang, schmal – mittel – breit; **Form:** rund – oval – viereckig – dreieckig

Ohrabstehungsgrad: anliegend – wenig – stark abstehend; **Helixeinrollung:** schwach – stark, gleichmäßig – ungleichmäßig

Ohrläppchen: zungenförmig – bogenf. – viereckig – dreieckig, frei – teilweise – ganz verwachsen; **Verkantung:** schwach – stark

Besonderheiten: (Furchen, Narben, Naevi)

zurück. Am günstigsten ist es, wenn Vergleichsfotos vorliegen, die den Kopf von vorn und von der Seite zeigen und noch nicht sehr überaltert sind. Außerdem ist die physiologische Akromegalie (nach GÜNTHER 1950) zu beachten, da es nach Abschluß des körperlichen Längenwachstums noch zur Vergrößerung des Kopfumfangs, der Unterkiefermaße, der Interorbitalbreite sowie der Nase und der Ohren kommt. LEOPOLD (1968) beobachtete eine Längen- und Breitenzunahme des Kopfes bei Erwachsenen bis zum Alter hin. Die Möglichkeit der Identifizierung ist selbstverständlich auch dann eingeschränkt, wenn die unbekannte Person starke Gesichtsverletzungen oder -veränderungen aufweist. In diesen Fällen lassen sich nur noch wenige Merkmale erfassen, wie z.B. bei stark verkohlten Leichen, bei hochgradigen Fäulnisveränderungen sowie bei massiven Weichteilverletzungen und Knochenbrüchen. Nach DRESCHER (1961) kann die Feststellung der Personengleichheit anhand von Lichtbildern im günstigsten Fall mit an Sicherheit grenzender Wahrscheinlichkeit erfolgen.

19.2. Merkmale zur Personenidentifizierung

Merkmale des Kopfs

Die Kopfform wird durch die Schädelknochen und die sie bedeckenden Weichteile bestimmt. Die Beschreibung der Kopfmerkmale erfolgt von vorn und von der Seite. Der Kopfumriß von oben bzw. in der horizontalen Ebene gesehen kann charakteristische Merkmale ergeben (kreisförmiger, ovaler, elliptischer und trapezförmiger Umriß), die aber für die Identifizierung infolge des Fehlens von entsprechenden Vergleichsfotos in der Praxis kaum von Bedeutung sind.

Besser verwertbar sind die Kopfmerkmale, die von vorn und von der Seite erfaßt werden, dazu gehört auch die Beschreibung der Stirn.

Von vorn: Kopfseitenwände nach oben divergent — konvergent — senkrecht verlaufend
Kopfform: niedriger — hoher Kopf — Spitzkopf
seitlich: Scheitel flach — gewölbt — nach hinten ansteigend
Hinterhaupt: flach — mittel — stark gewölbt
Stirn von vorn: niedrig — mittel — hoch, schmal — mittel — breit
Stirn seitlich: steilgestellt — wenig — stark zurückweichend.

Charakteristisch können auch wenig oder stark hervortretende Stirnhöcker und Überaugenbögen sein.

Merkmale des Gesichts

Diese werden geprägt von den Gesichtsschädelknochen (Stirnbein, Nasenbein, Jochbein, Ober- und Unterkiefer) und den Weichteilbedeckungen über diesen Knochen. Für die Gesichtsform und das Gesichtsprofil spielen neben den Weichteilen die Größen- und Breitenverhältnisse des Stirn-, Nasen- und Jochbeins und die Unterkieferwinkelbetonung die wesentlichste Rolle. Die Gesichtsmerkmale lassen sich von vorn, im Halbseitenprofil und im Profil feststellen. Am wichtigsten ist die Gesichtsform von vorn, die Jochbein- und Unterkieferwinkelbetonung und das Gesichtsprofil. Auch die Betonung einzelner Gesichtsabschnitte, nämlich des Ober-, Mittel- und Untergesichts, können charakteristische Hinweise ergeben.

Gesichtsumrißformen (Abb. 176): elliptisch (lange Form) — kreisförmig (runde Form) — oval — fünfeckig — rhombisch (Rautenform) — viereckig — trapezförmig (Pyramidenform) — keilförmig (Kreiselform) — bikonkav — unsymmetrisch.
Häufig kommen ovale, elliptische und fünfeckige Gesichtsumrisse vor, sehr selten sind die bikonkaven und unsymmetrischen.

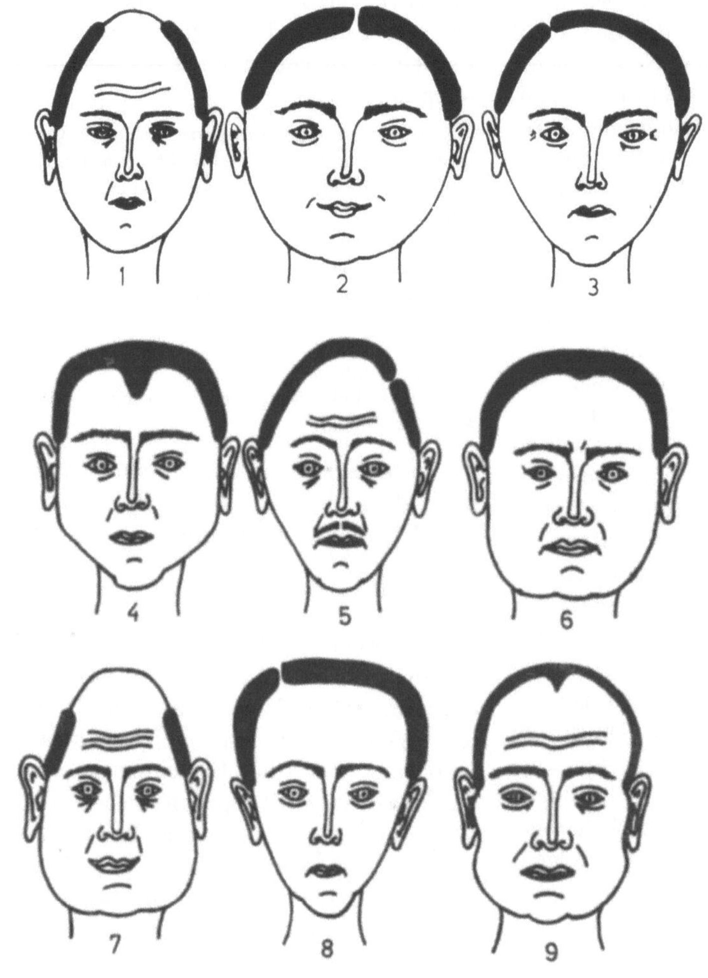

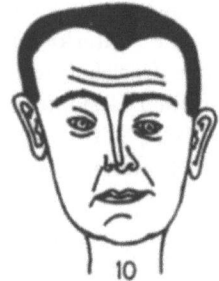

Abb. 176
Gesichtsumrißformen.
1 elliptisch
2 kreisförmig
3 oval
4 fünfeckig
5 rhombisch
6 viereckig
7 trapezförmig
8 keilförmig
9 bikonkav
10 unsymmetrisch

Jochbeinbetonung: schwach — mittel — stark

Unterkieferwinkelbetonung: schwach — mittel — stark

Gesichtsprofil (Abb. 177): vorspringend (gewinkelt) — vorgewölbt (bogig) — steil (gerad-linig) — eingebogen — nach unten vorgeneigt — nach unten zurückgeneigt.

Häufig finden sich vorgewölbte und steile Gesichtsprofile.

Merkmale der Augengegend

Bei den Augenbrauen sind kosmetische Veränderungen, besonders bei Frauen zu beachten. Die Brauenfarbe kann von der der Kopfhaare differieren, d. h. sie kann heller oder dunkler sein. Als Oberlidraumhöhe bezeichnet man den Abstand zwischen dem Brauenunterrand und

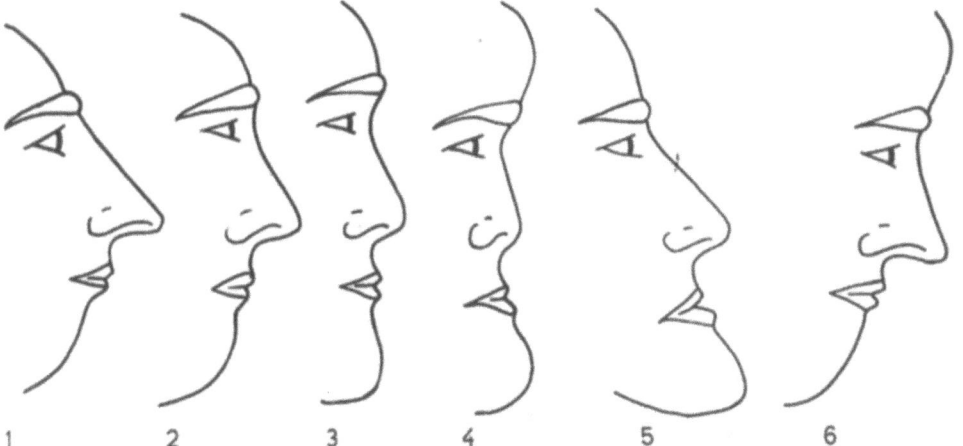

Abb. 177 Formen des Gesichtsprofils. *1* vorspringend, *2* vorgewölbt, *3* steil, *4* eingebogen, *5* nach unten vorgeneigt, *6* nach unten zurückgeneigt

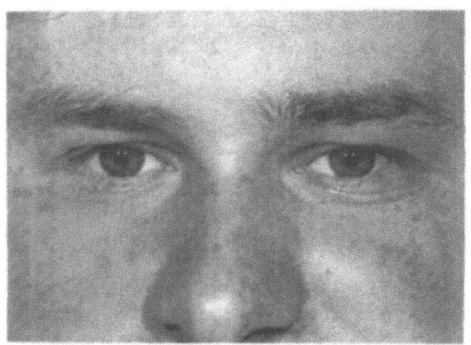

Abb. 178   Gerade Augenbrauen

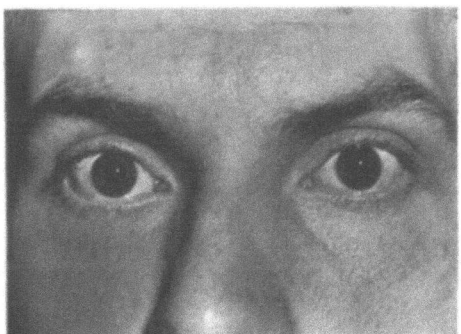

Abb. 180   Winklige Augenbrauen

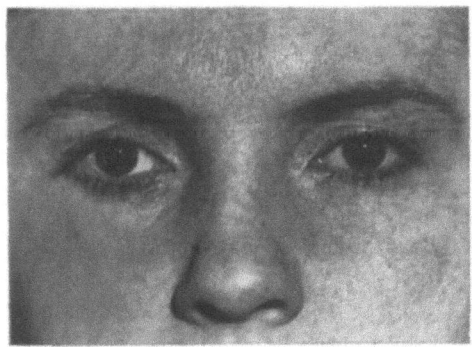

Abb. 179   Gebogene Augenbrauen

Als Besonderheiten sind zu beachten: Strabismus divergens, Strabismus convergens, der Epikanthus (eine Falte, die unabhängig von der Oberliddeckfalte zum Unterlid verläuft), die Mongolenfalte (aus der Oberliddeckfalte zur Haut unterhalb des medialen Augenwinkels abwärts ziehend) sowie sogenannte Tränensäcke an den Unterlidern.

dem freien Oberlidrand. Die Oberliddeckfalten sinken im höheren Alter häufig ab und können reduziert sein. Sie kommen einfach oder doppelt vor.

Brauen: lateral abfallend — waagerecht — lateral ansteigend, gerade — gebogen — winklig (Abb. 178, 179, 180), niedrig — mittel — hoch (Abb. 181, 182, 183), spärlich — mitteldicht — dicht — buschig

Zwischenbrauenbehaarung (Räzel) (Abb. 181,

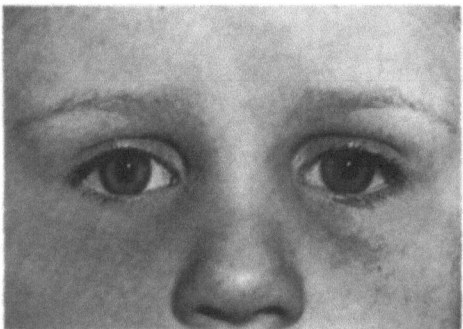

Abb. 181 Niedrige Augenbrauen, fehlende Zwischenbrauenbehaarung

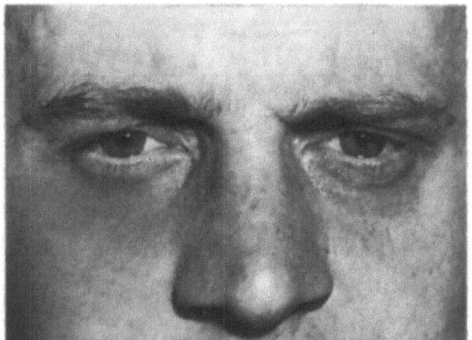

Abb. 184 Niedriger Oberlidraum

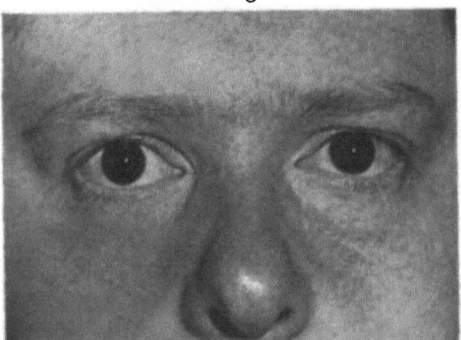

Abb. 182 Mittelhohe Augenbrauen, schwache Zwischenbrauenbehaarung

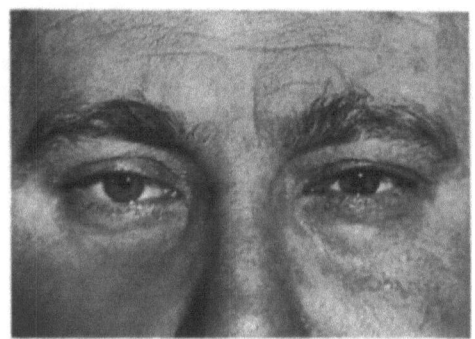

Abb. 185 Mittelhoher Oberlidraum

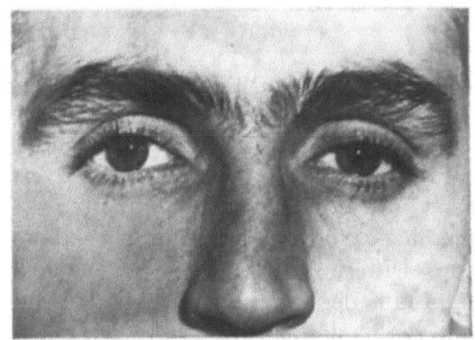

Abb. 183 Hohe Augenbrauen, starke Zwischenbrauenbehaarung

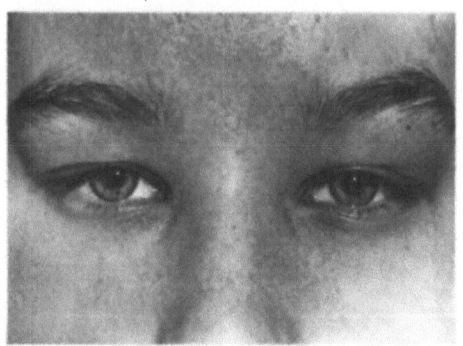

Abb. 186 Hoher Oberlidraum

Oberlidraum: niedrig — mittelhoch — hoch (Abb. 184, 185, 186)

Oberliddeckfalten: niedrig — mittelhoch — hochliegend — Lidrand verdeckend — Doppelfalte

Wimpern: spärlich — dicht

Lidspalten: eng — mittel — weit; schmal — mittel — breit, waagerecht — lateral ansteigend — lateral abfallend

unterer Lidrand: schwach — stark gebogen

Pupillen: eng — mittelweit — weit — Seitendifferenzen — auffallende Veränderungen

Augenfarbe: hellblau — dunkelblau — grau —graugrün - gelb — hellbraun — dunkelbraun.

Hierbei sind zusätzlich Zwischentöne, gelblich-bräunliche Pigmentierungen und Farbunterschiede zwischen beiden Augen (selten vorkommend) sowie Augenprothesen zu vermerken.

Merkmale der Nase

Die Nasenmerkmale werden bestimmt vom knöchernen Nasenbein, der knorpligen Nasenscheidewand und dem seitlich davon abgehenden dreieckigen Knorpel sowie von den paarigen Flügelknorpeln, die von einer dünnen Haut bedeckt sind. Die Beurteilung der Merkmale erfolgt auch hier von vorn und von der Seite. Ein besonders charakteristisches Merkmal ist die Nasenbodenform bei Betrachtung von unten, in der Praxis wegen des Fehlens von Vergleichsmaterial aber meist nicht verwertbar. Auch die Merkmale der Nasenlöcher lassen sich deswegen häufig nicht verwenden. Bei der Charakterisierung des Nasenrückens ist zu beachten, daß dieser durch Verletzungen formverändert sein kann.

Nase insgesamt: schmal — mittel — breit, niedrig — mittel — hoch
Nasenwurzel von vorn: schmal — mittel — breit
Nasenwurzel seitlich: Einziehung fehlend — schwach — mittel — stark (tief)
Nasenrücken von vorn: schmal — mittel — breit
Nasenrücken seitlich: gerade — konkav — konvex — wellig
Nasenspitze von vorn: schmal — mittel — breit, spitz — rund — stumpf — eckig
Nasenspitze seitlich: aufwärts — vorwärts — abwärts gerichtet
Septolabialwinkel (Naseneingangsebene): spitz (abwärts gerichtet) — rechtwinklig (waagerecht gerichtet) — stumpf (aufwärts gerichtet)
Nasenlöcher: klein — groß, parallel — schräggestellt
Nasenflügel: anliegend — gewölbt — gebläht

Als Besonderheiten sind zu beachten die Boxernase (eingedrückte Nase durch Zertrümmerung des Nasenbeins), die Knollennase (Rhinophym) und die schiefe Nase durch Verkrümmung der Nasenscheidewand und Asymmetrie des Nasenbeins.

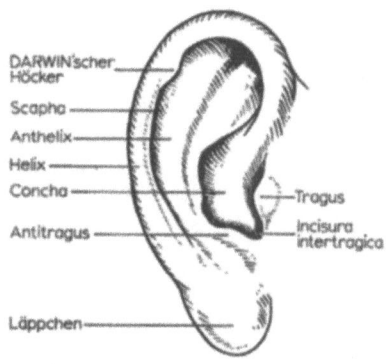

Abb. 187 Merkmale des Ohrs

Merkmale der Ohren

Die Gestalt des Ohrs wird im wesentlichen durch den Ohrknorpel bestimmt. Die Ohrmuschel hat viele Feinmerkmale (Abb. 187), die sich sehr gut zur Identifizierung eignen, zumal diese Merkmale sehr stabil gegenüber Altersveränderungen und Krankheitserscheinungen sind. Trotzdem ist eine Einschränkung gegeben, da auf den Fotos die Ohrfeinmerkmale meist nicht genau oder gar nicht zu erkennen sind. Auch Zeugenbeschreibungen über die Ohrmerkmale einer Person sind zumeist ungenau. Auf den Fotos des Personalausweises der DDR lassen sich annähernd die Größe und die Form der Ohrmuschel, der Abstehungsgrad derselben, Form und Verwachsungsgrad des Ohrläppchens und der ungefähre Verlauf der Helix und der Anthelix erkennen. Die übrigen Feinmerkmale sind nicht bestimmbar. Diese lassen sich nur verwerten bei dem Vorliegen guter Profilaufnahmen.

Daß auch eine „Ohrspur" kriminalistisch von Bedeutung sein kann, zeigt folgendes Beispiel: Am Tatort eines Einbruchs wurden an zwei Stahlschränken gut verwertbare Ohrabdrücke gesichert. Diese wurden mit den Ohrmerkmalen des Tatverdächtigen verglichen.

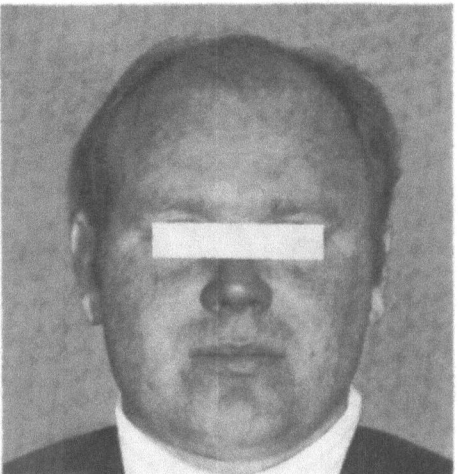

Abb. 188   Anliegende Ohren

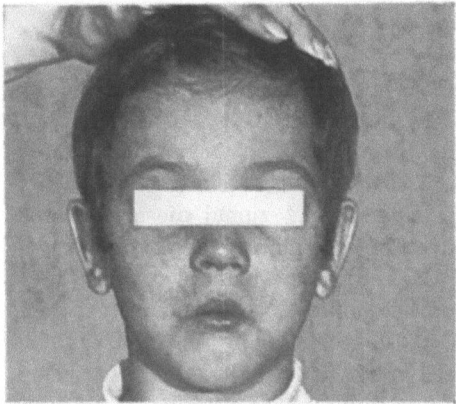

Abb. 189   Wenig abstehende Ohren

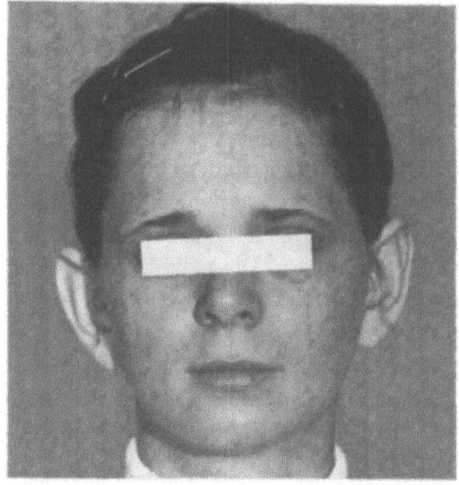

Abb. 190   Stark abstehende Ohren

Es ergaben sich gute Merkmalsübereinstimmungen, die zur Überführung des Täters beitrugen (NITSCHE und HAMMER 1975).

Ohrform: rund — oval — dreieckig nach oben spitz — dreieckig nach unten spitz — viereckig

Ohrgröße: kurz — mittel — lang, schmal — mittel — breit

Abstehungsgrad: anliegend — wenig — stark abstehend (Abb. 188, 189, 190), nach oben — Mitte — unten abstehend

Helixeinrollung: schwach — stark, gleichmäßig — ungleichmäßig

Helixverlauf:

Vorderabschnitt (Anfangsteil): gerade — schwach — stark gebogen — geknickt

Oberabschnitt (obere Ohrleiste): flach — mittel — stark gebogen

Hinterabschnitt: schwach — mittel — stark gebogen

DARWINscher Höcker: vorhanden — fehlt

Anthelix (Gegenleiste): schwach — stark gebogen, schwach (flach) — mittel (mäßig hervorstehend) — stark gewölbt (stark hervorstehend)

Scapha: schmal — breit, flach — tief

Tragus: klein — groß, wenig — stark nach außen geneigt

Antitragus: leistenförmig (waagerecht) — kuppenförmig (abfallend oder ansteigend)

Incisura intertragica: schmal — breit

Concha auriculae: klein — groß, flach — tief

Ohrläppchenform: zungenförmig (zwickelförmig) — bogenförmig — viereckig — dreieckig (Abb. 191, 192, 193, 194),

Verwachsungsgrad: freihängend — teilweise verwachsen — ganz verwachsen

Verkantung: schwach — mittel — stark

Ohrbasisstellung (Ohransatz): senkrecht — schräg

Folgende Altersveränderungen sind zu beachten (nach BECKER 1969): Zunahme der Ohrlänge im Alter durch Gewebserschlaffung und Abflachung der Ohrmuschelkrümmung. Die Ohrläppchen sind bis zum 15. Lebensjahr freier, später stärker angewachsen, etwa ab 50. Lebensjahr wieder freier; mit zunehmendem Lebensalter, bei Männern ab etwa 40 Jahren, bei Frauen ab etwa 30 Jahren, liegen die Ohren mehr an. Auch HAJNIS (1969) stellte eine Zunahme der Ohrmuschelhöhe bei beiden Geschlechtern

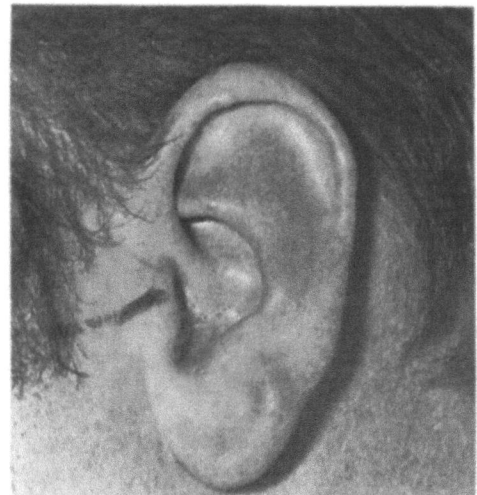

Abb. 191 Zungenförmiges Ohrläppchen

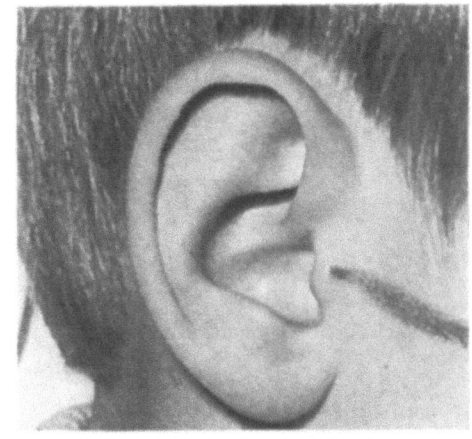

Abb. 192 Bogenförmiges Ohrläppchen

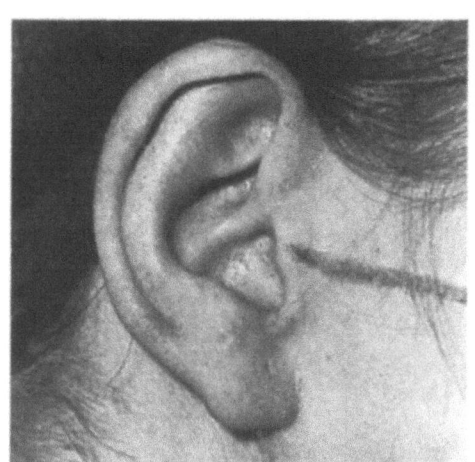

Abb. 193 Viereckiges Ohrläppchen

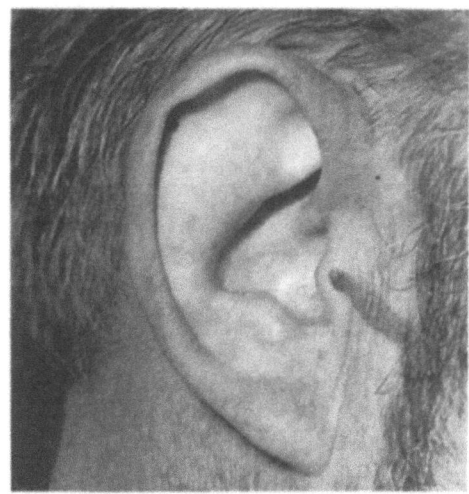

Abb. 194 Dreieckiges Ohrläppchen

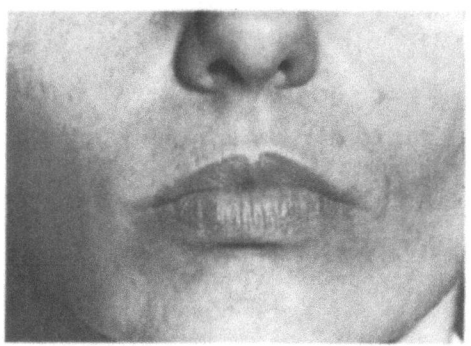

Abb. 195 Schmale Nasenlippenrinne mit parallelen Seitenleisten

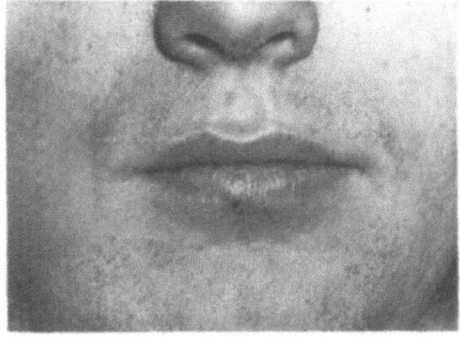

Abb. 196 Breite Nasenlippenrinne mit divergierenden Seitenleisten

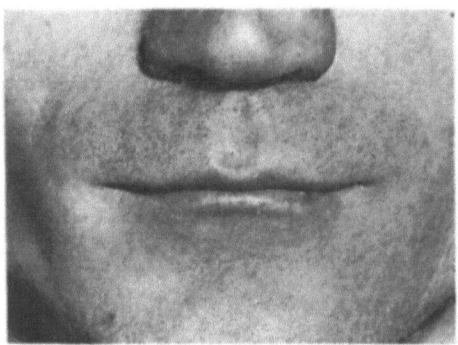

Abb. 197   Niedriges oberes und unteres Lippenrot

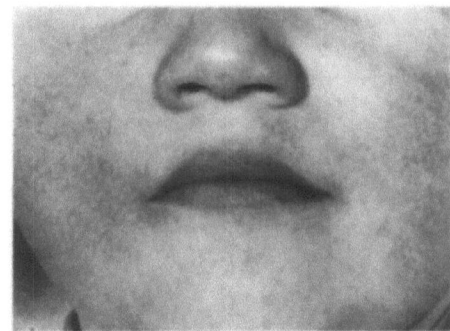

Abb .200   Verstrichener Philtrumeinschnitt am oberen Lippenrot

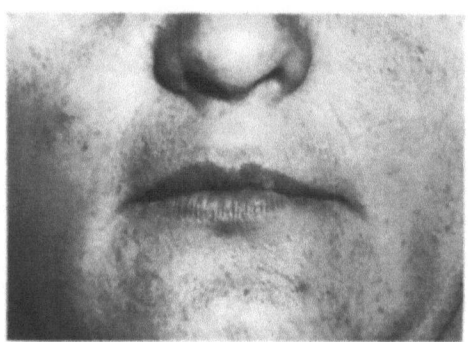

Abb. 198   Mittelhohes oberes und unteres Lippenrot

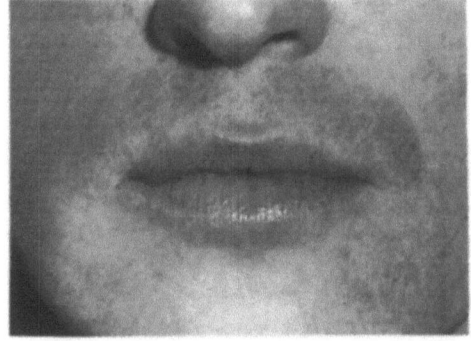

Abb. 201   Bogiger Philtrumeinschnitt am oberen Lippenrot

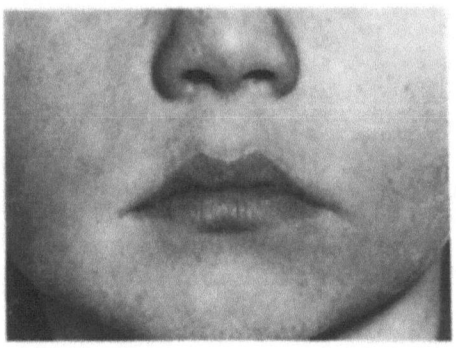

Abb. 199   Hohes oberes und unteres Lippenrot

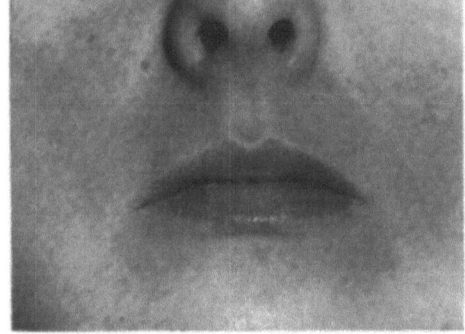

Abb. 202   Dreieckiger Philtrumeinschnitt am oberen Lippenrot

im Erwachsenalter von 8 bis 9 mm fest, die Breitenzunahme beträgt bei Frauen 4 mm, bei Männern nur 1,0 bis 1,5 mm. Diese Höhen- und Breitenveränderungen im Sinne einer Größenzunahme sind nach dem 50. Lebensjahr größer als in der Pubertät. Außerdem nimmt mit zu-

nehmendem Alter die Häufigkeit der stärkeren Einrollung der Helix ab.

Mund- und Kinnpartie

Zu dieser Merkmalsgruppe gehören die Hautoberlippe, das obere und untere

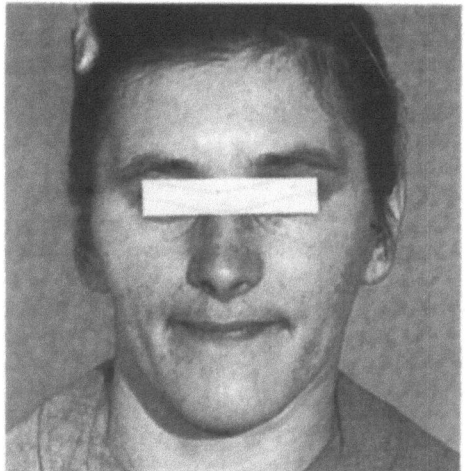

Abb. 203   Schmalrundes Kinn

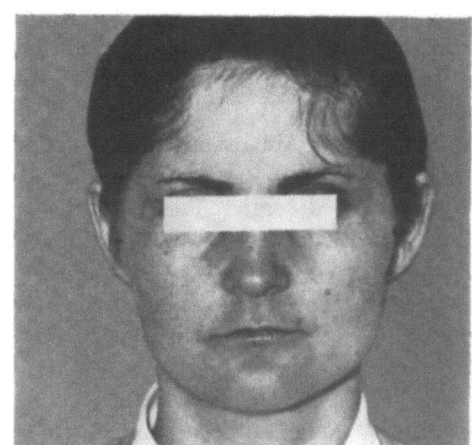

Abb. 204   Breitrundes Kinn

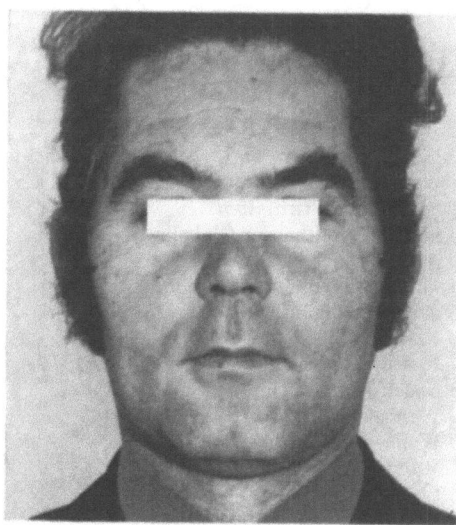

Abb. 205   Eckiges Kinn

Philtrum (Nasenlippenrinne): schmal — breit, flach — tief, Seitenleisten parallel — divergierend (Abb. 195, 196);

Hautoberlippenhöhe (Abstand zwischen Nase und Oberlippenrot): niedrig — mittel — hoch

Hautoberlippenform im Profil: konkav — gerade — konvex, senkrecht — nach vorn — zurückgeneigt

oberes Lippenrot: niedrig — mittel — hoch (Abb. 197, 198, 199)

mittlerer Einschnitt oder Philtrumeinschnitt: verstrichen — bogig — dreieckig (Abb. 200, 201, 202);

Mundspalt: schmal — mittel — breit, gerade — schief — nach oben konvex — konkav —geschwungen

Mundwinkel: gerade — nach oben gerichtet — herabhängend

unteres Lippenrot: niedrig — mittel — hoch (Abb. 197, 198, 199);

Hautunterlippe: niedrig — mittel — hoch, konkav — gerade — konvex, senkrecht — zurückgeneigt

Kinn von vorn: schmalrund — breitrund — eckig (Abb. 203, 204, 205),
Grübchen — Mulde — Doppelkinn

Kinn seitlich: niedrig — hoch, zurückweichend — senkrecht (platt, flach) — wenig vorstehend — stark vorstehend

Als seltenes Merkmal ist die Y-Furche am Kinn zu beachten.

Auch die Merkmale der Mund- und Kinnpartie sind Altersveränderungen

Lippenrot (getrennt durch den Mundspalt), die Hautunterlippe und das Kinn. Die Ausbildung dieser Merkmale hängt vom Kieferbau und Gebiß sowie von den Weichteilen, insbesondere von der Muskulatur, ab. Das Lippenrot ist bei Frauen häufig kosmetisch verändert, die Lippenstiftfarbe ist dann anzugeben. Die Merkmalsbeurteilung erfolgt wieder von vorn und im Profil.

unterworfen. Die Seitenleisten des Philtrums sind mit der Abnahme des Hautturgors schwächer ausgeprägt und das
Philtrum erscheint dadurch flacher. Mit
dem Ausfall der Frontzähne und dem
Auftreten von Abbauvorgängen an den
Alveolarfortsätzen kann der im jugendlichen Alter divergierende Verlauf der
Philtrumseitenleisten parallel oder leicht
konvex werden. Durch das Nachlassen
des Hautturgors mit zunehmendem Alter
nimmt die Hautoberlippenhöhe zu. Dagegen nimmt das Lippenrot etwa ab
Mitte des 3. Lebensjahrzehnts bis zum
Senium in seiner Höhe ab, nachdem es
bis etwa zum Ende des 2. Lebensjahrzehnts eine Höhenzunahme aufweist.
Der Mundspalt wird im höheren Alter
breiter, wobei aber durch die stärkere
Ausprägung der Mundwinkelfurche ein
größerer Mundspalt vorgetäuscht werden
kann. Die Lippenkinnfurche kann beim
alten Menschen stärker ausgeprägt sein.
Deutlich ausgeprägte Reliefeinsenkungen
am Kinn, wie Kinngrübchen, Kinnmulde,
bleiben mit der Alterszunahme durchschnittlich länger erhalten als die flachen,
die bereits im 3. Lebensjahrzehnt verschwinden können (nach BECKER 1969).

Das Furchenmuster des oberen und unteren Lippenrots ist für die kriminalistische Personenidentifizierung verwendbar,
da es sich nach den bisherigen Unter-
suchungsergebnissen um ein individuelles
Merkmal handeln dürfte. Am Tatort festgestellte Lippenabdrücke werden fotografiert oder mit Rußpulver eingestäubt und
auf Folie gesichert. Die Vergleichsab-
drücke verdächtiger Personen lassen sich
am besten mit schwarzer Gelatinefolie
von einer Glasplatte abnehmen und werden anschließend fotografiert. Bei der
Klassifizierung des Lippenmusters sind
zuerst Form und Breite der Furchen zu
berücksichtigen. Danach wird ein Meß-
gitter auf den Lippenabdruck gelegt und
das obere und untere Lippenrot in vier

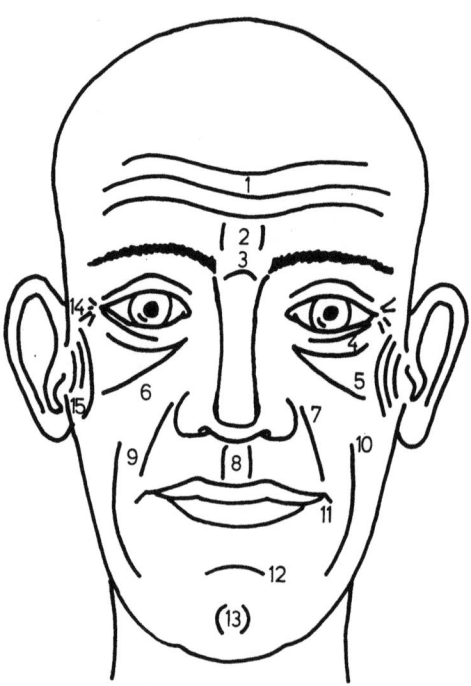

Abb. 206 Furchen und Falten des Gesichts
(nach WENINGER)
1 horizontale Stirnfalten
2 vertikale Falten der Glabella
3 Querfalte der Nasenwurzel
4 untere Augenhöhlen-Furche
5 Augen-Wangen-Furche
6 Nasen-Wangen-Falte
7 Nasen-Lippen-Furche
8 Nasen-Lippen-Rinne
9 Wangen-Kinn-Falte
10 Wangen-Kinn-Furche
11 Mundwinkel-Furche
12 Lippen-Kinn-Furche
13 Kinn-Grube
14 Schläfen-Falten
15 Ohren-Falten

Felder eingeteilt. Auf diese Weise kann
man die Anzahl der Furchenendigungen
in den einzelnen Feldern auszählen und
das Verhältnis der Furchenendigungen
zwischen Ober- und Unterlippe ermitteln. Mit dieser Methode lassen sich die
Lippenfurchenmuster in 42 Gruppen klassifizieren (Näheres bei STARGARDT und
STROBEL 1977, s. auch hier weitere Literaturangaben).

Furchen und Falten des Gesichts (Abb. 206)

Nach WENINGER (1954) versteht man unter Furchen die Vertiefungen, unter Falten die zwischen den Furchen liegenden Erhebungen der Haut. Die horizontalen Stirnfalten können gerade oder bogenförmig, einzeln oder mehrfach vorhanden sein. Die vertikale Falte der Glabella kommt in der Mitte sowie am inneren Ansatz der rechten und linken Augenbraue beiderseits oder einseitig vor. Die Querfalte der Nasenwurzel hat verschiedene Formen: waagerecht, schräg, konkav konvex, dreieckig. Die Lippenkinnfurche verläuft meist nach oben konvex, selten waagerecht. Schläfenfalten sind eher unter der Bezeichung Krähenfüße bekannt, die Ohrenfalten nennt man auch Tragusfalten.

Hände

Verwertbar sind Abweichungen in der Handform (kurze, breite Hände, lange, schmale Hände), Hornschwielen an den Handflächen (Arbeitshände), geflegte Hände, Zustand nach Amputation und Verletzungen, Behaarung des Handrückens und der Finger, besondere Verfärbung der Fingernägel (durch Arbeiten mit bestimmten chemischen Substanzen, Nikotinverfärbungen bei Rauchern, kosmetisch bedingte Nagelfärbungen), Mißbildungen (Brachydaktylie, Klinodaktylie), auffällige Fingernagelformen (sogenannte Uhrglasnägel), Verdickung der Fingergelenke sowie angeborene weiße Flecke an den Nägeln. Zur Festellung der Händigkeit werden u. a. von RIEMANN (1959) verschiedene Meßmethoden angegeben. Danach ist Linkshändigkeit anzunehmen, wenn bei mindestens zwei Maßen, wie Oberarmumfang und Handgelenksumfang, die linke Seite deutlich die rechte übertrifft. Bei schwer

körperlich arbeitenden Menschen weist die Arbeitshand meist mehr Schwielen und Rhagaden auf.

Füße

Fußmerkmale können gelegentlich zur Identifizierung beitragen. Zu erwähnen sind Mißbildungen (z.B. Klumpfuß, Syndaktylie), Hauterkrankungen wie Mykosen, Narben, alte Verletzungen, Prothesen, orthopädisches Schuhwerk, Hallux valgus, stark veränderte Zehennägel und starke Hornhautbildung, auffällige Abweichungen in der Fußgröße und Spannhöhe. Werden bei der unbekannten Person keine Schuhe gefunden, so ist die Feststellung der Schuhgröße durch Abmessen des Fußes erforderlich. (s. Kap. 1.2.).

Haare

Die Haarmerkmale wurden bereits im Kapitel 4. abgehandelt. Von großer Bedeutung für die Identifizierung ist auch die Frisur und die Barttracht, die aber modischen Veränderungen unterworfen sind. Eine ausgezeichnete Beschreibung der Frisuren und Bartformen geben PRIETZ und BARANOWSKI (1970), es wird daher auf die Ausführungen dieser Autoren verwiesen.

Übrige Körpermerkmale

Körpergröße

Folgende Bezeichnungen dienen zur Größenangabe im Personalausweis der DDR:

klein = bis 150 cm
mittelgroß = 151 bis 170 cm
groß = 171 bis 185 cm
sehr groß = über 185 cm

Konstitution

Leptosom — athletisch — pyknisch — dysplastisch; diese Einteilung gibt nur eine grobe Orientierung, Mischtypen sind häufig.

Hautfarbe

Folgende Einteilung kann getroffen werden:
blaß — gebräunt — zyanotisch — gelblich —
gerötet.
Sommersprossen — Naevi — Warzen — Tele-
angiektasien — Narben — Hauterkrankungen
— Tätowierungen — Veränderung der Hautfarbe durch Erkrankungen, wie Anämie, Ikte-
rus — kosmetische Veränderungen.

Bei umschriebenen Hautveränderungen ist selbstverständlich deren Lokalisation und Größe anzugeben.

Auch regionäre und rassische Unterschiede in der Hautfarbe können bei der
Identifizierung in Frage kommen. MAR-
TIN und SALLER (1962) geben folgende
Gruppierung an: Hellste Hauttöne bei
den europäischen Nordländern mit Ausnahme der Lappländer; Zunahme der
Pigmentation nach dem Süden Europas
zu mit Auftreten der sogenannten Brü-
netten; Vorhandensein weniger pigmen-
tierter Typen auch in Kleinasien, Persien
und Nordafrika; gelbliche Hauttöne hauptsächlich bei den Mongoliden im zentralen
nördlichen, östlichen und südöstlichen
Asien; mittlere gelbliche Hauttönung
mit einer mehr oder weniger starken
Braunkomponente in der arktischen Zone,
im Nordwesten Nordamerikas, im Osten
und Süden Südamerikas und in der
Südsee; mittel- und rotbraune Nuancen
bei vielen Indianerstämmen Nord- und
Südamerikas, bei Vorder- und Hinter-
indern und Südafrikanern; ausgesprochen
dunkelbraune Hautfärbungen bei den
Australiern, den Melanesiern, Negriden-
gruppen in Südostasien und bei den
Afrikanern, besonders bei letzteren mit
einer reichen Farbskala.

19.3. Altersschätzung auf Grund äußerer Merkmale

Die Merkmale der Kopfhaare, wie Ergrauen und Glatzenbildung, sind für
die Altersschätzung nur unsicher ver-

wertbar. Bereits bei jüngeren Menschen
kann ein stärkerer Haarausfall vorliegen. Über die Altersbestimmung am
Gebiß vgl. Kap. 14.

Zur Altersschätzung können der Grad
der Hautfalten und Furchenbildung,
besonders des Gesichts, herangezogen
werden (nach HIRTH 1959 in Anlehnung
an LEYH 1934 und NADESHDIN 1926).
Es werden danach vier Grade der Hautveränderungen unterschieden:

Grad 1: weniger wahrnehmbare, oft
unvollständige und unterbrochene Falten-
und Runzelbildungen, letztere noch im
Entstehen begriffen;

Grad 2: deutlich wahrnehmbare, voll-
ständigere, wenig unterbrochene Falten-
bildungen;

Grad 3: ausgeprägte, schon vertiefte
Falten- und Runzelbildung, kein Verschwinden bei künstlicher Glättung;

Grad 4: stark entwickelte, tiefe und
endgültige Runzeln.

Danach ergibt sich folgende Alterseinteilung unter Berücksichtigung von Zwischenstufen:

Grad:	0,5	1,0	1,5
Jahr:	20 bis 25	25 bis 30	30 bis 40

Grad:	2,0	2,5	3,0
Jahr:	40 bis 45	45 bis 50	55 bis 60

Grad:	3,5	4,0	
Jahr:	60 bis 65	65 bis 80	

Auch die Runzelung der Haut vor den
Ohren soll Rückschlüsse auf das Alter
zulassen (NADESHDIN 1926). Am Handrücken scheinen im 2. Dezennium die
Venen als blaue Streifen durch die Haut,
im 3. und 4. kommt es zur Faltenbildung,
auch Behaarung am Handrücken kann
auftreten. Im höheren Alter wird die
Faltung der Haut stärker, außerdem
wird sie dünn wie Seidenpapier, die
Venen springen stark vor (MÜLLER 1922).
Die Nägel verlieren mit dem 5. bis 6.
Lebensjahrzehnt ihre glatte Oberfläche

es bilden sich Längsrillen. Diese Veränderung fand KNOBLOCH (1951) bei Personen jenseits des 70. Lebensjahres fast immer.

Nach LEYH (1934) kann beim Vorhandensein des Arcus senilis (lipoides) mit ziemlicher Sicherheit geschlossen werden, daß das 55. Lebensjahr überschritten ist. MÜLLER (1922) bemerkte etwa mit vierzig Jahren häufig das Auftreten von kleinen sternförmigen Venenerweiterungen an den Nasenflügeln und Wangen. Das Herauswachsen von kräftigen Haaren aus dem äußeren Gehörgang bei Männern und der Haarwuchs am Kinn bei Frauen spricht dafür, daß das 5. Lebensjahrzehnt überschritten ist. MÜLLER (1922) beobachtete die Borstenhaare an den Ohren nicht bei Personen unter 45 Jahren.

Die angeführten Merkmale lassen aber eine exakte Altersbestimmung nicht zu, auch deshalb, weil verschiedene andere Faktoren, wie Krankheiten und Umwelteinflüsse, die Beurteilung erschweren können. Nach GRIMM (1966) ist die Aufgabe, für beide Geschlechter eine über das Leben reichende Stufenfolge von Entwicklungs- und Rückbildungszeichen aufzustellen und bei der Beurteilung des Individuums anzuwenden, noch ungelöst. Das Verhalten der Mammae, die Behaarung an Oberlippe und Kinn bei Frauen sowie die Dicke des Unterhautfettgewebes können ebenfalls zur Altersschätzung beitragen (Näheres bei GRIMM). CIUCA und JUCOVSKI (1965) stellten 14 Kriterien zur Altersschätzung bei Lebenden zusammen. Diese Methode ist für die Identifizierung aber nicht geeignet, da sie u.a. Merkmale wie Seh- und Hörschärfe, Blutdruck, Aufmerksamkeit, Gedächtnis und Beweglichkeit der untersuchten Personen einschließt.

20. Daktyloskopie

20.1. Grundlagen der Daktyloskopie

Neben der Anwendung der Fingerbeerenmuster in der Anthropologie ist die Auswertung dieser Muster in der kriminalpolizeilichen Praxis von größter Bedeutung, auch zur Identifizierung von unbekannten Personen. Bereits im Altertum wurden von einigen Völkern Fingerabdrücke als Siegel oder an Stelle von Unterschriften unter Urkunden verwendet. 1823 klassifizierte PURKINJE die Fingerbeeren in 9 verschiedene Mustertypen. GALTON schaffte durch seine Untersuchungen die Grundlagen für die heutige Daktyloskopie. Er teilte die Muster in Bögen, Schleifen und Wirbel ein. 1892 wies er durch die Untersuchung von mehreren tausend Personen nach, daß die Fingerbeerenmuster einer Person nicht der einer anderen gleich sind. Zusammen mit HENRY führte er Anfang des 20. Jahrhunderts die Daktyloskopie als Erkennungsmethode in Europa ein. In Deutschland hat sich besonders HEINDL bei der Einführung der Daktyloskopie verdient gemacht.

Zwischen der in der Anthropologie üblichen Klassifizierung der Muster und der kriminalpolizeilichen Daktyloskopie bestehen Unterschiede. So werden im kriminalpolizeilichen Schrifttum Schleifenmuster als Schlingenmuster bezeichnet. Wesentlich für die Daktyloskopie sind die individuellen «anatomischen Merkmale» oder Minutien der Papillarlinien. Darunter werden in der Form verschiedene Unterbrechungen und Abzweigungen usw. der Papillarlinien verstanden. Der-

artige charakteristische Merkmale sind: Abreißende, eingelagerte und gegenlaufende Linien, Querverbindungen, Gabelungen, Strichfragmente, Punktfragmente, Häkchen und Inselbildungen. Auch die Anzahl, Lage, Größe und Form der Poren wird beachtet. Die kriminalpolizeiliche Gruppeneinteilung der Muster (vgl. spezielles Schrifttum) unterscheidet sich von der erbbiologischen Klassifizierung. Für die erbbiologische Vaterschaftsbegutachtung z.B. sind die anatomischen Merkmale und die Poren der einzelnen Leisten bisher ohne Bedeutung geblieben.

Zur Identifizierung eines Abdrucks muß dieser mit dem Vergleichsmuster in individuellen Merkmalen in Form und Lage übereinstimmen. Das Papillarlinienmuster eines jeden Fingers einschließlich der Minutien ist bei jedem Menschen verschieden, die Fingerbeerenbemusterung ist also einmalig und unveränderlich.

20.2. Entstehung der Fingerbeerenmuster

Nach BONNEVIE (1929, 1931) kommt es beim Feten durch vermehrte Blutfülle zu einer Anschwellung der Fingerendglieder im 2. bis 3. Monat. Die damit verbundene starke Spannung in der Epidermis läßt im Laufe des 3. bis 4. Monats wieder nach und die elastische Oberhaut kann sich zusammenziehen. Im Stratum germinativum der Epidermis erfolgt in einem zentral gelegenen Bereich rasche Zellteilung, dieses Gebiet legt sich dadurch infolge Platzmangels in scheinbar ungeordnete Falten. Diese ersten Papillarfalten sollen so als Kristallisationspunkt wirken, bis das Muster am Ende des 4. Embryonalmonats in seiner Grundstruktur vorliegt. Nach der gleichen Autorin bewirkt eine dünne Epidermis eine starke Wölbung der Fingerbeeren und damit das Auftreten von Mustern mit hoher Leistenzahl (große Schleifen und Wirbel), bei einer dicken Epidermis kommt es dagegen durch die Abflachung der Fingerbeeren zu Mustern mit niedrigen Leistenzahlen, zu Bögen und kleinen Schleifen. Das Auftreten der unterschiedlichen Musterformen bei einem Menschen wird mit dem Einfluß lokaler Verdickungen in der frühembryonalen Epidermis erklärt.

Nach SCHMIDT (1964) ist die Subkutisanlage durch fasrige Bauelemente abgekapselt und in sich verspannt. Der zentral gelegene Teil der Oberhaut wird während des Flächenwachstums durch die Verlaufsrichtung der fasrigen Gewebselemente verschiedenen Wachstumswiderständen ausgesetzt. Die im Flächenwachstum lokal behinderte Haut stellt die epitheliale Anlage des Tastballens und damit die Anlage der Papillarleistenmuster dar.

Nach BLECHSCHMIDT (1964) kommt es durch das Entstehen des verdickten Ektoderms der Handfläche nicht nur zur Entwicklung einer lokal verstärkten Gefäßversorgung im angrenzenden Stroma, sondern auch zur Entstehung einer lokal verstärkten Hautinnervation. Mit der Entstehung des Papillarkörpers wird nach Meinung dieses Autors regelmäßig ein bestimmtes einheitliches Rahmenmuster sowohl im Epithel als auch im Stroma angelegt. Es bleibt also nur im zentralen Teil der Fingerbeerenhaut Raum für die komplizierten Wachstumsmodifikationen der Papillarleistenmuster.

20.3. Klassifikation der Papillarlinien der Fingerbeeren

Bogenmuster (Abb. 207)

Bei dieser Musterform verlaufen die Papillarlinien von einer Seite zur anderen, in der Mitte leicht ansteigend. Ein Delta oder ein Triradius entfällt bei Bögen. Als Abkürzung wird der Buchstabe A (englisch = arch) verwendet. Eine Sonderform der Bogenmuster stellt der sogenannte Tannenbogen dar; hier verlaufen die seitlich abfallenden Papillarlinien sehr steil.

Schleifenmuster (Abb. 208)

Bei dieser Musterform verlaufen zumindest eine, aber oftmals mehrere Linien zumeist seitlich aufsteigend. Die Linien kehren dann zu ihrem Ausgangspunkt zurück. Bei Schleifenmustern ist ein Delta vorhanden, dieses liegt an der Seite, an der die Schleife geschlossen ist. Als Abkürzung wird der Buchstabe L (= loop) verwendet. Ist die Öffnung der Schleife nach dem Radius gerichtet, so handelt es sich um eine Radialschleife, bei der Öffnung nach ulnar um eine Ulnarschleife. Als Schleifen-Wirbel-Übergangsmuster muß die Muschelschleife (Abb. 209) aufgefaßt werden. Ein zweiter Triradius fehlt hier ebenfalls. Die Linien im Zentrum des Musters laufen nicht gleichmäßig zu ihrem Ausgangspunkt zurück, sondern enden oft spitzwinklig an den nach außen zu gelegenen Linien des Musters. Die Muschelschleife bildet morphologisch und auch genetisch den Übergang zu den Wirbelmustern.

Wirbelmuster (W = whorl) (Abb. 210)

Wirbelmuster sind Musterformen mit zwei Delten. In der Mitte des Musters bilden die Linien Kreise, Ellipsen oder Spiralen. Nach GEIPEL (1935) kann man vier Sonderformen der Wirbelmuster unterscheiden.

a) Zentraltaschen (Abb. 211). Bei diesem Muster liegt ein Triradius nahe am Mustermittelpunkt. Bei dieser Form findet sich eine starke Differenz in der Leistenanzahl zwischen der rechten und linken Seite des Musters.

b) Seitentaschen. Die in der Mitte der Schleife liegenden Linien laufen nach der gleichen Seite aus.

c) Zwillingsschleifen. Hier laufen die in der Mitte liegenden Linien nach verschiedenen Seiten aus. Bei Seitentaschen

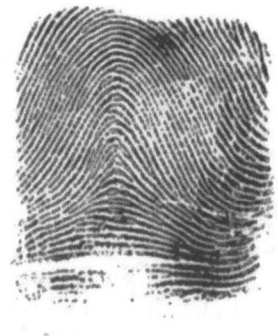

Abb. 207
Bogenmuster

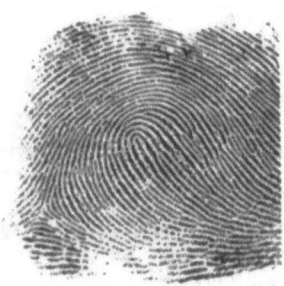

Abb. 208
Schleifenmuster

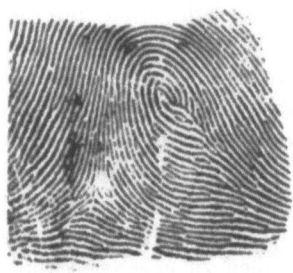

Abb. 209
Muschel-
schleife

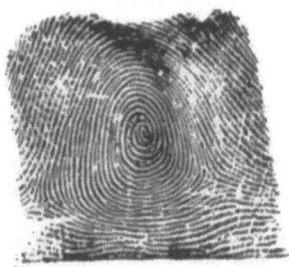

Abb. 210
Wirbelmuster

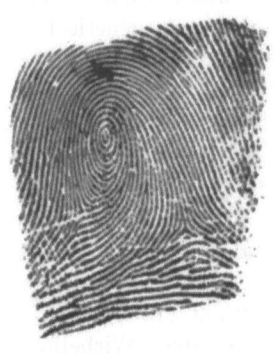

Abb. 211
Zentraltasche

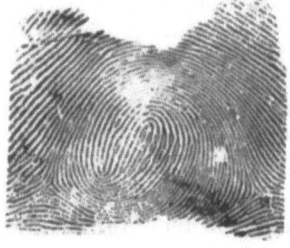

Doppelschleife
Abb. 212

und Zwillingsschleifen handelt es sich also um Doppelschleifen (Abb. 212).

d) *Zufällige Wirbel.* Unter zufälligen Wirbeln versteht man Muster, die mehr als zwei Triradien aufweisen oder wenn sich über dem Wirbel noch eine Haube (Muster mit umkehrenden Linien, ähnlich der Schleifen) befindet.

Weitere *Sonderformen der Muster*

Auch über Bogenmustern kann eine Haube liegen. Diese Musterform zählt dann zu den Schleifen. Liegt über einer Schleife eine Haube, so wird das Muster zu den Wirbeln gezählt. Über die Häufigkeitsverteilung der wichtigsten Musterformen orientiert Tabelle 137.

Kompliziertheitsindex oder Kennzahl der Fingerbeerenmuster

Es wurde versucht, die erwähnten Fingerbeerenmuster schematisch durch einen sogenannten Kompliziertheitsindex (nach KEITER 1950) oder durch eine Kennzahl (nach BRODHAGE und WENDT 1951) zu erfassen.

KEITER (1950) bewertet einen

Bogen mit	1 Punkt
Bogen-Schleifen-Übergangsmuster mit	2 Punkten
Schleifenmuster mit	3 Punkten
Schleifen-Wirbel-Übergangsmuster mit	4 Punkten
Wirbel- oder Doppelschleifenmuster mit	5 Punkten

Hieraus wird die Summe der 10 Fingerbeerenmuster errechnet. Sind z.B. 10 Schleifen auf den Fingern vorhanden, so liegt ein Kompliziertheitsindex von 30 vor. Der Kompliziertheitsindex nach KEITER (1950) beträgt in unserem Untersuchungsmaterial im Durchschnitt bei Männern 36, bei Frauen 33 (HAMMER und MÜLLER 1976).

BRODHAGE und WENDT (1951) gliederten die Muster noch genauer auf:

— Bogen   1
— Bogen-Schleifen-Übergangsmuster   2

hier werden Bögen und Tannenbögen mit Übergang zur Schleife, d. h. mit deutlicher Gabelung am Höhepunkt des Bogens eingeordnet

— Schleifen-Bogen-Übergangsmuster, d. h.   3

Schleifen mit Übergang zu Bögen oder alle Schleifen mit ein oder zwei zählbaren Leisten

— Schleifenmuster   4
— Schleifen-Wirbel-Übergangsmuster, d. h.   5

Schleifen mit einem Übergang zu einem Wirbel, jedoch ohne die Möglichkeit, die Leisten an der zweiten Seite auszuzählen

— Wirbel-Schleifen-Übergangsmuster, es sind   6

monozentrische und doppelzentrische Wirbel, bei denen der quantitative Wert einer Seite höchstens die Hälfte des Werts der anderen Seite beträgt

— Wirbel,   7

monozentrische und doppelzentrische Wirbel, soweit sie nicht unter Wirbel-Schleifen-Übergangsmuster erfaßt werden. Hierzu werden auch atypische Muster mit mehr als 2 Triradien gerechnet.

Tabelle 137 Prozentuale Häufigkeit der Mustertypen auf den Fingerbeeren getrennt nach Geschlecht, Seite und Finger (nach HAMMER und MÜLLER 1976)

$n = 579$ Männer   Bevölkerung der DDR (vorwiegend Südbezirke)
$n = 489$ Frauen

Finger	Seite	Bogen ♂	Bogen ♀	Ulnarschleifen ♂	Ulnarschleifen ♀	Radialschleifen ♂	Radialschleifen ♀	Wirbel* ♂	Wirbel* ♀
1	li	3,6	6,3	57,5	60,0	0,4	0,0	38,5	33,7
	re	1,9	3,3	49,7	55,0	0,4	0,2	48,0	41,5
2	li	9,4	13,9	36,1	32,0	16,1	16,7	38,4	37,4
	re	7,5	11,6	30,0	40,0	23,0	15,3	39,5	33,1
3	li	5,8	11,9	69,0	67,0	2,8	3,3	22,4	17,8
	re	4,5	5,7	68,0	74,5	5,0	2,5	22,5	17,3
4	li	2,9	3,6	53,5	53,1	0,2	1,0	43,4	42,3
	re	1,2	2,7	41,0	47,0	0,2	1,0	57,6	49,3
5	li	1,0	4,6	81,5	78,0	0,0	0,2	17,5	17,2
	re	0,5	2,9	79,0	81,0	0,0	1,4	20,5	14,7

* einschließlich Schleifen-Wirbel-Übergangsmuster

Nach diesem Schema ermittelten BROD-
HAGE und WENDT (1951) den individuellen Musterwert als Addition der Kenn-
zahlen für die einzelnen Finger; er kann
demnach zwischen 10 (bei 10 Bogenmustern) und 70 (10 Wirbelmuster) liegen.

Bei dem KEITERschen Kompliziertheitsindex und dem individuellen Musterwert nach BRODHAGE und WENDT handelt
es sich um anthropologische Methoden
der Musterklassifizierung, die sich von denen der kriminalpolizeilichen Registrierung unterscheiden. Dennoch kann die
Kompliziertheit der Bemusterung auch
Hinweise zur Identifizierung geben, insbesondere beim Fehlen von Vergleichs-
abdrücken. Werden beispielsweise isolierte Gliedmaßen geborgen, so kann eine
groborientierende Zuordnung bei einem
niedrigen oder hohen Kompliziertheitsindex erfolgen. Beim Auftreten von zahlreichen Bogenmustern auf den Fingern
der einen Hand sind nach anthropologischen Erfahrungen in den meisten Fällen
ähnlich einfache Muster auf der anderen
Hand zu erwarten. Dies trifft auch auf
das Vorhandensein von vielen komplizierten Mustern, wie z. B. von Wirbelmustern zu. In gleicher Weise läßt sich
diese Feststellung auch auf die Zehen-
beerenbemusterung übertragen. Ausnahmen sind aber möglich. Außerdem ist zu
berücksichtigen, daß beispielsweise die
rechte Hand im allgemeinen mehr Wirbel
als die linke trägt, dagegen sind Bögen
links häufiger als rechts.

Individueller quantitativer Wert,
Gesamtleistenzahl und absolute
Leistenzahl

Zur Ermittlung der Leistenzahl eines
Musters wird eine Linie vom Triradius
bzw. Delta bis zum Kern des Musters gezogen. Alle Leisten, die von dieser Linie
geschnitten werden, sind auszuzählen.

Bei Bogenmustern werden die Leisten
nicht ausgezählt, da sie keinen Triradius
besitzen, sie erhalten die Leistenzahl
0—0. Ist nur ein Triradius vorhanden,
wie bei Schleifenmustern, wird nur eine
Zahl notiert, bei Wirbelmustern mit zwei
Triradien werden zwei Zahlen notiert,
wobei die Zahl der radialen Seite zuerst
niedergeschrieben wird. Ist nur ein Triradius vorhanden, so erhält (bei Schleifenmustern) die triradiusfreie Seite die
Bezeichnung 0. Zur Ermittlung des individuellen Werts wird die *höchste* Leisten-
summe eines jeden Fingers zusammen-
gezählt und durch 10 geteilt. Dieser Wert
ist also der durchschnittliche quantitative
Wert von allen 10 Fingern. Er beträgt in
unserem Untersuchungsgut bei Männern
im Durchschnitt 13,2, bei Frauen 12,0
(HAMMER und MÜLLER 1976).

Die Gesamtleistenzahl (total ridge
count) beträgt das Zehnfache des individuellen quantitativen Werts.

Die absolute Leistenzahl (absolute
ridge count) entspricht der Gesamtsumme
aller quantitativen Werte der Finger, also
werden bei Wirbelmustern *beide* quantitativen Werte einbezogen und nicht nur
der größere.

20.4. Bemusterung der Zehenbeeren, Handflächen und Fußflächen

Ebenso wie auf den Fingerbeeren kommen auf den Zehenbeeren die beschriebenen Musterformen vor. Die Schleifen auf
den Zehenbeeren werden als Fibular-
oder Tibialschleifen bezeichnet, je nach
welcher Richtung sie geöffnet sind.

Auf der Handfläche beachtet man den
Verlauf der von den Triradien unter den
Fingergelenken ausgehenden Hauptlinien
(bezeichnet mit A, B, C, D), die Bemusterung des Kleinfingerballens, des Dau-
menballens und der Zwischenfingerräume
I bis IV sowie die Lage des Triradius im

handgelenksnahen Abschnitt. Außerdem können die Beugefurchen der Handinnenseite von Bedeutung sein (Dreifingerfurche, Fünffingerfurche, Daumenfurche, Mittelfingerfurche sowie die seltener vorkommende Ringfinger-, Kleinfinger- und Vierfingerfurche).

Auf der Fußsohle wird anthropologisch hauptsächlich die Bemusterung des Großzehenballens (= Feld I), des Innenfelds, Mittelfelds und Außenfelds (= Interdigitalräume II bis IV), des Fußsohleninnenrandes (Thenar), des Fußsohlenaußenrands (Hypothenar) und des Kalkaneus ausgewertet. Zum Zweck der Personenidentifizierung dürften die Papillarleisten der Zehenbeeren, Hand- und Fußflächen kaum Bedeutung erlangen, da nur selten Vergleichsmaterial zur Verfügung stehen wird. Über die Musterverteilung auf Hand- und Fußflächen sowie Zehenbeeren muß auf die Literatur verwiesen werden (für die DDR u. a. die neuen Veröffentlichungen von JAEGER und BACH 1976, HAMMER und MÜLLER 1976, HAMMER und PETZOLD 1976).

20.5. Technik der Finger- und Handflächenabdrucknahme

Für die Hautleistenauswertung ist die sorgfältige Herstellung der Abdrücke von wesentlicher Bedeutung.

Die Abdrücke werden auf Fingerabdruckblättern gesichert und sorgfältig beschriftet. Die Reihenfolge der Abnahme entspricht der Fingerreihenfolge. Da sich die Abnahme der Abdrücke von Leichen schwieriger gestaltet, wird der sogenannte Totenlöffel und die sogenannte Totenkralle benutzt. Die Fingerbeeren der Leiche werden mit einer Walze eingeschwärzt. Die schwarze Fingerabdruckfarbe wird vorher zu diesem Zweck auf eine Glasscheibe gebracht und mit der Hartgummiwalze aufgenommen. Der Streifen des Fingerabdruckblatts wird jetzt in den Falz des Totenlöffels eingeschoben, der Totenlöffel an den eingeschwärzten Daumen angelegt und nach der Fingerkuppe abgerollt. Danach zieht man den Streifen des Fingerabdruckblatts auf das Feld des nächsten Fingers weiter und nimmt diesen Abdruck ab, bis alle 10 Fingerabdrücke gesichert worden sind. Veränderungen an den Fingern, wie Narben usw., werden entsprechend protokolliert. Die Totenkralle verwendet man bei Fingern, die durch die Totenstarre verkrampft sind. Die Zinken der Totenkralle werden unter dem Fingernagel eingehakt und durch starken Druck die Gelenke gesteckt, so daß jetzt die Fingerabdrucknahme erfolgen kann (BRENDEL, EISENBRUCH, RYCHLIK und SPRINGER 1962). Man kann aber auch die Sehnen subkutan im Handgelenksbereich mit einem Skalpell durchtrennen, um die Streckung der totenstarren Hand zu erreichen. Sollen Handabdrücke angefertigt werden, drückt man die Handfläche flach auf die eingeschwärzte Glasfläche und färbt noch nicht eingeschwärzte Stellen mit der Walze nach. Anschließend wird die Handfläche auf ein Papierblatt abgedrückt. Bei gekrümmten Handflächen (z.B. bei Totenstarre) erfolgt das Abrollen über einer Holzrolle oder einer Flasche.

In der kriminalistischen Praxis sind auch farblose Fingerabdruckverfahren bekannt (FRIEDEMANN und GRAMS 1968). STEGELIN und BRAUMANN (1974) entwickelten eine neue vorteilhafte Methode zur Sicherung der Fingerabdrücke von Leichen. Nach dem Reinigen der Finger wird das Eisenpulver «Manifer» mit einem Wattebausch oder einem Lappen aufgetragen. Anschließend wird Prenaband auf die Fingerbeere von Nagelkante zu Nagelkante gespannt. Die so gewonnenen Prenabandabdrücke klebt man von hinten auf die entsprechenden Felder

eines Klarsichtfingerabdruckbogens, so
daß ein seitenrichtiger Abdruck entsteht.
Die gleichen Autoren empfehlen, bei
Handflächenabdrücken ebenfalls die Verwendung von Maniferpulver, die Abdrücke werden dann auf Transparent-
folie abgenommen.

Zur Abnahme von Fingerabdrücken
bei fäulnisveränderten, mumifizierten,
verbrannten oder im Wasser aufgefundenen Leichen machen sich besondere Verfahren erforderlich, die hier nur kurz erwähnt werden können. Bei Wasserleichen
mit noch fest anhaftender Waschhaut
wird das zwischen Ober- und Unterhaut
befindliche Wasser mit einer Injektions-
spritze abgesaugt und flüssiges Paraffin
eingespritzt, bis sich die Oberfläche der
Haut wieder gleichmäßig nivelliert. Löst
sich die Waschhaut bereits ab, so wird sie
mit Paraffin ausgegossen, bis sich die Haut
stabilisiert und die Papillarlinien klar
hervortreten (JORDAN 1966a). Eine andere Methode besteht im Auftragen von
einer Silikongummipaste auf die Waschhaut. Die Paste wird dann mit einer Pin-
zette abgelöst und auf eine Glasplatte
aufgetragen (JORDAN 1966b).

Auch zur daktyloskopischen Untersuchung von Brandleichen und mumifizierten Leichen eignen sich Silikonkaut-
schuk bzw. Silikonabformpaste gut (Näheres bei SIMON und JORDAN 1968 sowie
JORDAN 1966c). HERMANN (1969) benutzt in Anlehnung an die Abformtech-
nik mit Silikongummipaste zur daktyloskopischen Bearbeitung von Waschhaut bei Wasserleichen die Dentalabform-
masse «Calcinat-rot». Zur Fingerabdruck-
abnahme bei fäulnisveränderten Leichen
verwenden JORDAN und SIMON (1969)
Prenaband. Nach einer speziellen Vorbehandlung wird die abgehobene Epidermis in 50%igem Alkohol fixiert, auf einen
Plastilinekörper straff aufgespannt, mit
Polyester-Harzruß überzogen, der Abdruck auf Prenaband abgenommen und

dieser auf einer weißen Spurensicherungs-
folie aufgeklebt. Bei Defekten der Epidermis wird die Anwendung der Kautschuk-
Dispersion «Chemilat-D 1102» empfohlen
(JORDAN und FRITZ 1969).

KOCH (1966) entfernt bei Wasserleichen
und Brandleichen für die Abdruckab-
nahme ebenfalls die Epidermis und läßt
diese in 60%iger Eisessiglösung quellen
und festigen. Bei mumifizierten Fingern
wird von ihm ein Natriumsulfidbad vor-
geschaltet.

Die Auswertung von Fingerabdrücken
erfolgt meist mit der Daktystandlupe,
aber auch ein Mikrolesegerät läßt sich
nach entsprechenden Veränderungen dazu noch besser verwenden (WEIST 1976).

Nach neuesten Untersuchungen ist
auch eine *Blutgruppenbestimmung an
Fingerabdrücken* möglich (ISHIYAMA
1975, PROKOP und KEIL 1976). Die Fingerabdrücke werden mit hochtitrigem
menschlichem Anti-A bzw. Anti-B bela-
den, mit NaCl-Lösung gewaschen und anschließend mit einer Kochsalzsuspension
gewaschener Erythrozyten der entsprechenden Gruppe beschickt. Danach werden die Fingerabdrücke umgedreht und
auf den Spiegel einer physiologischen
Kochsalzlösung gelegt, so daß nicht
gebundene Erythrozyten in die Kochsalzlösung absinken. Die agglutinierten Erythrozyten liegen dann an den antikörper-
tragenden Leistenabdrücken. Belädt man
auf durchsichtigem Klebeband gesicherte
Abdrücke mit einem Gemisch von Anti-A
und Anti-B, so kann man unter Umständen erst mit B-Zellen und dann mit A-Zel-
len prüfen, welche Zellen gebunden werden. Ein Fingerabdruck kann also aus-
reichen, das Vorhandensein von A- oder
B-Substanz festzustellen.

In den letzten Jahren wurden auch
Untersuchungsergebnisse über den Nachweis von Fingerabdrücken auf der Leichenhaut publiziert. GRAHAM (1969) benutzte dazu die Radioelektronographie.

Die Stelle mit den vermuteten Fingerabdrücken auf der Haut wird dabei mit Bleipuder eingestäubt. Die Darstellung der Bleipartikel auf einer fotografischen Platte erfolgt durch Sekundärstrahlen, die von Blei ausgehen und durch harte Röntgenstrahlen angeregt werden. Mit dieser Methode waren auf der Leichenhaut gesetzte Fingerabdrücke noch 48 Stunden nach dem Tod nachweisbar.

WEISS und PERRY (1972) gaben eine Modifikation dieser Methode unter Verwendung von Technetium[99] an. ANGERSTEIN (1969) erhielt bei der Anwendung des Röntgenverfahrens negative Resultate. Er berichtete, daß die unmittelbar nach dem Aufdrücken der Finger auf die Leichenhaut sichtbare Spur innerhalb einer Minute wieder verschwand. Vom gleichen Autor wurde darauf hingewiesen, daß Röntgenverfahren nur erfolgreich sein können, wenn nach dem Einstäuben die gesuchte Spur bei Lupenbetrachtung zumindest undeutlich zu erkennen ist. LINDNER und HAMMER (1977) benutzten zur Darstellung von Fingerabdrücken auf der Leichenhaut das Einstäubeverfahren mit Eisenpulver. Es ließen sich ohne zusätzliche Anwendung von Röntgenstrahlen in einigen Fällen durchaus verwertbare Abdrücke erzielen, auch noch, wenn zwischen Verursachung der Spur und Sicherung derselben 6 Stunden vergangen waren. Es traten aber auch Fehlversuche auf, insbesondere wenn die Versuchsperson sehr trockene Hände hatte und daher nur eine schwache Schweißspur auf die Leichenhaut gesetzt wurde.

21. Identifikation der Stimme

Bei der Aufklärung von Verbrechen hat sich der Kriminalist bisweilen mit der Sprecheridentifikation zu befassen. Bei Telefontätern stellt die Stimme vielfach das einzige Beweismittel dar. Die kriminalphonetische Untersuchung (FÄHRMANN 1963) stützt sich, analog dem forensischen Handschriftenvergleich, auf die *Stimmanalyse* (KORISTKA 1967) und Sprechmerkmale einer bestimmten Person. Dazu gehören 3 Kategorien (FÄHRMANN 1966): 1. *Rahmenmerkmale*: Gesprächsinhalt, Mundart, Sprachfehler, Sprechgewandtheit; 2. *komplexe Stimm- und Sprechmerkmale*: Gesamteindruck (z. B. reife, differenzierte, ruhige, flüssige, leichte, freie, klare, farbige, unauffällige, harmonische Sprache), Sinnform, Sprechstil, -dynamik; 3. *Einzelmerkmale*: (Tonhöhe, Lautstärke, Stimmfülle, Klangfarbe, Sprechtempo, rhythmischer Ablauf, Akzentuierung, Artikulation).

Die große Variabilität des menschlichen Sprechorgans erschwert die sichere individuelle Identifikation. Die Sachverständigen unterscheiden 3 Verfahren zur Sprecheridentifikation (KRAUSE 1976):

a) das *Visible-Speech-Verfahren*: Aus den mittels Sonagraphen aufgenommenen Spektrogrammen lassen sich nicht nur die Klasse der jeweiligen Sprechlaute, sondern auch ihre Übergänge zueinander ablesen. Merkmale ergeben außer den anatomischen Gegebenheiten die Sprech- und Lautbildungsgewohnheiten, die hierbei sowohl in der Zeit- als auch in der Frequenzebene auswertbar sind.

Bei Vergleichsaufnahmen muß (außer desselben Textes) auch die Emotionslage des Sprechers berücksichtigt werden.

b) *Echtzeitanalyse*: Dabei verwendete Analysatoren zeigen in kurzer Zeit in räumlicher Darstellung die Amplituden der Formanten. Infolge ungenügender Zeitauflösung sollen die Lautbildungsgewohnheiten des Sprechers kaum erkannt werden.

c) *Langzeitspektren*: Die Formanten, deren Lage sich je nach dem gesprochenen Laut ständig ändert, werden in den Mittelwerten der Frequenzanalysen eines längeren Sprechtextes bereits nach relativ kurzer Summierzeit sichtbar. Ihre Lage ist beim gleichen Sprecher nahezu unabhängig vom verwendeten Text.

Dieses Verfahren ist zur Identifikation bei Telefontätern ungeeignet, da sprechertypische Merkmale im zeitlichen Verlauf der Formanten enthalten sind, die in Langzeitspektren fehlen und frequenzlineare Übertragungseinrichtungen voraussetzten. Bei Telefongesprächen kommen noch technische Erschwernisse hinzu (Störgeräusche, Raumakustik der Fernsprechzelle, Verzerrungen durch die Übertragung und Frequenzbandeinengungen) (KRAUSE 1976).

Der elektroakustische Aufbau der Stimme und Sprache ist individuell geprägt, so daß jeder Mensch an seinem für ihn typischen Stimmklang zu erkennen ist (BÖHME 1969). In Analogie zur Daktyloskopie spricht SCHWEISHEIMER (1969) von «Stimmabdrücken»!

Die Sprechstimmexpertise, die zunehmend an Bedeutung gewinnt (BOLT et. al 1973, FÄHRMANN 1963, 1966, 1973, KERSTA 1962, KORISTKA 1967, SCHWEISHEI-

MER 1963, STEINHAUER 1969, TOSI 1968),
kann durch Alkoholbeeinflussung des An-
rufers oder Stimmverstellung erheblich
erschwert werden. Bei dieser letztgenannten Form der Sprachbeeinflussung durch
Austausch akustischer Größen erlauben
die spektrographischen Verfahren keine
eindeutige Identifizierung (ENDRES, BAM-
BACH und FLÖSSER 1971). Auch ein ge-
wandter, stimmlich begabter Sprecher
vermag auf die Dauer nur eine begrenzte
Zahl phonetischer Merkmale konsequent
zu verändern, kaum mehr als 4 Qualitäten
— Artikulation, Akzentgebung, Gleich-
maß und Sprechtempo — (FÄHRMANN
1966). Tonhöhe, Klangfarbe (ausgenommen künstlich erzeugte Nasalität), Rhyth-
mik, Phasenablauf, habitueller Spannungsgrad sowie Stimmfülle sind dagegen
sehr schwer modifizierbar. Bei jeder be-
wußten Veränderung der Sprechweise
und Stimmverstellung treten obligat Ne-
benwirkungen auf (z.B. erhöht sich der

individuelle Spannungsgrad; KLAGES,
zit. nach FÄHRMANN 1966).

Bei guten technischen Voraussetzungen erzielen erfahrene Kriminalisten mit
sprachphysiologischen Kenntnissen relativ sichere Sprecheridentifikationen
(KRAUSE 1976).

Durch die elektronische Stimmanalyse («Voice-Printer») versuchen die Sachverständigen außer individuellen Sprech-
fehlern oder Sprachstörungen die Nationalität, das ungefähre Lebensalter, die
Berufsgruppe und das Geschlecht des
Sprechers zu bestimmen; letzteres[7] gelingt meist (s. auch SCHÖNHÄRL 1962).
Die mittlere Sprechstimmlage liegt bei
Männern zwischen A und e, bei Frauen
eine Oktave höher (zwischen a und e^1,
BÖHME 1969). In den USA ist diese Untersuchung der Stimmidentifikation als Beweismittel vor Gericht bereits anerkannt
worden (FÄHRMANN 1973).

22.   Statistik brauchbarer Maße bei Lebendbegutachtungen

22.1.   Allgemeines

Im vorangegangenen Kapitel über die Identifikation am Lebenden ist eine Vielzahl vergleichbarer qualitativer physischer Merkmale des Menschen aufgeführt worden. Neben diesen existiert eine große Gruppe mittels standardisierter Methoden bestimmbarer quantitativer Merkmale (MARTIN und SALLER 1957). Solcher anthropologischer Maße kann man sich ebenso wie der qualitativen Merkmale bei der Identifikation bedienen. Dabei interessieren die alters- und geschlechtsbezogenen Normwerte für unsere Bevölkerung sowie das Ausmaß ihrer Variabilität. Die Tabellen 138 bis 141 sollen darüber Aufschluß geben. Weiterhin wollen wir der Frage nachgehen, wie weit einzelne Maße miteinander zusammenhängen bzw. «gemeinsame Verursachungen» (KNUSSMANN 1967) haben. Für die Ausprägung vieler Merkmalsgruppen gibt es gemeinsame Faktoren, welche mittels Faktorenanalyse feststellbar sind (THURSTONE 1947, JAHN und VAHLE 1970, WEBER 1974). Solch eine *Faktorenanalyse* haben wir an einem ausgewählten Material des Leipziger erbbiologischen Untersuchungsguts durchgeführt. Für die Praxis ergibt sich aus diesem Verfahren die Möglichkeit, mit einer bestimmten Wahrscheinlichkeit auf Grund eines bekannten, gemessenen Maßes Erwartungswerte für andere, damit korrelierte, unbekannte Maße zu definieren. Die Messungen erfolgten in den Jahren 1958 bis 1973 nach den Angaben von MARTIN und SALLER (1957). Neben Kindern, deren Maße hier nur teilweise Berücksichtigung finden sollen, wurden 475 Männer im Alter zwischen 20 und 69 Jahren und 265 Frauen im Alter von 20 bis 49 Jahren vermessen. Die Meßergebnisse, getrennt nach Geschlecht und Altersgruppe, zusammen mit der Standardabweichung und dem Variabilitätskoeffizienten, zeigen die Tabellen 138 bis 141.

Mit den Mittelwerten aller 228 männlichen und aller 158 weiblichen Fälle des dritten Dezenniums wurde eine Korrelationsanalyse durchgeführt, d. h. die Strenge des Zusammenhangs jedes Merkmals mit jedem anderen geprüft. Wir entschieden uns für nur ein Jahrzehnt, weil bei Einbeziehung aller Altersgruppen die Strenge des Zusammenhangs vom Alterseinfluß verwischt würde und für das dritte, weil es das am besten besetzte war. Die Rechnungen erfolgten auf dem R 300 des Organisations- und Rechenzentrums der Karl-Marx-Universität Leipzig. Ein Teil der statistischen Maßzahlen wird in den Tabellen 138 bis 141 wiedergegeben.

Die Maße sind:

1. Körpergröße
2. Körpergewicht
3. Sitzhöhe
4. Kopfumfang
5. Kopflänge
6. Kopfbreite
7. Stirnbreite
8. Jochbogenbreite
9. Unterkieferwinkelbreite
10. Ohrhöhe des Kopfes
11. ganze Kopfhöhe

12. physiognomische Gesichtshöhe
13. morphologische Gesichtshöhe
14. Nasenhöhe
15. Nasenlänge
16. Nasenbreite
17. physiognomische Ohrlänge
18. physiognomische Ohrbreite
19. innerer Augenwinkelabstand
20. äußerer Augenwinkelabstand
21. Mundspaltbreite
22. Handlänge
23. Handbreite
24. Fußlänge
25. Fußbreite

Wenn man sich die Variabilitätskoeffizienten anschaut, fällt auf, daß die Variabilität der einzelnen Maße sehr unterschiedlich ist. Über 10% liegt bei Männern der Koeffizient für das Körpergewicht (2), für die Nasenlänge (15) und die Mundspaltenbreite (21). Das sind Maße, die nicht so sehr durch die Schädelform determiniert werden wie andere, etwa die Stirnbreite oder die Maße der Kopfhöhe. Außerdem fällt auf, daß die Variabilitätskoeffizienten bei den weiblichen Maßen meist über denen der männlichen liegen.

Aus den Korrelationsmatrizen lassen sich folgende allgemeine Aussagen ableiten:

a) Es besteht keine deutliche Geschlechtsabhängigkeit der Größe der Korrelationskoeffizienten etwa in dem Sinne, daß der Zusammenhang der einzelnen Maße durchgängig bei einem Geschlecht strenger wäre.

b) Eine deutliche Korrelation findet sich zwischen der Länge der Hände und der Füße und der Körperhöhe, alle Korrelationskoeffizienten liegen über 0,5.

c) Eine strenge Korrelation zeigt das Merkmalspaar Kopfumfang-Kopflänge. Der Kopfumfang hängt zusammen mit der Kopfbreite, mit der Jochbogenbreite und dem äußeren Augenwinkelabstand (Koeffizienten über 0,5).

d) Die Kopfbreite ist positiv korreliert mit der Jochbogenbreite. Dasselbe betrifft die Stirnbreite. Auch die Jochbogenbreite und die Unterkieferwinkelbreite stehen in einem deutlichen Zusammenhang ($\male$ r = 0,588, $\female$ r = 0,480).

e) Die physiognomische Gesichtshöhe ist gut korreliert mit der morphologischen Gesichtshöhe, die morphologische Gesichtshöhe gut mit der Nasenhöhe und diese mit der Nasenlänge. Bei letzterem Merkmalspaar finden wir den höchsten Korrelationskoeffizienten ($\male$ r = 0,941, $\female$ r = 0,750).

f) Es besteht ein Zusammenhang zwischen innerem und äußerem Augenwinkelabstand ($\male$ r = 0,612, $\female$ r = 0,500).

g) Eine deutlich positive Korrelation findet sich zwischen Handlänge und Fußlänge sowie zwischen Handbreite und Fußbreite ($r > 0,5$). Bei Frauen ist auch die Fußbreite ziemlich streng mit der Fußlänge korreliert (r = 0,678).

Die Aussagen a bis g gelten genauso für das 4. Dezennium und auch in den folgenden Altersgruppen ändert sich im Prinzip daran nichts.

22.2. Faktorenanalyse wichtiger Merkmale

Wir wählten für die Faktorenanalyse aus den 25 Merkmalen elf aus, die uns als die wichtigeren erschienen. Dabei interessierten besonders die Längen- und Breitenmaße von Hand und Kopf, bei letzteren wiederum diejenigen, die weitgehend durch die Schädelform determiniert sind (ausführlich dazu ROTHER und Mitarb. 1977). Mit Hilfe der Zentroidmethode, die mathematisch einfach ist und sich auf einer Tischrechenmaschine ausführen läßt, bestimmten wir zunächst die Faktoren nur für das männliche Geschlecht.

Tabelle 138 Ausgewählte Körpermaße Lebender aus dem Leipziger Gutachtenmaterial

Körpergröße

Alter	Anzahl	$\bar{x}$ (cm)	s	95% Vertr. Ber. $\bar{x}$	v (%)	Alter	Anzahl	$\bar{x}$ (cm)
Männer						*Frauen*		
20—29 J.	228	172,4	6,3	171,6—173,2	3,6	20—29 J.	158	159,9
30—39 J.	164	171,9	6,7	170,8—172,9	3,9	30—39 J.	86	159,7
40—49 J.	47	169,9	6,3	168,1—171,8	3,7	40—49 J.	21	158,1
50—59 J.	21	167,2	6,1	164,5—170,0	3,6			
60—69 J.	15	166,5	6,2	163,1—169,9	3,7			
alle Männer						*alle Frauen*		
20—69 J.	475	171,6	6,6	170,9—172,2	3,8	20—49 J.	265	159,7

Körpergröße

s	95% Vertr. Ber. $\bar{x}$	v (%)	Alter		Anzahl	(cm)	s	95% Vertr. Ber. $\bar{x}$	v (%)
			Kinder						
5,6	159,1—160,8	3,5	3—5 J.	m	121	99,2	5,7	98,2—100,3	5,8
6,4	158,5—160,8	3,4	6—10 J.	m	26	122,4	9,4	118,6—126,2	7,7
5,7	155,0—161,2	4,3							
			3—5 J.	w	90	98,4	8,8	96,5—100,2	8,9
			6—10 J.	w	27	116,9	8,0	113,7—120,0	6,9
5,6	159,0—160,4	3,5							

Körpergewicht

Alter	Anzahl	$\bar{x}$ (kg)	s	95% Vertr. Ber. $\bar{x}$	v (%)	Alter	Anzahl	$\bar{x}$ (kg)
Männer						*Frauen*		
20—29 J.	228	71,8	10,5	70,4—73,2	14,6	20—29 J.	158	60,6
30—39 J.	164	74,5	12,8	72,5—76,4	17,2	30—39 J.	86	64,3
40—49 J.	47	74,2	11,7	70,7—77,6	15,7	40—49 J.	21	64,6
50—59 J.	21	78,2	12,9	72,3—84,0	16,5			
60—69 J.	15	76,6	12,3	69,8—83,4	16,0			
alle Männer						*alle Frauen*		
20—69 J.	475	73,4	11,7	72,3—74,4	15,9	20—49 J.	265	62,1

s	95% Vertr. Ber. $\bar{x}$	v (%)	Alter		Anzahl	(kg)	s	95% Vertr. Ber. $\bar{x}$	v (%)
			Kinder						
11,5	58,8—62,4	18,9	3—5 J.	m	121	15,9	2,0	15,6—16,3	12,7
13,5	61,4—67,2	20,9	6—10 J.	m	26	23,7	3,4	22,2—25,1	14,4
11,3	59,5—69,8	17,5							
			3—5 J.	w	90	16,2	4,8	15,2—17,3	29,8
			6—10 J.	w	27	21,5	3,4	20,1—22,8	15,9
12,2	60,6—63,6	19,7							

Kopfumfang

Alter	Anzahl	$\bar{x}$ (cm)	s	95% Vertr. Ber. $\bar{x}$	v (%)	Alter	Anzahl	$\bar{x}$ (cm)
Männer						*Frauen*		
20—29 J.	228	56,4	1,0	56,2—56,6	2,8	20—29 J.	158	53,9
30—39 J.	164	56,4	1,9	56,1—56,6	3,4	30—39 J.	86	54,0
40—49 J.	47	56,0	1,6	55,6—56,5	2,8	40—49 J.	21	54,4
50—59 J.	21	56,5	1,8	55,6—57,3	3,2			
60—69 J.	15	56,5	1,7	55,6—57,4	2,9			
alle Männer						*alle Frauen*		
20—69 J.	475	56,3	1,7	56,2—56,5	3,0	20—49 J.	265	54,0

Kopfumfang

s	95% Vertr. Ber. $\bar{x}$	v (%)	Alter		Anzahl	$\bar{x}$ (cm)	s	95% Vertr. Ber. $\bar{x}$	v (%)
			Kinder						
1,6	53,7—54,2	3,0	3—5 J.	m	121	49,7	1,6	49,4—50,0	3,2
1,7	53,7—54,4	3,1	6—10 J.	m	26	51,3	1,2	50,8—51,8	2,4
1,5	53,7—55,1	2,8	3—5 J.	w	90	48,7	1,3	48,4—48,9	2,7
1,6	53,8—54,2	3,0	6—10 J.	w	27	50,2	1,4	49,6—50,7	2,8

Um Willkür und subjektive Entscheidungen, die bei der Zentroidmethode nicht auszuklammern sind, zu vermeiden, erfolgte zusätzlich noch eine Bestimmung der Faktoren nach der Hauptfaktormethode, dabei aber für das männliche und weibliche Geschlecht, um die Möglichkeit des Vergleichs beider Faktorenstrukturen zu haben. Stellt man die Ergebnisse der Zentroidmethode denjenigen der Hauptfaktormethode gegenüber, so gibt es keine wesentlichen Unterschiede.

Der erste Faktor erweist sich bei beiden Methoden als «Breitenfaktor», d. h. die Jochbogenbreite, die Kopfbreite und die Handbreite tragen hohe Ladungen, bei der Zentroidmethode noch zusätzlich die Nasenbreite, der innere Augenwinkelabstand und die Kopflänge, die in der Hauptfaktormethode im vierten Faktor verankert sind. Das spricht für eine Selbständigkeit dieser Maße gegenüber den übrigen im Breitenfaktor enthaltenen Maßen. Der zweite Faktor zeigt sich bei

beiden Methoden als «Längenfaktor»; die Körpergröße, die Handlänge und die ganze Kopfhöhe tragen hohe Ladungen. Sowohl bei der Zentroidmethode als auch bei der Hauptfaktormethode werden die Nasenhöhe und die morphologische Gesichtshöhe durch den dritten Faktor charakterisiert. Beim Vergleich der Faktorenmatrix der Frauen mit der der Männer konnten wir keine bedeutenden Unterschiede feststellen. Lediglich die ganze Kopfhöhe zeigt im ersten Faktor eine unerwartet hohe Ladung neben der Jochbogenbreite, der Handbreite und der Kopfbreite im Gegensatz zu den Männern, und im zweiten Faktor finden wir noch zusätzlich die Handbreite, wodurch bei den Frauen ein Zusammenhang zwischen diesem Maß und den Längenmaßen Körperhöhe, Handlänge und ganze Kopfhöhe demonstriert wird.

Anhand der von uns durchgeführten Faktorenanalyse können wir sagen, daß eine Vielzahl von erbbiologisch interes-

Tabelle 139a   Längen- und Breitenmaße des Kopfs (*Frauen*)

Alter	Anzahl	$\bar{x}$ (cm)	s	95% Vertr. Ber. $\bar{x}$	v (%)	$\bar{x}$ (cm)	s	95% Vertr. Ber. $\bar{x}$	v (%)
Kopflänge						**Kopfbreite**			
20−29 J.	158	17,8	0,7	17,7−17,9	4,0	14,8	0,5	14,8−14,9	3,6
30−39 J.	86	17,7	0,8	17,6−17,9	4,7	15,0	0,7	14,8−15,1	4,5
40−49 J.	21	17,9	0,6	17,6−18,1	3,2	15,3	0,5	15,0−15,5	3,3
ganze Kopfhöhe						**Stirnbreite**			
20−29 J.	158	21,3	0,9	21,2−21,4	4,3	11,5	0,6	11,4−11,6	5,3
30−39 J.	86	21,3	1,2	21,1−21,6	5,6	11,5	0,6	11,4−11,6	5,3
40−49 J.	21	21,3	1,2	20,7−21,8	5,7	11,6	0,8	11,3−12,0	7,1
morph. Gesichtshöhe						**Jochbogenbreite**			
20−29 J.	158	11,2	0,7	11,1−11,4	6,2	13,2	0,5	13,1−13,3	3,9
30−39 J.	86	11,1	0,6	10,9−11,2	5,6	13,4	0,6	13,2−13,5	4,3
40−49 J.	21	11,3	0,7	11,0−11,6	6,0	13,5	0,4	13,3−13,6	3,2
Nasenhöhe						**Unterkieferwinkelbreite**			
20−29 J.	158	4,9	0,4	4,9−5,0	8,9	10,2	0,6	10,1−10,3	5,6
30−39 J.	86	4,9	0,5	4,8−5,0	9,3	10,4	0,7	10,2−10,5	6,3
40−49 J.	21	4,9	0,4	4,7−5,1	7,3	10,5	0,5	10,3−10,8	5,1

Tabelle 139b   Längen- und Breitenmaße des Kopfs (*Männer*)

Alter	Anzahl	$\bar{x}$ (cm)	s	95% Vertr. Ber. $\bar{x}$	v (%)	$\bar{x}$ (cm)	s	95% Vertr. Ber. $\bar{x}$	v (%)
Kopflänge						**Kopfbreite**			
20−29 J.	228	18,9	0,7	18,8−19,0	3,4	15,6	0,6	15,5−15,6	3,9
30−39 J.	164	18,8	0,7	18,7−18,9	3,6	15,7	0,6	15,6−15,8	3,9
40−49 J.	47	18,7	0,8	18,5−18,9	4,0	15,8	0,7	15,6−15,9	4,2
50−59 J.	21	18,8	0,7	18,5−19,2	3,7	15,8	0,5	15,6−16,0	3,4
60−69 J.	15	18,8	0,7	18,5−19,2	3,6	15,8	0,8	15,3−16,2	4,8
ganze Kopfhöhe						**Stirnbreite**			
20−29 J.	228	23,0	1,1	22,9−23,2	4,8	11,9	0,6	11,8−12,0	5,1
30−39 J.	164	22,9	1,3	22,8−23,2	5,8	12,0	0,8	11,9−12,1	6,5
40−49 J.	47	23,0	1,5	22,6−23,4	6,4	11,95	0,7	11,8−12,2	6,0
50−59 J.	21	21,9	2,8	20,7−23,2	12,8	12,0	0,9	11,6−12,4	7,9
60−69 J.	15	22,2	0,9	21,6−22,7	4,4	11,8	0,7	11,4−12,2	5,9
morph. Gesichtshöhe						**Jochbogenbreite**			
20−29 J.	228	11,9	0,7	11,9−12,0	5,6	14,1	0,5	14,0−14,2	3,8
30−39 J.	164	12,2	0,8	12,1−12,3	6,3	14,2	0,6	14,1−14,3	4,2
40−49 J.	47	12,1	0,6	11,9−12,3	5,1	14,3	0,6	14,1−14,5	4,0
50−59 J.	21	11,9	0,9	11,5−12,4	8,2	14,3	0,7	14,0−14,6	4,5
60−69 J.	15	12,2	0,9	11,7−12,7	7,7	14,5	0,7	14,2−14,9	4,9
Nasenhöhe						**Unterkieferwinkelbreite**			
20−29 J.	228	5,3	0,5	5,2−5,3	0,1	10,9	0,6	10,8−10,9	5,3
30−39 J.	164	5,4	0,5	5,3−5,5	8,5	11,0	0,6	10,9−11,1	5,5
40−49 J.	47	5,4	0,4	5,3−5,5	7,1	11,1	0,7	10,9−11,2	6,1
50−59 J.	21	5,5	0,4	5,4−5,7	6,8	11,4	1,1	10,9−11,9	9,2
60−69 J.	15	5,6	0,6	5,3−5,9	10,6	11,4	0,7	11,0−11,8	6,0

Tabelle 140   Handlänge und -breite erwachsener Frauen und Männer

Alter	An-zahl	$\bar{x}$ (cm)	s	95% Vertr. Ber. $\bar{x}$	v (%)	Alter	An-zahl	$\bar{x}$ (cm)	s	95% Vertr. Ber. $\bar{x}$	v (%)
Handlänge											
alle Männer						*alle Frauen*					
20—69 J.	475	20,1	1,0	20,0—20,2	5,2	20—49 J.	265	18,4	1,1	18,2—18,5	6,0
Handbreite											
alle Männer						*alle Frauen*					
20—69 J.	475	8,9	0,5	8,8—8,9	5,0	20—49 J.	265	7,8	0,4	7,7—7,8	5,4

Tabelle 141a   Fußlängen

Alter	Anzahl	$\bar{x}$ (cm)	s	95% Vertr. Ber. $\bar{x}$	v (%)
Männer					
20—29 J.	228	26,4	1,2	26,3—26,6	4,4
30—39 J.	164	26,4	1,6	26,1—26,6	5,9
40—49 J.	47	26,2	1,3	25,8—26,5	4,9
50—59 J.	21	26,4	1,0	25,9—26,8	3,9
60—69 J.	15	26,4	1,1	25,8—27,0	4,2
alle Männer					
20—69 J.	475	26,4	1,3	26,3—26,5	5,0
Frauen					
20—29 J.	158	24,2	1,1	23,9—24,4	5,7
30—39 J.	86	24,2	1,2	23,9—24,4	4,8
40—49 J.	21	23,9	1,2	23,4—24,5	4,9
alle Frauen					
20—49 J.	265	24,1	1,3	24,0—24,3	5,4

Tabelle 141b   Fußbreiten

Alter	Anzahl	$\bar{x}$ (cm)	s	95% Vertr. Ber. $\bar{x}$	v (%)
Männer					
20—29 J.	228	10,2	0,1	10,2—10,3	4,9
30—39 J.	164	10,2	0,6	10,2—10,3	5,5
40—49 J.	47	10,4	0,9	10,1—10,6	9,6
50—59 J.	21	10,4	0,4	10,2—10,6	4,3
60—69 J.	15	10,5	0,6	10,2—10,3	6,1
alle Männer					
20—69 J.	475	10,3	0,6		5,8
Frauen					
20—29 J.	158	9,4	0,4	9,3—9,5	5,9
30—39 J.	86	9,5	0,6	9,4—9,6	6,4
40—49 J.	21	9,5	0,6	9,3—9,8	5,8
alle Frauen					
20—49 J.	265	9,5	0,6	9,4—9,5	6,1

sierenden Körpermaßen auf eine kleine Anzahl sie bedingender «Ursachenkomplexe» zurückgeführt werden kann und daß es zwischen den Faktorenstrukturen von Männern und Frauen keine wesentlichen Unterschiede gibt.

Da es bei biologischen Fragestellungen oft von Interesse ist, die Rangfolge des Wirkens von Einflußgrößen zu kennen, führten wir noch eine spezielle Transformation durch, womit die für die Zielgröße wesentlichen Einflußgrößen bestimmt werden können. Diese Beziehungen sind jedoch an keine Kausalität gebunden, sie zeigen lediglich den Zusammenhang der Einflußgrößen mit der Zielgröße, in unserem Fall mit der Körperhöhe.

Nach der Rangfolge geordnet fanden wir bei beiden Geschlechtern an erster Stelle die Handlänge, es folgen bei den Männern:

2. ganze Kopfhöhe
3. morphologische Gesichtshöhe
4. Handbreite
5. Jochbogenbreite
6. Kopflänge
7. Nasenhöhe
8. Nasenbreite
9. Kopfbreite
10. innerer Augenwinkelabstand

und bei Frauen:

2. Handbreite
3. ganze Kopfhöhe
4. Kopflänge
5. morphologische Gesichtshöhe
6. Nasenbreite
7. Jochbogenbreite
8. Nasenhöhe
9. innerer Augenwinkelabstand
10. Kopfbreite.

Mittels Regressionsanalysen ließen sich auch Formeln errechnen, die gestatten, aus der Fuß- bzw. Handlänge auf die Körpergröße zu schließen und den Zusammenhang zwischen den Maßen darzustellen.

Aus den Maßen aller 475 Männer errechneten wir folgende Formeln:

Körpergröße =
101,41 + 3,49 Handlänge ± 5,46 (cm)
Körpergröße =
95,60 + 2,88 Fußlänge ± 5,33 (cm)

Aus den Maßen aller 265 Frauen ergab sich:

Körpergröße =
100,90 + 3,20 Handlänge ± 4,40 (cm)
Körpergröße =
91,10 + 2,84 Fußlänge ± 4,27 (cm).

22.3. Wesentliche Maße

Die an der Bevölkerung des Bezirkes Leipzig (Erwachsene) ermittelten Fußlängen und -breiten (s. Tab. 141) entsprechen im wesentlichen den Ergebnissen von DAHLBERG und LANDER (1948/49), HELMUTH (1974) sowie REINHARDT und ZINK (1969). Bei den Kindern fehlen entsprechende Vergleiche. Die Leipziger Werte liegen bei den 5jährigen im Bereich der Resultate der Messungen an 43 Kinderkollektiven in Brno (KUBÍČKOVÁ and KUBÍČEK 1961). Die Füße der Knaben sind in beiden Regionen wenig länger als die der Mädchen; die Seitendifferenzen bleiben, wie bei den Erwachsenen, gering.

HELMUTH (1974) demonstrierte durch Analysen verschiedener Meßwerte an amerikanischen und westdeutschen Studenten, daß die Akzeleration nur einen geringen Einfluß auf die Fußlänge hat. Bei einer Zunahme der Körperhöhe um 7 cm verlängerte sich der Fuß nur um 0,5 cm.

Die mittleren *Körpergrößen* aller Männer (n = 475) des Leipziger erbbiologischen Gutachtenmaterials stimmen mit den Durchschnittswerten der BRD (KENNTNER 1963) überein. Zu Vergleichszwecken haben wir die Ergebnisse der ausgedehnten Untersuchungen von MARCUSSON (1960) an der DDR-Bevölkerung

(Kinder und Jugendliche beiderlei Geschlechts) im Anhang (Übersicht 6) aufgeführt.

Die ermittelten *Körpergewichte* der Erwachsenen liegen über dem Optimalgewicht, sie passen sich den Mitteltypen von MÖHR und JOHNSEN (1974) an (beide Geschlechter gehören zur Relativgewichtsgruppe 4). Das Körpergewicht, das eng mit der Körperhöhe korreliert, läßt sich aus verschiedenen Körpermerkmalen berechnen. Die Genauigkeit wird von der Art und Anzahl der Variablen bestimmt.

DÖRING (1960) stellte mit Regressionsanalysen verschiedene Formeln auf (für *Frauen*). Das Körpergewicht ergibt sich bei bekanntem Alter als G = —47,82 + 0,62 × Körperhöhe + 0,296 × Alter. Werden Brust- und Bauchumfang (bei Lebenden) hinzugenommen, so lautet die Formel:

G = —81,14 + 0,45 × Körperhöhe + 0,456 × Brustumfang + 0,395 × Bauchumfang.

Der mittlere Fehler beträgt bei der 1. Formel 9,24 kg, bei der 2. Formel 5,79 kg.

Am Leipziger Gutachtenmaterial bestätigt sich der deutliche Geschlechtsunterschied bei der Hand-, Ohr-, Nasen- und Unterkieferwinkelbreite sowie an der morphologischen Gesichtshöhe, Nasenhöhe und an der Ohrlänge (SALLER 1954). Die Mittelwerte der physiognomischen Ohrbreite und -länge weichen allerdings etwas von denen ab, die GÜNTHER 1950 an Leipziger Männern gemessen hatte (unterschiedliches Material).

Anschließend an die Ausführungen über morphologische Merkmale und Meßwerte sind u. E. noch einige Feststellungen zur praktischen Anwendbarkeit bei der Identifikation Lebender notwendig. Es könnte eingewandt werden, daß die Vielzahl von vergleichbaren qualitativen physischen Merkmalen sowie auch die durch Meßmethoden standardisierten quantitativen Merkmale des Menschen wohl bei erbbiologischen Untersuchungen im Rahmen der forensischen Paternitätsfeststellung eine ausschlaggebende Rolle spielen, nicht aber bei der Identifikation Lebender, die ja relativ selten durchzuführen ist. Allerdings werden gerade in letzter Zeit die entsprechenden Fachleute bei folgenschweren Unfällen durch die Justiz- und Sicherheitsorgane und Kliniker bei der Identitätsfeststellung von bewußtlosen Opfern herangezogen. So kommt es, z. B. bei Eisenbahn- aber auch Flugzeugunfällen, manchmal zu einer größeren Anzahl Überlebender, die im ersten Angriff nicht zuverlässig identifiziert werden können und mit schweren Verletzungen (Verbrennungen, Frakturen usw.) z. T. bewußtlos in Intensivstationen eingeliefert werden. Die Sachverständigen haben dann die verantwortungsvolle Aufgabe, eine Vielzahl von persönlichen Dokumenten (Pässen usw.), die im gesamten Katastrophengebiet eingesammelt wurden, Lebenden oder Toten zuzuordnen. Nach unseren Erfahrungen sind die in den Pässen vorhandenen Vergleichsbilder oft überaltert und auch die Dokumentation der individuellen Merkmale ist nur begrenzt für Identifikationszwecke verwendbar, z. T. sind neuere Befunde überhaupt nicht eingetragen (Op-Narben usw.). Weitere Schwierigkeiten ergeben sich aus dem Zustand der in Intensivbehandlung stehenden Patienten. Trotz dieser Erschwernisse muß bei der Identifikation lebender Opfer einer Katastrophe unter Anwendung der im vorangegangenen Kapitel beschriebenen Möglichkeiten — natürlich jeweils unter Berücksichtigung der Spezifik jedes einzelnen Falls — baldmöglichst eine Aussage durch den Sachverständigen getroffen werden.

Aber auch mit anderen Fragestellungen auf dem Gebiet der Identifikation

Lebender muß gerechnet werden, wie nachfolgendes Beispiel beweist.

Die zuständige Behörde erbat 1976 die Altersschätzung einer Frau, da anläßlich einer Überprüfung ihrer Personalien Zweifel an dem tatsächlichen Alter auftraten. Es sollte geprüft werden, ob sie 50 oder 65 Jahre alt sei.

Nach den in den entsprechenden Kapiteln des Buches dargelegten Untersuchungen stellten wir fest, daß Frau O. auf Grund der beurteilbaren Merkmale sehr wahrscheinlich ein biologisches Alter über 60 Jahre aufweist.

Diese Beurteilung stützt sich u. a. auf folgende Befunde: Frau O. wies bei der körperlichen Untersuchung ausgeprägte Falten und Furchen des Gesichts auf. An der Stirn zeigten sich ausgeprägte tiefe, bis zur Schläfe reichende Falten. An der Nasenwurzel traten nach außen ziehende Runzeln und starke Suborbitalrunzeln deutlich hervor; kräftige „Krähenfüße" und Nasolabialfalten waren vorhanden. Im Oberlippenbereich war das verstrichene Philtrum kaum noch zu erkennen. Feinste Flaumhaare zeigte der Tragus, an den Wangen waren Venektasien deutlich, am Nasenrücken dagegen geringer ausgeprägt. Vom Mundwinkel zum Kinn zogen schräge Furchen. Halsfalten waren vorn und seitlich vorhanden. Die Kopfhaare waren grauweiß, z. T. schwarz gefärbt. Die Fingernägel wiesen deutliche Längsriffelungen auf. Die Haut der Handrücken war welk und trocken, sie zeigte deutlich hervortretende Venen.

Schlaffe und welke Haut wies auch das Abdomen auf. Die bereits spärlichere und weißliche Schambehaarung fiel besonders auf. Die *Röntgenuntersuchung* ergab an den Fingerend- und -grundphalangen stärkere arthrotische Veränderungen, ebenso an den Ossa metacarpalia. Die Markhöhle des rechten Humerus verlief noch knapp unter der kaum erkennbaren Epiphysenlinie. Das Caput humeri wies zystische Auflockerungen auf, die Diaphysenkompakta war deutlich verschmälert und lateral stark aufgelockert. An der Wirbelsäule war eine starke Spondylosis deformans, besonders im Lendenwirbelbereich (seit 1968 erheblich verstärkt) mit deutlicher Osteoporose zu beobachten.

Der Zustand der Molaren und Kanini ließ eine Altersschätzung auf 51 bis 70 Jahre zu, das gesamte Gebiß wies auf ein Alter um 60 Jahre hin. Nachträglich eingeholte fachgynäkologische Befunde bestätigten, daß die Frau seit 1963 in der Menopause war. Nachweisbar wurde ihr erstes eheliches Kind 1936 geboren.

Die wiederholt von der Bürgerin vorgebrachten Behauptungen, daß sie wirklich älter als 51 Jahre sei, entsprachen somit mit großer Wahrscheinlichkeit der Wahrheit.

Um für die Tätigkeit eines mit der Identifikation Lebender beauftragten Sachverständigen ausreichendes, auch statistisch bearbeitetes Material zur Verfügung zu stellen, haben wir im Anhang in einer Übersicht Meßwerte von Erwachsenen, Jugendlichen, Kindern und auch Neugeborenen erfaßt, die von verschiedenen Autoren veröffentlicht worden sind. Wir glauben, daß es doch mitunter Fragestellungen gibt, bei denen diese tabellarischen Übersichten in der Begutachtung von Nutzen sein können.

Anhang (Übersichten)

Die Meßpunkte wurden — unter Berücksichtigung der Angaben anderer Autoren — nach den Festlegungen von MARTIN (in MARTIN und SALLER 1957) ausgewählt. Die Messungen erfolgten an Fernröntgenaufnahmen Lebender (Fokus-Film-Abstand 3 m, Abbildung des Schädels im Vergleich zum Original 1:1. Ein Bleimaßstab wurde immer mit geröntgt; Fehlergrenze bei den kraniometrischen Bestimmungen unter Beachtung der Untersuchungen von HOFRATH (1931) unter ± 1 mm). Abbildung 59 zeigt die anthropologischen Meßpunkte (Vorschriften nach MARTIN) am Gesichts- und Gehirnschädel sowie an der -basis, von denen die wichtigsten zur Erfassung der Breiten- und Längenmaße herangezogen wurden (insgesamt 27, LEOPOLD 1968). (S. Übersicht 5a).

Übersicht 2a   Weichteildicken (mm) bei **Leptosomen** (Profil)
weiblich

Alter in Jahren	n	$\bar{x}$	s	v	Maxi-mum	Mini-mum	$-t_{95s\bar{x}}$	$+t_{95s\bar{x}}$
Punkt 1								
10—19	10	5,3	0,77	14,5	6,3	4,0	4,7	5,8
20—29	43	5,5	0,79	14,4	7,0	4,0	5,2	5,7
30—39	16	5,3	0,70	13,2	7,0	4,0	5,0	5,7
40—49	6	5,8	0,93	16,0	7,0	4,5	4,8	6,8
50—59	18	4,9	0,56	11,3	6,0	4,0	4,7	5,2
60—69	6	5,0	0,71	14,1	6,0	4,0	4,3	5,7
70—79	4	5,2	0,25	4,7	5,5	5,0	4,8	5,6
Punkt 2								
10—19	10	5,1	0,41	8,0	5,8	4,5	4,8	5,4
20—29	43	4,8	0,70	14,6	6,0	3,3	4,6	5,0
30—39	16	4,7	0,44	14,0	6,0	3,8	4,4	5,1
40—49	6	5,2	0,67	12,7	6,0	4,3	4,5	5,9
50—59	18	4,4	0,70	15,9	5,5	3,0	4,0	4,7
60—69	5	4,8	0,89	18,7	6,0	3,8	3,7	5,9
70—79	4	4,6	0,65	14,2	5,5	4,0	3,5	5,6
Punkt 3								
10—19	10	7,9	1,32	16,8	10,0	6,0	6,9	8,8
20—29	43	6,9	1,20	17,4	10,0	4,0	6,5	7,3
30—39	16	7,1	0,91	12,8	8,3	5,5	6,6	7,4
40—49	6	8,2	1,25	15,3	9,5	6,0	6,9	9,5
50—59	18	6,8	0,70	10,2	8,0	5,0	6,5	7,2
60—69	6	6,8	0,68	10,0	8,0	6,0	6,1	7,5
70—79	4	9,4	0,34	3,6	9,8	9,0	8,7	9,9
Punkt 4								
10—19	10	6,1	0,42	6,9	6,5	5,0	5,8	6,4
20—29	43	5,7	0,76	13,4	7,0	4,0	5,4	5,9
30—39	16	5,5	0,89	16,2	7,0	4,0	5,0	5,9
40—49	6	5,6	0,55	9,8	6,5	5,0	5,0	6,2
50—59	18	5,4	0,76	13,9	6,3	3,5	5,1	5,8
60—69	6	6,4	0,94	14,8	8,0	5,3	5,4	7,4
70—79	4	6,1	0,15	2,5	6,3	6,0	5,8	6,3
Punkt 5								
10—19	10	6,3	1,04	16,6	8,0	4,0	5,5	7,0
20—29	43	6,2	1,38	22,3	10,0	4,0	5,8	6,6
30—39	16	6,1	1,03	16,9	7,5	4,3	5,5	6,6
40—49	6	6,6	0,37	5,7	7,0	6,0	6,2	7,0
50—59	18	5,8	0,75	13,0	7,0	4,3	5,4	6,2
60—69	6	4,8	0,78	15,9	6,0	4,0	4,1	5,7
70—79	4	7,8	0,50	6,5	8,0	7,0	7,0	8,5

Forts. Übersicht 2a

männlich

Alter in Jahren	n	$\bar{x}$	s	v	Maxi-mum	Mini-mum	$-t_{95s\bar{x}}$	$+t_{95s\bar{x}}$
Punkt 1								
10—19	0							
20—29	10	5,4	0,46	8,4	6,0	5,0	5,1	5,8
30—39	18	5,7	0,87	15,3	8,0	4,5	5,3	6,1
40—49	6	4,9	0,60	12,3	5,8	4,0	4,2	5,5
50—59	6	5,1	1,21	23,6	7,0	3,8	3,9	6,4
60—69	0							
70—79	0							
Punkt 2								
10—19	0							
20—29	10	4,8	0,57	11,9	6,0	4,0	4,4	5,2
30—39	18	5,4	0,60	11,0	6,5	4,3	5,1	5,7
40—49	6	4,4	0,79	18,0	5,0	3,3	3,6	5,2
50—59	6	4,8	1,02	21,3	6,0	3,8	3,7	5,8
60—69	0							
70—79	0							
Punkt 3								
10—19	0							
20—29	10	8,0	2,13	26,6	12,0	6,3	6,5	9,5
30—39	18	8,7	1,64	18,8	12,5	6,8	7,9	9,5
40—49	4	7,6	1,11	14,5	8,5	6,0	5,9	9,4
50—59	6	7,3	1,84	25,0	9,0	5,0	5,4	9,3
60—69	0							
70—79	0							
Punkt 4								
10—19	0							
20—29	10	5,5	0,54	9,7	6,0	4,5	5,2	5,9
30—39	18	6,5	0,96	14,8	8,0	5,0	6,0	7,0
40—49	6	5,1	0,78	15,2	6,0	4,0	4,3	5,9
50—59	6	5,9	1,43	24,2	8,0	5,0	4,4	7,4
60—69	0							
70 70	0							
Punkt 5								
10—19	0							
20—29	10	6,8	0,93	13,7	8,3	6,0	6,1	7,4
30—39	18	6,9	1,25	18,2	9,0	5,0	6,2	7,5
40—49	4	6,9	0,95	13,8	7,5	5,5	5,4	8,4
50—59	6	6,1	1,22	20,2	8,0	5,0	4,8	7,3
60—69	0							
70—79	0							

Forts. Übersicht 2a
weiblich

Alter in Jahren	n	$\bar{x}$	s	v	Maximum.	Minimum	$-t_{95s\bar{x}}$	$+t_{95s\bar{x}}$
Punkt 6								
10—19	10	7,4	0,85	11,4	8,0	6,0	6,8	8,0
20—29	43	6,5	1,23	19,0	8,3	4,3	6,1	6,9
30—39	16	6,7	0,64	9,5	8,0	5,5	6,4	7,1
40—49	6	7,1	1,01	14,3	8,0	5,5	6,0	8,2
50—59	18	6,9	0,82	11,8	9,0	5,3	6,5	7,3
60—69	6	7,4	1,16	15,6	9,0	6,0	6,2	8,6
70—79	4	6,7	0,95	14,1	8,0	6,0	5,2	8,2
Punkt 7								
10—19	10	4,4	1,33	30,5	7,0	2,8	3,4	5,3
20—29	42	4,2	0,89	21,0	6,0	2,0	3,9	4,5
30—39	16	4,7	0,57	12,1	6,0	4,0	4,4	5,0
40—49	6	3,8	0,81	21,4	5,0	2,5	2,9	4,6
50—59	18	4,4	0,81	18,5	6,0	3,0	3,9	4,8
60—69	6	5,1	1,15	22,7	7,0	4,0	3,8	6,2
70—79	4	3,2	0,25	7,7	3,5	3,0	2,8	3,6
Punkt 8								
10—19	10	14,9	1,05	7,1	17,5	13,8	14,1	15,7
20—29	43	13,1	1,70	13,0	16,0	9,0	12,6	13,7
30—39	16	11,6	1,65	14,2	14,0	9,0	10,7	12,5
40—49	6	11,1	2,05	18,5	13,5	7,5	8,9	13,2
50—59	18	12,6	1,02	8,1	14,0	10,0	12,0	13,1
60—69	6	11,6	0,89	7,6	13,0	10,5	10,7	12,6
70—79	4	12,1	0,83	6,9	13,0	11,0	10,8	13,4
Punkt 9								
10—19	10	5,8	1,06	18,1	7,8	4,3	5,0	6,5
20—29	43	5,8	0,88	15,2	7,5	3,8	5,5	6,1
30—39	16	5,6	0,74	13,3	7,0	4,8	5,2	6,0
40—49	6	6,3	0,61	9,6	7,5	6,0	5,8	6,9
50—59	18	5,8	0,69	11,8	7,0	5,0	5,5	6,2
60—69	6	5,5	0,63	11,5	6,5	5,0	4,8	6,2
70—79	4	7,8	0,65	8,3	8,5	7,0	6,7	8,8
Punkt 10								
10—19	10	2,6	0,65	25,1	3,8	2,0	2,1	3,1
20—29	42	2,5	0,48	19,0	4,0	1,5	2,4	2,7
30—39	16	2,2	0,35	15,5	3,0	2,0	2,1	2,4
40—49	6	3,1	0,33	10,4	3,8	3,0	2,8	3,5
50—59	18	2,7	0,42	15,6	3,5	2,0	2,5	2,9
60—69	6	3,0	0,64	21,1	4,0	2,3	2,5	3,6
70—79	4	2,8	0,50	18,2	3,0	2,0	2,0	3,5

männlich

Alter in Jahren	n	x	s	v	Maximum	Minimum	$-t_{95s\bar{x}}$	$+t_{95s\bar{x}}$
Punkt 6								
10—19	0							
20—29	9	7,7	0,61	8,0	8,8	7,0	7,2	8,2
30—39	18	8,7	1,25	14,4	10,8	6,0	8,0	9,3
40—49	6	8,7	1,35	15,6	10,0	6,8	7,3	10,1
50—59	6	7,0	1,02	14,6	8,0	5,8	5,9	8,0
60—69	0							
70—79	0							
Punkt 7								
10—19	0							
20—29	9	5,0	0,68	13,7	6,0	4,0	4,5	5,5
30—39	18	4,9	1,08	22,1	7,0	3,2	4,3	5,4
40—49	6	5,4	0,83	15,4	6,0	3,8	4,5	6,3
50—59	6	4,7	0,89	19,1	5,5	3,3	3,7	5,6
60—69	0							
70—79	0							
Punkt 8								
10—19	0							
20—29	10	16,5	1,63	9,9	19,0	13,5	15,3	17,7
30—39	18	16,0	1,73	10,8	19,0	12,8	15,1	16,9
40—49	6	13,9	1,50	10,8	15,0	11,0	12,3	15,5
50—59	6	15,0	1,26	8,4	17,0	13,8	13,6	16,3
60—69	0							
70—79	0							
Punkt 9								
10—19	0							
20—29	9	6,5	0,41	6,4	7,0	6,0	6,1	6,8
30—39	16	6,5	0,80	12,3	8,0	5,0	6,1	7,0
40—49	6	5,9	0,97	16,5	7,0	4,5	4,9	6,9
50—59	6	7,2	1,13	15,8	8,0	5,3	6,0	8,4
60—69	0							
70—79	0							
Punkt 10								
10—19	0							
20—29	9	3,0	0,67	22,4	4,0	2,0	2,5	3,5
30—39	18	3,0	0,62	20,8	4,0	2,0	2,7	3,3
40—49	6	2,6	0,34	13,3	3,0	2,0	2,2	2,9
50—59	6	3,5	0,85	24,2	5,0	2,5	2,6	4,4
60—69	0							
70—79	0							

Forts. Übersicht 2a
weiblich

Alter in Jahren	n	$\bar{x}$	s	v	Maxi-mum	Mini-mum	$-t_{95s\bar{x}}$	$+t_{95s\bar{x}}$
Punkt 11								
10—19	10	12,1	1,23	10,2	13,8	10,3	11,2	12,9
20—29	43	10,8	1,92	17,8	15,0	5,0	10,2	11,4
30—39	16	9,5	1,31	12,0	11,0	7,8	8,9	10,1
40—49	6	8,6	0,73	8,4	9,5	7,8	7,9	9,4
50—59	18	9,0	1,64	18,2	11,3	6,3	8,2	9,8
60—69	6	8,6	0,87	10,2	10,0	7,5	7,6	9,5
70—79	4	9,8	0,40	4,0	10,3	9,5	9,2	10,5
Punkt 12								
10—19	10	15,4	2,59	16,8	19,5	12,0	13,5	17,2
20—29	43	13,5	2,04	15,1	18,0	10,0	12,9	14,2
30—39	16	12,1	1,74	14,4	15,0	9,5	11,2	13,0
40—49	6	11,6	1,44	12,4	13,5	9,5	10,1	13,1
50—59	18	12,0	1,99	16,6	15,5	9,3	11,0	13,0
60—69	6	11,2	1,44	12,9	12,5	9,0	9,7	12,7
70—79	4	12,9	0,48	3,7	13,5	12,5	12,1	13,6
Punkt 13								
10—19	10	8,4	2,37	28,2	13,0	5,8	6,7	10,1
20—29	43	7,4	1,17	15,8	11,0	5,0	7,0	7,7
30—39	16	7,5	1,76	23,5	12,0	5,5	6,5	8.4
40—49	6	7,1	1,95	27,4	9,0	4,0	5,1	9,2
50—59	18	7,8	1,81	23,2	14,0	5,8	6,9	8,7
60—69	6	8,6	1,51	17,4	11,0	7,0	7,0	10,2
70—79	4	8,0	0,95	12,0	9,0	7,0	6,4	9,5
Punkt 14								
10—19	10	11,6	1,43	12,4	13,0	8,3	10,6	12,6
20—29	43	10,7	0,99	9,3	13,0	8,5	10,4	11,0
30—39	16	10,7	1,07	10,0	12,5	9,0	10,1	11,3
40—49	6	10,4	0,94	9,1	11,3	9,0	9,4	11,4
50—59	18	10,6	1,20	11,3	13,0	8,5	10,0	11,2
60—69	6	11,8	1,61	13,7	14,0	10,0	10,1	13,4
70—79	4	15,6	0,75	4,8	16,5	15,0	14,4	16,8
Punkt 15								
10—19	10	13,5	0,96	7,1	14,8	11,8	12,8	14,2
20—29	43	11,6	1,66	14,3	14,5	8,5	11,1	12,1
30—39	16	12,8	1,43	11,2	15,5	11,0	11,1	13,5
40—49	6	12,1	1,43	11,8	13,3	10,0	10,1	13,6
50—59	18	10,3	1,30	12,6	12,5	6,5	9,7	11,0
60—69	6	11,8	1,41	12,0	13,0	10,0	10,3	13,2
70—79	4	18,3	0,65	3,5	19,0	17,5	17,2	19,3

männlich

Alter in Jahren	n	$\bar{x}$	s	v	Maximum	Minimum	$-t_{95s\bar{x}}$	$+t_{95s\bar{x}}$
Punkt 11								
10—19	0							
20—29	10	14,3	2,53	17,8	17,0	10,0	12,4	16,1
30—39	18	12,4	2,09	16,8	17,0	10,0	11,4	13,5
40—49	6	12,5	1,84	14,8	14,0	9,5	10,6	14,4
50—59	6	13,2	3,89	29,6	18,3	10,3	9,1	17,2
60—69	0							
70—79	0							
Punkt 12								
10—19	0							
20—29	10	16,0	2,05	12,8	18,0	12,0	14,6	17,5
30—39	18	15,2	2,51	16,5	19,0	10,6	14,0	16,5
40—49	6	14,8	1,38	9,3	16,8	13,0	13,4	16,3
50—59	6	15,1	1,74	11,6	18,0	13,0	13,2	16,9
60—69	0							
70—79	0							
Punkt 13								
10—19	0							
20—29	10	8,0	1,02	12,8	10,0	6,5	7,3	8,7
30—39	18	9,6	2,58	26,8	19,0	7,8	8,3	10,9
40—49	4	9,8	0,57	5,8	10,3	9,0	8,9	10,7
50—59	6	9,8	0,58	5,9	10,5	9,0	9,2	10,4
60—69	0							
70—79	0							
Punkt 14								
10—19	0							
20—29	10	11,8	1,05	8,9	13,5	10,0	11,1	12,6
30—39	18	11,0	1,10	10,0	13,5	9,5	10,5	11,6
40—49	6	12,1	0,96	7,9	13,0	11,0	11,1	13,1
50—59	6	12,7	0,92	7,3	14,0	11,5	11,7	13,6
60—69	0							
70—79	0							
Punkt 15								
10—19	0							
20—29	10	14,1	2,06	14,6	17,0	11,0	12,7	15,6
30—39	17	13,1	1,50	11,5	15,3	10,5	12,3	13,9
40—49	6	14,9	1,58	10,6	16,0	11,8	13,2	16,5
50—59	0	13,7	1,32	9,6	15,5	12,5	12,3	15,1
60—69	0							
70—79	0							

Forts. Übersicht 2a
weiblich

Alter in Jahren	n	$\bar{x}$	s	v	Maxi-mum	Mini-mum	$-t_{95s\bar{x}}$	$+t_{95s\bar{x}}$
Punkt 26								
10—19	10	5,6	1,28	22,8	7,5	4,0	4,7	6,5
20—29	44	5,0	0,76	15,2	7,0	3,8	4,8	5,3
30—39	16	4,7	0,87	18,4	6,0	3,0	4,3	5,2
40—49	6	5,0	0,64	12,7	6,0	4,3	4,4	5,7
50—59	15	5,1	0,45	9,0	5,8	4,0	4,8	5,3
60—69	6	4,6	0,80	17,5	6,0	4,0	3,7	5,4
70—79	4	4,6	0,75	16,2	5,5	4,0	3,4	5,8
Punkt 27								
10—19	10	6,4	0,84	13,1	7,5	5,3	5,8	7,0
20—29	44	5,9	0,89	15,0	8,0	4,3	5,6	6,2
30—39	16	6,6	1,33	20,3	8,5	4,0	5,8	7,3
40—49	6	6,5	0,89	13,7	7,5	5,3	5,5	7,4
50—59	17	5,9	0,48	8,2	7,0	5,3	5,7	6,2
60—69	6	5,1	0,70	13,6	6,0	4,0	4,4	5,9
70—79	4	5,4	1,32	24,5	6,5	4,0	3,3	7,5
Punkt 29								
10—19	10	9,0	1,45	16,2	12,0	7,3	7,9	10,2
20—29	44	7,6	1,84	24,3	13,0	5,0	7,2	8,1
30—39	16	8,6	1,67	19,4	12,0	5,8	7,7	9,5
40—49	6	8,8	1,97	15,9	10,5	6,5	7,4	10,3
50—59	18	9,1	1,81	19,9	12,5	6,3	8,2	10,0
60—69	6	8,9	1,96	22,1	12,0	6,3	6,8	10,9
70—79	4	8,8	1,19	13,6	10,0	7,5	6,9	10,6
Punkt 31								
10—19	10	8,4	1,20	14,3	10,0	6,5	7,6	9,3
20—29	44	8,7	1,90	21,7	13,0	5,0	8,1	9,3
30—39	15	9,3	2,22	24,0	15,0	5,5	8,0	10,5
40—49	5	8,1	2,33	29,0	10,5	5,3	5,2	11,0
50—59	18	8,0	0,96	12,0	10,0	6,0	7,5	8,5
60—69	6	9,5	2,25	23,8	12,0	7,0	7,1	11,8
70—79	4	10,3	2,60	25,4	14,0	8,0	6,1	14,4

männlich

Alter in Jahren	n	$\bar{x}$	s	v	Maxi-mum	Mini-mum	$-t_{95s\bar{x}}$	$+t_{95s\bar{x}}$
Punkt 26								
10—19	0							
20—29	9	5,0	0,62	12,3	6,0	4,3	4,6	5,5
30—39	15	5,6	0,66	11,9	6,5	4,0	5,2	5,9
40—49	6	5,0	0,89	17,9	6,0	3,8	4,0	5,9
50—59	6	4,8	1,22	25,6	7,0	3,8	3,5	6,1
60—69	0							
70—79	0							
Punkt 27								
10—19	0							
20—29	9	6,3	1,17	18,4	8,0	4,8	5,5	7,2
30—39	18	6,9	1,37	20,0	9,0	4,5	6,2	7,5
40—49	6	6,6	0,74	11,2	7,5	6,0	5,8	7,4
50—59	3	5,7	0,34	6,0	6,0	5,3	5,4	6,1
60—69	0							
70—79	0							
Punkt 29								
10—19	0							
20—29	10	8,9	1,99	22,5	12,0	6,5	7,4	10,3
30—39	18	10,6	1,73	16,3	15,0	8,5	9,8	11,5
40—49	6	10,0	0,71	7,1	11,0	9,0	9,2	10,7
50—59	6	10,1	1,57	15,7	12,0	8,0	8,4	11,7
60—69	0							
70—79	0							
Punkt 31								
10—19	0							
20—29	9	8,5	1,97	23,1	11,5	5,0	7,0	10,1
30—39	17	10,3	1,96	19,1	14,0	7,3	9,3	11,3
40—49	6	9,3	0,41	4,4	10,0	9,0	8,9	9,8
50—59	6	10,5	1,14	10,9	11,5	8,5	9,3	11,7
60—69	0							
70—79	0							

Übersicht 2b   Weichteildicken bei **Athleten** (mm)

Alter in Jahren	n	$\bar{x}$	s	v	Maximum	Minimum	$-t_{95s\bar{x}}$	$+t_{95s\bar{x}}$
Punkt 1								
20—29	10	5,8	0,81	14,0	7,0	4,5	5,2	6,4
30—39	20	6,4	0,75	11,7	8,0	5,0	6,0	6,7
40—49	6	5,8	0,66	11,4	6,5	5,0	5,1	6,5
Punkt 2								
20—29	10	5,3	0,65	12,2	6,0	4,0	4,9	5,8
30—39	20	5,8	0,76	13,1	7,5	4,8	5,4	6,1
40—49	6	5,8	0,23	3,9	6,0	5,5	5,5	6,0
Punkt 3								
20—29	10	8,7	1,08	12,5	10,5	7,0	7,9	9,4
30—39	17	10,6	1,42	13,4	13,0	8,0	9,8	11,3
40—49	6	8,7	0,86	1,0	9,5	7,8	7,7	9,6
Punkt 4								
20—29	10	6,5	0,84	12,8	7,8	5,0	5,9	7,1
30—39	20	6,3	0,61	9,7	8,0	5,0	6,0	6,6
40—49	6	6,4	0,41	6,4	7,0	6,0	6,0	6,9
Punkt 5								
20—29	10	7,2	0,56	7,8	8,0	6,0	6,8	7,6
30—39	17	9,0	1,83	20,3	12,5	6,0	8,1	10,0
40—49	6	7,5	0,67	9,0	8,5	6,8	6,8	8,2
Punkt 11								
20—29	10	14,5	1,88	13,0	16,0	10,5	13,1	15,8
30—39	20	13,8	2,95	21,3	18,5	9,5	12,4	15,2
40—49	6	10,9	0,80	7,3	12,0	10,0	10,1	11,8
Punkt 12								
20—29	10	14,7	1,59	10,8	17,5	13,0	13,6	15,8
30—39	20	16,8	2,07	12,3	20,5	12,0	15,8	17,8
40—49	6	14,4	1,64	11,4	16,0	12,3	12,7	16,1
Punkt 13								
20—29	10	10,3	1,16	11,2	12,5	8,5	9,5	11,2
30—39	20	10,4	1,75	16,8	14,0	8,0	9,6	11,2
40—49	6	12,2	1,97	16,2	15,0	10,0	10,1	14,2

Alter in Jahren	n	$\bar{x}$	s	v	Maxi-mum	Mini-mum	$-t_{95s\bar{x}}$	$+t_{95s\bar{x}}$
Punkt 6								
20—29	10	8,7	0,87	10,0	10,3	7,8	8,1	9,3
30—39	20	8,0	0,94	11,7	10,0	6,0	7,6	8,5
40—49	6	8,8	0,74	8,4	9,5	7,8	8,0	9,6
Punkt 7								
20—29	10	5,2	1,38	26,5	7,3	3,0	4,2	6,2
30—39	18	5,2	0,74	14,4	6,0	3,5	4,8	5,6
40—49	6	5,8	1,11	19,2	7,3	4,5	4,6	7,0
Punkt 8								
20—29	10	16,2	2,06	12,7	19,0	13,0	14,7	17,6
30—39	20	16,3	1,77	10,8	20,0	12,5	15,5	17,1
40—49	6	14,2	2,02	14,2	17,5	11,5	12,1	16,3
Punkt 9								
20—29	10	6,5	0,67	10,3	7,0	5,5	6,0	7,0
30—39	20	6,4	0,55	8,7	7,0	5,5	6,1	6,6
40—49	6	7,1	0,34	4,8	7,5	6,5	6,7	7,4
Punkt 10								
20—29	10	3,4	0,58	17,0	4,0	2,5	3,0	3,9
30—39	20	3,3	0,65	19,8	4,8	2,3	3,0	3,6
40—49	6	3,1	0,20	6,6	3,5	3,0	2,9	3,3
Punkt 14								
20—29	10	11,9	0,84	7,1	13,0	10,5	11,3	12,5
30—39	20	13,2	1,43	10,8	15,0	8,8	12,6	13,9
40—49	6	12,8	0,41	3,2	13,5	12,5	12,4	13,3
Punkt 15								
20—29	10	16,0	1,50	9,3	18,0	14,0	14,9	17,1
30—39	20	15,7	0,88	5,7	17,5	14,0	15,3	16,1
40—49	6	14,3	0,42	2,9	15,0	14,0	13,8	14,7
Punkt 26								
20—29	9	5,3	0,79	14,8	6,5	4,0	4,7	5,9
30—39	18	5,7	0,69	12,2	6,5	4,3	5,3	6,0
40—49	5	5,4	0,42	7,8	6,0	5,0	4,9	5,9

28*

Forts. Übersicht 2 b

Alter in Jahren	n	$\bar{x}$	s	v	Maxi- mum	Mini- mum	$-t_{95s\bar{x}}$	$+t_{95s\bar{x}}$
Punkt 27								
20—29	10	6,6	0,88	13,3	8,3	5,0	6,0	7,2
30—39	20	7,8	1,48	19,0	11,0	5,5	7,1	8,5
40—49	6	7,2	0,51	7,1	8,0	6,5	6,7	7,8
Punkt 29								
20—29	10	10,8	1,27	11,8	13,0	9,0	9,9	11,7
30—39	20	11,5	1,80	15,7	15,0	9,0	10,6	12,3
40—49	6	12,2	1,03	8,5	13,5	11,0	11,1	13,3
Punkt 31								
20—29	10	10,9	1,61	14,8	15,0	9,5	9,8	12,1
30—39	17	10,4	0,98	9,4	12,0	9,0	9,9	10,9
40—49	6	11,7	1,86	16,0	13,0	8,0	9,7	13,6

Übersicht 2 c　Vergleich der Nasenmaße (Mittelwerte in mm) und Vergleich der Schädelmaße (Mittelwerte in cm) bei den Körperbautypen in Abhängigkeit vom Geschlecht

Körperbautyp	Anzahl n_m	n_w	$\bar{x}_m$	$\bar{x}_w$	s_m	s_w	IW (%)
Nasenlänge							
Leptosome	38	103	55,1	52,2	5,16	3,35	0,1
Pykniker	40	35	54,6	52,9	3,25	3,12	5
Sonstige	131	139	51,3	46,3	3,79	3,76	0,1
Durchschnitt (Lebende)	160	236	54,8	51,2	3,95	3,63	0,1
Nasenhöhe							
Leptosome	39	103	60,1	57,5	4,49	3,20	0,1
Pykniker	41	37	60,4	59,7	2,98	3,48	—
Sonstige	135	143	56,8	52,0	3,92	3,04	0,1
Durchschnitt (Lebende)	163	239	60,3	57,5	3,80	3,36	0,1

Forts. Übersicht 2 c

Körperbautyp	Anzahl n_m	n_w	$\bar{x}_m$	$\bar{x}_w$	s_m	s_w	IW(%)
Nasentiefe							
Leptosome	38	103	34,1	31,5	3,29	2,22	0,1
Pykniker	41	37	34,6	31,6	2,17	1,75	0,1
Sonstige	131	141	30,1	27,7	2,68	2,28	0,1
Durchschnitt (Lebende)	161	238	34,7	31,2	2,75	2,26	0,1
Breite der Apertura piriformis							
Leptosome	35	98	36,0	34,8	4,01	2,99	—
Pykniker	32	31	35,1	36,2	3,60	3,74	—
Sonstige	109	100	34,8	32,9	2,75	2,14	5
Höhe der Apertura piriformis							
Leptosome	30	91	38,7	36,1	4,35	3,61	1
Pykniker	28	25	34,8	37,3	2,73	4,15	5
Sonstige	100	83	36,2	33,1	3,10	3,01	0,1
Morphologische Gesichtshöhe							
Durchschnitt (Lebende)	152	216	11,7	13,8	0,65	0,62	0,1
Größte Schädelbreite							
Pykniker	42	32	15,82	15,24	0,46	0,44	—
Leptosome	40	104	15,52	14,94	0,58	0,50	0,1
Sonstige	145	174	15,42	14,57	0,57	0,81	0,1
Durchschnitt (Lebende)	175	259	15,66	14,98	0,53	0,57	0,1
Unterkieferwinkelbreite							
Pykniker	43	34	10,32	9,68	0,79	0,55	0,1
Leptosome	40	104	10,20	9,73	0,60	0,60	0,1
Sonstige	144	169	10,52	9,42	0,70	0,51	0,1
Durchschnitt (Lebende)	212	260	10,43	9,70	0,77	0,62	0,1
Mastoidalbreite							
Pykniker	39	33	13,42	12,90	0,57	0,24	0,1
Leptosome	38	103	12,30	12,69	0,56	0,44	0,1
Sonstige	135	155	13,12	12,50	0,51	0,65	0,1
Durchschnitt (Lebende)	169	253	13,46	12,73	0,51	0,47	0,1
Größte Schädellänge							
Pykniker	40	35	19,62	18,56	0,38	0,23	0,1
Leptosome	36	103	18,93	18,50	0,56	0,40	0,1
Sonstige	145	148	18,63	17,84	0,46	0,75	0,1
Durchschnitt (Lebende)	162	238	19,31	18,35	0,47	0,53	0,1
Interorbitalbreite							
Pykniker	25	19	26,80	26,60	2,54	1,96	—
Leptosome	32	77	27,30	25,40	3,08	2,32	0,1
Sonstige	114	80	27,10	25,90	2,33	2,18	0,1
Durchschnitt (Lebende)	122	146	27,30	25,93	2,30	2,17	0,1

Übersicht 2d   Weichteildicken (mm) bei **Pyknikern**

weiblich

Alter in Jahren	n	$\bar{x}$	s	v	Maxi-mum	Mini-mum	$-t_{95s\bar{x}}$	$+t_{95s\bar{x}}$
Punkt 1								
20—29	0							
30—39	13	5,4	0,67	12,4	6,3	4,0	5,0	5,8
40—49	5	5,1	0,74	14,5	6,0	4,0	4,2	6,0
50—59	10	6,1	0,69	11,3	7,0	5,0	5,6	6,5
60—69	10	5,9	0,39	6,7	6,5	5,0	5,6	6,2
70—79	2	6,8	0,35	5,2	7,0	6,5	3,6	9,9
Punkt 2								
20—29	0							
30—39	13	5,2	0,60	11,7	6,0	4,0	4,8	5,6
40—49	4	5,1	0,15	3,0	5,3	5,0	4,8	5,3
50—59	9	4,6	0,73	16,0	5,0	3,0	4,0	5,1
60—69	9	5,8	0,82	14,1	7,0	4,8	5,2	6,4
70—79	2	5,8	0,35	6,2	6,0	5,5	2,6	8,9
Punkt 3								
20—29	0							
30—39	13	8,1	0,87	10,7	9,8	6,0	7,6	8,6
40—49	5	8,3	1,61	19,3	10,0	6,0	6,3	10,3
50—59	11	9,6	1,00	10,4	11,0	8,5	8,9	10,3
60—69	9	9,1	1,73	19,0	12,0	6,5	7,8	10,4
70—79	2	10,5	0,71	6,7	11,0	10,0	4,2	16,8
Punkt 4								
20—29	0							
30—39	13	5,8	0,49	8,3	6,5	5,0	5,5	6,1
40—49	4	5,5	0,41	7,4	6,0	5,0	4,9	6,2
50—59	9	6,3	0,43	6,8	7,0	6,0	6,0	6,7
60—69	10	6,9	1,02	14,8	8,0	5,0	6,2	7,6
70—79	2	6,9	0,14	2,1	7,0	6,8	5,6	8,2
Punkt 5								
20—29	0							
30—39	13	6,2	0,86	13,9	8,5	5,0	5,6	6,7
40—49	5	6,2	1,76	28,6	8,3	4,0	4,0	8,4
50—59	10	8,3	0,55	6,6	9,0	7,5	7,9	8,7
60—69	9	7,0	1,11	15,9	8,0	5,0	6,1	7,8
70—79	2	9,0	0,0	0,0	9,0	9,0	—	—

männlich

Alter in Jahren	n	$\bar{x}$	s	v	Maxi-mum	Mini-mum	$-t_{95s\bar{x}}$	$+t_{95s\bar{x}}$
Punkt 1								
20—29	11	6,6	1,12	16,9	9,5	5,5	5,9	7,4
30—39	8	6,8	0,93	13,7	8,0	5,5	6,1	7,6
40—49	5	5,4	0,89	16,6	6,0	4,0	4,3	6,5
50—59	14	5,7	0,92	16,1	7,3	4,3	5,2	6,2
60—69	6	5,1	0,38	7,4	5,5	4,5	4,7	5,5
70—79	5	5,1	0,55	10,7	6,0	4,5	4,4	5,8
Punkt 2								
20—29	10	5,6	0,87	15,6	7,0	4,0	5,0	6,2
30—39	8	5,4	0,54	10,0	6,3	4,8	4,9	5,8
40—49	4	6,0	0,41	6,8	6,5	5,5	5,4	6,7
50—59	15	5,6	0,98	17,6	8,0	4,3	5,0	6,1
60—69	5	5,0	1,28	25,5	7,0	3,5	3,4	6,6
70—79	5	5,7	0,57	10,0	6,5	5,0	5,0	6,9
Punkt 3								
20—29	9	9,5	2,89	30,5	14,5	6,5	7,3	11,7
30—39	8	10,4	1,22	11,7	12,3	9,0	9,4	11,4
40—49	6	9,9	0,92	9,3	11,0	9,0	9,0	10,9
50—59	14	9,4	1,31	14,0	12,0	7,5	8,6	10,2
60—69	6	9,3	0,94	10,1	10,5	8,0	8,3	10,2
70—79	5	8,8	0,84	9,5	10,0	8,0	7,8	9,8
Punkt 4								
20—29	10	6,4	0,97	15,1	8,0	5,0	5,7	7,1
30—39	7	6,4	0,45	7,1	7,0	6,0	6,0	6,8
40—49	4	6,6	0,48	7,2	7,0	6,0	5,9	7,4
50—59	15	6,5	1,95	30,0	10,0	3,0	5,4	7,6
60—69	4	6,4	0,48	7,5	7,0	6,0	5,6	7,1
70—79	5	6,4	0,55	8,6	7,0	6,0	5,7	7,1
Punkt 5								
20—29	9	8,1	1,81	22,5	12,0	6,5	6,7	9,5
30—39	7	8,6	0,84	9,8	10,0	8,0	7,8	9,4
40—49	5	7,6	1,82	23,9	10,0	6,0	5,4	9,9
50—59	14	7,1	0,99	13,9	10,0	5,8	6,6	7,7
60—69	5	6,8	0,43	6,4	7,0	6,0	6,2	7,3
70—79	5	7,4	0,65	8,8	8,5	7,0	6,6	8,2

Forts. Übersicht 2d

weiblich

Alter in Jahren	n	$\bar{x}$	s	v	Maximum	Minimum	$-t_{95s\bar{x}}$	$+t_{95s\bar{x}}$
Punkt 6								
20—29	0							
30—39	13	7,4	0,62	8,4	8,5	6,5	7,0	7,8
40—49	5	6,5	1,00	15,4	8,0	5,5	5,3	7,7
50—59	10	7,1	1,09	15,5	8,5	5,0	6,3	7,8
60—69	9	7,9	0,63	7,9	9,0	6,8	7,4	8,4
70—79	2	8,7	1,20	13,9	9,5	7,8	0,0	19,5
Punkt 7								
20—29	0							
30—39	13	4,5	0,71	16,0	5,5	3,0	4,0	4,9
40—49	5	3,9	0,22	5,7	4,0	3,5	3,6	4,1
50—59	10	5,1	0,52	10,1	6,0	4,0	4,7	5,5
60—69	9	4,8	0,75	15,8	6,0	3,5	4,2	5,3
70—79	2	4,4	0,57	12,9	4,8	4,0	0,0	9,5
Punkt 8								
20—29	0							
30—39	13	12,9	2,56	20,0	17,0	10,0	11,3	14,4
40—49	5	12,0	0,38	3,1	12,5	11,5	11,5	12,9
50—59	10	11,9	1,57	13,2	14,8	10,0	10,8	13,0
60—69	10	14,8	2,19	14,8	18,0	11,5	13,2	16,4
70—79	2	12,8	3,89	30,5	15,5	10,0	0,0	47,7
Punkt 9								
20—29	0							
30—39	13	5,8	0,48	0,8	6,5	5,0	5,5	6,0
40—49	5	5,6	0,65	11,6	6,0	4,5	4,8	6,4
50—59	9	5,4	0,68	12,5	6,0	4,0	4,9	6,0
60—69	10	7,2	1,15	16,0	8,5	5,5	6,4	8,0
70—79	2	7,3	1,06	14,6	8,0	6,5	0,0	16,8
Punkt 10								
20—29	0							
30—39	13	2,4	0,44	18,3	3,0	1,5	2,2	2,7
40—49	4	2,3	0,40	17,0	2,8	2,0	1,7	3,0
50—59	10	2,6	0,42	16,1	3,0	2,0	2,3	2,9
60—69	9	3,5	0,85	24,6	5,0	2,0	2,8	4,1
70—79	2	3,3	0,35	10,9	3,5	3,0	0,1	6,4

männlich

Alter in Jahren	n	$\bar{x}$	s	v	Maximum	Minimum	$-t_{95s\bar{x}}$	$+t_{95s\bar{x}}$
Punkt 6								
20—29	9	8,1	0,87	10,7	10,0	7,0	7,5	8,8
30—39	6	8,5	0,89	10,5	9,7	7,8	7,5	9,4
40—49	5	8,5	1,37	16,1	10,5	7,0	6,8	10,2
50—59	15	7,6	2,09	27,6	11,0	5,0	6,4	8,7
60—69	4	7,3	1,50	20,7	9,0	6,0	4,9	9,6
70—79	5	9,8	1,30	13,3	11,0	8,0	8,2	11,4
Punkt 7								
20—29	10	5,7	0,43	7,5	6,0	5,0	5,4	6,0
30—39	6	4,9	0,42	8,6	5,5	4,2	4,4	5,3
40—49	4	5,0	1,08	21,6	6,5	4,0	3,3	6,7
50—59	14	5,4	1,56	28,9	8,0	3,5	4,5	6,3
60—69	4	4,8	0,89	18,4	6,0	4,0	3,4	6,2
70—79	6	5,4	1,11	20,6	7,0	4,0	4,3	6,6
Punkt 8								
20—29	10	17,4	0,96	5,5	19,0	16,0	16,7	18,1
30—39	6	17,1	1,93	11,3	20,0	14,5	15,1	19,1
40—49	5	12,4	0,65	5,3	13,0	11,5	11,6	13,2
50—59	15	15,3	2,20	14,4	18,5	11,8	14,1	16,5
60—69	6	14,4	2,38	16,5	17,0	11,0	11,9	16,9
70—79	6	13,3	1,86	14,0	16,0	11,0	11,4	15,3
Punkt 9								
20—29	10	7,4	0,79	10,7	9,0	6,3	·6,9	8,0
30—39	5	7,0	0,0	0,0	7,0	7,0	—	—
40—49	6	6,5	0,78	11,9	7,5	5,5	5,7	7,3
50—59	15	7,2	0,83	11,5	8,5	6,0	6,8	7,7
60—69	4	8,3	3,20	38,8	11,0	5,0	3,2	13,3
70—79	5	7,7	0,84	10,9	9,0	7,0	6,7	8,7
Punkt 10								
20—29	9	3,3	0,61	18,4	4,5	2,5	2,8	3,8
30—39	6	3,0	0,73	24,0	3,8	2,0	2,3	3,8
40—49	5	3,1	0,65	21,0	4,0	2,5	2,3	3,9
50—59	15	3,7	0,58	15,6	4,8	2,8	3,4	4,0
60—69	5	4,2	1,42	34,0	5,5	2,3	2,4	5,9
70—79	6	3,8	0,42	11,2	4,0	3,0	3,3	4,2

Forts. Übersicht 2 d
weiblich

Alter in Jahren	n	$\bar{x}$	s	v	Maxi-mum	Mini-mum	$-t_{95s\bar{x}}$	$+t_{95s\bar{x}}$
Punkt 11								
20—29	0							
30—39	13	10,0	1,10	11,0	12,0	8,5	9,3	10,6
40—49	5	10,8	2,59	24,0	14,0	8,0	7,6	14,0
50—59	8	14,6	1,43	9,8	17,0	12,0	13,4	15,8
60—69	9	11,9	0,37	30,6	18,8	7,0	9,1	14,7
70—79	2	12,0	1,41	11,8	13,0	11,0	0,0	24,7
Punkt 12								
20—29	0							
30—39	13	12,4	1,54	12,4	16,0	10,5	11,5	13,4
40—49	5	12,4	0,55	4,4	13,0	12,0	11,7	13,1
50—59	12	10,6	1,51	14,2	15,0	9,0	9,6	11,5
60—69	8	12,5	3,13	25,0	17,5	9,0	9,9	15,1
70—79	2	14,5	0,71	4,9	15,0	14,0	8,2	20,9
Punkt 13								
20—29	0							
30—39	13	9,1	0,82	9,0	10,5	8,0	8,6	9,5
40—49	4	9,6	0,48	5,0	10,0	9,0	8,9	10,4
50—59	10	8,7	1,90	21,9	12,0	6,5	7,3	10,1
90—69	8	10,1	0,95	9,4	11,5	9,0	9,3	10,9
70—79	2	9,3	0,35	3,8	9,5	9,0	6,1	12,4
Punkt 14								
20—29	0							
30—39	13	11,3	0,80	7,1	12,5	10,0	10,8	11,7
40—49	4	14,1	2,98	2,1	18,5	12,0	9,4	18,9
50—59	11	11,4	0,58	5,1	12,5	10,5	11,0	11,8
60—69	7	12,0	0,36	3,0	12,5	11,5	11,7	12,4
70—79	2	13,3	1,06	8,0	14,0	12,5	3,7	22,8
Punkt 15								
20—29	0							
30—39	13	12,3	2,29	18,6	15,0	8,5	11,0	13,7
40—49	4	15,1	1,03	6,8	16,0	14,0	13,5	16,8
50—59	9	13,4	2,73	20,3	17,0	10,5	11,3	15,5
60—69	8	12,9	0,53	4,1	14,0	12,3	12,5	13,4
70—79	2	14,8	0,35	2,4	15,0	14,5	11,6	17,9

männlich

Alter in Jahren	n	$\bar{x}$	s	v	Maxi-mum	Mini-mum	$-t_{95s\bar{x}}$	$+t_{95s\bar{x}}$
Punkt 11								
20—29	10	14,2	2,66	18,7	18,0	10,0	12,3	16,1
30—39	6	14,3	2,75	19,3	18,0	12,0	11,4	17,1
40—49	5	13,1	0,89	6,8	14,0	12,0	12,0	14,2
50—59	15	13,2	2,62	19,8	17,0	9,3	11,8	14,7
60—69	5	14,4	1,85	12,9	16,5	12,0	12,1	16,7
70—79	6	11,1	2,54	22,9	14,0	8,0	8,4	13,7
Punkt 12								
20—29	9	15,3	3,14	20,5	20,5	11,5	12,9	17,8
30—39	6	18,9	1,43	7,6	21,0	17,0	17,4	20,4
40—49	5	16,6	2,88	17,4	20,0	13,0	13,0	20,2
50—59	14	17,5	3,63	20,8	25,0	13,0	15,4	19,6
60—69	5	17,9	2,70	15,1	22,0	15,0	14,6	21,3
70—79	5	17,2	2,95	17,2	20,0	14,0	13,5	20,9
Punkt 13								
20—29	9	11,8	2,53	21,4	16,0	9,0	9,7	13,7
30—39	7	12,7	1,50	11,8	15,0	11,0	11,3	14,1
40—49	4	11,6	1,89	16,2	13,5	10,0	8,6	14,6
50—59	15	10,8	1,28	11,9	13,0	9,0	10,1	11,5
60—69	6	11,4	1,20	10,5	13,0	10,0	10,2	12,7
70—79	4	11,0	1,16	10,5	12,0	10,0	9,2	12,8
Punkt 14								
20—29	10	12,2	0,96	7,9	14,0	11,0	11,5	12,9
30—39	7	14,6	1,69	11,6	16,5	12,5	13,0	16,2
40—49	5	13,8	1,04	7,5	15,0	12,5	12,5	15,1
50—59	15	12,9	1,53	11,9	15,3	9,0	12,0	13,7
60—69	5	14,1	0,26	1,9	14,5	13,8	13,4	14,4
70—79	4	11,4	0,48	4,2	12,0	11,0	10,6	12,1
Punkt 15								
20—29	9	15,5	2,96	19,0	19,0	12,0	13,3	17,8
30—39	7	16,0	3,13	21,4	19,0	9,0	12,8	19,2
40—49	5	16,7	2,81	16,9	19,0	13,0	13,2	20,2
50—59	14	15,3	1,45	9,5	17,8	13,5	14,5	16,2
60—69	4	15,1	3'10	20,5	18,0	12,3	10,2	20,0
70—79	6	13,0	0,71	5,4	14,0	12,0	12,3	13,7

Forts. Übersicht 2 d

weiblich

Alter in Jahren	n	$\bar{x}$	s	v	Maxi-mum	Mini-mum	$-t_{95s\bar{x}}$	$+t_{95s\bar{x}}$
Punkt 26								
20—29	0							
30—39	10	5,0	0,62	12,5	5,8	4,0	4,6	5,5
40—49	5	5,4	0,55	10,1	6,0	5,0	4,7	6,1
50—59	9	6,0	0,43	7,2	6,5	5,0	5,7	6,3
60—69	8	5,3	0,46	8,8	6,0	4,5	4,9	5,6
70—79	2	7,2	0,50	6,9	7,5	6,8	2,7	11,6
Punkt 27								
20—29	0							
30—39	13	6,8	1,08	15,9	8,8	4,0	6,1	7,4
40—49	4	6,3	0,29	4,6	6,5	6,0	5,8	6,7
50—59	10	7,2	0,77	10,6	8,5	6,0	6,7	7,8
60—69	8	6,5	1,11	17,2	8,0	5,0	5,6	7,4
70—79	2	7,7	0,40	6,5	8,0	7,3	3,2	12,1
Punkt 29								
20—29	0							
30—39	12	10,0	1,76	17,7	13,0	7,0	8,8	11,1
40—49	5	11,7	1,48	12,7	14,0	10,0	9,9	13,5
50—59	11	11,3	2,43	21,5	17,0	9,0	9,7	13,0
60—69	8	11,6	1,44	12,3	13,0	9,0	10,3	13,0
70—79	2	14,5	0,71	4,9	15,0	14,0	8,2	20,8
Punkt 31								
20—29	0							
30—39	12	9,9	1,74	17,5	13,0	7,5	8,8	11,1
40—49	5	11,4	0,89	7,9	13,0	11,0	10,3	12,5
50—59	8	10,5	3,25	30,8	17,0	8,0	7,8	13,3
60—69	8	10,6	1,66	15,7	13,0	8,5	9,2	12,0
70—79	0							

männlich

Alter in Jahren	n	$\bar{x}$	s	v	Maximum	Minimum	$-t_{95s\bar{x}}$	$+t_{95s\bar{x}}$
Punkt 26								
20—29	8	6,7	1,26	18,8	8,0	5,0	5,7	7,8
30—39	8	6,5	0,79	12,1	7,5	5,5	5,9	7,2
40—49	6	5,2	0,82	15,8	6,5	4,0	4,3	6,0
50—59	14	5,2	0,86	16,4	6,8	4,0	4,7	5,7
60—69	5	5,4	0,65	12,1	6,0	4,5	4,6	6,2
70—79	5	4,3	0,84	19,5	5,0	3,0	3,3	5,3
Punkt 27								
20—29	9	8,5	1,41	16,6	12,0	7,0	7,4	9,6
30—39	8	8,2	1,36	16,6	9,5	6,0	7,1	9,3
40—49	5	7,9	0,74	9,4	9,0	7,0	7,0	8,8
50—59	16	7,2	2,49	34,7	10,0	5,0	5,9	8,5
60—69	4	5,9	1,11	18,9	7,5	5,0	4,1	7,6
70—79	4	6,9	1,03	15,0	8,0	6,0	5,2	8,5
Punkt 29								
20—29	10	12,2	2,39	19,7	17,0	9,0	10,4	13,9
30—39	8	11,9	1,59	13,3	14,0	9,5	10,6	13,3
40—49	6	13,3	1,37	10,3	15,0	11,0	11,9	14,8
50—59	15	11,8	2,26	19,1	15,0	7,3	10,6	13,1
60—69	5	9,1	5,44		13,5	9,0	2,4	15,9
70—79	6	11,8	1,08	9,2	13,0	10,5	10,6	12,9
Punkt 31								
20—29	9	13,6	2,25	16,5	17,0	10,5	11,9	15,3
30—39	7	12,3	1,75	14,3	14,0	9,7	10,6	13,9
40—49	3	13,2	1,04	7,9	14,0	12,0	10,6	15,8
50—59	14	11,5	1,40	12,2	14,0	10,0	10,7	12,3
60—69	4	13,4	0,95	7,1	14,0	12,0	11,9	14,9
70—79	5	13,5	4,09	3,0	19,0	8,0	8,4	18,6

Übersicht 2e Weichteildicken (mm) **Sonstige Körperbautypen**
weiblich

Alter in Jahren	n	$\bar{x}$	s	v	Maxi-mum	Mini-mum	$-t_{95s\bar{x}}$	$+t_{95s\bar{x}}$
Punkt 1								
10—19	25	5,3	0,43	8,0	6,0	5,0	5,2	5,5
20—29	29	5,1	0,61	11,9	6,0	4,0	4,9	5,3
30—39	16	5,0	0,95	19,0	6,0	3,0	4,5	5,5
40—49	29	5,1	0,49	10,7	6,0	4,0	4,9	5,4
50—59	26	5,6	0,62	11,1	7,0	4,5	5,4	5,9
60—69	28	5,4	1,32	24,5	8,0	2,5	4,9	5,9
70—79	9	5,0	1,32	26,5	6,0	3,0	4,0	6,0
Punkt 2								
10—19	25	5,6	0,64	11,4	7,3	4,5	5,3	5,9
20—29	29	4,9	0,52	10,7	6,0	4,0	4,7	5,1
30—39	16	5,1	0,54	10,7	6,0	4,0	4,8	5,4
40—49	29	8,3	0,93	11,3	10,0	6,0	7,9	8,6
50—59	26	5,6	1,28	22,9	8,0	3,0	5,1	6,1
60—69	28	5,5	1,17	21,3	8,0	3,0	5,0	6,0
70—79	9	5,3	0,50	9,4	6,0	4,5	4,9	5,7
Punkt 3								
10—19	25	7,4	0,60	8,1	8,0	6,0	7,2	7,7
20—29	29	7,4	1,12	15,1	10,0	6,0	7,0	7,8
30—39	16	7,7	1,70	22,1	11,0	5,0	6,8	8,6
40—49	29	6,6	0,82	12,5	8,0	5,0	6,3	6,9
50—59	26	8,2	1,67	20,4	11,0	6,0	7,5	8,9
60—69	28	7,6	1,93	25,4	11,0	4,0	6,8	8,3
70—79	9	8,9	1,29	14,8	11,0	7,0	8,0	9,3
Punkt 4								
10—19	25	6,5	0,84	13,0	8,0	5,0	6,2	6,9
20—29	29	5,8	0,54	9,4	7,0	5,0	5,6	5,4
30—39	16	6,7	0,48	7,2	7,5	6,0	6,5	7,0
40—49	29	6,9	0,85	12,2	8,0	5,0	6,6	7,2
50—59	26	6,9	1,39	20,1	9,0	5,0	6,4	7,5
60—69	28	6,0	1,08	18,0	8,0	4,0	6,6	6,4
70—79	9	6,5	0,83	12,8	8,0	5,5	5,9	7,1
Punkt 5								
10—19	24	6,6	0,96	14,5	9,0	5,0	6,2	7,0
20—29	29	6,4	1,22	19,1	9,0	5,0	5,9	6,9
30—39	16	6,6	1,60	24,1	9,0	4,0	5,8	7,5
40—49	29	7,0	0,90	12,7	9,0	5,5	6,7	7,4
50—59	26	6,4	1,39	21,7	10,0	4,5	5,8	6,9
60—69	27	6,6	1,85	28,1	9,5	3,5	5,8	7,3
70—79	9	6,6	0,99	15,0	8,0	5,0	5,8	7,4

männlich

Alter in Jahren	n	$\bar{x}$	s	v	Maxi-mum	Mini-mum	$-t_{95s\bar{x}}$	$+t_{95s\bar{x}}$
Punkt 1								
10—19	8	5,9	0,18	3,0	6,0	5,5	4,5	7,4
20—29	33	5,5	0,76	13,8	7,0	4,0	5,2	5,8
30—39	11	5,5	0,52	9,6	6,5	5,0	5,1	5,8
40—49	18	6,0	1,30	21,8	9,0	5,0	5,3	6,6
50—59	6	4,3	1,29	29,8	5,5	3,0	3,0	5,7
60—69	6	4,3	0,76	17,8	5,0	3,0	3,5	5,0
70—79	11	4,1	1,16	28,3	6,0	2,5	3,3	4,9
Punkt 2								
10—19	8	5,9	1,02	17,1	7,0	5,0	5,1	6,8
20—29	33	4,7	0,43	9,3	5,0	4,0	4,5	4,8
30—39	11	4,7	0,72	15,3	6,0	3,5	4,2	5,2
40—49	18	5,4	0,81	15,1	7,0	4,0	5,0	5,8
50—59	6	4,6	1,28	28,0	6,0	3,0	3,2	5,9
60—69	6	4,9	1,11	22,7	7,0	4,0	3,8	6,1
70—79	10	4,3	0,79	18,3	6,0	3,5	3,7	4,9
Punkt 3								
10—19	8	8,7	0,59	6,8	9,5	8,0	8,2	9,2
20—29	33	7,7	0,78	10,1	10,0	7,0	7,4	8,0
30—39	11	7,7	1,33	17,2	10,0	6,0	6,8	8,6
40—49	18	9,5	0,68	7,1	10,0	8,0	9,1	9,8
50—59	6	7,1	0,97	13,7	8,0	5,5	6,1	8,1
60—69	6	6,7	0,82	12,3	8,0	6,0	5,8	7,5
70—79	11	6,6	1,29	19,8	8,0	5,0	5,7	7,4
Punkt 4								
10—19	8	7,3	0,76	10,4	8,0	6,0	6,6	7,9
20—29	33	5,8	0,75	12,9	7,0	4,0	5,6	6,1
30—39	11	5,3	0,46	8,7	6,0	5,0	5,0	5,6
40—49	18	6,1	0,92	15,2	8,0	5,0	5,6	6,5
50—59	6	5,8	0,88	15,3	7,0	5,0	4,8	6,7
60—69	6	5,1	2,04	4,0	5,5	5,0	4,9	5,3
70—79	11	5,6	0,39	7,0	6,0	5,0	5,4	5,0
Punkt 5								
10—19	8	7,0	0,38	5,4	7,5	6,5	6,7	7,3
20—29	33	6,4	1,13	17,8	10,0	5,0	6,0	6,8
30—39	11	6,5	0,47	7,3	7,5	6,0	6,1	6,8
40—49	18	8,0	0,74	9,2	9,5	6,8	7,7	8,4
50—59	6	6,8	1,78	26,4	9,0	5,0	4,9	8,6
60—69	6	4,5	0,32	7,0	5,0	4,0	4,2	4,8
70—79	11	5,2	0,78	15,1	6,0	4,0	4,7	5,7

Forts. Übersicht 2e
weiblich

Alter in Jahren	n	$\bar{x}$	s	v	Maxi-mum	Mini-mum	$-t_{95s\bar{x}}$	$+t_{95s\bar{x}}$
Punkt 6								
10—19	25	7,4	1,12	15,2	9,5	5,0	7,0	7,9
20—29	29	7,0	0,85	12,2	8,5	5,5	6,6	7,3
30—39	16	7,2	1,43	20,0	9,5	4,5	6,4	7,9
40—49	29	7,0	0,90	12,7	9,0	5,5	6,7	7,4
50—59	26	7,2	1,09	15,3	9,0	5,5	6,7	7,6
60—69	28	6,8	1,58	23,3	10,5	3,5	6,2	7,4
70—79	9	6,9	0,95	13,7	8,0	5,5	6,2	7,7
Punkt 7								
10—19	22	4,9	0,73	14,9	6,0	4,0	4,5	5,2
20—29	29	4,2	0,79	18,5	6,0	3,0	3,9	4,5
30—39	16	4,8	0,95	20,0	6,5	3,0	4,2	5,3
40—49	29	4,6	0,71	15,5	5,5	3,0	4,3	4,9
50—59	26	4,9	0,88	17,8	6,0	3,0	4,6	5,3
60—69	28	4,5	0,96	21,5	6,0	2,0	4,1	4,8
70—79	9	4,1	0,68	16,8	5,0	3,0	3,5	4,6
Punkt 8								
10—19	25	13,2	1,13	8,6	15,0	11,0	12,7	13,6
20—29	29	12,6	1,76	14,0	16,0	9,0	12,0	13,3
30—39	16	11,6	2,48	21,3	16,0	8,5	10,3	13,0
40—49	29	11,8	2,08	17,7	15,0	8,0	11,0	12,6
50—59	26	11,1	2,11	19,0	15,0	6,0	10,2	11,9
60—69	28	12,0	1,80	14,9	16,0	8,0	11,3	12,7
70—79	9	10,8	1,31	12,1	13,0	9,0	9,8	11,8
Punkt 9								
10—19	25	5,8	0,98	16,9	8,0	4,0	5,4	6,2
20—29	29	5,4	0,50	9,1	6,5	5,0	5,2	5,6
30—39	16	6,0	1,01	16,9	8,0	5,0	5,4	6,5
40—49	29	5,8	0,95	16,4	7,5	4,0	5,4	6,2
50—59	21	6,2	0,97	15,7	8,0	5,0	5,7	6,6
60—69	28	6,1	0,78	12,7	7,5	5,0	5,8	6,4
70—79	9	5,9	0,33	5,7	6,0	5,0	5,6	6,2
Punkt 10								
10—19	23	2,7	0,67	25,0	4,0	1,5	2,4	3,0
20—29	29	2,3	0,43	18,9	3,0	1,5	2,1	2,5
30—39	16	3,0	0,59	19,5	4,5	2,0	2,7	3,4
40—49	29	2,7	0,44	15,9	4,0	2,0	2,6	2,9
50—59	26	3,1	0,58	18,8	4,5	2,0	2,9	3,3
60—69	28	3,0	0,49	16,5	4,0	2,0	2,8	3,2
70—79	9	3,0	0,56	18,6	4,0	2,0	2,6	3,4

männlich

Alter in Jahren	n	$\bar{x}$	s	v	Maxi-mum	Mini-mum	$-t_{95s\bar{x}}$	$+t_{95s\bar{x}}$
Punkt 6								
10—19	8	7,9	1,72	21,7	10,0	6,0	6,5	9,4
20—29	32	7,5	1,05	14,0	10,0	6,0	7,1	7,9
30—39	11	8,6	1,34	15,6	10,0	7,0	7,7	9,5
40—49	18	8,2	1,20	14,6	10,0	7,0	7,6	8,8
50—59	6	7,1	1,77	25,0	9,0	4,9	5,2	8,9
60—69	6	8,3	1,60	19,2	10,0	6,0	6,6	10,0
70—79	11	7,0	1,12	16,0	8,5	5,0	6,2	7,8
Punkt 7								
10—19	8	4,4	0,42	9,4	5,0	4,0	4,1	4,8
20—29	31	4,4	0,70	15,9	6,5	3,5	4,2	4,7
30—39	11	5,1	0,57	11,3	6,0	4,0	4,7	5,4
40—49	18	5,1	0,72	14,1	6,0	4,0	4,8	5,5
50—59	6	4,9	1,46	29,8	6,5	3,0	3,4	6,5
60—69	6	5,6	0,59	10,5	6,0	4,5	5,0	6,2
70—79	11	5,3	0,41	7,6	6,0	5,0	5,0	5,6
Punkt 8								
10—19	8	16,7	1,44	8,6	19,0	15,0	15,5	17,9
20—29	33	17,6	2,66	15,2	23,0	13,0	16,6	18,5
30—39	11	16,8	3,80	22,7	20,0	11,0	14,2	19,3
40—49	18	16,6	1,63	9,8	19,0	14,0	15,8	17,4
50—59	6	15,0	2,12	14,1	17,5	12,5	12,8	17,2
60—69	6	12,4	2.94	23,7	16,0	9,0	9,3	15,5
70—79	11	13,9	2,34	16,9	17,0	11,0	12,3	15,5
Punkt 9								
10—19	8	6,9	0,35	5,1	7,5	6,5	6,6	7,2
20—29	27	6,3	0,62	9,9	7,5	5,0	6,0	6,5
30—39	11	6,1	0,95	15,5	7,0	5,0	5,5	6,8
40—49	18	6,5	0,45	7,0	7,0	6,0	6,3	6,7
50—59	6	6,3	0,52	8,2	7,0	6,0	5,8	6,9
60—69	6	7,0	1,30	18,6	8,5	5,5	5,6	8,4
70—79	11	6,7	0,75	11,2	8,0	6,0	6,2	7,2
Punkt 10								
10—19	8	2,9	0,32	10,9	3,5	2,5	2,7	3,2
20—29	30	2,8	0,47	16,9	4,0	2,0	2,6	3,0
30—39	11	3,5	0,50	14,3	4,0	3,0	3,2	3,8
40—49	18	3,4	0,72	21,2	5,5	2,5	3,0	3,8
50—59	6	3,3	0,52	15,5	4,0	2,5	2,8	3,9
60—69	6	3,9	0,80	20,5	5,0	3,0	3,1	4,8
70—79	11	3,5	0,52	15,1	4,5	3,0	3,1	3,8

Forts. Übersicht 2e

weiblich

Alter in Jahren	n	$\bar{x}$	s	v	Maxi-mum	Mini-mum	$-t_{95s\bar{x}}$	$+t_{95s\bar{x}}$
Punkt 11								
10−19	25	11,4	0,86	7,6	13,0	10,0	11,1	11,8
20−29	29	11,5	1,91	16,5	14,0	7,5	10,8	12,3
30−39	16	9,8	1,57	16,0	13,0	7,5	9,0	10,7
40−49	29	9,8	1,41	14,4	14,0	8,0	9,3	10,3
50−59	26	11,1	2,68	24,1	18,0	8,0	10,0	12,2
60−69	28	11,5	2,07	17,9	15,0	8,0	10,7	12,3
70−79	9	10,1	2,41	23,8	13,0	7,0	8,3	12,0
Punkt 12								
10−19	25	14,1	2,39	16,9	20,0	11,5	13,1	15,1
20−29	29	13,2	1,03	7,8	15,0	12,0	12,8	13,6
30−39	16	13,3	2,02	15,2	16,0	10,0	12,2	14,3
40−49	29	11,8	2,14	18,1	17,0	9,0	11,0	12,6
50−59	26	13,7	2,41	17,5	18,0	10,0	12,8	14,7
60−69	28	13,1	3,49	26,6	21,0	8,0	11,8	14,5
70−79	9	12,3	1,99	16,2	15,0	9,0	10,8	13,8
Punkt 13								
10−19	22	7,7	1,46	18,9	11,5	5,5	7,1	8,4
20−29	18	8,1	1,40	17,4	13,0	7,0	7,4	8,8
30−39	13	8,2	1,47	17,8	10,5	6,0	7,3	9,1
40−49	26	9,0	1,49	16,5	12,0	6,0	8,4	9,6
50−59	19	10,3	2,51	24,4	14,5	5,0	9,1	11,5
60−69	25	9,0	1,93	21,5	11,0	4,0	8,2	9,8
70−79	9	8,4	1,01	12,0	10,0	7,0	7,6	9,2
Punkt 14								
10−19	22	11,7	1,19	10,1	13,0	9,5	11,2	12,2
20−29	27	10,6	1,19	11,2	13,0	8,0	10,2	11,1
30−39	13	10,9	1,00	9,1	13,0	10,0	10,3	11,5
40−49	29	11,5	1,36	11,9	14,0	7,0	11,0	12,0
50−59	26	12,0	1,20	10,0	14,0	10,0	11,5	12,5
60−69	28	11,0	1,30	11,9	13,5	8,5	10,4	11,5
70−79	9	11,9	0,95	8,0	13,0	10,0	11,2	12,7
Punkt 15								
10−19	22	12,4	1,18	9,5	14,0	10,0	11,8	12,9
20−29	26	12,3	1,88	15,3	16,0	9,0	11,5	13,1
30−39	13	12,5	1,31	10,5	14,0	10,0	11,7	13,3
40−49	29	14,0	1,34	9,6	16,5	12,0	13,5	14,5
50−59	20	14,9	1,39	9,3	17,0	12,5	14,2	15,5
60−69	26	12,7	2,28	17,9	16,0	9,0	11,8	13,7
70−79	9	13,4	2,22	16,6	16,5	11,5	11,7	15,1

männlich

Alter in Jahren	n	$\bar{x}$	s	v	Maximum	Minimum	$-t_{95s\bar{x}}$	$+t_{95s\bar{x}}$
Punkt 11								
10—19	8	14,8	1,36	9,2	16,0	13,0	13,6	15,9
20—29	33	14,6	2,58	17,7	20,0	11,0	13,6	15,5
30—39	11	15,0	3,68	24,6	20,0	11,0	12,5	17,4
40—49	18	13,7	2,07	15,1	19,0	11,0	12,7	14,7
50—59	6	12,9	4,42	34,2	18,0	8,5	8,3	17,6
60—69	6	11,7	0,52	4,4	12,0	11,0	11,1	12,2
70—79	11	14,3	3,43	24,0	17,0	9,0	12,0	16,6
Punkt 12								
10—19	8	16,5	0,60	3,6	17,0	15,5	16,0	17,0
20—29	33	15,4	2,49	16,2	20,0	10,0	14,5	16,3
30—39	11	15,6	2,29	14,7	18,0	12,0	14,0	17,1
40—49	18	16,3	1,81	11,1	20,0	14,0	15,4	17,2
50—59	6	15,6	1,96	12,6	18,0	13,0	13,5	17,6
60—69	6	13,5	4,73	35,1	19,0	9,0	8,5	18,5
70—79	11	18,6	3,14	16,9	23,0	15,0	16,5	20,7
Punkt 13								
10—19	8	10,3	0,39	3,7	11,0	10,0	9,9	15,6
20—29	33	8,7	1,15	13,2	11,0	7,0	8,3	9,2
30—39	11	9,1	0,79	8,7	10,0	8,0	8,5	9,6
40—49	18	9,8	1,75	17,9	13,0	7,0	8,9	16,7
50—59	3	9,8	0,29	2,9	10,0	9,5	9,1	10,6
60—69	6	10,0	1,05	10,5	11,5	9,0	8,9	11,1
70—79	11	12,1	0,55	4,6	13,0	11,0	11,8	12,5
Punkt 14								
10—19	8	14,3	0,54	3,8	15,0	13,5	13,8	14,7
20—29	33	11,5	1,40	12,2	14,5	9,0	11,0	12,0
30—39	11	12,3	1,78	14,5	15,0	10,0	11,1	13,5
40—49	18	13,6	1,80	13,3	16,5	10,5	12,7	14,5
50—59	6	12,1	0,67	5,5	13,0	11,0	11,4	12,8
60—69	6	10,0	2,97	29,7	13,0	7,0	6,9	13,1
70—79	11	13,1	1,61	12,3	16,0	11,0	12,0	14,2
Punkt 15								
10—19	8	15,9	0,86	5,4	17,0	15,0	15,2	16,7
20—29	33	13,1	2,29	17,5	16,0	7,5	12,3	13,9
30—39	11	14,4	1,27	8,8	16,0	13,0	13,5	15,2
40—49	18	15,4	1,93	12,5	19,0	13,5	14,5	16,4
50—59	3	15,0	0,00	0,0	15,0	15,0	—	—
60--69	6	13,0	2,19	16,9	15,0	11,0	10,7	15,3
70—79	11	14,2	1,77	12,4	17,0	12,5	13,0	15,4

Forts. Übersicht 2e

männlich

Alter in Jahren	n	$\bar{x}$	s	v	Maxi-mum	Mini-mum	$-t_{95s\bar{x}}$	$+t_{95s\bar{x}}$
Punkt 26								
10—19	20	5,2	0,46	9,0	6,0	4,0	4,9	5,4
20—29	29	5,0	0,62	12,4	6,0	4,0	4,7	5,2
30—39	16	5,1	0,79	15,3	6,0	3,5	4,7	5,6
40—49	29	5,5	0,62	11,3	7,0	4,0	5,2	5,7
50—59	22	5,1	0,74	14,6	6,0	4,0	4,7	5,4
60—69	27	4,9	1,20	24,7	7,0	2,5	4,4	5,4
70—79	9	4,6	1,05	22,9	6,0	3,0	3,8	5,4
Punkt 27								
10—19	21	6,1	0,63	10,3	7,5	5,0	5,8	6,4
20—29	29	6,1	0,83	13,6	8,0	5,0	5,8	6,4
30—39	16	6,7	0,98	14,6	8,0	4,0	6,2	7,2
40—49	29	6,7	1,19	17,7	9,5	5,0	6,3	7,2
50—59	22	6,5	1,38	21,5	9,5	4,0	5,8	7,1
60—69	28	6,5	1,59	24,7	10,0	3,5	5,8	7,1
70—79	9	6,7	1,97	29,5	9,0	3,5	5,2	8,2
Punkt 29								
10—19	22	9,7	1,41	14,5	13,0	7,5	9,1	10,4
20—29	29	9,2	1,99	21,7	14,0	5,0	8,4	9,9
30—39	16	9,5	1,30	13,7	12,0	7,0	8,8	10,2
40—49	27	11,2	1,67	15,0	14,5	8,0	10,5	11,8
50—59	22	11,4	2,24	19,6	16,5	7,5	10,4	12,4
60—69	28	10,7	2,18	20,4	15,5	7,0	9,8	11,5
70—79	9	11,9	1,44	12,2	14,0	10,0	10,8	13,0
Punkt 31								
10—19	14	8,2	1,59	19,4	12,5	6,5	7,3	9,1
20—29	25	9,4	2,12	22,6	13,0	5,5	8,5	10,3
30—39	15	10,7	1,77	16,6	15,0	8,0	9,7	11,7
40—49	24	11,2	1,71	15,3	15,0	9,0	10,5	11,9
50—59	13	11,2	1,28	11,5	13,5	9,0	10,4	12,0
60—69	27	10,9	2,20	20,2	15,0	7,0	10,0	11,8
70—79	9	9,1	1,34	14,7	11,0	7,0	8,1	10,1

weiblich

Alter in Jahren	n	$\bar{x}$	s	v	Maximum	Minimum	$-t_{95s\bar{x}}$	$+t_{95s\bar{x}}$
Punkt 26								
10—19	8	6,0	0,27	4,5	6,5	5,5	5,8	6,2
20—29	31	5,1	0,44	8,6	6,0	4,0	4,9	5,2
30—39	11	5,0	0,45	8,9	5,5	4,0	4,7	5,3
40—49	18	5,6	1,15	20,6	8,0	4,5	5,0	6,1
50—59	6	4,9	1,86	37,7	7,5	3,0	3,0	6,9
60—69	6	3,7	0,57	14,1	4,0	3,0	3,1	4,2
70—79	11	3,8	1,06	28,0	5,0	2,5	3,1	4,5
Punkt 27								
10—19	8	7,0	0,60	8,5	8,0	6,0	6,5	7,5
20—29	31	6,3	0,95	15,1	8,0	5,0	5,9	6,6
30—39	11	6,7	0,88	13,0	8,0	5,5	6,1	7,3
40—49	18	6,9	0,93	13,5	8,5	5,5	6,4	7,4
50—59	6	7,3	0,61	8,5	8,0	6,5	6,6	7,9
60—69	6	6,9	1,77	25,6	9,0	5,0	5,1	8,8
70—79	11	6,1	1,09	17,9	8,0	5,0	5,4	6,8
Punkt 29								
10—19	8	11,1	0,69	6,2	12,0	10,0	10,6	11,7
20—29	31	8,7	1,66	19,0	12,0	6,0	8,1	9,4
30—39	11	10,6	1,29	12,1	13,0	8,0	9,8	11,5
40—49	18	11,2	1,66	14,9	15,0	7,0	10,4	12,0
50—59	6	9,4	1,63	17,3	12,0	7,5	7,7	11,1
60—69	6	8,8	1,33	15,1	11,0	7,0	7,4	10,2
70—79	11	11,1	1,68	15,0	13,0	9,0	10,0	12,3
Punkt 31								
10—19	8	9,9	1,59	16,0	12,0	7,0	8,6	11,3
20—29	30	9,2	1,43	15,6	12,0	6,0	8,6	9,7
30—39	10	10,2	1,42	13,9	13,0	8,0	9,1	11,2
40—49	15	11,4	1,65	14,5	16,0	9,0	10,5	12,3
50—59	6	9,5	2,41	25,4	14,0	7,5	7,0	12,0
60—69	5	10,9	0,89	8,2	12,0	10,0	9,8	12,0
70—79	11	13,3	1,54	11,6	15,0	10,0	12,2	14,3

Übersicht 3a   Werte für das Geburtsgewicht m = ♂ w = ♀ (REICH u. KRAUSS 1975)

GA (Wochen)	N	Perzentilen 3.	5.	10.	50.	90.	95.	97.	$s_{\bar{x}}$
27 m	109	750	800	890	1190	1500	1590	1640	240
w	86	670	730	830	1160	1510	1600	1670	260
28 m	56	800	860	960	1310	1660	1750	1830	280
w	47	730	800	905	1265	1620	1720	1800	285
29 m	64	860	940	1050	1450	1900	2010	2090	330
w	53	800	900	1010	1405	1810	1915	1990	300
30 m	83	910	1000	1140	1630	2170	2310	2410	390
w	86	875	980	1100	1540	1950	2160	2250	335
31 m	102	980	1090	1260	1810	2240	2610	2720	460
w	75	950	1060	1210	1730	2250	2440	2540	420
32 m	144	1090	1205	1400	2020	2750	2940	3060	520
w	97	1040	1180	1320	1950	2580	2750	2870	500
33 m	154	1240	1380	1595	2300	3105	3300	3440	580
w	146	1185	1320	1510	2200	2910	3080	3220	560
34 m	269	1430	1600	1810	2590	3380	3600	3740	610
w	200	1375	1510	1715	2460	3200	3410	3545	600
35 m	365	1680	1810	2030	2800	2530	3740	3870	580
w	324	1560	1700	1945	2670	3400	3610	3760	575
36 m	606	1970	2100	2300	3000	3680	3890	4000	550
w	480	1830	2000	2200	2860	3530	3710	5850	520
37 m	1083	2230	2340	2520	3160	3780	3980	4090	490
w	892	2090	2215	2390	3020	3640	3820	3940	485
38 m	2282	2430	2540	2710	3290	3890	4080	4190	450
w	1906	2290	2395	2560	3150	3730	3900	4010	460
39 m	4215	2570	2680	2840	3410	3985	4170	4260	450
w	3988	2440	2540	2700	3260	3820	3980	4100	450
40 m	5130	2680	2840	2935	3510	4070	4240	4300	450
w	5032	2560	2660	2820	3360	3910	4050	4170	435
41 m	3769	2720	2900	2990	3565	4140	4300	4415	455
w	3732	2620	2720	2880	3425	3970	4140	4240	425
42 m	1930	2760	2880	3010	3610	4180	4355	4460	460
w	1850	2635	2730	2880	3455	4010	4180	4285	440
43 m	866	2730	2830	2990	3590	4170	4340	4440	460
w	783	2610	2725	2865	3450	4000	4170	4275	440
44 m	551	2640	2750	2920	3520	4110	4300	4380	450
w	556	2585	2690	2830	3400	3975	4130	4240	425

Übersicht 3b Werte für die Körpergröße

GA (Wochen)	N	3.	5.	10.	50.	90.	95.	97.	$s_{\bar{x}}(50)$
26 + 27 m	109	29,4	30,1	31,3	35,3	39,7	40,6	41,3	3,1
w	86	28,7	29,6	30,6	34,8	39,0	40,2	41,0	3,4
28 m	56	30,2	31,1	32,2	36,4	41,4	41,8	42,5	3,4
w	47	29,5	30,5	31,5	36,0	40,3	41,5	42,3	3,4
29 m	64	31,4	32,9	33,5	37,9	42,2	43,2	43,9	3,2
w	53	30,7	31,9	32,6	37,3	41,5	42,6	43,5	3,3
30 m	83	33,0	33,9	35,0	39,4	43,7	44,8	45,8	3,4
w	86	32,1	33,3	34,1	38,8	43,0	44,5	45,3	3,5
31 m	102	34,6	35,5	36,5	41,2	45,8	47,1	47,9	3,6
w	75	33,6	34,9	35,8	40,4	44,8	46,1	46,9	3,5
32 m	144	36,4	37,2	38,3	42,8	47,2	48,5	49,3	3,4
w	97	35,2	36,5	37,3	42,0	46,5	48,0	48,6	3,6
33 m	154	37,9	38,8	39,9	44,2	48,5	49,7	50,6	3,4
w	146	36,8	38,0	38,8	43,3	47,7	48,3	49,9	3,4
34 m	269	39,5	40,3	41,5	45,5	49,5	50,7	51,7	3,3
w	200	38,5	39,4	40,5	44,7	48,9	50,3	51,1	3,4
35 m	365	41,0	41,7	42,8	46,7	50,4	51,5	52,5	3,1
w	324	40,0	41,1	41,9	46,0	50,0	51,1	52,0	3,1
36 m	606	42,6	43,1	44,1	47,7	51,1	52,1	53,0	2,7
w	480	41,7	42,5	43,5	47,0	50,5	51,8	52,7	2,8
37 m	1083	43,9	44,4	45,2	48,5	51,7	52,5	53,4	2,4
w	892	43,2	43,9	44,6	47,8	51,1	52,2	53,0	2,6
38 m	2282	45,1	45,4	46,2	49,2	52,0	52,9	53,8	2,2
w	1906	44,3	44,8	45,5	48,5	51,6	52,6	53,3	2,3
39 m	4215	45,9	46,3	47,1	49,8	52,4	53,3	53,9	2,0
w	3988	45,1	45,6	46,3	49,1	52,0	52,7	53,5	1,9
40 m	5130	46,6	47,0	47,8	50,3	52,8	53,5	54,1	1,9
w	5032	45,8	46,3	47,0	49,6	52,3	52,9	53,7	2,0
41 m	3769	47,2	47,7	48,4	50,7	53,0	53,6	54,2	1,8
w	3732	46,4	46,8	47,5	50,0	52,5	53,1	53,7	1,9
42 m	1930	47,5	48,2	48,7	51,1	53,1	53,6	54,2	2,0
w	1850	46,8	47,1	47,8	50,3	52,6	53,2	53,6	2,0
43 m	866	47,7	48,2	48,9	51,2	53,0	53,5	54,1	1,7
w	783	47,0	47,3	48,0	50,2	52,2	53,1	53,4	1,8
44 m	551	47,6	48,2	48,7	51,0	52,9	53,4	53,7	1,4
w	556	46,9	47,2	47,9	50,0	52,1	52,8	53,2	1,5

Übersicht 4a   Korrelation und Regression der Schädelmaße

weiblich

Alter in Jahren		n	r	t	W (%)	a	b
Punkt 24	*Punkt 28*						
20—29	20—29	8	0,81	4,55	99	8,71	0,22
40—49	40—49	6	0,63	—	0		
Punkt 24	*Punkt 30*						
20—29	20—29	8	0,39	—	0		
40—49	40—49	6	0,79	—	0		
Punkt 24	*Punkt 32*						
20—29	20—29	8	0,77	3,93	99	5,85	0,38
40—49	40—49	6	0,29	—	0		
Punkt 28	*Punkt 32*						
20—29	20—29	8	0,69	3,04	95	0,70	0,82
40—49	40—49	6	0,36	—	0		
50—59	50—59	6	0,46	—	0		
Punkt 28	*Punkt 30*						
0— 9	0— 9	12	0,94	12,14	99	3,90	0,88
20—29	20—29	8	0,61	—	0		
50—59	50—59	7	0,43	—	0		
70—79	70—79	7	0,21	—	0		

männlich

Alter in Jahren		n	r	t	W (%)	a	b
Punkt 24	*Punkt 28*						
0— 9	0— 9	14	0,45	—	0		
10—19	10—19	23	0,76	7,11	99	9,90	1,38
20—29	20—29	14	0,22	—	0		
30—39	30—39	13	0,60	3,14	99	5,43	0,55
40—49	40—49	7	0,50	—	0		
60—69	60—69	9	0,18	—	0		
Punkt 24	*Punkt 30*						
0— 9	0— 9	14	0,77	5,57	99	17,60	1,54
10—19	10—19	23	0,37	2,14	95	1,22	0,48
20—29	20—29	14	0,33	—	0		
30—39	30—39	12	0,60	3,00	95	2,93	0,40
40—49	40—49	7	0,90	6,36	99	11,51	1,21
60—69	60—69	9	0,76	—	0		
80—89	80—89	6	0,86	4,59	95	7,55	1,00
Punkt 24	*Punkt 32*						
0— 9	0— 9	7	0,42	—	0		
10—19	10—19	23	0,57	3,98	99	1,40	0,79
30—39	30—39	11	0,13	—	0		
40—49	40—49	7	0,92	7,27	99	12,37	1,42
60—69	60—69	9	0,33	—	0		

Forts. Übersicht 4a

männlich

Alter in Jahren		*n*	*r*	*t*	W (%)	*a*	*b*
Punkt 28	*Punkt 30*						
0— 9	0— 9	14	0,72	4,72	99	4,52	0,89
10—19	10—19	23	0,56	3,87	99	3,87	0,40
30—39	30—39	12	0,65	3,47	99	3,51	0,44
40—49	40—49	7	0,35	—	0		
60—69	60—69	9	0,41	—	0		
80—89	80—89	6	0,88	5,09	99	3,87	0,45
Punkt 28	*Punkt 32*						
0— 9	0— 9	7	0,15	—	0		
10—19	10—19	23	0,66	5,19	99	5,22	0,51
30—39	30—39	11	0,11	—	0		
40—49	40—49	7	0,78	3,72	95	6,28	1,26
60—69	60—69	9	0,82	5,12	99	0,07	0,84
80—89	80—89	6	0,90	5,70	99	5,62	0,49
Punkt 30	*Punkt 32*						
0— 9	0— 9	7	0,46	—	0		
10—19	10—19	23	0,63	4,75	99	6,30	0,67
20—29	20—29	14	0,61	3,39	99	7,86	0,52
40—49	40—49	7	0,89	6,00	99	2,88	1,02
80—89	80—89	6	0,83	4,03	95	3,57	0,89

Übersicht 4 b   Korrelation und Regression der Schädelmaße
Korrelation der Schädelmaße (weiblich)

Alter in Jahren		n	r	t	W (%)	Regression der Schädelmaße	
						a	b
Punkt 30 Punkt 32							
0— 9	0— 9	5	0,47	—	0		
20—29	20—29	8	0,32	—	0		
70—79	70—79	7	0,96	10,73	99	1,33	1,46

Korrelation der Schädelmaße (unabhängig vom Geschlecht)

		n	r	t	W (%)	a	b
Punkt 28 Punkt 30							
0— 9	0— 9	26	0,78	8,15	99	2,15	0,73
10—19	10—19	23	0,20	—	0		
20—29	20—29	20	0,22	—	0		
30—39	30—39	15	0,68	4,34	99	1,19	0,58
40—49	40—49	13	0,86	7,62	99	9,96	1,28
50—59	50—59	8	0,40	—	0		
Punkt 28 Punkt 32							
0— 9	0— 9	10	0,78	4,70	99	1,20	0,84
10—19	10—19	23	0,16	—	0		
20—29	20—29	20	0,18	—	0		
30—39	30—39	14	0,30	—	0		
40—49	40—49	13	0,83	6,67	99	6,99	1,29
60—69	60—69	9	0,30	—	0		
Punkt 30 Punkt 32							
0— 9	0— 9	10	0,74	4,11	99	5,15	0,93
20—29	20—29	20	0,29	—	0		
30—39	30—39	14	0,51	2,52	95	8,64	0,45
40—49	40—49	13	0,92	10,79	99	3,43	0,97
70—79	70—79	7	0,96	10,73	99	1,33	1,46
Punkt 25 Punkt 32							
0— 9	0— 9	10	0,63	2,93	95	7,80	0,47
10—19	10—19	23	0,14	—	0		
20—29	20—29	20	0,32	—	0		
30—39	30—39	14	0,43	—	0		
40—49	40—49	13	0,71	4,37	99	0,62	1,07
50—59	50—59	8	0,62	2,47	95	8,43	0,37
60—69	60—69	9	0,42	—	0		

Korrelation der Schädelmaße (männlich)

Alter in Jahren		n	r	t	W (%)	Regression der Schädelmaße	
						a	b
Punkt 25	*Punkt 28*						
0— 9	0— 9	12	0,42	—	0		
30—39	30—39	13	0,53	2,56	95	7,25	0,63
40—49	40—49	7	0,16	—	0		
60—69	60—69	9	0,68	3,18	95	12,06	0,28
Punkt 25	*Punkt 32*						
0— 9	0— 9	7	0,35	—	0		
10—19	10—19	22	0,10	—	0		
20—29	20—29	14	0,46	—	0		
40—49	40—49	7	0,10	—	0		
60—69	60—69	9	0,21	—	0		

Korrelation der Schädelmaße (weiblich)

Alter in Jahren		n	r	t	W (%)	a	b
Punkt 25	*Punkt 28*						
0— 9	0— 9	12	0,90	9,00	99	7,83	0,56
20—29	20—29	6	0,51	—	0		
50—59	50—59	7	0,17	—	0		
Punkt 25	*Punkt 25*						
20—29	20—29	6	0,80	3,58	95	6,67	0,50
50—59	50—59	6	0,58	—	0		

Korrelation der Schädelmaße, unabhängig vom Geschlecht

Alter in Jahren		n	r	t	W (%)	a	b
Punkt 25	*Punkt 28*						
0— 9	0— 9	24	0,73	6,58	99	7,76	0,61
10—19	10—19	25	0,18	—	0		
20—29	20—29	20	0,44	2,49	95	12,76	0,17
30—39	30—39	16	0,65	4,11	99	8,6	0,53
40—49	40—49	13	0,62	3,34	99	7,93	0,60
60—69	60—69	9	0,43	—	0		

Übersicht 5 Kraniologische   Meßstrecken
(nach Martin und Saller 1957)

Merkmal

24 = Größte Schädellänge
25 = morphologische Gesichtshöhe
28 = größte Schädelbreite
30 = Unterkieferwinkelbreite
32 = Mastoidalbreite
33 = vordere Interorbitalbreite
36 = Orbitalbreite

Übersicht 6a Körpermaße DDR 1956—1958 (Marcusson-Oehmisch)

weiblich

Länge	Alter	Gewicht	Brust-umfang	s (Standardabw.) Länge	Gewicht*	Brust-umfang*
cm	J. Mte.	kg	cm	cm	kg	cm
94	3,0	14,3	52	4,5	1,8	2,7
95	3,3	14,6	52			
96		14,8	52			
97	3,6	15,1	53			
98		15,4	53			
99	3,9	15,7	53			
100		15,9	53			
101	4,0	16,2	53	4,7	1,9	2,7
102	4,3	16,5	54			
103		16,8	54			
104	4,6	17,0	54			
105		17,3	54			
106	4,9	17,6	54			
107	5,0	17,9	55	4,9	2,0	2,9
108		18,2	55			
109	5,3	18,5	55			
110		18,8	55			
111	5,6	19,1	56			
112	5,9	19,4	56			
113		19,7	56			
114	6,0	20,0	56	5,2	2,2	3,0
115	6,3	20,4	56			
116	6,6	20,8	57			
117		21,2	57			
118	6,9	21,6	57			
119	7,0	22,0	58	5,5	2,4	3,1
120		22,4	58			
121	7,3	22,8	58			
122	7,6	23,2	59			
123	7,9	23,6	59			
124		24,0	59			
125	8,0	24,4	60	5,8	2,6	3,4
126	8,3	24,9	60			
127	8,6	25,5	60			
128		26,0	61			
129	8,9	26,6	61			
130	9,0	27,1	62	6,1	3,0	3,6
131	9,3	27,7	62			
132		28,2	63			
133	9,6	28,8	63			
134	9,9	29,3	64			
135	10,0	29,9	63	6,4	3,5	4,0

Forts. Übersicht 6 a

weiblich

Länge	Alter	Gewicht	Brust-umfang	s (Standardabw.) Länge	Gewicht*	Brust-umfang*
cm	J. Mte.	kg	cm	cm	kg	cm
136		30,5	65			
137	10,3	31,2	65			
138	10,6	31,8	66			
139	10,9	32,4	66			
140		33,1	67			
141	11,0	33,7	67	7,0	4,1	4,5
142		34,4	68			
143	11,3	35,2	68			
144	11,6	35,9	69			
145		36,7	69			
146	11,9	37,4	70			
147	12,0	38,1	70	7,4	5,0	5,2
148		39,1	71			
149	12,3	40,0	71			
150	12,6	41,0	72			
151		41,9	73			
152	12,9	42,9	74			
153	13,0	43,8	75	7,2	5,4	5,6
154	13,3	44,7	75			
155		45,5	76			
156	13,6	46,4	76			
157	13,9	47,2	77			
158	14,0	48,1	78	6,6	6,0	5,6
159	14,6	49,7	80			
160		51,3	81			
161	15,0	52,9	83	6,3	6,1	5,6
161	15,6	53,8	83			
162	16,0	54,7	83	2,6	6,1	5,6
162	16,6	55,3	84			
162	17,0	55,9	84	6,2	6,1	5,6
162	17,6	56,2	84			
162	18,0	56,4	84	6,2	6,1	5,6
162	18,6	56,7	84			
162	19,0	56,8	84	6,2	6,1	5,6
162	19,6	57,2	84			
162	20,0	57,5	84	6,2	6,1	5,6
162	20,6	57,8	84			
162	21,0	58,1	84	6,2	6,1	5,6

* Standardabweichung bezieht sich auf Größenklassen, nicht auf Altersklassen.

Übersicht 6b Körpermaße DDR 1956—1958 (MARCUSSON-OEHMISCH)

männlich

Länge	Alter	Gewicht	Brust-umfang	*s* (Standardabw.) Länge	Gewicht*	Brust-umfang*
cm	J. Mte.	kg	cm	cm	kg	cm
95	3,0	14,8	53	4,2	1,7	2,6
96	3,3	15,1	53			
97		15,3	53			
98	3,6	15,6	53			
99		15,9	54			
100	3,9	16,1	54			
101	4,0	16,4	54	4,8	1,9	2,6
102		16,6	55			
103	4,3	16,9	55			
104		17,1	55			
105	4,6	17,4	55			
106	4,9	17,6	55			
107		17,9	56			
108	5,0	18,1	56	5,0	2,0	2,8
109	5,3	18,4	56			
110		18,7	56			
111	5,6	19,1	56			
112	5,9	19,4	57			
113		19,7	57			
114	6,0	20,0	57	5,2	2,2	2,9
115	6,3	20,4	57			
116		20,8	58			
117	6,6	21,2	58			
118	6,9	21,6	58			
119		22,0	59			
120	7,0	22,4	59	5,5	2,4	2,9
121	7,3	22,8	59			
122		23,3	59			
123	7,6	23,7	60			
124		24,2	60			
125	8,0	24,6	61	5,7	2,6	3,0
126		25,1	61			
127	8,3	25,5	61			
128	8,6	26,0	61			
129	8,9	26,4	62			
130		26,9	62			
131	9,0	27,3	63	6,0	2,8	3,2
132	9,3	27,8	63			
133		28,4	63			
134	9,6	28,9	64			
135	9,9	29,5	64			
136	10,0	30,0	65	6,3	3,0	3,4

Forts. Übersicht 6 b

männlich

Länge	Alter	Gewicht	Brust-umfang	Länge	Gewicht*	Brust-umfang
				s (Standardabw.)		
cm	J. Mte.	kg	cm	cm	kg	cm
137	10,3	30,6	65			
138	10,6	31,2	66			
139	10,9	31,8	66			
140		32,4	67			
141	11,0	33,0	67	6,7	3,4	3,7
142	11,3	33,7	67			
143		34,4	68			
144	11,6	35,0	68			
145	11,9	35,7	69			
146	12,0	36,4	69	7,0	3,9	4,0
146	12,0	36,4	69	70	3,9	4,0
147	12,3	37,1	70			
148		37,8	70			
149	12,6	38,6	71			
150	12,9	39,3	71			
151		40,0	72			
152	13,0	40,7	72	7,9	4,6	4,2
153	13,3	41,5	73			
154		42,4	73			
155	13,6	43,2	74			
156	13,9	44,0	75			
157		44,9	75			
158	14,0	45,7	76	8,5	5,3	4,5
159		46,7	76			
160	14,3	47,8	77			
161		48,8	78			
162	14,6	49,9	78			
163		50,9	79			
164	14,9	52,0	80			
165	15,0	53,0	80	8,0	5,9	4,9
166	15,3	54,0	81			
167	15,6	55,1	82			
168	15,9	56,1	33			
169	16,0	57,1	84	7,8	6,1	4,9
170		58,3	84			
171	16,6	59,4	85			
172	17,0	60,6	86	7,2	6,1	4,9
172	17,6	61,6	87			
173	18,0	62,6	88	7,0	6,1	4,9
174	18,6	63,2	88			
174	19,0	63,8	89	7,0	6,1	4,9
174	19,6	64,5	89			
174	20,0	65,1	90	7,0	6,1	4,9
174	20,6	65,4	90			
174	21,0	65,6	91	7,0	6,1	4,9

* Standardabweichung bezieht sich auf Größenklassen, nicht auf Altersklassen

Forts. Übersicht 6 a

Durchschnitts-Gewicht u. Brustumfang
17-jähr. Jugendlicher nach Körperlänge

175	62,7	87	—	6,0	5,0
176	63,4	87			
177	64,1	87			
178	64,8	88			
179	65,5	88			
180	66,2	88			
181	66,9	89			
182	67,6	89			
183	68,3	89			
184	69,0	90			
185	69,7	90			
186	70,4	90			
187	71,0	90			
188	71,6	90			
189	72,2	90			
190	72,8	90			

Die Berücksichtigung des Alters kann bis etwa 21 Jahre bei Benutzung der Tabelle (männlich)
so erfolgen, daß für jedes Jahr Altersunterschied gegen das Alter 17 Jahre 1 kg Gewicht abgezogen
(jüngere Jugendliche) oder zugezählt wird (ältere Jugendliche).

Forts. Übersicht 6 b

Durchschnitts-Gewicht u. Brustumfang
16-jähr. Jugendlicher nach Körperlänge

163	55,7	84	—	6,0	5,0
164	56,3	84			
165	56,9	84			
166	57,5	84			
167	58,1	85			
168	58,7	85			
169	59,3	85			
170	59,9	85			
171	60,5	85			
172	61,1	86			
173	61,7	86			
174	62,3	86			
175	62,9	86			
176	63,5	87			
177	64,0	87			
178	64,5	87			
179	65,0	87			
180	65,5	87			

Die Berücksichtigung des Alters kann bis etwa 21 Jahre bei Benutzung der Tabelle (weiblich)
so erfolgen, daß für jedes Jahr Altersunterschied gegen das Alter 16 Jahre 0,7 kg Gewicht abgezogen (jüngere Jugendliche) oder hinzugezählt wird (ältere Jugendliche).

Übersicht 7   Kopfumfang bei Jugendlichen (cm, OSTER 1961)

Alter (Jahre)	Anzahl	$\bar{x}$	Min.	Max.	Anzahl	$\bar{x}$	Min.	Max.
Jungen					*Mädchen*			
10—11	55	52,7	50,0	56,0	60	51,9	49,0	55,0
11—12	45	52,9	48,5	55,0	56	52,5	48,5	56,0
12—13	55	53,0	50,5	56,0	69	53,2	49,5	57,0
13—14	469	54,3	49,5	61,0	463	54,0	49,5	57,5
14—15	319	54,4	48,5	58,0	321	54,2	49,5	59,0
15—16	56	55,9	52,0	60,0	11	54,6	52,0	56,0
16—17	10	55,9	54,0	58,0				
17—18	4	57,6	55,0	58,0				
18—19	20	57,2	54,0	60,0				
19—20	9	57,0	55,0	59,0				

Übersicht 8   Gonionwinkel (nach GRELL 1969)

Altersgruppe		I	II	III	IV	V	VI
Alter (Jahre) von - bis		0-10	11-15	16-20	21-25	26-30	31-40
Fernröntgen	♀	130,1	130,6	124,4	128,0	126,8	129,2
	♂	128,3	129,2	125,7	124,6	127,7	127,5
Direkte Messungen	♀	—	121,3		130,0		132,3
	♂	—	129,0		125,3		129,0
Summationswerte		129,3	129,8	125,1	126,5	127,8	128,9
Zahl der Untersuchten		63	123	61	51	27	36

Altersgruppe		VII	VIII	IX	X	XI
Alter (Jahre) von - bis		41-50	51-60	61-70	71-80	81-90
Fernröntgen	♀	129,1	128,4	129,3	127,8	—
	♂	127,4	128,0	129,6	132,1	124,8
Direkte Messungen	♀	—	131,0	133,8	133,0	132,6
	♂	126,4	132,0	127,0	133,7	129,6
Summationswerte		127,8	129,3	131,4	129,6	130,6
Zahl der Untersuchten		26	53	45	40	27

Übersicht 9 Sellamaße (mm) beider Geschlechter von verschiedenen Autoren

	$\bar{x}$	VB		$\bar{x}$	VB	Autor (Jahr)
Frauen			*Männer*			
Länge	10,0	(7,5—13,0)		11,1	(7,5—14,5)	HRDLIČKA (1939)
	11,8	(8,0—13,5)		12,5	(10,0—16,0)	Eigene Untersuchungen (1968)
		12,5 (9,9—15,2)				VOLUTER (1959)
Tiefe	9,4	(5,0—13,0)		9,1	(6,0—12,0)	HRDLIČKA (1939)
	7,4	(4,0—11,0)		9,0	(4,0—11,5)	Eigene Untersuchungen (1968)
		10,0 (8,0—12,5)				VOLUTER (1959)
Breite	10,8	(8,0—15,0)		11,5	(7,0—15,0)	HRDLIČKA (1939)
Fläche	87	(58 —120)		86	(59 —125)	HAAS (1954)

Übersicht 10 Für Liegezeitbestimmungen anwendbare Herstellungs- und Entwicklungsdaten der prothetischen Stomatologie (SCHOLZ, modifiziert nach HANTSCHE 1971)

1838 Gestanzte Kronen
1856 Prothesenbasis aus Kautschuk
1866 Aluminiumplatten als Prothesenbasis
1880 Ringdeckelstiftkrone nach Richmond
1890 Unterspülbare Brückenkonstruktion
1893 Herstellung von Porzellanzähnen in Deutschland durch Zahnfabrik Wienand
1906 Brückenkonstruktion mit Umgehungsbügel
1907 Goldgußverfahren
1907 Teleskopkrone
1918 Einstückgußprothese
1923 Chrom-Nickel-Legierung
1925 Bügelprothese
1936 Prothesenbasis aus Plast (Paladon) — Akrylat —
1941 Plastzähne in Deutschland
1949 Mathé'sche Facettenkrone
1950 Schnellhärtende Autopolymerisate
1951 Weichbleibender Plast

Übersicht 11 Humerus- und Skapulamaße beider Geschlechter der 3 Konstitutionstypen, in Abhängigkeit vom Lebensalter

Konstitution	Alter (Jahre)	Anzahl n	Körpergröße (cm)			Rechte Humeri Frischgewicht (g)			Länge (cm)			Scapula dextra Frischgewicht (g)		
			$\bar{x}$	s	v(%)	$\bar{x}$	s	v(%)	$\bar{x}$	s	v(%)	$\bar{x}$	s	v(%)
Männer														
A	20—39	14	182,4***	4,1	2,3	359,6***	43,4	12,1	35,0***	0,5	1,5	302,2***	35,8	11,8
L	20—39	17	174,7	3,4	1,9	303,2	20,7	6,8	33,4	0,9	2,7	209,7	30,7	14,6
P	20—39	2	170,5	0,7	0,4	420,0	14,1	3,4	34,3	0,1	0,4	300,0	14,1	4,7
A	40—69	23	176,4***	2,7	1,6	371,1***	46,3	12,5	34,3***	0,7	2,0	293,9**	30,4	10,3
L	40—69	37	172,1***	3,8	2,2	294,1***	27,7	9,4	33,7**	0,9	2,7	213,6*	36,4	17,0
P	40—69	23	170,0	5,1	3,0	367,0***	54,4	14,8	33,3**	0,7	2,2	288,5**	45,3	15,7
A	70—89	12	169,8***	4,4	2,6	387,5***	42,3	10,9	34,5***	0,7	1,9	306,7***	56,6	18,4
L	70—89	29	165,7***	2,6	1,6	293,9	30,5	10,4	33,3***	0,9	2,9	209,3	38,5	18,4
P	70—89	6	162,3	1,6	1,0	345,0***	58,3	16,9	32,9***	0,8	2,6	287,5***	57,6	20,0
Frauen														
A	20—39	8	169,4	1,8	1,1	271,2	27,9	10,3	30,6	0,5	1,5	211,2	12,5	5,9
L	20—39	21	164,5	2,8	1,7	198,6	20,6	10,4	29,9	0,7	2,2	145,5	15,6	10,7
P	20—39	6	162,5	4,1	2,5	269,2	51,8	19,3	29,5	0,5	1,8	183,3	29,6	16,2
A	40—69	7	168,9	2,4	1,4	305,5	38,6	12,2	31,0	0,5	1,6	242,5	40,3	16,6
L	40—69	25	163,5	3,6	2,2	236,4	32,7	13,8	30,2	0,9	2,9	163,4	21,6	13,2
P	40—69	28	162,2	2,9	1,8	295,2	35,4	12,0	29,7	0,9	3,0	208,8	31,8	15,2
L	70—89	22	160,9	4,8	3,0	210,4	38,6	18,3	30,1	0,7	2,4	152,5	33,8	22,1
P	70—89	17	160,2	4,0	2,5	281,5	29,5	10,5	29,7	0,7	2,4	211,2	34,2	16,2

A = Athleten, L = Leptosome, P = Pykniker — Signifikante Sexualdifferenzen der jeweiligen Altersgruppe sind angegeben.

Übersicht 12 Femurmaße beider Geschlechter an den 3 Konstitutionstypen in verschiedenen Altersgruppen

Konstitution	Alter (Jahre)	Anzahl n	Körpergröße (cm)			Frischgewicht (g)			Länge (cm)		
			$\bar{x}$	s	v(%)	$\bar{x}$	s	v(%)	$\bar{x}$	s	v(%)
Männer											
A	20—39	14	178,2**	5,7	3,2	1030,8**	114,7++	11,1	48,9***	2,2	4,4
L	20—39	16	172,9**	4,3	2,5	914,2	90,4	9,9	47,2**	1,7	3,5
P	20—39	5	176,0***	6,6	3,7	1008,0**	43,1	4,3	47,9*	2,9	6,0
A	40—69	25	173,2***	4,6	2,6	983,0***	116,0	11,8	48,3**	1,9	3,9
L	40—69	21	169,7***	6,2	3,6	870,7	103,7	11,9	46,7	2,4	5,1
P	40—69	9	168,0**	4,0	2,4	922,5	89,2	9,7	46,5	1,5	3,2
A	70—89	13	167,9***	4,8	2,9	981,5***	104,5	10,6	46,1***	1,6	3,5
L	70—89	24	163,6***	4,3	2,6	840,4	110,9	13,2	45,5***	2,1	4,7
P	70—89	14	163,3***	7,2	4,4	912,1	142,1	15,6	45,7***	3,2	7,1
Frauen											
A	20—39	5	167,8	2,3	1,4	846,0	89,1	10,5	0,9	44,2	1,9
L	20—39	16	160,3	4,7	2,9	651,0	79,7	12,2	43,1	1,7	3,9
P	20—39	6	168,5	2,4	1,4	820,0	101,4	12,4	44,7	1,8	4,1
A	40—69	1	168,0	—	—	910,0	—	—	46,5	—	—
L	40—69	30	158,1	8,0	5,1	669,7***	100,2	14,9	42,4***	2,4	5,7
P	40—69	21	160,6	4,5	2,8	733,4***	101,7	13,9	43,9**	1,9	4,3
L	70—89	19	154,6	6,1	3,9	675,3	92,0	13,6	42,9	2,3	5,4
P	70—89	19	155,5	6,1	3,9	727,6	104,3	14,3	42,9	1,9	4,5

A = Athleten, L = Leptosome, P = Pykniker — geschlechtsspezifische Signifikanz der jeweiligen Altersgruppe ausgewiesen.

Übersicht 13 Diagnostische Koeffizienten (DK) für die Geschlechtsbestimmung an der Tibia (T) u. der Fibula (F) nach Garmus (1974)

1. Gesamtlänge T, mm	DK	2. Gelenklänge T, mm	DK	3. Breite der proximalen Epi- physeT, mm	DK
bis 310	+ 00	bis 290	+ 00	bis 69,0	+ 00
311−320	+109	291−310	+106	69,5−71,0	+162
321−340	+101	311−330	+ 70	71,5−74,0	+ 93
341−350	+ 29	331−350	− 25	74,5−76,0	+ 49
351−360	− 10	351−370	− 96	76,5−78,0	− 58
361−380	− 56	371−390	−128	78,5−80,0	−139
381−390	−110	391 u. mehr	− 00	80,5−85,0	−159
391−410	−123			85,5 u. mehr	− 00
411 u. mehr	− 00				

4. Breite der distalen Epiphyse T, mm	DK	5. Sagittaler Durch- messer des äußeren Gelenkkopfes T, mm	DK	6. Umfang der Diaphyse der T in Höhe des Foramen nutricium, mm	DK
bis 46,0	+ 00	bis 40,0	+ 00	bis 79,0	+118
46,1−49,0	+142	40,1−42,0	+138	79,1−83,0	+ 74
49,1−51,0	+132	42,1−43,0	+ 61	83,1−89,0	+ 43
51,1−53,0	+ 60	43,1−44,0	− 41	89,1−93,0	− 18
53,1−55,0	− 43	44,1−46,0	− 89	93,1−97,0	− 57
55,1−56,0	− 84	46,1−48,0	−146	97,1−105,0	−122
56,1−59,0	−157	48,1 u. mehr	− 00	105,1 u. mehr	− 00
59,1 und mehr	− 00				

Übersicht 13 (Fortsetzung)

7. Durchmesser der Mitte der Diaphyse der T auf dem Röntgenogramm, mm	DK	8. Fläche des Sägequerschnittes der Mitte der Diaphyse der T, mm	DK
bis 18	+ 00	bis 280	+ 00
18,1−20,0	+135	281−380	+110
20,1−22,0	+ 72	381−430	+ 63
22,1−25,0	− 15	431−480	+ 37
25,1−27,0	− 69	481−530	− 68
27,1−30,0	−123	531−680	−125
30,1 u. mehr	− 00	681 u. mehr	− 00

9. Größte Länge der F, mm	DK	10. Breite der proximalen Epiphyse der F, mm	DK
bis 310	+ 00	bis 22	+ 00
311−330	+132	22,1−25,0	+ 60
331−340	+ 92	25,1−27.0	+ 48
341−350	+ 16	27,1−28,0	0
351−360	− 13	28,1−30,0	− 38
361−380	− 81	30,1−33,0	−132
381−400	−129	33,1 u. mehr	− 00
401 u. mehr	− 00		

Literatur

Lehr- und Handbücher sowie wesentliche Monographien

Acsádi, Gy., und *J. Nemeskéri*, History of human life span and mortality. Akadémiai kiadó, Budapest 1970

Becker, P. E., Humangenetik, Thieme, Stuttgart 1968, Bd. I/1, 1969 Bd. I/2

Breul, D., Methoden der Geschlechts-, Körperlängen- und Lebensaltersbestimmung von Skelettfunden. Schmidt-Römhild, Lübeck 1974

Burov, S. A., und *B. D. Rezuikov*, Röntgenologie in der Gerichtsmedizin (Rentgenologija v sudebnoj medicine), Hrsg. Universität Saratov 1975

Gradwohl, R. B. H., Legal medicine. Mosby, St. Louis 1st Print. 1954, 2nd Print. Camps, E. Bristol 1968.

Gustafson, G., Forensic odontology. Staphless Press, London 1966

Handwörterbuch der Rechtsmedizin, hrsg. v. *G. Eisen*. Enke, Stuttgart 1973, Bd. I

Krogman, W. M., The human skeleton in forensic medicine. C. Thomas, Springfield, Illinois, USA 1st Print. 1962; 2nd Print. 1973

Kubizkij, Ju. M., Sudebnomedizinskoj isledovanie neopoznanich trupov i kostnich ostankov dlja zadatsch otoschdestvlenija litschnosti (Gerichtsmedizinische Untersuchungen von unbekannten Leichen und Knochenüberresten für Aufgaben der Identifikation der Persönlichkeit). Moskau 1959

Martin, R., und *K. Saller*, Lehrbuch der Anthropologie, 3. Aufl. Fischer, Stuttgart Bd. I 1957, Bd. II 1959, Bd. III 1962

Mueller, B., Gerichtliche Medizin. Springer, Berlin-Heidelberg-New York, 1. Aufl. 1953, 2. Aufl. 1975, Bd. 1

Nainis, I. W., Identifikazija litschnosti po proksimalnim kostjam konjetschnostjei (Personenidentifikation an proximalen Extremitätenknochen). Mintis, Vilnjus 1972

Neiss, A. W., Röntgenidentifikation. Thieme, Stuttgart 1968

Paschkova, V. J., Otscherki sudebnomedizinskoi osteologij (Grundzüge der gerichtsmedizinischen Osteologie). Medgiz, Moskau 1963

Prokop, O., Forensische Medizin, 2. Aufl. Volk und Gesundheit, Berlin 1966.

—, und *W. Göhler*, Forensische Medizin, 3. Aufl. Volk u. Gesundheit, Berlin 1975

—, und *G. Uhlenbruck*, Lehrbuch der menschlichen Blut- und Serumgruppen, 2. Aufl. Fischer, Jena 1963

Ponsold, A., Lehrbuch der Gerichtlichen Medizin, 3. Aufl. Thieme, Stuttgart 1967

Stevens, P. J., Fatal civil aircraft accidents. Wright & sons, Bristol 1970

Stewart, T. D., Personal Identification in mass diseasters. National Museum of Natural History Smithsonian Instit., City of Washington 1970

Vlček, E., Symposium über die Alters- und Geschlechtsbestimmung an Skelettmaterial. Narodni muzeum, Praha 1971

1. u. 2. *Identifikation durch äußere Merkmale sowie durch pathologische Befunde*

Bertillon, A., Das anthropometrische Signalement (franz.). Dt. Ausg. v. Sury, 2. Aufl. Sturzenegger, Bern 1895

Brittain, R. P., Tattoed letters and identification. J. Crimin. Law *40* (1949) 787—790

Büchi, E. C., Änderungen der Körperform beim erwachsenen Menschen. Habil.-Schr. (phil.), Zürich 1950, Anthrop. Forsch. Heft *1*, Zürich 1950

Bürger, M., Die Hand des Kranken. Lehmanns, München 1956

Burger, E., Die Bekleidung als Hilfsmittel zur Identifizierung unbekannter Personen. Inaugural-Diss., Frankfurt/M. 1960

Clausnitzer, K. H., Berichtigung der Langerschen Zahlen. Dtsch. Z. ges. gerichtl. Med. *48* (1959) 378—382

Dahlberg, G., und *E. Lander*, Size and form of the foot in men. Acta Genet. 1 (1948) 115 — 162

Dürwald, W., Forensische Osteologie, In: *Prokop, O.*, Forensische Medizin, 2. Aufl. Volk u. Gesundheit, Berlin 1966

Feldmann, H. U., *R. Rupek* und *D. Tenhaeff*, Zur Akzeleration der Neugeborenen. Münch. med. Wschr. *114* (1972) 2134—2137

Gerin, C., La diagnosi radiologica di età della fratture dei metatarsi, dei metacarpi e delle falangi. Arch. anthrop. crim. *57*, Suppl. (1937) 185—187

Gomer, J. F., Leitsymptom „Frühergrauen des Haupthaares". Z. menschl. Vererb.- u. Konstit.-Lehre *31* (1953) 359—375

Gross, H., His'sches Rekonstruktionsverfahren auf den Schädel von *J. S. Bach*, Arch. Kriminol. *1* (1898) 120—121; *7* (1901) 164—165

Groß, W., Der Behaarungstyp bei Männern in verschiedenen Lebensaltern. Inaugural-Diss., Kiel 1953

Grüner, O., Bemerkungen zur photographischen Identifizierung menschlicher Schädel. Beitr. gerichtl. Med. *21* (1961) 149—155

—, und *R. Helmer*, Identifizierung. In: *Mueller, B.*, Gerichtliche Medizin, 2. Aufl. Springer, Berlin-Heidelberg-NewYork 1975, Bd. 1, S. 156—206

—, und *R. Reinhard*, Ein photographisches Verfahren zur Schädelidentifizierung. Dtsch. Z. ges. gerichtl. Med. *47* (1959) 247 — 256

Günther, H., Biometrische und endokrinologische Betrachtungen über den Abschluß des menschlichen Längenwachstums. Endokrinologie *29* (1952) 266—280

Haberda, A., Sicherstellung der Identität von Leichen, In: *Hofmann, E. R. von*, und *A. Haberda*, Lehrbuch der gerichtlichen Medizin. Urban & Schwarzenberg, Wien 1923, II. Teil, S. 982—1014

Hackl, H., Über einige für kraniologische Untersuchungen wichtige pathologische Schädelveränderungen. Z. Morph. Anthrop. *50* (1959) 78—90

Harsányi, L., und *G. Gerencsér*, Untersuchungen zur Bestimmung der Gruppensubstanzen in histologischen Präparaten. Beitr. gerichtl. Med. *28* (1971) 244—249

Hartmann, H. P., und *M. Steiner*, Identifizierung von Leichenteilen und skelettierten Leichen. Kriminalistik *19* (1965) 505—509

Heifer, U., und *F. Sadigh*, Nachweis der Gruppenantigene A und B an menschlichen Zähnen. Arch. Kriminol. *143* (1969) 173—177

Helmuth, H., Body height, foot size and the secular trend in growth. Z. Morph. Anthrop. *66* (1974) 31—42

Herold, K., Nachweis der Blutgruppe aus formolfixierten Organteilen. In: *Prokop, O.*, Forensische Medizin, 2. Aufl. Volk u. Gesundheit, Berlin 1966, S. 375

Hirth, L., Zur Altersschätzung beim lebenden Menschen. Dtsch. Z. ges. gerichtl. Med. *48* (1959) 188—194

Höhne, K., Schnell- bzw. Reihendiagnose der Kretzschmer'schen Konstitutionstypen. Ärztl. Forschung *1* (1947) 219—222

Holczabek, W., Ein Beitrag zur Identifizierung durch vergleichende Röntgenuntersuchungen. Beitr. gerichtl. Med. *20* (1955) 35—36

—, Zur Untersuchung des Magen-Darmtraktes für die Todeszeitbestimmung. Beitr. gerichtl. Med. *21* (1961) 23—27

Holzer, F. J., Identitätsnachweis durch pathologische Befunde. Wien. klin. Wschr. *76* (1964) 511—514

—, Identifizierung. In: *Ponsold, A.*, Lehrbuch der gerichtlichen Medizin, 3. Aufl., Thieme, Stuttgart 1967 S. 275—283

Hoppe, H., Altersbestimmung nach dem Relief der Symphysenfläche des Schambeins. Inaugural-Diss., Freiburg i. Br. 1969

Jürgens, H. W., Über sexualdifferenzierte Proportionsveränderungen beim Wachstum des Menschen. Z. Morph. Anthrop. *50* (1960) 210—219

Kenntner, G., Die Veränderungen der Körpergröße des Menschen. Inaugural-Diss. (phil.), Karlsruhe 1963

Kerley, E. R., Special observations in skeletal identification. J. forens. Sci. *17* (1972) 349—357

Kirst, R., und *B. Landes*, Über ABO Bestimmungen am kompakten Knochen. Kriminalistik u. forens. Wiss. *6* (1971) 99—112

—, und *B. Landes*, Untersuchungen zur Gm- und ABO Bestimmung aus Knochensubstanz. Kriminalistik u. forens. Wiss. *11* (1973) 71—82

—, *M. Lukic*, *Ch. Richter* und *W. Schubert*, Über die Blutgruppeneigenschaften der Fingernägel. Forum Kriminal. *3* (1971) 76—80

Knussmann, R., Entwicklung, Konstitution, Geschlecht. In: *Becker, P.*, Humangenetik. Thieme, Stuttgart 1968, Bd I, S. 280—416.

Koch, E. W., Die Akzeleration und Retardierung des Wachstums und ihre Beziehung zum erreichbaren Höchstalter des Menschen. Dtsch. Ges. wesen *8* (1953) 1492—1501

Krämer, K., *D. Sondermeier* und *H. Flatow*, Untersuchungen zur mehrfach behaupteten Nachweisbarkeit der ABO-Gruppensubstanz in menschlichen Zähnen. Z. ärztl. Fortbild. *56* (1962) 750—758

Kretschmer, E., Körperbau und Charakter. Springer, Berlin-Göttingen-Heidelberg 1955

Langer, K., Wachstum des menschlichen Skelettes mit Bezug auf den Riesen. Wien. Akad.
Wissensch. (Math.-nat. Klasse) *31* (1872)
1—106

Lengyel, I., und *J. Nemeskéri,* Über die Blutgruppenbestimmung am Knochen mit Hilfe
der Fluoreszenz-Antikörper-Methode. Homo
15 (1964) 65—72

Lenz, W., und *H. Kellner,* Die körperliche Akzeleration. Juventa-Verl., München 1965

Leopold, D., Identifikation durch Schädeluntersuchungen — unter besonderer Berücksichtigung der Superprojektion. Habil.-Schr.,
Leipzig 1968

—, Die Superprojektion — eine Möglichkeit zur
Identifikation. Kriminalistik u. forens. Wiss.
6 (1971) 177—182

—, Erfahrungen bei Katastrophenuntersuchungen in der DDR unter besonderer Berücksichtigung der Superprojektion. Acta med.
leg. *23* (1973) 689—691 u. 710—711

—, Befunddokumentation bei Katastrophenuntersuchungen (Identitätskarte). XVI. Fortbildungstagung gerichtsmedizinischer Institute, Magdeburg 25. 4. 1975

—, und *W. Dürwald,* Die Identitätskarte —
Grundlage für die Personenidentifikation.
Kriminalistik u. forens. Wiss. *15* (1974) 125
—134

—, und *E. Müller,* Einbeziehung des Gm-Systems in die spurenkundlichen Untersuchungen. Forum Kriminal. (1966), H. 2, 14—16

Ley, K., Über die Möglichkeit einer objektiven
Bestimmung des Lebensalters an der Leiche
nach äußeren Merkmalen. Inaugural-Diss.,
München 1934

Mackerle, S., Identitätsfeststellung durch Röntgenuntersuchungen der Knochen. Soudné
lèk. *4* (1959) 58—59 (tschech., dtsch. u. engl.
Zus.fassg.)

—, und *S. Loyka,* Gruppenzugehörigkeit in
Zähnen und Haaren, deren Ermittlung mit-
tels der Absorptions-Elutionsmethode. Acta
Univ. Palack. Olomuc. *60* (1971) 79—82

Malinowski, A., und *R. Porawski,* Identifi-
zierungsmöglichkeiten menschlicher Brandknochen mit besonderer Berücksichtigung
ihres Gewichtes. Zacchia *5* (1969) 392—410

Manouvrier, L., De la détermination de la taille
d' aprés les grands os des membres. Mém. soc.
anthrop. Paris 2ᵉ sér. *4* (1893) 347—402

Marcusson, H., Das Wachstum von Kindern
und Jugendlichen in der DDR. Habil.-Schr.,
Berlin 1960

Matys, H., Größen- und Gewichtsverhältnisse
Neugeborener unter besonderer Berücksich-

tigung der Frage der Akzeleration. Inaugural-
Diss., Leipzig 1954

Mayr, W. R., Die Leukozytenantigene und
ihre klinische Bedeutung. Blut *31* (1975) 337
—342

Meier, J., Der Beitrag der Kriminalwissenschaft
zur Identifizierung von Leichen und Leichenteilen. Kriminalistik *25* (1972) 477—480

Merkel, H., und *K. Walcher,* Gerichtsärztliche
Diagnostik und Technik, 3. Aufl. Hirzel, Leipzig 1951 S. 215—220

Moharrem, L., Über den Nachweis von gruppen-
spezifischen Stoffen in formolfixierten Organen. Dtsch. Z. ges. gerichtl. Med. *23* (1934)
197—205

Müller, L. R., Über die Altersschätzung bei
Menschen. Springer, Berlin 1922

Nadeshdin, W. A., Zur Frage der objektiven
Altersbestimmung an lebenden Erwachsenen
mit der Genauigkeit von 1—3 Jahren im
Durchschnitt. Dtsch. Z. ges. gerichtl. Med. *6*
(1926) 121—133

Pearson, K., On the reconstruction of the stature of the prehistoric races. Philos. Transact.
Roy Soc., Ser. A *192* (1899) 169—244

Peitsch, H., Identifizierung unbekannter Toter.
Inaugural-Diss., Würzburg 1970

Pietsch, I., Einige biologische und soziale
Aspekte der Entwicklung der Körpermaße
bei Neugeborenen in Ungarn in den Jahren
1954 und 1964. Inaugural-Diss., Berlin 1969

Polson, C. J., und *D. J. Gee,* The essentials
of forensic medicine, 3rd., Ed. Pergamon
Press Ltd., Oxford 1973

Pozzato, R., und *W. Molla,* La determinazione
della proprietá gruppospecifiche ABO su
frammenti di organo fissati in paraffina. Riv.
med. leg. *1* (1959) 19—33

Prietz, G., und *K. Baranowski,* Bezeichne, beschreibe richtig Personen, 1. Aufl. Ministerium d. Innern, Berlin 1970

Prokop, O., Immunantikörpertitersenkung
durch Lecithin. Z. Immun. Forsch. *108* (1950)
245—250

—, und *G. Uhlenbruck,* Lehrbuch der menschlichen Blut- und Serumgruppen, 3. Aufl.
Thieme, Leipzig 1966

Rehberg, G., Über den Aussagewert von Be-
kleidungsstücken bei der Untersuchung von
Flugzeugkatastrophen. Z. Militärmed. *7*
(1966) 85—86

Reinhardt, G., und *P. Zink,* Über den Zusammenhang zwischen Fuß- und Körpergröße.
Arch. Kriminol. *143* (1969) 138—144

Riemann, H., Zur Bestimmung der Linkshändigkeit bei Lebenden und Toten. Z. ärztl.
Fortbild. *53* (1959) 706—715

Ries, W., Zum Alterswandel der Körpergestalt. Z. Alternsforsch. *20* (1967) 335—346

Rother, P., H. Hunger, H. Vahle und *R. Rother*, Über die Rekonstruktion der Körperhöhe aus den Maßen langer Röhrenknochen sowie über den Einfluß des Alterns und der Akzeleration auf die Körperhöhe und die vertikalen Proportionen des Menschen. Gegenbauers morph. Jb. *119* (1973) 767—795

Sälzler, A., Ursachen und Erscheinungsformen der Akzeleration unter besonderer Berücksichtigung der Kinder in den ersten Lebensjahren. Habil.-Schr., Berlin 1964

Saller, K., Zur Anatomie der Geschlechter beim Menschen. Acta Anat. *20* (1954) 62—93

Scheibe, E., B. Gibb und *S. Beyer*, Zum Nachweis von blutgruppenaktiven Stoffen im Menschenknochen. Dtsch. Z. ges. gerichtl. Med. *52* (1962) 222—230

Schmechta, H., Zum Nachweis der Blutgruppe des ABO-Systems an menschlichen Zähnen. Kriminalistik u. forens. Wiss. *23* (1976) 97—109

Seelig, E., Lehrbuch der Kriminologie, 2. Aufl., Kienreich, Graz 1951

Serebrennikov, I. M., Gerichtsmedizinische Untersuchung von Hautnarben. Gosudarstvennoe Izd. med. Lit., Moskau 1962

Slavik, V., und *F. Meluzin*, Bestimmung der Gruppenzugehörigkeit im System ABO aus histologischem Material. Z. Rechtsmedizin *70* (1972) 79—88

Schäfer, W., Anwendung neuer Vordrucke der Kriminalpolizei bei der Identifizierung unbekannter Toter. XVI. Fortbildungstagung gerichtsmedizinischer Institute, Magdeburg 25. 4. 1975

Telkkä, A., On the prediction of the human stature from the long bones. Acta anat. *9* (1950) 103—117

Thieme, F. P., und *Ch. M. Otten*, The unreliability of blood typing aged bone. Amer. J. phys. Anthrop. *15* (1957) 387—397

Trotter, M., und *G. Gleser*, Estimation of stature from long bones of American whites and negroes. Amer. J. phys. Anthrop. *10* (1952) 463—514

van Vark, G. N., The investigation of human cremated skeletal material by multivariate statistical methods. Ossa *1* (1974) 63—95; *2* (1975) 47—68

Walter, H., M. Fritz und *A. Welker*, Untersuchungen zur sozialen Verteilung von Körperhöhe und Körpergewicht. Z. Morph. Anthrop. *67* (1975) 6—18

Wehran, H.-J., Nagellackuntersuchungen in einem Mordfall. VII. Fortbildungstagung gerichtsmed. Institute, Halle 8. 6. 1967

Weil, R., und *G. Knak*, Über die Altersveränderungen der Regio submentalis beim Menschen. Z. Alternsforsch. *13* (1959) 320—332

Wenzky, O., Vom Agnoszierungswert gezeichneter Täterbilder. Kriminalistik *20* (1966) 177—183; 236—239

Yada, S., M. Okane und *Y. Sano*, A simple method for blood-grouping fingernails. Acta Crim. Med. leg. jap. *32* (1966a) 96—98

3.   *Leichenbrand*

Amprino, R., Investigations on some physical properties of bone tissue. Acta anat. *34* (1958) 161—186

Dokladal, M., Ein Beitrag zur Identifikation von Leichenbränden. Antropos *7* (1963) 29—38

—, Ergebnisse experimenteller Verbrennungen zur Feststellung von Form- und Größenveränderungen von Menschenknochen unter Einfluß von hohen Temperaturen. Anthrop. *8* (1970) 3—17

Gejvall, N. G., Cremations. In: *Brothwell, D.*, und *E. Higgs*, Science in Archeology. Thames and Hudson, London 1963, pp 379—390

Grimm, H., Der gegenwärtige Stand der Leichenbranduntersuchungen. Ausgrabungen und Funde *6* (1961) 299—306

Haarhoff, K., und *H. Reh*, Identifizierung eines Brandtorsos mit Mordrekonstruktion. Arch. Kriminol. *156* (1975) 145—152

Harsányi, L., Scanning electron microscopic Investigation of thermal damage of the teeth. Acta Morph. Acad. sci Hung. *23* (1976) 271—281

—, und *Gy. Szuchovszky*, Igazságügyi, Egyetemi jegyzet. Föv. Nyomdaip. Váll., Budapest 1971

Hayek, E., und *H. Newesely*, Über die Existenz von Tricalciumphosphat in wässrigen Lösungen. Mh. Chem. *89* (1958) 88—95

Herrmann, B., Neuere Ergebnisse zur Beurteilung menschlicher Brandknochen. Z. Rechtsmedizin *77* (1976) 191—200

Malinowski, A., und *R. Porawski*, Identifikationsmöglichkeiten menschlicher Brandknochen mit besonderer Berücksichtigung ihres Gewichts. Zacchia *44* (1969) 392—410

Muller, M., Au sujet des déformation et medifications des os au cours de la calcination et de leurs consequences médicolégales. Ann. méd. lég. *1—2* (1921) 298

Posner, A. S., Crystal chemistry of bone mineral. Physiol. Rev. *49* (1969) 760—792

Prokop, O., Die Einwirkung hoher Temperaturen. In: *Prokop, O.*, und *W. Göhler*, Forensische Medizin, 3. Aufl. Volk u. Gesundheit, Berlin 1975, S. 141—151

Rostate, A., Variazioni della micridurezza nell'osso primario bovini di varia eta. Arch. Putti Chir. Organi Mov. *18* (1963) 391—417

Rötzscher, K., und *W. Reimann*, Die forensische Stomatologie. In: *Prokop, O.*, und *W. Göhler*, Forensische Medizin, 3. Aufl. Volk u. Gesundheit, Berlin 1975, S. 545—564

Schollmeyer, W., Die Mithilfe des Zahnarztes bei der Identifikation unbekannter Toter. Zahnmed. Bild *4* (1963) 112—114

—, Schädelknochenverletzungen durch Verbrennungen. Wiss. Z. Karl-Marx-Univ. Leipzig, Math.-Naturwiss. Reihe *25* (1976) 531 —538

Schumacher, G. H., und *H. Schmidt*, Anatomie und Biochemie der Zähne. Volk u. Gesundheit, Berlin 1972

van Vark, G. N., The investigation of human cremated skeletal materials by multivariate statistical methods. Ossa *1* (1974) 63—95; *2* (1975) 47—68

4.   Haare

Atscherkan, N. N., K opregelenuju antigenow sistemi ABO w wolosach soobschtschenie. Sudebno-med. ekspertiza *9* (1966) 30—35

Barr, M. L., und *E. G. Bertram*, A morphological distinction between neurones of male and female and the behaviour of the nucleolar satellite during accelerated nucleoprotein synthesis. Nature *163* (1949) 676—677

Berg, S., Der Identifizierungswert des menschlichen Haares. Arch. Kriminol. *159* (1977) 65—73

—, und *G. Schaidt*, Eine Methode zum Nachweis kosmetischer Haarfärbungen an einzelnen Haaren. Kriminalistik *8*/Kriminalwissenschaft *1* (1954) 23

Berghaus, G., *U. Reifenberg* und *G. Dotzauer*, Geschlechtsbestimmung an Skeletteilen. Z. Rechtsmedizin *72* (1973) 255—268

Birjukowa, L. G., K woprosu ob opredelenij grupowoi prinadleschnosti wolos. Sudebno-med. ekspertiza *3* (1960) 19—24

Boettcher, B., und *D. J. Kay*, ABO blood grouping of human hair using radioactively-labelled antibodies. Vox sang. *25* (1973) 420—425

Brinkmann, B., und *U. Jobst*, Bestimmung des Kerngeschlechts an biologischen Spuren. Z. Rechtsmedizin *73* (1973) 1—6

Castagnoli, E., und *M. Frei*-Sulzer, Die Bedeutung des Geschlechtschromatins in der Kriminalistik. Arch. Kriminol. *140* (1967) 1—8

Caspersson, T., *L. Zech* und *C. Johansson*, Differential binding of alkylating fluorchromes in human chromosomes. Exp. Cell Res. *60* (1970) 315—319

—, —, —, und *E. I. Modest*, Identification of human chromosomes by DNA-reacting fluorescing agents. Chromosoma *30* (1970) 215

Caspersson, T., *L. Zech*, *C. Johansson*, *J. Lindsten* und *M. Hulten*, Fluorescent staining of heteropycnotic chromosome regions in human interphase nuclei. Exp. Cell. Res. *61* (1970) 472—474

Cramer, H.-S., zit. bei: *Eisen, G.*, Handwörterbuch der Rechtsmedizin. Enke, Stuttgart 1973, Bd. I., S. 147

Dege, M., Darstellung des Sexchromatins in Haarwurzelscheiden. Z. Rechtsmedizin *71* (1972) 37—38

Dixon, A. D., und *J. B. D. Torr*, zit. bei: *Michailov, R.* Die Persistenz von Geschlechtschromatin in Zellkernen innerer Organe bei der Aufbewahrung unter verschiedenen Bedingungen. Kriminalistik u. forens. Wiss. *16* (1974) 141—149

Frankenberg, M. H., Untersuchungen über den Nachweis des Geschlechtschromatins an Haarwurzeln isolierter menschlicher Haare. Inaugural-Diss., Bonn 1959

Gramer, L., und *D. Tausch*, Zur ABO-Blutgruppenbestimmung an Haaren. Z. Rechtsmedizin *72* (1973) 63—67

Grünewald, U., Nachweis der Gruppensubstanz an ultraschallbehandelten Nägeln. Inaugural-Diss., Halle/S. 1962

Hammer, H.-J., und *D. Leopold*, Betrachtungen zur ABO-Blutgruppenbestimmung an Haaren. In: Aktuelle Fragen der gerichtlichen Medizin. Wiss. Beitr. (III) Martin-Luther-Univ. Halle-Wittenberg (1968) 85—88

—, Opredelenie polowoi prinadleschnosti wolos. Sudebno-med. ekspertiza *17* (1974) 36—38

—, und *R. Franke*, Der Nachweis des Barr'-schen Geschlechtschromatins an der menschlichen Haarwurzel. Kriminalistik u. forens. Wiss. *17* (1974) 75—83

Heifer, U., Zum Beweiswert von ABO-Bestimmungen an Einzelhaaren. Arch. Kriminol. *142* (1968) 78—84

Herbich, J., und *K. Meinhart*, Fluoreszenz-optischer Nachweis des Y-Chromosoms in isolierten Gewebszellkernen. Ärztl. Lab. *18* (1972) 328—331

Jentzsch, G., und *G. Fünfhausen*, zit. bei: *Michailov, R.*, Die Persistenz von Geschlechtschromatin in Zellkernen innerer Organe bei der Aufbewahrung unter verschiedenen Bedingungen. Kriminalistik u. forens. Wiss. *16* (1974) 141—149

Jordan, H., Schnellverfahren zur Darstellung der Cuticula und des Markstrangs menschlicher und tierischer Haare. XVII. Fortbildungstagung der gerichtsmedizinischen Institute Jena, Leipzig, Magdeburg, Halle 1976

Fritz, H., und *H. Zinycz,* Verbesserung der mikroskopischen Haardiagnostik durch Einsatz von Hochpolymeren. Kriminalistik u. forens Wiss. *18* (1975) 129—139

Kinzl, H. P., und *W. Giebe,* Die Anwendung der zweizeitigen Doppelfärbung zum zytogenetischen Geschlechtsnachweis bei geringem Spurenmaterial. XVII. Fortbildungstagung der gerichtsmedizinischen Institute Jena, Leipzig, Magdeburg, Halle 1976

Kirst, R., Neuere Studien zur ABO-Blutgruppenprägung des menschlichen Haares. Wiss. Z. Martin-Luther-Univ. Halle, Math.-Naturwiss. Reihe *XVII* (1968) 539—547

Kosjakoff, K., Zur Frage des biochemischen Geschlechtsdimorphismus der Hautgebilde. Dtsch. Z. ges. gerichtl. Med. *15* (1930) 88—96

Kovács, M., L. Harsányi und *M. Sellyei,* Y-body in cell nuclei of parenchymatous organs. Z. Rechtsmedizin *71* (1972) 104—107

Krefft, S., Über das Vorkommen von Gruppensubstanzen in menschlichen Haaren. Dtsch. Z. ges. gerichtl. Med. *42* (1953) 395—408

Kuczera, K., zit. bei: *Mueller, B.,* Gerichtliche Medizin, 2. Aufl. Springer, Berlin-Heidelberg-New York 1975, Teil I, S. 123

Leopold, D., und *H.-J. Hammer,* Zur Geschlechtsbestimmung an Haaren. Kriminalistik u. forens. Wiss. *4* (1971) 185—190

Lyon, M. F., Sex chromatin and gene action in the mammalian X-chromosome. Amer. J. Human Genetics *14* (1962) 135—148

Martin, R., zit. bei: *Schade, H.,* Vaterschaftsbegutachtung. Stuttgart, Schweizerbart'sche Verlagsbuchhandlung 1954, S. 60—61

Mayer, J. K., zit. bei: *Lochte, Th.,* Atlas der menschlichen und tierischen Haare. P. Schöps, Leipzig 1938, S. 19

Menzer, F., und *H. U. Wissel,* Fluoreszenzmikroskopischer Nachweis des Y-Chromosoms an biologischen Spuren. Forum Kriminal. Sonderheft 4 (1972a) 38—47

—, —, Geschlechtsbestimmung an Haar- und Sekretspuren ermöglicht umfassendere Beweisführung. Forum Kriminal. *2* (1972b) 80—81

Michailov, R., Die Persistenz von Geschlechtschromatin in Zellkernen innerer Organe bei der Aufbewahrung unter verschiedenen Bedingungen. Kriminalistik u. forens. Wiss. *16* (1974) 141—149

Montanari, G. D., B. Viterbo und *G. R. Montanari,* Sex determinations of human hair. Med. Sci. Law *11* (1966) 208—210

Nistler, L., zit. bei: *Mueller, B.,* Gerichtliche Medizin, 2. Aufl. Springer, Berlin-Heidelberg-New York 1975, Teil 1, S. 123—124

Ohno, S., und *S. Makino,* The single X-nature of sex chromatin in man. Lancet I (1961) 78—79

—, und *C. Weiler,* Sex chromosome behaviour pattern in germ and somatic cells of mesocricetus auratus. Chromosoma *12* (1961) 362

Parkitna-Cegla, Z., Die ABO-Gruppensubstanz in menschlichen Haaren und ihre Bedeutung für die gerichtliche Medizin. Arch. med. sadowej *25* (1975) 21—25 (poln. mit engl. Zus.fass.)

Pearson, P. L., M. Bobrow und *C. G. Vosa,* Technic for identifying Y-chromosomes in human interphase nuclei. Nature *226* (1970) 78—80

—, —, —, und *P. W. Barlow,* Quinacrine fluorescence in mammalian chromosomes. Nature *231* (1971) 326—329

Petrosjan, N. G., Ju. V. Kibizov und *V. A. Chorov,* O wosmochnosti ustanowlenija pola po wolosam scheloweka metodom infrakrasnoi spektroskopii. Sudebno-med. ekspertiza *15* (1972) 25—28

Porstmann, T., Darstellung Y-chromatinähnlicher Fluoreszenzen in Lymphozyten von verschiedenartig gelagerten Blutausstrichen — ein Beitrag zum Wert der fluoreszenzmikroskopischen Geschlechtsdiagnostik aus eingetrockneten Blutflecken. Kriminalistik u. forens. Wiss. *20* (1975) 125—137

Radam, G., und *H. Strauch,* Lumineszenzmikroskopischer Nachweis des Y-Chromosoms in Knochenmarkzellen — eine neue Methode zur Geschlechtserkennung an Leichenmaterial. Kriminalistik u. forens. Wiss. *6* (1971) 149—151

Sagradskaja, A. P., Die Bestimmung des Geschlechtschromatins in der gerichtsmedizinischen Expertise. Vortrag auf der 4. Tagung der Gesellschaft f. Gerichtliche Medizin d. DDR Magdeburg 1973

Schaidt, G., Eine neue Methode zur Darstellung der Haarcuticula. Kriminalistik 8/Kriminalwissenschaft *1* (1954) 127

—, und *A. Krüger,* Die Geschlechtsbestimmung an Blutproben und Blutspuren männlicher Personen. Arch. Kriminol., *151* (1973) 41—48

—, und *I. Specht,* Untersuchungen zur Blutgruppenbestimmung am menschlichen Einzelhaar. Arch. Kriminol. *143* (1969) 82—86

Scheibe, E., und *O. Prokop,* Serologische Untersuchungen mittels der Absorption im Blindversuch und nach dem Verfahren von Coombs, Bedford und Rouillard. 1. Tagung d. Gerichtsmediziner d. DDR, 20./21. 12. 1957. Ref.: Dtsch. Ges.wesen *13* (1958) 1344

Schleyer, F., Beziehungen zwischen der Nachweisbarkeit des Geschlechtschromatins in den Oberhautzellen und dem Leichenalter. Schweiz. Z. Path. Bakt. *20* (1957) 280—286

Schmid, W., DNA-Replications patterns of human chromosomes. Cytogenetics *2* (1963) 175—193

—, Sex chromatin in hair roots. Cytogenetics *6* (1967) 342—349

Schwenzer, K., und *G. Mielke,* Zur Blutgruppenbestimmung aus menschlichen Haaren. Forum Kriminal. *9* (1971) 409—411

Schwinger, E., Neue Methoden zur Geschlechtsbestimmung. Kriminalistik u. forens. Wiss. *6* (1971) 145—151

—, *E. Rakebrand, H.-J. Müller, E. M. Bühler* und *U. Tettenborn,* Y-body in hair roots. Humangenetik *12* (1971) 79—80

—, Bedeutung und gerichtsmedizinische Anwendung der DNS-Fluorochromierung von Chromosomen und Zellkernen. Arbeitsmethoden der medizinischen und naturwissenschaftlichen Kriminalistik, Bd. 13. Schmidt-Römhild, Lübeck 1975

Sohval, A., J. Gaines und *J. Gabrilove,* Clinical experiences with the skin biopsy method of detecting chromosomal sex. Amer. J. Obstet. Gynec. *70* (1955) 1074—1082

Strauch, H., und *G. Radam,* Barr-bodys in Haarwurzelzellen. Vortrag auf der 3. Tagung d. Gesellschaft f. Gerichtliche Medizin d. DDR, Berlin 1971

Thoma, K., Détermination des groupes sanguins A, B, AB et O dans la substance ungueale. Rev. internat. Pol. crimin. *9* (1954) 107

Tovo, S., und *De Bernardi, A.,* Sulla diagnosi di sesso per mezzo dell' esame microscopio dei capelli. Minerva med.-leg. *78* (1958) 233—237

Tröger, H. D., und *E. Liebhardt,* Zur zeitlichen Nachweisgrenze des Y-Chromosoms an Blutspuren und Haaren. Beitr. gerichtl. Med. *32* (1974) 159—162

Vogt, A., B. Gibb und *M. Eder,* Gruppengeprägte A-, B- und 0-(H-)Substanzen im menschlichen Haar. Z. ärztl. Fortbild. *59* (1965) 183—185

Yada, S., M. Okane und *Y. Sano,* Blood grouping of aged and formalinfixed human hairs. Acta crim. med. leg. Jap. *32* (1966) 92—95

—, —, —, und *Y. Funomovi,* Blood-grouping of eyebrows, eyelashes and vibrissae by means of the elution technique. Acta crim. med. leg. Jap. *32* (1966) 173—175

—, *M. Mori* und *M. Okane,* Photographic illustration of the technique of grouping single human hairs. Acta crim. med. leg. Jap. *34* (1968) 87—89

—, *N. Tsugawa, S. Yamada, A. Kido* und *K. Ohashi,* Absorption-elution grouping of single pieces of human hair measuring only 0,5 cm in length. Acta crim. med. leg. Jap. *40* (1974) 187—189

Zahn, H., zit. bei: *Eisen, G.,* Handwörterbuch der Rechtsmedizin. Enke, Stuttgart 1973, Bd. I, S. 147

5.   *Liegezeitbestimmung an Skelettfunden im Erdboden*

Asboe, H. G., Connective tissue .Ann. Rev. Physiol. *25* (1963) 41—60

Babaiantz, L., Les ostéopathies atrophiques. J. Radiol. Electrol. *29* (1948) 333—362

Bartelheimer, H., Zur Klinik und Röntgenologie der systemartigen kalzipriven Osteopathien. Dtsch. med. Wschr. *82* (1957) 1400—1405

—, und *J. M. Schmitt-Rhode,* Osteoporose als Krankheitsgeschehen. Erg. inn. Med. Neue Folge *7* (1956) 454—585

Berg, S., Zur Todeszeitbestimmung bei Skelettfunden. Beitr. gerichtl. Med. *22* (1962) 18—30

—, Die Altersbestimmung von Skelettfunden als forensische und archäologische Aufgabe. Münch. med. Wschr. *21* (1964) 989—995

—, Leichenzersetzung und Leichenzerstörung. In: *Mueller, B.,* Gerichtliche Medizin. Springer, Berlin-Heidelberg-NewYork 1975, Bd. 1, S. 62—98

—, und *W. Specht,* Untersuchungen zur Bestimmung der Liegezeit von Skelettteilen. Dtsch. Z. ges. gerichtl. Med. *47* (1958) 209—241

Beumer, O., Die Unterscheidung von Menschen- und Tierknochen in forensischer Beziehung. In: *Lochte, Th.,* Gerichtsärztliche und polizeiärztliche Technik. Bergmann, Wiesbaden 1914

Beyer, W., und *E. Dörner,* Die Physik und ihre Anwendung in Medizin und Biologie. Thieme, Leipzig 1961

Blanck, E., Handbuch der Bodenlehre. Springer, Berlin 1939, Bd. 1—10 und 1 Ergänz. Bd.

Bonte, W., J. Johansson, G. Garbe und *S. Berg,* Die Bestimmung des Aminosäurespektrums als Hilfsmittel bei der Datierung von Skelettfunden. Arch. Kriminol. *158* (1976) 163—174

Brandenberger, E., und *H. R. Schinz,* Über die Natur der Verkalkungen bei Mensch und Tier und das Verhalten der anorganischen Knochensubstanz im Falle der hauptsächlichen menschlichen Knochenkrankheiten. Schwabe u. Co., Basel 1946

Carlström, D., und *A. Engström,* Ultrastructure and distribution of mineral salts in bone tissue. In: The biochemistry and physiology of bone. Ed. by G. H. Bourne. Academic Press, London, New York 1956, S. 149—178

Carnot, A., Recherche du fluor dans les os modernes et les os fossiles. Acad. Sci. Paris *114* (1892) 1189—1192

Daniel, Sammlung medicinischer Gutachten und Zeugnisse. Leipzig, (1776) 191 (Henke's Zeitschrift VII. 24)

Dittmer, H., Über den Einfluß natriumchloridhaltigen Molkereiabwassers auf die chemischen und physikalischen Eigenschaften von Marschböden. Inaugural-Diss., Gießen 1954

Dominok, G. W., Der altersbedingte Strukturumbau menschlicher Knochen (feingewebliche Untersuchungen an über 1600 menschlichen Knochen). Habil.-Schr., Dresden 1965

Dunger, W., Tiere im Boden. Ziemsen, Lutherstadt Wittenberg 1964

Eastoe, J. E., The organic matrix of bone. In: The biochemistry and physiology of bone. Ed. by G. H. Bourne. Academic Press, London, New York 1956, S. 81—105

Epprecht, W., Anwendung und Ergebnisse der Röntgenfeinstrukturanalyse in der Medizin. In: *Schinz, H. R.,* Lehrbuch der Röntgendiagnostik. Thieme, Stuttgart 1965, Bd. I.

Evans, W. E. D., The chemistry of death. Charles, Thomas, Springfield/Ill 1963

Ezra, H. C., und *S. F. Cook,* Amino acids in fossil human bone. Science 126 (1957) 3263—3264

Fleisch, H., Physiologie und Biochemie der Knochen. Klin. Wschr. *7* (1966) 360—363

Follis, R. H. jr., The inorganic composition of human rib with and without marrow elements. J. biol. Chem. *194* (1952) 223—226

Fortmann, H., Beitrag zur Frage der Einwirkung von Staub aus Zementwerken auf Pflanzen und Boden. Hiltrup/Westfalen 1957

Franz, H., Feldbodenkunde. Fromme u. Co., Wien, München 1960

Franz, L., Ist die zweite „Venus von Wisternitz" eine Fälschung ? Sudeta *6* (1930) 89—95

Fremy, E., Recherches chimiques sur les os. Annal. chimie et physique, Ser. III *43* (1853) 47

Friedreich, J. B., Die Knochen in forensischer Bedeutung. Beilageheft zu den Bl. f. gerichtl. Anthropologie. Junge, Ansbach 1853

Gabriel, M., Die bisherigen Ergebnisse der Moorleichenforschung. Dtsch. Z. ges. gerichtl. Med. *15* (1930) 226—238

Gangl, J., Altersbestimmung fossiler Knochenfunde auf chemischem Wege. Österr. Chem.-Ztg. *39* (1936) 79—82

Groß, H., Die Fortschritte der Radiocarbon-Methode. Eiszeitalter und Gegenwart *8* (1957) 141—180

Großmann, I., und *P. Großmann,* Knochenstoffwechsel und Skeletterkrankungen. Z. ärztl. Fortbild. *8* (1966) 454—464

Harsányi, L., und *L. Leisztner,* Korrelation zwischen Datierungszeit und Emissionslumineszenzspektrum der Skelettfunde (ungar.). Morph. és Ig. Orv. Szemle (1969) 182—186

Henschen, C., R. Straumann und *R. Bucher,* Ergebnisse röntgenspektrographischer Untersuchungen am Knochen. Dtsch. Z. Chir. *236* (1932) 485—514

Herber, F., Das Verhalten artspezifischer Eiweißkörper in Abhängigkeit von der Dauer des Aufenthaltes im Erdgrab. Inaugural-Diss., Leipzig 1967

Höppler, F., Das Höppler-Konsistometer. Forschungsberichte des Prüfgeräte-Werkes Medingen *1* (1951) 9—11

Hofmann, E. R., und *A. Haberda,* Lehrbuch der gerichtlichen Medizin. Urban u. Schwarzenberg, Berlin, Wien 1919

Hunger, H., Untersuchungen zum Problem der Liegezeitbestimmung an menschlichen Skeletten. Habil.-Schr., Leipzig 1967

—, *H. Wetzstein* und *R. Lutzelberger,* Untersuchungen an fossilen Skeletten. Kriminalistik u. forens. Wiss. *4* (1971) 159—165

—, *S. Wunderlich* und *G. Wunderlich,* Untersuchungen zum Problem der Liegezeitbestimmung an menschlichen Skeletteilen. Zacchia *1* (1968) 114—122

Irving, J. T., Dynamics and function of phosphorus. In: Mineral metabolism II A. Ed. by Comar, C. L., und F. Bronner. Academic Press, New York, London 1964, p. 249—313

Ito, T., Über einige Anwendungen ultravioletter Strahlen zu gerichtlich-medizinischen Zwecken. Dtsch. Z. ges. gerichtl. Med. *9* (1927) 726—727

Jesserer, H., Röntgenveränderungen am Skelett als Folge von Nierenerkrankungen. Fortschr. Röntgenstr. *84* (1956) 452—457

Jong, W. F. de, La substance minérale dans les os. Rec. Trav. chim. Pays-Bas *45* (1926) 445—448

Kanzler, J., Zur gerichtlichen Skeleto-Necropsie. Vjschr. gerichtl. Med. *8* (1855) 44—102

Kiszely, I., und *P. Dávid*, Absolute Altersbestimmung subfossiler Knochen auf derivatographischem Weg. Z. Morph. Anthrop. *60* (1969) 297—304

Klement, R., Neue Anschauungen über die anorganische Knochen- und Zahnsubstanz. Dtsch. Zahn-, Mund- u. Kieferheilk. *5* (1938) 760—769

Klug, H. P., und *L. E. Alexander*, X-Ray Diffraction Procedures. John Wiley and sons, New York 1954

Knight, B., Methods of dating skeletal remains. Med. Sci. Law *9* (1969) 247—252

Kolár, J., A. Babicky und *R. Vrabec*, The physical agents and bone. Publishing house of the Czechoslovak Academy of Sciences, Prague 1965

Koslowsky, H.-G., Untersuchungen über die Altersbestimmungen von Skeletteilen. Inaugural-Diss., Erlangen 1953

Kramer, B., und *M. J. Shear*, Composition of bone. IV. Primary calcification. J. biol. Chem. *79* (1928) 147—160

Kratter, J., Lehrbuch der gerichtlichen Medizin. Enke, Stuttgart 1912

Kühnelt, W., Bodenbiologie. Herold, Wien 1950

Laatsch, W., Dynamik der mitteleuropäischen Mineralböden. Steinkopff, Dresden und Leipzig 1957

Lacroix, P., Autoradiographic study of bone with Ca⁴⁵. In: Radioisotopes and Bone. Ed. by Lacroix, P. und A. M. Budy. Blackwell scientific publications, Oxford 1962, p. 51 – 65

Ledden-Hulsebosch, C. J. van, Verwendung der ultravioletten Strahlen in der Kriminalistik. Arch. Kriminol. *78* (1926) 1—7

Lengyel, I., und *J. Nemeskéri*, Application of biochem. methods to biological reconstruction. Z. Morph. Anthrop. *54* (1963) 1—56

Lindquist, B., Über die chemische Dynamik des Knochenminerals. Helv. paediat. Acta *14* (1959) 447—461

Lohmann, H., Untersuchungen über die praktische Anwendbarkeit von Altersbestimmungsmethoden an menschlichen Knochen. Inaugural-Diss., Erlangen 1962

Lund, H., Ökologische Untersuchungen über die tierische Besiedlung von Aas im Boden. Inaugural-Diss., Kiel 1964

Mégnin, P., La faune des tombeaux. Paris 1888

Meldau, R., Handbuch der Staubtechnik, VDI-Verlag, Düsseldorf 1956, Bd.1

Mende, L. J. C., Ausführliches Handbuch der gerichtlichen Medizin, 5. Teil. Dyksche Buchhandlung, Leipzig 1829

Mitchell, H. H., T. S. Hamilton, F. R. Steggerda und *H. W. Bean*, The chemical composition of the adult human body and its bearing on the biochemistry of growth. J. biol. Chem. *158* (1945) 625—637

Mitscherlich, A., Bodenkunde für Landwirte, Forstwirte und Gärtner. Max Niemeyer, Halle/Saale 1950

Motter, M. G., A contribution to the study of the fauna of the grave. J. N.Y. Ent. Soc. *6* (1898) 201

Müller, G., Bodenbiologie. Fischer, Jena 1965

Müller, R., Hygiene. Urban u. Schwarzenberg, Berlin, München 1949

Müller, W., Postmortale Dekomposition und Fettwachsbildung. Die Ausgrabungen auf dem Friedhof Hohe Promenade in Zürich. Müller, Zürich 1913

Müller-Beck, H. J., ¹⁴C-Datierungen von eiszeitlichen Grabungsfunden. Germania *39* (1961) 420—434

Münnich, K. O., Die ¹⁴C-Methode. Geolog. Rd.schau *49* (1960) 237—244

Neckermann, A., Untersuchungen über Todeszeitbestimmung an menschlichen Knochen. Inaugural-Diss., Erlangen 1950

Neuendorff, Ch., Zur Liegezeitbestimmung menschlicher Knochen unter besonderer Berücksichtigung des Gewichtsverlustes. Inaugural-Diss., Leipzig 1964

Neuman, W. F., und *B. J. Mulryan*, The surface chemistry of bone: I. Recrystallization. J. biol. Chem. *185* (1950) 705—712

—, und *M. W. Neuman*, The chemical dynamics of bone mineral. The University of Chicago Press, Chicago 1958

Oakley, K. P., The fluorine-dating method. Yearb. phys. Anthropol. *5* (1949) 44—52

—, und *A. E. Rixon*, Report on the radioactivity of materials from the Scharbauer site. Amer. Antiquity *24* (1958) 185—187

Oehler, K. E., Wirkung und Bedeutung der Bodenpassage für die Reinigung von Oberflächenwasser. Schriftenreihe d. Ver. f. Wasser- und Lufthygiene, Berlin-Dahlem. Fischer, Stuttgart 1963

Orfila und *Lesueur*, Handbuch zum Gebrauche bei gerichtlichen Ausgrabungen und Aufhebungen menschlicher Leichname jeden Alters in freier Luft, aus dem Wasser, den

Abtrittsgruben und Düngerstätten (aus d. Franz. v. E. W. Güntz). Barth, Leipzig 1835

Parrish, W., *E. A. Hamacher* und *K. Lowitzsch*, Das „Norelco"-Röntgenbeugungsgerät. Philips' Techn. Rundschau *8* (1953) 228—240

Pettenkofer, M., Über die Wahl der Begräbnisplätze. Z. Biol. *1* (1865) 45—68

Raestrup, G., Über Exhumierungen. Dtsch. Z. ges. gerichtl. Med. *6* (1926) 34—37

Ramann, E., Bodenkunde. Springer, Berlin 1905

Rapoport, S. M., Das Knochengewebe. In: Medizinische Biochemie. Volk u. Gesundheit, Berlin 1973, S. 704—710

Reinhard, H., Beobachtungen über die Zersetzungsvorgänge in den Gräbern und Grüften der Friedhöfe. Elfter Jahresbericht des Landes-Medicinal-Collegiums über das Medicinalwesen im Königreich Sachsen auf das Jahr 1879. Vogel, Leipzig 1881

Richter, K., Fluorteste quartärer Knochen in ihrer Bedeutung für die absolute Chronologie des Pleistozäns. Eiszeitalter u. Gegenwart *9* (1958) 18—27

Richter, M., Gerichtsärztliche Diagnostik und Technik. Hirzel, Leipzig 1905

Robertson, W. B., *J. Hewitt* und *C. Herman*, The relation of ascorbic acid to the conversion of proline to hydroxyproline in the synthesis of collagen in the carrageenan granuloma. J. biol. Chem. *234* (1959) 105—108

Robinson, R. A., An electron-microscopic study of the crystalline inorganic component of bone and its relationship to the organic matrix. J. Bone Jt. Surg. *34* A (1952) 389—435

—, Electron microscopy of bone. In: Radioisotopes and Bone. Ed. by Lacroix, P. und A. M. Budy, Blackwell scientific publications, Oxford 1962, p. 469—482

—, und *M. L. Watson*, Collagen-crystal relationships in bone as seen in the electron microscope. Anat. Rec. *114* (1952) 383—409

Rockel, A., Untersuchungen zum Problem der Liegezeitbestimmung an menschlichen Knochen mit Hilfe der Derivatographie. Inaugural-Diss., Leipzig 1978

Rubeshansky, A. F., Methods of establishing the interval passed after the burial of a corpse. Sudebno-med. ekspertiza *5* (1962) 29, Ref. Dtsch. Z. ges. gerichtl. Med. *54* (1963) 234

Rubeshansky, A. P., Zur Bestimmung des Todeszeitpunktes nach den im Boden gefundenen Knochenresten. Kriminalistik u. forens. Wiss. *4* (1971) 167—170

Scheffer, F., und *P. Schachtschabel*, Lehrbuch der Agrikulturchemie und Bodenkunde, I. Teil. Enke, Stuttgart 1952

Schinz, H. R., *W. E. Baensch*, *W. Frommhold*, *R. Glauner*, *E. Uehlinger* und *J. Wellauer*, Lehrbuch der Röntgendiagnostik. Thieme, Stuttgart 1965, Bd. I

Schmitz, H., Phoriden in doodkisten. Naturhist. Maandbl. *17* (1928) 150—154

Schmitz, H. W. P., Knochenaltersbestimmung mit Hilfe gerichtlich medizinischer und archäologischer Verfahren, unter besonderer Berücksichtigung der Radiokohlenstoffmethode. Inaugural-Diss., Marburg 1957

Schmorl, G., Die pathologische Anatomie der rachitischen Knochenerkrankung mit besonderer Berücksichtigung ihrer Histologie und Pathogenese. Erg. inn. Med. *4* (1909) 403—454

Schubert, Zur Beurteilung des Alters ausgegrabener Knochen. Casper's Wochenschrift (1845) Nr. 4

Schubert, J., Das Verhalten des Bodens gegen Wärme. In: Blanck, E., Handbuch der Bodenlehre. Springer, Berlin 1939, Bd. 6.

Simpson, D. R., Carbonate in hydroxylapatite. Science *147* (1965) 501—502

Slack, H., Connective tissue growth stimulated by carrageenin. Biochem. J. *69* (1958) 125—134

Sonderegger, W., Zeitbestimmung nach biologisch-medizinischen Methoden in dem Gebiet der Rechtsmedizin. Inaugural-Diss., Zürich 1915

Specht, W., und *S. Berg*, Eine neue Technik als naturwissenschaftlicher Beitrag zur Altersbestimmung von Knochenfunden. Arch. Kriminol. *122* (1958) 43—65

Spengler, G., und *G. Michalczyk*, Die Schwefeloxyde in Rauchgasen und in der Atmosphäre. VDI-Verlag, Düsseldorf 1964

Spiegel, T., Ninhydrin-Reaktion zur Altersbestimmung des Knochens. Inaugural-Diss., Erlangen 1954

Stühler, R., Über den Feinbau des Knochens. Eine Röntgen-Feinstruktur-Untersuchung. Fortschr. Röntgenstr. *57* (1938) 231—264

Suess, H. E., Grundlagen und Ergebnisse der Radiokohlenstoff-Datierung. Angew. Chemie *68* (1956) 540—546

Templeton, A. W., *J. R. Jaconette* und *R. S. Ormond*, Localized osteosklerosis in hyperparathyroidism. Radiology *78* (1962) 955—957

Toldt, C., Die Knochen in gerichtsärztlicher Beziehung. Handbuch der gerichtlichen Medizin. Hrsg.: J. Maschka, Lauppsche Buchhandlung, Tübingen 1882, Bd. III, S. 569—577.

Uehlinger, E., Die Regulation des Calciumstoffwechsels und primärer Hyperparathyreodismus. Münch. med. Wschr. 106 (1964) 685—692

Urban, E., Das postmortale Verhalten der Mukopolysaccharide und Lipide des Knochens. Inaugural-Diss., Göttingen 1974

Vries, H. de, Variation in concentration of ^{14}C with time and location in earth. Radiocarbon 5 (1963) 164—172

Walcher, K., Studien über die Leichenfäulnis mit besonderer Berücksichtigung der Histologie derselben. Virchows Arch. path. Anat. 268 (1928) 17—180

—, Gerichtsärztliche Untersuchung von Skeletteilen. In: Abderhalden, E., Handbuch d. biol. Arb. Meth. Urban u. Schwarzenberg, Berlin, Wien 1931, Bd. IV, S. 37—58.

Weibel, J., Gerichtlich-medizinische Bedeutung der Knochenfunde. Inaugural-Diss., Zürich 1912

Weinmann, J. P., und H. Sicker, Bone and bones. Fundamentals of bone biology. The C. V. Mosby Comp. 1955

Wibel, F., Die Veränderung der Knochen bei langer Lagerung im Erdboden und die Bestimmung ihrer Lagerungszeit durch die chemische Analyse. Wiss. Abhandl. z. Osterprogr. d. Akad. u. Realgymnasiums, Hamburg 1869

Widdowson, E. M., und J. W. T. Dickerson, Chemical composition of the body. In: Mineral metabolism IIA. Ed. by Comar, C. L., und F. Bronner. Academic Press, New York, London 1964, p. 2—247

Ziegelmeyer, G., Beitrag zur physikalischen und chemischen Altersbestimmung von Skelettmaterial. Bericht über d. 7. Tagung d. Deutschen Gesellschaft f. Anthropologie. Suppl. zu Homo (1963) 159—162

—, Neuere Untersuchungsmethoden an anthropologischem Fundmaterial. Anthropol. Anz. 27 (1965) 300—306

Zittmann, Medicina forensis Francof ad Moenum 1706. Cent. IV Casus 93 und Cent. V Casus 52

6.   Unterscheidung von Menschen- und
      Tierknochen

Amprino, R., und A. Bairati, Processi di ricostruzione e di riassorbimento nella sostanza compatta delle ossa dell'uomo. Z. Zellforsch. Abt. A. 24 (1936) 440—511

Awdeew, M. I., Kurs sudebnoi medizini. Moskau, Isd. Iurid. Lit. 1959

Balthazard, P., und R. Lebrun, Les canaux de Havers de l' os humain aux différents ages. Ann. hyg. méd. lég. 15 (1911) 144—152

Belchier, J., An account of the bones of animals being changed to a red colour by aliment only. Phil. Trans. 39 (1936) 187—288

Berg, S., Zur Todeszeitbestimmung bei Skelettfunden. Beitr. gerichtl. Med. 22 (1962) 18—30

—, The determination of bone age. In: Lundquist, F., Methods of forensic science. Vol. II. Interscience Publ., London, New York, 1963

—, und W. Specht, Untersuchungen zur Bestimmung der Liegezeit von Skeletteilen. Dtsch. Z. ges. gerichtl. Med. 47 (1958) 209—241

Beumer, R., Die Unterscheidung von Menschen- und Tierknochen in forensischer Beziehung. In: Lochte, Th., Gerichtsärztliche und polizeiärztliche Technik. Bergmann, Wiesbaden 1914

Burckard, J., R. Havez und M. Dautrevaux, Etude des protéines et glycoprotéides de l'es compact du lapin. Bull. Soc. Chim. Biol. 48 (1966) 851—861

Canuto, G., Diagnosi di specie in piccoli frammenti di ossa calcinata. Technica per il rapido allestimento dei preparati. Arch. Anthr. Crim. 47 (1927) 948—958

Cohen, F., W. W. Zuelzer und M. M. Evans, Identification of blood group antigens and cell population by the fluorescent antibody method. Blood 15 (1960) 884—900

Coons, A. H., und M. H. Kaplan, Localization of antigen in tissue cells. II. Improvements in a method for the detection of antigens by means of fluorescent antibody. J. exp. Med. 91 (1950) 1—13

Depreux, R., und P. Muller, Differenciation radiologique des os humains et animaux. Travaux du 26. Congr. Intern. de Méd. lég., Méd. soc. et Méd. du travail de Langue franc. 1953, pp. 204—212

Eidlin, L. M., O wosmoschnosti opredelenia po mikrostrukture kostei wodowei prinadleschnosti i wosrasta. Sudebno-med. ekspertiza 17 (1974) 3—8

Förster, A., und H. J. Goldbach, Die histologische Differenzierung von Femurdiaphysen Neugeborener, Kleinkinder und kleiner Haustiere. Dtsch. Z. ges. gerichtl. Med. 43 (1954) 273—289

Giese (o. V.), Über die Diagnose der Herkunft von Knochenfragmenten in forensischer Beziehung durch vergleichende histologische

Untersuchung. Vjschr. gerichtl. Med. *38* (1908) 27–37

Gladüschew, Ju. M., K woprosi i mikroskopitscheskom issledowanii kostei v sudebnomed. otnosenii. Sudebno-med. ekspertiza *7* (1964) 23–26

Glynn, L. E., und *E. J. Holborow,* Distribution of bloodgroup substances in human tissues. Brit. Med. Bull. *15* (1959) 150–153

Goldbach, H. J., und *H. Hinüber,* Versuch einer Systematik der Formelemente des Säugetierknochens. Dtsch. Z. ges. gerichtl. Med. *44* (1955) 578–588

Goldman, M., Fluorescent antibody methods. Academic Press, New York, London 1968

Gonzales, F. M., Identificazione di ossa sieri precipitanti. Comm. Soc. Argentia di Med. Leg. e Tossicol. Revista Rspecial. *3* (1928) 536–542

Haranghy, L., Két holttest feldarabolásának érdekesebb esete. Orv. hétil. *80* (1936) 24–25

Harsányi, L., A csontváz orvosszakértöi vizsgálatának egyes kérdései (Probleme der gerichtsärztlichen Skelettuntersuchung). Habil.-Schr., Budapest 1965

—, und *V. Földes,* Orvosszakértöi személyazonositás (Gerichtsärztliche Identifikation). BM Budapest 1968

—, und *Zs. Santora,* Adatok a csontszöveti fehérjék vizsgálátához. Antropol. Közl. *18* (1974) 79–89

Herring, G. M., The organic matrix of bone. In: *Bourne, G. H.,* The biochemistry and physiology of bone. II. Ed. New York, London 1972, pp. 128–183

Hey (o. V.), Die histologische Identifizierung von menschlichen und tierischen Knochen. Dtsch. Z. ges. gerichtl. Med. *4* (1924) 566–576

Hinüber, H., Weitere Erfahrungen in der histologischen Differenzierung von Menschen- u. Tierkörpern. Kongreß d. Dt. Ges. f. gerichtl. u. soz. Med. Kiel 1.–3. Okt. 1954

Jerne, N. K., Immunological speculations. Annual Rev. Microbiol. *14* (1960) 341–358

Kenyeres, B., Törvényszéki orvostan, MOKT, Budapest 1909

—, und *M. Hegyi,* Unterscheidung des menschlichen u. tierischen Knochengewebes. Vjschr. gerichtl. Med. *25* (1903) 225–232

Kernbach, M., Etude sur l'identification des os. Cluy: Cartea Româneaseé 1925.

Knight, B., Dating of human bones. Criminologist *6* (1971) 33–37

Lengyel, I., und *J. Nemeskéri,* Application of biochemical methods to biological reconstruction. Z. Morph. Anthrop. *54* (1963) 1–56

Lochte, Th., Gerichtsärztliche und polizeiärztliche Technik. Bergmann, Wiesbaden 1914

Marek, Z., K. Jägermann und *B. Turowska,* Oznaczanie gatunkowej przynaleznosci bialek przy pomocy precypitaeji w polu elektrycznym w zelu agarowym/elektroimmunoprecypitacja. Fol. Med. Cracoviensia *6* (1964) 83–91

Mátyás, J., Mikroskopische Untersuchungen der biologischen Resorption in den Röhrenknochen. Akadémiai Kiadó, Budapest 1955

—, und *M. Szabó,* Das nähere Verwandtschaftsverhältnis zwischen den Menschen und den Anthropoiden auf Grund mikroosteologischer Untersuchungen auch mit Rücksicht auf die feinere Knochenstruktur der Carnivoren und Ungulaten. Z. Anat. Entw. gesch. *97* (1932) 169–209

Maurer, H. R., Disc electrophoresis and related techniques of polyacrylamide gel electrophoresis. de Gruyter, Berlin 1971

Muller, M., und *R. Demarez,* La diagnostic différentiel de l'os de singe et de l'os humain. Note prélim. Ann. méd. lég. *14* (1934) 598–607

Ouchterlony, Ö., Antigen-antibody reactions in gels. IV. Types of reactions in coordinated systems of diffusion. Acta path. microbiol. Scand. *32* (1953) 231–244

—, Diffusion in gel. Methods for immunological analysis. In: *Kallós, P.,* Progress in Allergy. Karger, Basel 1958, Vol.V. 1–78

Parisot, P., und *M. Mutel,* L'importance de la phalange enguéale dans l'identification de débris osseux. Ann. med. lég. *9* (1929) 543–545

Paschkova, V. I., K woprosi o strawitelnoanatomitscheskoi diagnostika widowoj prinadleschnosti kostej v sudebnomedizinskom otnoschenii. Sudebno.-med. ekspertiza *5* (1962) 27–30

Prokop, O., D. Schlesinger und *H. Falk,* Ein Schnellverfahren zur Darstellung der menschlichen Serumproteinfraktionen: Elektropräzipitation. Dtsch. Ges.wesen *18* (1963) 760–761

Rapoport, S. M., Medizinische Biochemie, 5. Aufl. Volk u. Gesundheit, Berlin 1969

Rämsch, R., und *E. Zerndt,* Vergleichende Untersuchungen der Havers'schen Kanäle zwischen Menschen und Haustieren. Arch. Kriminol. *131* (1963) 74–87

Schranz, D., Csöves csontok emberi eredetének meghatározása csontcsiszolatokban. Budapesti orv. ujs. *41* (1943) 172–174

Schröder, R., Über das menschliche Skelett in gerichtsärztlicher Beziehung. Arch. Kriminol. *49* (1912) 277–330

Schütze, A., Über die Unterscheidung von Menschen- und Tierknochen mittels der Wassermannschen Differenzierungsmethode. Dtsch. med. Wschr. *29* (1903) 62—64

Steffenhagen, K., und *P. W. Clough*, Biologische Untersuchungen über die Herkunft von Knochen. Berliner klin. Wschr. *46* (1910) 2097—2102

Strelez, (O. V)., Identifikazia soli s zeliu opredelenia widawoi prinadleschnosti kosti. Sudebno-med. ekspertiza *14* (1971) 16—18

Tchistovitch, Th., Sur l'immunisation contre le sérum d'anguilles. Ann. Inst. Pasteur *13* (1899) 406—425

Uhlenhuth, P., Eine Methode zur Unterscheidung der verschiedenen Blutarten, im besonderen zum differentialdiagnostischen Nachweis des Menschenblutes. Dtsch. med. Wschr. *26* (1901) 82—83

—, Über die Entwicklung des biologischen Eiweißdifferenzierungsverfahrens im Dienste der gerichtlichen Medizin unter besonderer Berücksichtigung eigener Forschungsergebnisse. Persönliche Erinnerungen. Dtsch. Z. ges. gerichtl. Med. *39* (1948/49) 309—348

Walcher, K., Leitfaden der gerichtlichen Medizin. Urban u. Schwarzenberg, München, Berlin 1950

Wysotzkaia, T. P., O widowoi differenziazii fragmentow tazowych kostei tschelowieka i korowi. Sudebno-med. ekspertiza *14* (1971) 20—22

7. Geschlechtsbestimmung

Ackermann, J. F., De discrimine sexuum (Über die körperliche Verschiedenheit des Mannes vom Weibe). Med. Diss., Moguntiae 1788, übersetzt von Wenzel, J., Koblenz 1788

Ahrens, H., und *J. Läuter*, Mehrdimensionale Varianzanalyse, Akademie-Verlag, Berlin 1974

Ashley, G. T., The human sternum; The influence of sex and age on its measurements. J. forens. Med. *3* (1956) 27—43

Bainbridge, D., und *S. Genovés Tarazaga*, A study of sex differences in the scapula. J. Roy. Anthrop. Inst. *86* (1956) 109—134

Bankole, A., und *D. Leopold*, Die Bestimmung des Kopf- und Schädelumfanges am Sektionsmaterial, 1977 im Druck

Bartels, P., Über Geschlechtsunterschiede am Schädel. Inaugural-Diss., Berlin 1897

Bartley, M. H., Sex differences in human skeletal involution. Nature *214* (1967) 908—909

Bass, M. W., Recent developments in the identification of human skeletal material. Amer. J. phys. Anthrop. *30* (1969) 459—460

Bertillon, A., Das anthropometrische Signalement (franz.). Dt. Ausg. v. Sury (o. V.), 2. Aufl. Sturzenegger, Bern 1895

Beuthin, A., Zum Geschlechtsdimorphismus der Skapula, Disk. zum Vortrag Leopold. Kriminalistik u. forens. Wiss. *19* (1975) 142—145

Birkby, W. H., An evaluation of race and sex identification from cranial measurements. Amer. J. phys. Anthrop. *24* (1966) 21—27

Bormann, F. v., und *S. Pauly*, Die Zunahme der Kopfgröße bei einem Teil der europiden und mongoliden Menschen und die sich daraus ergebenden Folgerungen für die Problematik der Akzeleration. Ärztl. Forsch. XX (1966) 141—148

Borovansky, L., Pohlavni rozdily na lebce člove-ka (Sex differences in the human skull). Publ. Czech. Acad. Sci. and Art *8* (1936)

Breul, D., Identifizierung an Hand des Erwachsenenskeletts. Inaugural-Diss., Marburg 1972

Broca, P., Sur les indices de largeur de l'omoplate chez l'homme, les singes et dans la série des mammifères. Bull. Soc. Anthrop. (Paris), *I* (1878) 66

—, 1894, zit. nach *Martin, R.*, und *K. Saller*

Bürger, M., Die Hand des Kranken. Lehmanns, München 1956

—, Geschlecht und Krankheit. Lehmanns, München 1958

Burkhardt, L., Das Gewicht der Schädelkalotte als Ausdruck von Altersveränderungen und von konstitutionellen Besonderheiten. Z. menschl. Vererb.- u. Konstit.-Lehre *29* (1949) 298—307

Byrdy, M., und *T. Jelieseijew*, Der Wert des geschlechtlichen Dimorphismus der menschlichen Kehlkopfknorpel in Identitätsuntersuchungen. Kriminalistik u. forens. Wiss. (1971) 153—159

Ceballos, J. L., und *E. H. Rentschler*, Roentgen diagnosis of sex based on adult skull characteristics; comparison study of cephalometry of male and female skull films (frontal projection), Radiology *70* (1958) 55—61

Černy, M., *B. Fiala* und *S. Mackerle*, Team cooperation in skull investigation. Acta med. leg., Bruxelles *20* (1967) 225—227

—, Die Sexualdifferenz in der rekonstruierten Körperhöhe als Kriterium des, auf Grund der langen Gliedmaßenknochen nach ihren morphologischen Merkmalen, richtig bestimmten Geschlechts. Acta F. R. N. Univ. Comen. IV, Anthropol. *IX—X* (1960) 503—519

Clavelin, P., und *D. Dérobert,* Ostéométrie anthropo-médico-légale. Ed. Bailliére, Paris 1946

Creel, N., Die Anwendung statistischer Methoden in der Anthropologie. Inaugural-Diss., Tübingen 1968

Depreux, R., und *G. Olivier,* Identification sexuelle de la clavicule. Travaux 27. congr. internat. méd. travail., méd. lég. méd. soc. de langue franc. p. 113—126, Strasbourg 1954

Derry, D. E., On the sexual and racial characters of the human ilium. J. Anat., London *58* (1923) 71—83

Döring, H., Die Bestimmung des Körpergewichts weiblicher Versicherter mit Hilfe von Körpermaßen. Lebensversicherungsmed. *12* (1960) 21—23

Dominok, G., Zur Alters- und Geschlechtsbestimmung aus der Morphologie der menschlichen Schädelkalotte. Zbl. allg. Path. Anat. *100* (1959) 54—64

—, Der altersbedingte Strukturumbau menschlicher Knochen, Habil.-Schr., Dresden 1965

Dshamolov, D. D., Opredelenie polowoi prinadleschnosti pojasnitschnich poswonkov (Die Geschlechtsbestimmung von Lumbalwirbeln) Sudebno.-med. ekspertiza XIX 3, (1976) 24—27

Dürwald, W., Forensische Osteologie. In: *Prokop, O.,* Forensische Medizin, 2. Aufl. Volk u. Gesundheit, Berlin 1966, S. 362—380

—, und *H. Hunger,* Die forensische Osteologie. In: *Prokop, O.,* und *W. Göhler,* Forensische Medizin, 3. Aufl. Volk u. Gesundheit, Berlin 1975, S. 507—545

Dureau, A., Des caractéres sexuels du crâne humain. Rev. d'Anthrop. *2* (1873) 475—587

Dutra, F. R., Identification of person and determination of cause of death from skeletal remains. Arch. Path. *38* (1944) 339—349

Dwight, T., a) The sternum as an index of sex and age. J. Anat. Physiol. *15* (1881) 327—330; b) The sternum as an index of sex, height and age. J. Anat. Physiol. *24* (1890) 527—535

—, The range of variation of the human shoulderblade. Amer. Natur. Phila. *XXI* (1887/88) 627—638

—, The size of the articular surfaces of the long bones as characteristic of sex. Amer. J. Anat. *4* (1904) 19—31

Dzhigora, S. T., O polovom dimorfisme kljutschiz (Über den Sexualdimorphismus der Schlüsselbeine). Sudebno-med. ekspertiza *5* (1962) 16—19

Eränkö, O., und *J. Kihlberg,* Closure of cranial sutures and age. Ann. Acad. sc. Fenn., ser. A V Med.-Anthrop. *43* (1955) 1—31

Fallmann, W., Die Sonderstellung des 1. Rippenknorpelpaares, Inaugural-Diss., Bonn 1934

Ferak, V., Zur Frage der Feststellung des Geschlechts der langen Gliedmaßenknochen auf Grund ihres Gewichts, Acta F.R.N. Univ. Comen. IV, Anthropolog. *IX—X* (1960) 521—529

Fetter, V., Určeni pohlazi a stari jedince podle kostrovych pozustatku pro učely forensni Anthropologie (Bestimmung des Geschlechts und des Alters des Individuums nach den Knochenüberresten für die Zwecke der forensischen Anthropologie). In: Vlček, E., Symposium Anthropologicum Narodni Muzeum, Praha 1971, S. 39—43

Fischer, E., Über die Rippen- und Bronchialknorpelverkalkungen im Alter. Z. Altersforsch. *8* (1954) 144—150

—, und *K. Hagmayer,* Biomorphose des queren Beckendurchmessers. Geburtsh. u. Frauenhk. *29* (1969) 1101—1104

—, und *H. Volck,* Größenänderungen von Skelettabschnitten der Wirbelsäule und der unteren Extremität im Erwachsenenalter bei Männern und Frauen. 3. Mitteilg., Z. Orthop. *107* (1970) 627—637

Fischer, E., Größenveränderungen von Skelettabschnitten der Wirbelsäule und der unteren Extremität im Erwachsenenalter bei Männern und Frauen. 4. Mitteilung. Z. Orthop. *107* (1970) 638—642

Frédéric, J., Untersuchungen über die normale Obliteration der Schädelnähte. Z. Morph. Anthrop. *IX* (1906) 373—456

Garmus, A. K., Die Geschlechtsbestimmung nach den Unterschenkelknochen mittels diagnostischer Koeffizienten (1974), In: *Paschkova* und *Tomilin,* Laboratoriums- und Spezialmethoden in der gerichtlichen Medizin 1975, 436—438

Genoves, S., L'estimation des différences sexuelles dans l'os coxal; différences métriques et différences morphologiques. Bull. Soc. anthrop. Bruxelles *10* (1959) 3—95

Giles, E., Sex determination by discriminant function analysis of the mandible. Amer. J. phys. Anthrop. *22* (1964) 129—135

—, Discriminant function sexing of the human skeleton, in: Stewart (1970) 99—107

—, und *O. Elliot,* Sex determination by discriminant function analysis of crania. Amer. J phys. Anthrop. *21* (1963) 53—68

Goldhamer, K., Röntgenologische Studien über das menschliche Profil, I. Äußere Nase, Z. Anat. Entw. gesch. *81* (1926) 115—150

Graves, W. W., The types of scapula: a comparative study of some correlated characters in human scapulae. Amer. J. phys. Anthrop. *4* (1921) 111—128

Grell, A., Die Veränderungen des Gonionwinkels im Verlaufe des Lebens. Inaugural-Diss., Leipzig 1969

Greulich, W., und *H. Thoms*, The growth and development of the pelvis of indicidual girls before, during, and after puberty. Yale J. Biol. *17* (1944) 91—97

Grimm, H., Grundriß der Konstitutionsbiologie und Anthropometrie. 2. Aufl. Volk u. Gesundheit, Berlin 1961, 1966 3. Aufl.

Grüner, O., und *R. Helmer*, Identifizierung, in: *Mueller, B.*, Gerichtliche Medizin, 2. Aufl. Springer, Heidelberg-Berlin-New York 1975, Bd. 1, S. 156—206

Günther, H., Die physiologische Akromegalie. Endokrinologie *27* (1950) 253—258

Haas, L., The size of the sella turcica by age and sex. Amer. J. Roentgenol. Rad. Ther., Nucl. Med. *72* (1954) 754—761

Hackl, H., Beobachtungen über Asymmetrien an Leichenschädeln, Anat. Anz. *118* (1966) 219—223

Hagemann, K., Die Schlagbruchfestigkeit des Schädeldachs. Inaugural-Diss., Hannover 1973

Hanihara, K., K. Kimura und *S. Minamidate*, The sexing of Japanes skeleton by means of discriminant function. Jap. J. leg. Med. *18* (1964) 107—114 (engl. Zus.fass.)

Hansen, G., Die Altersbestimmung am proximalen Humerus- und Femurende im Rahmen der Identifizierung menschlicher Skelettreste. Wiss. Z. Humboldt-Univ. Berlin, Math.-Naturwiss. Reihe *3* (1953/54) 1—73

Harsányi, L., und *J. Nemeskéri*, Über Geschlechtsdiagnose an Skelettfunden. Acta Med. leg. soc. (Liége) *17* (1964) 51—56

Hartl, F., und *L. Burkhardt*, Über Strukturumbau des Skeletts besonders des Schädeldachs und Schlüsselbeins beim Erwachsenen und seine Beziehung zur Hypophyse, nach Maßgabe des spezifischen Gewichts und histologischen Befundes. Virchows Arch. path. Anat. *322* (1952) 503—528

—, und *J. Luther*, Vergleichende Messungen am Kopf und am knöchernen Schädel als Beitrag zur Konstitutionsbiometrie. Z. menschl. Vererb.- u. Konstit.-Lehre *31* (1953) 381—390

Hasselwander, A., Untersuchungen über die Ossifikation des menschlichen Fußskeletts. Inaugural-Diss., München 1903

Heinrich, A., Alternsvorgänge im Röntgenbild. Thieme, Leipzig 1941

Helmuth, H. und *H. Rempe*, Über den Geschlechtsdimorphismus des Epistropheus beim Menschen. Z. Morph. Anthrop *59* (1968) 300—321

Henke, W., Methodisches zur Geschlechtsbestimmung und zum morphometrischen Vergleich von menschlichen Skelettserien — dargestellt am mittelalterlichen Skelettmaterial des Kieler Gertrudenfriedhofs im Vergleich mit anderen nordeuropäischen Serien. Inaugural-Diss., Kiel 1971

—, Morphognostische und multivariate-statistische Verfahren zur Geschlechts- und Rassendiagnostik, Z. Rechtsmedizin *75* (1974) 51—59

Henschen, F., Morgagnis syndrome. Hyperostosis frontalis interna, virilismus, obesitas. Oliver and Boyd, Edinburgh 1949

Hentschel, U., Tabellarische Aufstellung der wichtigsten Knochenmerkmale des Menschen zum Zwecke der Zuordnung zu Geschlecht und Alter. Z. ärztl. Fortbild. *57* (1963) 483—489

Höhne, K., Schnell- bzw. Reihendiagnose der Kretschmer'schen Konstitutionstypen. Ärztl. Forsch. *1* (1947) 219—222

Howells, W. W., Craniometry and multivariate analysis. The Jomon population of Japan. Papers Peabody Museum Archaeol. and Ethnol. Harvard Univ. *VII* (1966)

—, Criteria for selection of osteometric dimensions. Amer. J. phys. Anthrop. *30* (1969) 451—458

—, Multivariate analysis for the identification of race from crania. In: Stewart (1970) 111—118

Hrdlička, A., The scapula: visual observation. Amer. J. Physic. Anthrop. *29* (1942) 73—94; The juvenile scapula *29* (1942) 287—310; The adult scapula *29* (1942) 363—415

Huber, N. M., Anthropologische Untersuchungen an den Skeletten aus dem alemannischen Reihengräberfeld von Weingarten. Naturwiss. Untersuch. z. Vor- und Frühgeschichte Württ., Stuttgart *3* (1967)

Hug, E., Die Schädel der frühmittelalterlichen Gräber aus dem solothurnischen Aaregebiet in ihrer Stellung zur Reihengräberbevölkerung Mitteleuropas. Ein Beitrag zum Problem der europäischen Brachycephalie. Z. Morph. Anthrop. *38* (1939/40) 359—528

Hultkrantz, J. W., zit. nach *Martin, K.*, und *M. Saller*, 1959

Hunger, H., P. Rother, U. Liebert und *D. Seidemann*, Zur Anwendung von Diskriminanzfunktionen bei der Geschlechtsdiagnostik in der forensischen Osteologie. Kriminalistik u. forens. Wiss. *17* (1974) 49—57

Iordanidis, P., Détermination du sexe par les os du squelette. (Crana) Ann. méd. lég. *41* (1961)23—34; (Atlas, axis, clavicule, omoplate, sternum) Ann. méd. lég. *41* (1961) 280—291; (Os coxal et sacrum) Ann. méd. lég. *41* (1961) 347—358; (Femur, tibia, radius, cubitus, astragale, calcaneum) Ann. méd. lég. *41* (1961) 459—471

—, Eléments métriques des os. Ann. méd. lég. *41* (1962) 117—134

—, Détermination du sexe par les os du squelette. Conclusion. Ann. méd. lég. *42* (1962) 231—236

Jacobi, L., Studien über den Alterswandel einzelner Gesichtsabschnitte unter besonderer Berücksichtigung des Philtrums. Inaugural.-Diss. Math. Nat. Berlin (Humboldt-Univ.) 1957

Jit, J., und *S. Singh*, The sexing of the adult clavicles. Ind. J. Med. Res. *54* (1966) 551—571

Kadanoff, D., Der Einfluß von Körperhöhe, Alter und Geschlecht auf den Körperbau von Kindern und Jugendlichen. Homo *XIX* (1968) 98—102

Keen, J. A., A study of the differences between male and female skulls. Amer. J. phys. Anthrop. *8* (1950) 65—79

Kerley, E. R., Special observation in skeletal identification. J. forens. Sci. *17* (1972) 349—357

Kiszely, I., On the possibilities and methods of the chemical determination of sex from bones. Ossa *1* (1974) 51—62

Knussmann, R., Entwicklung, Konstitution, Geschlecht. In: *Becker, P.*, Humangenetik. Thieme, Stuttgart 1968, Bd. I, S. 280—416.

Koschelew, L. A., O polowom dimorfisme lopatok (Über den Geschlechtsdimorphismus des Schulterblattes). Sudebno-med. ekspertiza XIV (1971) *1*, 22—23

Krause, W., Über das weibliche Sternum. Internat. Mschr. Anat. *14* (1897) 21—26

Kretzschmer, E., Körperbau und Charakter. Springer, Berlin-Göttingen-Heidelberg, 1955

Lange, G., Familienuntersuchungen über die Erblichkeit metrischer und morphologischer Merkmale des äußeren Ohres. Z. Morph. Anthrop. *57* (1966) 111—167

Laptev, Z. L., Polovie osobnosti grudini v sudebno-medizinskom otnoschenij (Geschlechtscharakteristik des Sternum, ihre gerichtsmedizinischen Aspekte). Sudebno-med. eskpertiza *3* (1972) 28—31

Lengyel, I., Contribution àl'analyse histologique, serologique et chimique combinée des os et des dents en archeologie. Bull. Group. Internat. Rech. Sc. Stomat. *7* (1964) 182

Lengyel, J. A., Palaeoserology. Akadémiai kiadó, Budapest 1975

Leopold, D., Identifikation durch Schädeluntersuchungen — unter besonderer Berücksichtigung der Superprojektion, Habil.-Schr., Leipzig 1968

—, Die Superprojektion — eine Möglichkeit zur Identifikation. Kriminalistik u. forens. Wiss. *6* (1971) 177—182

—, Alters- und Geschlechtsbestimmung am Schulterblatt. Kriminalistik u. forens. Wiss. *19* (1975) 141—142

—, Identifikation durch Kraniometrie an Fernröntgenaufnahmen. Wiss. Z. Karl-Marx-Univ. Leipzig. Math.-Naturwiss. Reihe *25* (1976) 507—512

—, Untersuchungen der Finger-Endphalangen zur Alters- und Geschlechtsbestimmung. Wiss. Z. Karl-Marx-Univ. Leipzig. Math.-Naturwiss. Reihe *25* (1976) 513—516

—, und *G. v. Jagow*, Das Röntgenbild des Kehlkopfes, eine Möglichkeit zu Altersbestimmungen, mit Ergebnissen eines Blindversuchs. Beitr. gerichtl. Med. *XXI* (1961) 181—190

—, und *H.-G. Schulz*, Die Röntgenuntersuchung der Phalangen — ein Beitrag zur Identifikation. Kriminalistik und forens. Wiss. *26* (1976) 54—56

Lippert, H., und *K. Hagemann*, Biomechanik des Schädeldachs. Mschr. Unfallhk. *77* (1974) 252—265

Livon, M., De l'omoplate et de ses indices de largeur dans les races humaines. Thés. p. le Doct. en Méd. Paris (1879) 1—64

Lochte, Th., Gerichtsärztliche und polizeiärztliche Technik. Bergmann, Wiesbaden 1914

Milčinski, J., Identifikacija. In: Sodna Medicina (slowen.). Sekretariat za notranje zadave LRS, Ljubljana 1956, S. 39—62

Nazarischvili, G. P., Vosrastenie osobennosti tasobedrennovo sustava v rentgenovskom isobraschenii. Vestnik rentgenologii rent. radiol. *4* (1952) 35—43

Nekljudov, J. A., O polovom dimorfisme konzevich falang kistei (Über den Geschlechtsdimorphismus der Endphalangen der Hände). Sudebno-med. ekspertiza *8* (1965) 16—20

—, O vosmoschnosti opredelenija polovoi prinadleschnosti konzevich falang kisti (Über die Möglichkeit der Bestimmung der Geschlechtszugehörigkeit an den Fingerendphalangen). Sudebno-med. ekspertiza *10* (1967) 30—32

Nemeskéri, J., L. Harsányi und *G. Acsádi,* Methoden zur Diagnose des Lebensalters von Skelettfunden. Anthropol. Anz. *24* (1960) 70 —95

Novotny, V. ‚Význam metrických znaku pánevnich kostî pro pohlavni diagnosu skeletu u člověka (Die Bedeutung der metrischen Merkmale der Hüftbeine für die Geschlechtsdiagnostik des menschlichen Skeletts). Symposium über die Alters- und Geschlechtsbestimmung, Narodni Muzeum, Praha (1971) 63—83

Olivier, G., und *H. Pineau,* Biométrie du scapulum. Sem. hóp. (1957) 67—88

Parsons, G., und *C. R. Box,* The relation of the cranial sutures to age. J. Roy. Anthrop. Inst. *35* (1905) 30—38

Paschkova, W. I., und *W. W. Tomilin,* Laboratornie u spezialnie metodi issledowanija w sudebnoi medizine (Laboratoriums- und Spezialmethoden in der gerichtlichen Medizin) „Medizin", Moskau 1975

Pearson, K., On the problem of sexing osteometric material. Biometrika *10* (1914/15) 479—487

Peitsch, H., Identifizierung unbekannter Toter. Inaugural-Diss., Würzburg 1970

Pfitzner, W., Sozial-anthropologische Studien. Z. Morph. Anthrop. *1* (1899) 325—377

Phenice, T. W., A newly developed visual method of sexing the os pubis. Amer. J. phys. Anthrop. *30* (1969) 297—302

Prokop, O., und *U. Vámoši,* Daten zum Geschlechtsdimorphismus der Clavicula. Wiss. Z. Martin-Luther-Univ. Halle-Wittenberg, Math.-Naturwiss. Reihe *XVII* (1968) 569 —571

Putschar, W., Entwicklung, Wachstum und Pathologie der Beckenverbindung des Menschen mit besonderer Berücksichtigung der Schwangerschaft, Geburt und ihren Folgen. Fischer, Jena 1931

Rämsch, R., und *W. R. Herrmann,* Ergebnisse von Messungen der Schädelkalottendicke bei Männern und Frauen. Dtsch. Z. ges. gerichtl. Med. *54* (1963) 227—230

Rebentisch, E., Der Weiberschädel. Morpholog. Arbeiten *2* (1893) 207—274

Reynolds, E. L., The bony pelvis in prepuberal childhood. Amer. J. phys Anthrop. *5* (1947) 165—200

Röthig, W., Die Beziehungen zwischen der Körperlänge und dem Querdurchmesser des Foramen occipitale magnum beim erwachse-

nen Menschen. Anthropol. Anz. *33* (1971) 48 — 51

Rother, P., H. Hunger, U. Liebert und *D. Seidemann,* Die Geschlechtsunterschiede des menschlichen Sternums. Gegenbaurs morph. Jb. *121* (1975) 29—37

—, —, und *D. Seidemann,* Zur Anwendung von Diskriminanzfunktionen bei der Geschlechtsbestimmung von Knochen. Gegenbaurs morph. Jb. *122* (1976) 485—487

Runkel, F., Ein neues Geschlechtsmerkmal am Skelett. Inaugural-Diss., Berlin 1959

Saller, K., Die Fehmaraner. Fischer, Jena 1930

—, Zur Anatomie der Geschlechter beim Menschen. Acta anat. *20* (1954) 62—93

Sauter, M. R., und *F. Privat,* Sur un nouveau procédé métrique de détermination sexuelle du bassin osseux. Bull. soc. Suisse anthrop. ethnol. *31* (1954/55) 60—84

Saternus, K., und *H. P. Schmitt,* Beiträge zur forensischen Osteologie, II. Densitometrische Untersuchungen menschlicher Warzenfortsätze. Z. Rechtsmedizin *67* (1970) 175—183

Schinz, H. R., W. E. Baensch, E. Friedl und *E. Uehlinger,* Lehrbuch der Röntgendiagnostik, 5. Aufl. Thieme, Stuttgart 1952, Bd. II.

Schleyer, F., Geschlechtsbestimmung mittels des Index acetabuloischiadicus. Dtsch. Z. ges. gerichtl. Med. *47* (1958) 442—446

—, *P. Ihm* und *W. Baensch,* Über die Geschlechtsverschiedenheit des Umrisses der knöchernen Orbita. Z. Rechtsmedizin *69* (1971) 168—172

Schmidt, R., Die Knochenbruchhäufigkeit alter Menschen (dargestellt an langen Röhrenknochen und der Wirbelsäule). Diplomarbeit, Leipzig 1977

Schmitt, H. P., und *K. Saternus,* Beiträge zur forensischen Osteologie, I. Der Processus mastoideus als Identifikationsmerkmal? Z. Rechtsmedizin *67* (1970) 170—174

—, und *L. Tamáska,* Beiträge zur forensischen Osteologie, IV. Untersuchungen über die Verknöcherung der Schädelnähte unter besonderer Berücksichtigung der Frage der Altersbestimmung. Z. Rechtsmedizin *67* (1970) 230—248

Schranz, D., Der Oberarmknochen und seine gerichtlich-medizinische Bedeutung aus dem Gesichtspunkte der Identität. Dtsch. Z. ges. gerichtl. Med. *22* (1933) 332—361

—, Kritik der Auswertung der Altersbestimmungsmerkmale von Zähnen und Knochen. Dtsch. Z. ges. gerichtl. Med. *48* (1959) 562 — 575

Schultz, A. H., Anthropologische Untersuchungen an der Schädelbasis. Arch. Anthrop. *16* (1917) 1—103

—, The skeleton of the trunk and limbs of higher primates. Human Biol. *2* (1930) 303 — 438

Schumacher, G. H., J. Fanghänel, G. Woithe und *K. Pawlak*, Quantitative Untersuchungen zur Erfassung von Asymmetrien des Kopfes, 1. Mitteilg.: Schädelhöhle, Gehirn und Knochen des Schädels. Anat. Anz. *131* (1972a) 391—405

—, —, —, —, Quantitative Untersuchungen zur Erfassung von Asymmetrien des Kopfes, 2. Mitteilg.: Orbita. Anat. Anz. *132* (1972b) 189—196

—, —, —, —, Quantitative Untersuchungen zur Erfassung von Asymmetrien des Kopfes, 3. Mitteilg.: Nasenhöhlen und Nasennebenhöhlen. Anat. Anz. *132* (1972c) 197—210

Schweitzer, H., Identifizierung durch röntgenologische Untersuchung der Fingerendglieder. Kriminalistik u. forens. Wiss. *5* (1971) 99—106

Schwidetzky, I., Bemerkungen zur Geschlechtsdiagnose am Schädel. Wiss. Z. Humboldt-Univ. Berlin. Math.-Naturwiss. Reihe *XVIII* (1969) 965—967

Skibinska, A., Dymorfizm cech somatycznych mlodziezy dojrzalej. Mat. i Prace Antrop. *65* (1964) 19

Steel, F. L. D., The sexing of long bones, with refence to the St. Brid's series of identified skeletons. J. Roy. Anthrop. Inst. *92* (1962) 212—222

Stewart, T. D., Medico-legal aspects of the skeleton. I. Age, sex, race and statur. Amer. J. phys. Anthrop. *6* (1948) 315—321

—, What the bones tell. FBI Law Enforcement Bull. *20* (1951) 2—5

—, Sex determination of the skeleton by guess and by measurements. Amer. J. phys. Anthrop. *12* (1954) 385—392

—, Distortion of the pubic symphyseal surface in females and its effect on age determination. Amer. J. phys. Anthrop. *15* (1957) 9—18

Stieve, H., und *E. Hintzsche*, Über die Form des menschlichen Brustbeins. Z. Morph. Anthrop. *23* (1923) 361—410

Strauch, M., Anatomische Untersuchungen über das Brustbein des Menschen mit besonderer Berücksichtigung der Geschlechtsverschiedenheiten. Inaugural-Diss., Dorpat 1881

Stürzebecher, R., Röntgenologische Untersuchungen über den Ablauf und die Geschlechtsdifferenzen der Beckenentwicklung im Kindesalter. Inaugural-Diss., Berlin 1959

Thieme, F. P., und *W. Schull*, Sex determination from skeleton. Human Biol. *29* (1957) 242—273

Thunberg, T., The citric acid content of older, especially medieval and prehistoric bone material. Acta physiol. Scand. *14* (1947) 245

Toldt, C., Die Knochen in gerichtsärztlicher Beziehung. In: Maschka (o. V.), Handbuch der gerichtlichen Medizin. Lauppsche Buchhandlung, Tübingen 1882 Bd. 3, S. 481—585.

Trotter, M., und *G. Gleser*, Estimation of stature from long bones of American whites and negroes. Amer. J. phys. Anthrop. *10* (1952) 463—514

Ullrich, H., 1967, pers. Mitteilg.

—, Estimation of fertility by means of pregnancy, and childbirth alterations at the pubis, the ilium, and the sacrum. Ossa *2* (1975) 23—39

Vallois, H. V., L'omoplate humaine, etude anatomique et anthropologique. Bull. Soc. anthrop. VII. *9* (1928) 129—168; VIII, *10* (1929) 110—168

Vallois, H., Le poids comme caractère sexuel des os longs. L'Anthrop. *61* (1957) 45—69

Verheyen, Ph., Corporis humani anatomiae. Lib. I, 2. Aufl. 1718

Villiers, H. de, Sexual dimorphism of the skull of the South African Bantu-speaking Negro. South African J. Science *64* (1968) 118—124

Vlček, E., Bežne rozširené metody k určovani pohlavi jedince na základe lebky (Gebräuchliche Methoden zur Geschlechtsdiagnose auf Grund des Schädels). Symposium Anthropologicum. Narodni muzeum, Praha 1971, S. 7—25

Voigt, K., Geschlechtsunterschiede am menschlichen Schädel. Inaugural-Diss., Kiel 1941

Voluter, G., The V-test. Radiol. Clin. *28* (1959) 1—31

Walcher, K., Gerichtsärztliche Untersuchungen von Skeletteilen. Handbuch d. Biologischen Arbeitsmethoden, Abt. IV, Teil 12, 2. Heft, Urban u. Schwarzenberg, Berlin 1934

Washburn, S. L., Sex differences in the pubic bone. Amer. J. phys. Anthrop. *6* (1948) 199 — 206

Welcker, H., Untersuchungen über Wachstum und Bau des menschlichen Schädels. Engelmann, Leipzig 1862

Witschel, H., und *R. Mangelsdorf*, Geschlechtsunterschiede am menschlichen Brustbein. Z. Rechtsmedizin *69* (1971) 161—167

Yoshikawa, E., Changes of the laryngeal cartilages during life and their application for determination of the probable age. Jap. J. Leg. Med. *12* (Suppl. 1958) 31—40

8. *Altersbestimmung am Skelett*

Ahlquist, J., und *D. Damsten*, A modification of Kerley's method for the microscopic determination of age in human bone. J. forens. Sci. *14* (1969) 205—212

Berndt, H., Entwicklung einer röntgenologischen Altersbestimmung am proximalen Humerusende aus den bisherigen Methoden. Z. ges. inn. Med. *2* (1947) 122—148

Broca, P., Comparaison des indices céphaliques sur le vivant et sur le squelette. Bull. Soc. Anthrop. Paris, Ser. II, t. 3 (1868)

Brooks, S. T., Skeletal age at death: the reliability of cranial and pubic age indicators. Amer. J. phys. Anthrop. *13* (1955) 567—590

Bürger, M., Altern und Krankheit als Problem der Biomorphose, 4. Aufl. Thieme, Leipzig 1960

Catel, W., Gefügekundliche Untersuchungen über Struktur und Funktion des coxalen Femurendes des Menschen. Ergeb. d. Anat. u. Entwicklungsgesch. *43* (1970) H. 3

Cobb, W. M., Skeleton. In: Cowdry's problems of aging. Ed. by A. I. Lansing. 3. ed. Williams and Wilkins, Baltimore 1952, pp. 791 — 856

Dominok, G. W., Zur Alters- und Geschlechtsbestimmung aus der Morphologie der menschlichen Schädelkalotte. Zbl. allg. Path. *100* (1959) 54—63

Dominok, W., *P. H. Müller* und *R. Storm*, Untersuchungen über die Altersabhängigkeit einiger Querschnittsmaße und der Länge des menschlichen Oberschenkelknochens. Z. Alternsforsch. *22* (1969) 155—175

Dwight, T., The range of variation of the human shoulderblade. Amer. Natur. Phila. *XXI* (1887) 627—638

Frédéric, J., Untersuchungen über die Obliteration der Schädelnähte. Z. Morph. Anthrop. IX (1905/06) 373—456

—, Die Obliteration der Nähte des Gesichtsschädels. Z. Morph. Anthrop. *12* (1909/10) 371—440

Frolkis, W. W., Regulation, Anpassung und Altern. Nauka, Leningrad 1970

Garn, S. M., *C. G. Rohmann* und *P. Jr. Nolan*, The developmental nature of bone changes during aging. In: Relation of development and aging. Ed. by J. E. Birren. Ch. C. Thomas Publ., Springfield 1964

Gradwohl, R. B. H., Legal medicine. Mosby Comp., St. Louis 1954

Grimm, H., Anthropologische Beiträge zur Erforschung des Alterns, 1928/1938. I. Somatische Anthropologie. Z. Altersforsch. *1* (1939) 157—173

Gustafson, G., und *K. Simpson*, Dental data in crime investigation. In: Modern trends in forensic medicine. Ed. by K. Simpson. London 1953, p. 153—167

Habermehl, K.-M., Die Altersbestimmung bei Haustieren, Pelztieren und beim jagdbaren Wild. Parey, Berlin, Hamburg 1961

Hansen, G., Die Altersbestimmung am proximalen Humerus- und Femurende im Rahmen der Identifizierung menschlicher Skelettreste. Wiss. Z. Humboldt-Univ. Berlin, Math.-Naturwiss. Reihe *3* (1953/54) 1—73

Hartl, F., und *L. Burkhardt*, Über Strukturumbau des Skeletts, besonders des Schädeldaches und Schlüsselbeines, beim Erwachsenen und seine Beziehung zur Hypophyse nach Maßgabe des spezifischen Gewichts und histologischen Befundes. Virchows Arch. *322* (1952) 503—528

Hrdlička, A., The scapula: visual observations. Amer. J. phys. Anthrop. *29* (1942) 73—94

Kanzler, J., Zur gerichtlich-medizinischen Skeleto-Necropsie. Vjschr. gerichtl. öffentl. Med. *5* (1854) 206—216; *6* (1854) 121—132, 202 — 215, *8* (1855) 44—102

Kellner, H.-O., Untersuchungen zur röntgenologischen Altersbestimmung am proximalen Humerusende beim Erwachsenen. Inaugural-Diss., Bonn 1957

Kerley, E. R., The microscopic determination of age in human bone. Amer. J. phys. Anthrop. *23* (1965) 149—163

—, Age determination of bone fragments. J. forens. Sci. *14* (1969) 59—67

—, Estimation of skeletal age: after about age 30. In: Personal identification in mass disasters. Ed. by T. D. Stewart. National Museum of Natural History, Washington 1970, 57—70

Krogman, W. M., A problem in the aging of human skeletal remains. J. forens. Sci. *7* (1962) 255—264

Lanz, T. v., und *W. Wachsmuth*, Praktische Anatomie, Bd. I. Bein und Statik. Springer, Berlin 1938

Leopold, D., Identifikation durch Schädeluntersuchung — unter besonderer Berücksichtigung der Superprojektion. Habil.-Schri., Leipzig 1969

—, Alters- und Geschlechtsbestimmungen am Schulterblatt. Kriminalistik u. forens. Wiss. *19* (1975) 141—142

—, und *G. v. Jagow*, Das Röntgenbild des Kehlkopfes — eine Möglichkeit zu Altersbestimmungen. Beitr. gerichtl. Med. *XXI* (1961) 181—190

Leutert, G., Altersveränderungen im Bereich des Schenkelhalses aus morphologischer Sicht. Beitr. Orthopäd. *21* (1974) 457—462

Martin, R., und *R. Saller*, Lehrbuch der Anthropologie, 3. Aufl. Fischer, Stuttgart 1957

Mc Kern und *Stewart* (1957), zit. nach *Stewart* (1972)

Medved, R., *V. Horvat* und *E. Petrovčič*, Beitrag zur Bestimmung des physiologischen Alters. Med. Welt *31* (1960) 1605—1608

Merkel, I., Zur Beurteilung des Lebensalters aus Skelettbefunden. Dtsch. Z. ges. gerichtl. Med. *10* (1927) 256—261

—, Nachtrag zu der Arbeit s. o. Dtsch. Z. ges. gerichtl. Med. *11* (1928) 491—492

Meyer, G. H., Die Architektur der Spongiosa. Reicherts und Du Bois Reymond's Arch. Anat. Phys. (1867) 615—628

Moslé, H. G., und *D. Döring*, Methoden zur Lebensaltersbestimmung des Femur. Dtsch. Z. ges. gerichtl. Med. *58* (1966) 205—211

Nainis, I.-W., Personenidentifikation an proximalen Extremitätenknochen. Mintis, Vilnjus 1972

Nemeskéri, J., *L. Harsányi* und *G. Ascádi*, Methoden zur Diagnose des Lebensalters aus Skelettfunden. Anthropol. Anz. *24* (1960) 70 — 95

Pauwels, F., Über die Verteilung der Spongiosadichte im coxalen Femurende und ihre Bedeutung für die Lehre vom funktionellen Bau des Knochens. Morph. Jb. *95* (1954) 35 — 54

—, Gesammelte Abhandlungen zur funktionellen Anatomie des Bewegungsapparates. Springer, Berlin-Heidelberg-New York 1965

Peitsch, H., Identifizierung unbekannter Toter. Inaugural-Diss., Würzburg 1970

Rämsch, R., und *W. R. Herrmann*, Ergebnisse von Messungen der Schädelkalottendicke bei Männern und Frauen. Dtsch. Z. ges. gerichtl. Med. *54* (1963/64) 227—230

Ribbe, F. C., L'ordre d'obliteration des sutures du cráne des races humaines. Thèse, Paris (1885) 1—164

Ries, W., Physiologie des Alterns. In: Handb. d. allg. Path. Springer, Berlin-Heidelberg-New York 1972, Bd. VI/4, S. 150—244

Rother, P., Zur Geschlechtsdifferenz der Biomorphose menschlicher Glandulae parathyreoideae. Gegenbauers morph. Jb. *115* (1970) 231—237

Rother, P., *H. Hunger*, *H. Vahle* und *B. Rother*, Über die Rekonstruktion der Körperhöhe aus den Maßen langer Röhrenknochen sowie über den Einfluß des Alterns und der Akzeleration auf die Körperhöhe und die vertikalen Proportionen des Menschen. Gegenbaurs morph. Jb. *119* (1973) 767—795

—, —, *G. Kropf* und *G. Krüger*, Zur Schätzung des Lebensalters anhand von Maßen des Humerus. Wiss. Z. Karl-Marx-Univ. Leipzig, Math.-Naturwiss. Reihe 5 (1976) 521—525

—, *H. Hunger*, *G. Kropf* und *G. Krüger*, Zur Bestimmung des Lebensalters und des Geschlechts aus Humerusmaßen. Anat. Anz. 142 (1977) 243—254

Schinz, H. R., *W. E. Baensch*, *E. Friedl* und *E. Uehlinger*, Lehrbuch der Röntgendiagnostik. Thieme, Stuttgart 1952

Schmitt, H. P., und *L. Tamáska*, Beiträge zur forensischen Osteologie. IV. Untersuchungen über die Verknöcherung der Schädelnähte unter besonderer Berücksichtigung der Frage der Altersbestimmung. Z. Rechtsmed. *67* (1970) 230—248

Schranz, D., Der Oberarmknochen und seine gerichtlich-medizinische Bedeutung aus dem Gesichtspunkte der Identität. Dtsch. Z. ges. gerichtl. Med. *22* (1933) 332—361

—, Kritik der Auswertung der Altersbestimmungsmerkmale von Zähnen und Knochen. Dtsch. Z. ges. gerichtl. Med. *48* (1959) 562 — 572

—, Die gerontologischen Beziehungen in der gerichtlichen Medizin. Dtsch. Z. ges. gerichtl. Med. *51* (1961) 161—172

Stewart, T. D., Identification of the scars of parturition in the skeletal remains of females. In: Personal identification in mass disasters. Ed. by T. D. Stewart. National Museum of Natural History, Washington 1970, p. 127—135

—, What the bones tell-today. FBI Law Enforcement Bull. *41* (1972) 16—20

Tanner, J. M., Wachstum und Reifung des Menschen. Thieme, Stuttgart 1962

Todd, T. W., Age changes in the pubic bone. I. The male white pubis. Amer. J. phys. Anthrop. *3* (1920) 285—334

—, Age changes in the pubic bone. VIII. Roentgenografic differentiation. Amer. J. physic. Anthrop. *14* (1930) 255—272

—, Skeleton, locomotor system, and teeth. In: Problems of ageing. Ed. by E. V. Cowdry,

Williams and Wilkins, Baltimore 1939, pp. 278—338

—, und E. W. Lyon, Endocranial suture closure. Its progress and age relationship. Part I. Adult males of white stock. Amer. J. phys. Anthrop. 7 (1924) 325—384

—, —, Cranial suture closure. Part II. Ectocranial suture closure in adult males of white stock. Part III. Endocranial closure in adult males of negro stock. Amer. J. phys. Anthrop. 8 (1925) 23—71

Wachholz, L., Über die Altersbestimmung an Leichen auf Grund des Ossifikationsprozesses im oberen Humerusende. Friedreichs Beitr. gerichtl. Med. 45 (1894) 210—219

9. Histologische Altersbestimmung

Ahlquist, J., and O. Damsten, A modification of Kerley's method for the microscopic determination of age in human bone. J. forens. Sci. 14 (1969) 205—212

Attias, G., Über Alternsveränderungen des menschlichen Auges. Graefes Arch. f. Ophthal. 81 (1912) 405—485

Blume, R., und Ch. Buch, Ein Beitrag zum Trefferverfahren nach Chalkley. Z. mikrosk.-anat. Forsch. 76 (1967) 25—57

—, P. Rother, und M. Lochner, Lineare Differentialgleichungen zur Beschreibung der histologischen Biomorphose des menschlichen Ciliarmuskels. Z. Alternsforsch. 23 (1971) 235 — 242

Bredt, H., Morphologie und Pathogenese der Arteriosklerose. In: Arteriosklerose. Hrsg. v. G. Schettler. Thieme, Stuttgart 1961

Bürger, M., Altern und Krankheit, 3. Aufl. Thieme, Leipzig 1957

—, Geschlecht und Krankheit. Lehmanns, München 1958

Christophers, E., und A. M. Kligman, Percutaneous absorption in aged skin. In: Advances in biology of skin. Symposium Publications-Divison. Pergamon-Press, Oxford-London-Edinburgh-New York-Paris-Frankfurt 1964, Vol. VI S. 163—175

Cowdry, E. V., Problems of aging. Baltimore 1942. Zit. nach A. J. Linzbach: Quantitative Biologie und Morphologie des Wachstums. In: Handbuch der allgemeinen Biologie. Springer, Berlin-Göttingen-Heidelberg 1955, Bd. VI, Teil 1.

Dominok, G. W., Der altersbedingte Wandel des feingeweblichen Bildes menschlicher Knochen. Ergebn. allg. Path. u. path. Anat. 49 (1968) 229—274

Giacometti, L., The anatomy of the human scalp. In: Advances in biology of skin. Symposium Publications-Division. Pergamon-Press, Oxford-London-Edinburgh-New York-Paris-Frankfurt 1964, Vol. VI, Aging, S. 97 —120,

Ginsberg, S., Uvea. In: Handbuch der speziellen pathologischen Anatomie und Histologie, Springer, Berlin 1928, Bd. 11, Teil 1

Harris, R., Geriatric vascular disease. Lippincott Company, Philadelphia-Toronto 1970

Haug, H., Die Treffermethode, ein Verfahren zur quantitativen Analyse im histologischen Schnitt. Z. Anat. Entw.-gesch. 118 (1955) 302—312

Hieronymi, G., Über den altersbedingten Formwandel elastischer und muskulärer Arterien. Springer, Berlin-Göttingen-Heidelberg 1956

Hort, W., Quantitative histologische Untersuchungen an wachsenden Herzen. Virch. Arch. path. Anat. 323 (1953) 223—242

—, Morphologische Untersuchungen am Herzen vor, während und nach der postnatalen Kreislaufumschaltung. Virchows Arch. path. Anat. 326 (1955) 458—484

Jahn, K., und G. Leutert, Über morphometrische Untersuchungen der Prostatasteine des Menschen in Abhängigkeit vom Alter. Anat. Anz. 129 (1971) 149—157

—, — und W. Rotzsch, Altersabhängige morphologische und biochemische Untersuchungen der menschlichen Prostata. Z. Alternsforsch. 23 (1971) 323—335

Kakizaki, I., G. Zechner und F. Altmann, zit. nach Krmpotič-Nemanič, J., V. Simmič, G. Nemanić und K. Braun: Altersveränderungen des Innenohres. Verh. Anat. Ges. 68 (1974) 459—465

Kerley, E. R., Age determination of bone fragments. J. forens. Sci. 14 (1969) 59—67

—, Estimation of skeletal age: After about age 30. In: Personal identification in mass disasters. Ed. T. D. Stewart. National Museum of Natural History, Washington 1970, p. 57—70

Krmpotič-Nemanič, J., V. Simmič, G. Nemanić und K. Braun, Altersveränderungen des Innenohres. Verh. Anat. Ges. 68 (1974) 459 — 465

Krug, H., The effect of aging on the thermoelastic contraction of the human aorta. Exp. Geront. 3 (1968) 197—198

—, Altern des Gefäßsystems. Wiss. Z. Karl-Marx-Univ. Leipzig, Math.-Naturwiss. Reihe 19 (1970) 485—490

—, Die Altersveränderungen der Blutgefäße. In: Handbuch der allgemeinen Pathologie,

Springer, Berlin-Heidelberg-New York 1972, Bd. VI/4, S. 429

Leutert, G., Die Biomorphose der Gewebe aus der Sicht der normalen Anatomie. Z. Alternsforsch. *14* (1960) 1—17

—, Mikroskopisch-anatomische Alternswandlungen verschiedener Gewebe. In: Biologie der Lebensalter, Verh. d. Ges. f. experimentelle Medizin der DDR *2* (1963) 24—29

—, Über die histologische Biomorphose der menschlichen Stimmlippen. Gegenbaurs morph. Jb. *106* (1964) 11—72

—, Beitrag zum histologischen Alternswandel der Herzklappen. 7. Internat. Kongr. Gerontologie Wien 26. 6.—2. 7. 1966, Proc. Bd. 2 (1966) 373—376

—, Über die Altersveränderungen des menschlichen Stroma iridis mit besonderer Berücksichtigung der Blutgefäße. Z. f. mikr.-anat. Forsch. *75* (1966) 224—244

—, Die altersabhängigen morphologischen Veränderungen des menschlichen Kehlkopfes. Wiss. Z. Karl-Marx-Univ. Leipzig, Math.-Naturwiss. Reihe *19* (1970) 509—519

—, Die morphologischen Alternswandlungen des Herzens. In: Scriptum Geriatricum Wien, 129—135

—, Die morphologischen Alternswandlungen des Herzens. In: Herz und Altern, Geriatrische Therapie, Intensivtherapie in Abhängigkeit vom Alter. 2. Kongr. d. Ges. f. Alternsforsch. d. DDR, März 1969 in Leipzig. Steinkopff, Dresden 1971

—, Über die histologische Biomorphose. Anat. Anz. Erg. Heft Verhandlungen d. Anatom. Gesellschaft, 69. Versammlung in Kiel 1974

—, und *K. Jahn,* Über altersabhängige histologische und histochemische Befunde an der Prostata des Menschen. Acta histochem. *37* (1970) 136—147

Linzbach, A. J., Quantitative Biologie und Morphologie des Wachstums einschließlich Hypertrophie und Riesenzellen. In: Handbuch der allgemeinen Pathologie, Berlin-Göttingen-Heidelberg 1955, Bd 6. T.1

—, Das Altern des menschlichen Herzens. In: Handbuch der allgemeinen Pathologie, Springer, Berlin-Heidelberg-New York 1972, Bd 6, T. 4

Meyer, W. W., Die Lebenswandlungen der Struktur von Arterien und Venen. Verh. dtsch. Ges. Kreisl.-Forsch. *24* (1958) 15—40

Montagna, W., Advances in biology of skin. Symposium Publications-Division. Pergamon-Press, Oxford-London-Edinburgh-New York-Paris-Frankfurt 1964 Vol. VI, Aging.

Oberste-Lehn, H., Effect of aging on the papillary body of the hair follicles and on the eccrine sweat glands. In: Advances in biology of skin. Symposium Publications-Division. Pergamon-Press, Oxford-London-Edinburgh-New York-Paris-Frankfurt 1964, Vol. VI, Aging, S. 17—34

Rohen, J. W., Das Auge und seine Hilfsorgane In: Handbuch d. mikroskopischen Anatomie des Menschen (Möllendorf/Bargmann). Springer, Berlin-Göttingen-Heidelberg-New York, 1964 Ergänzung z. Bd. III/2.

Rones, B., Senile changes and degenerations of the human eye. Amer. J. Ophthal. *21* (1938) 239—255

Ronge, H., Altersveränderungen des Berührungssinnes. I. Druckpunktschwellen und Druckpunktfrequenz. Acta physiol. Scand. *6* (1943) 343—352

—, Altersveränderungen der Meissnerschen Körperchen in der Fingerhaut. Z. mikrosk.-anat. Forsch. *54* (1944) 167—177

Rössle, R., und *F. Roulet,* Maß und Zahl in der Pathologie, Springer, Berlin und Wien 1932

Rother, P., Die Dickenänderungen von Epithel und Grenzmembranen der alternden Kornea des Menschen. Roux' Arch. Entw. mech. *156* (1965) 184—203

—, Morphologie und Funktion der Glandulae parathyreoideae. Habil.-Schr., Leipzig 1968

—, Morphometrische Untersuchungen zur Biomorphose menschlicher Glandulae parathyreoideae. Endokrinologie *55* (1969) 77—94

—, Über Vorkommen und Funktion der oxyphilen Welshschen Zellen in Glandulae parathyreoideae. Z. mikr.- anat. Forsch. *79* (1969) 533—556

—, Zur Geschlechtsdifferenz der Biomorphose menschlicher Glandulae parathyreoideae. Gegenbaurs morph. Jb. *115* (1970) 231—237

—, Das Kolloid der Glandulae parathyreoideae. Acta histochem. *35* (1970) 135—152

—, Zur Zeitgestalt des Alterns. Nova Acta Leopoldina (im Druck)

—, und *G. Leutert,* Die Altersveränderungen des Ziliarkörpers. Albrecht v. Graefes Arch. klin. exp. Ophthal. *168* (1965) 136—149

—, Über den Alternswandel der menschlichen Iris. Albrecht v. Graefes Arch. klin. exp. Ophthal. *170* (1966) 323—331

—, *R. Blume, H. Friedrich* und *M. Lochner,* Die Veränderung der Muskel-Bindegewebs-Relation des Musculus ciliaris im Laufe des Lebens. Anat. Anz. *129* (1971) 322—332

—, *G. Scheller* und *B. Herrschelmann,* Über die altersbedingten Änderungen der Zellzahl, der Zellgröße und der Zellrelationen menschlicher Glandulae parathyreoideae. Endokrinologie *59* (1972) 391—396

—, *M. Walther, G. Scheller,* und *R. Blume,* Morphometrische Untersuchungen zur histologischen Biomorphose der Wand des Dünndarms. Z. mikr.-anat. Forsch. *87* (1973) 97—110

—, *G. Krüger, J. Machlitt* und *H. Hunger,* Histomorphometrische sowie regressionsund faktoranalytische Untersuchungen von Altersveränderungen des Humerus. Anat. Anz. (im Druck)

Rotter, W., Das Wachstum der fetalen und kindlichen Nebennierenrinde. Z. Zellforsch. *34* (1949) 547—561

Scheuner, G., und *J. Hutschenreiter,* Polarisationsmikroskopie in der Histophysik. Thieme, Leipzig 1972

Schlomka, G., Die Lebenswandlungen der Kreislauforgane im Erwachsenenalter vom Standpunkt des Klinikers. Verh. dtsch. Ges. Kreisl.-Forsch. *24* (1958) 174—213

Schmidt, R., Das Altern endokriner Drüsen. In: Handbuch der allgemeinen Pathologie. Berlin-Heidelberg-New York 1972. Bd. VI/4.

Schofield, P. B., Aging changes in the eye. In: Structural aspects of aging. Ed. by G. H. Bourne, Pitman, Medical Publishing Co. LTD, London 1961, 277—288

Shibata, M., und *T. Hirota,* Estimation of age of victims from pieces of their organs. I. The thickness of capsule of human spleen. J. Nara med. Ass. *13* (1962) 189—196

Silberberg, M., und *R. Silberberg,* Aging changes in cartilage and bone. In: Structural aspects of aging. Ed. by G. H. Bourne, Pitman, Medical Publishing Co. LTD, London 1961, 85—108

Stieve, R., Über den Bau des menschlichen Ziliarmuskels, seine Veränderungen während des Lebens und seine Bedeutung für die Akkommodation. Anat. Anz. *97* (1949) 69—79

—, Über den Bau des menschlichen Ziliarmuskels, seine physiologischen Veränderungen während des Lebens und seine Bedeutung für die Akkommodation. Z. mikr.-anat. Forsch. *55* (1950) 3—88

Strehler, B. L., Time, cells and aging, 3rd. ed. Acad. Press, New York, London 1962

Szabo, G., The number of eccrine sweat glands in human skin. In: Advances in biology of skin. Ed. by W. Montagna und R. A. Ellis. Pergamon-Press, New York 1962, Vol. III

Thung, P. J., Aging changes in the ovary. In: Structural aspects of aging. Ed. by

G. H. Bourne, Pitman, Medical Publishing Co. LTD, London 1961, 109—142

Todd, T. W., and *A. W. Todd,* Amer. J. Anat. *63* (1938), zit. nach *Silberberg* und *Silberberg* 1961

Verzár, F., Aging of the collagen fiber. Int. Rev. conn. Tissue Res. *2* (1964) 243—300

—, Experimentelle Gerontologie. Enke, Stuttgart 1965

Volkheimer, G., Silting-Effect. Dtsch. Z. Verdau- u. Stoffwechselkr. *24* (1964) 48—51

—, und *F. H. Schulz,* The phenomon of persorption. Digestion *1* (1968) 213—218

Wallart, J., und *S. Scheidegger,* Untersuchung von Ovarien und verwandten Organen im Alter. Arch. Gynäk. *165* (1938) 188—238

Watzka, M., Das Ovarium. In: Handbuch der mikroskopischen Anatomie des Menschen. Springer, Berlin-Göttingen-Heidelberg 1957, VII/3.

Winkelmann, R. K., Nerve changes in aging skin. In: Advances in biology of skin. Symposium Publications-Division. Pergamon-Press, Oxford-London-Edinburgh-New York-Paris-Frankfurt 1964, Vol. VI, Aging, S. 51—61

Wollheim, E., und *J. Moeller,* Hypertonie. In: Handbuch der inneren Medizin. Springer, Berlin-Göttingen-Heidelberg 1960, Bd. IX, Teil 5.

10. *Körpergrößenbestimmung*

Bach, H., Zur Berechnung der Körperhöhe aus den langen Gliedmaßenknochen weiblicher Skelette. Anthropol. Anz. *29* (1965) 12—21

Bourliere, F., Das Altern. In: Der Mensch und das Leben. Urania, Leipzig-Jena-Berlin 1966, Bd. V

Boyne, A. W., und *J. Leitch,* Secular change in the height of British adults. Nutr. Abstr. *2* (1954) 255—269

Breitinger, E., Zur Berechnung der Körperhöhe aus den langen Gliedmaßenknochen. Anthropol. Anz. *14* (1937) 249—274

Breul, D., Methoden der Geschlechts-, Körperlängen- und Lebensaltersbestimmung von Skelettfunden. In: Arbeitsmethoden der Medizinischen und Naturwissenschaftlichen Kriminalistik. Hrsg. E. Weinig und S. Berg. Schmidt-Römhild, Lübeck 1974

Dobrjak, W. I., Gerichtsmedizinische Untersuchung der skelettierten Leiche. Kiew 1960 (russisch)

Dupertuis, C. W., und *J. J. A. Hadden,* On the reconstruction of stature from long bones. Amer. J. phys. Anthrop. *9* (1951) 15—54

Eliakis, C., E. Eliakis und *P. Jordanidis,* Détermination de la taille d'après la mensuration des os longs. Recherches expérimentales. Ann. méd. lég. *46* (1966) 403—421

Fully, G., Une nouvelle methode de détermination de la taille. Ann. méd. lég. *36* (1956) 266—273

—, und *H. Pineau,* Détermination de la stature au moyen du squelette. Ann. méd. lég. *40* (1960) 145—153

Haack, H.-P., Bestimmung der Körperhöhe aus Kopf- und Gesichtsmaßen unter Berücksichtigung von Alter und Geschlecht. Inaugural- Diss., Leipzig 1967

Hanneson, G., Körpermaße und Körperproportionen der Isländer. Rejkjavik 1925, zit. nach *Martin* R., und *K. Saller* (1957)

Harbeck, R., Die Körpergrößen 20jähriger Männer. Wehrdienst und Gesundheit *1* (1960) 308—345

His, W., Johann Sebastian Bach, Forschungen über dessen Grabstätte, Gebeine und Antlitz. Vogel, Leipzig 1895

Hrdlička, A., Practical anthropometry. Wistar Inst., Philadelphia 1939

Jazuta, K., Zur Frage des Messung der unteren Extremität am Lebenden. Arch. Anthrop. *20* (1925) 154—156

Jürgens, H. W., Über die Reifung der Proportionen in der Akzeleration. Z. Morph. Antrop. *51* (1960) 26—34

— Welchen Einfluß haben akzelerationsbedingte Formveränderungen des menschlichen Körpers auf die angewandte Anthropologie. Zbl. Arbeitswiss. *15* (1961) 149—154

— Kritische Beiträge zur Frage der Ursachen der säkularen Akzeleration. Proc. of the 7th Internat. Congress of Nutrition, Hamburg, Vol. *4* (1966) 3—7

Kemsley, W. F. F., Ann. Eugen. *18* (1953) 22, zit. nach *Boyne* und *Leitch* (1954)

Krogman, W. M., The human skeleton in forensic medicine. Thomas, Springfield 1962

Kurth, G., Einige Probleme der Körperhöhenbestimmung aus den langen Gliedmaßenknochen. Homo *5* (1954a) 170—178

—, Ein Beitrag zur Vergleichbarkeit errechneter Körperhöhen, Z. Morph. Anthrop. *46* (1954b) 313—370

Langer, K., Das Wachstum des menschlichen Skeletts mit Bezug auf den Riesen. Denkschr. Kaiserl. Akad. Wiss. (math.- nat. Klasse) *31* (1871) 72—76

Lee, A., und *K. Pearson,* Mathematical contributions to the theory of evolution. On the relative variation and correlation in civilized and uncivilized races. Roy. Soc. Proc. *61* (1897) 343—357

Lorke, D., H. Münzner und *K. Walter,* Zur Rekonstruktion der Körpergröße eines Menschen aus den langen Gliedmaßenknochen. Dt. Z. ges. gerichtl. Med. *42* (1953) 189—202

Manouvrier, L., Détermination de la taille d'après les grands os des membres. Mém. Soc. anthrop. *4* (1892) 347—402

Marcusson, H., Das Wachstum von Kindern und Jugendlichen in der Deutschen Demokratischen Republik. Akademie-Verlag, Berlin 1961

Martin, R., und *K. Saller,* Lehrbuch der Anthropologie. Fischer, Stuttgart 1957 Bd. 1

Mendes-Correa, A. A., Le taille des Portugais d'après les os longes. Anthropologie *10* (1932) 268—272

Mollison, T., Die Körperproportionen der Primaten. Gegenbaurs morph. Jb. *42* (1910) 79—304

—, Über das Lageverhältnis des Femurkopfes zu der Spina ossis ilii anterior superior und der Symphysis ossium pubis mit Rücksicht auf die anthropologische Messung. Arch. Anthrop. *11* (1912) 140—144

Nainis, I. I., Forensisch-osteologische Methoden der Identifikation auf Grund der proximalen Extremitätenknochen. Autoreferat zur Dissertation an der Staatlichen Universität Tartu 1966 (russisch)

—, Bestimmung der Arm- und Beinlänge nach den Extremitätenknochen. Wissenschaftl. Beiträge der Martin-Luther-Univ. Halle-Wittenberg 1968/12, 300—303

—, Personenidentifikation an proximalen Extremitätenknochen (russisch). Mintis, Vilnjus 1972

Nikityuk, B. A., Evaluation of body constitution in the prognosis of the rate of senile changes. Materials for the 9th Intern. Congr. Geront. Kiev 1972, Bd. 1

Oehmisch, W., Die Entwicklung der Körpermaße bei Kindern und Jugendlichen in der Deutschen Demokratischen Republik. Auswertung der Ergebnisse von Messungen im Jahre 1967. Berlin 1970

—, Der Stand der Akzeleration. Z. ärztl. Fortbild. *65* (1971) 624—627

Pearson, K., IV. Mathematical contribution to theory of evolution. V. On the reconstruction of the stature of prehistoric races. Philos. Trans. Roy. Soc. (A) *192* (1899) 169—244

Peitsch, H., Identifizierung unbekannter Toter. Inaugural-Diss., Würzburg 1970

Pfitzner, W., Sozial-anthropologische Studien. I. Der Einfluß des Lebensalters auf die anthropologischen Charaktere. Z. Morph. Anthrop. *1* (1899) 323—377

Quetelet, *A.*, Anthropométrie ou mesure des différentes facultés de l'homme. Maquardt, Brussels 1870

Reinhardt, *G.*, und *P. Zink*, Über den Zusammenhang zwischen Fuß- und Körpergröße. Arch. Kriminol. *143* (1969) 138—144

Rother, *B.*, Möglichkeiten und Grenzen der Körperhöhenrekonstruktion aus den Maßen langer Röhrenknochen. Inaugural. Diss. Leipzig 1970

Rother, *P., H. Hunger, H. Vahle* und *B. Rother*, Über die Rekonstruktion der Körperhöhe aus den Maßen langer Röhrenknochen sowie über den Einfluß des Alterns und der Akzeleration auf die Körperhöhe und die vertikalen Proportionen des Menschen. Gegenbaurs morph. Jb. *119* (1973) 767—795

Saller, *K.*, Die Fehmaraner. Fischer, Jena 1930
—, Der Geschlechtsunterschied im Verhältnis Stammlänge zu Körpergröße beim Menschen. Z. Konstit.-lehre *16* (1931) 81—92

Schultz, *A. H.*, Proportions, variability, and asymmetries of the long bones of the limbs and the clavicles in man and apes. Human Biol. *9* (1937) 281—328

Snow, *C. C.*, und *J. Williams*, Variation in premortem statural measurements compared to statural estimates of skeletal remains. J. forens. Sci. *16* (1971) 455 — (zit. nach *Breul* 1974)

Springer, *E.*, Arbeitsphysiologische und arbeitshygienische Forderungen an die Gestaltung der Arbeitsmittel, des Arbeitsplatzes, der Arbeitsräume und der sanitären Nebenräume. Arbeitswissenschaftliche Lehrbriefe *7*. Tribüne, Berlin 1970

Stevanson, *P. H.*, On racial differences in stature long bone regression formulae, with special reference to stature reconstruction formulae for the Chinese. Biometr. Cambridge, Section B. *21* (1929) 303—318

Steele, *D. G.*, Estimation of stature from fragments of long limb bones. In: Personal identification in mass disasters. Ed.: T. D. Stewart National Museum of Natural History Smithsonian Institution Washington 1970, 85—97.

Telkkä, *A.*, On the predictions of human stature from the long bones. Acta Anat. *9* (1950) 103—117
—, *A. Palkama*, und *P. Virtama*, Prediction of stature from radiographs of long bones in children. J. forens. Sci. *7* (1962) 474—479

Thieme, *F. P.*, und *W. J. Schull*, Sex determinations from the skeleton. Human Biol. *29* (1957) 242—273

Trotter, *M.*, und *G. Gleser*, The effect of aging on stature. Amer. J. phys. Anthrop. *9* (1951) 311—324
—, —, Estimation of stature from long bones of American Whites and Negroes. Amer. J. phys. Anthrop. *10* (1952) 463—514
—, —, A reevaluation of estimation of stature based on measurements of stature taken during life and of long bones after death. Amer. J. phys. Antrop. *16* (1958) 79—123

Ullmann, *C.* und *G. Wüsteneck*, Der Einfluß des Alterns und der Akzeleration auf die Körperhöhe, die Tibialänge und die Relation Tibialänge/Körperhöhe, ein Beitrag zur Rekonstruktion der Körpergröße aus den Maßen langer Röhrenknochen. Med. Diplomarbeit, Leipzig 1973

Vierodt, *H.*, Anatomische Daten und Tabellen, 2. Aufl. Fischer, Jena 1893

Wünsche, *H.-W.*, Altersveränderungen metrischer Merkmale in der Kindheit und beim Erwachsenen sowie ihre Beziehungen zum sozialen Milieu und zum Habitus. Z. Morph. Anthrop. *45* (1953) 368—415

11. Identifikation des Feten durch Skelettuntersuchungen

Adair, *F. L.*, und *R. E. Scammon*, A study of the ossification centers of the wrist, knee and ankle at birth, with particular reference to the physical development and maturity of the newborn. Amer. J. Obstet. Gynec. *2* (1921) 35—60

Adams, *T. V.*, The estimation of foetal maturity by measurements taken after birth. J. Obstet. Gynec. Brit. Cwlth *32* (1925) 734—738

Araujo, *J. de*, Maturidade fetal e ossificacao. Fetal maturity and ossification. Pédiat. Prat. *33* (1962) 67—74

Balthazard, *V.*, und *Dervieux*, Etudes anthropologiques sur le foetus humain. Ann. méd. lég. *1* (1921) 37—42

Boucher, *B. J.*, Sex differences in the foetal sciatic notch. J. forens. Med. *2* (1955) 51—54
—, Sex differences in the foetal pelvis. Amer. J. phys. Anthrop. *15* (1957) 581—600

Brock, *J.*, Biologische Daten für den Kinderarzt. Springer, Berlin-Göttingen-Heidelberg 1954 Bd. I, S. 1

Bunsen, *A.*, Untersuchungen zur Altersbestimmung an Knochen verbrannter Neugeborener und Frühgeburten. Inaugural-Diss., Marburg 1937

Christie, A., Prevalence and distribution of ossification centers in the newborn infant. Amer. J. Dis. Child. *77* (1949) 355—361

Le Damany, R., Recherches sur quelques proportions du corps chez les nouveaunés. Differences sexuelles du bassin. J. Anat. *46* (1910) 664—690

Davis, J. A., Foetal head measurements at birth in relation to sex. University Med. Mag., Philadelphia *1* (1888) 101—110

Fazekas, I. Gy., und *F. Kósa*, Die Bestimmung der Körperlänge von Feten auf Grund der Maße einiger flacher Knochen. Dtsch. Z. ges. gerichtl. Med. *58* (1965) 127—141

—, —, Recent data and comparative studies about the body length and age of the foetus on the basis of the measurements of the clavicle and shoulderblade. Acta med. leg. soc., (Liége) *18* (1965) 307—325

—, —, Détermination de la longeur d'embryon d'apres la dimension du radius. Ann. méd. lég. *46* (1966) 262—272

—, —, Neuere Beiträge und vergleichende Untersuchungen zur Bestimmung der Körperlänge von Feten auf Grund der Diaphysenmaße der Extremitätenknochen. Dtsch. Z. ges. gerichtl. Med. *58* (1966) 142—160

—, —, Donnés récentes pour la détermination de la longeur et de l'age d'embryon humain d'apres les dimension des os du basin. Ann. méd. lég. *46* (1966) 334—347

—, —, Measurements of the human fetal ribs. Data about the determination of the body length and age based on the measurements of the ribs. Acta med. leg. soc., (Liége) *19* (1966) 135—144

—, —, Bestimmung der Körperlänge und des Alters menschlicher Feten auf Grund der Schädelbasisknochenmaße. Dtsch. Z. ges. gerichtl. Med. *60* (1967) 48—60

—, —, Bestimmung der Körperlänge und des Alters menschlicher Feten auf Grund der Schädeldachknochenmaße. Dtsch. Z. ges. gerichtl. Med. *60* (1967) 149—162

—, —, Bestimmung der Körperlänge und des Lebensalters menschlicher Feten auf Grund der Größenmaße der Gesichtsknochen. Dtsch. Z. ges. gerichtl. Med. *61* (1967) 13—28

—, —, Bestimmung der Körperlänge und des Lebensalters menschlicher Feten auf Grund der ersten Hand- und ersten Fußwurzelknochenmaße, sowie der Größe des Atlas und Epistropheus-Wirbelbogens. Dtsch. Z. ges. gerichtl. Med. *61* (1967) 29—36

—, —, Geschlechtsbestimmung bei Feten auf Grund der Hüftknochenmaße. Arch. Kriminol. *143* (1969) 49—57; 106—118

Fehling, H., Die Form des Beckens beim Foetus und Neugeborenen und ihre Beziehung zu der beim Erwachsenen. Arch. Gynäk. *10* (1876) 1—80

Föllmer, und *Könninger,* Die Abhängigkeit der Neugeborenenlänge von der Schwangerschaftsdauer unter besonderer Berücksichtigung der Vorkriegs-, Kriegs- und Nachkriegszeit. Arch. Gynäk. *179* (1951) 694—708

Guthmann, H., und *S. Knöss*, Mit welcher Sicherheit läßt sich aus der Kindergröße die Tragzeit ermitteln? Zbl. Gynäk. *63* (1939) 2636—2655

Harsányi, L., und *V. Földes*, Orvosszakértöi személyazonosítás. Budapest: BM Tanulm. és Kiképz. Csfség 1968

Hosemann, H., Schwangerschaftsdauer und Neugeborenengewicht. Arch. Gynäk. *176* (1949) 109—123

—, Schwangerschaftsdauer und Neugeborenengröße. Arch. Gynäk. *176* (1949) 124—130

Kendall, M. G., und *A. Stuart*, The advances theory of statistics. Vol. 2, London: Griffin 1967, p. 372

Key-Aberg, A., Über die Größenverhältnisse gewisser Skeletteile menschlicher Embryonen in verschiedener Entwicklung. Vjschr. gerichtl. Med. 3. F. *53* (1917) 206—211

Kósa, F., Körperlänge und Lebensalterbestimmung von Feten auf Grund der Knochenmaße. Kandidátusi értekés, Szeged 1969

—, und *I. Gy. Fazekas*, Les possibilités de la détermination de l'age foetal d'apres des étapes évolutives; transformations; des os de la voute du crane. Méd. lég. et dommage corp. *5* (1972) 339—346

—, —, Morphologische Untersuchung fetaler Schulter- und Beckenknochen vom gerichtsmedizinischen Gesichtspunkt. Zacchia *47* (1972) 445—456

—, —, Les possibilités de détermination de l'age foetal d'apres l'evolution morphologique des os de le base du crane. Méd. lég. et dommage corp. *6* (1973) 250—257

—, —, Feststellung der Körperlänge und des Lebensalters von Feten auf Grund der Größenmaße der Gehörknöchelchen. Z. Rechtsmedizin *71* (1973) 264—269

—, —, Regressions- und Korrelationsuntersuchungen fetaler Schädelbasisknochenmaße mit Hinsicht auf die Geschlechtsunterschiede. Gegenbaurs morph. Jb. *119* (1973) 336—345

—, —, Die Größenmaße der Gehörknöchelchen menschlicher Feten. Gegenbaurs morph. Jb. *119* (1973) 712—719

—, Die populationsgenetische Beziehung der Körperlängenbestimmung auf Grund der Extremitätenknochenmaße von Feten. Kriminalistik u. forens. Wiss. *17* (1974) 59—74

Krings, U., Die Diaphysenlängen der großen Röhrenknochen des Feten und ihre Beziehung zur Körpergröße. Inaugural-Diss. Hamburg 1960

Lambertz, J., Die Entwicklung des menschlichen Knochengerüstes während des fötalen Lebens. Fortschr. Röntgenstr. *1* (1900) 1—81

Langer, K., Wachstum des menschlichen Skelettes. Denkschr. Ksl. Akad. Wien, Math.-Naturwiss. Kl. *31* (1872) 1—106

Lazorthes, G., und *A. Lhez*, La grande échancrurestistique: étude de sa morphology et de ses caracteres sexuelles. Arch. Anat. (Strasbourg) *27* (1939) 143—169

Lettermann, G. S., Greater sciatic notch American Whites and Negroes. Amer. J. phys. Anthrop. *28* (1941) 99—116

Lippert, H., und *E. Lippert*, Geschlechtsunterschiede an den Wirbelkörpern menschlicher Feten. Z. menschl. Vererb.- u. Konstit.-Lehre *35* (1960) 445—454

Mall, F. P., Ossification centres in human embryos less than one hundred days old. Amer. J. Anat. *5* (1906) 433—458

—, Determination of the age of human embryos and fetuses. Manual of human embryology. Ed. by F. Keibel und F. Mall. *1* (1910) 180—201

Martin, R., und *K. Saller*, Lehrbuch der Anthropologie. Fischer, Stuttgart 1959, 2. Bd.

Montague, H., und *L. S. Hollingworth*, The comparative variability of the sexes at birth. Amer. J. Sociol. *20* (1914) 335—370

Muller, M., La calcination du foetus en médicine légale. Verhandlungsbericht. I. Internationaler Kongreß für gerichtliche und soziale Medizin. Bonn 1938, S. 483

Nagamori, H., *M. Ebe*, *M. Sasaki* und *S. Kuroda*, Medicolegal studies on the fetus and the infant. II. Value of the length of tabular skeletons in the estimation of the age of the fetus. J. Jap. Leg. Med. *19* (1965) 422—430

Noback, C. R., Developmental anatomy of human skeleton during embryonic fetal and circumnatal periods. Anat. Rec. *88* (1944) 91—125

Olivier, G., und *H. Pineau*, Nouvelle détermination de la taille foetale d'apres les longueurs diaphysaires des os longs. Ann. méd. lég. *40* (1960) 141—144

Petersohn, F., und *J. Köhler*, Die Bedeutung der Veränderungen an fetalen Röhrenknochen nach Trocknung und Hitzeeinwirkung für die forensische Begutachtung der Fruchtgröße. Arch. Kriminol. *134* (1964) 143—162

Pryor, J. W., Differences in the time of development of the male and female skeleton. Anat. Rec. *25* (1923) 157—173

Reynolds, E. L., The bony pelvic girdle in early infancy: roentgenometric study. Amer. J. phys. Anthrop. *3* (1945) 321—354

Robb, R., und *J. Clark*, Growth of bone shafts in human fetus, Proc. Soc. Exp. Biol. Med. N.Y. *31* (1934) 634—636

Robecchi, E., La maturita fetale. Valore clinico e medico-legale dei nuclei d'ossificatione dei ginocchio. Boll. Soc. piemont. diOstetr. ginec. *2* (1934) 253—276

Röthig, W., Zur Berechnung der Körperlänge von Feten und Säuglingen durch Bestimmung des Querdurchmessers des Foramen occipitale magnum. Z. Rechtsmedizin *68* (1973) 149—153

Saettele, R., Körpergrößenbestimmung menschlicher Früchte an Hand der Längenmaße einzelner Skeletteile oder deren Diaphysen. Dtsch. Z. ges. gerichtl. Med. *40* (1951) 567—577

Schrader, G., Untersuchungen zur Altersbestimmung an Knochen verbrannter Neugeborener und Frühgeburten. Dtsch. Z. ges. gerichtl. Med. *29* (1938) 152—158

Siebert, E. O., Die Altersbestimmung menschlicher Früchte und ihre gerichtsmedizinische Anwendung. Dtsch. Z. ges. gerichtl. Med. *34* (1941) 471—533

Streeter, G. L., Developmental horizons in human embryos. A review of the histogenesis of cartilage and bone. Contrib. Embryol. Carnegie Inst. Washington *33* (1949) 149—168

Swoboda, W., Das Skelett des Kindes. Thieme, Stuttgart 1956, S. 10—32

Szász, B., Knochendimensionen des Fetus. I. Intern. Kongr. gerichtl. soz. Med. Bonn 1938, S. 518

Tekata, G., On the value of bones as diagnostic material of fetal age. Folia anat. Jap. *1* (1922) 63—68

Thomson, A., Sexual differences of the foetal pelvis. J. Anat. *33* (1899) 359—380

Thomson, A. M., Human fetal growth. Brit. J. Nutr. *5* (1951) 158—166

Toldt, C., Die Knochen in gerichtsmedizinischer Beziehung. In: Maschkas Handbuch der gerichtlichen Medizin. Laupp'sche Buchhandlung, Tübingen 1882 Bd. III, S. 483

Verneau, R., Le basin dans les sexes et dans les races. Paris 1875

Villemin, F., La differentiation sexuelle précoce de la grande échancrure sciatique et son retentissement sur l'évolution du bassin chez les hommes. Strasbourg méd. *33* (1937) 593 − 625

Wichmann, D., Die Wahrscheinlichkeitsberechnung bei der Vaterschaftsbegutachtung. Arch. Gynäk. *177* (1950) 261−269

Zangemeister, W., Tafeln zur Altersbestimmung menschlicher Früchte. Enke, Stuttgart 1912

12. Röntgenidentifikation

Böhm, E., H. P. Schreiber und *H. Suchenwirth,* Röntgenologische Untersuchungen zur Schußentfernungsbestimmung. Dtsch. Z. ges. gerichtl. Med. *65* (1969) 112−121

Büchner, H., Bildverstärker mit Fernsehen im Dienst der Gerichtsmedizin. SRW-Nachrichten (1961) H. 15, 20−21

Bugyi, B., Röntgenologische Untersuchungen von Altersveränderungen der Symphysis pubis, des Schlüsselbeines und der Skapula. Mitt. Sekt. Anthrop. (1963) 23−27

Caffey, J., Multiple fractures in the long bones of infants suffering from chronic subdural hematoma. Amer. J. Roentgenol. *56* (1946) 163−173

Celesti, R., und *D. Fierro*, Importanza del relievo radiologico di piccole modificazioni schlestriche ai fini della identificazione di cadavere. Med. leg. Ass. *XVI* (1968) 269 − 282

Chievitz, J. H., Untersuchungen über die Verknöcherung der Kehlkopfknorpel. Arch. Anat. Entw.gesch. (1882) 303−349

Chomenok, Die Personenidentifizierung bei Flugzeugkatastrophen, Penoj wsesojusnij sesd sindebnich medikov, Kiev 1976, S. 423 − 424

Culbert, W. L., und *F. M. Law*, Identification by comparison of roentgenograms of nasal accessory sinuses and mastoid process. J. Amer. med. ass. *88* (1927) 1634−1636

Depreux, R., und *P. Muller*, Différenciation radiologique des os humains et animaux. Travaux du 26. congr. internat. de méd. lég., méd. soc. et méd. du travail de langue franc. (1953) 204−212

Dokladal, M., Vlastní skušenosti s urcováním veku kostry na poklade rozsahu drenove dutiny v dlouhych kostech a reliéfu symfysy (Eigene Erfahrungen mit der Altersbestimmung am Skelett auf Grund der Markhöhlengröße der Längsknochen und des Symphysenreliefs). Tschech. mit dt. Zus.fass. In: *Vlček, E.*, Symposium über die Alters- und Geschlechtsbestimmung an Skelettmaterial, Národní muzeum, Praha 1971

Faust, G., Verfälschung von Röntgenbefunden des Skeletts durch postmortale Einflüsse und ihre Bedeutung zur Identifikation der Leiche. Dtsch. Z. ges. gerichtl. Med. *62* (1968) 83 − 86

Ferris, J. A. J., und *R. E. Stockdale*, The Bluebell Woods Case: a problem of identification. J. forens. Sci. Soc. (1972) 339−345

Fiala, B., Der heutige Stand der stomatologischen Identifikation. Wiss. Z. Martin-Luther-Univ. Halle-Wittenberg, Math.-Naturwiss. Reihe *XVII* (1968) 603−618

Fischer, E., Verkalkungsformen der Rippenknorpel. Fortschr. Röntgenstr. *82* (1955) 474−481

Fischer, H., H. Masel und *J. Steinberg*, Postmortale Röntgenaufnahmen mit Hilfe eines Feldröntgengerätes. Fortschr. Röntgenstr. *113* (1970) 535−537

Fourcade, J., und *F. Bluche*, L'identification par le squelette cráhien. Acta med. leg. soc., (Liége) *17* (1964) 61−63

Fraenkel, E., Über die Verknöcherung des menschlichen Kehlkopfes. Fortschr. Röntgenstr. *12* (1908) 151−168

Gerin, C., Su di alcuni particolari radiografici dello schelestro della mano e sulla loro importanza ai fini dell'identificazione personale. Radiol. fisica med. II n.s. *1* (1934) 220−224

−, La diagnosi radiologica di età delle fratture dei metatarsi, dei metacarpi e delle falangi. Arch. anthrop. crim. *57* (suppl. 1937) 385 − 387

Gostomzyk, J. G., und *M. Rochel*, Befunde bei Kindesmißhandlung und Vernachlässigung. Beitr. gerichtl. Med. *XXXI* (1973) 102−109

Graham, D., X-Ray Techniques in forensic investigations. Edinburgh 1973

Graves, W., Observations on age changes in the scapula. Amer. J. phys. Anthrop. *5* (1922) 21 − 34

Gremmel, H., Röntgendiagnostik im Rahmen der Kriminaltaktik und -technik. Röntgenberichte *3* (1974) 233−243

Greulich, W., Skeletal features visible on the roentgenogram of the hand and wrist which can be used for establishing individual identification. Amer. J. Roentgenol. *83* (1960) 756−764

−, und *S. J. Pyle*, Radiographic atlas of skeletal development of the hand and wrist, 2nd ed., Stanford, California 1959

Gruber, W., Über die bis jetzt unter der Firma der Norm angegebene, jedoch bestimmt anormale und in 3 Arten auftretende Fokeala pharyngea an der Pars basilaris des Os occipitale. Beobachtungen aus der menschl. u. vergl. Anatomie, Berlin (1859) 1—9

—, Über eine anomale, congenitale, von der Spina jugularis posterior des Temporale gebildete Knochenbrücke über dem Sulcus jugularis des Occipitale. Virchows Arch. path. Anat. 69 (1877) 383—385

Grüner, O., und R. Helmer, Identifizierung. In: Mueller, B., Gerichtliche Medizin, 2. Aufl., Springer, Berlin-Heidelberg-New York 1975, Bd. 1. S. 156—206

Günther, H., Die physiologische Akromegalie. Endokrinologie 27 (1950) 253—258

—, Körperbaustudien an Leipziger Studenten. Z. ges. Inn. Med. 6 (1951) 76—82

Gurniak, W., Erfahrungen und Ergebnisse roentgenologischer Personenidentifikation bei Flugzeugabstürzen. Röntgenberichte 3 (1974) 252—260

Haas, L., Roentgenological skull measurements and their diagnostic applications. Amer. J. Roentgenol., Rad. Therapy and Nuclear Med. 67 (1952) 197—209

Hansen, G., Die Altersbestimmung am proximalen Humerus- und Femurende im Rahmen der Identifizierung menschlicher Skelettreste. Wiss. Z. Humboldt-Univ. Berlin, Math.-Naturwiss. Reihe 3 (1953/54) 1058—1068

Heinrich, A., Alternsvorgänge im Röntgenbild. Thieme, Leipzig 1941

Holzhausen, G., Untersuchungen bei Massenunfällen. In: Dürwald, W., Gerichtsmedizinische Untersuchungen bei Verkehrsunfällen. Thieme, Leipzig 1966, S. 455—463

Hunger, H., Flugzeugunfälle. In: Dürwald, W., Gerichtsmedizinische Untersuchungen bei Verkehrsunfällen. Thieme, Leipzig 1966, S. 464—471

—, P. Rother, U. Liebert und K. Seidelmann, Zur Anwendung von Diskriminanzfunktionen bei der Geschlechtsdiagnostik in der forensischen Osteologie. Kriminalistik u. forens. Wiss. 17 (1974) 49—57

Jacobi, L., Studien über den Alterswandel einzelner Gesichtsabschnitte unter besonderer Berücksichtigung des Philtrums. Inaugural-Diss., Berlin 1958

Kade, H., H. Meyers und J. E. Wahlke, Identification of skeletonized remains by X-ray comparison. J. Crimin. Law (1967) 261—264

Kaufmann, H.-J., Auftreten der sekundären Ossifikationszentren. In: Geigy, J. R., Wis-

senschaftliche Tabellen, 7. Aufl. Pharma, Basel 1968

Keiser-Nielsen, S., How can a specialized odontostomatologic service be secured within the scope of mass identification? Acta med. leg. XXIII (1973) 688—689 u. 711—712

Mc Kinnon, I. L., The realition of the capacity of the human skull to its roentgenological length. Amer. J. Roentgenol. 74 (1955) 1026—1029

Krause, D., K.-H. Frank und H. Alber, Zur Identifizierung unbekannter Leichen durch Röntgenbildvergleich. Beitr. gerichtl. Med. XXIV (1968) 36—41

Krefft, S., Zum Problem der Identifikation beim Flugunfall. Zbl. Verkehrsmed. 12 (1966) 40—48

Leopold, D., Identifikation durch Schädeluntersuchungen — unter besonderer Berücksichtigung der Superprojektion. Habil.-Schr., Leipzig 1968

—, Die Superprojektion — eine Möglichkeit zur Identifikation. Kriminalistik und forens. Wiss. 6 (1971) 177—182

—, Erfahrungen bei Katastrophenuntersuchungen in der DDR unter besonderer Berücksichtigung der Superprojektion. Acta med. leg. XXIII (1973) 689—691 u. 710—711

—, Vermeidbare Todesfälle im Säuglings-, Kindes- und Jugendalter. Wiss. Z. Karl-Marx-Univ. Leipzig, Math.-Naturwiss. Reihe 25 (1976) 495—499

—, und G. von Jagow, Das Röntgenbild des Kehlkopfes — eine Möglichkeit zu Altersbestimmungen. Beitr. gerichtl. Med. XXI (1961) 181—190

—, H. Hunger und G. Wunderlich, Zu Problemen der Röntgen-Identifikation, Wiss. Z. Karl-Marx- Univ. Leipzig, Math.-Naturwiss. Reihe 25 (1976) 501—506.

—, und H.-G. Schulz, Die Röntgenuntersuchungen der Phalangen — ein Beitrag zur Identifikation, Kriminalistik und forens. Wiss. 26 (1976) 54—56

Levinsohn, Beitrag zur Feststellung der Identität. Arch. Krimin.-Anthrop. II (1899) 211—220

Loepp, W., und R. Lorenz, Röntgendiagnostik des Schädels. Thieme, Stuttgart 1954

Lyß, S., Identifizierung unbekannter Toter durch Röntgenvergleichsuntersuchungen. Kriminalistik 29 (1975) 209—210

Mätzler, A., Die Bedeutung der Röntgendiagnostik für das kriminalpolizeiliche Ermittlungsverfahren — aufgezeigt an Hand einiger Fälle aus der Praxis. Röntgenberichte 3 (1974) 244—251

Manouvrier, L., De la détermination de la taille d'aprés les grands os des membres. Mém. Soc. anthrop. Paris, 2e sér. *IV* (1893) 347—402

Manz, R., und *H. Reh,* Die Identifizierung von Leichen und Leichenteilen bei Massenunfällen. Jahrb. Akad. Staatsmed. Düsseldorf 1964, S. 53—65

Milčinski, J., Einige Erfahrungen aus der Technik und Taktik der Identifizierung bei Katastrophen. Wiss. Z. Martin-Luther-Univ. Halle-Wittenberg 1965, Sonderh., S. 108—110

Neiss, A. W., Aufgaben der Röntgenologie bei Flugzeugunglücken. Kriminalistik (1961a) 343—344

—, Methoden und Ergebnisse der Röntgen-Identifikation. SRW-Nachrichten (1961b) H. 14, 14

—, Die Aufgaben der Röntgenanthropologie. Fortschr. Röntgenstr. *97* (1962) 57—62

—, Skelettvariationen. Habil.-Schr., Erlangen-Nürnberg 1964a

—, Röntgenidentifikation durch Bildvergleiche. Dtsch. Z. ges. gerichtl. Med. *55* (1964b) 135—136

—, Bei Verdacht auf Tötung durch Schuß sollte geröntgt werden. Fortschr. Röntgenstr. *109* (1968b) 668—669

—, Sollen Fundleichen geröntgt werden? Über den Vorrang der Röntgenuntersuchung bei der Geschoßsuche. Kriminalistik *23* (1969) 414—447

—, Personenidentifizierung durch Röntgenstrahlen. Med. Klin. *70* (1975) 1285—1289

—, Über die Anwendung der Röntgenidentifikation im kriminalistischen Alltag. Kriminalistik *30* (1976a) 49—52

—, Röntgenidentifikation als Ergänzung der Daktyloskopie. Arch. Kriminol. *155* (1976b) 87—92

Nekljudov, J. A., Über den Geschlechtsdimorphismus der Endphalangen der Hände. Sudebno-med. ekspertiza *8* (1965) 16—20

Nekljudov, J. A., Über die Möglichkeiten der Bestimmung der Geschlechtszugehörigkeit an den Fingerendphalangen. Sudebno-med. ekspertiza *10* (1967), 30—32

Nemeskéri, J., L. Harsányi und *G. Acsádi,* Methoden zur Diagnose des Lebensalters von Skelettfunden. Anthropol. Anz. *24* (1960) 70—95

Peitsch, H., Identifizierung unbekannter Toter. Inaugural-Diss., Würzburg 1970

Peters, K., und *P. Umlandt,* Röntgendiagnostik zur Erkennung von Verletzungen des Kehlkopfgerüstes und Zungenbeines. Beitr. gerichtl. Med. *XXX* (1973) 345—355

Pfitzner, W., Beiträge zur Kenntnis des menschlichen Extremitätenskeletts, V: Anthropologische Beziehungen der Hand- und Fußmaße. Morph. Arbeiten *2* (1893) 93—205

Richter, H., Ein Beitrag zur Bedeutung des Röntgenverfahrens in Kriminalfällen. Dtsch. Z. ges. gerichtl. Med. *7* (1926) 626—633

Sassouni, V., Palatoprint, physioprint, and roentgenographic cephalometry as new methods in human identification. J. forens. Sci. *2* (1957) 428—442

—, Cephalometric identification. J. forens. Sci. *4* (1959) 1—10

Sayama, M., Über die Verknöcherung des Kehlkopfes bei Chinesen. J. Orient. Med. Dairen *14* (1931) 53—54

Scheier, M., Über die Ossifikation des Kehlkopfes. Arch. mikrosk. Anat. Entw. gesch. *59* (1902) 220—258

Schinz, H. R., W. E. Baensch, E. Friedl und *E. Uehlinger,* Lehrbuch der Röntgendiagnostik, 5. Aufl., Thieme, Stuttgart 1952, Bd. II

Schranz, D., Kritik der Auswertung der Altersbestimmungsmerkmale von Zähnen und Knochen, Dtsch. Z. ges. gerichtl. Med. *48* (1959) 562—575

Schüller, A., Das Röntgenogramm der Stirnhöhle. Ein Hilfsmittel für die Identitätsbestimmung von Schädeln. Mschr. Ohrenheilk. *55* (1921) 1617—1620

Schweitzer, H., Identifizierung durch röntgenologische Untersuchung der Fingerglieder. Kriminalistik und forens. Wiss. *5* (1971), 99—106

Seligmann, S. B., Die Altersveränderungen und die geschlechtlichen Besonderheiten der großen Kehlkopfknorpel des Menschen. Sudebno-med. ekspertiza *2* (1959) 6—16

Singleton, A. C., The roentgenological identification of victims of the „Noronic" disaster. Amer. J. Roentgenol. *66* (1951) 375—384

Stassi, M. und *P. Giaccone,* Sul riconoscimento di soggetti deceduti in seguito a disastri collettivi. Minerva med. *67* (1976) 1309—1319

Swoboda, W., Das Skelett des Kindes. Thieme, Stuttgart 1956

Thörne, H. und *H. Thyberg,* Identification of children (or adults) by mass miniature radiography of the cranium. Acta odont. Scand. *11* (1953) 129—140

Todd, T. W., Age change in the pubic bone, VIII. Roentgenographic difference. Amer. J. phys. Anthrop. *14* (1930) 255—272

Trube-Becker, E., Die Kindesmißhandlung und ihre Folgen. Chir. Praxis *19* (1975) 127—137

Ullrich, H., Interpretation morphologischmetrischer Ähnlichkeiten an ur- und früh-

geschichtlichen Skeletten in verwandtschaft-
licher Hinsicht. Z. Archäol. *3* (1969) 48—88

Voluter, G., The V-test. S. Karger, Basel u.
New York 1959. Suppl. Radiol. Clin. *28*
(1959) 1—31

Williams, G. E., L'identification des personnes
par examen aux rayons du systéme trabé-
culaire osseux. Rev. intern. criminal. pol.
techn. *10* (1956) 211—220

Wunderlich, G., H. Hunger und *D. Leopold*, Zu
Problemen der Röntgenidentifikation. Wiss.
Z. Karl-Marx-Univ. Leipzig, Math.-Natur-
wiss. Reihe *25* (1976) 501—505

Yoshikawa, E., Veränderungen der Kehlkopf-
verknorpelung während des Lebens und
ihre Anwendung zur Bestimmung des wahrscheinlichen Alters. Jap. J. leg. *12* (1958),
Suppl. 31—40

Zdanova, C. A. Medizinisch-biologische Grundlagen der Altersbestimmung beim Menschen
in gerichtsmedizinischer Sicht. Moskau 1966

13. Superprojektion

Alekseev, V. P., Gerasimov, Vosstanowlenie
lica po cerepu. Sovjetskaja antropologija *1*
(1957) 139—144

Bankovski, I. M., Die Bedeutung der Unter-
kieferform und -stellung für die photographi-
sche Schädelidentifizierung. Inaugural-Diss.
Frankfurt/M. 1958

Basauri, Ch., L'identité determinée par expertise odontolégale et superpositions photo-
graphiques. Rev. Internat. de Police Criminelle Paris, *205* (1967) 37—42

Berger, D., Untersuchungen über die Weichteildickenmaße des Gesichts. Inaugural-Diss.
Frankfurt/M. 1965

Birkner, F., Die Dicke der Gesichtsweichteile
bei verschiedenem Alter, Geschlecht und
Rasse. Ges. Morph. u. Phys. XXIII (1907)
140—146

Blundell, R. H., G. H. Wilson und *L. Engel-
hardt*, Der Mordfall Ruxton. Arch. Kriminol.
115 (1955) 73—83; 121—127

—, —, —, Der Mordfall Ruxton. Arch. Kriminol. *116* (1956) 30—40

Boixen, H., Das PIK-Verfahren. Kriminalistik
22 (1968) 197—199

Broca, P., Comparaison des indices céphaliques sur le vivant et sur le squelette. Bull.
Soc. Anthrop. Paris, Ser. II, t. 3, (1868)

Bruch, E. A., Skull comparison by photogra-
phy. Royal Canad. mounte police gazette
30 (1968) 15—17

Büchi, E. C., Änderungen der Körperformen
beim erwachsenen Menschen. Berger, Horn,
Wien 1950

Busse, H., Über normale Asymmetrien des
Gesichts und im Körperbau des Menschen.
Z. Morph. Anthrop. *35* (1936) 412—442

Chabot, 1952, zit. nach *Schriber* 1967

Chevet, G. und *P. F. Ceccaldi*, Der Identitätsnachweis beim Menschen durch Kombinieren
von Photographie, Anthropometrie und
Personenbeschreibung. Rev. Internat. de
Police Criminelle Paris 182 (1964) 266—271

Czekanowski, J., Untersuchungen über das Verhältnis der Kopfmaße zu den Schädelmaßen.
Arch. Anthrop. *6* (1907) 42—89

Donald Mc, Identi-Kit-Verfahren, zit. nach
Schriber 1967

Edelmann, H., Die Profilanalyse. Z. Morph.
Anthrop. *XXXVII* (1938) 166—188

Eggeling, H. von, Die Leistungsfähigkeit physiognomischer Rekonstruktionsversuche auf
Grundlage des Schädels. Arch. Anthrop. *12*
(1913) 44—47

Eickstedt, E. von, Eine Ergänzung der Weichteile auf Schädel- und Oberkörperskelett eines
Neanderthalers. Z. Anat. Entwickl.-Gesch.
27 (1925) 363—380

Friedemann, R., Identi-Kit— ein modernes Verfahren für die Täterermittlung. Kriminalistik u. forens. Wiss. *1* (1970) 191—197

Furtmayr, M. J., Gesicht und Schädel des
Menschen als mögliche Grundlagen kriminalistischer Aufklärungsaktivierung. Kriminol. Aktualität VI, 1971

—, und *F. Petersohn*, Rekonstruktion des
Weichteilbildes auf der Basis des knöchernen
Schädels. Taschenbuch für Kriminalisten
XXII (1973) 251—281

Galton, F., Composite portraits. Journ. Anthrop.
Inst. (London) *8* (1879) 132

Gejvall, N.-G., Superimposition plus REM-
comparison of hair cuticle for identification
purpose. Ossa *1* (1974) 99—103

Genoves, S., L'estimation des différences sexuelles dans l'os coxal; Différences métriques
et différences morphologiques, Bull. Mem.
soc. anthrop. Paris *10* (1959) 3—95

Gerasimov, M. M., Vosstanovlenie lica po cerepu
(Wiederherstellung des Gesichts auf Grund
des Schädels). Akademie Nauk SSSR Moskau,
1955

—, Gesichtsrekonstruktionen historischer Persönlichkeiten. In: Wissenschaft und Menschheit. Urania-Verl., Leipzig, Jena, Berlin 1967,
S. 81—105

Goldhamer, K., Röntgenologische Studien über
das menschliche Profil, I. Äußere Nase. Z.
Anat. Entwickl.-Gesch. *81* (1926) 115—150

Graszenkov, N. I., Metoditscheskoe pismo o
sudebnomedizinskom otoschdestvlenii litsch-

nosti trupa po tscherepu (Methodischer Brief) Minist. f. Ges.wesen d. UdSSR vom 1. 10. 1957

Grimm, H., Grundriß der Konstitutionsbiologie und Anthropometrie. 2. Aufl. Volk u. Gesundheit, Berlin 1961

Grüner, O., Bemerkungen zur photographischen Identifizierung menschlicher Schädel. Beitr. gerichtl. Med. *XXI* (1961) 149–155

—, und *R. Reinhard*, Ein fotographisches Verfahren zur Schädelidentifizierung. Dtsch. Z. ges. gerichtl. Med. *47* (1959) 247–256

—, und *G. Schulz*, Über eine Vereinfachung der photographischen Schädelidentifizierung. Beitr. gerichtl. Med. *XXVI* (1969) 132–137

Hasselwander, A., Die objektive Stereoskopie an Röntgenbildern. Thieme, Stuttgart 1954

Helmer, R., und *O. Grüner*, Vereinfachte Schädelidentifizierung nach dem Superprojektionsverfahren mit Hilfe einer Video-Anlage. Z. Rechtsmedizin *80* (1977) 183–187. Vortrag 10. Kongreß 'd. Internat. Akademie Gerichtl. u. Soziale Med. München, Sept. 1976

—, —, Schädelidentifizierung durch Superprojektion nach dem Verfahren der elektronischen Bildmischung, modifiziert zum Trickbild-Differenz-Verfahren. Z. Rechtsmedizin *80* (1977) 189–190

Helwin, H., Die Profilanalyse, eine Möglichkeit zur Überprüfung plastischer und graphischer Weichteilrekonstruktionen des menschlichen Gesichtsprofils. Anat. Anz. Verh. Anat. Ges. *125* (1969 a) 373–381

—, Die Profilanalyse, eine Möglichkeit der Identifizierung unbekannter Schädel. Morph. Jb. *113* (1969 b) 465–500

—, Die Identifizierung des Paulssen-Schädels. Biol. Rundschau 7 (1969 c) 119–125

—, Problematik der Weichteilrekonstruktion auf dem menschlichen Schädel. Gegenbaurs morph. Jb. Leipzig *116* (1971) 503–513

Helwin, H., und *A. Simon*, Ergänzende Untersuchungen zum sogen. Fotodeckungsverfahren unter Berücksichtigung der Gesichtsweichteile in der Profillinie. Kriminalistik u. forens. Wiss. *4* (1971) 153–157

His, W., Anatomische Forschungen über Johann Sebastian Bachs Gebeine und Antlitz nebst Bemerkungen über dessen Bilder. Abhandl. d. K. S. Gesellsch. d. Wissensch. XXXVII (1895) 381–420

Hopper, W. R., Photo-FIT — the penry facial identification technique. J. forens. Sci. Soc. *13* (1973) 77–82

Jürgens, H. W., Die Bildstatistik als sozialtypologische Arbeitsmethode. Naturwiss. Rundschau *20* (1967) 326–328

Jungklaass, F. K., Zur Weichteilbedeckung an Ferse, Scheitel und Hinterhaupt. Arch. Kriminol. *128* (1961) 47–50

Katz, D., Studien zur experimentellen Psychologie. Schwabe & Co, Basel 1953

Kobiela, J., Photographic identification as an auxiliary method of recognizing unknown corpse. Arch. med. sadowej. *9* (1957) 44–50 mit engl. Zus.fass.

Köstler, J., Röntgenstereoskopische Messungen der Weichteildicken an 20 jungen weiblichen Personen. Inaugural-Diss. Erlangen 1940

Kollmann, J., Die Weichteile des Gesichts und die Persistenz der Rassen. Anat. Anz. *15* (1898) 165–177

Korkhaus, G., Die Mandibula. In: *Hoffer*, Die Fernröntgenaufnahme. Barth, Leipzig 1956

Kubizkij, Ju. M., Soschenie trupov s zelju sokritija sledov u bijstva. Diss. Kand. Moskau 1941

—, Die Identifizierung unbekannter Toter an Hand des Schädels. Schriftenreihe Dt. VP *27* (1958) 71–83

—, Gerichtsmedizinische Untersuchung von unbekannten Leichen und Knochenüberresten für Aufgaben der Identifikation der Persönlichkeit. Moskau 1959

Lautenbach, L., Verbesserte Schädelidentifizierung durch Video-Mischbildvergleich. Vortrag 10. Kongreß der Internat. Akademie Gerichtl. und Soziale Medizin München, September 1976

Leopold, D., Identifikation durch Superprojektion. Vortrag — Fortbildungstagung der Gerichtsmed. Institute der Universitäten Halle, Jena, Leipzig, 8. 6. 67 Halle

—, Identifikation durch Schädeluntersuchung unter besonderer Berücksichtigung der Superprojektion. Habil.-Schr. Leipzig 1968

—, Die Superprojektion — eine Möglichkeit zur Identifikation. Kriminalistik und forens. Wiss. *6* (1971) 177–182

Malinowski, A. und *R. Porawski*, Identifikation einer unbekannten Leiche mit Hilfe sog. „Superprojektion" und anthropologischer Indices. Dtsch. Z. ges. gerichtl. Med. *60* (1967) 142–148

Merkel, F., Rekonstruktion der Weichteile auf einem weiblichen Schädel aus einem Grabe von Grone bei Göttingen. Korr.-Bl. Dt. Ges. Anthrop. Ethnol. Urgesch. *39* (1908) 8–9

Ratnevskij, A. N., Identifikazia litschnosti po tscherepu skeletirowanowo trupa i prischisnoi fotografii metodom koordinatnowo sopostawlenia. (Die Identifikation der Person nach dem Schädel und nach dem Vergleichsfoto)

Perwij wsesojusnij sesd sudebnich medikov, Kiew 1976, 416—418

Ratter, F., Zur Problematik des PIK-Bildes. Kriminalistl. *29* (1975) 218—219

Riscutia, C., G. Kurth und *E. May,* Photostereotomie — ein neues Verfahren zur Ähnlichkeitsdiagnose an Schädeln wie Skeletteilen. Z. Morph. Anthrop. *65* (1973) 55—69

—, und *C.Petrescu,* Une nouvelle méthode d'investigation morphologique: la photostéréotomie. Rapport général et Anthropologie. Tome I Musée de l'Homme, Paris (1962) 247—249

*Ruff, W.,*Asymmetrien des Schädels. Inaugural-Diss. Berlin 1954

Schäfer, H., Mimic. Kriminalistik *21* (1967) 98

Schriber, H., Bildnisproduktion nach Signalementsangaben bei unbekannter Täterschaft. Kriminalistik *21* (1967) 463—472

Schumacher, G. H., J. Fanghänel, G. Woithe und *K. Pawlak,* Quantitative Untersuchungen zur Erfassung von Asymmetrien des Kopfes. 1. Mitteilung: Schädelhöhle, Gehirn und Knochen des Schädels. Anat. Anz. *131* (1972a) 391—405

—, —, —, —, Quantitative Untersuchungen zur Erfassung von Asymmetrien des Kopfes. 2. Mitteilung: Orbita. Anat. Anz. *132* (1972b) 189—196

—, —, —, —, Quantitative Untersuchungen zur Erfassung von Asymmetrien des Kopfes. 3. Mitteilung: Nasenhöhlen und Nasennebenhöhlen. Anat. Anz. *132* (1972c) 197—210

Schwarz, A. M., Lehrgang der Gebißregelung. Urban u. Schwarzenberg, Berlin 1951

—, Die Röntgenostatik. Urban u. Schwarzenberg, Wien, Innsbruck 1958

Sen, N. K., Identification by superimposed photographs. Internat. Criminal Police Rev. *162* (1962) 284—286

Sidorov, S. M. und *B. B. Molotov,* Die Identifizierung von Leichen durch den Schädel. Sudebno- med. ekspertiza. *13* (1970) 22—27

Snow, C. C., B. P. Gatliff und *K. R. Mc Williams,* Reconstruction of facial features from the skull: an evaluation of its usefullness in forensic anthropology. Amer. J. phys. Anthrop. *33* (1970) 221—228

Stadtmüller, F., Zur Beurteilung der plastischen Rekonstruktionsmethode der Physiognomie auf dem Schädel. Z. Morph. Anthrop. *22* (1922) 337—372

—, Identitätsprüfung eines Schädels bei vorliegendem Erkennungsdienst-Photogramm des vielleicht als ehemaliger Träger in Frage kommenden Individuum. Dtsch. Z. ges. gerichtl. Med. *20* (1933) 33—52

—, Über das Verfahren der Zugehörigkeitsprüfung bei Schädeln im allgemeinen und die Aufklärung des Falles A. Dtsch. Z. ges. gerichtl. Med. *27* (1937) 335—357

—, Die Konstruktion der Linie des reinen Gesichtsprofils aus Bildern mit Schrägstellung des Kopfes. Z. Morph. Anthrop. *XXXIX* (1940) 24—61

—, Die Rekonstruktion der Weichteile des Schädels. Mat. Medica Nordmark, 1961, 5. Sonderheft

Stieda, L., Über die Berechnung des Schädelindex aus Messungen am lebenden Menschen. Arch. Anthrop. *XII* (1880) 421—430

Suzuki, T., Reconstruction of a skull. Internat. Criminal Police Rev. *28* (1973) 76—80

Tandler, J., Über den Schädel Haydns. Mitt. Anthrop. Ges. *XXXIX* (1909) 260—280

Titlbach, Z., Beitrag zur Bewertung der Superprojektionsmethode zur Identifizierung unbekannter Skelettfunde. Kriminal. und forens. Wiss. *1* (1970) 179—190

Ullrich, H., Die methodischen Grundlagen des plastischen Rekonstruktionsverfahrens nach Gerasimov. Z. Morph. Anthrop. *49* (1958) 245—258

—, Kritische Bemerkungen zur plastischen Rekonstruktionsmethode nach Gerasimov auf Grund persönlicher Erfahrungen. Ethnogr. Archäol. Z. *7* (1966) 111—123

—, Die Bedeutung der Ähnlichkeits-Verwandtschafts-Diagnose für die Erforschung von Entwicklungstrends in ur- und frühgeschichtlichen Bevölkerungen. Symp. Biol. Hung. *9* (1969) 125—130

Vogel, G., Beitrag zur Identifizierung unbekannter Toter. Naturwiss. Kriminalistik *21* (1967) 58—74

—, Zur Identifizierung unbekannter Toter. Kriminalistik *22* (1968) 187—189

Weining, W., Röntgenologische Untersuchung zur Bestimmung der Weichteildickenmaße des Gesichts. Inaugural-Diss., Frankfurt/M. 1958

Weisbach, A., Länge und Breite des Kopfes und Schädels. Mitt. Anthrop. Ges. *XIX* (1889) 198—200, Sitzungsbericht

Weisser, D., Röntgenstereoskopische Messungen der Weichteildicken in der Medianebene des Gesichtes an 20 jungen Männern. Inaugural-Diss., Erlangen 1940

Welcker, H., Untersuchungen über Wachstum und Bau des menschlichen Schädels. Engelmann, Leipzig 1862

—, Schillers Schädel und Totenmaske nebst Mitteilungen über Schädel und Totenmaske Kants. Vieweg, Braunschweig 1883

—, Das Profil des menschlichen Schädels mit Röntgenstrahlen am Lebenden dargestellt. Corr. Bl. dt. Ges. Anthropol. *27* (1896) 38—39

Wenzky, O., Vom Agnoszierungswert gezeichneter Täterbilder. Kriminalistik *20* (1966) 177—183; 236—239

14. *Möglichkeiten und Methoden der Stomatologie bei der Identifizierung*

Adler, P., Die Zahl der bleibenden Zähne in den einzelnen Lebensjahren während der Wechselgebißperiode. Dtsch. zahnärztl. Z. *13* (1958) 1063—1066

—, Die Zahl der überlebenden Zähne. Öst. Z. Stomat. *62* (1965) 396—404

Amoedo, O., L'art dentaire en médecine légale. Masso & Cie, Paris 1898. Deutschsprachige Ausgabe: Die Zahnheilkunde in der Gerichtlichen Medizin (Übers. Port), Leipzig 1900

Anderson, D. L., und *G. W. Thompson*, Interrelationships and sex difference of dental and skeletal measurements. J. Dent. Res. *52* (1973) 431—438

Ashley, K. F., Identification of children in a mass disaster by estimation of dental age. Brit. Dent. J. *129* (1970) 167—173

Balan, E., Der Versuch einer vergleichenden parodontometrischen Betrachtungsweise und Bestimmung der physiologischen Alveolarreduktion. Zahnärztl. Rdsch. *75* (1966) 224—227, 253—258

Bang, G., Analysis of tooth marks in a homicide case. Acta Odont. Scand. *34* (1976) 1—11

Beckmann, G., H. Hühn und *G. Hauck*, Erfahrungen und Schwierigkeiten bei der Identifizierung der Opfer des Flugunfalles in Teneriffa 1972. Arch. Kriminol. *153* (1974) 42—47

Berg, S., und *G. Schaidt*, Methodik und Beweiswert des Bißspurenvergleiches. Kriminalwissenschaft *5* (1955) 128—130

Bohne, G., H. Euler und *R. Venter*, Forensische Zahnheilkunde. Barth, München 1956

Brabant, H., Comparison of the characteristica and anomalies of the decidous and the permanent dentition. J. Dent. Res. *46* (1967) 897—902

Brändli, M., Ein kasuistischer Beitrag zur forensischen Odontologie. Schweiz. Mschr. Zahnheilk. *82* (1972) 137—144

Clara, M., Entwicklungsgeschichte des Menschen. Thieme, Leipzig 1966

Dalitz, O. D., In welcher Zeit heilen Extraktionswunden? Quintessenz zahnärztl. Lit. *16* (1965) 41—42

—, Age determination of adult human remains by human teeth examination. J. forens. Sci. *3* (1962) 11

Dechaume, M., L. Derobert und *J. Payen*, De la valeur de la determiniation de l'âge par l'examen des dents en conpes minces. Ann. méd. lég. *40* (1960) 165—167

Dorsch, C.. und *E. Laetzsch*, Zahnverlust und Gebißverfall beim Menschen. Dtsch. Stomat. *23* (1973) 16—24

Ehlers, H., Die Durchbruchsfolge der Milchzähne. Inaugural-Diss., Rostock 1967

Endris, R. W., Der Dentalpaß als Identifizierungshilfe. Schweiz. Mschr. Zahnheilk. *85* (1975) 1140—1145

—, Sektionstechnik in der forensischen Odontologie. Arch. Kriminol. *155* (1975) 163—170

—, Sektionstechnik in der forensischen Odontologie unter Erhaltung der äußeren Gesichtsweichteile. Arch. Kriminol. *157* (1976) 37—41

Euler, H., Naturwissenschaftlich-kriminalistische Untersuchungen an Zähnen. In: Handbuch der biologischen Arbeitsmethoden, Hrsg. Abderhalden, E. Urban u. Schwarzenberg, Berlin-Wien 1934

Felgendreher, H., und *J. Twelkmeyer*, Ermittlung der Mortalität und Morbidität einzelner Zahngruppen. Med. Diplomarb., Berlin 1972

Felgentreff, W., und *R. Zuhrt*, Biometrische Abgrenzung der Normalzahner von den Früh- und Spätzahnern. Stomat. DDR in Druck

—, *D. Scheffler, E. Zuhrt* und *R. Zuhrt*, Entwicklungsbiologische und biostatische Aspekte des Normbegriffs bei der ersten und zweiten Dentition. Stomat. DDR *27* (1977) 431—439

Fiala, E., Der heutige Stand der stomatologischen Identifikation. Wiss. Z. Martin-Luther-Univ. Halle, Math.-Naturwiss. Reihe *17* (1968) 603—618

Florin, R., Ch. Herrmann und *K.-R. Jahn*, Die makromorphologischen Varianten des menschlichen Gebisses und ihr Einfluß auf die Kariesdisposition. Inaugural-Diss., Berlin 1975

Förster, A., und *G. Happel*, Untersuchungen zur Altersbestimmung des Menschen auf Grund des Mineralisationsgrades des Zahndentins. Dtsch. Z. ges. gerichtl. Med. *48* (1959) 195—201

Friberg, H., Teneriffakatastrofen — ID-kommissions elddop (Teneriffa-Katastrophe — Feuertaufe der Identifizierungskommission). Svensk Polis *20* (1966) 7—10

—, Flugkatastrofen i Dubai: 96 av 112 identifierade — (Flugzeugkatastrophe in Dubai, 96 von 112 identifiziert — Schwed. Polizeieinsatz unter schwierigen Bedingungen) Svensk polisinsatz under svära förhallanden. Svensk Polis (1972) 2—5

Frykholm, K. O., C.-O. Jonason und *A. Frykholm,* Three dimensional measurement of tooth impression of criminological investigation. Int. J. Forens. Dent. *2* (1974) 70—78

Fröhlich, E., Die Involution des Parodontiums — Symptomatologie und Differentialdiagnose. Dtsch. zahnärztl. Z. *20* (1965) 1050 — 1021

Gebhardt, H., Verbrennungserscheinungen an Zähnen und Zahnersatz und ihre gerichtsärztliche Bedeutung für die Identifizierung verbrannter Leichen. Dtsch. Z. ges. gerichtl. Med. *2* (1923) 191—209

Glöckner, E., Untersuchungen über den DMF-Index und die erforderlichen Therapiemaßnahmen in 13 Landkreisen der DDR — ein Beitrag zur allgemeinen stomatologischen Teilmorbidität. Inaugural-Diss., Greifswald 1970

Götsch, F., und *K. O. Neubert,* Stomatologische Erhebung an einer Standardbevölkerung im Kreis Sternberg. Dtsch. Stomat. *19* (1969) 936—943, *20* (1970) 705—710

Gorski, E., Über die Bißverletzung in gerichtsmedizinischer Sicht. Inaugural-Diss., Düsseldorf 1966

Grimm, H., und *H. Hildebrand,* Odontometrischer Beitrag zur Einordnung der Neolithiker vom Djebel Shanadud (Sudan). Anthropologie *10* (1972) 17—20

Grosch, F. C., und *H. Joksch,* Statistische Untersuchungen der Durchbruchzeiten bleibender Zähne. Dtsch. Zahnärztebl. *14* (1960) 336 — 342

Günther, H., und *O. Schmidt,* Die Zerstörung des menschlichen Gebisses im Verlauf der Einwirkung hoher Temperaturen. Dtsch. Z. ges. gerichtl. Med. *42* (1953) 180—188

Gustafson, G., Microscopic examination of teeth as a means of identification in forensic medicine. J. Amer. Dent. Ass. *35* (1947) 720—724

—, Aldersbestämminger pa tänder. Odontologisk Tidskr. *6* (1947) 556—568

—, Age determinations on teeth. J. Amer. Dent. Ass. *41* (1950) 45—54

—, Die Bestimmung des Alters von unbekannten Toten durch den Zahnarzt. Arch. Kriminol. *117* (1956) 121—122

—, Forensic odontology. Staphles Press, London 1966

Gyulavari, O., und *A. Toth,* Die Zahl der erhaltenen Zähne in verschiedenen Lebensjahren. Dtsch. Stomat. *19* (1969) 296—301

Haderup, V., Vorschlag zu einer internationalen Bezeichnung der Zähne. Korresp.bl. Zahnärzte *16* (1887) 314—315

Haga, M., A study of sex distinction in the teeth. Jap. J. leg. Med. *13* (1959) 590—617 (Japanisch mit engl. Zusammenfassung)

Haines, D. H., Dental identification in the Stockport air disaster. Brit. dent. J. *123* (1967) 336—338

—, Provisional dental classification in a mass disaster. Med. Sci. Law *11* (1971) 85—87

—, Racial characteristics in forensic dentistry. Med. Sci. Law *12* (1972) 131—138

Hanachowicz, L., Problemes d'Identification: L'examen dentaire. Bull. Med. leg. et toxicol. *16* (1973) 12—17

Hanihara, K., Racial characteristics in the dentition. J. Dent. Res. *46* (1967) 923—926

Harder, B.-I., und *M. Spaniel,* Analyse der Morbidität des ersten bleibenden Molaren. Inaugural-Diss., Berlin 1976

Hartmann, H.-P., C. Baumann und *W. Hofmann,* Die Identifikation der Opfer des Absturzes der IP 18 bei Kloten, Kriminalistik *25* (1971) 354—356

Harvey, W., Identity by teeth and the marking of dentures. Brit. Dent. J. *121* (1966) 334 — 340

Heberer, G., Die Fossilgeschichte der Hominoidea. In: Primatologia, Bd. 1 Hrsg. *Hofer, Schultz, Starck.* Karger, Basel-New York 1956,

Heckmann, U., und *H. Ehlers,* Neuere Untersuchungen über die 1. Dentition — ein Beitrag zur Gebißentwicklung. Fortschr. Kieferorthop. *31* (1970) 87—95

—, und *E. Reumuth,* Die Abrasion im Milchgebiß. Dtsch. Zahn-, Mund-, Kieferheilk. *49* (1967) 239—247

Heide, K.-D., Untersuchungen über Beziehungen zwischen Zahnform und Zahngröße zur Kopfform. Inaugural-Diss., Leipzig 1969

Held, M., S. Heise und *E.-M. Sobkowiak,* Vergleichende Untersuchungen zur Form der Approximalflächen. Zahn-, Mund-, Kieferheilk. *63* (1975) 442—447

Hesse, A., G. Klinger, M. Schmidt, C. Schindhelm und *W. Berg,* Infrarotspektroskopische Untersuchungen zur Karbonat-Apatit-Struktur von Zahnhartsubstanzen. Stomat. DDR *26* (1976) 505—509

Hunt, E. F., und *I. Gleiser,* The estimation of age and sex of preadolescent children from bones and teeth. Amer. J. phys. Anthrop. *13* (1955) 479—487

Jonge Cohen, Th. E. de, Mühlreiter's Anatomie des menschlichen Gebisses. Felix, Leipzig 1920

Keiser-Nielsen, S., How can a specialized odontostomatologic service be secured within the scope of mass identification? Acta med. leg. *XXIII* (1973) 688−689 und 711−712

−, New guidelines for dental recording. Int. J. Forens. Dent. *2* (1974) 9−12

Ketterl, W., Studie über das Dentin der permanenten Zähne des Menschen. Stoma *14* (1961) 79−163

Kiess, W., Das Gebiß als Identifikationsmittel in der Gerichtlichen Medizin. Inaugural-Diss., Kiel 1953

Kikuchi, S., Über die Unterschiede der Schneidezahnform bei Japanern und Europiden. Fortschr. Kieferorthop. *28* (1967) 351−360

Kirsch, Th., Röntgenologische Studie am fetalen Unterkiefer. Dtsch. Zahn-, Mund-, Kieferheilk. *23* (1955) 177−185

Klinger, G., und *A. Hesse*, Infrarotspektroskopische Untersuchung zur chemischen Struktur und zum Kristallisationsgrad von Zahnhartsubstanzen. Stomat. DDR *24* (1974) 441−447

Knöfler, S., Die Morbidität der Karies in einer repräsentativen Stichprobe aus der Berliner Bevölkerung. Med. Diplomarb., Berlin 1974

Korkhaus, G., Die Identifizierung von Bißspuren durch den Zahnarzt. Dtsch. zahnärztl. Z. *10* (1955) 1769−1778

Kosewsky, B., Zur Variation der Makromorphologie menschlicher Zähne. Med. Diplomarb. Berlin 1977

Kraus, B. S., W. J. Wise und *R. H. Frei*, Heredity and the craniofacial complex. Amer. J. Orthodont. *45* (1959) 172−217

−, und *R. E. Jordan*, The human dentition before birth. Lea & Febiger, Philadelphia 1965

Kühn, H., Erwachen der Menschheit. Fischer, Frankfurt/Main−Hamburg 1954

Künzel, W., Querschnittsvergleich mittlerer Eruptionstermine permanenter Zähne bei Kindern in fluorarmen und kariesprotektiv optimierten Trinkwassergebieten. Stomat. DDR *26* (1976) 310−321

Laumer, U., Über kariesdisponierende Details der Kauflächen menschlicher Molaren. Inaugural-Diss., Berlin 1969

Lavelle, C. L. B., Mandibular molar tooth configurations in different racial groups. J. Dent. Res. *50* (1971) 1353

−, The effect of age on human third molar and rat solar teeth. Acta anat. *87* (1974) 110−118

Ludwig, Fr. J., The mandibular second premolare: Morphological variation and inheritance. J. Dent. Res. *36* (1957) 263−273

Lunth, L. L., und *Ph. Lunth*, Handbook for dental Identifikation. Lippincott Comp., Philadelphia−Toronto 1973

Mackerle, S., B. Fiala und *M. Cerný*, Spoluprace soudniho lékáre, stomatologa a antropologa pri expertize kostrových nálezu (Die Zusammenarbeit des Gerichtsmediziners, Stomatologen und Anthropologen bei der forensischen Expertise von Skeletten). Soudni Lék. *13* (1968) 6−10

Maudrich, U., Odontometrische Untersuchungen: Die Zahngröße als ein Merkmal zur Geschlechtsbestimmung. Med. Diplomarb., Berlin 1977

May, G., Untersuchungen über die Möglichkeit einer objektiven Altersbestimmung durch Messung des Aschengehaltes der Zähne. Stomat. *5* (1952) 67−73

Møller, I. J., Influence of microelements on the morphology of the teeth. J. Dent. Res. *46* (1967) 933−937

Moorrees, C. F. A., The aleut dentition. A correlative study of dental characteristics in an Escimoid people. Harvard University Press, Cambridge, Mass. 1957

Mühlberg, G., H. Bräuninger und *J. Weiskopf*, Zur kritischen Bewertung des Pontschen Indexes unter Berücksichtigung des geschlechtsbedingten Einflusses. Dtsch. Stomat. *19* (1969a) 689−701

−, *U. Nedelko* und *J. Weiskopf*, Zur kritischen Bewertung des Pontschen Indexes unter Berücksichtigung des Einflusses der mesiodistalen Distanz der Seitenzahngruppe. Dtsch. Stomat. *19* (1969b) 775−783

Mühlreiter, E., Anatomie des menschlichen Gebisses. Felix, Leipzig 1870

Nanda, R., S. Khan und *R. Anand*, Age changes in the occlusal pattern of decidous dentition. J. Dent. Res. *52* (1973) 221−224

Nehrkorn, K., W. Reimann und *F. Sturm*, Wert und Unwert der Bißmarkenidentifizierung, Kriminalistik u. forens. Wiss. *26* (1976) 57−59

Neurauter, G., Zahndurchbruch und allgemeine Wachstumsbeschleunigung. Inaugural-Diss., Kiel 1970

Noffz, K. H., Die Zerstörung der Zähne, Kiefer, Mundschleimhaut, Muskel und der im Munde vorkommenden zahnärztlichen Materialien durch hohe Temperaturen. Korresp. bl. Zahnärzte *55* (1931) 371−379

Pape, U., Untersuchungen über die morphologischen und physiologischen Veränderungen der Zunge in verschiedenen Lebensaltern. Inaugural-Diss., Bonn 1967

Pawlik, R., Orale Kriterien zur Altersschätzung mit Feldmethoden. Med. Diplomarb, Berlin 1976

—, Altersschätzung an Hand oraler Merkmale. Inaugural-Diss., Berlin 1977

Paynter, K. J., und *R. M. Grainger*, Relation of nutrition to the morphology and size of rat molar teeth. J. Canad. Dent. Ass. *22* (1956) 519—532

Pilz, W., Einige stomatologische Details im kriminalistischen Dienst. Med. Bild *5* (1962) 82—87

—, Alternswandel der organischen Zahnsubstanzen nebst klinischen Folgerungen. Dtsch. Stomat. *15* (1965) 55—68

—, Forensische Stomatologie. Barth, Leipzig 1974

Pindborg, J. J., Pathology of the dental hard tissues. Munksgaard, Kopenhagen 1970

Rast, A., Lebensalter und Zahnzahl. Dtsch. zahnärztl. Z. *18* (1963) 793—797

Remano, A., Zur Meßtechnik der Primatenzähne. In: Handbuch der biologischen Arbeitsmethoden (Hrsg. Abderhalden), E. Urban u. Schwarzenberg, Berlin-Wien 1930

Reumuth, E., Persönliche Mitteilung

Riethe, P., Die phylogenetische Reduktion der menschlichen Zähne. Stoma *11* (1958) 199

Ritter, P., Rechte, Pflichten und Kunstfehler in der Zahnheilkunde. Berlinische Verlagsanstalt, Berlin 1903

Rottstock, F., Odontometrische Untersuchungen an afrikanischen Schädeln und ihre Anwendung auf Kieferreste aus dem Khartoum-Neolithikum. Inaugural-Diss., Berlin 1975

Rötzscher, K., Die forensische Stomatologie — eine forensische Wissenschaft II. Der Wert der stomatologischen Identifikation in der gerichtsärztlichen Praxis. Dtsch. Stomat. *21* (1971) 761—764

—, Die forensische Stomatologie — eine forensische Wissenschaft IV. Die Bedeutung der Bißspur als Beweismittel. Dtsch. Stomat. *22* (1972) 390—398

—. *S. Mende, J. Flachowski, M. Geisler* und *H.-J. Wehran*, Neutron activation analysis of dental metals with regard to forensic odentology (dental identification). J. Radianalyt. Chemistry *15* (1973) 317—328

—, *St. Mende* und *R. Kötzschke*, Zur Personenidentifizierung an Hand stomatologischer Merkmale. Stomat. DDR *24* (1974) 162—167

Rudo, E., Zur Häufigkeit von Fissuren, Grübchen und Schmelzwülsten bei menschlichen Frontzähnen. Inaugural-Diss., Berlin 1969

Salley, J. J., F. J. Filipowicz und *H. H. Karnitschnig*, Dental identification of mass disaster victims. J. Amer. Dent. Ass. *66* (1963) 827—832

Schneider, H.-G., Symbol-Dokumentation stomatologischer Befunde — eine Diskussionsgrundlage. Stomat. DDR *25* (1975) 838—842

—, Bericht über die Diskussion zur Arbeit „Symbol-Dokumentation Stomatologischer Befunde", Stomat. DDR *26* (1976) 827

Scholz, D., D. Leopold und *W. Wendler*, Grundlagen der Identifikation nach folgenschweren Unfällen unter besonderer Berücksichtigung einer stomatologischen Identitätskarte. Kriminalistik u. forens. Wiss. 1977 (im Druck)

Schour, I., und *M. Massler*, The development of the human dentition. J. Amer. Dent. Ass. *28* (1941) 1153—1160

Schranz, D., Kritik der Auswertung der Altersbestimmungsmerkmale von Zähnen und Knochen. Dtsch. Z. ges. gerichtl. Med. *48* (1959) 562—575

—, Die gerontologischen Beziehungen in der gerichtlichen Medizin. Dtsch. Z. ges. gerichtl. Med. *51* (1961) 161—172

—, und *M. Bartha*, Geschlechtsbestimmung an Zähnen. Dtsch. Z. ges. gerichtl. Med. *54* (1963) 10—15

Schübel, F., und *H. Reh*, Identifizierung unbekannter Leichen. Dtsch. zahnärztl. Z. *28* (1973) 640—644

Schultheis, F. J., Ein Beitrag zur Identifizierung hochgradig verkohlter Leichen. Dtsch. zahnärztl. Z. *10* (1955) 1779—1781

Schumacher, G. H., E. Ehler, K. Brune und *H. Pfau*, Untersuchungen über die geometrische Form des Zahnbogens bei Erwachsenen. Dtsch. Stomat. *20* (1970) 729—737

—, und *H. Schmidt*, Anatomie und Biochemie der Zähne. Volk und Gesundheit, Berlin 1972

Seidel, S., Odontometrische Untersuchungen: Die Zahngröße als ein Merkmal zur Populationsbestimmung. Med. Diplomarb., Berlin 1977

Selle, G., Zahnärztliche Möglichkeiten zur Identifizierung von Bißspuren. Dtsch. Stomat. *16* (1966) 561—566

Simon, A., J. Adam und *H. Jordan*, Zur Beurteilung und Identifizierung von Bißverletzungen der menschlichen Haut — zugleich ein Beitrag ihres Beweiswertes im Ermittlungs- und Gerichtsverfahren. Kriminalistik u. forens. Wiss. *6* (1971) 161—169

—, und *H. Jordan*, Möglichkeiten der Anwendung transparenter Hochpolymere zur Rekonstruktion und Identifizierung von Bißspuren. Dtsch. Zahn-, Mund-, Kieferheilk. *62* (1974) 442—447

Steinhauer, F., Über Bißspuren und ihre forensische Bedeutung. Inaugural-Diss., Heidelberg 1962

Strouhal, E., Srovnáni oklusniho reliefu moláru u soubaru ze starši doby bronzové, Středni doby hradistni a Současnosti. Acta F. R. N. Univ. Comeniana *5* (1961) 297—307

Subow, A. A., Anthropologische Odontologie und die historischen Wissenschaften (russ.). Sovet. Etnografia *1,* (1965) 4—12

Taatz, H., Embryologische, anatomische und physiologische Grundlagen. In: Pilz, Plathner, Taatz (Hrsg.), Grundlagen der Kariologie und Endodontie. Barth, Leipzig 1969

Thomas, E., Kariesstatistische Erhebungen an der Bevölkerung Kubas unter besonderer Berücksichtigung der stomatologischen Betreuung. Inaugural-Diss., Leipzig 1969

Tunetaro, F., Neue Feststellungen über die Retzius'schen Parallelstreifen des Zahnschmelzes. Anat. Anz. *87* (1938/39) 350—355

Ulrich, K., Über die Häufigkeit und Vielgestaltigkeit der Verletzungen durch Menschenbisse und ihre Brauchbarkeit bei der Aufklärung von Verbrechen. Inaugural-Diss., Leipzig 1963

Vogel, G., und *Gehrig,* Identifizierung unbekannter Toter unter Berücksichtigung der Zahn- und Kieferverhältnisse. Kriminalistik *14* (1960) 534—537

Wannenmacher, E., Zahnerhaltungskunde. In: *Hofer, Reichenbach, Spreter von Kreudenstein* u. *Wannenmacher* (Hrsg.), Lehrbuch der klinischen Zahnheilkunde. Barth, Leipzig 1952

Weins, G., Patientenkartei und ihre sinnvolle Anwendung. Stomat. DDR *25* (1975) 837

Whittaker, D. K., D. R. Llewelyn und *R. W. Jonas,* Sex determination from necrotic pulpal tissue. Brit. Dent. J. *139* (1975) 403—405

—, *V. C. Thomas* und *R. I. M. Thomas,* Postmortem pigmentation of teeth. Brit. Dent. J. *140* (1976) 100—102

Wintgen, A., Die Mitwirkung des Stomatologen bei der Altersbestimmung an unbekannten Leichen. Inaugural-Diss., Berlin 1978

van Wyk, C. W., V. D. Kemp und *H. Bukotzer,* The role of dental identification in the Windhoek Aircrash. Australian Police J. (1972) 181—188

Yamagishi, S., Chemical studies on the determination of sex in human teeth. Jap. J. leg. Med. *13* (1959) 664—679 (Japanisch und engl. Zusammenfassung)

Zerndt, B., Zur forensischen Beurteilung von Bißverletzungen. Arch. Kriminol. *133* (1964) 1—11

Zsigmondy, A., Grundzüge einer praktischen Methode zur raschen und genauen Vormerkung der zahnärztlichen Beobachtungen und Operationen. Dtsch. Vjschr. Zahnheilk. *1* (1861) 209—213

Zuhrt, R., Stomatologische Untersuchungen an spät mittelalterlichen Funden von Reckalzin (12.—14. Jh.) I. Die Zahnkaries und ihre Folgen. Dtsch. Zahn-, Mund-, Kieferheilk. *25* (1956) 1—15

—, Veränderungen der Zahnform durch Spurenelemente. Dtsch. Stomat. *23* (1973) 519—524

—, und *P. Solygs,* Pathologische Bedeutung und genetische Problematik des Vorkommens eines zentralen Schmelzwulstes bei menschlichen Prämolaren. Dtsch. Stomat. *17* (1967) 770—778

15. Mathematisch-statistische Verfahren zum Beweis festgestellter Befunde

Adam, J. Hsg., Einführung in die Biostatistik, Reaktionskinetik und EDV. Volk u. Gesundheit, Berlin 1972

Ahrens, H., und *J. Läuter,* Mehrdimensionale Varianzanalyse. Akademie-Verlag, Berlin 1974

Cavalli-Sforza, L., Biometrie. Fischer, Jena 1969

Jahn, W., und *H. Vahle,* Die Faktoranalyse. Die Wirtschaft, Berlin 1970

Meier, R., und *H. Vahle,* Mathematisch-statistische Methoden in der Landwirtschaft. Landwirtschaftsverlag, Berlin 1974

Weber, E., Grundriß der biologischen Statistik, 7. Aufl. Fischer, Jena 1972

18. Aktuelle Fragen der Identifikation

Beckmann, G., H. Hühn und *G. Hauck,* Erfahrungen und Schwierigkeiten bei der Identifizierung der Opfer des Flugunfalles in Teneriffa 1972. Arch. Kriminol. *153* (1974) 42—47

Dotzauer, G., Identifizierung von Katastrophenopfern. Hefte Unfallhk. *126* (1976) 486—495

Dürwald, W., und *F. Herber,* Gerichtsärztliche Aufgaben in Katastrophenfällen. Forum Kriminal. *1* (1968) 333—335

Fiala, B., Der heutige Zustand der forensischen Identifikation. Wiss. Z. Univ. Halle *XVII* (1968) 603—618

Grüner, O., und *R. Helmer,* Identifizierung. In: *Mueller,* Gerichtl. Medizin, 2. Aufl., Springer, Berlin—Heidelberg—New York 1975 Bd. 1, 156—206.

Haines, D. H., Provisional dental classification in a mass disaster. Medicine, Science and Law *11* (1971) 85—87

Holzer, F. J., Zur Aufklärung der Flugzeugkatastrophe bei Innsbruck. Zbl. Verkehrs.-
Med. 12 (1966) 17—25

Holzhausen, G., Untersuchungen bei Massenunfällen. In: Dürwald, W., Gerichtsmedizinische Untersuchungen bei Verkehrsunfällen.
Thieme, Leipzig 1966, 455—464

Krefft, S., Zum Problem der Identifikation beim
Flugunfall. Zbl. Verkehrs-Med. 12 (1966)
1—10

Leopold, D., Befunddokumentation bei Katastrophenuntersuchungen (Identitätskarte).
XVI. Fortbildungstagung gerichtsmedizinischer Institute, Magdeburg, 25. 4. 1975

—, und W. Dürwald, Die Identitätskarte —
Grundlage für die Personenidentifikation.
Kriminalistik u. forens. Wiss. 15 (1974)
125—134

Manz, R., und H. Reh, Die Identifizierung von
Leichen und Leichenteilen besonders bei
Massenunfällen. Jahrb. Akad. Staatsmed.
Düsseldorf 1964, 53—65

Mueller B., Untersuchungen von Massenkatastrophen und von Flugzeugabstürzen in
ärztlicher Beziehung. In: Mueller, B., Gerichtl. Medizin, Springer-Berlin-Heidelberg-
New York 1975, 2. Aufl., Bd. 1, 38—40

Neiss, A., Die Aufgaben der Röntgenologie nach
Flugzeugunglücken. Kriminalistik 15 (1961),
343—344

Scholz, D., D. Leopold, und W. Wendler, Die
Grundlagen der Identifikation bei folgenschweren Unfällen unter besonderer Berücksichtigung der stomatologischen Identitätskarte. Kriminalistik u. forens. Wiss. (1977)
im Druck

Schulz, W., und H. Grischat, Möglichkeiten der
Identifizierung von Opfern bei Katastrophen.
Forum Kriminal. 1 (1968) 44—46

Spann, W., Gerichtsärztliche Probleme bei
Flugzeugunfällen. Dtsch. Z. ges. gerichtl.
Med. 55 (1964) 128—133

Stevens, P. J., and S. W. Tarlton, Identification
of mass casualties. Experience in four civil
air disasters. Medicine, Science and Law 3
(1963) 154—158

Stewart, T. D., Personal identification in mass
disasters. National Museum of Natural History. Smithsonian Institution. Washington,
1970

Wild, A., Praktische Ausrüstung für die Identifizierungsarbeit nach Katastrophen. Internat. Crim. Police Rev. (1967) 72—77

Winter, A., Die Aufgaben einer Bergungs- und
Identifizierungsgruppe bei der Untersuchung
von folgenschweren Unfällen. Forum Kriminal. 11 (1970) 502—508

Wolff, F., und M. Laufer, Das Eisenbahnunglück von Langenweddingen aus der Sicht
der forensischen Medizin. Kriminalistik u.
forens. Wiss. 1 (1970) 219—233

19.   Medizinisch-anthropologische Gesichts-
       punkte zur Identifikation
       Körperliche Merkmale

Ciuca, A., und V. Jucovski, Eine neue Methode
zur Schätzung des „biologischen Alters"
durch Massenuntersuchungen. Münch. med.
Wschr. 107 (1965) 1507—1513

Drescher, H., Personenbeschreibung. Schriftenreihe d. Bundeskriminalamtes 1961/2. Bun-
deskriminalamt, Wiesbaden

Grimm, H., Grundriß der Konstitutionsbiologie
und Anthropometrie, 3. Aufl. Volk u. Gesundheit, Berlin 1966

Günther, H., Die physiologische Akromegalie.
Endokrinologie 27 (1950) 253—258

Hajnis, K., Die Veränderungen der Ohrmuscheln beim Erwachsenen. Z. Morph. Anthrop. 61 (1969) 42—56

Hirth, L., Zur Altersschätzung beim lebenden
Menschen. Dtsch. Z. ges. gerichtl. Med. 48
(1959) 188—194

Knobloch, H., zit. bei Bürger, M.: Altern und
Krankheit als Problem der Biomorphose,
4. Aufl. Thieme, Leipzig 1960, S. 225—226

Leopold, D., Identifikation durch Schädeluntersuchung—unter besonderer Berücksichtigung
der Superprojektion. Habil.-Schr., Leipzig
1968

Leyh, K., Über die Möglichkeit einer objektiven
Bestimmung des Lebensalters an der Leiche
nach äußeren Merkmalen. Inaugural-Diss.,
München 1934

Müller, L. R., Über die Altersschätzung bei
Menschen. Springer, Berlin 1922

Nadeshdin, W. A., Zur Frage der objektiven
Altersbestimmung an lebenden Erwachsenen
mit der Genauigkeit von 1—3 Jahren im
Durchschnitt. Dtsch. Z. ges. gerichtl. Med.
6 (1926) 121—133

Nitsche, L., und H.-J. Hammer, Durch Ohr-
abdruck Verdächtigen überführt. Forum
Kriminal. 11 (1975), Wiss.-techn. Beilage
5/75, 11—15

Prietz, G., Lehrbuch über die Personenbeschreibung. Verl. Ministeriums d. Innern, Berlin
1960

—, und K. Baranowski, Bezeichne — Beschreibe
richtig Personen. Ministerium d. Innern, Pu-
blikationsabt., Berlin 1970

Riemann, H., Zur Bestimmung der Linkshändigkeit bei Lebenden und Toten. Z. ärztl.
Fortbild. 53 (1959) 706—715

Schade, H., Vaterschaftsbegutachtung. Schweizerbart'sche Verlagsbuchhandlung, Stuttgart 1954, S. 129—148

Stargardt, A., und *K. Strobel*, Die Verwendbarkeit von Lippenfurchenmustern für die Zwecke der kriminalistischen Personenidentifizierung. Kriminalistik u. forens. Wiss. *28* (1977) 37—46

Weninger, J., zit. bei *Schade, H.*: Vaterschaftsbegutachtung. Schweizerbart'sche Verlagsbuchhandlung, Stuttgart 1954, S. 59

20. Daktyloskopie

Angerstein, W., Über die Sicherung von Papillarlinienspuren mit Röntgenstrahlen. Forum Kriminal. Sonderheft 1 (1969) 63—71

Blechschmidt, E., Die embryonale Gestaltungsfunktion der menschlichen Oberhaut. II. Mitteilung: Die Entstehung des Papillarkörpers in den proximalen und distalen Abschnitten der Fingerbeere. Z. Morph. Anthrop. *54* (1964) 163—172

Bonnevie, K., Was lehrt die Embryologie der Papillarmuster über ihre Bedeutung als Rassen- und Familiencharakter? Z. indukt. Abstamm.-Vererb.lehre Teil I, II *50* (1929) 219—274; Teil III *59* (1931) 1—60

Brendel, K., H. Eisenbruch, K.-H. Rychlik und *K. Springer*, Die Daktyloskopie. Verl. Ministerium d. Innern, Berlin 1962

Brodhage, G., und *G. G. Wendt*, Eine notwendige Ergänzung der quantitativen erbbiologischen Auswertung von Fingerleisten. Z. menschl. Vererb.- u. Konstit.-Lehre *30* (1951) 212—220

Friedemann, R., und *H. Grams*, Die farblose Abnahme von Papillarlinienabdrücken. Forum Kriminal. 8 (1968) 366—367

Galton, F., Finger Prints. Mac Millan, London, New York 1892

Geipel, G., Anleitungen zur erbbiologischen Beurteilung der Finger- und Handleisten. Lehmanns, München 1935

Graham, D., zit. bei: *Weiss, K. G.*, und *R. Perry*, Methodik zur Sichtbarmachung von Fingerabdrücken von Tätern an Leichenhaut. Beitr. gerichtl. Med. *29* (1972) 223—226

Hammer, H.-J., und *S. Müller*, Über die Häufigkeitsverteilung der Muster auf den Fingerbeeren und Handflächen der Bevölkerung vorwiegend in den südlichen Bezirken der DDR. Wiss. Z. Karl-Marx-Univ. Leipzig, Math.-Naturwiss. Reihe *25* (1976) 581—584

—, und *O. Petzold*, Über die Häufigkeitsverteilung der Muster auf den Zehenbeeren und Fußflächen der Bevölkerung vorwiegend in den südlichen Bezirken der DDR. Wiss. Z. Karl-Marx-Univ. Leipzig, Math.-Naturwiss Reihe *25* (1976) 585—590

Heindl, R., System und Praxis der Daktyloskopie und der sonstigen technischen Methoden der Kriminalpolizei. de Gruyter, Berlin, Leipzig 1927

Herrmann, A., Calcinat-Rot als Abformmasse in Gerichtsmedizin und Kriminalistik. Forum Kriminal. 11 (1969) 511

Ishiyama, J., zit. bei: *Prokop, O.*, und *W. Keil*, Blutgruppenbestimmung an Fingerabdrükken und Aspekte. Dtsch. Ges.wesen *31* (1976) 2253—2254

Jaeger, U., und *H. Bach*, Ergebnisse der Untersuchungen von Finger- und Handabdrücken bei Jenaer Schulkindern. Z. Morph. Anthrop. *67* (1976) 145—163

Jordan, H., Die daktyloskopische Bearbeitung der Leichenhand bei Waschhautbildung. Forum Kriminal. 2 (1966a) 31

—, Die Daktyloskopie von Wasserleichen mit Silikongummipaste. Forum Kriminal. 10 (1966b) 32—33

—-, Verfahren zur daktyloskopischen Bearbeitung der mumifizierten Leichenhand. Arch. Kriminol. *138* (1966c) 153—157

—, und *H. Fritz*, Daktyloskopischer Identitätsnachweis mittels synthetischer Kautschuk-Dispersion „Chemilat-D 1102". Forum Kriminal. 11 (1969) 510—511

—, und *A. Simon*, Die Fingerabdrucknahme von fäulnisveränderten Leichen. Arch. Kriminol. *144* (1969) 41—44

Keiter, F., Über Zehenbeerenmuster und Kompliziertheitsindex. Z. Morph. Anthrop. *42* (1950) 169—183

Koch, D., Zur Technik der Leichen-Daktyloskopie. Arch. Kriminol. *138* (1966) 148—152

Lindner, R., und *H.-J. Hammer*, Untersuchungen zum Nachweis von Papillarleistenspuren auf der Leichenhaut. Kriminalistik u. forens. Wiss. *30* (1977) 63—66

Prokop, O., und *W. Keil*, Blutgruppenbestimmung an Fingerabdrücken und Aspekte. Dtsch. Ges.wesen *31* (1976) 2253—2254

Schmidt, S. S., Die Entstehung der digitalen Tastballen. Z. Morph. Anthrop. *55* (1964) 1—10

Simon, A. und *H. Jordan*, Die Daktyloskopie von Brandleichen mit Silikongummipaste. Arch. Kriminol. *141* (1968) 28—33

Stegelin, G., und *R. Braumann*, Eine Methode zur Sicherung von Vergleichsfingerabdrücken an Leichen. Forum Kriminal. 1 (1974) 38

Weiss, K. G., und *R. Perry*, Methodik zur Sichtbarmachung von Fingerabdrücken von Tätern

an Leichenhaut. Beitr. gerichtl. Med. *29*
(1972) 223—226

Weist, H., Klassifizierung von Finger- und
Handflächenabdrücken vereinfacht. Forum
Kriminal. *12* (1976) 41—42

21. Sprechstimmidentifikation

Böhme, E., Stimm-, Sprach- und Hörstörungen.
Fischer, Jena 1969

*Bolt, R., F. Cooper, E. J. David, P. Denes,
J. Pickett* und *K. Stevens*, Speaker identification by speech spectrograms. J. Acoust.
soc. Am. *54* (1973) 531—534

Endres, W., W. Bambach und *G. Flösser*, Voice
spectrograms as a function of age, voice
disguise and voice imitation. J. Acoust. Soc.
Am. *49* (1971) 1842—1848

Fährmann, R., Die Deutung des Sprechaus-
drucks. Bouvier u. Co., Bonn 1960

—, Die Stimm- und Sprechdiagnostik im Dienste der Verbrechensaufklärung (Einführung
in die Kriminalphonetik). Taschenbuch für
Kriminalisten XIII, 1963

—, Grundprobleme der Sprechstimmenver-
stellung und Sprechstimmenvergleichung.
Ein Beitrag zur Praxis der Kriminalphonet-
tik, insbes. zur Methode der Sprechstimmen-
expertise. Arch. Kriminol. *137* (1966) 25—32;
91—102

—, Die kriminalphonetische Expertise und der
Sprechstimmsachverständige heute. Kriminalistik *27* (1973) 97—99

Kersta, L. G., Voice print identification. Nature
196 (1962) 1253

Koristka, Ch., Stimmanalyse — eine neue Methode der kriminalistischen Personenidentifizierung. Forschungen u. Fortschritt *41*
(1967) 310—316

Krause, H.-J., Möglichkeiten und Grenzen der
Sprecheridentifizierung. Arch. Kriminol. *157*
(1976) 154—164

Potter, R. K., G. A. Kopp und *H. C. Green*,
Visible-Speech. D. van Nostraud, New York
1947

Schönhärl, E., Der Larynx als sekundäres Geschlechtsmerkmal und die sich daraus erge-
bende Beeinflussung der Stimme. Z. Laryng.
Rhinol. *41* (1962) 354—367

Schweisheimer, W., Neben Fingerabdrücken —
nun auch Stimmabdrücke. Med. Klin. *58*
(1963) 1814—1815

—, Stimmspektroskopie. Materia Med. Nordmark *12* (1965) 547—552

Steinhauer, R. E., Voice prints: A new aid in
detecting criminals. Saturday Rev. *52* (1969)
56—59

Tosi, O. J., Speaker identification through
acoustic spectrography. Proc. XIV. Intern.
Congr. Logop. Phoniat., Paris (1968) 138—147

22. Statistik brauchbarer Maße bei Lebend-
begutachtungen

v. Bormann, F., und *S. Pauly*, Die Zunahme der
Kopfgröße bei einem Teil der europiden und
mongoliden Menschen und die sich daraus
ergebenden Folgerungen für die Problematik
der Akzeleration. Ärztl. Forsch. *XX* (1966)
141—148

Büchi, E. C., Änderungen der Körperform beim
erwachsenen Menschen. Habil.-Schr. (phil.),
Zürich 1950

Dahlberg, G., und *E. Lander*, Size and form of
the foot in men. Acta Genetica I fasc. *2*
(1948) 115—162

Günther, H., Die physiologische Akromegalie.
Endokrinologie *27* (1950) 253—258

Hantsche, H.-J., Zum Inhalt und zur Methodik
der Behandlung des Stoffgebietes „Geschichte der Prothetik" im theoretischen Unterricht. Zahntechnik *12* (1971) 150—159

Heimendinger, J., Die Ergebnisse von Körper-
messungen an 5000 Basler Kindern von 0 bis
18 Jahren. Schweiz. med. Wschr. *88* (1958)
785—807

Helmuth, H., Body height, foot size and the
secular trend in growth. Z. Morph. Anthrop.
66 (1974) 31—42

Jacobi, L., Studien über den Alterswandel ein-
zelner Gesichtsabschnitte unter besonderer
Berücksichtigung des Philtrums. Inaugural-
Diss. (Math. Nat.), Berlin 1957

Jahn, W., und *H. Vahle*, Die Faktoranalyse.
Die Wirtschaft, Berlin 1970

Kenntner, G., Die Veränderungen der Körpergröße des Menschen. Inaugural.-Diss. (phil.),
Karlsruhe 1963

Knussmann, R., Humerus, Ulna und Radius
der Simiae, vergleichend-morphologische Untersuchungen mit Berücksichtigung der Funktion. Bibliotheca Primatologica, Fasc. 5.
Karger, Basel—New York 1967

Kubičková, B., und *K. Kubiček*, Die Anthropometrie des Kindes im vorschulpflichtigen
Alter: Die Ausmaße der Fußsohlen und Pro-
phylaxe des gesenkten Fußgewölbes. Z. ärztl.
Fortb. *55* (1961) 789—791

Marcusson, H., Das Wachstum von Kindern
und Jugendlichen in der DDR. Habil.-Schr.,
Berlin 1960

—, Das Wachstum von Kindern und Jugendlichen in der Deutschen Demokratischen
Republik, Akademie-Verlag, Berlin 1961

Martin, R., und *K. Saller*, Lehrbuch der Anthropologie. Fischer, Stuttgart 1957, Bd.1

Möhr, M., und *D. Johnsen*, Tabellen zur Beurteilung des Körpergewichts erwachsener Männer und Frauen nach ihrem Optimalgewicht. Z. ärztl. Fortbild. *66* (1972) 1052—1064

Oster, H., Hat die Akzeleration auch das Schädelwachstum unserer Kinder verändert? Kinderärztl. Praxis *29* (1961) 545—551

Petzold, E., Untersuchung über die Beziehung der Unterkiefergröße zur Hirnschädelgröße unter Berücksichtigung der Altersveränderung. Inaugural-Diss., Leipzig 1952

Reich, J., und *A. Krauss*, Die Normalverteilung von Geburtsgewichten und Geburtslängen von 42091 Leipziger Neugeborenen. Kinderärztl. Praxis *44* (1976) 348—354

Reinhardt, G., und *P. Zink*, Über den Zusammenhang zwischen Fuß- und Körpergröße. Arch. Kriminol. *143* (1969) 138—144

Rother, P., H. Hunger, D. Leopold, S. Ostermann und *G. Krüger*, Faktoranalytische Untersuchung der Beziehungen zwischen Körpergröße, Hand- und Kopfmaßen. Gegenbaurs morph. Jb. *123* (1977) 453—462

Sälzler, A., Ursachen und Erscheinungsformen der Akzeleration unter besonderer Berücksichtigung der Kinder in den ersten Lebensjahren. Habil.-Schr. Berlin 1964

Saller, K., Zur Anatomie der Geschlechter beim Menschen. Acta anat. *20* (1954) 62—93

Schulze, H., und *W. Wissing*, Körperlänge und Körpergewicht der Düsseldorfer Jugend. Öfftl. Ges.wesen *31* (1969) 250—267

Thurnstone, L. L., Multiple Factor Analysis. University of Chicago Press, Chicago 1947

Weber, E., Einführung in die Faktorenanalyse. Fischer, Jena 1974

Anmerkung

Abschluß der Literaturbearbeitung: Ende 1976

Sachverzeichnis

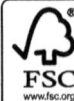

MIX
Papier aus verantwortungsvollen Quellen
Paper from responsible sources
FSC® C105338

If you have any concerns about our products,
you can contact us on
ProductSafety@springernature.com

In case Publisher is established outside the EU,
the EU authorized representative is:
**Springer Nature Customer Service Center GmbH
Europaplatz 3, 69115 Heidelberg, Germany**

Printed by Libri Plureos GmbH
in Hamburg, Germany